U0388435

完美笑容背后的秘密
The Secret Behind a Beautiful Smile
舌侧矫治器临床指南（第4版）
Incognito™ Appliance System Treatment Guide (Version 4)

主编
（韩）许杰希（Jae-Sik Hur）
（韩）朴永国（Young-Guk Park）
（韩）赵尚媛（Sang-Hwan Joo）
（韩）朴启浩（Ki-Ho Park）
（韩）金道延（Do-Yoon Kim）
（韩）吕炳英（Byung-Young Yeo）
（韩）金英俊（Young-Jun Kim）
（韩）金京爱（Kyung-A Kim）

主译　徐宝华

北方联合出版传媒（集团）股份有限公司
辽宁科学技术出版社
沈　阳

图文编辑

刘 菲 刘 娜 康 鹤 肖 艳 赵 森 李 雪 王静雅 纪凤薇 张晓玲 杨 洋

图书在版编目（CIP）数据

完美笑容背后的秘密 /（韩）许杰希（Jae-Sik Hur）等主编；徐宝华主译. —沈阳：辽宁科学技术出版社，2021.6
ISBN 978-7-5591-0821-0

Ⅰ. ①完… Ⅱ. ①许… ②徐… Ⅲ. ①口腔正畸学 Ⅳ. ①R783.5

中国版本图书馆CIP数据核字（2018）第142244号

出版发行：辽宁科学技术出版社
（地址：沈阳市和平区十一纬路25号 邮编：110003）
印 刷 者：上海利丰雅高印刷有限公司
经 销 者：各地新华书店
幅面尺寸：210mm × 285mm
印　　张：24.5
插　　页：4
字　　数：490 千字
出版时间：2021 年 6 月第 1 版
印刷时间：2021 年 6 月第 1 次印刷
策划编辑：陈 刚
责任编辑：金 烁 殷 欣 苏 阳
封面设计：袁 舒
版式设计：袁 舒
责任校对：李 霞

书　　号：ISBN 978-7-5591-0821-0
定　　价：498.00 元

投稿热线：024-23280336
邮购热线：024-23280336
E-mail:cyclonechen@126.com
http://www.lnkj.com.cn

主译简介 Translator

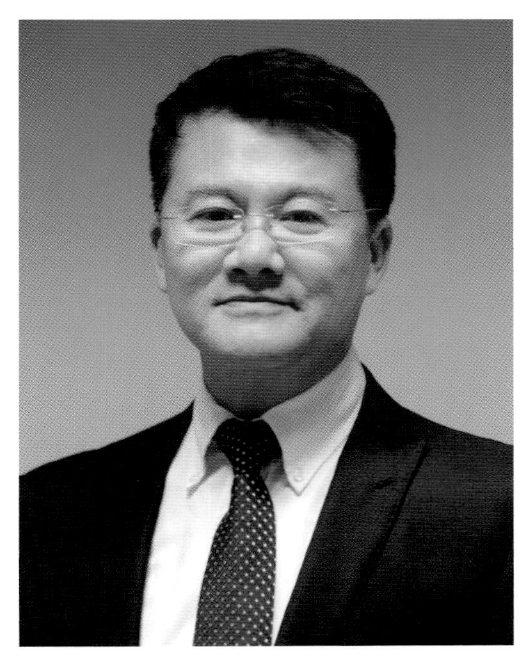

徐宝华，医学博士，主任医师。国家卫生健康委员会中日友好医院口腔医学中心主任，北京大学口腔正畸学教授，北京协和医学院整形外科博士生导师。1996年，在国内率先开展舌侧正畸临床和科研工作。

- 世界舌侧正畸学会（WSLO）认证专科医师
- 中华口腔医学会第三届全科口腔医学专业委员会主任委员
- 口腔正畸专业委员会常委
- 中国整形美容协会牙颌颜面医疗美容分会会长
- 中日医学科技交流协会口腔医学分会会长
- 中国医药教育协会口腔医学委员会主任委员
- 《全科口腔医学杂志》主编
- 《中国医疗美容杂志》副主编
- 《中华口腔医学杂志》编委兼修复与正畸专业在京审稿组副组长
- 《中华口腔正畸学杂志》编委

译者名单（按姓氏笔画排序）

沈　晓　张　瑾　武冠英　徐宝华

译者前言 Foreword

在口腔正畸临床中，随着隐形正畸技术的普及，成人正畸患者数量增长迅速，因而受到各国口腔医师的广泛关注。隐形矫治器，是指在口腔正畸过程中，无明显暴露的一类矫治器。包括舌侧隐形矫治器和无托槽隐形矫治器（即透明塑料矫治器）。舌侧隐形矫治器，顾名思义，就是粘接在牙齿的舌侧面进行正畸治疗的固定矫治器，在正畸治疗过程中，矫治器完全隐形于牙齿的舌侧面，不影响患者的日常工作和社交活动。

20世纪70年代，成人患者由于职业、社交或美观原因，希望得到“隐形的或美观的正畸治疗”，其中最为著名的是美国的Kurz及日本的Fujita先后发明了“隐形矫治器”——舌侧矫治器。这种矫治器一问世，便受到成人患者特别是演员、模特、律师、教师、政府公务员等美观或职业要求较高患者的热烈欢迎。在20世纪80年代初期，这种隐形于舌侧的矫治器曾风靡一时。但是，当时国际口腔正畸学界对于舌侧正畸技术生物力学机制的认识非常肤浅，很多正畸医师在较复杂成人病例应用舌侧矫治器治疗时陷入了困境。

进入20世纪90年代，口腔正畸专家们在舌侧正畸技术领域取得了突破性的研究成果。同时，有大量的复杂成人正畸病例应用舌侧正畸矫治技术治疗后取得了成功。经过20年的发展，舌侧矫治器及矫治技术已成为一种成熟的、系统的固定矫治体系，可以常规治疗各类错殆畸形，因而在欧洲及亚洲国家逐渐流行起来。鉴于舌侧正畸技术在托槽设计、力学原理、支抗控制、治疗流程、弓丝弯制等方面与传统唇侧正畸存在非常大的不同，欧洲和日本学者相继成立了欧洲舌侧正畸学会、日本舌侧正畸学会，以期传播和推广舌侧正畸技术。2005年，世界舌侧正畸学会在美国纽约成立并召开第一届世界舌侧正畸学大会，从此舌侧正畸学作为口腔正畸领域中一个独特的分支，在世界范围内广泛地发展起来。世界上很多优秀的牙科学院，也纷纷开设舌侧正畸技术培训，舌侧正畸由此走向普及。在舌侧隐形正畸的发展过程中，美国的Kurz、日本的Fujita、法国的Fillion、意大利的Scuzzo、日本的Takemoto等医师为当代舌侧隐形正畸技术的发展做出了重要贡献。

进入21世纪，德国的Wiechmman基于CAD/CAM设计制造技术，发明了个体化舌侧带状弓托矫治器——Incognito™矫治器（2001年）。Incognito™矫治器以其个性化托槽底板、个性化弓丝弯制、3D打印技术精密加工制作为特点，使舌侧正畸临床变得更加简洁、易于操作，因而在欧美发达国家快速普及。5年后，Incognito™矫治技术成为欧洲最流行的舌侧正畸技术。当前，Incognito™矫治技术已成为国际正畸临床上的完全隐形的高端热门技术，在发达国家，很多著名的学院或医院已将其作为常规技术供患者来选择。它是当今正畸矫治技术中美观效果最好、临床技术含量最高、加工制作技术最精密的矫治技术。

目前，中国舌侧隐形正畸技术尚不够普及。我们团队于1996年在国内率先开展此技术，自2003年起举办全国培训班，但至今国内能娴熟使用该技术的医师仍然很少。中国获得世界舌侧正畸学会认证的医师仅有5位，分别是我和同样来自国家卫生健康委员会中日友好医院的武冠英与张瑾，以及北京大学口腔医院的梁炜和贾培增，而日本获得国际认证的舌侧正畸医师近百名。中国的舌侧正畸技术整体水平与发达国家仍有很大差距，我们能做的唯有奋起直追。希望通过本书的翻译出版，简洁精准高效的Incognito™技术能对中国年轻的正畸医师学习和研修舌侧隐形正畸技术有所帮助，促进舌侧隐形正畸技术在我国的普及，使舌侧隐形正畸技术造福于广大成人正畸患者。由于时间仓促和知识水平有限，书中难免有错误和不足，望广大读者批评指正。

徐宝华

2020年6月26日

目录 Contents

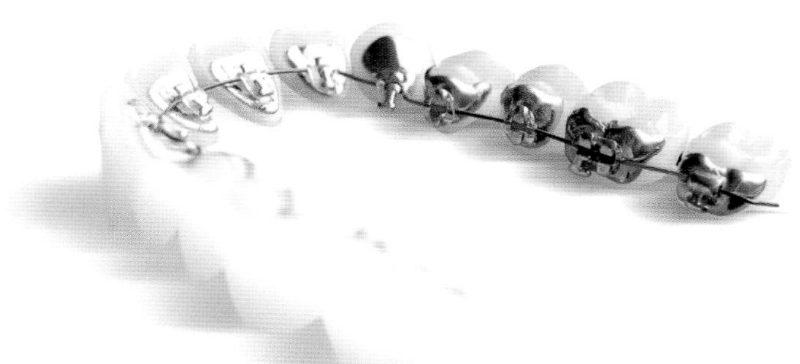

第1章
导读

为什么选择舌侧正畸

越来越多的成人寻求牙齿矫正。多数成人喜欢用隐形或几乎隐形的矫治器进行治疗，因为他们希望在不破坏美观的前提下达到治疗目的。由于多数成人具有较高的美观需求，所以大多选择隐形或者几近隐形的矫治器进行治疗。

略年轻的患者也有隐形矫治的需求。由于隐形矫治器的普及，许多青少年会主动要求隐形矫治。而正畸医师则希望使用既能提高患者满意度，又能获得出色矫治效果的矫治器。旨在实现上述隐形高效精准要求的舌侧固定矫治器是满足不断增长的成人美容治疗需求所必需的。

舌侧正畸的优点

极高的美观效果

舌侧正畸从外观看是完全隐形的，不影响美观。而唇侧托槽尽管可以用牙色塑料或陶瓷制成，仍然是可见的，这就是为什么许多患者不愿意采用唇侧固定矫治器治疗。

避免矫治器相关性唇侧牙釉质脱矿

尽管在使用唇侧固定矫治器时有许多预防性措施防止医源性损伤，可一旦去除唇侧托槽，唇侧牙釉质脱矿仍然是常见的情况。由于牙釉质脱矿在很大程度上与正畸治疗有关，一旦去除矫治器，几乎不会恶化，这意味着在大多数情况下无须采取创伤性保护措施。然而，患者仍然必须接受可能的、持久的美观受损。可能发生的舌侧牙釉质脱矿不会影响美观。此外，舌侧牙釉质脱矿只会在极少数的情况下发生。

扩大牙弓

用舌侧矫治器治疗是有很多优点的，尤其是在需要扩弓的情况下。一方面，舌侧正畸弓丝平均同比唇侧矫正弓丝大约短1/3。如果安装在一个牙弓狭窄的牙列上，那么舌侧正畸弓丝两侧距离短，相对受到更大的挤压。这意味着至少在使用具有线性应力/应变性质的弓丝的情况下，舌侧弓丝施加的矫正力更为高效。另一方面，扩弓不会引起明显的前牙唇侧倾斜，类似唇侧自锁托槽整体移动牙齿的扩弓效应，因为正确的临床操作将主要实现牙弓扩宽。

打开咬合

特别是在治疗成年患者时，打开过深咬合是主要治疗目标之一。使用传统唇侧矫治器时，尤其是在严重深覆殆的情况下，如果仅使用连续弓丝，打开咬合鲜少成功，常常需要使用片段弓技术（如多用途弓）。使用舌侧正畸技术时，上颌托槽粘接后，咬合就可以很快打开，因为患者是咬在前牙的托槽上。后牙开骀关闭也很快。

在很大程度上，打开咬合可以通过压低下前牙实现。上颌前牙只有轻微的压低。特别是在不拔牙的情况下，可以观察到下前牙轻微地受到额外压低。此外，压低力作用更靠近前牙阻力的中心，无明显倾斜效应，并且通常是不需要补偿性弯曲。

整体内收与片段弓技术

在需要复杂支抗的情况下，片段弓技术可用于控制内收。但如果使用了连续弓丝，前牙转矩控制不需通过槽沟实现，是通过调整前牙施力点垂直位置而控制转矩。由于舌侧矫治器允许使用附加的高位腭弓，从而可以通过相对简单的手段实现转矩控制，同时最大限度节约支抗钉。

Incognito™矫治器系统用于舌侧正畸的优点

基于个性化治疗目标而设计的矫治器系统

帮助成年患者实现理想的咬合是极为困难的。通常情况下，调整天然牙也无法实现完美咬合（Bolton指数不调、发育不全、牙齿缺损或拔除）。在实际咬合困难情况下，进行的全面修复也总是难以实现理想的咬合状态。此外，特别是在治疗老年患者时，为减少口颌系统的损伤或为了缩短治疗时间，通常优选折中方案。此时，个性化的治疗目标常常与理想的咬合理念有很大差距。优质的专业技工室流程会综合个人各类牙颌状况，进而创建个性化排牙方案，这将是设计优化矫治器的基础。

Incognito™矫治器系统的技术优点

基于个性化治疗目标而制作的矫治器系统

在使用Incognito™矫治器系统前，有必要做一个两步法的PVS印模。高质量的印模对于定制高质量的矫治器是极为关键的。模型用于准备个性化的治疗排牙方案。用殆架与咬合记录来模拟正确的颌位关系。熟练的技工室技术人员使用Andrews咬合六要素作为排牙准则。

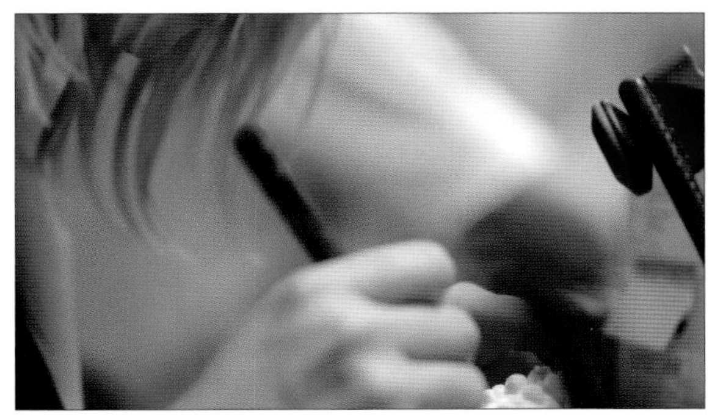

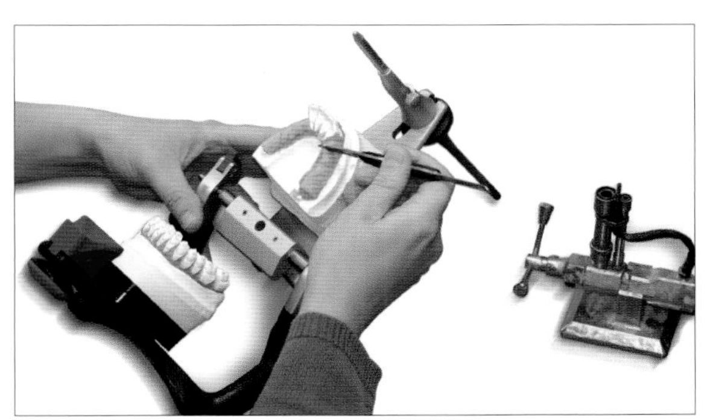

目标牙列的排牙由将石膏牙在蜡基托上重新排列而成

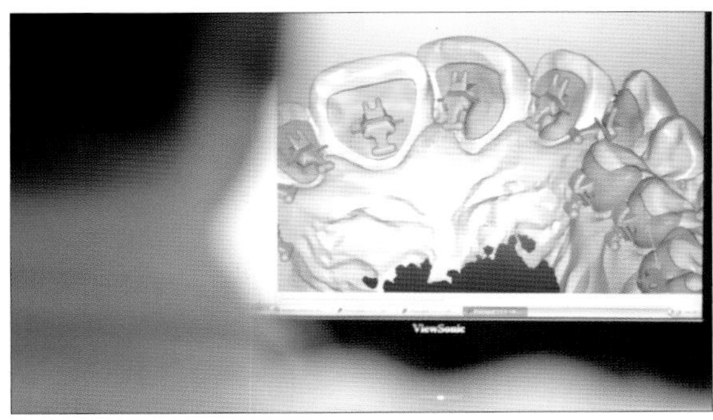

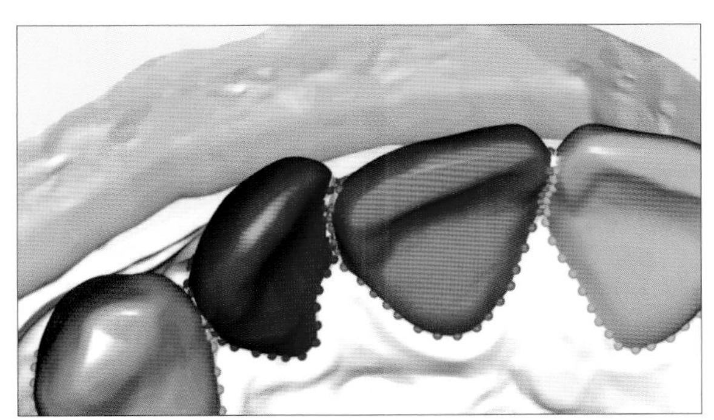

技术人员以数字方式设计个性化托槽

用3D扫描仪扫描牙齿表面

高分辨率光学3D扫描仪可以对治疗用的排牙模型进行非接触式扫描。3D扫描仪可以从各个角度扫描排牙模型，生成完整的3D数字模型。扫描得到牙齿的3D数字模型，由成千个正三角形组成，可以在计算机中观察和处理。

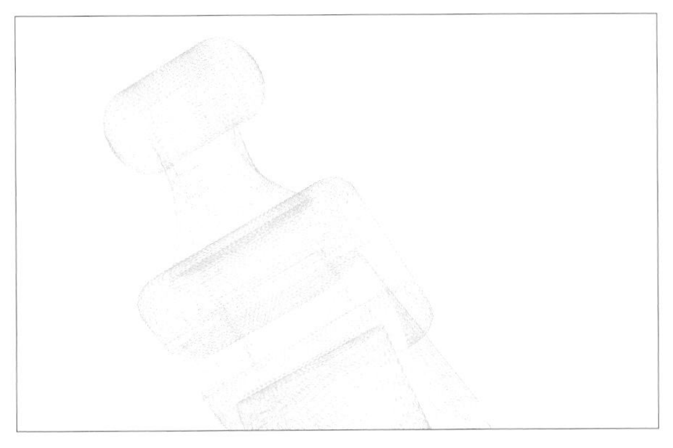

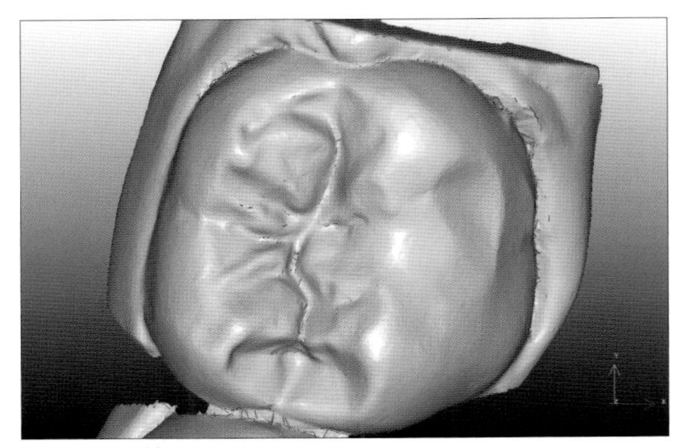

呈现的3D数字模型

创建个性化托槽底板

使用专业CAD/CAM软件设计和制作定制的托槽。首先创建按患者牙齿舌侧表面定制的个性化底板。由于扫描具有极高精准度，底板与牙齿完美贴合。较大底板面积实现了更好的粘接保持性，并且使它们容易放置在牙齿上，用于粘接和重新粘接。

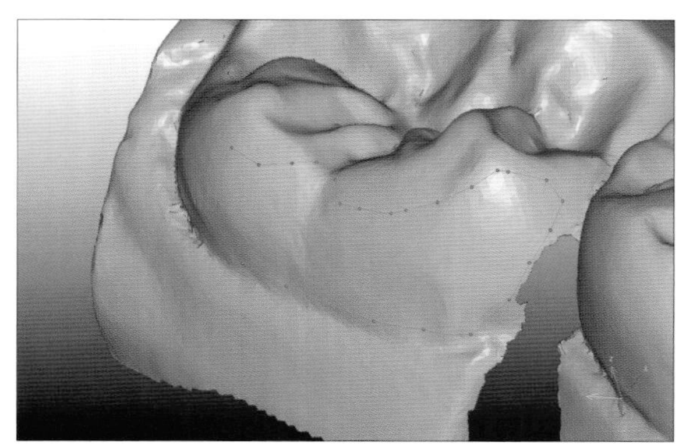

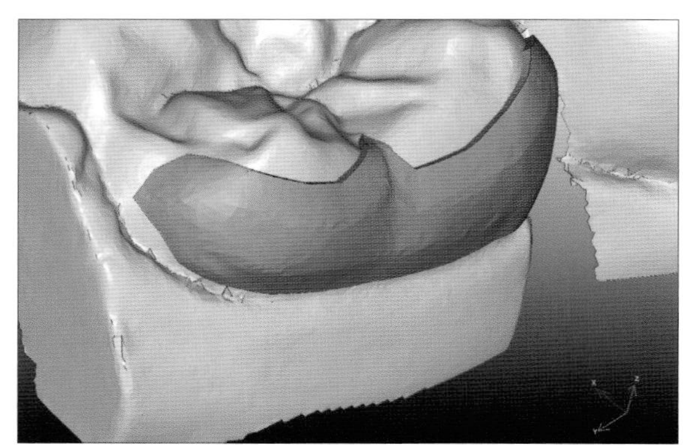

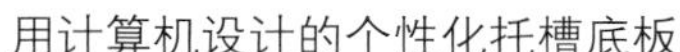
用计算机设计的个性化托槽底板

定位托槽主体

完成托槽底板设计后，从数据库中选择合适的托槽主体，用软件排列。垂直高度、角度和转矩预设在每个托槽中。这样一来，患者的个性化数据就被设计到了托槽上。

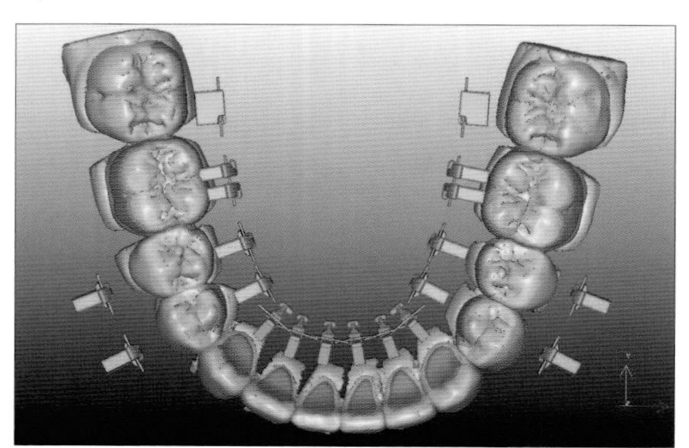
加上托槽主体，进行调整

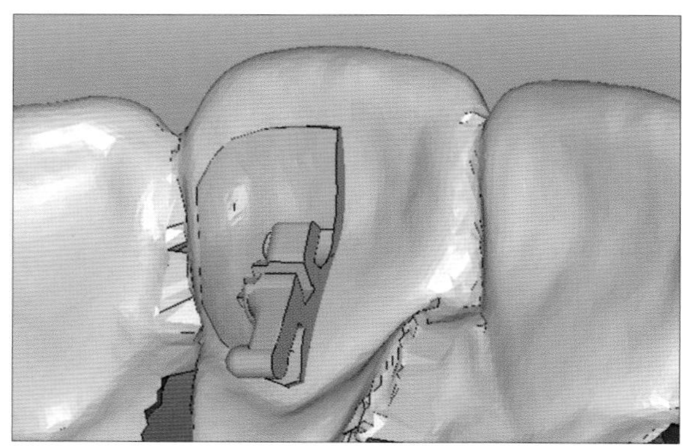
调整每个结扎翼，使托槽的位置尽可能低，同时为托槽结扎预留空间

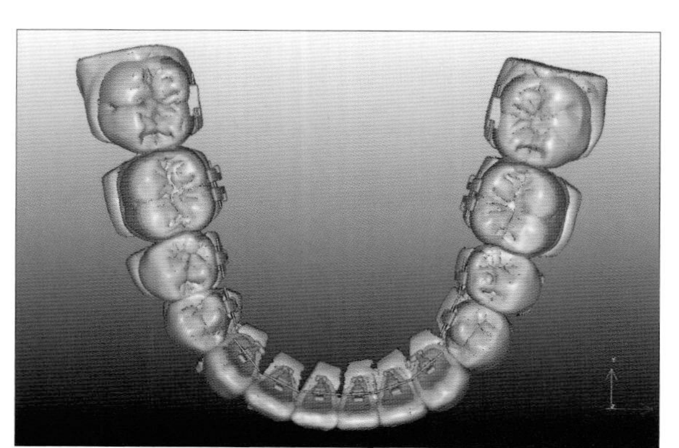
托槽完成图

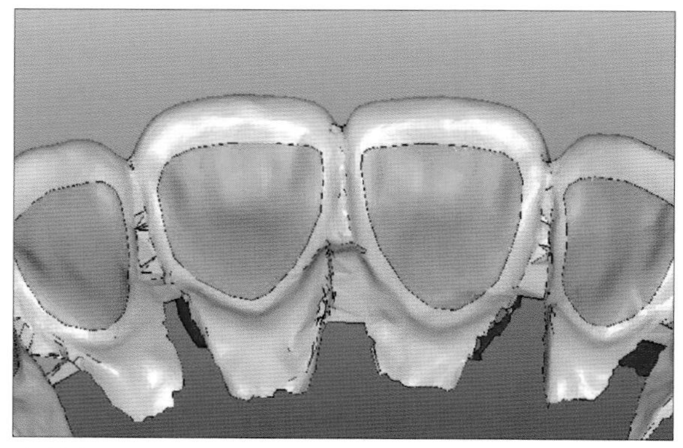
个性化托槽与牙体解剖形态相吻合

托槽制造

用快速成型机制作个性化定制的托槽模型。然后模型被置于熔模中熔化，以牙科用金合金灌入熔模制造托槽。完成铸造后，对托槽进行滚转抛光直至平滑，确保患者舒适。

制作成品

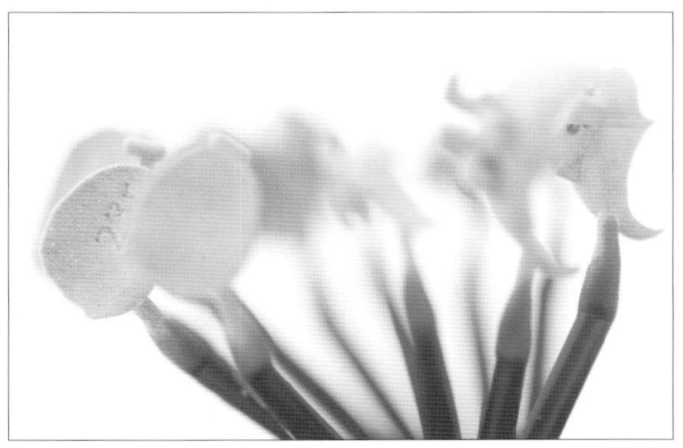
托槽模型

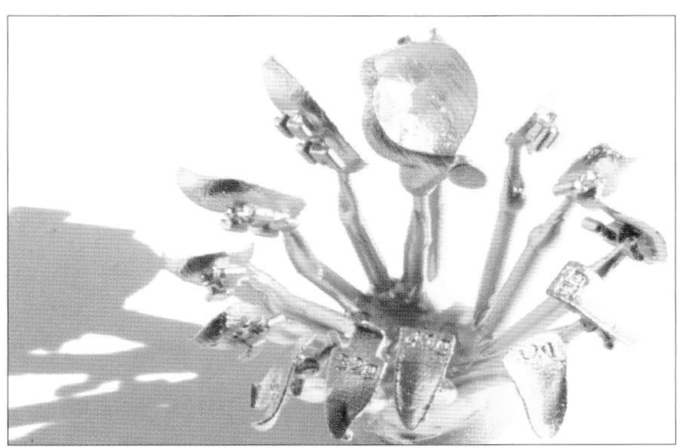
熔模铸造后的托槽

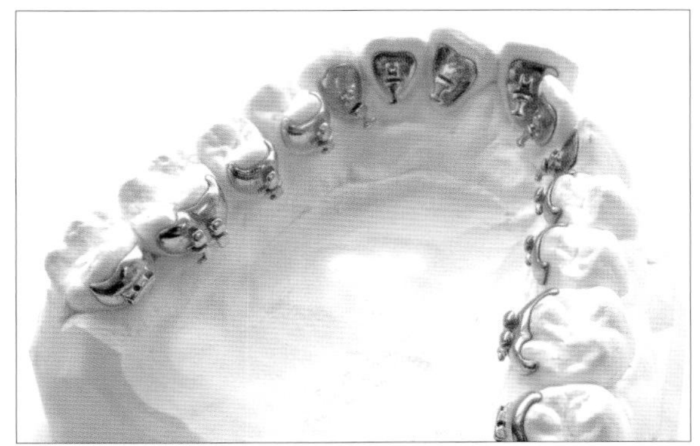
金合金托槽置于原始模型

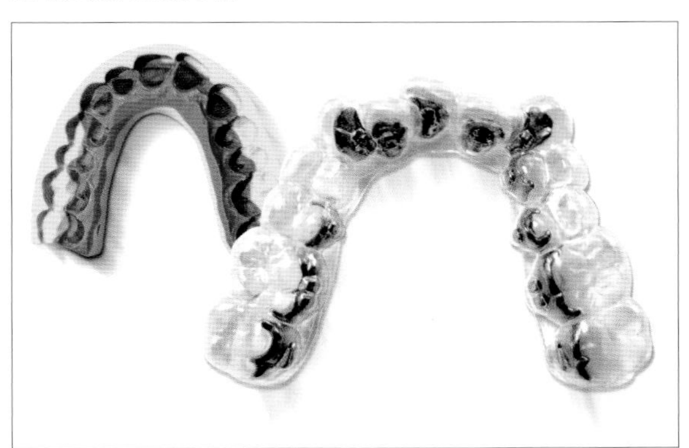
用原始模型制成间接粘接转移托盘

制作弓丝

用CAD/CAM程序计算弓丝几何形态，然后发送到机械手进行制造。序列中的每根弓丝都具有相同的几何形状，以牙齿的最终位置为基准。

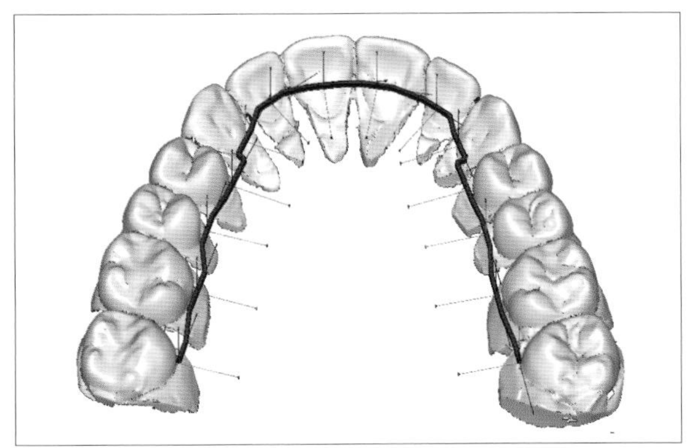
弓丝与模型

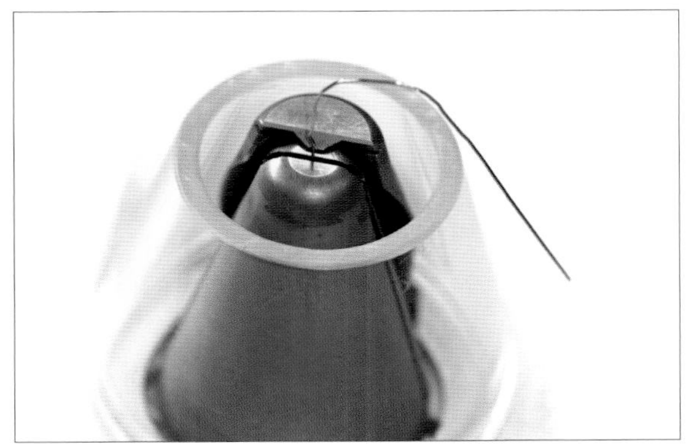
弯丝机械手

使用这些技术可获得高精度和100%个性化定制的一套矫治器，从而实现患者的舒适性和临床性能俱佳的矫治器。

100%个性化定制的矫治器系统的额外优点

可以为克服解剖学限制或满足特殊要求而设计特殊托槽。

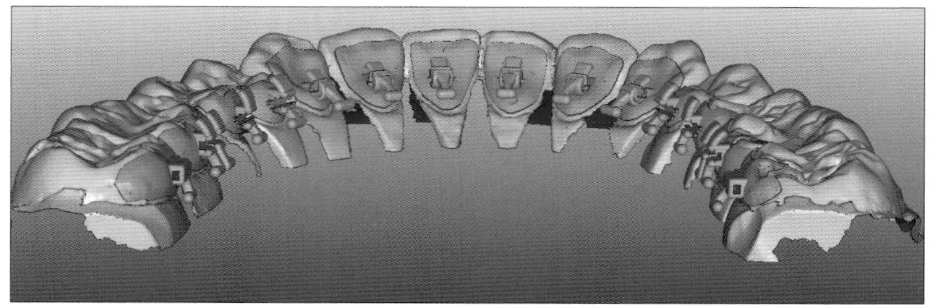

典型的托槽配置

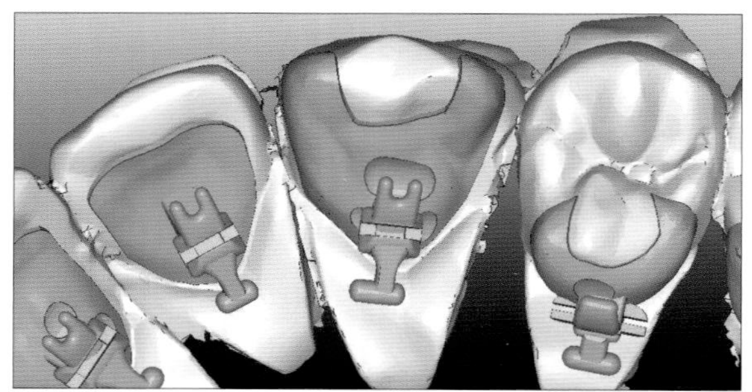

托槽带有导板可用于单独粘接

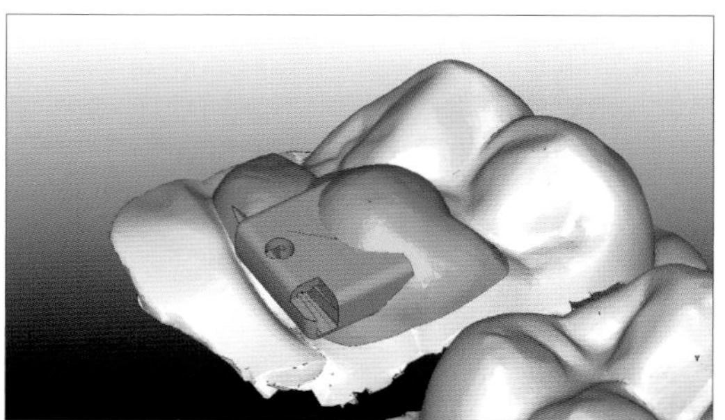

殆垫用于补偿低冠高

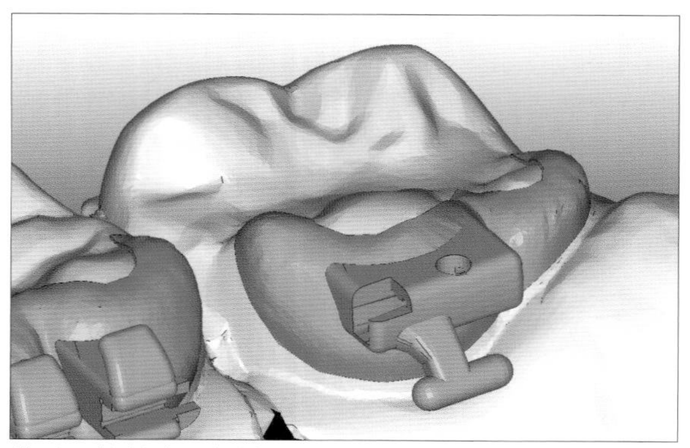

带舌面管的磨牙托槽

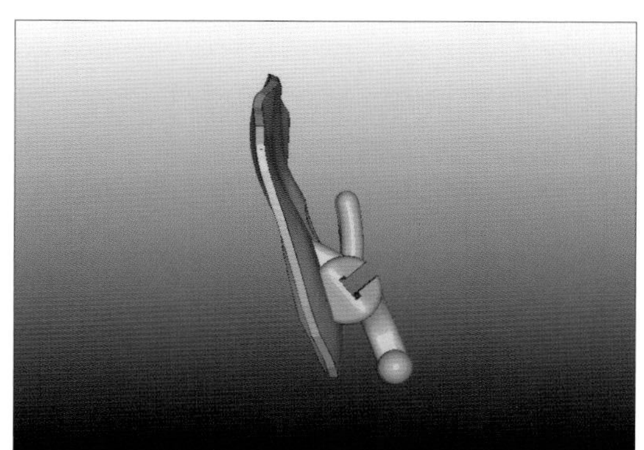

托槽底板厚度约为0.5mm

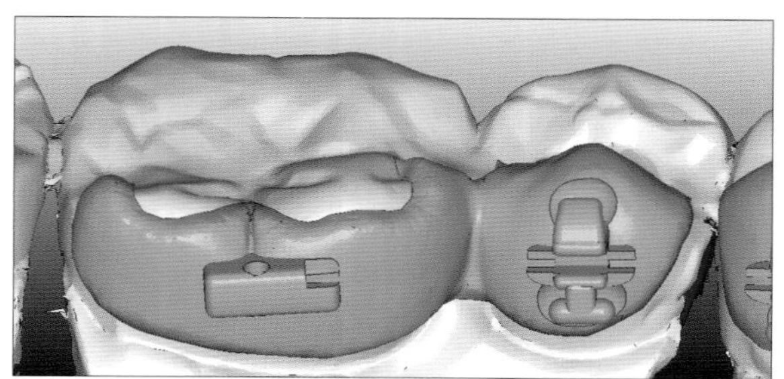

双基底用于支抗控制

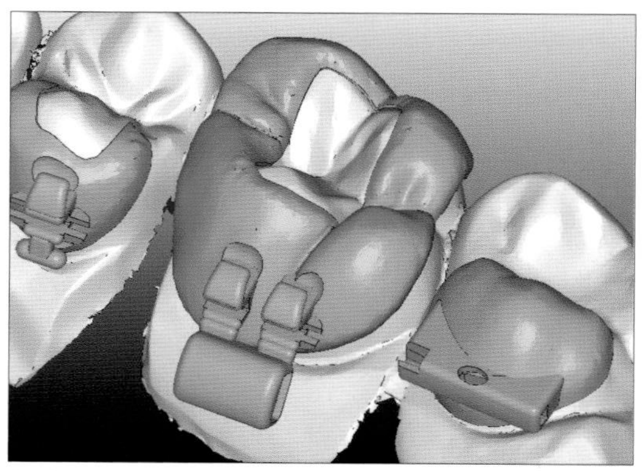

带有个性化殆垫和腭侧管用于安放横腭弓

显著改善的转矩控制以实现更好的精调

在唇侧治疗中，第三序列存在的小偏差常常未被患者或正畸医师察觉。所以造成的错位经常被忽视。使用舌侧矫治器进行治疗的过程中，即便是细微的错误转矩值也显露无遗。研究表明，即便是细微的错误转矩值也会在使用舌侧矫治器进行治疗的过程中对牙齿的垂直向位置造成极大影响。转矩每错10° 就会对前牙造成约1.2mm的垂直向差距。因此，第三序列控制对于精确调整是十分关键的。

表达第三序列信息的方式基本有两种，是内置于托槽中的。

1. 使用全尺寸的弓丝。

2. 使用尺寸较小的弓丝进行精确的第三序列校正。

槽沟的尺寸（0.018"；1英寸≈2.54厘米）对于转矩控制很重要，应尽可能减少差距，保证工序有效，最重要的是可再现。精确度越高，效果越好。理想状态是使用不会产生转矩余隙的托槽和弓丝组合。传统的舌侧托槽和弓丝制造工序具有高宽容度，所以即使弓丝略微超出尺寸，托槽余隙也十分显著。最终，传统舌侧矫治器的精调阶段成了一项挑战。Incognito™矫治器系统的制造十分精细，因此具备极佳的转矩控制和精调性能。

Incognito™矫治器系统的历史

面对20世纪80年代舌侧正畸的负面经历，富有创新精神的德国正畸医师威施曼（Wiechmann）于1998年在德国巴特艾森，创立了TOP-Service für Lingualtechnik GmbH。针对舌侧矫治器的相关问题，即患者不适、语言问题和精调情况，他开始研发全球第一款完全个性化的舌侧矫治器。

在德国和法国进行了广泛的临床试验后，TOP-Service于2004年以“改变口腔正畸学”的口号将Incognito™系统引入市场。专心且技艺高超的技术人员、工程师与临床专家团队进一步开发系统，利用最先进的技术，包括CAD/CAM设计，使Incognito™系统可以为每位患者的每颗牙定制托槽。结合机械手弯曲的完全个性化的弓丝，可得到精准的矫治器，提供最佳的患者舒适度，对语言造成的干扰最小，同时为每例个案提供更为容易和完全可预测的精调。使用Incognito™系统能常规性地实现治疗目标。

2008年，3M Unitek收购了TOP-Service für Lingualtechnik GmbH，扩大了为顾客提供其高质量美观解决方案的范围。3M Unitek在正畸创新方面世界领先。自1948年成立以来，3M Unitek引入了数种具有行业里程碑意义的产品——第一批不锈钢托槽、粘接剂预置托槽、可变色粘接剂与真正的自锁托槽。现今，3M Unitek为全世界的正畸医师提供超过14000种产品。3M Unitek全心致力于更好的客户服务，提供极高质量的产品，在正畸行业的确是世界市场的先导。

TOP-Service作为3M旗下的公司，如今与世界范围内超过60个国家的正畸医师合作，继续发展和改善Incognito™系统。致力Incognito™系统未来持续性的成功，以及在正畸市场中的持续增长，是3M Unitek继续以最佳服务支持正畸事业的保证。

了解更多信息，请访问**www.Incognito.net**。

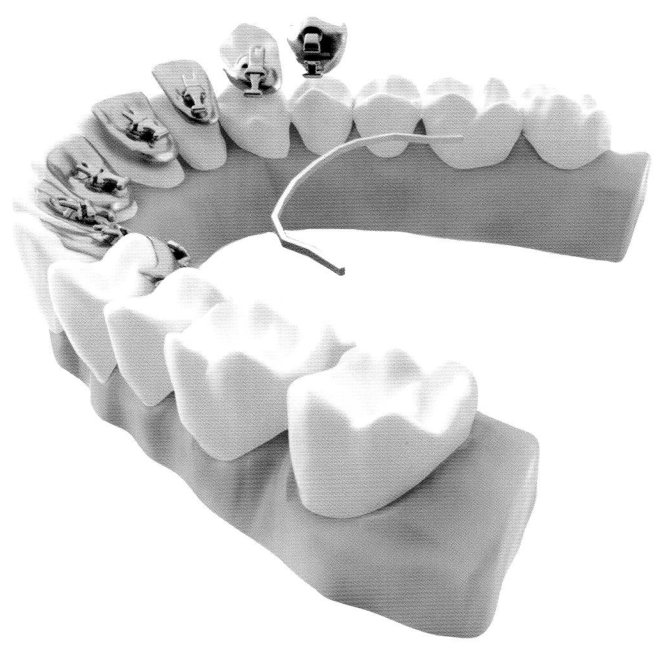

小结

舌侧正畸对于许多成年患者和青少年患者来说，是一项绝佳隐形正畸选择。定制化的矫治器消除了许多与传统舌侧治疗相关的临床难题，舒适性和临床高性能的矫治器设计保证了良好的患者体验。本临床指南示范了Incognito™矫治器系统使用技术，展现了大量临床示例。我们希望它能对您和您的患者具有一定的价值。

第2章

弓丝结扎

自锁槽沟

为解决牙列拥挤的问题，借助结扎引导器将弓丝推入骀向结扎翼后面的结扎槽沟。

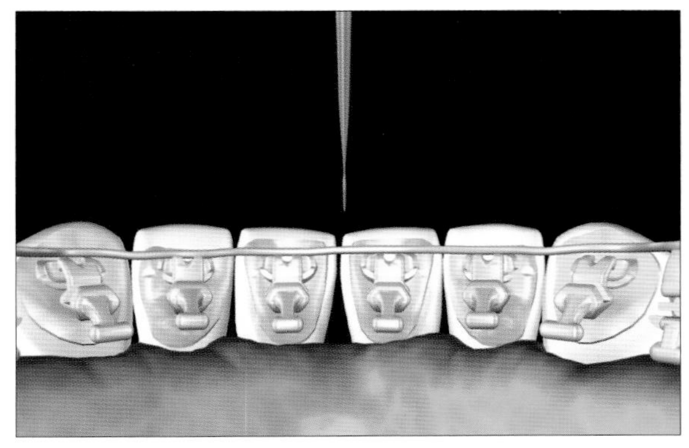

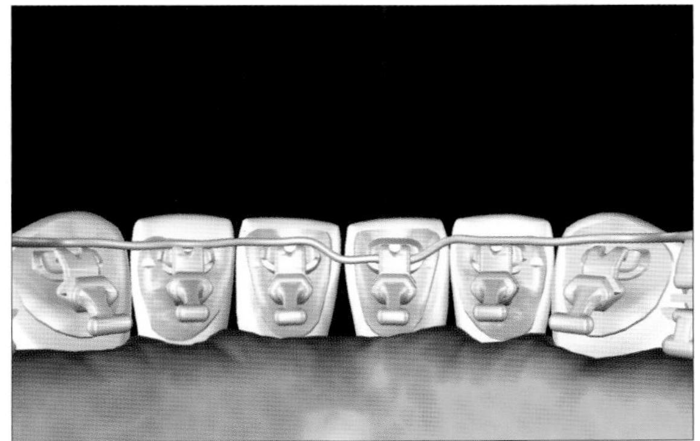

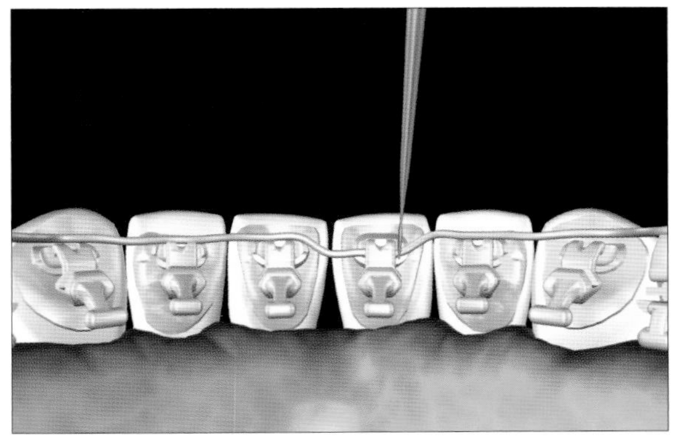

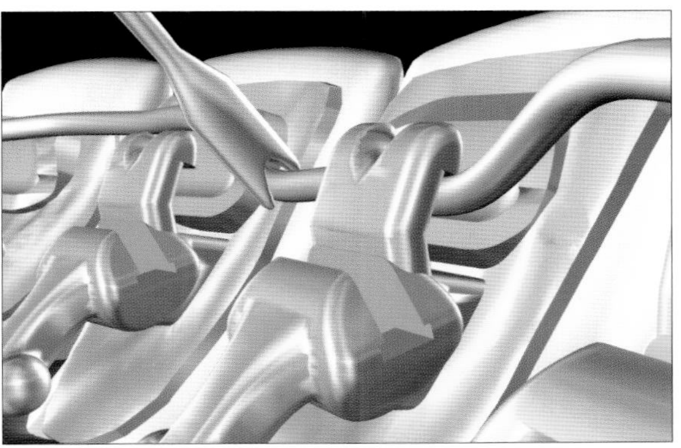

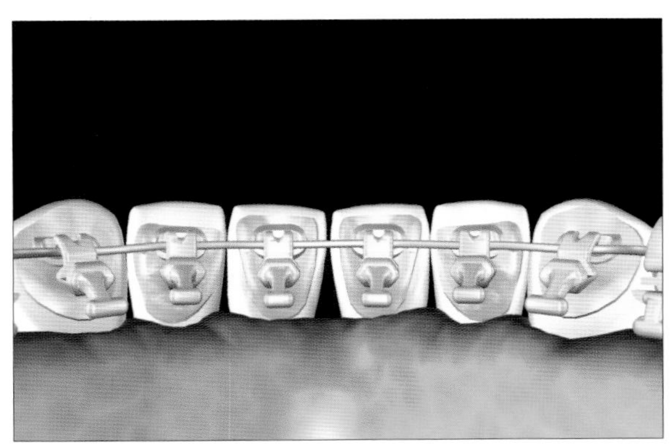

结扎圈结扎法

工具：持针器/蚊嘴钳、小头结扎引导器（可选）。

结扎材料：传统结扎圈。

何时使用：在整个治疗过程中用于后牙区托槽。这种结扎用于垂直槽沟时无法实现倾斜控制。

方法：将结扎圈置于骀向结扎翼后方，绕过牵引钩。在对下前牙托槽进行结扎时，放置普通结扎圈的顺序为从骀方到龈方。

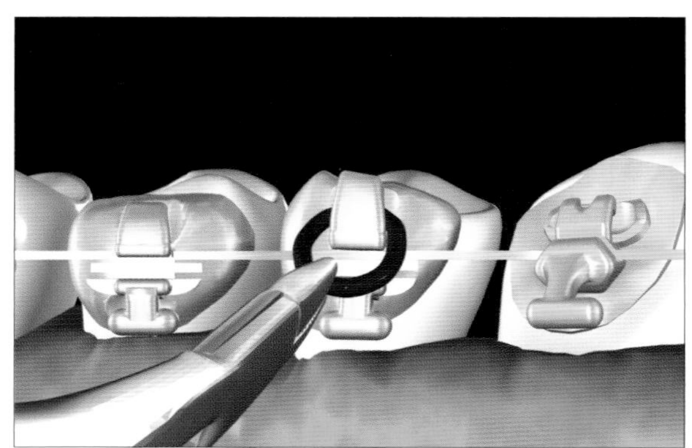

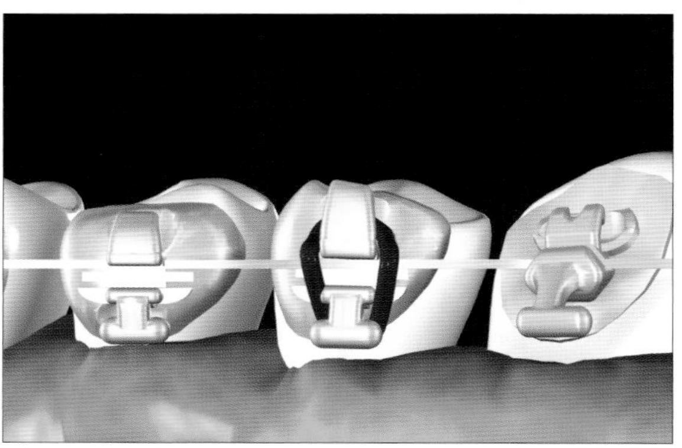

弹力对折结扎法（Ovetie）

工具：持针器/蚊嘴钳、小头结扎引导器。

结扎材料：4个单元的弹力链（可使用Rocky Mountain）。

何时使用：当需要往弓丝上施加最大结扎力时，使用弹力对折结扎法。

方法：在放置弓丝前，将弹力链绕过牵引钩且置于𬌗面结扎翼之后。剩余的单元朝向𬌗面侧。

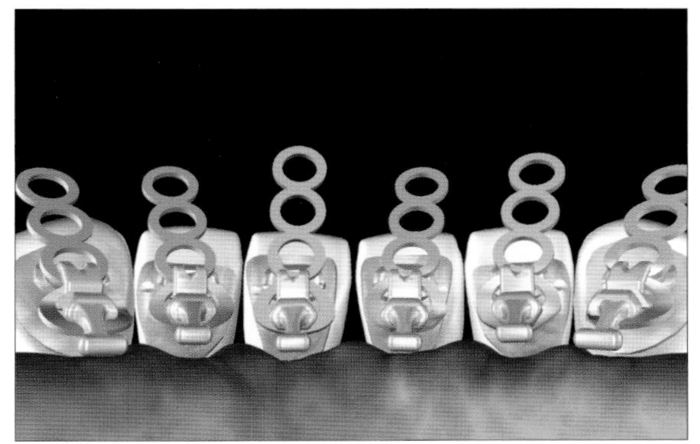
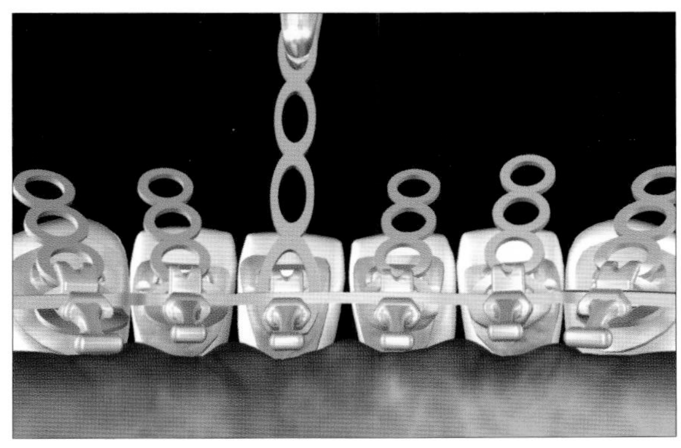

使用3～4个单元的弹力链，使第一个单元环绕托槽主体，剩余单元朝向切缘。插入弓丝。

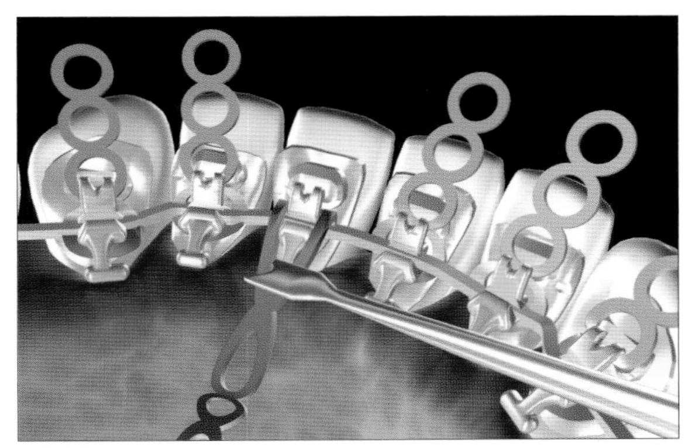
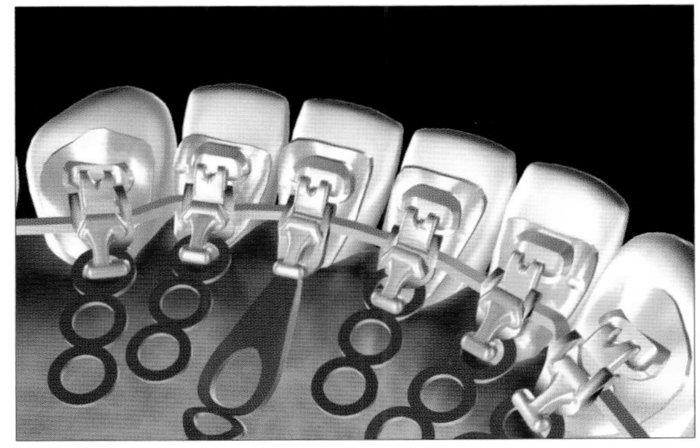

用结扎引导器将弓丝固定在槽沟中，用持针器/蚊嘴钳拉伸弹力链压住弓丝，固定在龈向结扎翼之下，使用结扎引导器引导弹力链。

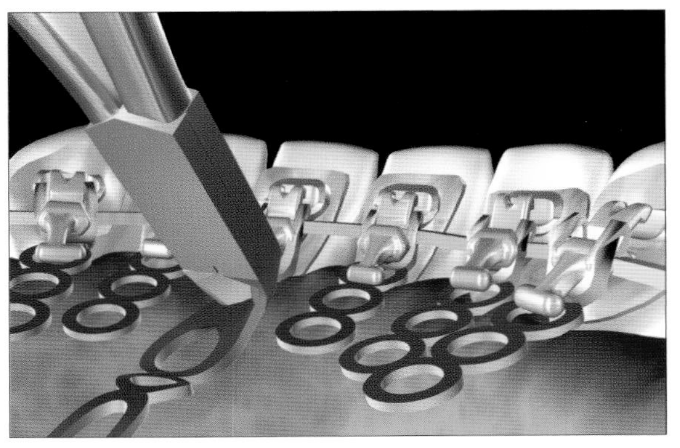
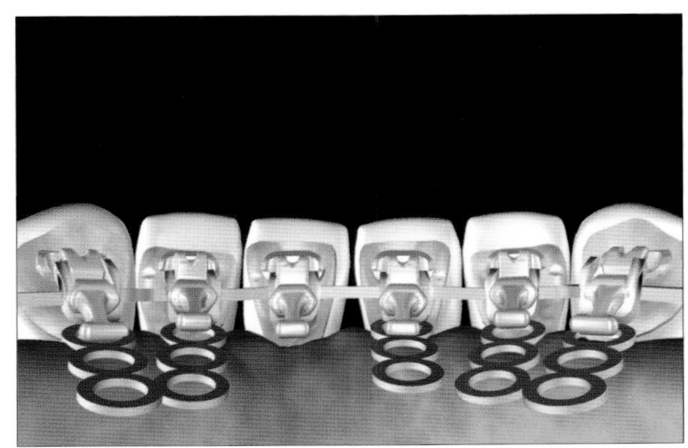

去除弹力对折结扎时，使用较短的牙科探针从牵引钩下拉出结扎圈，移除。

使用钢结扎丝的对折结扎

工具：尖嘴持针器、小头结扎引导器。

结扎材料：直径为0.008"、长2英寸（约5.08cm）的细钢结扎丝。

何时使用：在内收尖牙或整体内收前牙时，使用这种结扎法防止倾斜。

方法：结扎丝呈U形从牵引钩下面穿过，位于托槽主体的两侧、弓丝之下。将结扎丝的一端压住弓丝，并从牵引钩的下面绕到另一端，拧在一起。

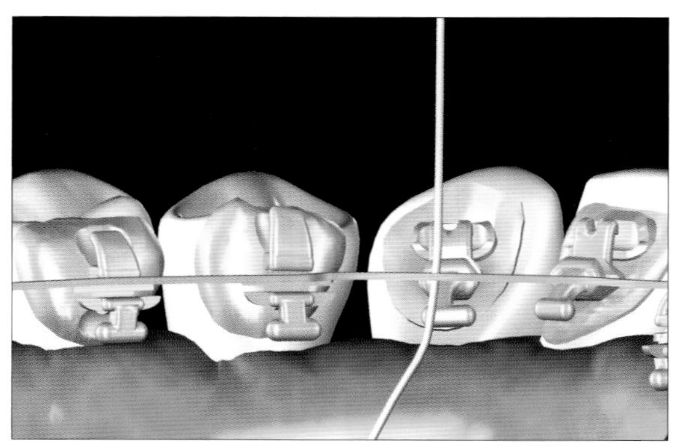

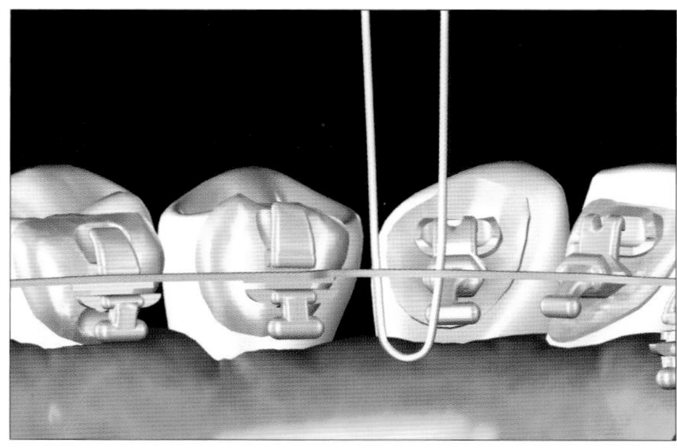

将结扎丝（0.008"）弯成U形，从牵引钩下面和弓丝下面穿过。在进行对折结扎前，用橡皮圈扎前磨牙。

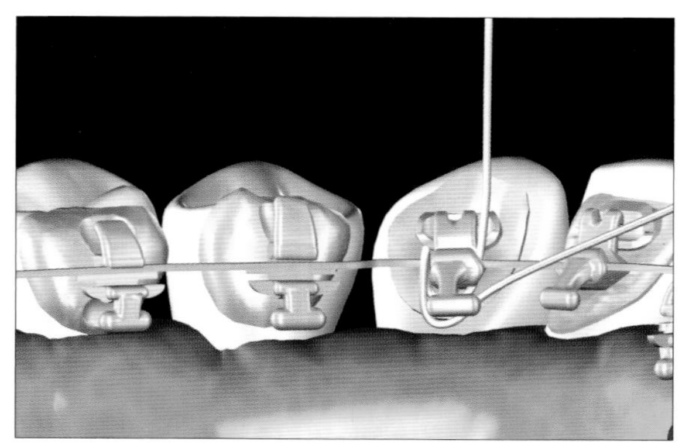

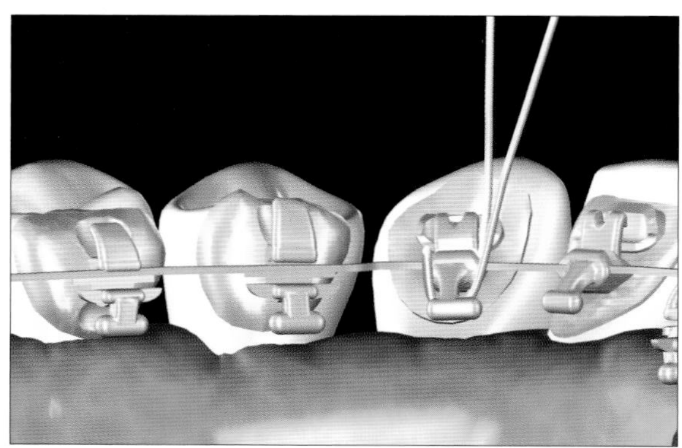

将结扎丝的一端压住弓丝，并从牵引钩的下面绕过。

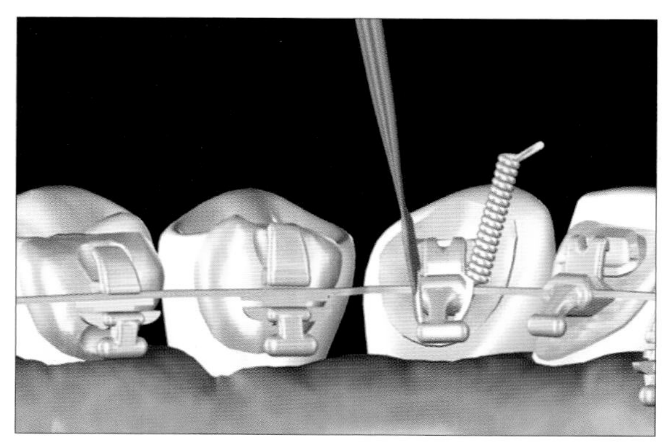

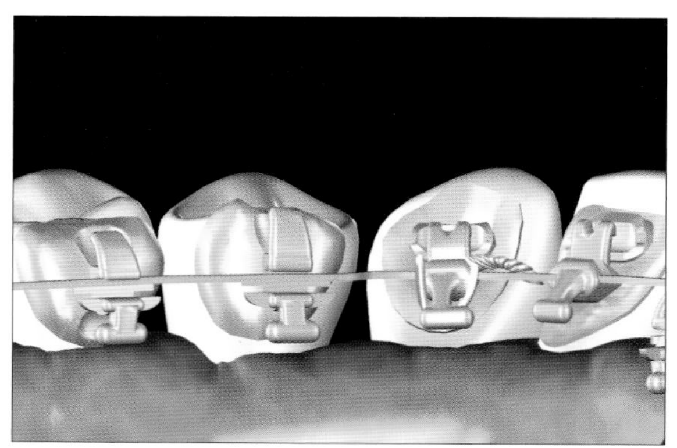

使结扎丝尽量接近托槽主体，扎紧。剪去多余部分，拧成一股。

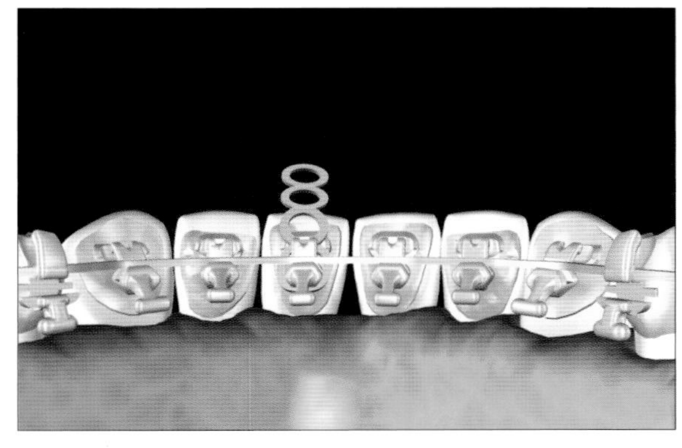

加力结扎（Power Tie）

工具： 持针器/蚊嘴钳、结扎引导器、短探针。

结扎材料： 4个单元的RMO灰色弹力链。

何时使用： 用于前牙扭转与转矩控制。加力结扎可用全尺寸或较小的方丝矫正转矩与倾斜的问题。

方法： 使用3～4个单元的弹力链，使第一个单元环绕托槽主体，剩余单元朝向切缘。插入弓丝。

建议：在使第一个单元环绕托槽主体之前，先对其进行拉伸。

在朝切缘拉伸剩余弹力链单元时，用结扎引导器将弓丝固定在槽沟。

建议：夹住第二个和第三个单元中间的位置实现最优控制。

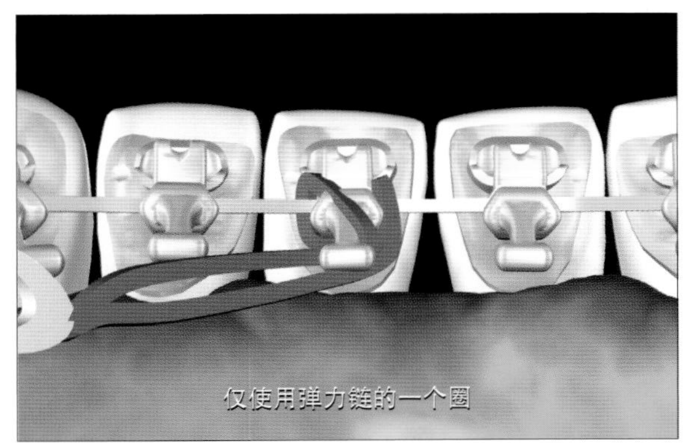

拉过第一单元压住弓丝，**环绕牵引钩的一侧**。

建议：在下拉弹力链单元环绕牵引钩时，保持拉伸的状态。

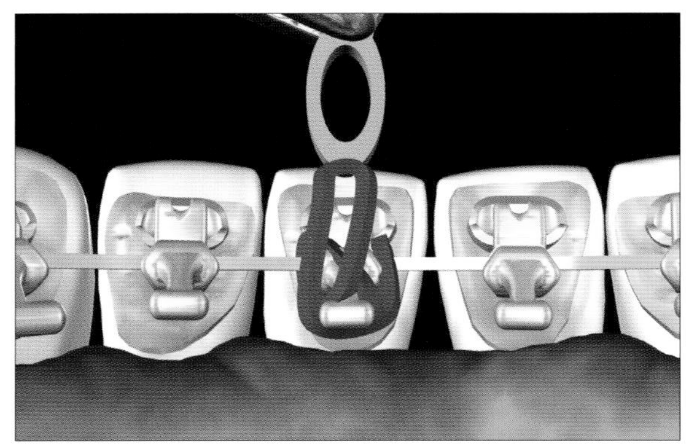

用洁治器将这一单元拉起来压在𬌗向结扎翼上。

用短探针钩住第一个单元。

将探针顶端放在龈向结扎翼上。

使弹力链从结扎翼下穿过。

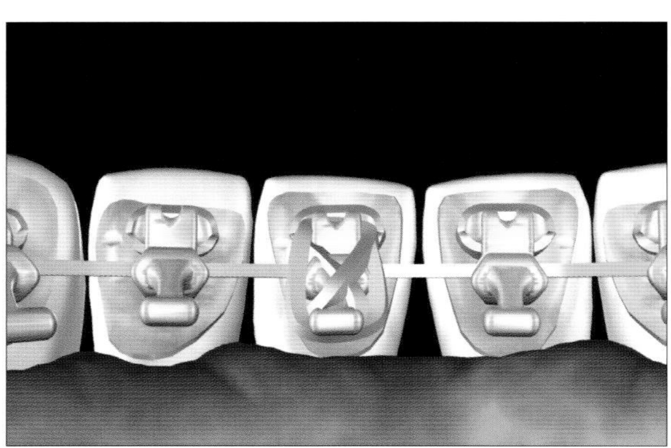

剪去多余部分。

倾斜控制

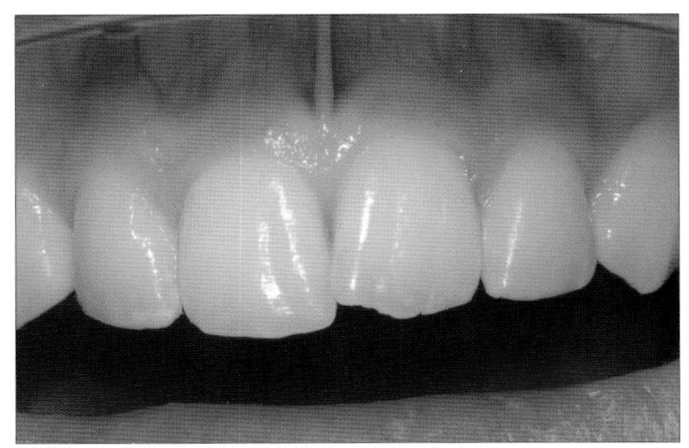

这是左上中切牙的倾斜问题。

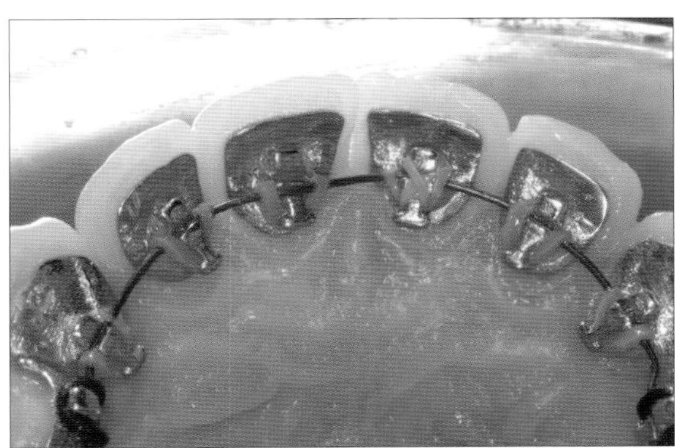

加力结扎位于0.016"×0.022" 超弹性镍钛弓丝。

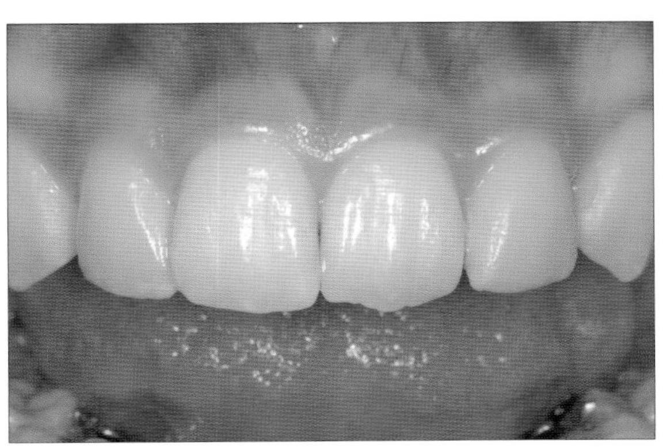

1个月后，倾斜问题得到了矫正。

转矩控制

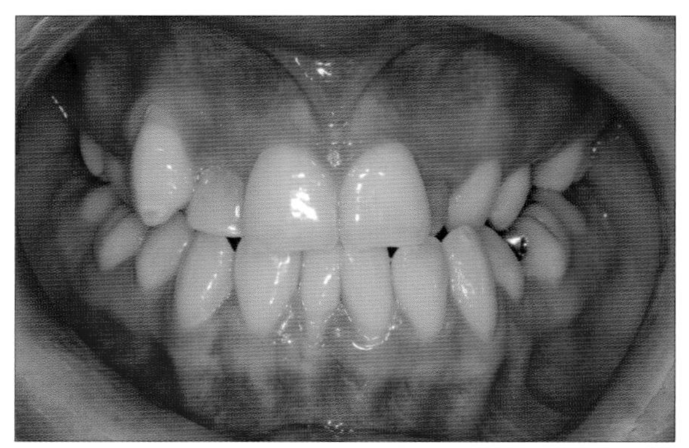
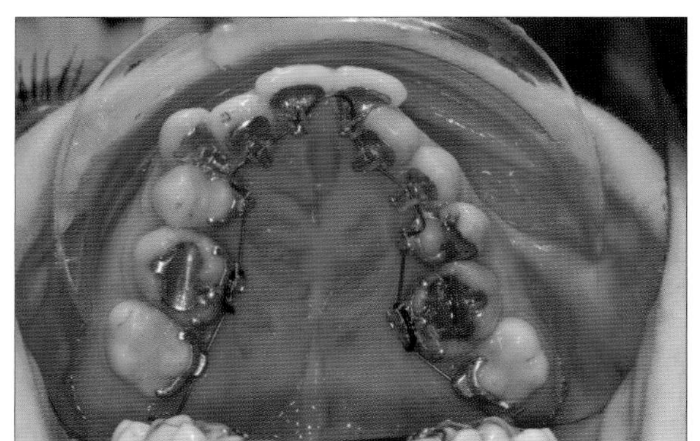

在治疗之初，患者为Ⅲ类骨面型，上颌牙弓狭窄。

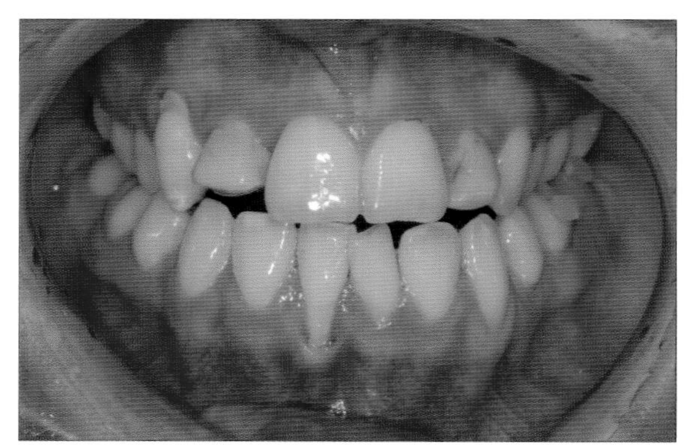
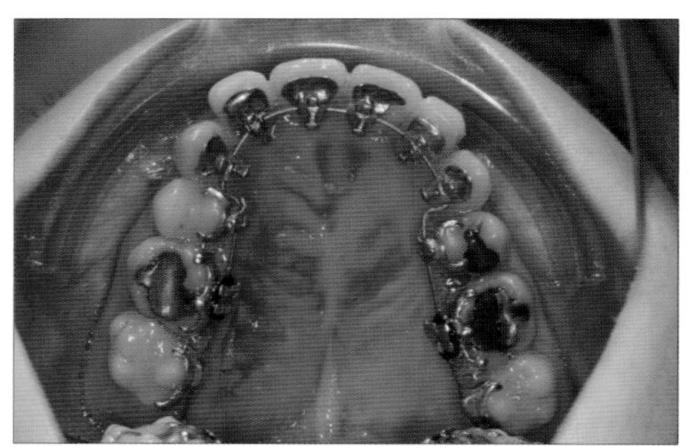

在初步调整后，右上侧切牙的转矩不佳。此外，患者右下中切牙有牙龈萎缩的问题。

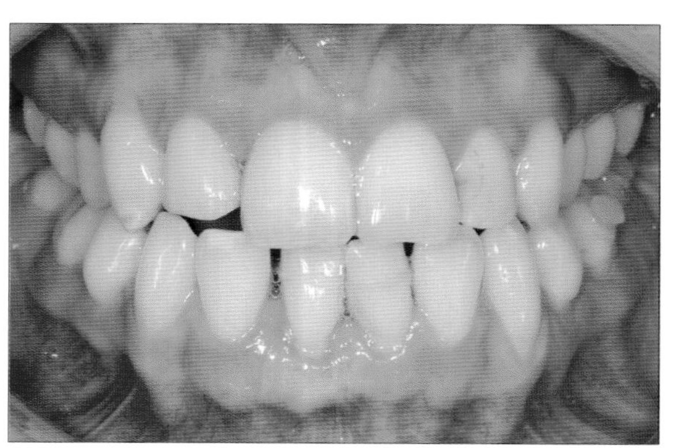
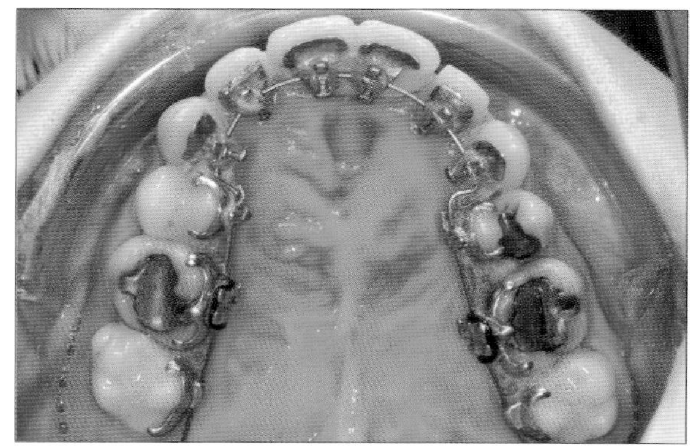

在0.016"×0.022" 超弹性镍钛弓丝上进行加力结扎，1个月后转矩控制得到改善。

注意：确保邻面接触不会太紧密，用牙线检查。如果太紧密，进行少量的邻面去釉，确保牙齿有移动的空间，正如这个示例所展示的。

第3章
特殊的弹力丝和弹力链结扎

套索结扎法（Lasso）

工具：持针器/薄头式蚊嘴钳、牙用敷料镊、小头结扎引导器。

结扎材料：透明弹力链。

何时使用：扭转位矫正。

方法：通过将透明弹力链环绕牙齿、连接于弓丝和托槽钩来矫正扭转牙。

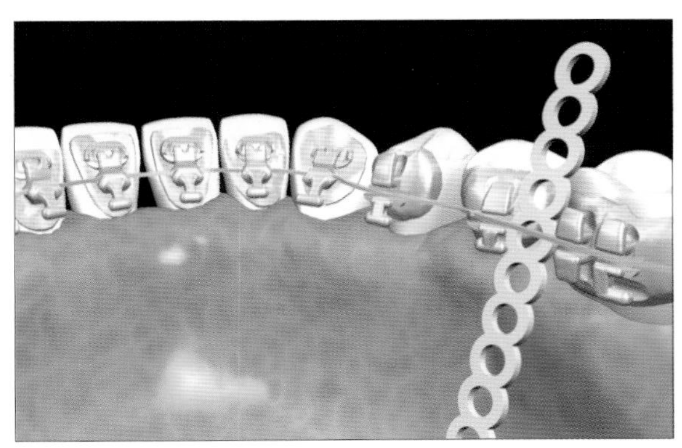

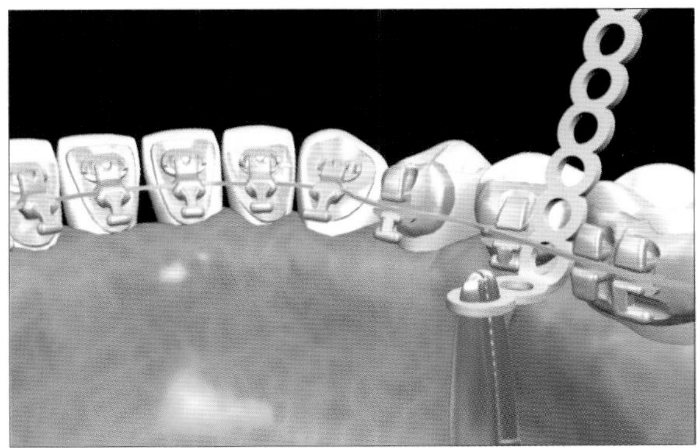

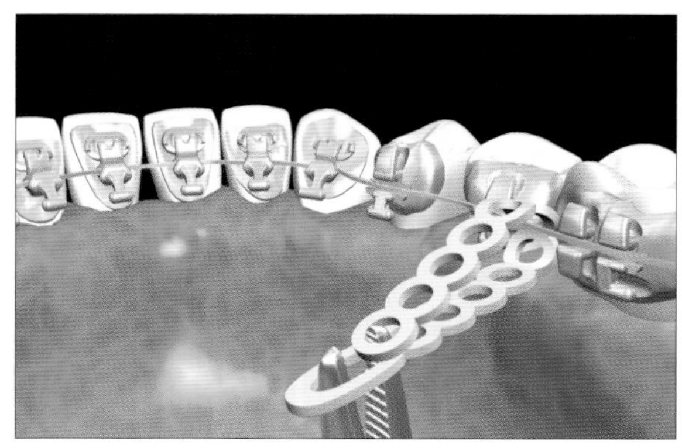

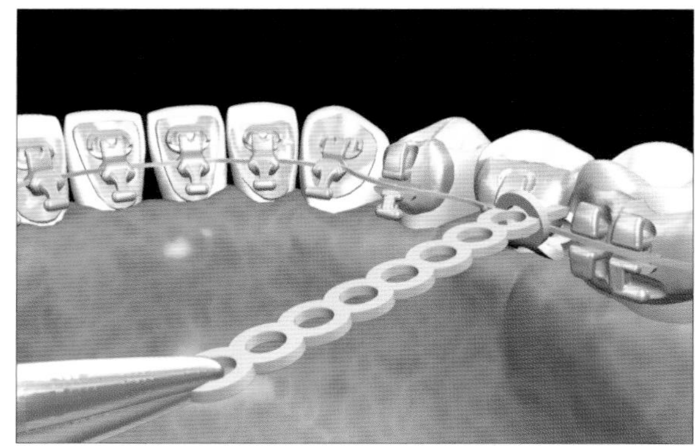

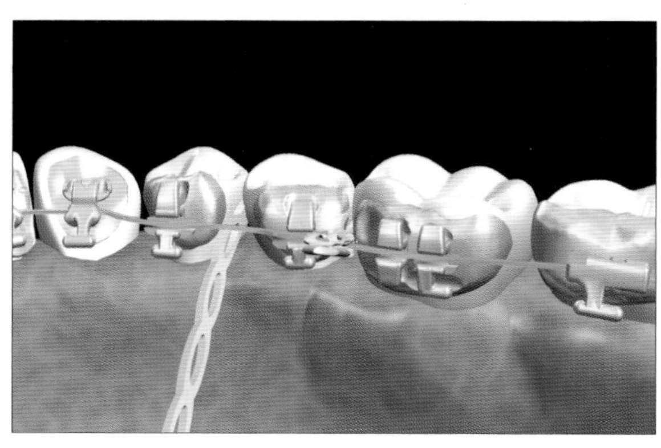

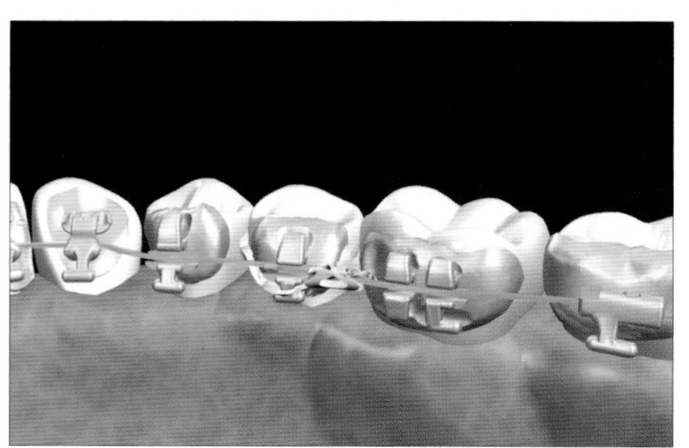

示例：右下第二前磨牙向远中面扭转。结扎丝的位置必须在牙远中面上。使用牙用敷料镊，结合持针器/薄头式蚊嘴钳，像穿针一样，使弹力链从第二前磨牙与磨牙间穿过，缠绕弓丝。这将会使弹力链固定在弓丝上。从弓丝下方包绕牙远中面，经过近中面后，绕回至牙齿舌侧面。如图示将弹力链拉紧，然后使用结扎引导器，将最近的一个弹力链单元挂到托槽的牵引钩上。

O形套索结扎法（O-Lasso）

工具： 持针器/蚊嘴钳、结扎引导器。

结扎材料： 透明弹力链。

何时使用： 无法结扎牙齿，但需要使其靠近弓丝。

方法： 使用弹力链的第一个单元在弓丝上打结，然后拉伸第二个单元套在牙冠上。在牙列拥挤十分严重，导致托槽无法粘接于牙齿时，这一方法尤为有用。

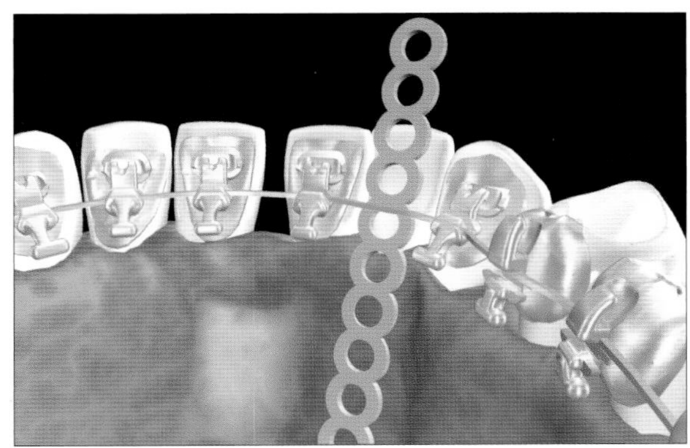
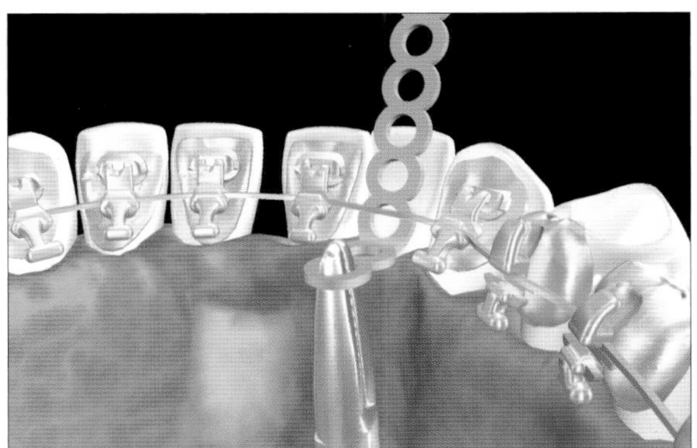
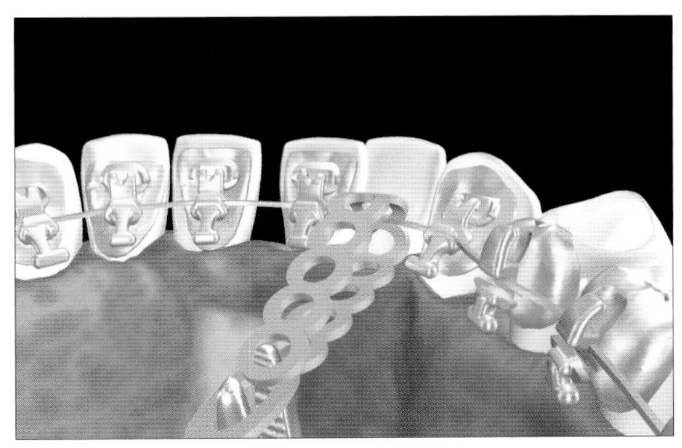
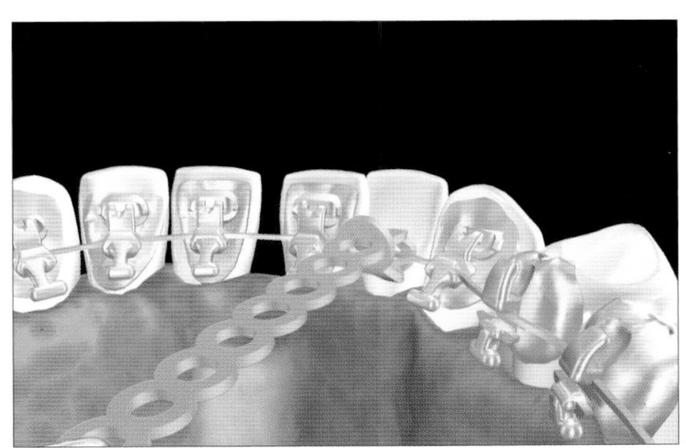
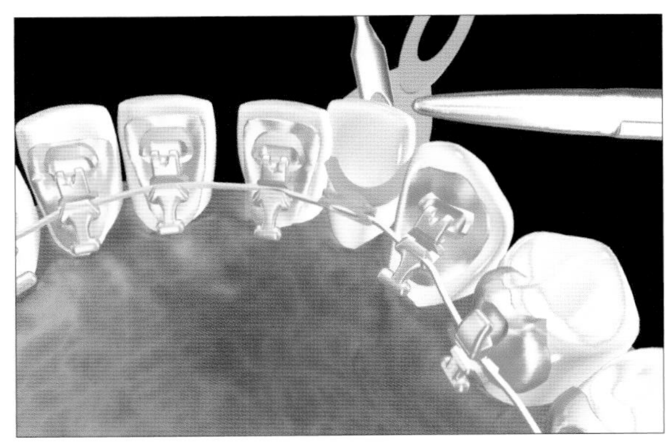
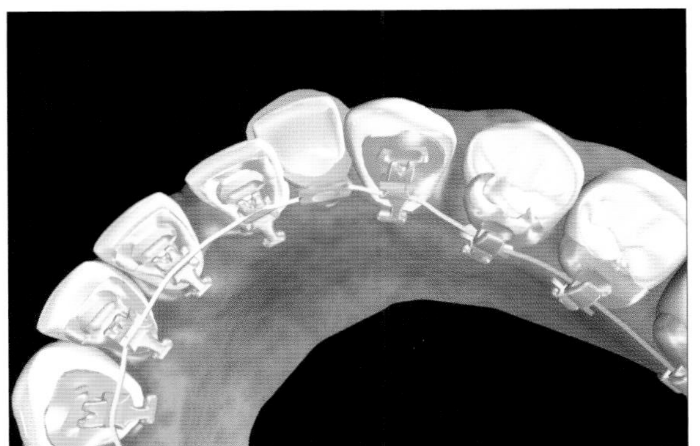

弯道结扎法（Chicane）

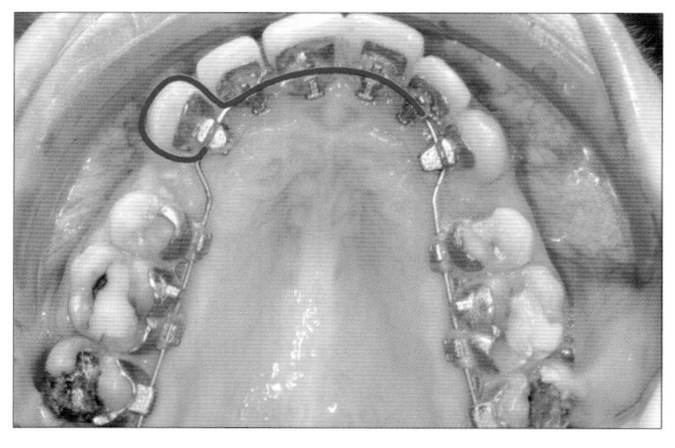

示例1

在拔牙矫治第一阶段后期，在右上中切牙与右上侧切牙之间有间隙。右上尖牙向远中面扭转。在这一示例中使用弯道结扎法的目的是闭合间隙并矫正尖牙扭转。首先，弯道结扎丝从尖牙牵引钩的远中面绕到唇颊侧；然后，穿过侧切牙与尖牙之间的间隙，最后，固定在托槽主体上，连接两端的侧切牙。

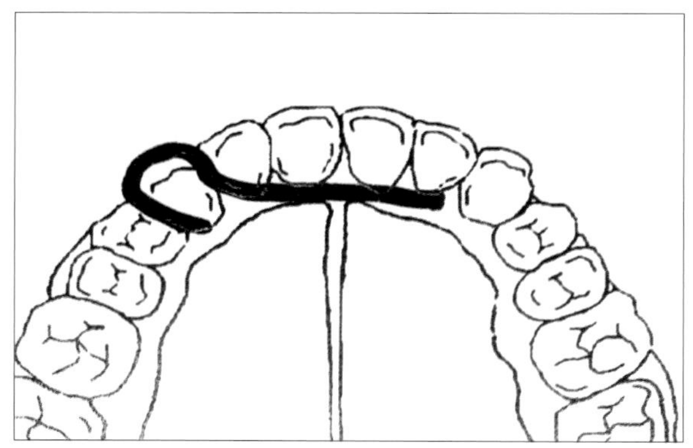

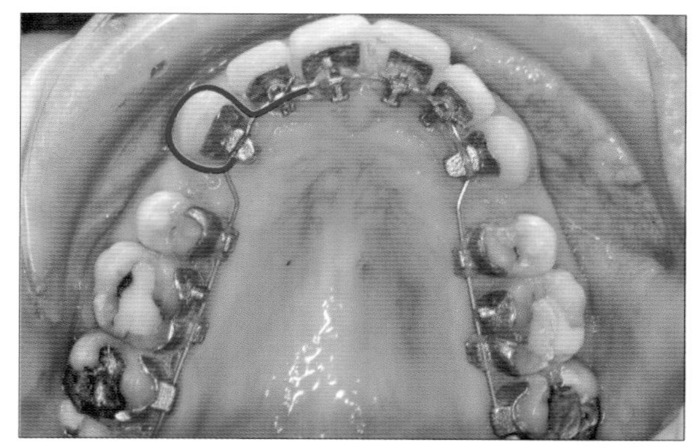

4周后，右上中切牙与右上侧切牙之间的间隙闭合。尖牙的位置有所改善，但仍未达到最佳状态。侧切牙和尖牙之间产生了一点间隙。重新进行了弯道结扎。从尖牙的牵引钩开始，绕过远中面到了唇颊侧，然后回到侧切牙和尖牙之间，固定在侧切牙的牵引钩之下，这样一来，侧切牙与尖牙之间的橡皮带的位置在接触点以下。通过尽可能拉紧使力量更强、橡皮带更细，不会妨碍尖牙和侧切牙之间的间隙闭合。

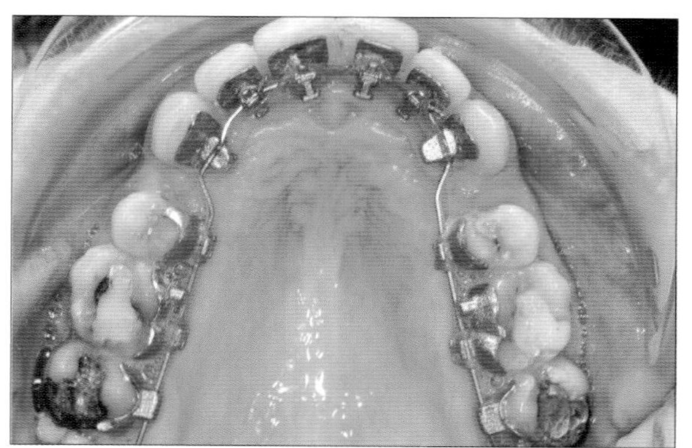

在后一次就诊时，前牙排列十分理想。右上尖牙得到扭转矫治，所有间隙都闭合。现在，右上尖牙托槽主体在弓丝上处于理想位置。由于侧切牙与尖牙厚度的不同，弯制了第一序列弯曲。

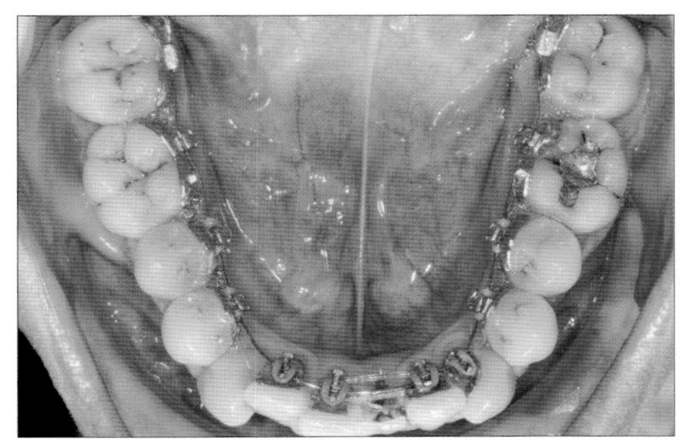

示例2

该示例中使用弯道结扎的目的是关闭间隙。最初使用了一条细橡皮丝，导致左下侧切牙和右下中切牙向远中面扭转。继续使用同样的方法可能会导致扭转加剧。

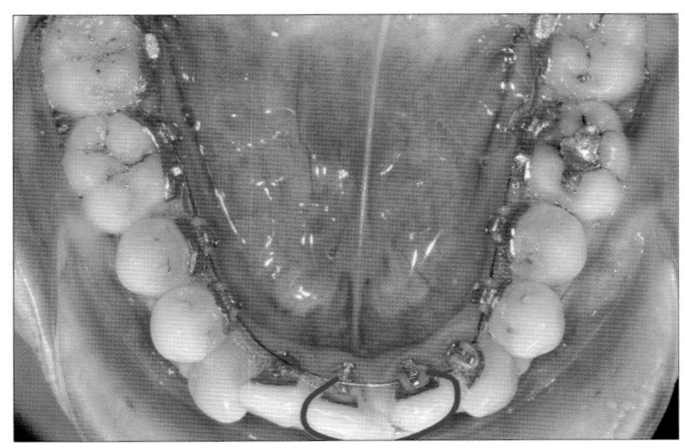

为进一步闭合间隙，使用了弯道结扎，连接2颗牙齿的牵引钩，绕过牙齿的唇颊侧。

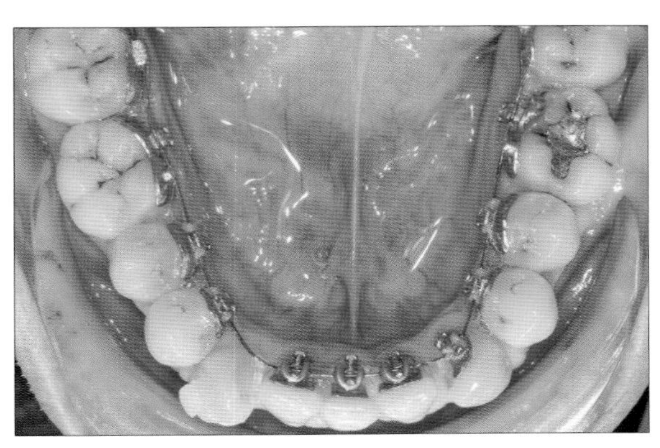

1个月后，在间隙闭合的最后阶段，扭转位近乎理想状态。使用弹力链并不理想。弹力对折结扎可能对于倾斜控制更合适。

在右下尖牙上，使用了套索结扎和唇侧扣来矫治扭转，并使牙齿靠近弓丝。

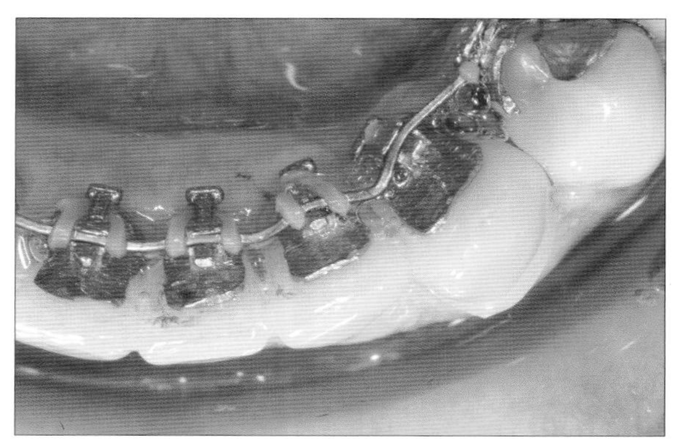

示例3

该患者的左下侧切牙向远中面扭转，左下尖牙向近中面扭转。只使用一种方法对2颗牙齿进行扭转矫治。

位置：弯道结扎从左下侧切牙的牵引钩开始，穿过左下侧切牙与尖牙之间的间隙，然后绕过尖牙的唇颊侧，穿过左下第三颗牙与左下第四颗牙之间，最后固定于尖牙的牵引钩。

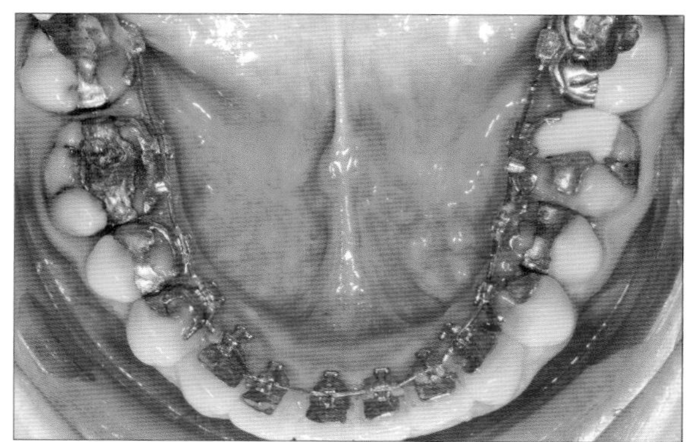

图为使用弯道结扎法矫治扭转后的状态。

弹力链放置

Incognito™矫治器系统托槽的结扎翼足够大，可以容纳弹力对折结扎与弹力链。弹力链很容易置于现有的结扎丝之上。

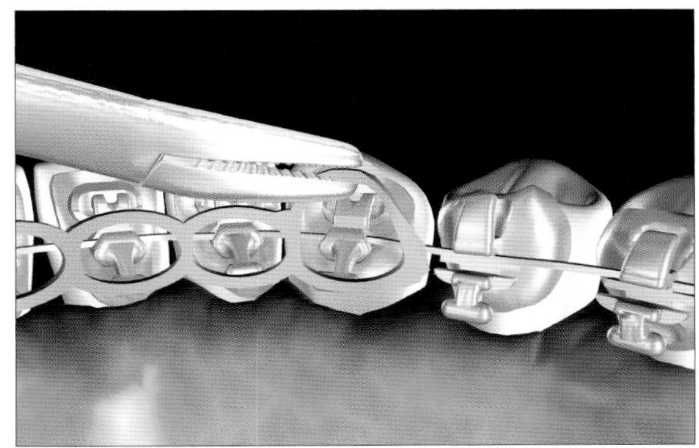

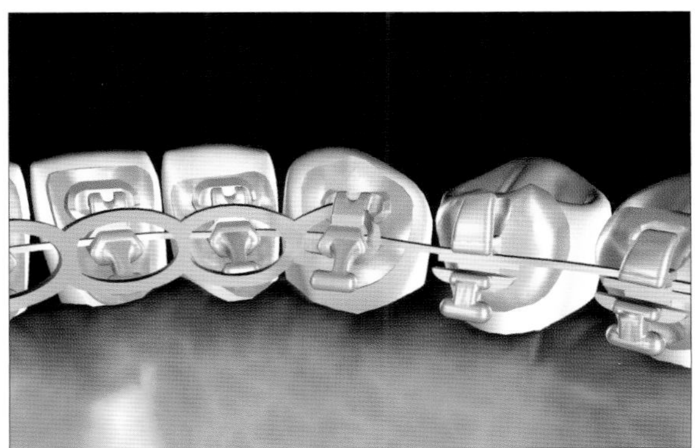

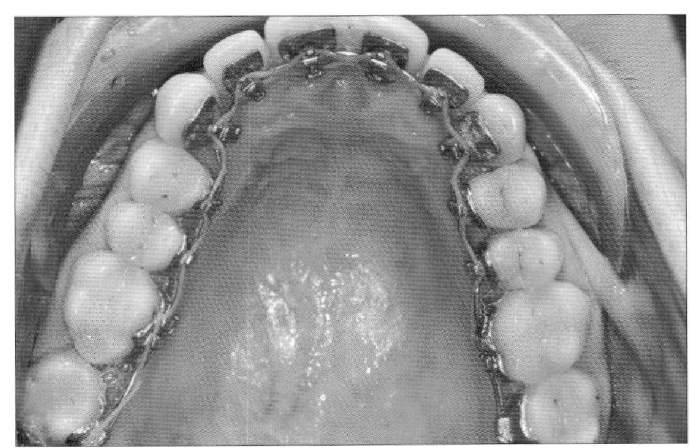

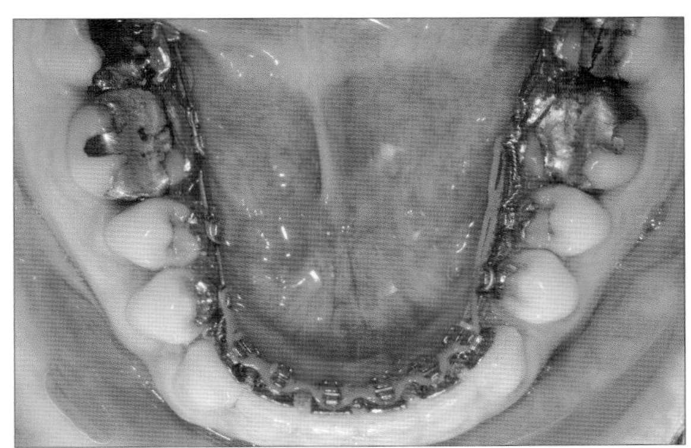

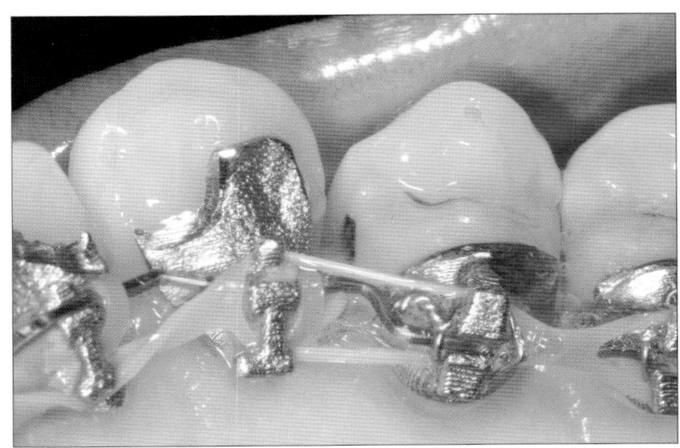

弹力链的一环可用于闭合间隙。

第4章
托槽配置与弓丝选择

导读

Incognito™矫治器系统有以下最主要的托槽配置：

Ribbonwise VH：弓丝是带状弓的，纵向插入前牙槽沟，横向插入后牙槽沟。

每颗牙齿的矫治方案与每位患者的倾斜度都由排牙决定。矫治器的设计将第二与第三序列数据加入到定制的托槽，而第一序列数据加入到弓丝。最终制成的带状弓，龈殆向在同一水平适合使用滑动法。

弓丝序列可从以下材料与横截面型号中选择：

超弹性镍钛合金弓丝（SE NiTi）

0.012" 圆丝

0.014" 圆丝

0.016" 圆丝

0.018" 圆丝

0.016"×0.022" 方丝

0.017"×0.025" 方丝

0.018"×0.025" 方丝

不锈钢弓丝（SS）

0.016"×0.022" 方丝

0.016"×0.022" ET方丝

0.016"×0.024" 方丝

0.016"×0.024" ET方丝

0.018"×0.025" 方丝

Beta Ⅲ 钛弓丝

0.0175"×0.0175" 方丝

0.017"×0.025" 方丝

0.0182"×0.0182" 方丝

0.0182"×0.025" 方丝

用于扩大与闭合间隙的弓丝

当两侧段需要滑动机制打开或闭合间隙时，选择**"后牙段直丝弓"**。使用这些弓丝直到牙列整体排齐。然后以个性化弓丝弯曲为前磨牙以及磨牙的每颗牙制作精调弓丝，确保正确的精调位置。

在整体后缩或转矩控制十分关键时，选择**"增加切牙额外13° 或15° 转矩"**，配合使用尺寸较小的0.016"×0.022" 或0.016"×0.024" 不锈钢弓丝补偿槽沟余隙。

完成弓丝

某些病例中，在排牙初始方案基础上附加额外矫治数据的弓丝可能是必要的。然而，只有在第一根方丝能被动入槽后（例如0.0182"×0.0182" Beta Ⅲ 钛弓丝）才可以放置附加额外转矩的方丝，因为只有当完成弓丝表达出个性化的形状时，模拟排牙最终位置才能在牙列中反映出来。

推荐的弓丝使用顺序

1. **非拔牙病例**
   标准病例
2. **Forsus™ FRD病例标准**
3. **Herbst®病例**
   标准病例
4. **Herbst®病例**
   关闭下牙弓间隙，例如天然间隙或拔牙
5. **拔牙病例**
   拔除前磨牙
6. **拔牙病例**
   拔除磨牙
7. **非拔牙病例**
   治疗初期托槽不能全部正确就位，例如严重拥挤或单侧尖牙阻生
8. **非拔牙病例**
   双侧尖牙阻生
9. **反殆病例**

1 非拔牙病例

标准病例

	Upper Arch				Lower Arch			
Archwire Material and Size	Extraction Straight Lateral Section	Straight Lateral Section Q1	Q2	Non-Extraction Individual Lateral Section	Extraction Straight Lateral Section	Straight Lateral Section Q3	Q4	Non-Extraction Individual Lateral Section
SE Ni-Ti								
0,012" round								
0,014" round				1				1
0,016" round								
0,016" x 0,022"				1				1
0,017" x 0,025"								
0,018" x 0,025"				1				1
Steel								
0,016" x 0,022"								
0,016" x 0,022" ET								
0,016" x 0,024"								1
0,016" x 0,024" ET				1				
0,018" x 0,025"								
0,018" x 0,025" (red								
Beta III Titanium								
0,0175" x 0,0175"								
0,0182" x 0,0182"				1				1
0,017" x 0,025"								
0,0182" x 0,025"								
	Upper Wires Selected: 5				Lower Wires Selected: 5			

2 Forsus™ FRD病例

	Upper Arch				Lower Arch			
Archwire Material and Size	Extraction Straight Lateral Section	Straight Lateral Section Q1	Q2	Non-Extraction Individual Lateral Section	Extraction Straight Lateral Section	Straight Lateral Section Q3	Q4	Non-Extraction Individual Lateral Section
SE Ni-Ti								
0,012" round								
0,014" round				1				1
0,016" round								
0,016" x 0,022"				1				1
0,017" x 0,025"								
0,018" x 0,025"				1				1
Steel								
0,016" x 0,022"								
0,016" x 0,022" ET								
0,016" x 0,024"								1
0,016" x 0,024" ET				1				
0,018" x 0,025"								
0,018" x 0,025" (red								
Beta III Titanium								
0,0175" x 0,0175"								
0,0182" x 0,0182"				1				1
0,017" x 0,025"								
0,0182" x 0,025"								
	Upper Wires Selected: 5				Lower Wires Selected: 5			

3 Herbst®病例

标准病例

	Upper Arch				Lower Arch			
Archwire Material and Size	Extraction Straight Lateral Section	Straight Lateral Section Q1	Q2	Non-Extraction Individual Lateral Section	Extraction Straight Lateral Section	Straight Lateral Section Q3	Q4	Non-Extraction Individual Lateral Section
SE Ni-Ti								
0,012" round								
0,014" round				1				1
0,016" round								
0,016" x 0,022"				1				1
0,017" x 0,025"								
0,018" x 0,025"				1				1
Steel								
0,016" x 0,022"								
0,016" x 0,022" ET								
0,016" x 0,024"								
0,016" x 0,024" ET								
0,018" x 0,025"				1				1
0,018" x 0,025" (red								
Beta III Titanium								
0,0175" x 0,0175"								
0,0182" x 0,0182"				1				1
0,017" x 0,025"								
0,0182" x 0,025"								
	Upper Wires Selected: 5				Lower Wires Selected: 5			

4 Herbst®病例

关闭下牙弓间隙，例如天然间隙或拔牙

	Upper Arch				Lower Arch			
Archwire Material and Size	Extraction Straight Lateral Section	Straight Lateral Section Q1	Q2	Non-Extraction Individual Lateral Section	Extraction Straight Lateral Section	Straight Lateral Section Q3	Q4	Non-Extraction Individual Lateral Section
SE Ni-Ti								
0,012" round								
0,014" round				1	1	√	√	
0,016" round								
0,016" x 0,022"				1	1	√	√	
0,017" x 0,025"								
0,018" x 0,025"				1	1	√	√	
Steel								
0,016" x 0,022"								
0,016" x 0,022" ET								
0,016" x 0,024"								
0,016" x 0,024" ET								
0,018" x 0,025"				1				
0,018" x 0,025" (red					1	√	√	
Beta III Titanium								
0,0175" x 0,0175"								
0,0182" x 0,0182"				1				1
0,017" x 0,025"								
0,0182" x 0,025"								
	Upper Wires Selected: 5				Lower Wires Selected: 5			

图例	
√	=选择一根表标记了红色的弓丝
(1)	=可选弓丝
0.016"x0.022" ET*	=在11/21额外增加转矩15°
0.016"x0.024" ET**	=在3–3额外增加转矩13°
red.	=后牙段弓丝减径
	=没有推荐或者不可用

⑤ 拔牙病例

拔除前磨牙

Archwire Material and Size	Upper Arch: Extraction Straight Lateral Section	Upper Arch: Straight Lateral Section Q1	Q2	Upper Arch: Non-Extraction Individual Lateral Section	Lower Arch: Extraction Straight Lateral Section	Lower Arch: Straight Lateral Section Q3	Q4	Lower Arch: Non-Extraction Individual Lateral Section
SE Ni-Ti								
0,012" round		☐	☐			☐	☐	
0,014" round		☐	☐		1	☑	☑	
0,016" round	1	☑	☑			☐	☐	
0,016"×0,022"	1	☑	☑		1	☑	☑	
0,017"×0,025"		☐	☐			☐	☐	
0,018"×0,025"	1	☑	☑		1	☑	☑	
Steel								
0,016"×0,022"		☐	☐			☐	☐	
0,016"×0,022" ET		☐	☐					
0,016"×0,024"		☐	☐		1	☑	☑	
0,016"×0,024" ET	1	☑	☑					
0,018"×0,025"		☐	☐			☐	☐	
0,018"×0,025" (red		☐	☐			☐	☐	
Beta III Titanium								
0,0175"×0,0175"								
0,0182"×0,0182"				1				1
0,017"×0,025"								
0,0182"×0,025"								

Upper Wires Selected: 5　　Lower Wires Selected: 5

⑥ 拔牙病例

拔除磨牙

Archwire Material and Size	Upper Arch: Extraction Straight Lateral Section	Upper Arch: Straight Lateral Section Q1	Q2	Upper Arch: Non-Extraction Individual Lateral Section	Lower Arch: Extraction Straight Lateral Section	Lower Arch: Straight Lateral Section Q3	Q4	Lower Arch: Non-Extraction Individual Lateral Section
SE Ni-Ti								
0,012" round		☐	☐			☐	☐	
0,014" round		☐	☐		1	☑	☑	
0,016" round	1	☑	☑			☐	☐	
0,016"×0,022"	1	☑	☑		1	☑	☑	
0,017"×0,025"		☐	☐			☐	☐	
0,018"×0,025"	1	☑	☑		1	☑	☑	
Steel								
0,016"×0,022"		☐	☐			☐	☐	
0,016"×0,022" ET		☐	☐					
0,016"×0,024"		☐	☐		1	√	☑	
0,016"×0,024" ET	1	☑	☑					
0,018"×0,025"		☐	☐			☐	☐	
0,018"×0,025" (red		☐	☐		1	√	☑	
Beta III Titanium								
0,0175"×0,0175"								
0,0182"×0,0182"								
0,017"×0,025"				1				1
0,0182"×0,025"								

Upper Wires Selected: 5　　Lower Wires Selected: 6

⑦ 非拔牙病例

治疗初期托槽不能全部正确就位，例如严重拥挤或单侧尖牙阻生

Archwire Material and Size	Upper Arch: Extraction Straight Lateral Section	Upper Arch: Straight Lateral Section Q1	Q2	Upper Arch: Non-Extraction Individual Lateral Section	Lower Arch: Extraction Straight Lateral Section	Lower Arch: Straight Lateral Section Q3	Q4	Lower Arch: Non-Extraction Individual Lateral Section
SE Ni-Ti								
0,012" round		☐	☐			☐	☐	
0,014" round		☐	☐	2		☐	☐	2
0,016" round		☐	☐			☐	☐	
0,016"×0,022"		☐	☐	1		☐	☐	1
0,017"×0,025"		☐	☐			☐	☐	
0,018"×0,025"		☐	☐	1		☐	☐	1
Steel								
0,016"×0,022"		☐	☐			☐	☐	
0,016"×0,022" ET		☐	☐					
0,016"×0,024"		☐	☐			☐	☐	1
0,016"×0,024" ET		☐	☐	1				
0,018"×0,025"		☐	☐			☐	☐	
0,018"×0,025" (red		☐	☐			☐	☐	
Beta III Titanium								
0,0175"×0,0175"								
0,0182"×0,0182"				1				1
0,017"×0,025"								
0,0182"×0,025"								

Upper Wires Selected: 6　　Lower Wires Selected: 6

⑧ 非拔牙病例

双侧尖牙阻生

Archwire Material and Size	Upper Arch: Extraction Straight Lateral Section	Upper Arch: Straight Lateral Section Q1	Q2	Upper Arch: Non-Extraction Individual Lateral Section	Lower Arch: Extraction Straight Lateral Section	Lower Arch: Straight Lateral Section Q3	Q4	Lower Arch: Non-Extraction Individual Lateral Section
SE Ni-Ti								
0,012" round		☐	☐			☐	☐	
0,014" round		☐	☐		1	☑	☑	
0,016" round	1	☑	☑			☐	☐	
0,016"×0,022"	1	☑	☑		1	☑	☑	
0,017"×0,025"		☐	☐			☐	☐	
0,018"×0,025"	1	☑	☑		1	☑	☑	
Steel								
0,016"×0,022"		☐	☐			☐	☐	
0,016"×0,022" ET		☐	☐					
0,016"×0,024"		☐	☐		1	√	☑	
0,016"×0,024" ET	1	☑	☑					
0,018"×0,025"		☐	☐			☐	☐	
0,018"×0,025" (red		☐	☐		1	√	☑	
Beta III Titanium								
0,0175"×0,0175"								
0,0182"×0,0182"								
0,017"×0,025"				1				1
0,0182"×0,025"								

Upper Wires Selected: 5　　Lower Wires Selected: 6

⑨ 反殆病例

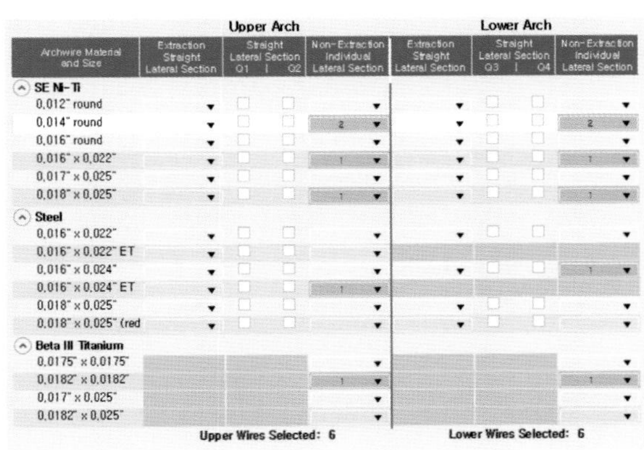

Archwire Material and Size	Upper Arch: Extraction Straight Lateral Section	Upper Arch: Straight Lateral Section Q1	Q2	Upper Arch: Non-Extraction Individual Lateral Section	Lower Arch: Extraction Straight Lateral Section	Lower Arch: Straight Lateral Section Q3	Q4	Lower Arch: Non-Extraction Individual Lateral Section
SE Ni-Ti								
0,012" round		☐	☐			☐	☐	
0,014" round		☐	☐	2		☐	☐	2
0,016" round		☐	☐			☐	☐	
0,016"×0,022"		☐	☐	1		☐	☐	1
0,017"×0,025"		☐	☐			☐	☐	
0,018"×0,025"		☐	☐	1		☐	☐	1
Steel								
0,016"×0,022"		☐	☐			☐	☐	
0,016"×0,022" ET		☐	☐					
0,016"×0,024"		☐	☐			☐	☐	1
0,016"×0,024" ET		☐	☐	1				
0,018"×0,025"		☐	☐			☐	☐	
0,018"×0,025" (red		☐	☐			☐	☐	
Beta III Titanium								
0,0175"×0,0175"								
0,0182"×0,0182"				1				1
0,017"×0,025"								
0,0182"×0,025"								

Upper Wires Selected: 6　　Lower Wires Selected: 6

图例	
√	=选择一根表标记了红色的弓丝
(1)	=可选弓丝
0.016"x0.022" ET*	=在11/21额外增加转矩15°
0.016"x0.024" ET**	=在3-3额外增加转矩13°
red.	=后牙段弓丝减径
（灰色）	=没有推荐或者不可用

病例1 安氏Ⅱ类2分类；拔除上颌双侧前磨牙

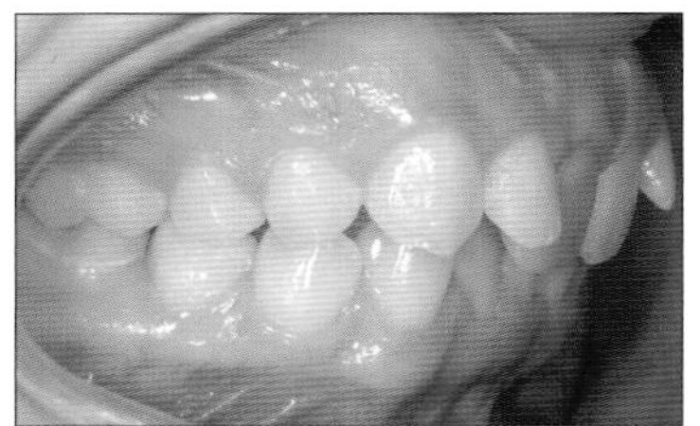
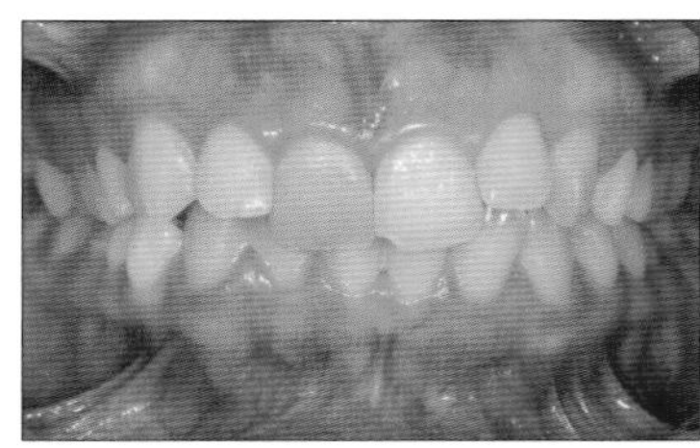
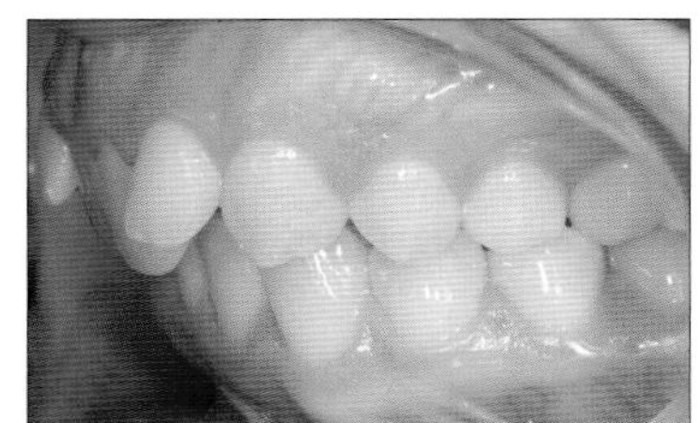
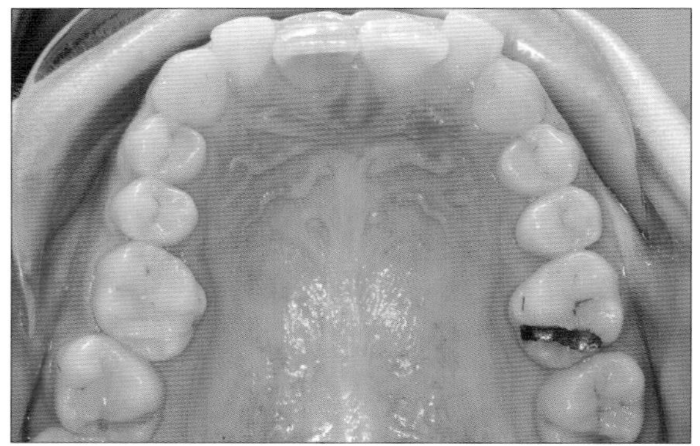
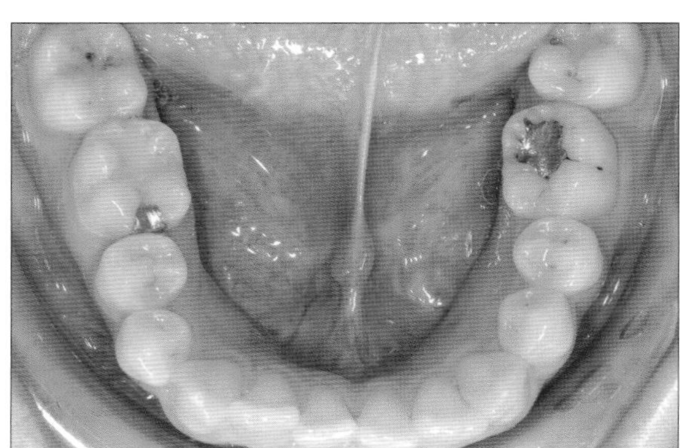

如何完成技工室设计单

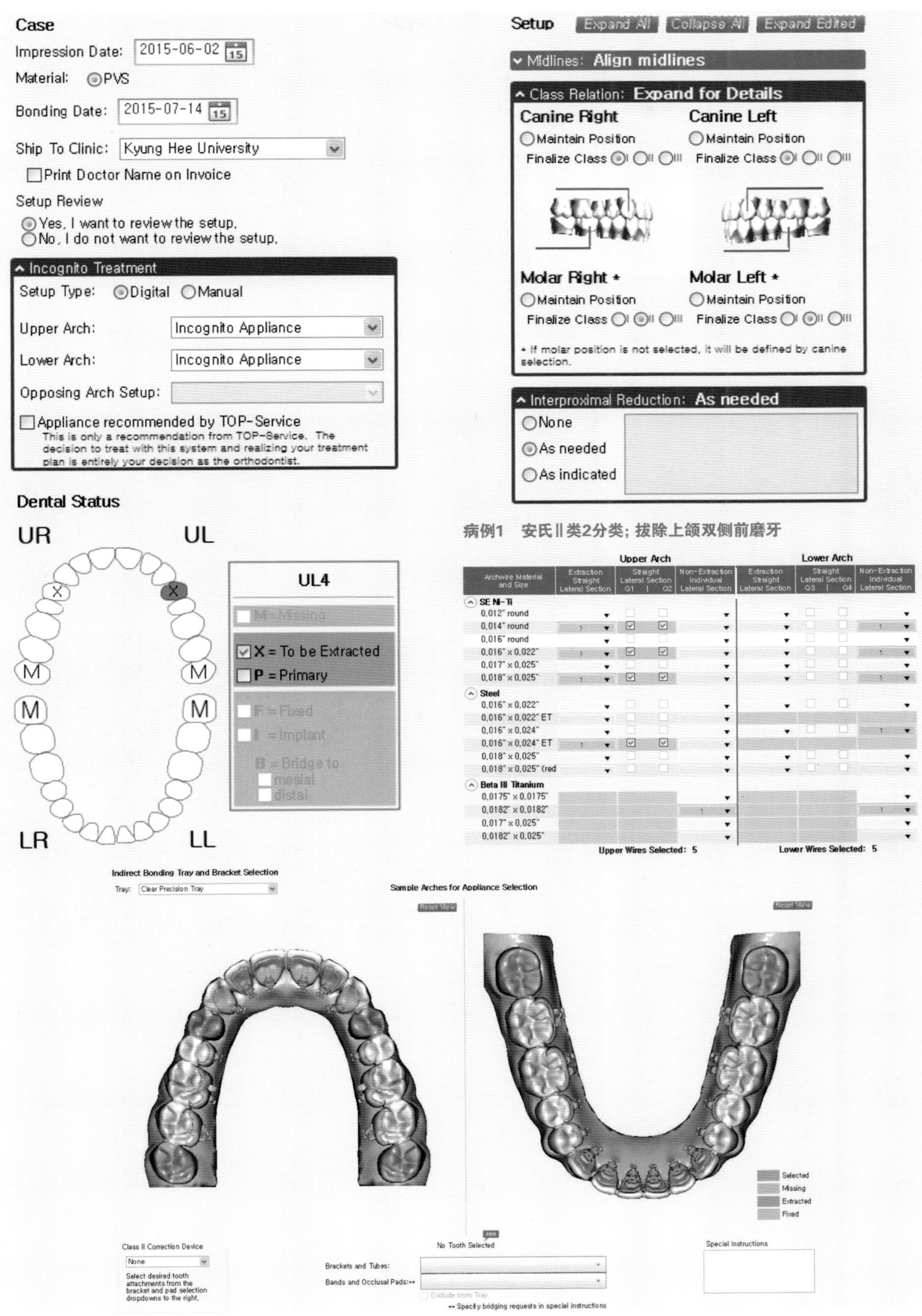

Case

Impression Date: 2015-06-02

Material: ◉PVS

Bonding Date: 2015-07-14

Ship To Clinic: Kyung Hee University

☐Print Doctor Name on Invoice

Setup Review

◉Yes, I want to review the setup.

○No, I do not want to review the setup.

Incognito Treatment

Setup Type: ◉Digital ○Manual

Upper Arch: Incognito Appliance

Lower Arch: Incognito Appliance

Opposing Arch Setup:

☐Appliance recommended by TOP-Service

This is only a recommendation from TOP-Service. The decision to treat with this system and realizing your treatment plan is entirely your decision as the orthodontist.

Dental Status

UR UL LR LL

UL4

M = Missing

☑X = To be Extracted

☐P = Primary

F = Fixed

I = Implant

B = Bridge to mesial distal

Setup Expand All Collapse All Expand Edited

Midlines: **Align midlines**

Class Relation: **Expand for Details**

Canine Right

○Maintain Position

Finalize Class ◉I ○II ○III

Canine Left

○Maintain Position

Finalize Class ◉I ○II ○III

Molar Right *

○Maintain Position

Finalize Class ○I ◉II ○III

Molar Left *

○Maintain Position

Finalize Class ○I ◉II ○III

* If molar position is not selected, it will be defined by canine selection.

Interproximal Reduction: **As needed**

○None

◉As needed

○As indicated

病例1　安氏Ⅱ类2分类；拔除上颌双侧前磨牙

Archwire Material and Size	Upper Arch Extraction Straight Lateral Section	Upper Arch Straight Lateral Section Q1	Q2	Upper Arch Non-Extraction Individual Lateral Section	Lower Arch Extraction Straight Lateral Section	Lower Arch Straight Lateral Section Q3	Q4	Lower Arch Non-Extraction Individual Lateral Section
SE Ni-Ti								
0.012" round		☐	☐			☐	☐	
0.014" round	1	☑	☑			☐	☐	1
0.016" round		☐	☐			☐	☐	
0.016"×0.022"	1	☑	☑			☐	☐	1
0.017"×0.025"		☐	☐			☐	☐	
0.018"×0.025"	1	☑	☑			☐	☐	1
Steel								
0.016"×0.022"		☐	☐			☐	☐	
0.016"×0.022" ET		☐	☐					
0.016"×0.024"		☐	☐			☐	☐	1
0.016"×0.024" ET	1	☑	☑					
0.018"×0.025"		☐	☐			☐	☐	
0.018"×0.025" (red		☐	☐			☐	☐	
Beta III Titanium								
0.0175"×0.0175"								
0.0182"×0.0182"				1				1
0.017"×0.025"								
0.0182"×0.025"								

Upper Wires Selected: 5　　Lower Wires Selected: 5

Indirect Bonding Tray and Bracket Selection

Tray: Clear Precision Tray

Sample Arches for Appliance Selection

Reset View

Selected

Missing

Extracted

Fixed

Class II Correction Device

None

Select desired tooth attachments from the bracket and pad selection dropdowns to the right.

No Tooth Selected

Brackets and Tubes:

Bands and Occlusal Pads:**

Exclude from Tray

** Specify bridging requests in special instructions

Special Instructions

病例2 安氏Ⅰ类错殆双颌前突

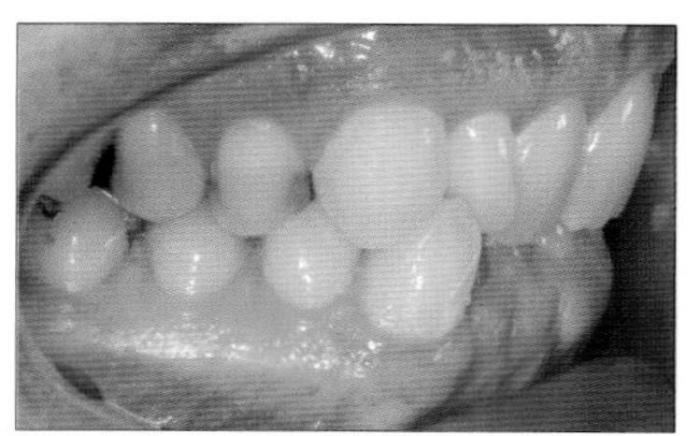
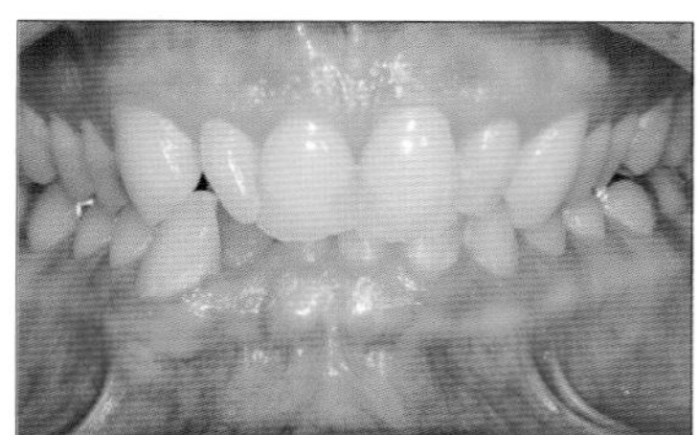
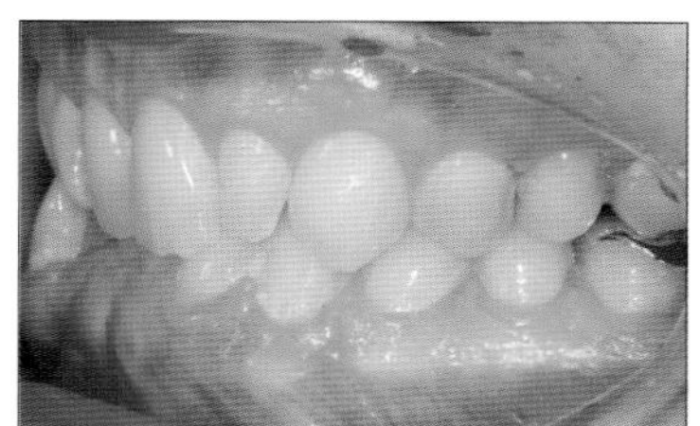
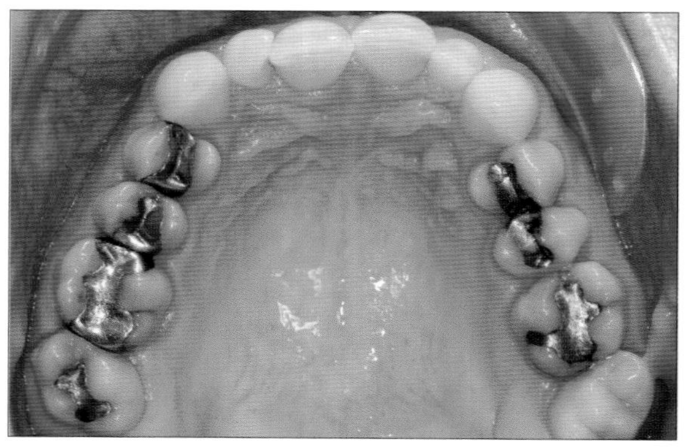
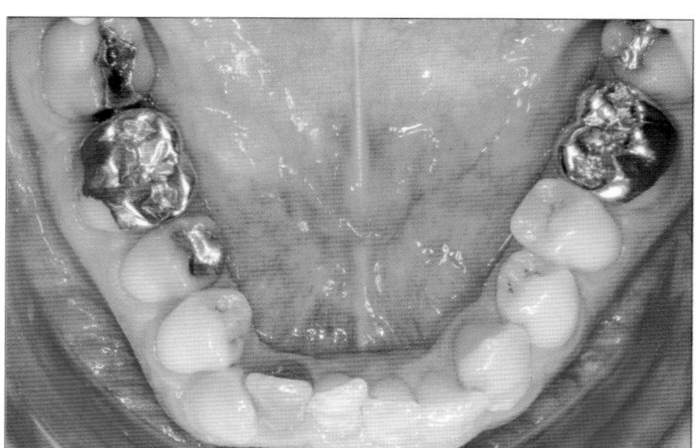

如何完成技工室设计单

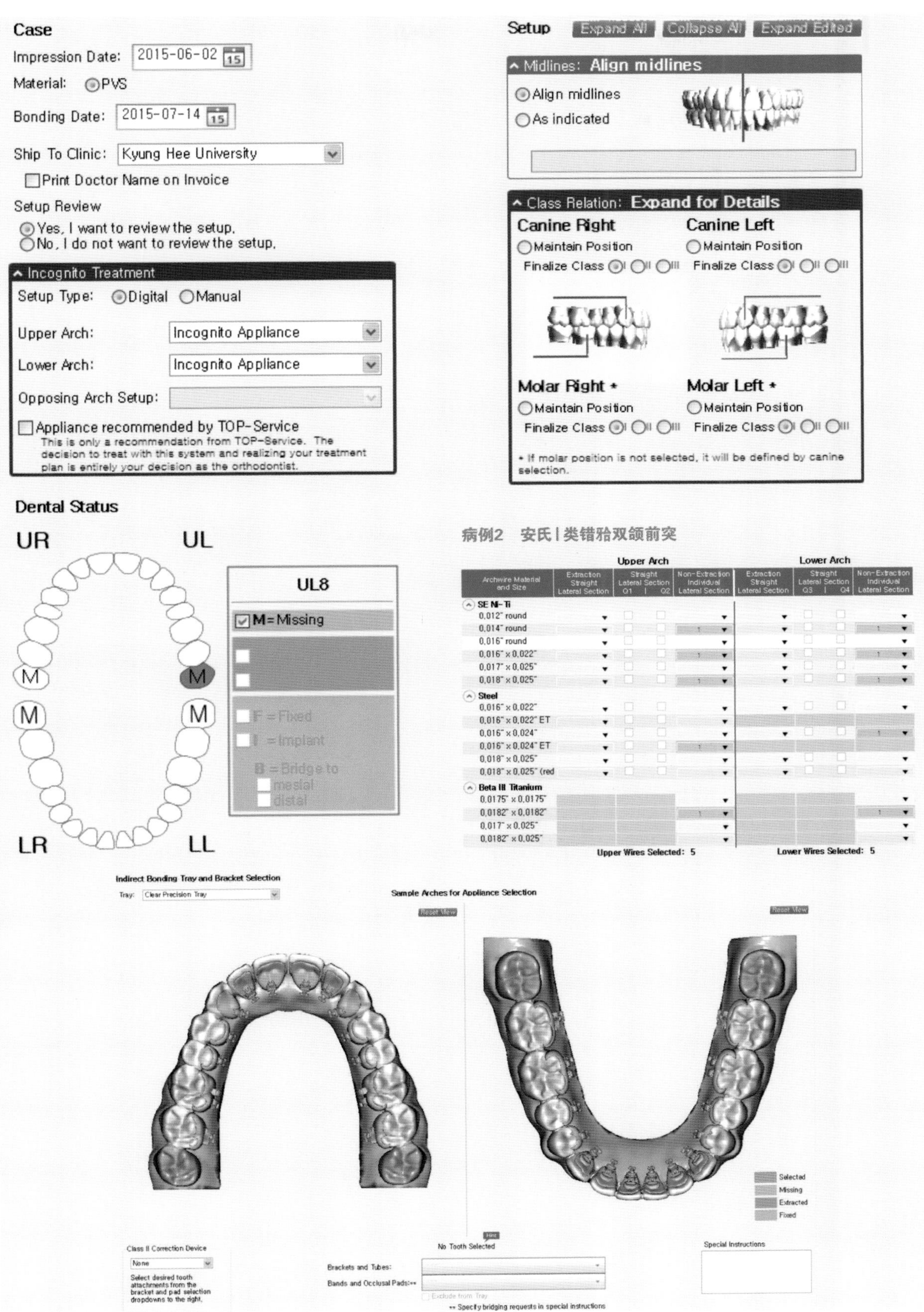

Case

Impression Date: 2015-06-02

Material: PVS

Bonding Date: 2015-07-14

Ship To Clinic: Kyung Hee University

Print Doctor Name on Invoice

Setup Review

Yes, I want to review the setup.

No, I do not want to review the setup.

Incognito Treatment

Setup Type: Digital Manual

Upper Arch: Incognito Appliance

Lower Arch: Incognito Appliance

Opposing Arch Setup:

Appliance recommended by TOP-Service

This is only a recommendation from TOP-Service. The decision to treat with this system and realizing your treatment plan is entirely your decision as the orthodontist.

Setup Expand All Collapse All Expand Edited

Midlines: Align midlines

Align midlines

As indicated

Class Relation: Expand for Details

Canine Right

Maintain Position

Finalize Class I II III

Canine Left

Maintain Position

Finalize Class I II III

Molar Right *

Maintain Position

Finalize Class I II III

Molar Left *

Maintain Position

Finalize Class I II III

* If molar position is not selected, it will be defined by canine selection.

Dental Status

UR UL LR LL

M M M M

UL8

M = Missing

F = Fixed

I = Implant

B = Bridge to mesial distal

病例2　安氏Ⅰ类错𬌗双颌前突

Archwire Material and Size	Upper Arch Extraction Straight Lateral Section	Upper Arch Straight Lateral Section Q1	Q2	Upper Arch Non-Extraction Individual Lateral Section	Lower Arch Extraction Straight Lateral Section	Lower Arch Straight Lateral Section Q3	Q4	Lower Arch Non-Extraction Individual Lateral Section
SE Ni-Ti								
0.012" round								
0.014" round				1				1
0.016" round								
0.016"×0.022"				1				1
0.017"×0.025"								
0.018"×0.025"				1				1
Steel								
0.016"×0.022"								
0.016"×0.022" ET								
0.016"×0.024"								1
0.016"×0.024" ET				1				
0.018"×0.025"								
0.018"×0.025" (red								
Beta III Titanium								
0.0175"×0.0175"								
0.0182"×0.0182"				1				1
0.017"×0.025"								
0.0182"×0.025"								

Upper Wires Selected: 5　Lower Wires Selected: 5

Indirect Bonding Tray and Bracket Selection

Tray: Clear Precision Tray

Sample Arches for Appliance Selection

Reset View

Selected

Missing

Extracted

Fixed

Class II Correction Device

None

Select desired tooth attachments from the bracket and pad selection dropdowns to the right.

No Tooth Selected

Brackets and Tubes:

Bands and Occlusal Pads:**

Exclude from Tray

** Specify bridging requests in special instructions

Special Instructions

病例3 上颌片切、下颌拔除切牙

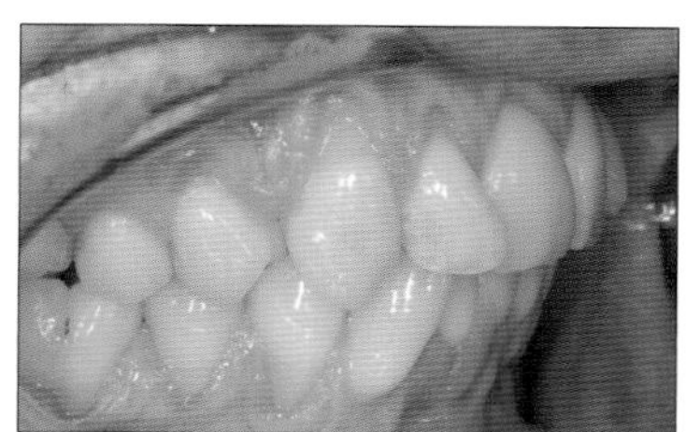
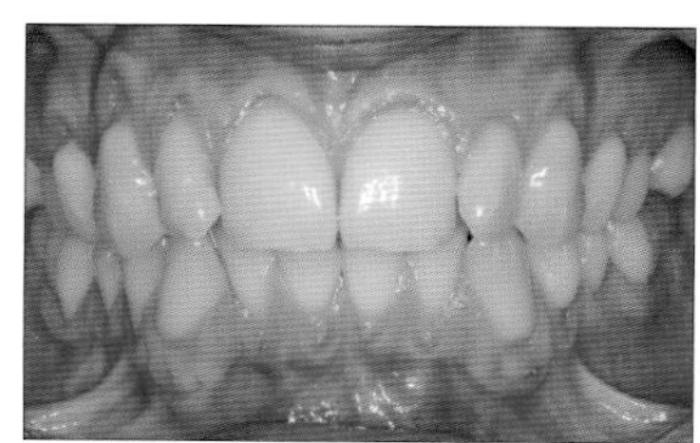
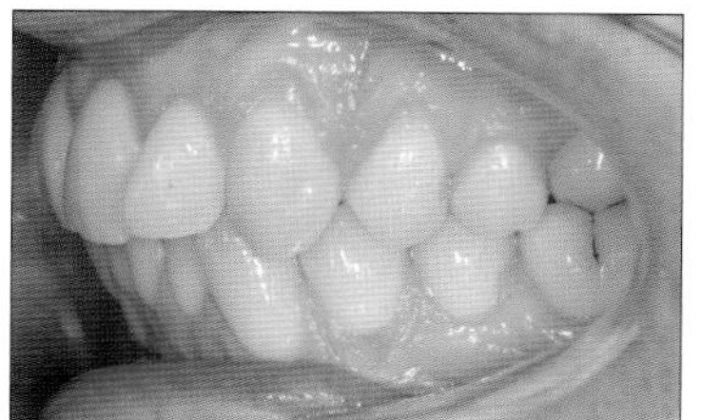
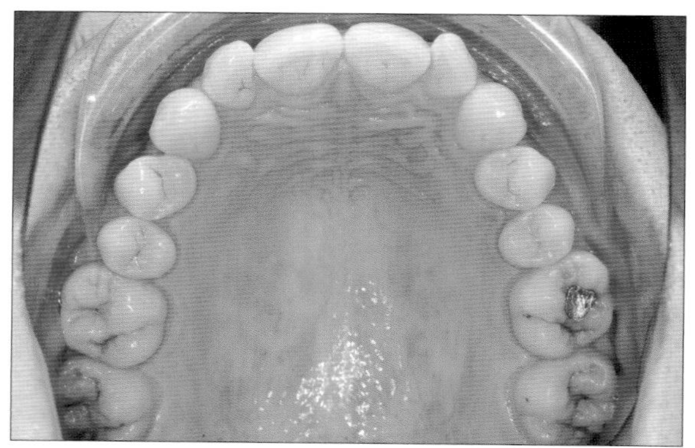
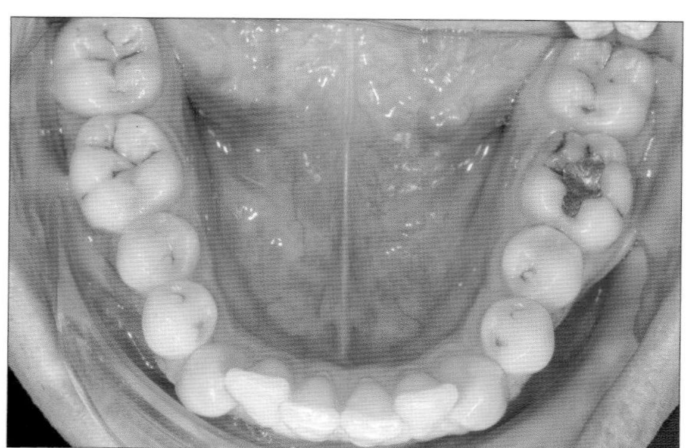

如何完成技工室设计单

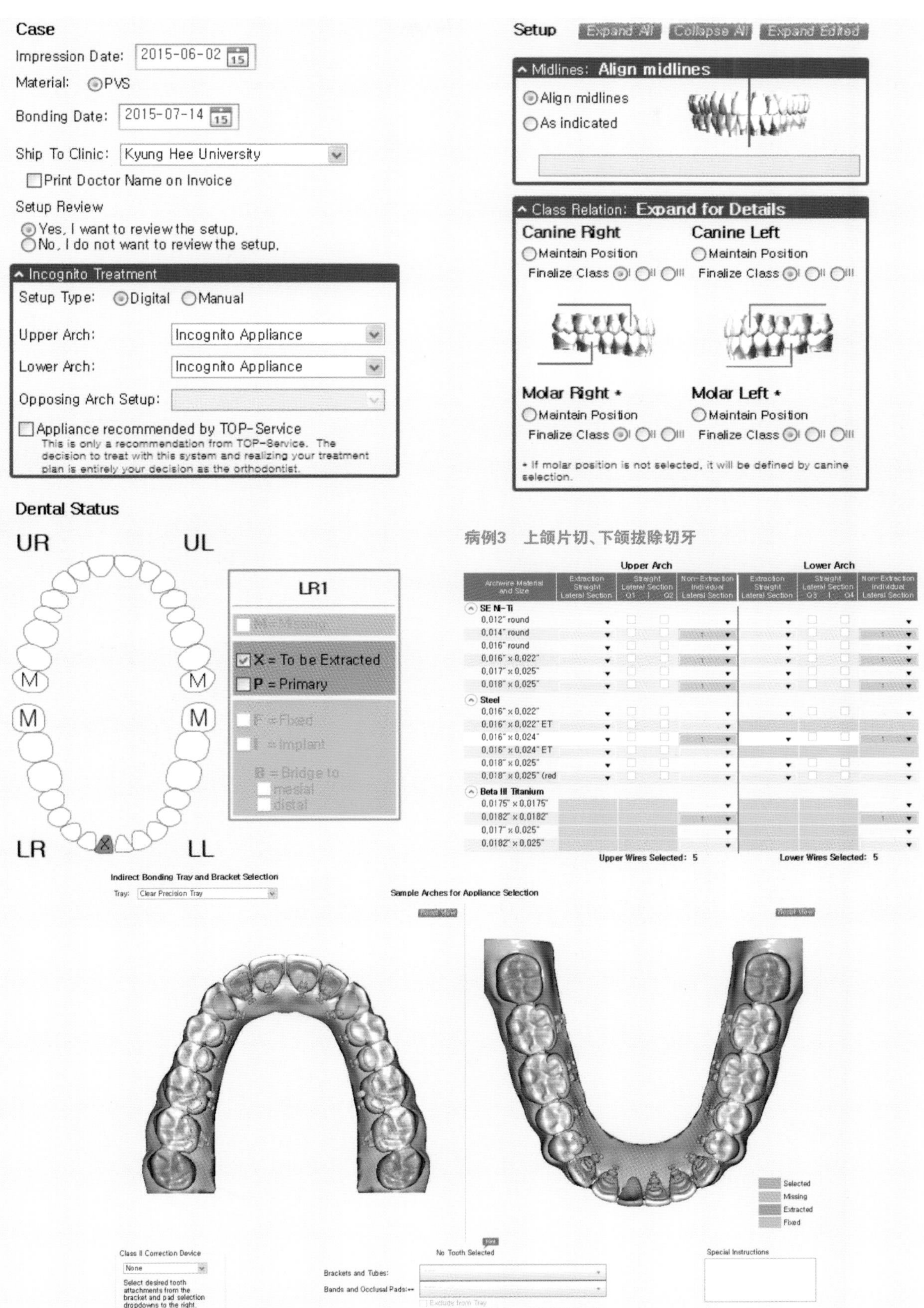

Case

Impression Date: 2015-06-02

Material: ◉ PVS

Bonding Date: 2015-07-14

Ship To Clinic: Kyung Hee University

☐ Print Doctor Name on Invoice

Setup Review

◉ Yes, I want to review the setup.

○ No, I do not want to review the setup.

Incognito Treatment

Setup Type: ◉ Digital ○ Manual

Upper Arch: Incognito Appliance

Lower Arch: Incognito Appliance

Opposing Arch Setup:

☐ Appliance recommended by TOP-Service

This is only a recommendation from TOP-Service. The decision to treat with this system and realizing your treatment plan is entirely your decision as the orthodontist.

Setup Expand All | Collapse All | Expand Edited

Midlines: Align midlines

◉ Align midlines

○ As indicated

Class Relation: Expand for Details

Canine Right	Canine Left
○ Maintain Position	○ Maintain Position
Finalize Class ◉ I ○ II ○ III	Finalize Class ◉ I ○ II ○ III

Molar Right *	Molar Left *
○ Maintain Position	○ Maintain Position
Finalize Class ◉ I ○ II ○ III	Finalize Class ◉ I ○ II ○ III

* If molar position is not selected, it will be defined by canine selection.

Dental Status

UR　UL　LR　LL

M　M　M　M　X

LR1

☐ M = Missing

☑ X = To be Extracted

☐ P = Primary

☐ F = Fixed

☐ I = Implant

B = Bridge to

☐ mesial

☐ distal

病例3　上颌片切、下颌拔除切牙

Archwire Material and Size	Upper Arch: Extraction Straight Lateral Section	Upper Arch: Straight Lateral Section Q1	Upper Arch: Straight Lateral Section Q2	Upper Arch: Non-Extraction Individual Lateral Section	Lower Arch: Extraction Straight Lateral Section	Lower Arch: Straight Lateral Section Q3	Lower Arch: Straight Lateral Section Q4	Lower Arch: Non-Extraction Individual Lateral Section
SE Ni-Ti								
0.012" round								
0.014" round				1				1
0.016" round								
0.016" x 0.022"				1				1
0.017" x 0.025"								
0.018" x 0.025"				1				1
Steel								
0.016" x 0.022"								
0.016" x 0.022" ET								
0.016" x 0.024"				1				1
0.016" x 0.024" ET								
0.018" x 0.025"								
0.018" x 0.025" (red								
Beta III Titanium								
0.0175" x 0.0175"								
0.0182" x 0.0182"				1				1
0.017" x 0.025"								
0.0182" x 0.025"								

Upper Wires Selected: 5　　Lower Wires Selected: 5

Indirect Bonding Tray and Bracket Selection

Tray: Clear Precision Tray

Sample Arches for Appliance Selection

Selected

Missing

Extracted

Fixed

Class II Correction Device

None

Select desired tooth attachments from the bracket and pad selection dropdowns to the right.

No Tooth Selected

Brackets and Tubes:

Bands and Occlusal Pads:**

☐ Exclude from Tray

** Specify bridging requests in special instructions

Special Instructions

病例4 安氏Ⅱ类1分类，深覆盖；拔除上颌第一前磨牙

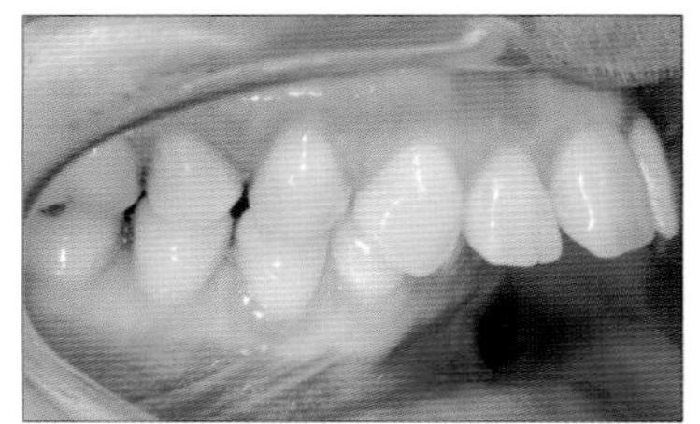
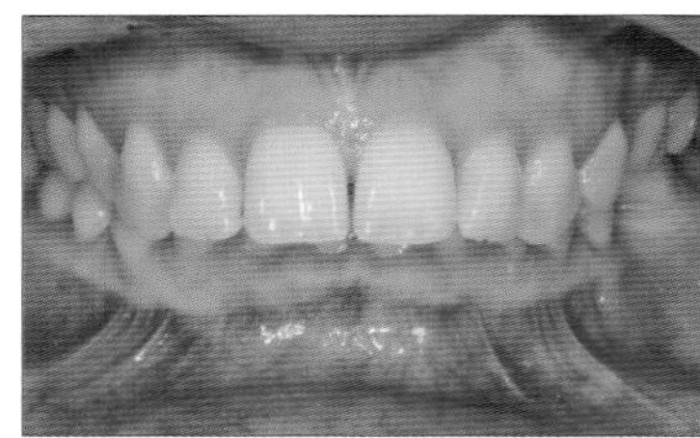
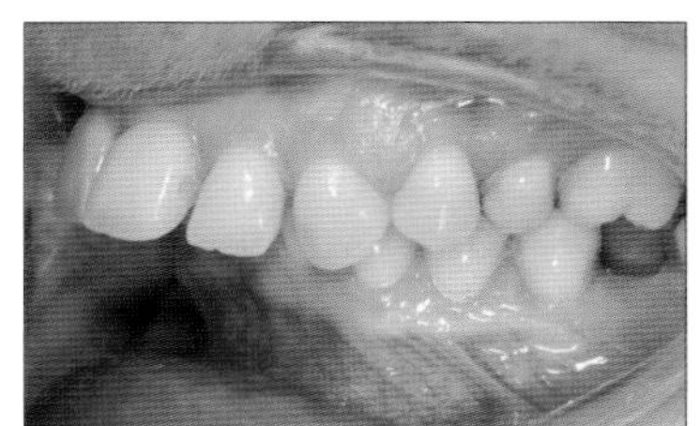
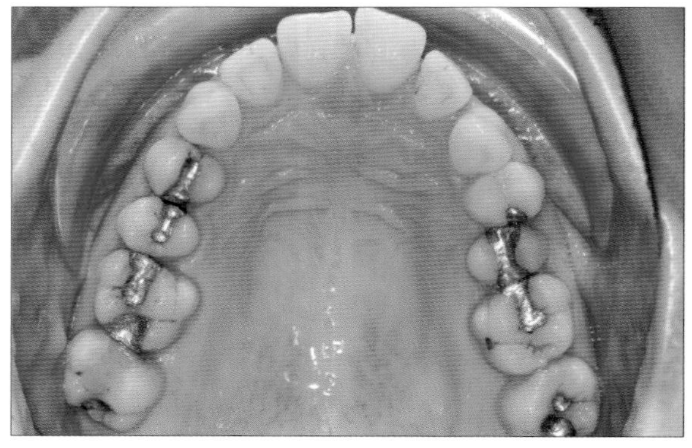
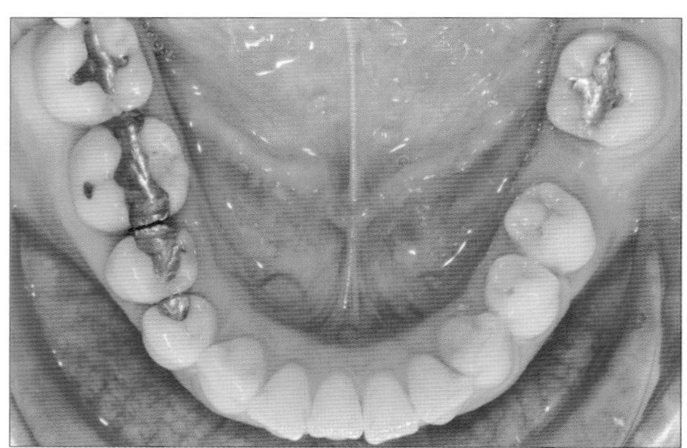

如何完成技工室设计单

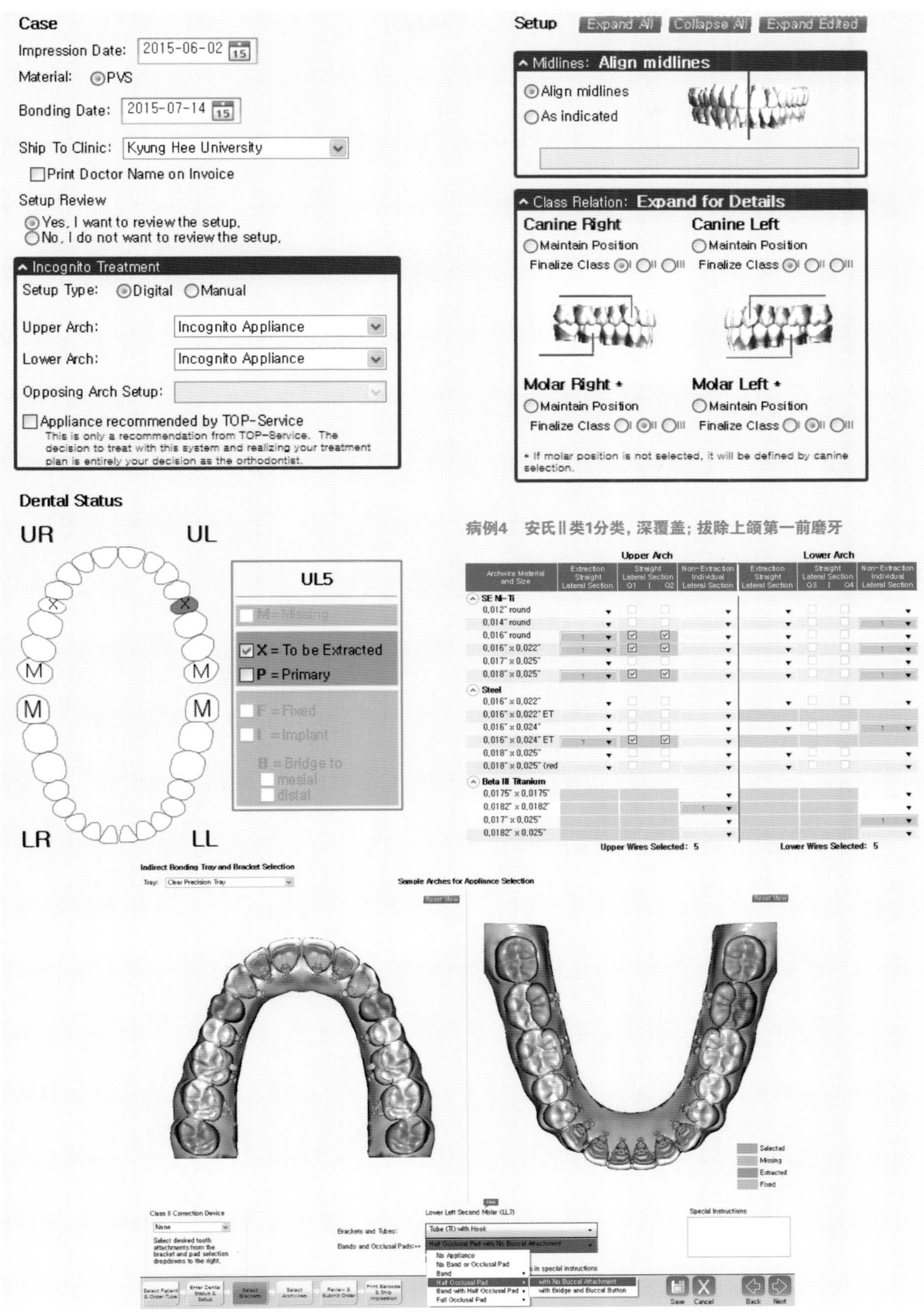

病例4　安氏Ⅱ类1分类，深覆盖；拔除上颌第一前磨牙

Archwire Material and Size	Upper Arch: Extraction Straight Lateral Section	Upper Arch: Straight Lateral Section Q1	Upper Arch: Straight Lateral Section Q2	Upper Arch: Non-Extraction Individual Lateral Section	Lower Arch: Extraction Straight Lateral Section	Lower Arch: Straight Lateral Section Q3	Lower Arch: Straight Lateral Section Q4	Lower Arch: Non-Extraction Individual Lateral Section
SE Ni-Ti								
0.012" round		☐	☐			☐	☐	
0.014" round		☐	☐			☐	☐	1
0.016" round	1	☑	☑			☐	☐	
0.016"×0.022"	1	☑	☑			☐	☐	1
0.017"×0.025"		☐	☐			☐	☐	
0.018"×0.025"	1	☑	☑			☐	☐	1
Steel								
0.016"×0.022"		☐	☐			☐	☐	
0.016"×0.022" ET		☐	☐					
0.016"×0.024"		☐	☐			☐	☐	1
0.016"×0.024" ET	1	☑	☑					
0.018"×0.025"		☐	☐			☐	☐	
0.018"×0.025" (red		☐	☐			☐	☐	
Beta III Titanium								
0.0175"×0.0175"								
0.0182"×0.0182"				1				
0.017"×0.025"								1
0.0182"×0.025"								

Upper Wires Selected: 5　　Lower Wires Selected: 5

病例5 拔除4颗前磨牙

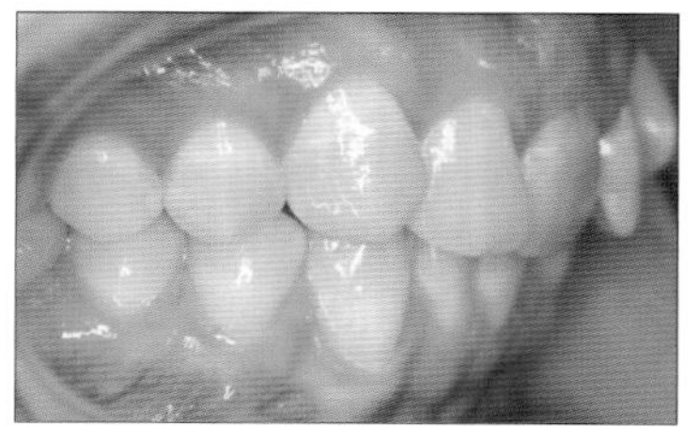
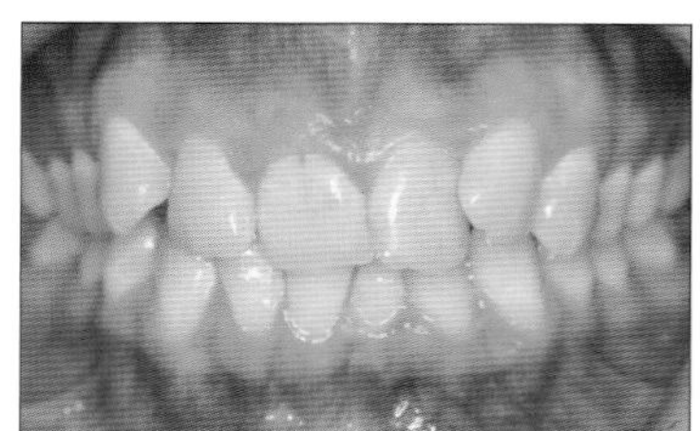
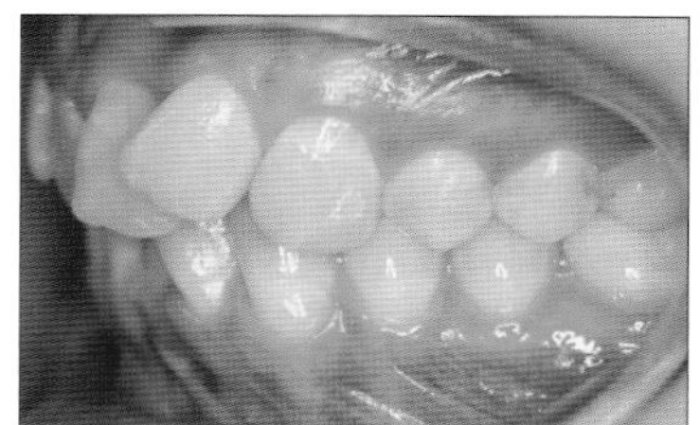
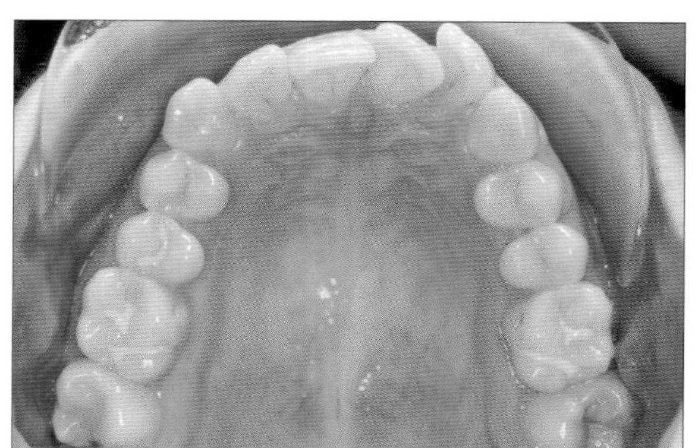
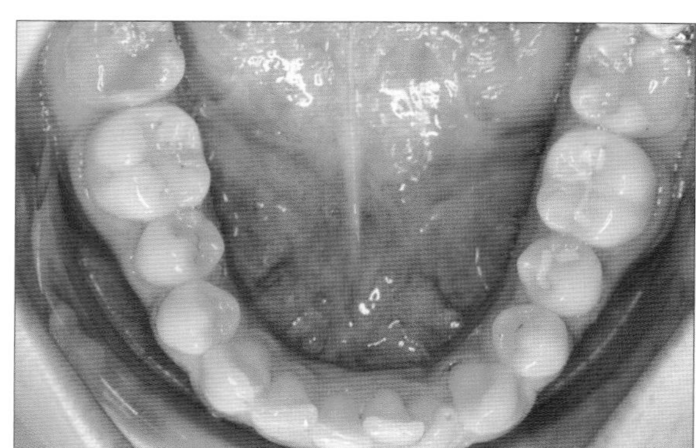

如何完成技工室设计单

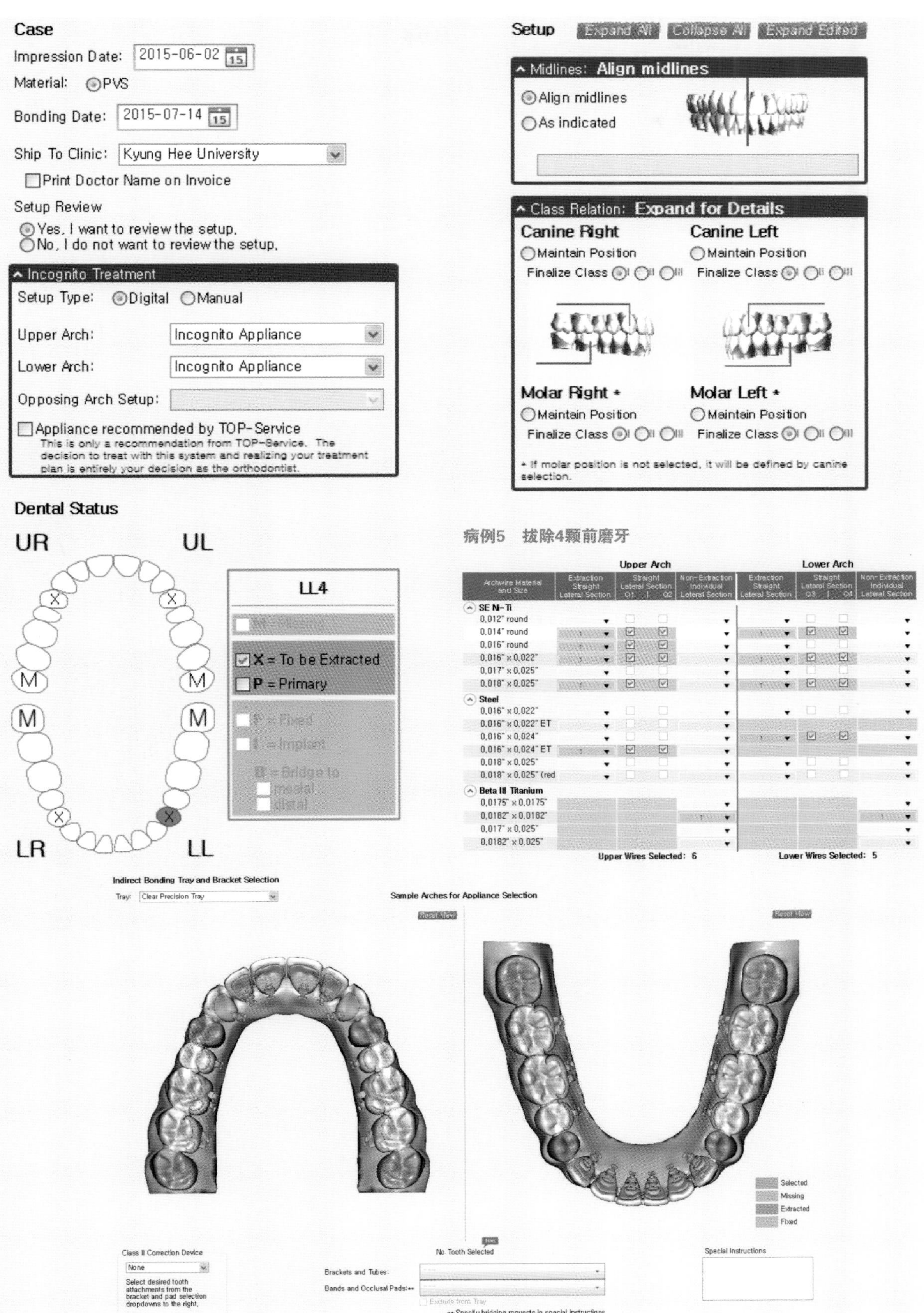

Case

Impression Date: 2015-06-02

Material: ◉PVS

Bonding Date: 2015-07-14

Ship To Clinic: Kyung Hee University

☐Print Doctor Name on Invoice

Setup Review

◉Yes, I want to review the setup.

○No, I do not want to review the setup.

Incognito Treatment

Setup Type: ◉Digital ○Manual

Upper Arch: Incognito Appliance

Lower Arch: Incognito Appliance

Opposing Arch Setup:

☐Appliance recommended by TOP-Service

This is only a recommendation from TOP-Service. The decision to treat with this system and realizing your treatment plan is entirely your decision as the orthodontist.

Setup Expand All Collapse All Expand Edited

Midlines: Align midlines

◉Align midlines

○As indicated

Class Relation: Expand for Details

Canine Right

○Maintain Position

Finalize Class ◉I ○II ○III

Canine Left

○Maintain Position

Finalize Class ◉I ○II ○III

Molar Right *

○Maintain Position

Finalize Class ◉I ○II ○III

Molar Left *

○Maintain Position

Finalize Class ◉I ○II ○III

* If molar position is not selected, it will be defined by canine selection.

Dental Status

UR UL LR LL

M M M M

LL4

☐M = Missing

☑X = To be Extracted

☐P = Primary

☐F = Fixed

☐I = Implant

B = Bridge to ☐mesial ☐distal

病例5　拔除4颗前磨牙

Archwire Material and Size	Upper Arch: Extraction Straight Lateral Section	Upper Arch: Straight Lateral Section Q1	Upper Arch: Straight Lateral Section Q2	Upper Arch: Non-Extraction Individual Lateral Section	Lower Arch: Extraction Straight Lateral Section	Lower Arch: Straight Lateral Section Q3	Lower Arch: Straight Lateral Section Q4	Lower Arch: Non-Extraction Individual Lateral Section
SE Ni-Ti								
0.012" round		☐	☐			☐	☐	
0.014" round	1	☑	☑		1	☑	☑	
0.016" round	1	☑	☑			☐	☐	
0.016"×0.022"	1	☑	☑		1	☑	☑	
0.017"×0.025"		☐	☐			☐	☐	
0.018"×0.025"	1	☑	☑		1	☑	☑	
Steel								
0.016"×0.022"		☐	☐			☐	☐	
0.016"×0.022" ET		☐	☐					
0.016"×0.024"		☐	☐		1	☑	☑	
0.016"×0.024" ET	1	☑	☑					
0.018"×0.025"		☐	☐			☐	☐	
0.018"×0.025" (red		☐	☐			☐	☐	
Beta III Titanium								
0.0175"×0.0175"								
0.0182"×0.0182"				1				1
0.017"×0.025"								
0.0182"×0.025"								

Upper Wires Selected: 6　　Lower Wires Selected: 5

Indirect Bonding Tray and Bracket Selection

Tray: Clear Precision Tray

Sample Arches for Appliance Selection

Reset View　Reset View

Selected

Missing

Extracted

Fixed

Class II Correction Device

None

Select desired tooth attachments from the bracket and pad selection dropdowns to the right.

No Tooth Selected

Brackets and Tubes:

Bands and Occlusal Pads:**

☐ Exclude from Tray

** Specify bridging requests in special instructions

Special Instructions

病例6 安氏Ⅱ类1分类，深覆盖；非拔牙矫治

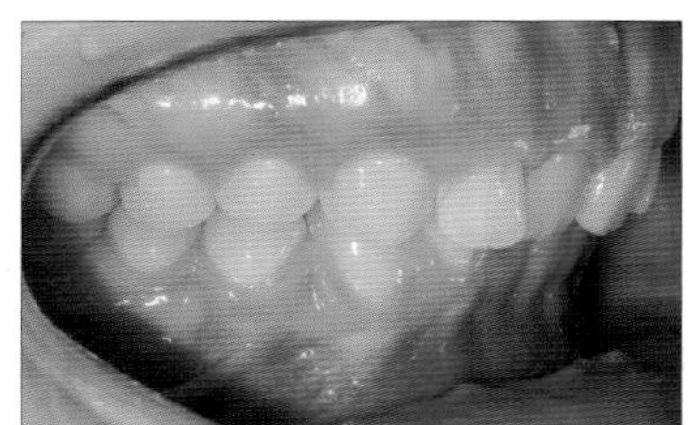
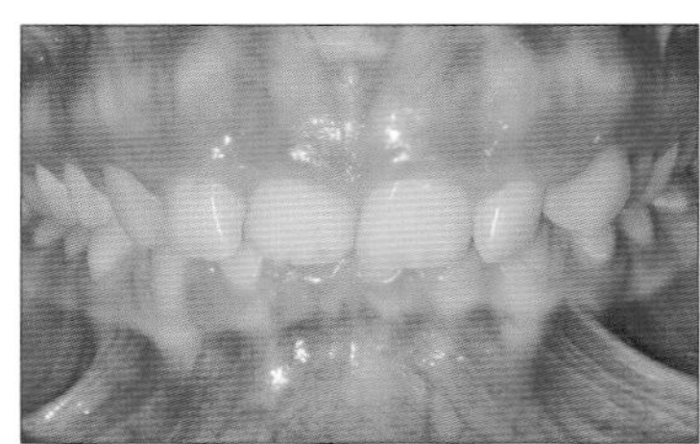
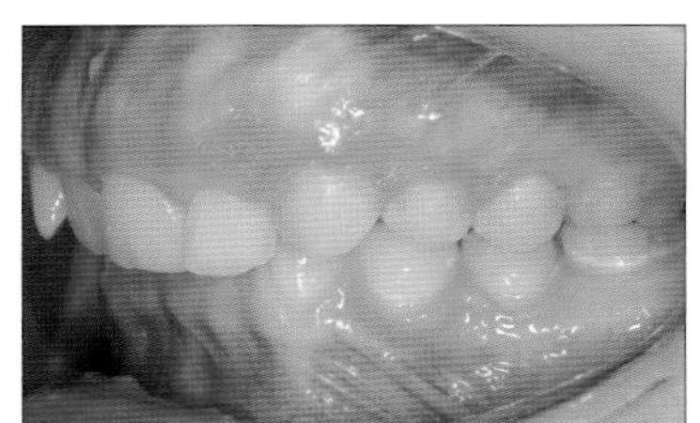
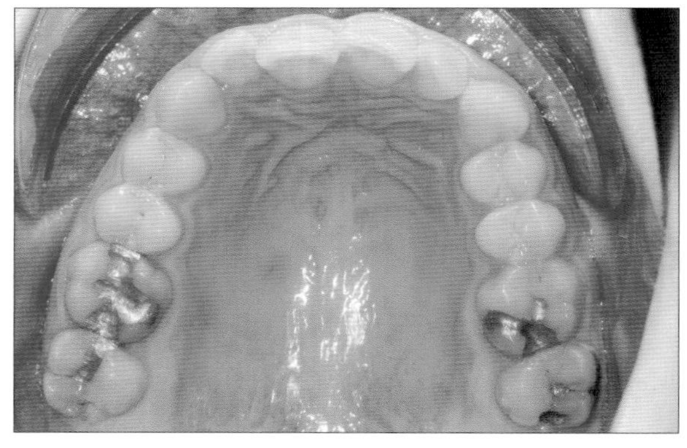
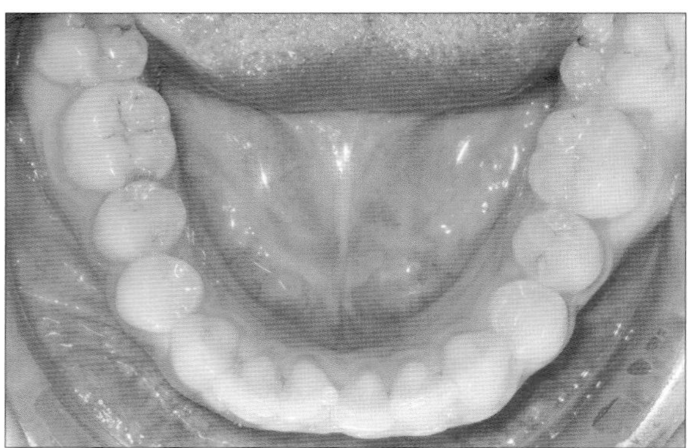

如何完成技工室设计单

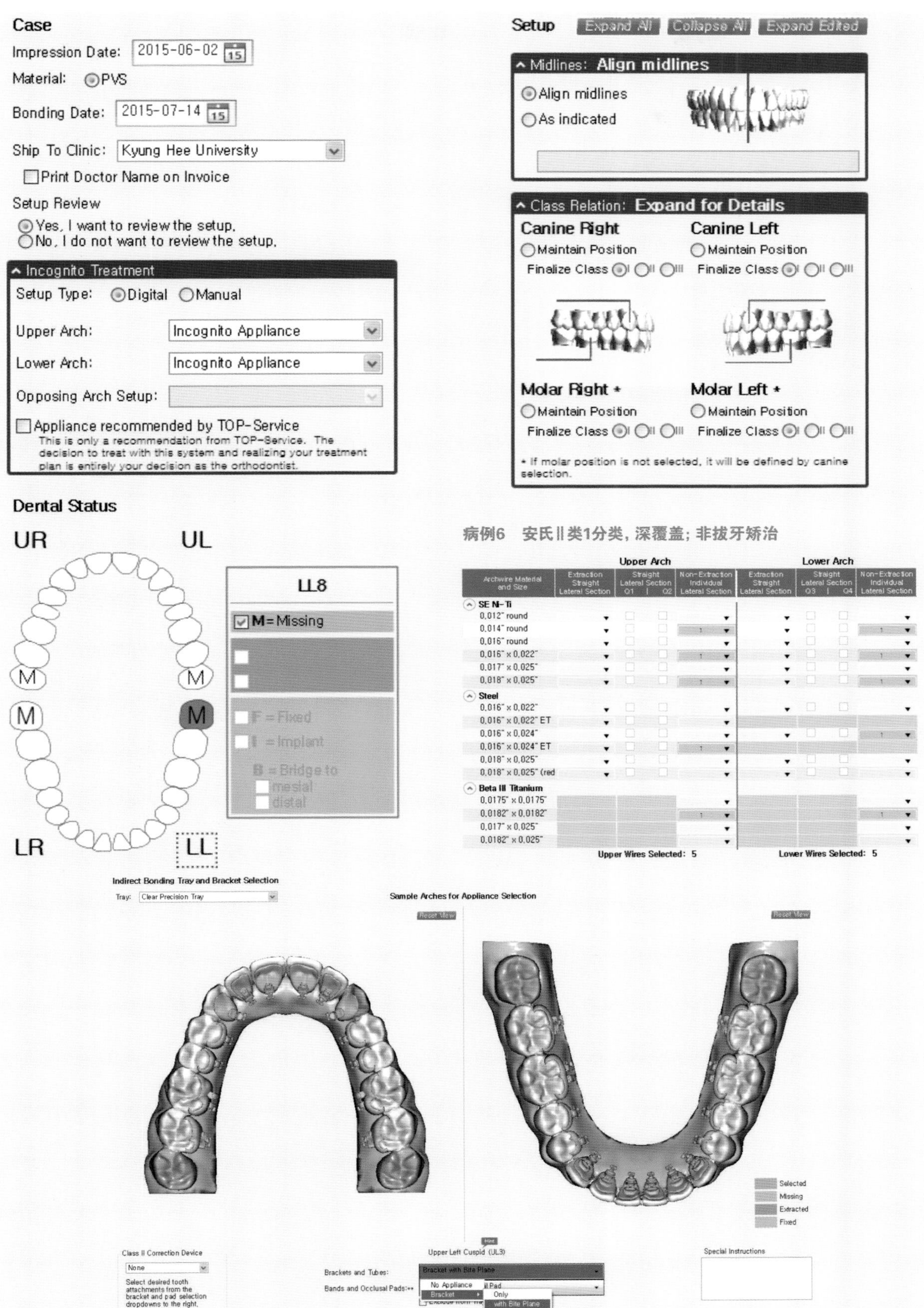

病例6　安氏Ⅱ类1分类，深覆盖；非拔牙矫治

定制带校正值的完成弓丝（定制个性化弓丝）

关键原则

1. 第一、第二与第三序列的预置数据与牙体位置相关。每位患者的预置角度取决于模拟排牙结果，矫治器的设计是将第二与第三序列预置角度定制于托槽中，第一序列数据则体现到弓丝弯制中。
2. 超弹性镍钛弓丝只能用于第一序列的弯曲矫治。超弹性镍钛弓丝以其记忆形状设计，实现模拟排牙所反映的第一序列设计。矫正数据通过第一序列弯曲来实现，意味着唇舌向移动或扭转牙齿。
3. 只有在第一根充满槽沟的Beta Ⅲ 钛弓丝被动入槽后，方可放置额外转矩的弓丝。故此，很关键的要点一定要明白，只有当几乎是满尺寸的完成弓丝（例如0.017"×0.025" Beta Ⅲ 钛弓丝，0.0182"×0.0182" Beta Ⅲ 钛弓丝）能被动入槽后，才可以放置附加额外矫正数据的新的完成弓丝。
4. 只有Beta Ⅲ 钛弓丝与不锈钢方丝可弯制第一、第二与第三序列弯曲的组合。因此，Beta Ⅲ 钛弓丝与不锈钢方丝能辅助内外移动、扭转、垂直向、倾斜与转矩移动。
5. 校正值对于排牙所反映的牙位与倾斜角度是递增的。
6. 倾斜、扭转与转矩值和牙冠有关，于槽沟的中心体现。
7. 需考虑与牙冠转矩和扭转相关的副作用。矫正数据与扭转相关，因为槽沟中心点即是牙需扭转运动牙冠舌面中心点。

示例1：转矩矫正有垂直向的副作用。为了在不影响牙齿垂直向位置的情况下矫正转矩，垂直向位置需要补偿，这取决于水平槽沟到临床牙冠中心点的大概距离。

示例2：纯扭转，例如围绕槽沟中心的扭转，会使牙齿的近中面朝向舌侧，远中面朝向唇侧。

提交校正数据

下表扭转校正值可选。

转矩（+/–）	• 扭转中心：槽沟的中心 • 正转矩值使牙冠比根部倾向颊侧 • 负转矩值使牙冠比根部倾向舌侧 • 副作用：没有垂直向补偿的正转矩值会压低各颗牙齿，反之亦然（注意弓丝设计单上的补偿）
轴倾（倾斜）（+/–）	• 扭转中心：槽沟的中心 • 正倾斜值使牙冠比根部倾向近中面 • 负倾斜值使牙冠比根部倾向远中面
扭转（+/–）	• 扭转中心：槽沟的中心 • 正扭转值使牙冠的唇侧倾向近中 • 负扭转值使牙冠的唇侧倾向远中 • 副作用：牙齿近中/远中部向内、向外移动

下表线性校正值（如平行位移）可用。

垂直向（+/–）	• 正：殆向移动或伸长 • 负：龈向移动或压低
向内、向外（+/–）	• 正：唇侧或颊侧 • 负：舌侧或腭侧

第5章
非拔牙矫治

多数非拔牙患者在单颌牙弓或上下牙弓有一定程度的牙列拥挤，所以非拔牙矫治的关键是解决牙列拥挤。可以通过邻面去釉、扩弓或二者结合实现。重要的是要提前决定治疗策略，并通过设计单告知Incognito™矫治器系统技工室。

多数非拔牙患者通过Incognito™系统仅需使用较少弓丝就能完成治疗。

第一根弓丝

第一根弓丝的目标是初步排齐牙列，解除拥挤，开始建立牙弓弓形，在牙齿拥挤而托槽无法粘接的病例中创造间隙。

时间： 4～12周。

概述： 在放置第一根弓丝时，如果槽沟并非合理可及，不需要结扎所有托槽。通过扎上第一前磨牙排列弓丝（固定弓丝），然后扎上所有其他可及的托槽。

- 从3-3进行弹力对折结扎，使用橡皮链的一个单元或钢结扎丝。用橡皮圈结扎磨牙与前磨牙。
- 用橡皮圈包绕没有结扎的托槽，实现更高的患者舒适度。
- 只从一侧第一磨牙到另一侧第一磨牙结扎弓丝。
- 处在第一磨牙与第二磨牙间的弓丝，可使用远中末端回弯钳在第一磨牙托槽后弯曲弓丝：确保弓丝接触托槽底板。这将明显提升患者舒适度。
- 尽早对除了扭转牙以外的牙齿进行邻面去釉，创造间隙。等到扭转牙完全矫正后再进行邻面去釉。
- 在每次就诊时用咬合纸检查咬合，确保患者没有咬在后牙托槽主体上。

在初始粘接时有两种可能的情况：（1）所有的托槽都能粘接；（2）不是所有的托槽都能粘接。当不是所有的托槽都能粘接时，有数种方法提高效率。

所有的托槽都能粘接

中度牙列拥挤

在上牙列存在中度牙列拥挤的情况下，使用0.016" 超弹性镍钛圆丝，在下牙列使用0.014" 超弹性镍钛圆丝。在可能的情况下需使弓丝完全入槽，从第一磨牙开始。结扎托槽可使用橡皮圈、弹力对折结扎或二者结合。建议从尖牙到尖牙使用弹力对折结扎，在前磨牙与磨牙上使用橡皮圈。初始弓丝无须对每个托槽都进行结扎。在下颌牙弓，可以将弓丝放置于骀向结扎翼后方结扎，或使用以下病例所示的结扎法。

牙列轻度拥挤

Ⅰ类轻度拥挤

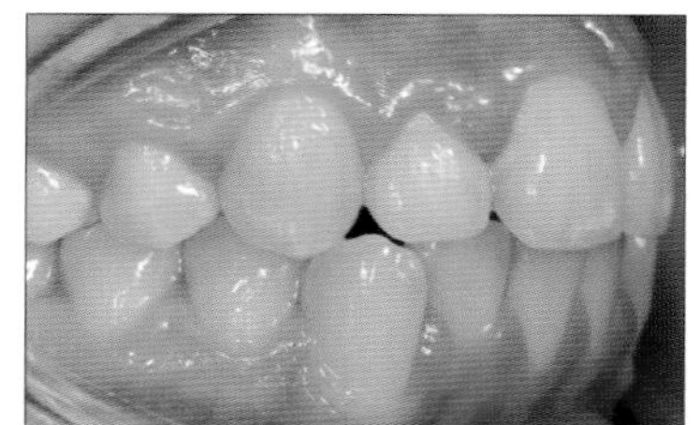

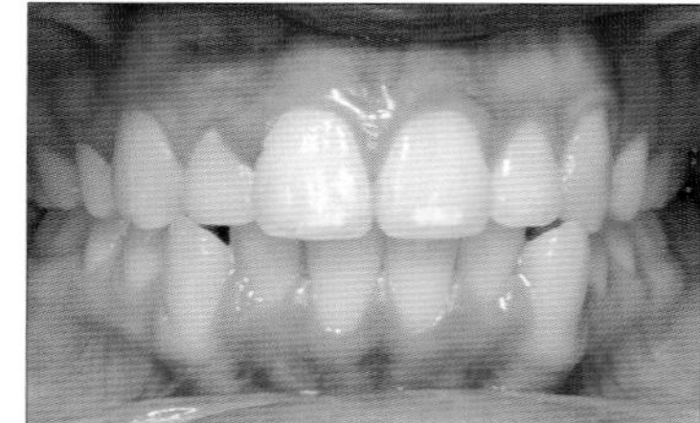

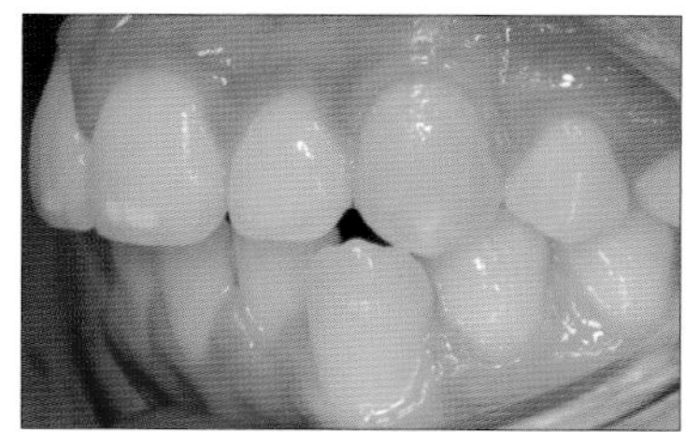

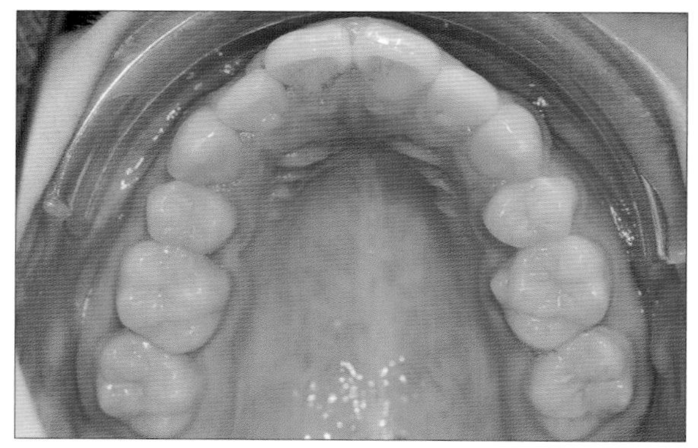

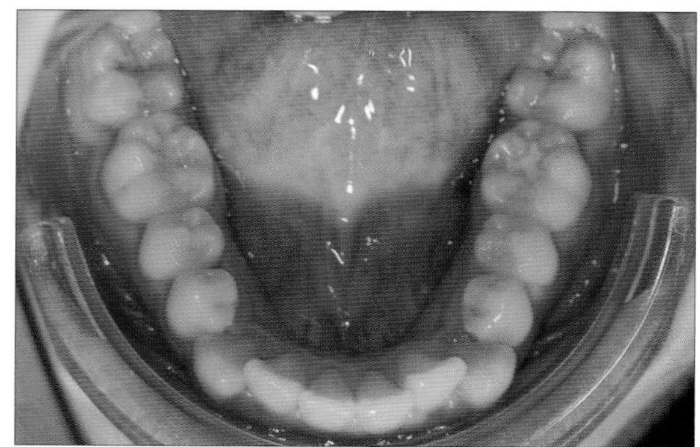

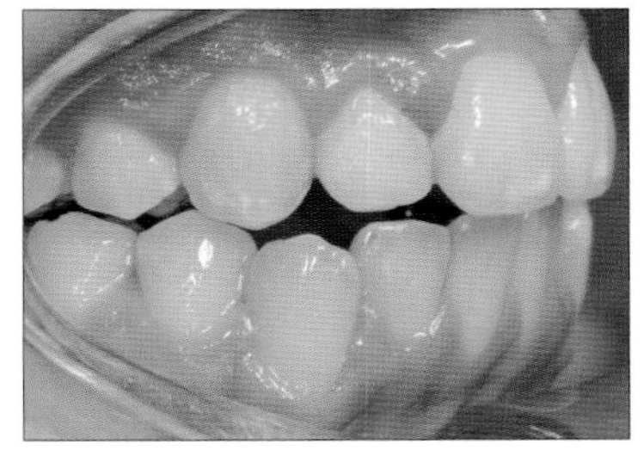
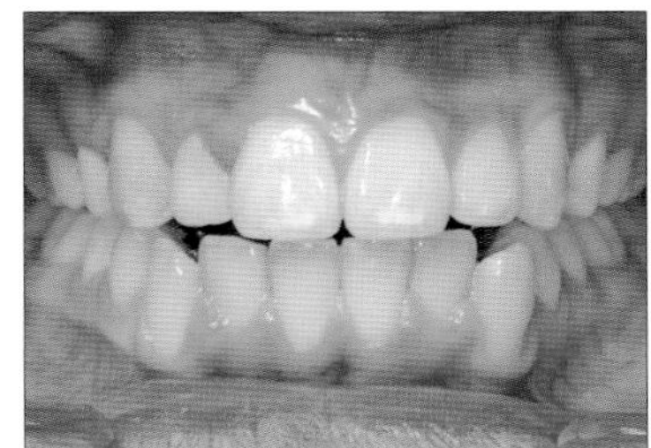
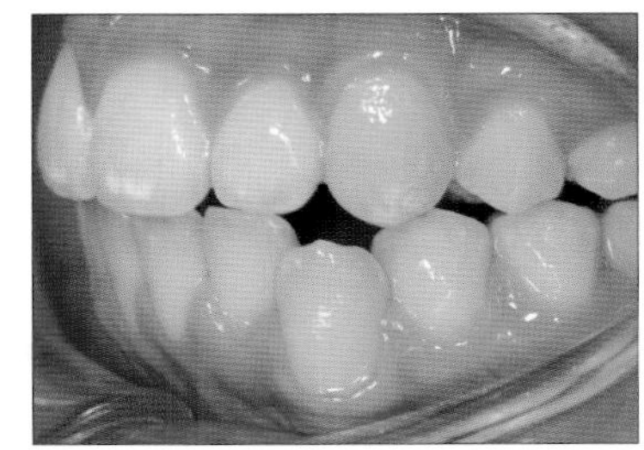
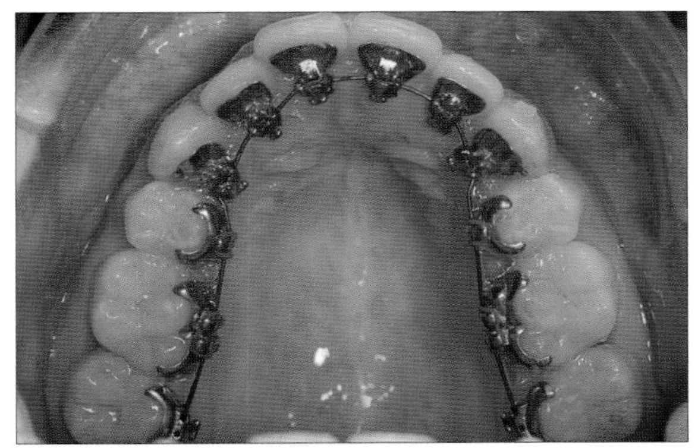
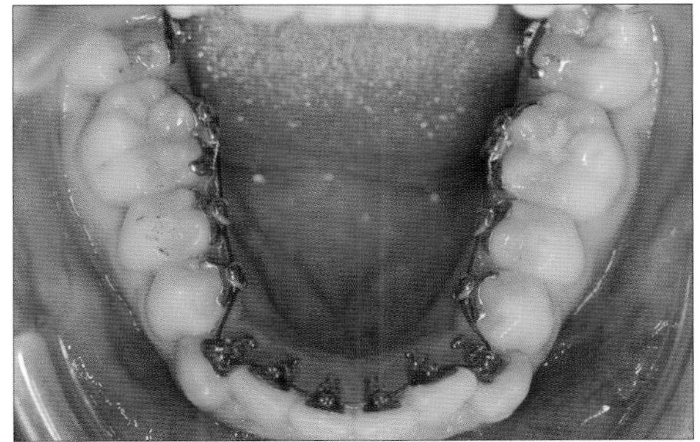
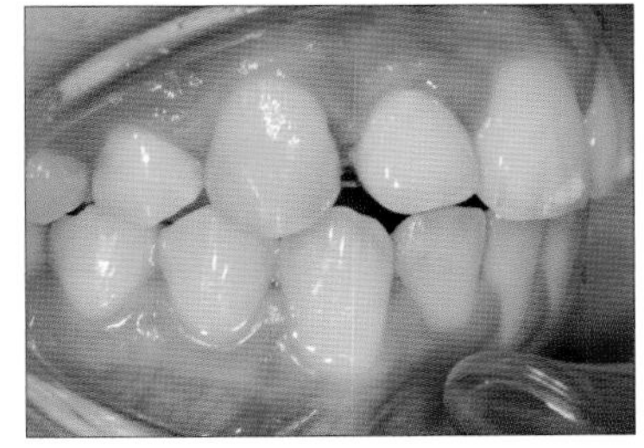
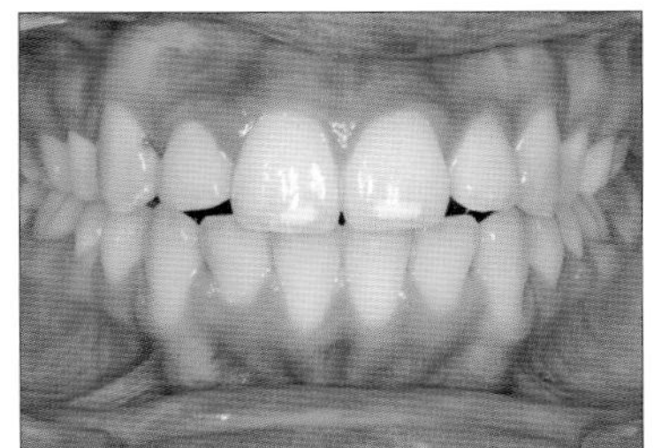
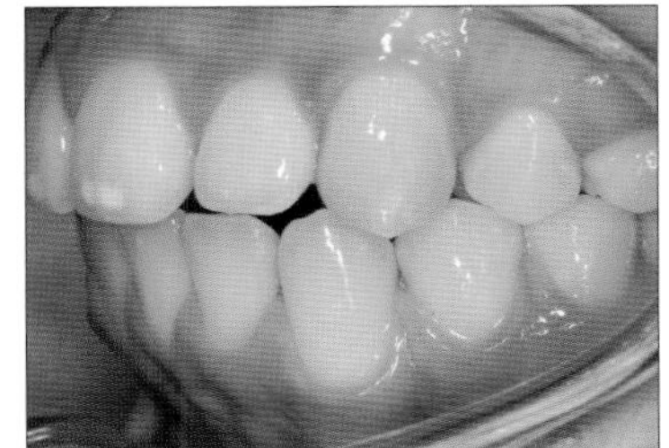
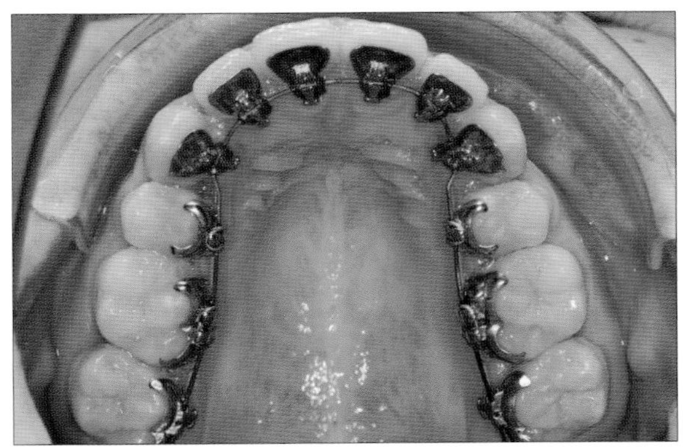
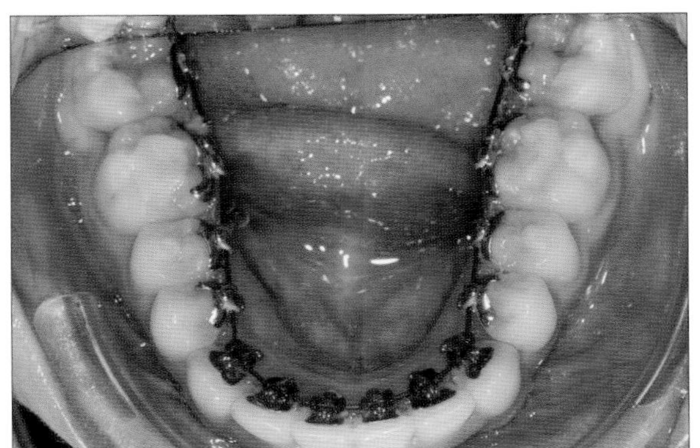

进行到第二根弓丝

不要太早置入第二根弓丝。确保所有的扭转都得到解决，所有的托槽与第一根弓丝吻合。在某些情况下，尽管扭转还存在，弓丝似乎已无张力。这是因为扭转牙被动地靠在弓丝上。在某些情况下，需要用钢结扎丝结扎尖牙，减少矫正扭转过程中的摩擦力。如果一个托槽主体没有在牙面中心，并且有些扭转，就需要用钢结扎丝进行结扎；橡皮筋产生的摩擦力太大，扭转牙不易得到矫正。

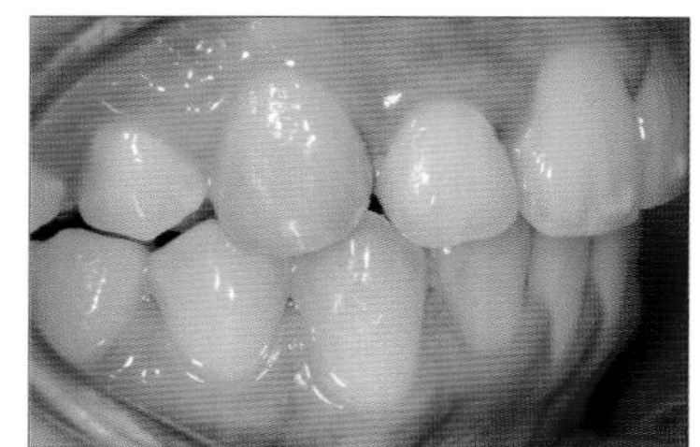
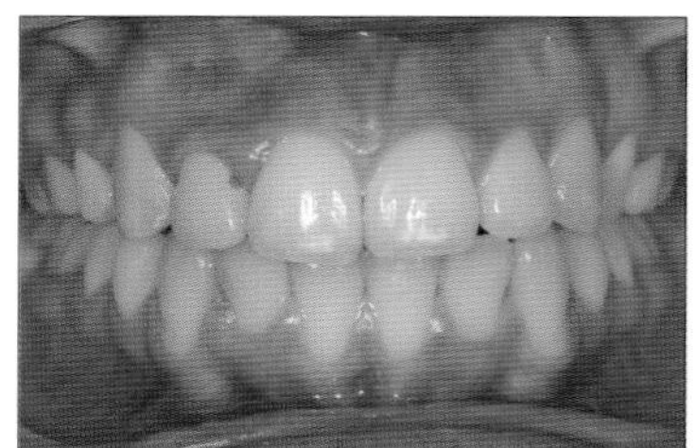
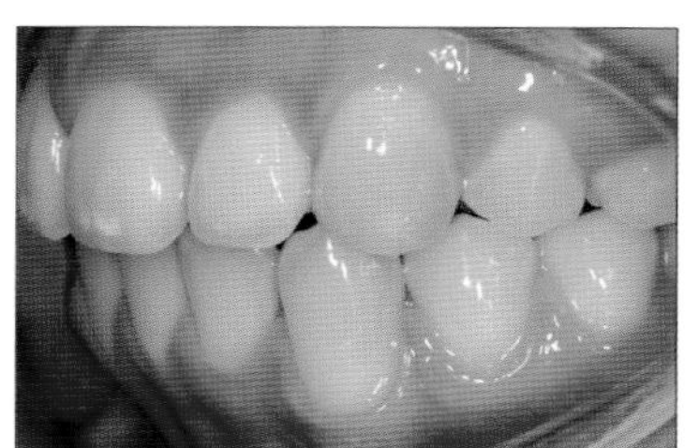
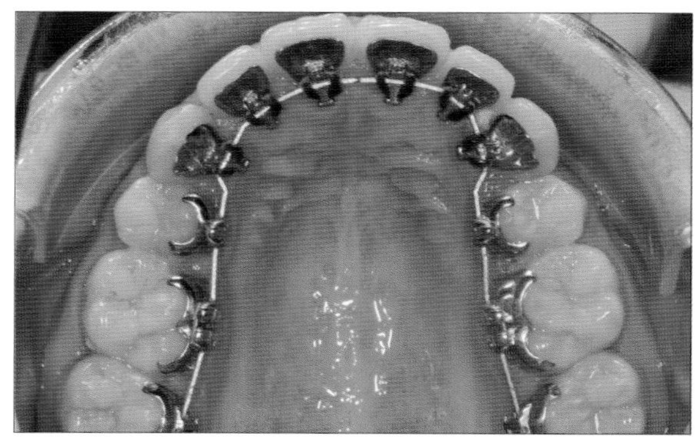
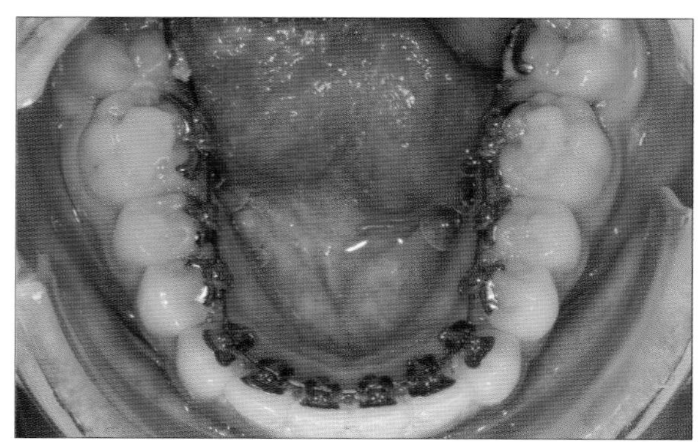

第三根弓丝

第三根弓丝可用作精调弓丝或为精调做准备。如果牙齿排列相对整齐，没有牙齿间隙或者牙弓形态问题，前牙的倾斜度正确，那么就可以使用0.0182" 方形Beta Ⅲ 钛弓丝。

有必要使用填满槽沟的弓丝，实现模拟排牙所反映的牙位。

弓丝选项：

- 0.0182" 方形Beta Ⅲ 钛弓丝用于精调。
- 0.016"×0.022" 不锈钢弓丝，矫正牙齿前后向问题。
- 0.016"×0.024" 不锈钢弓丝，加额外转矩值，使用Ⅱ类弹力牵引。
- 0.018"×0.025" 超弹性镍钛弓丝矫正（牙弓宽度）问题。
- 0.017"×0.025" Beta Ⅲ 钛弓丝，直立后牙。

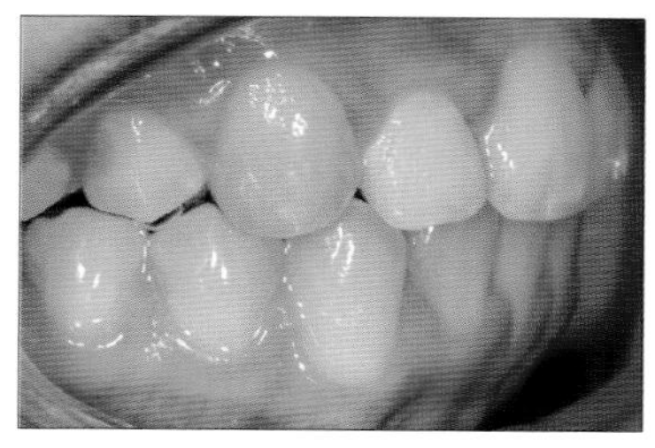
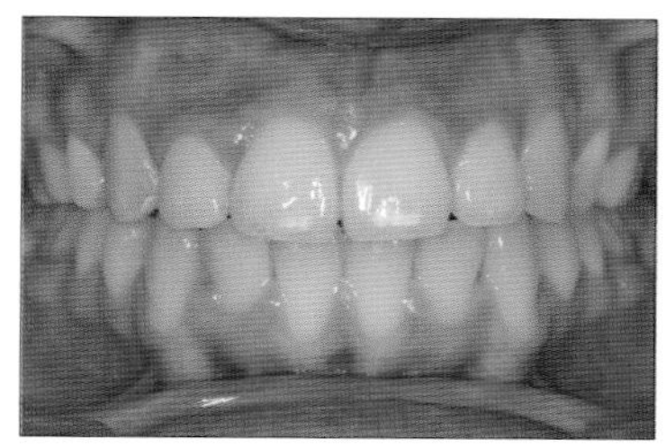
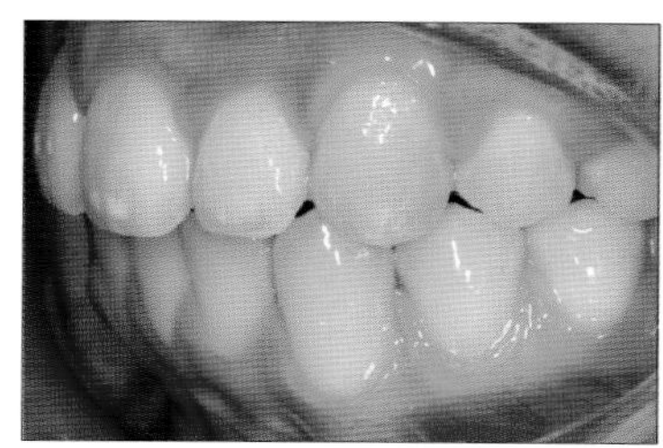

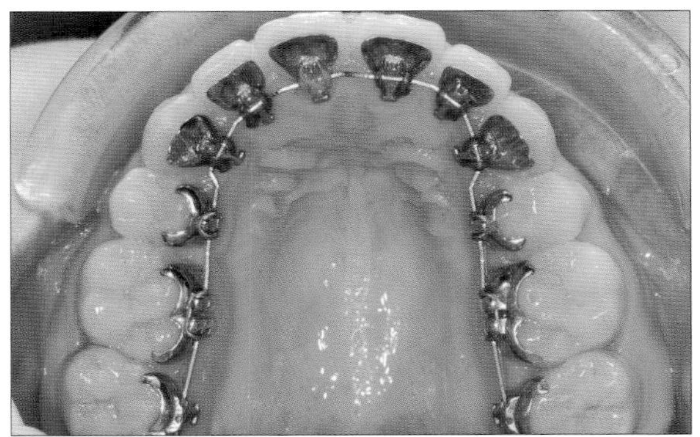

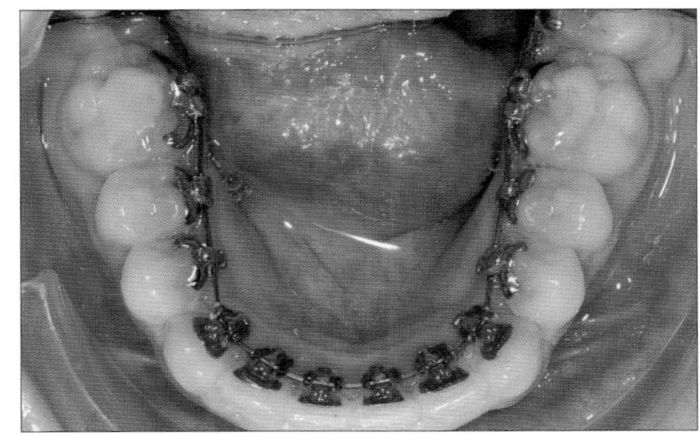

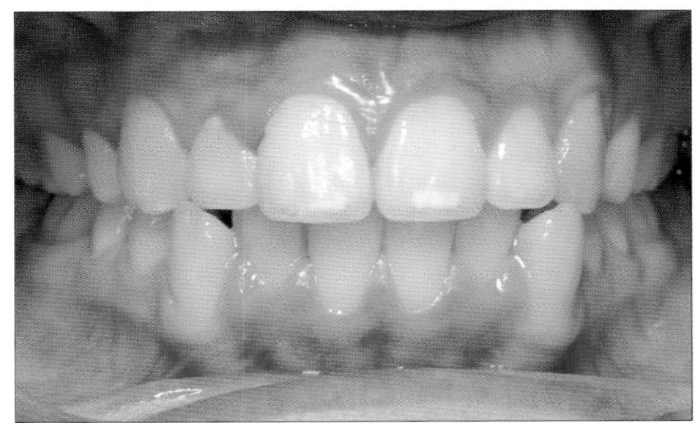

治疗前

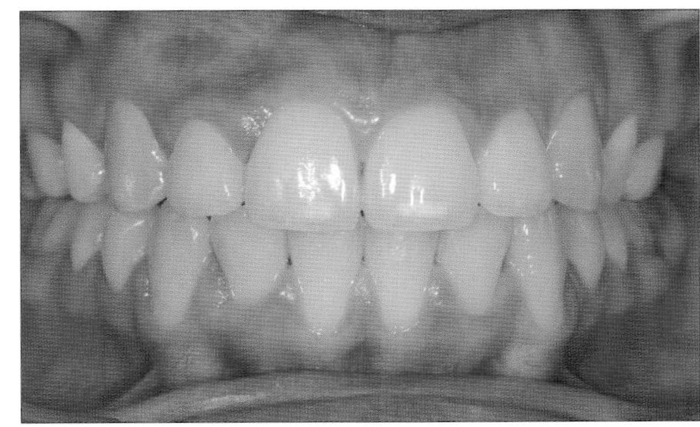

治疗后

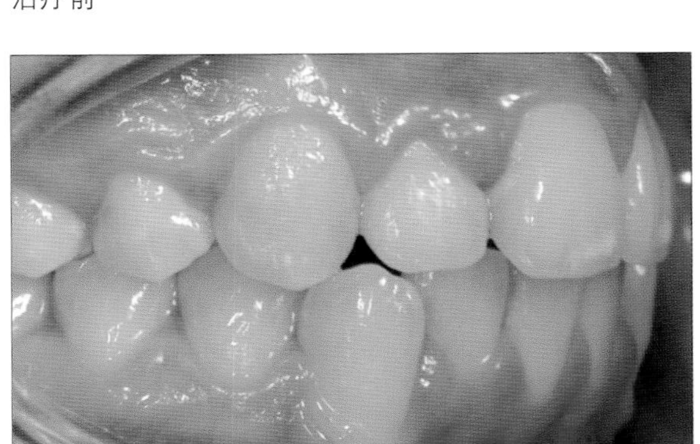

治疗前

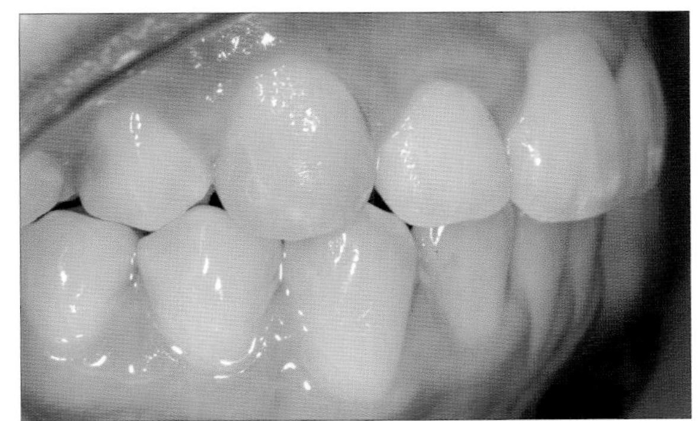

治疗后

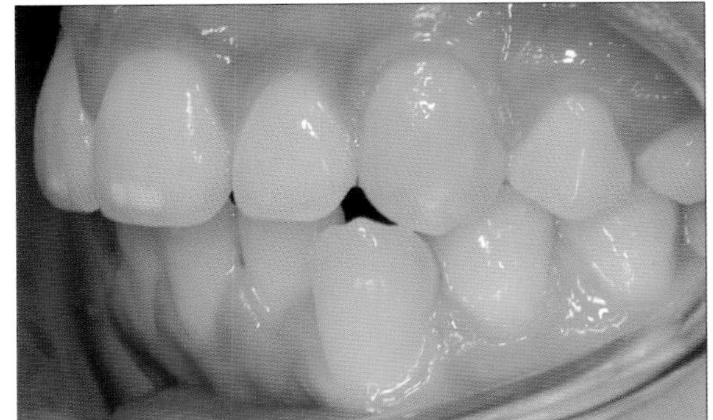

治疗前

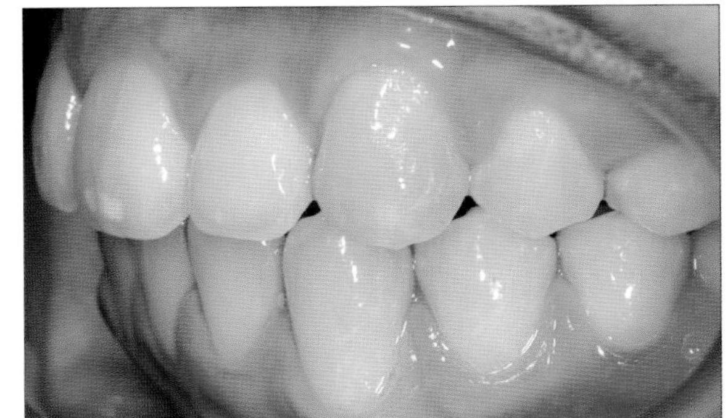

治疗后

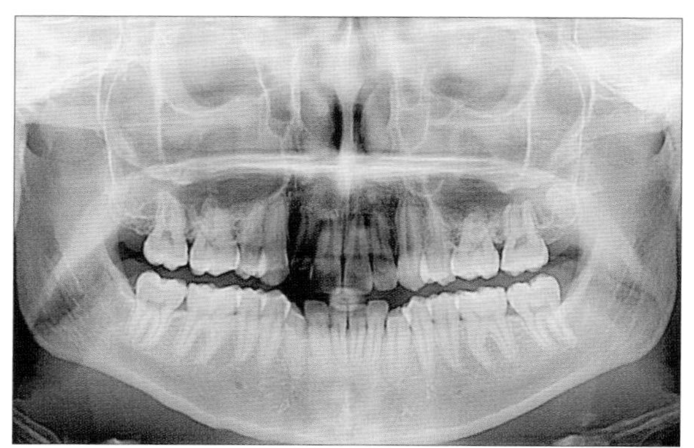
治疗前

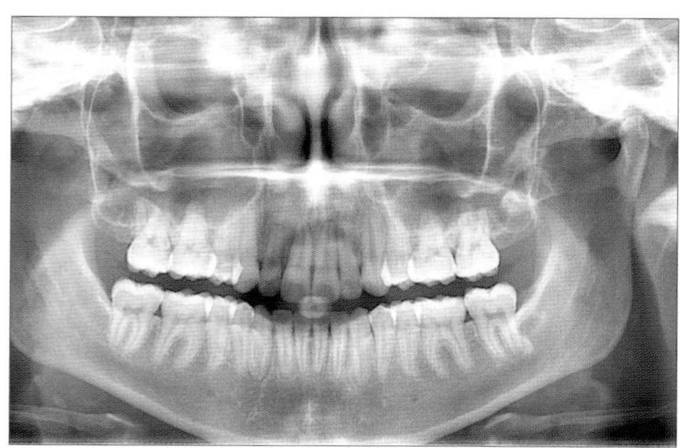
治疗后

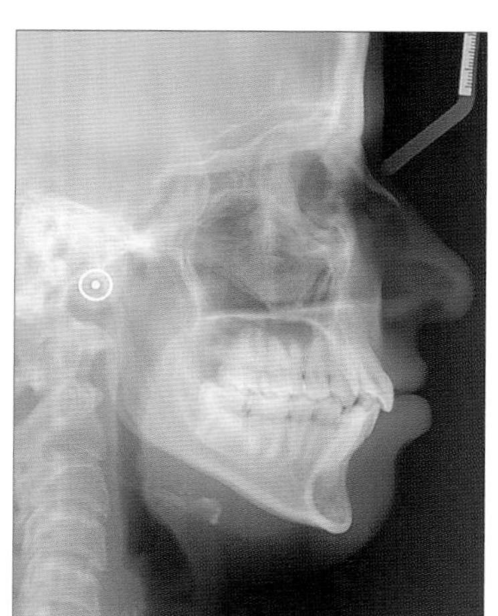
治疗前

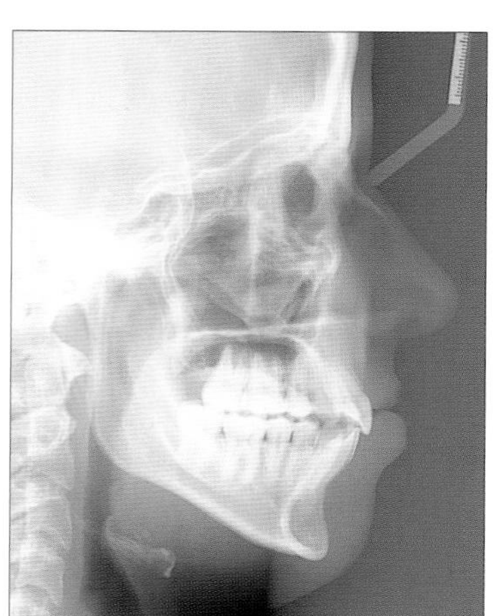
治疗后

利用停止挡创造间隙

不能粘接所有的托槽

在一些重度拥挤的病例中，或者当牙齿严重扭转时，不是所有托槽都可以在转移托盘中就位。在这种情况下，有必要在托槽被粘接之前创造出更多空间。对可以放在托盘中的托槽进行粘接并且放置第一根弓丝。使用船向结扎翼后的槽沟结扎或对折结扎法来结扎前牙。

Ⅰ类错殆非拔牙病例

- 开始日期：2009–06
- 总疗程：18个月（患者国外居住）
- 弓丝序列：
  - –0.014" 超弹性镍钛弓丝
  - –0.016"×0.022" 超弹性镍钛弓丝
  - –0.0182"×0.0182" Beta Ⅲ 钛弓丝
- 治疗计划：
  - –下颌利用停止挡创造间隙
- 最后调整：
  - –伸长下切牙
  - –伸长21

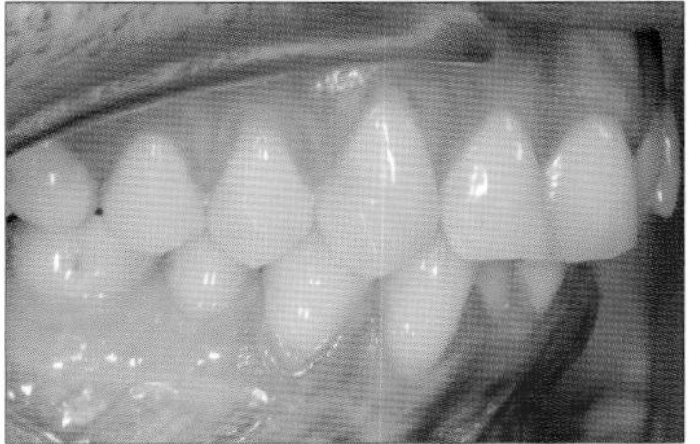
2009–06　右侧咬合像

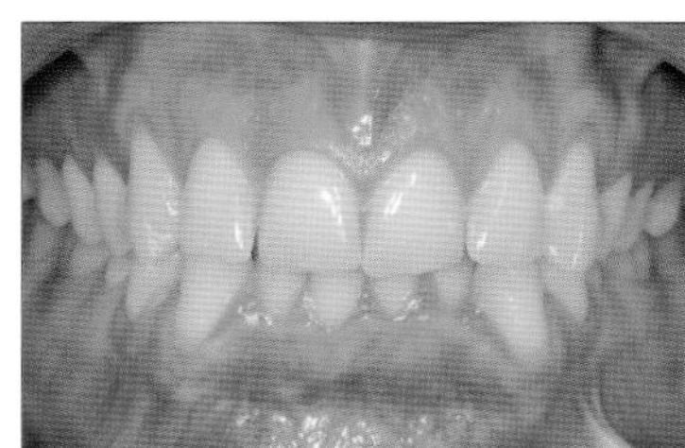
2009–06　正面咬合像

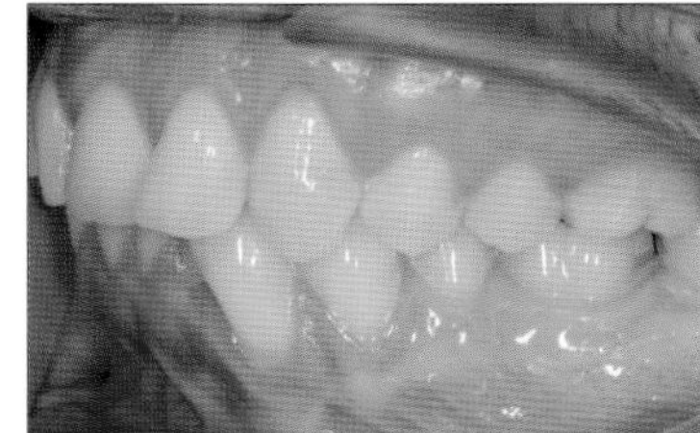
2009–06　左侧咬合像

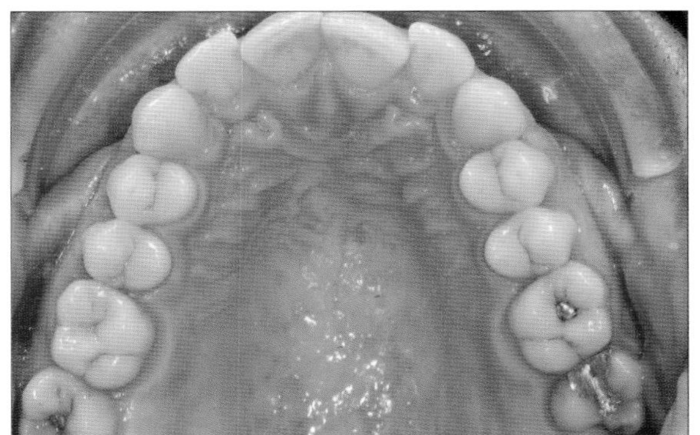
2009–06　上颌殆面像

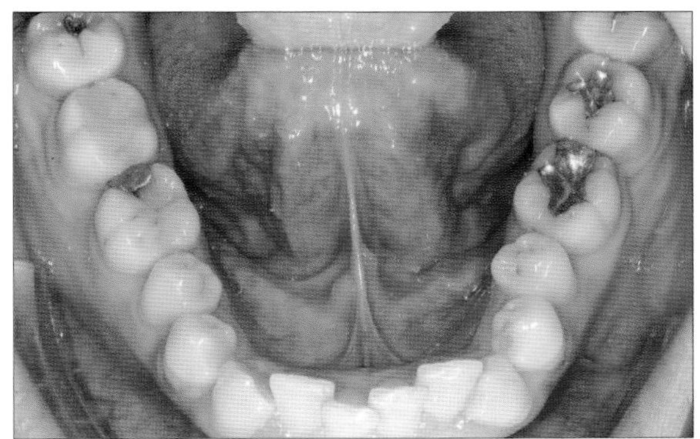
2009–06　下颌殆面像

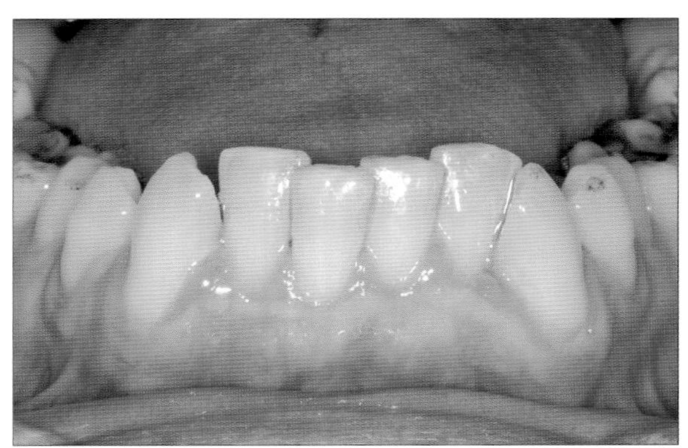
2009-07 下颌唇面像

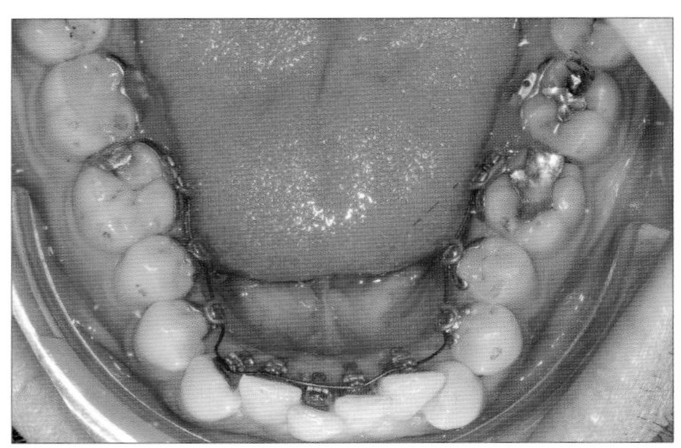
2009-07 下颌殆面像

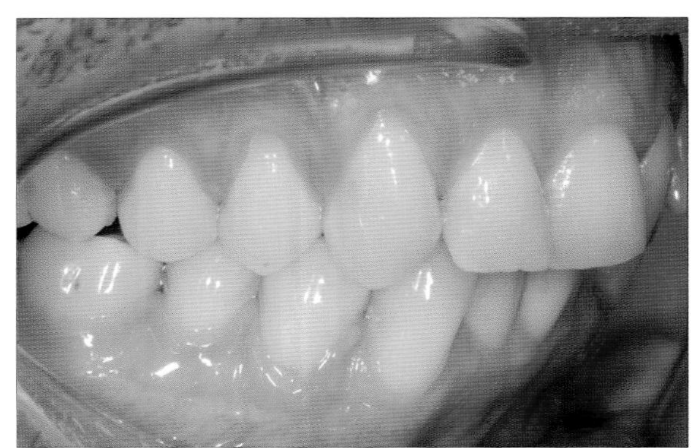
2009-09 右侧咬合像

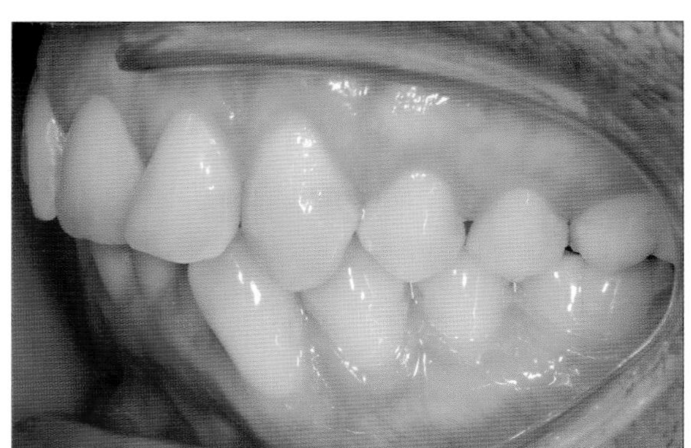
2009-09 左侧咬合像

下次预约治疗时移除弓丝，放置钳夹停止挡在前磨牙处，然后用钢结扎丝结扎尖牙，2-2使用对折结扎或者结扎圈结扎。

临床提示

放置钳夹停止挡

在需要横向扩弓或为一颗牙齿创造间隙的病例中，使用停止挡。置入弓丝前，在弓丝上第一前磨牙托槽近中侧放置停止挡。使用病例所包含的弓丝模板确定停止挡的正确位置。

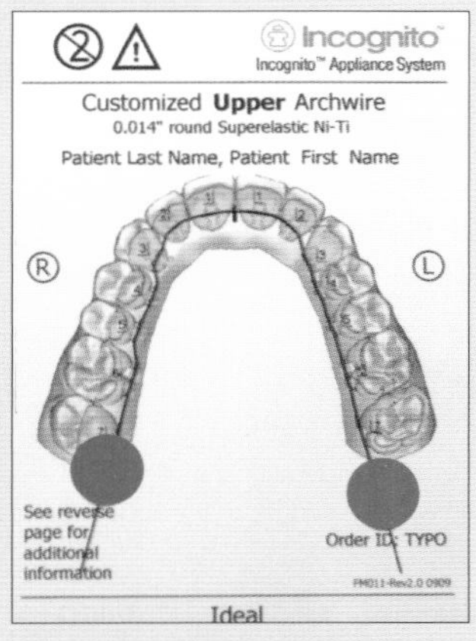

使用弓丝模板进行准确放置

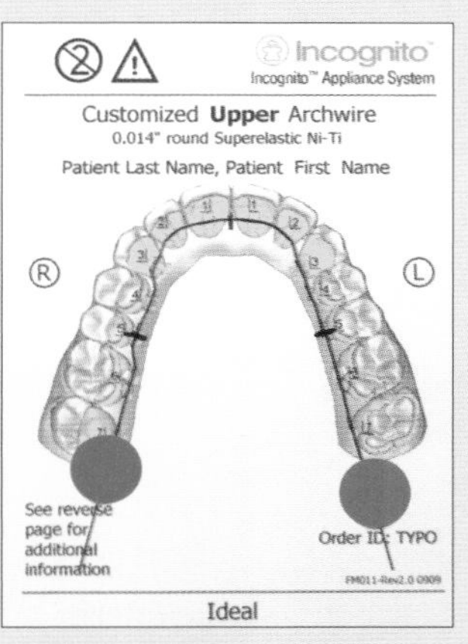

前磨牙（或磨牙）使用弓丝模板时在弓丝上做标记

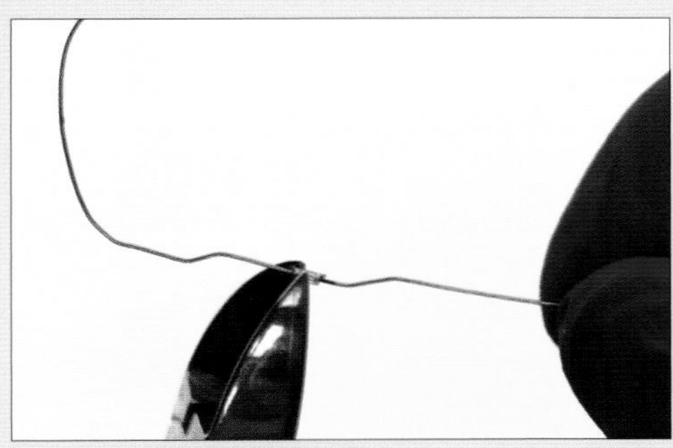

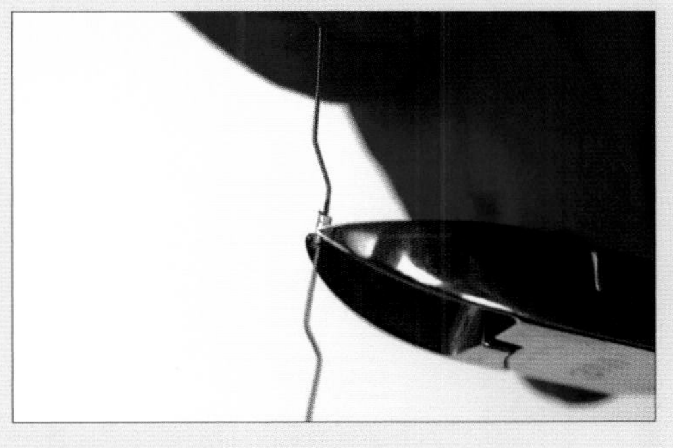

弓丝上的停止挡使其接触标记的近中侧

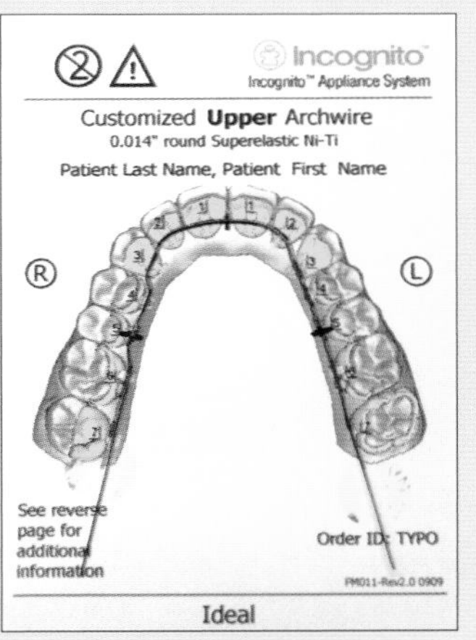

检查停止挡的定位与安全性

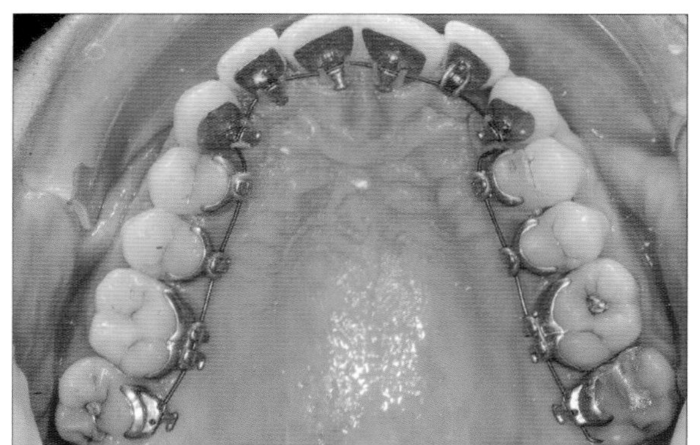
2009-09

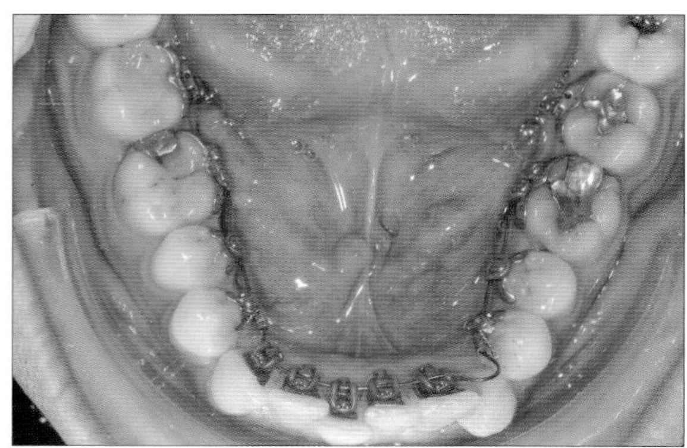
2009-09

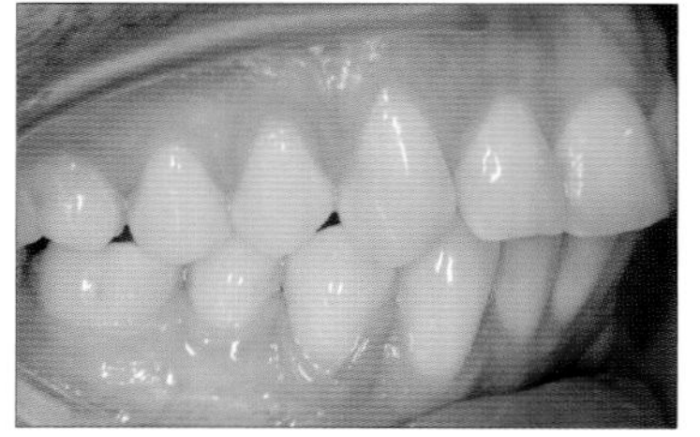
2009-11

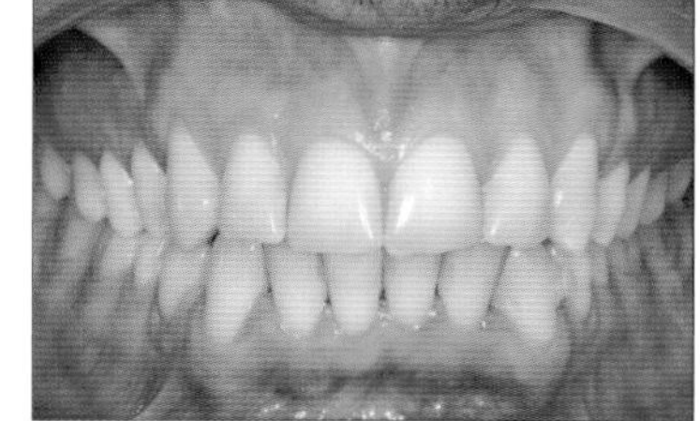
2009-11

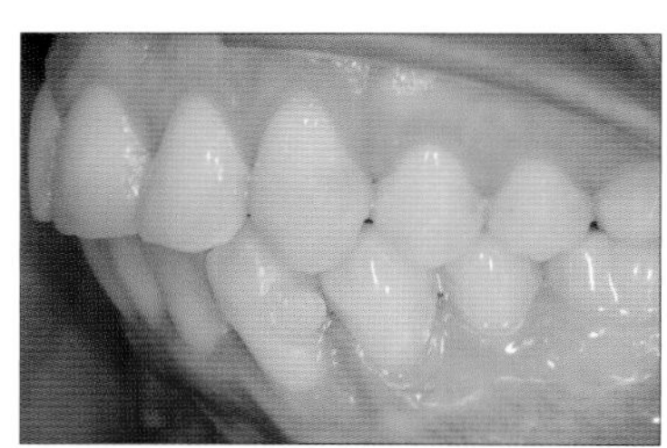
2009-11

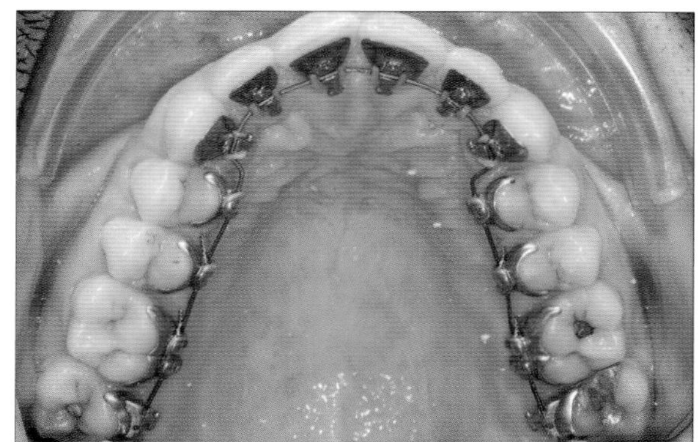
2009-11

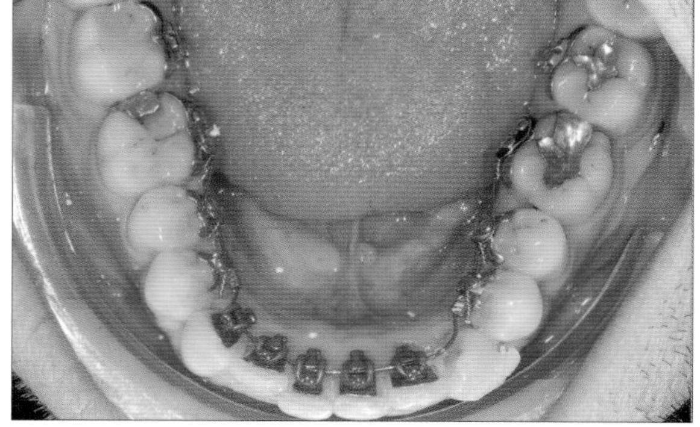
2009-11

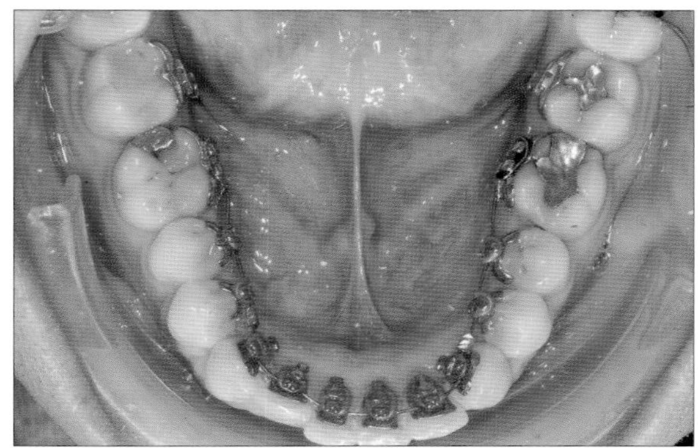

2010-01

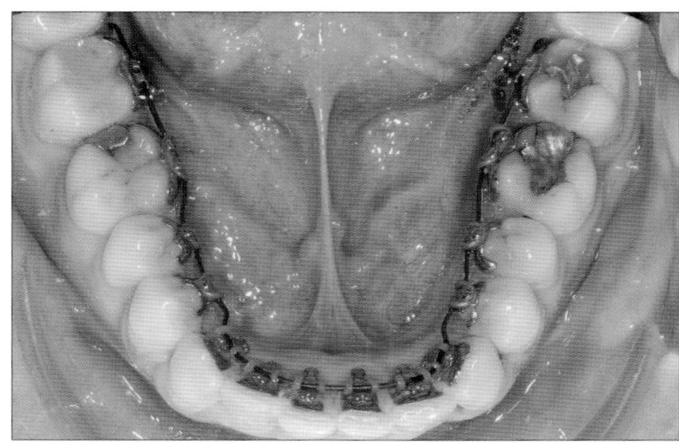

2010-02

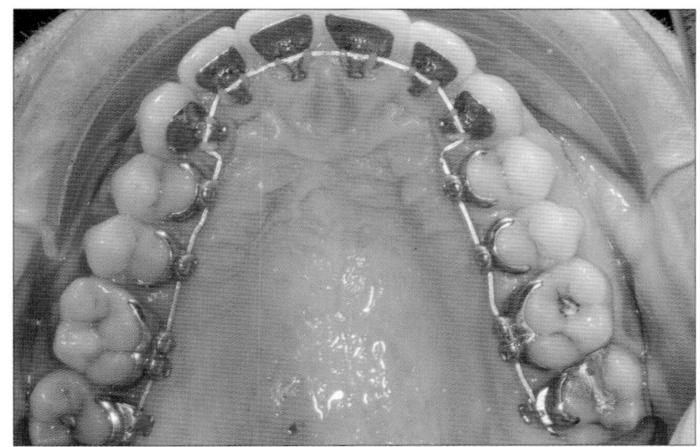

2010-03

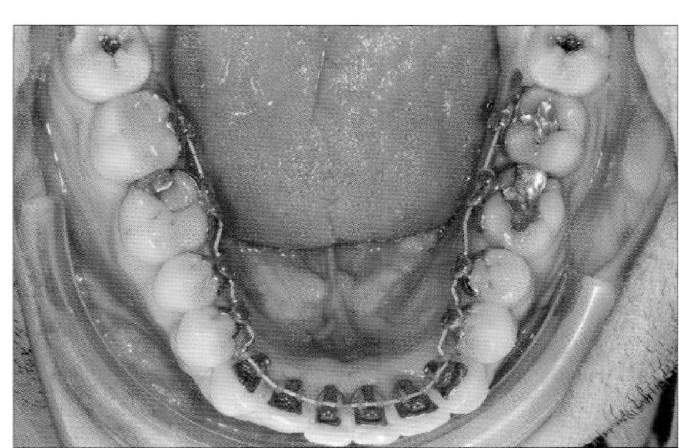

2010-03

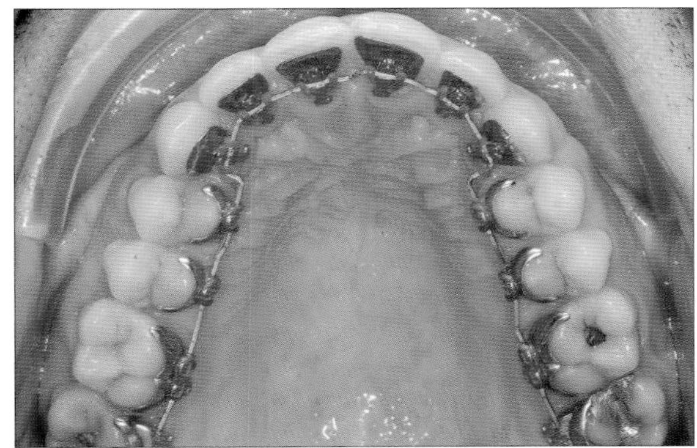

2010-06

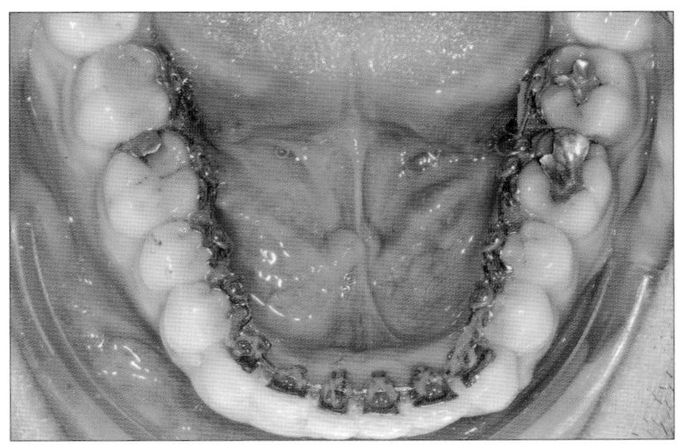

2010-06

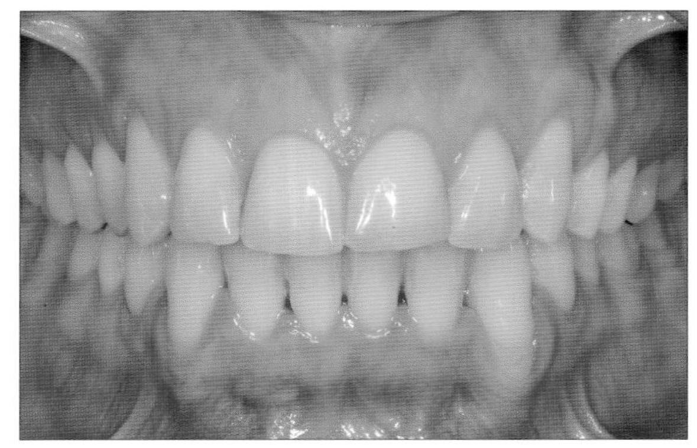
2010-12

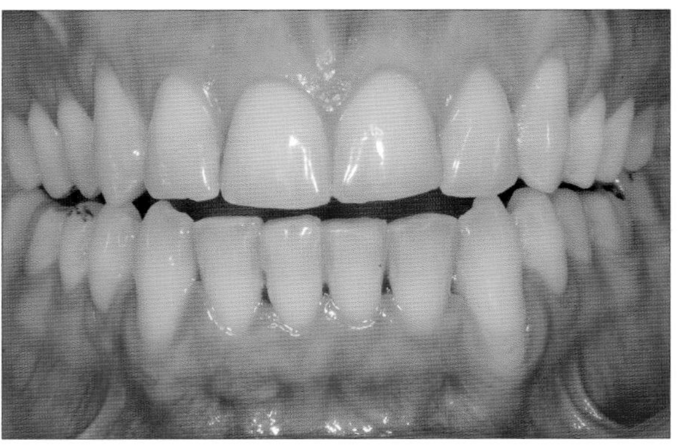
2010-12

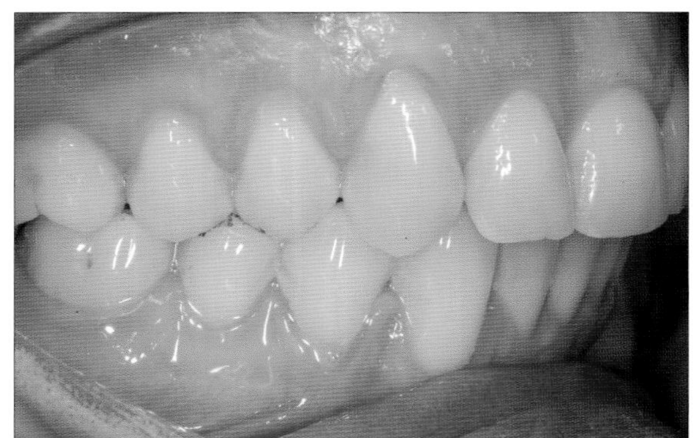
2010-12

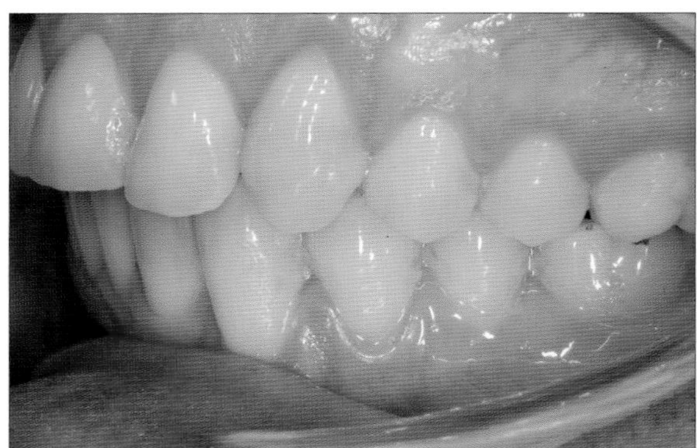
2010-12

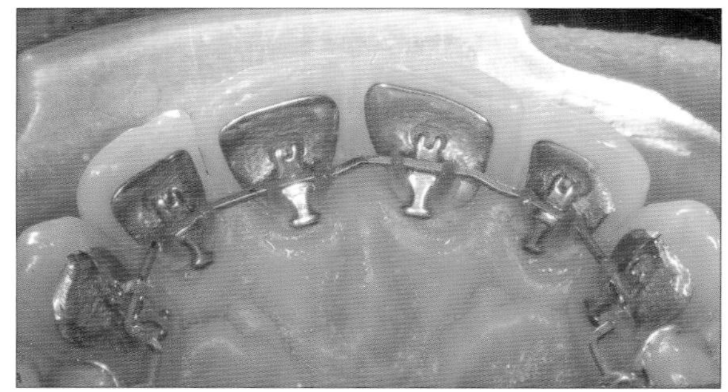
2010-12

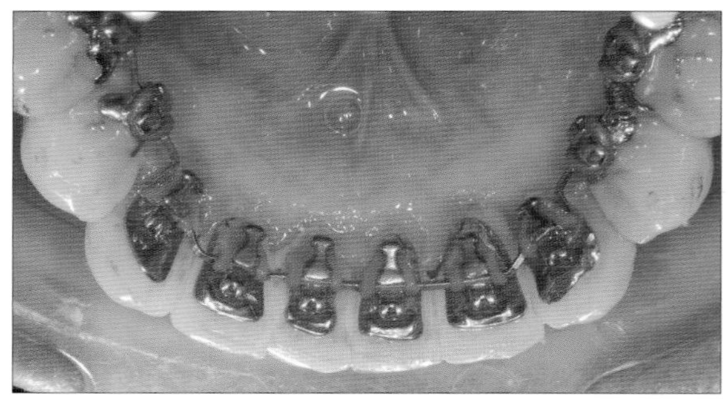
2010-12

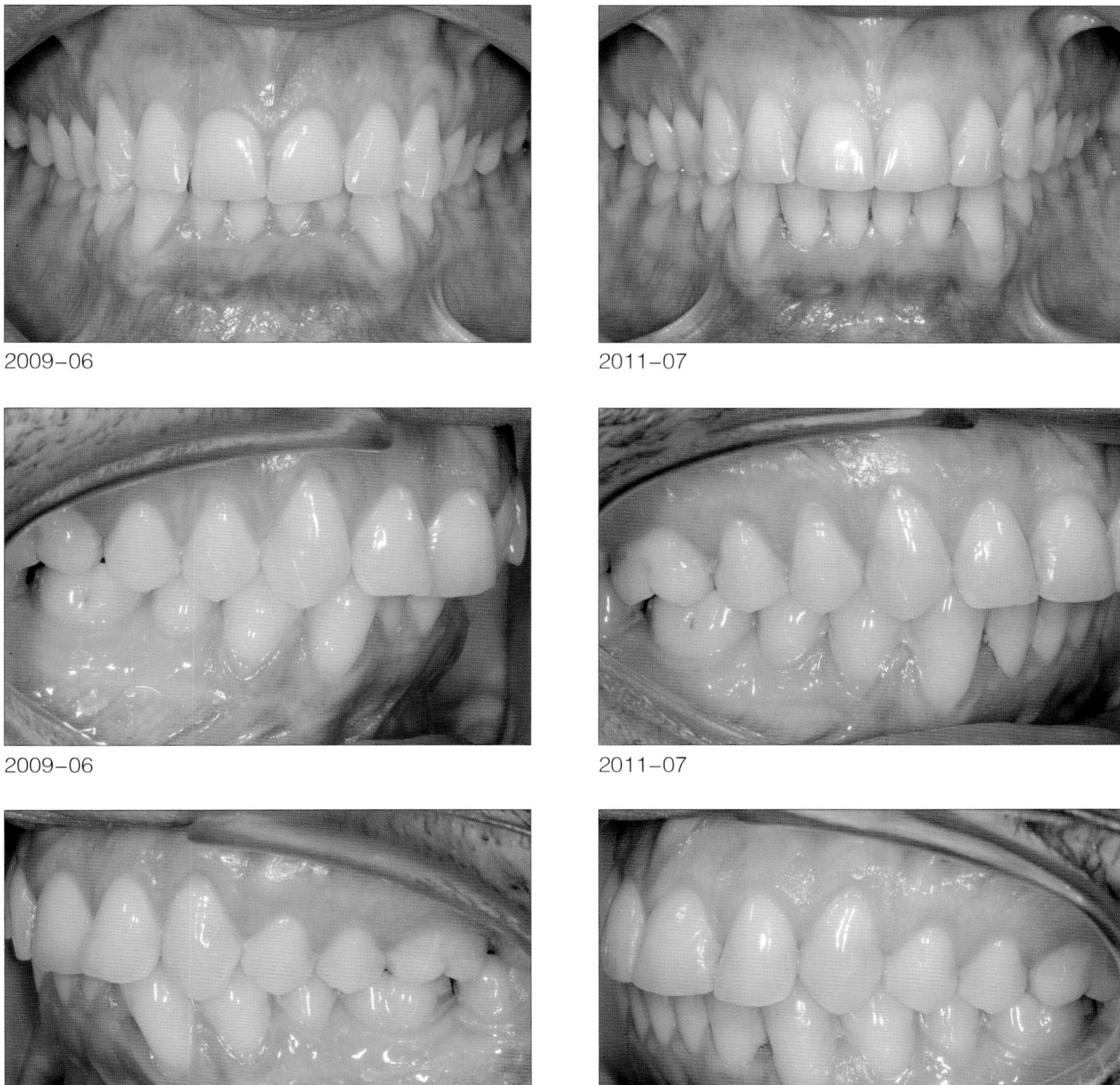

2009-06

2011-07

2009-06

2011-07

2009-06

2011-07

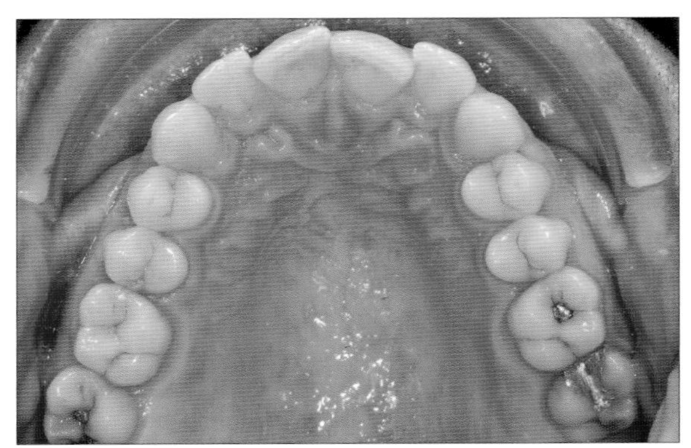
治疗前

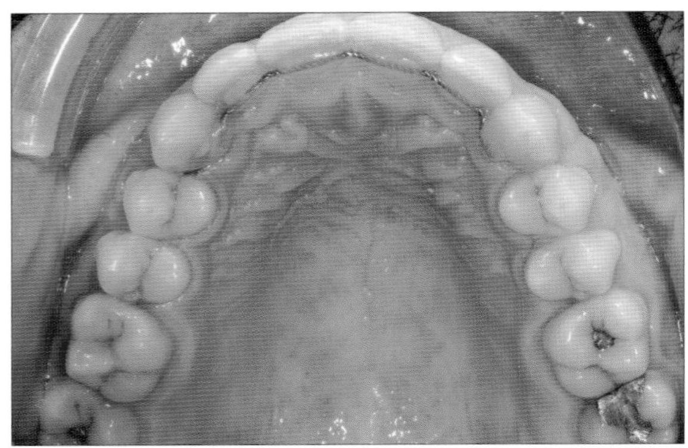
治疗后

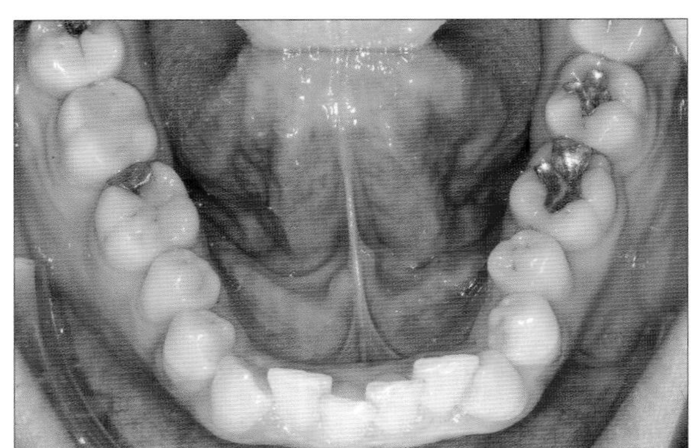
治疗前

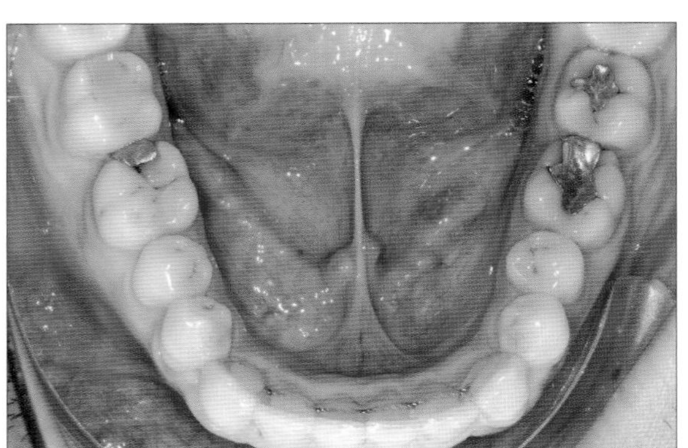
治疗后

安氏Ⅰ类，开殆；非拔牙矫治

- 开始日期：2010-07
- 总疗程：34个月
- 治疗计划：
  -上下颌前牙弹力牵引
  -应用支抗钉压低上下磨牙
- 下牙列弓丝序列：
  -0.014" 超弹性镍钛弓丝
  -0.016" 超弹性镍钛弓丝
  -0.016" × 0.022" 超弹性镍钛弓丝
  -0.018" × 0.025" 超弹性镍钛弓丝
  -0.016" × 0.024" 不锈钢弓丝
  -0.0182" × 0.0182" TMA弓丝
- 上牙列弓丝序列：
  -0.014" 超弹性镍钛弓丝
  -0.016" 超弹性镍钛弓丝
  -0.016" × 0.022" 超弹性镍钛弓丝
  -0.018" × 0.025" 超弹性镍钛弓丝
  -0.016" × 0.024" 不锈钢弓丝
  -0.0182" × 0.0182" TMA弓丝

治疗前

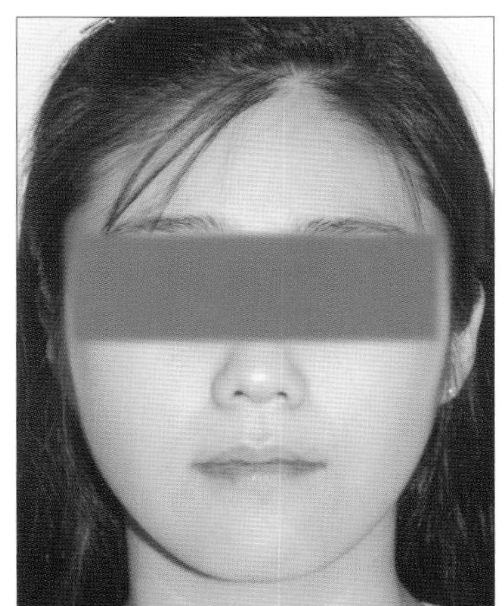
2010-07　正面像

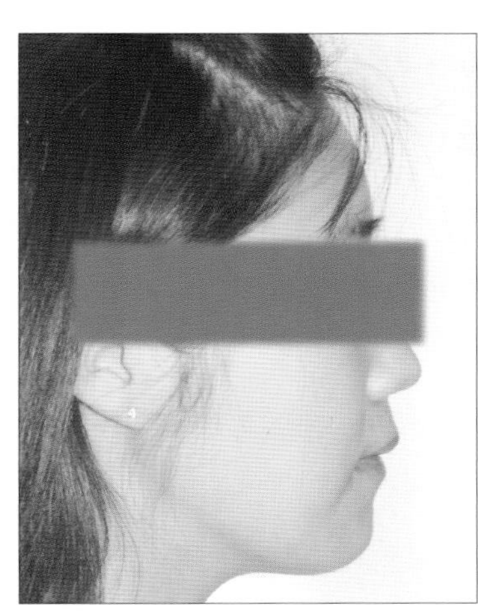
2010-07　侧面像

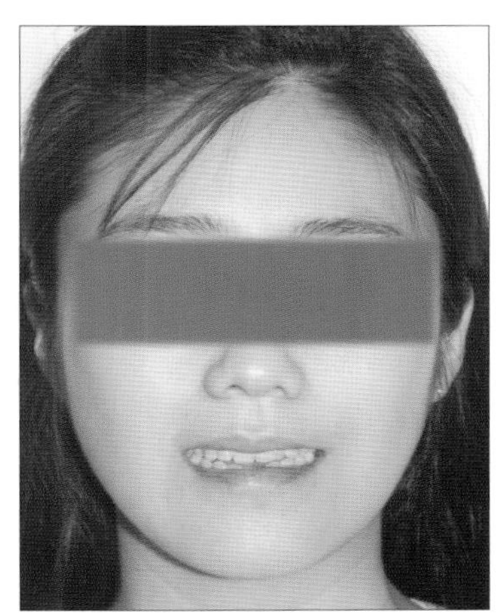
2010-07　正面微笑像

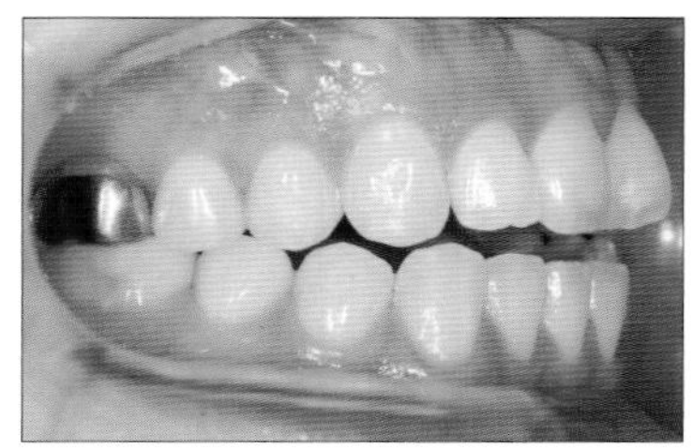
2010-07　右侧咬合像

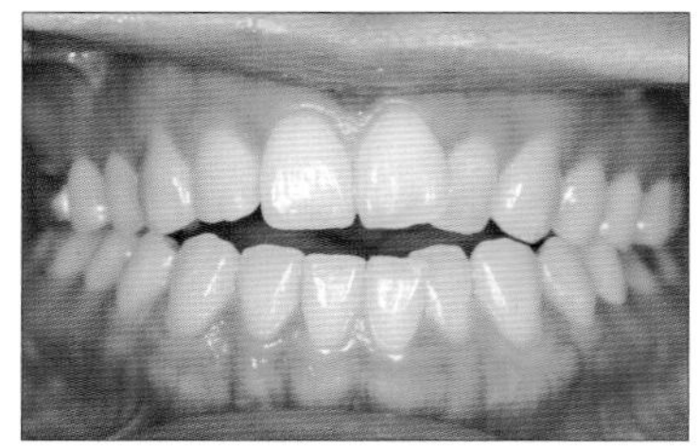
2010-07　正面咬合像

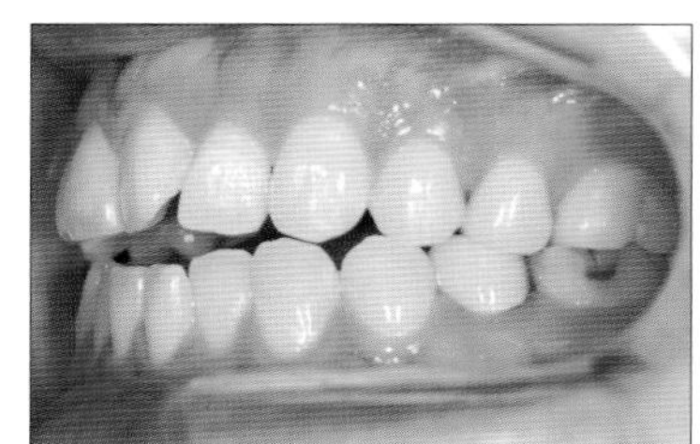
2010-07　左侧咬合像

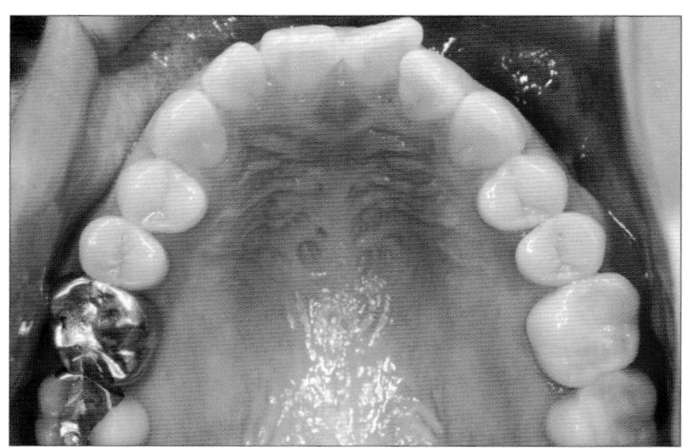
2010-07　上颌殆面像

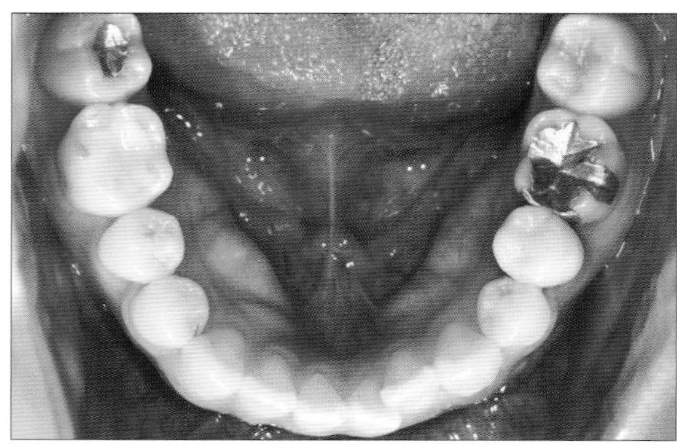
2010-07　下颌殆面像

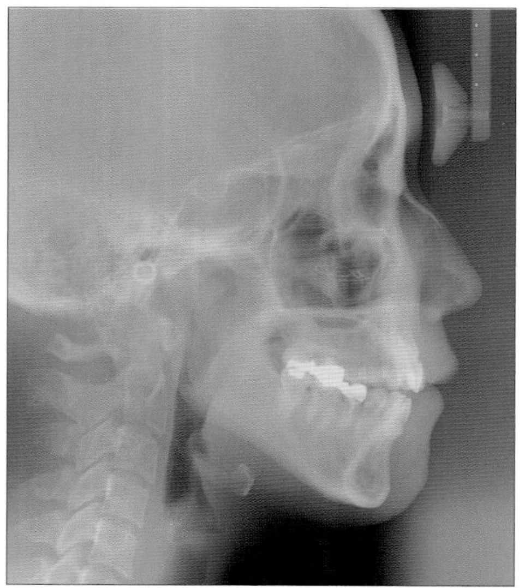
2010-07　头颅侧位片

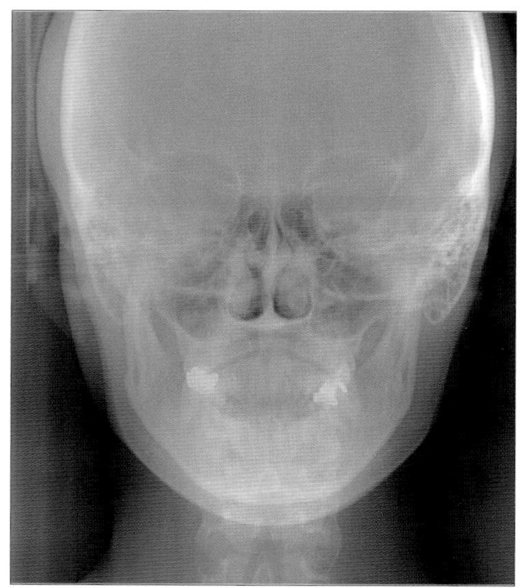
2010-07　头颅正位片

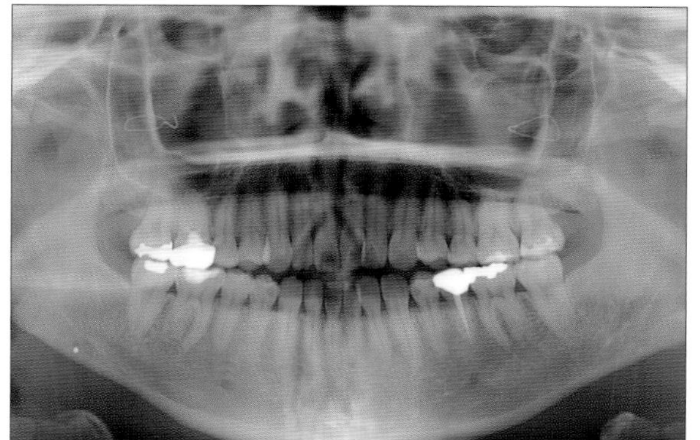
2010-07　曲面断层片

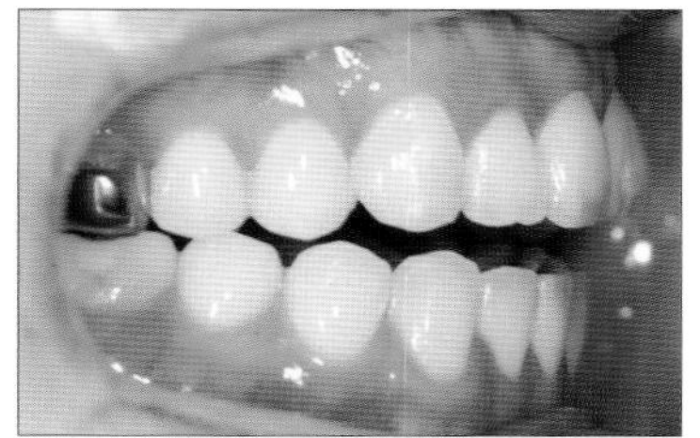
2010-11　右侧咬合像

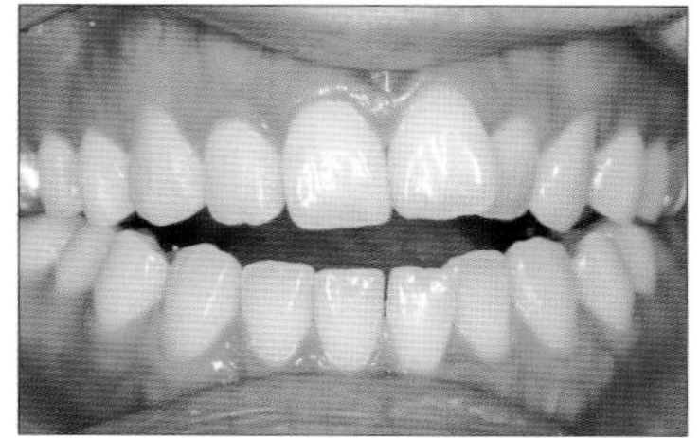
2010-11　正面咬合像

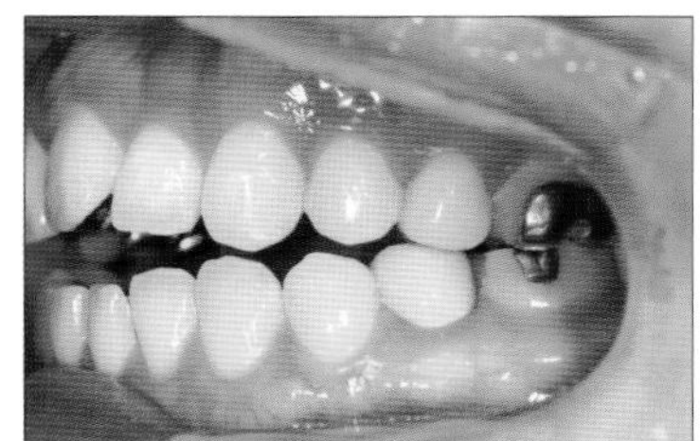
2010-11　左侧咬合像

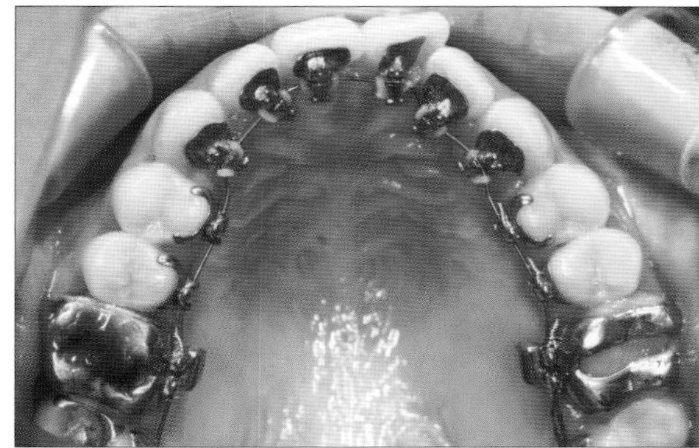
2010-11　上颌𬌗面像

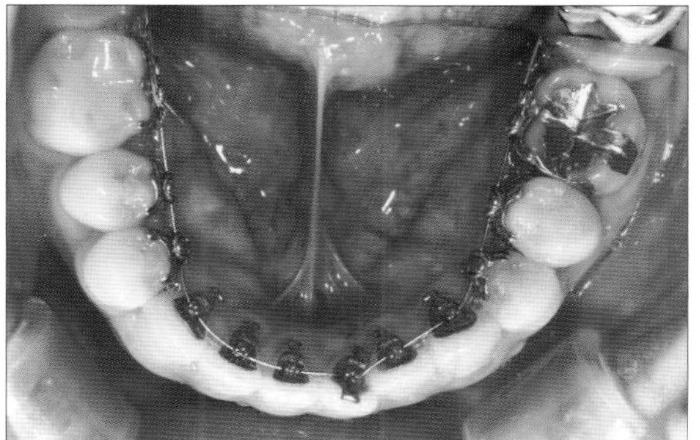
2010-11　下颌𬌗面像

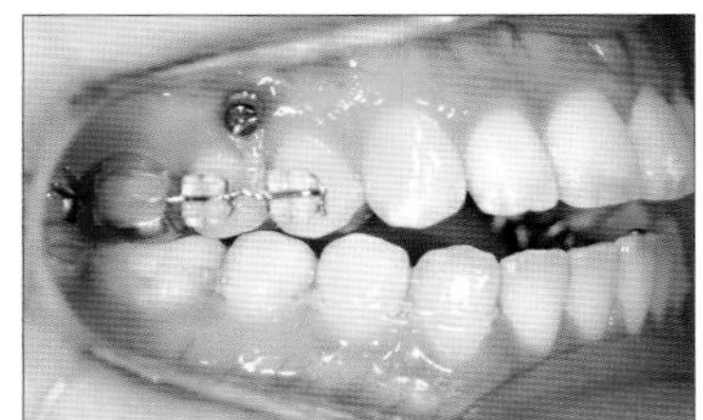
2011-08　右侧咬合像

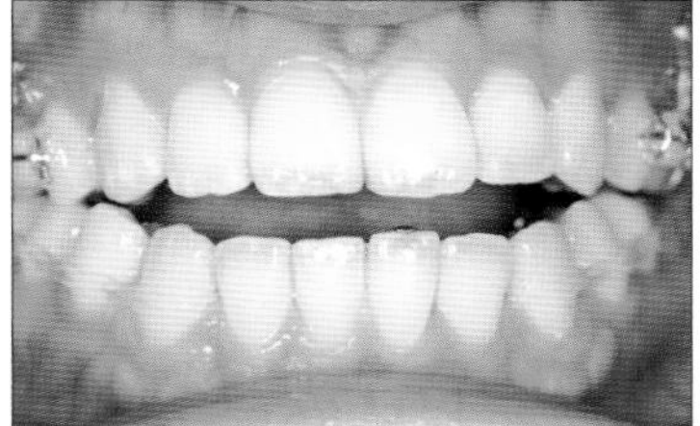
2011-08　正面咬合像

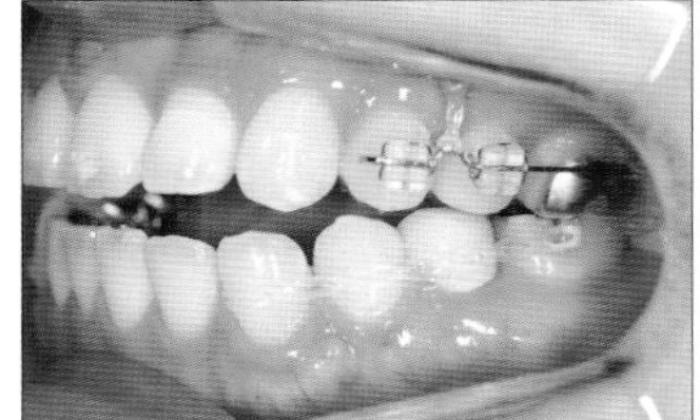
2011-08　左侧咬合像

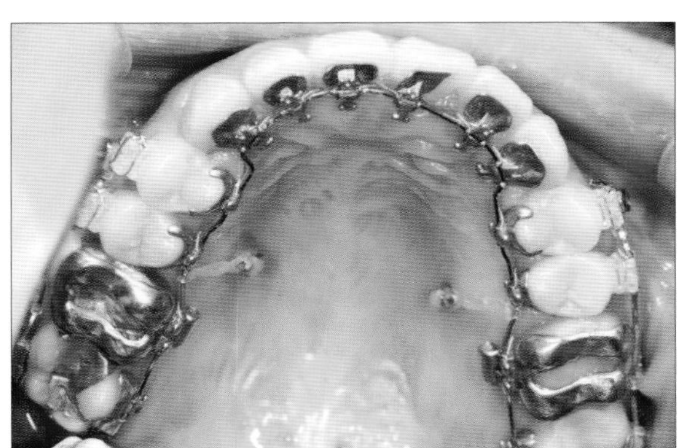
2011-08　上颌𬌗面像

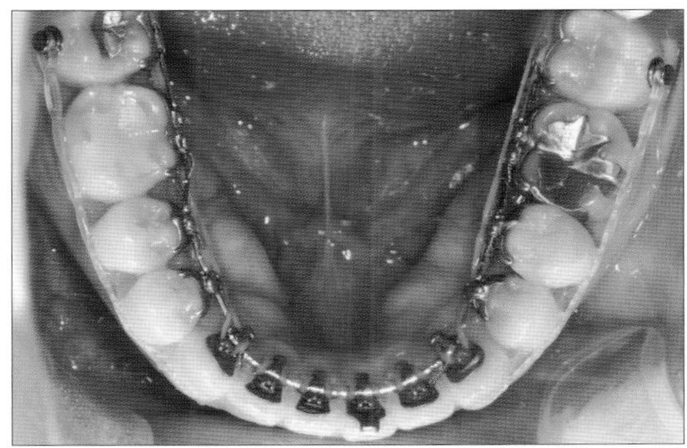
2011-08　下颌𬌗面像

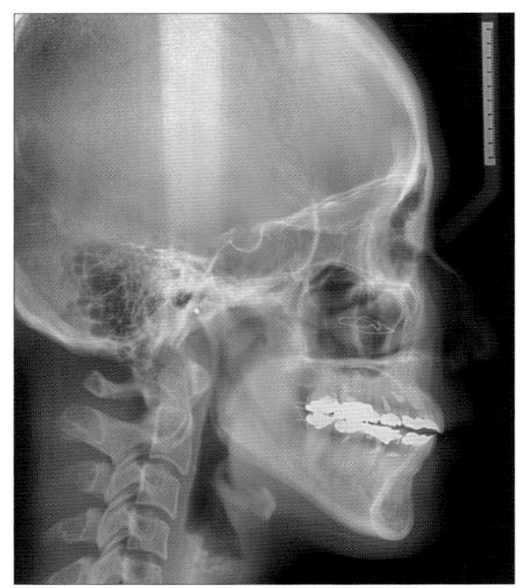
2012-07　头颅侧位片

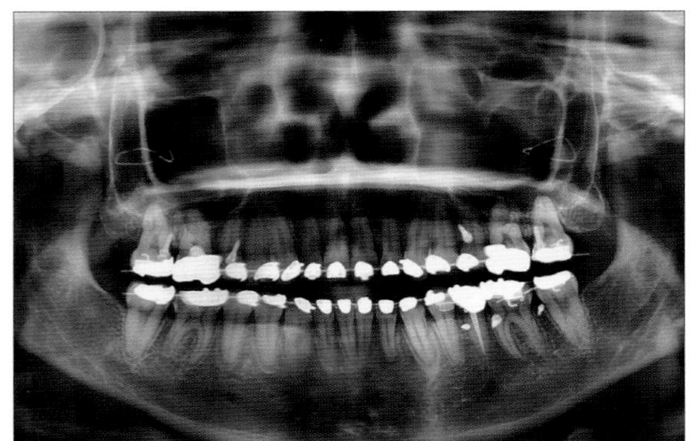
2012-07　曲面断层片

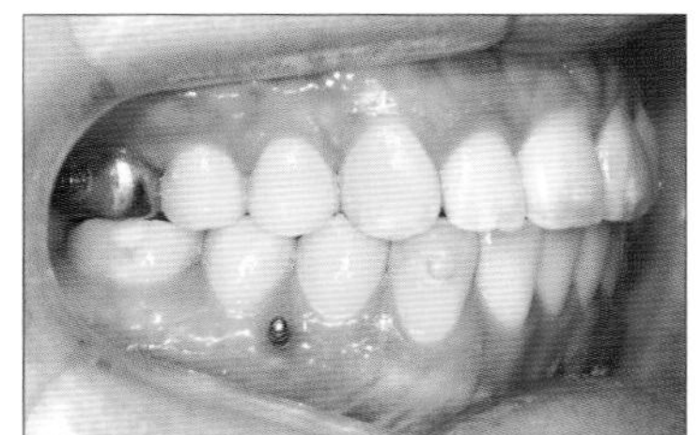
2013-07　右侧咬合像

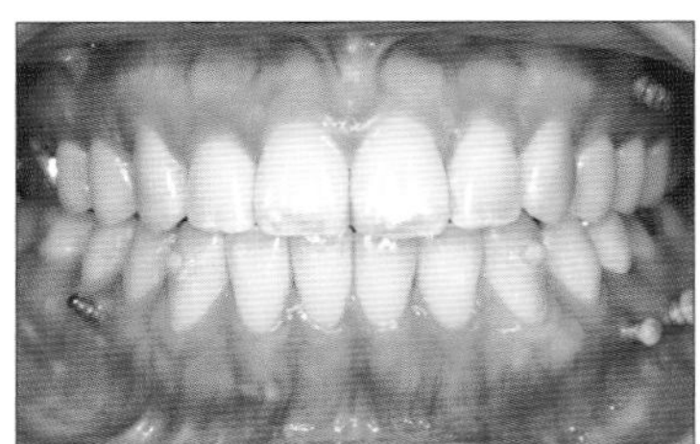
2013-07　正面咬合像

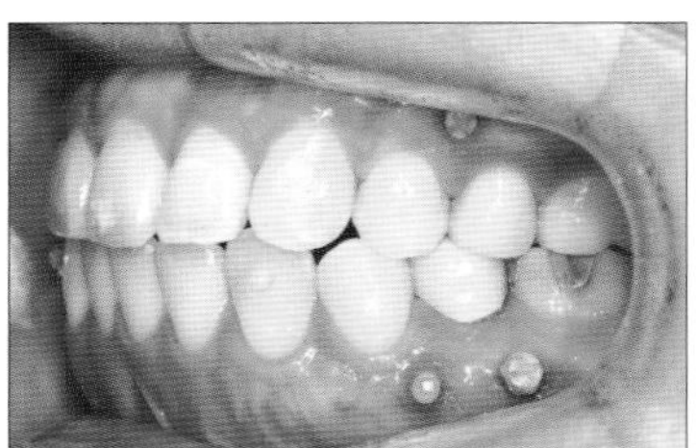
2013-07　左侧咬合像

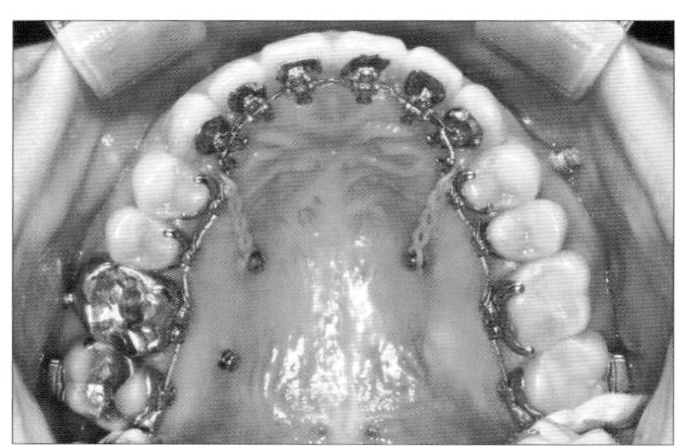
2013-07　上颌殆面像

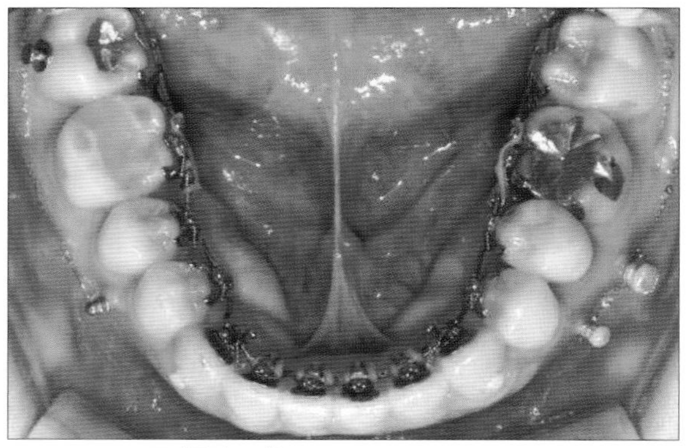
2013-07　下颌殆面像

治疗后

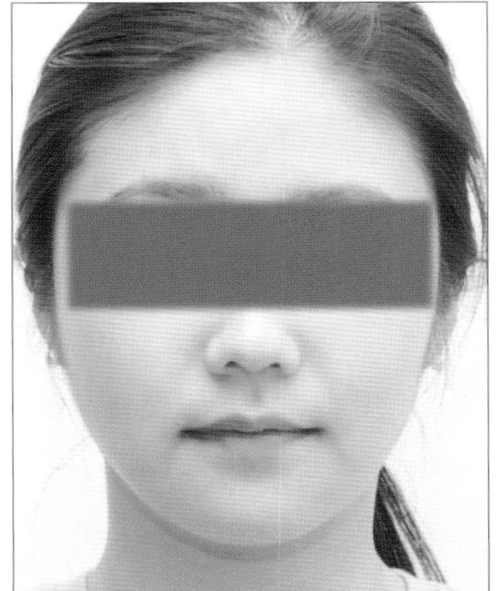
2013-10　正面像

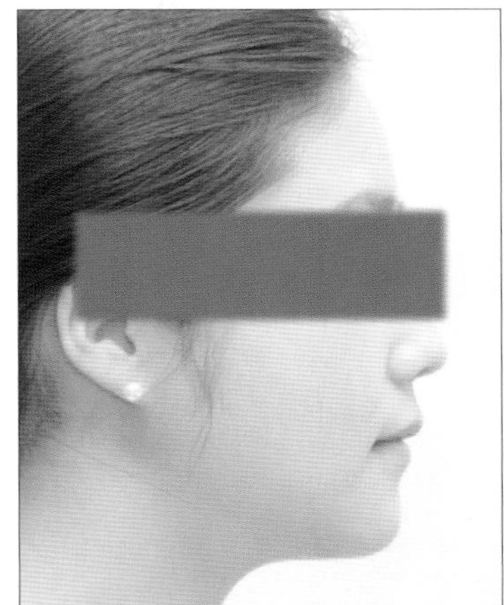
2013-10　侧面像

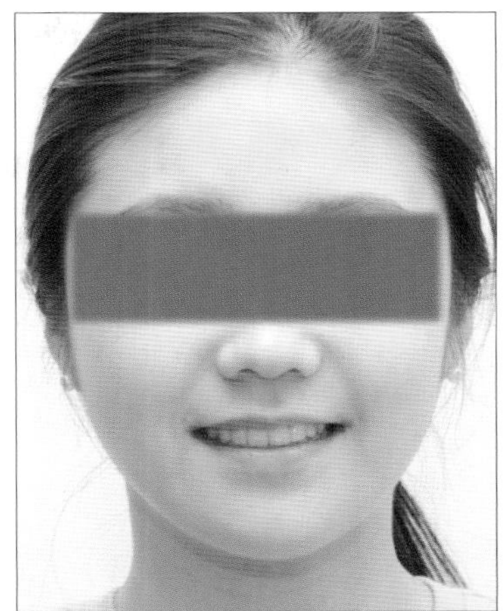
2013-10　正面微笑像

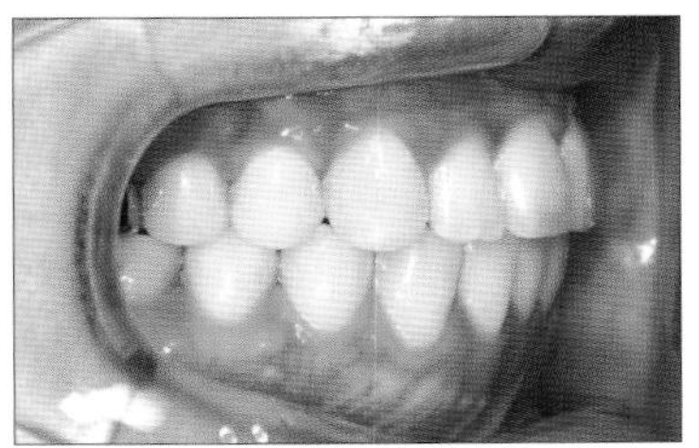
2013-10　右侧咬合像

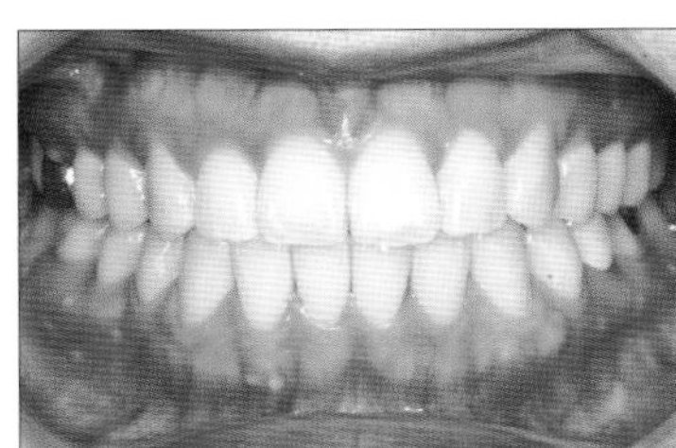
2013-10　正面咬合像

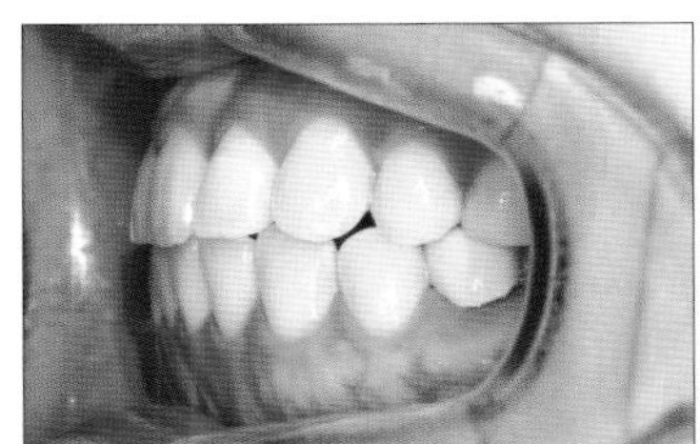
2013-10　左侧咬合像

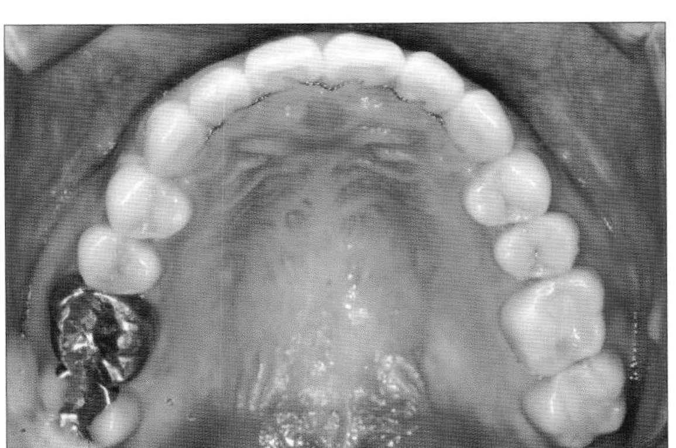
2013-10　上颌𬌗面像

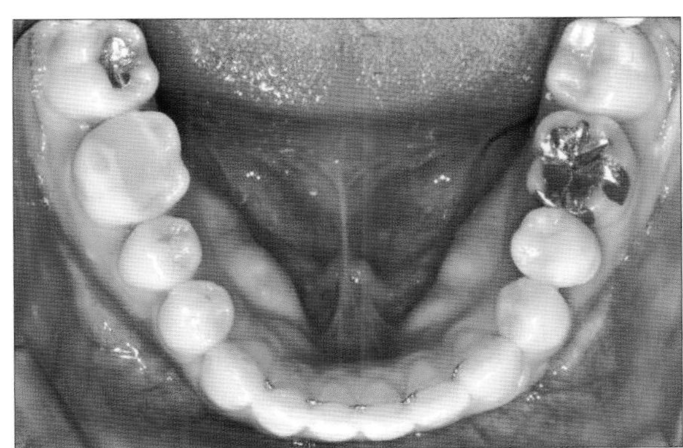
2013-10　下颌𬌗面像

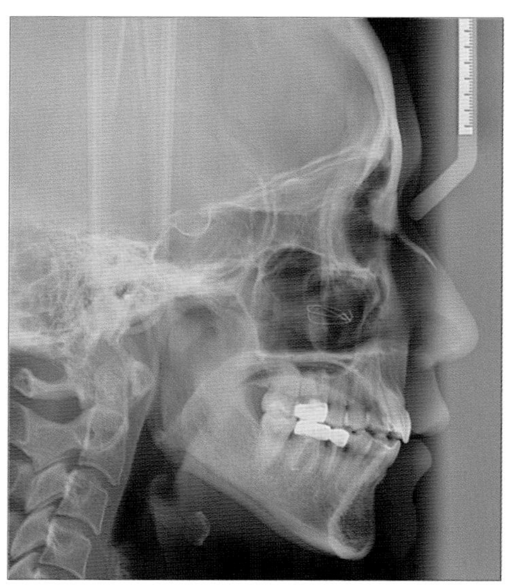

2013-10　头颅侧位片

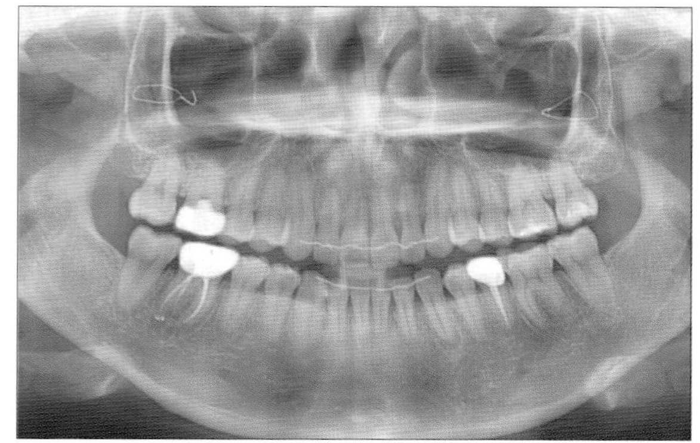

2013-10　曲面断层片

安氏Ⅰ类，拥挤，反殆；非拔牙矫治

- 开始日期：2011-03
- 总疗程：29个月
- 治疗计划：
  -纠正前牙反殆
- 下牙列弓丝序列：
  -0.014" 超弹性镍钛弓丝
  -0.016" 超弹性镍钛弓丝
  -0.016"×0.022" 超弹性镍钛弓丝
  -0.018"×0.025" 超弹性镍钛弓丝
  -0.016"×0.024" 不锈钢弓丝
  -0.0182"×0.0182" TMA弓丝
- 上牙列弓丝序列：
  -0.014" 超弹性镍钛弓丝
  -0.016" 超弹性镍钛弓丝
  -0.016"×0.022" 超弹性镍钛弓丝
  -0.018"×0.025" 超弹性镍钛弓丝
  -0.016"×0.024" 不锈钢弓丝
  -0.0182"×0.0182" TMA弓丝

治疗前

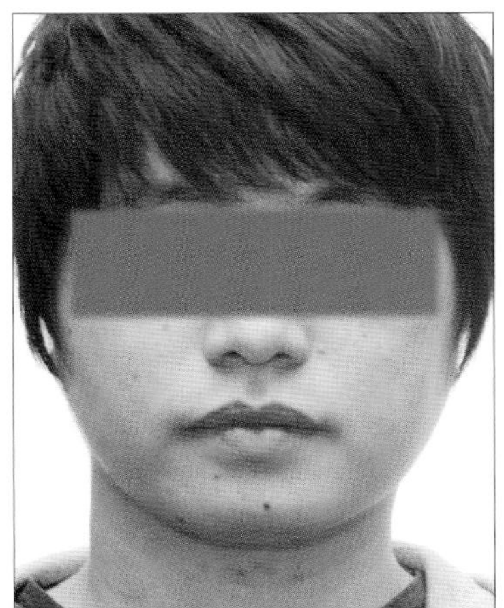
2011-03　正面像

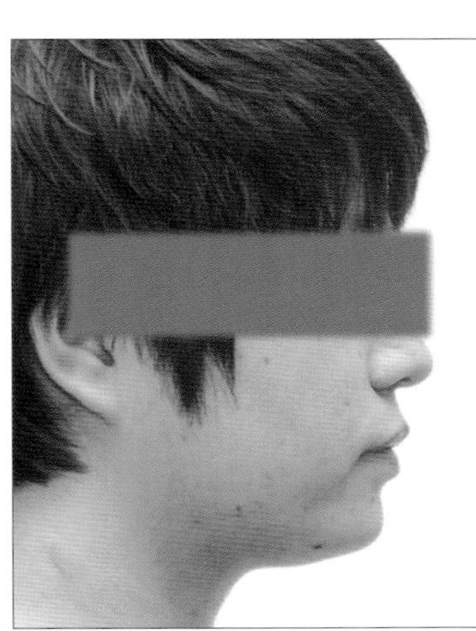
2011-03　侧面像

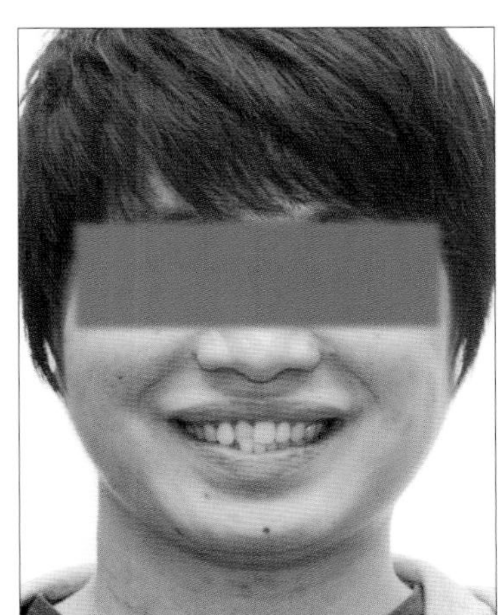
2011-03　正面微笑像

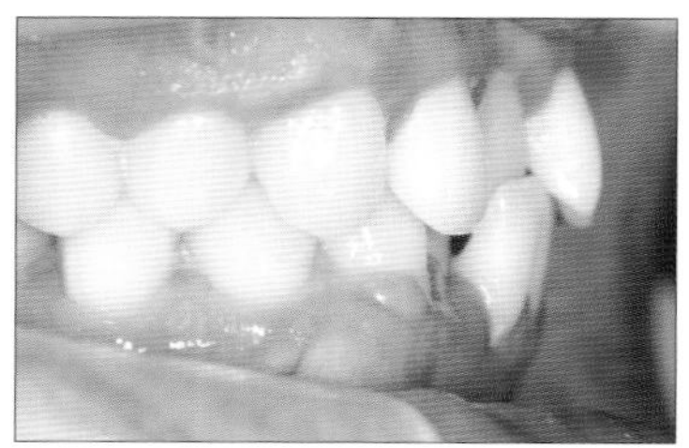
2011-03　右侧咬合像

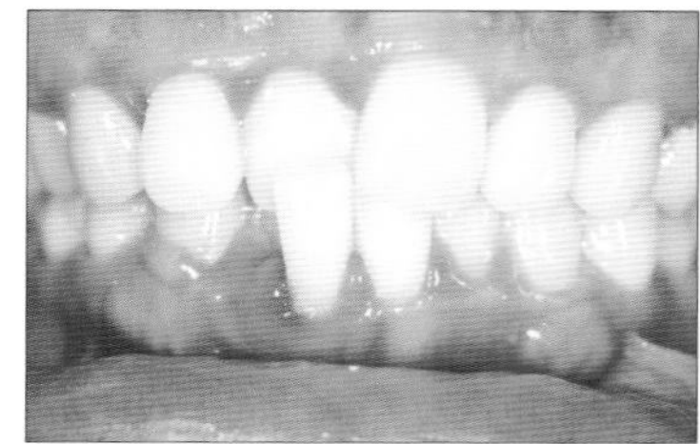
2011-03　正面咬合像

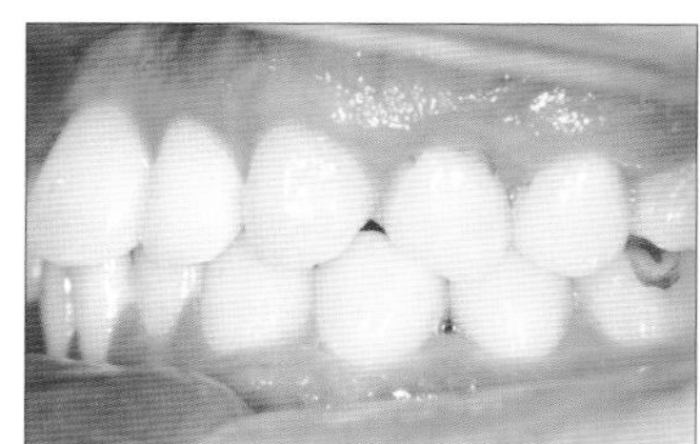
2011-03　左侧咬合像

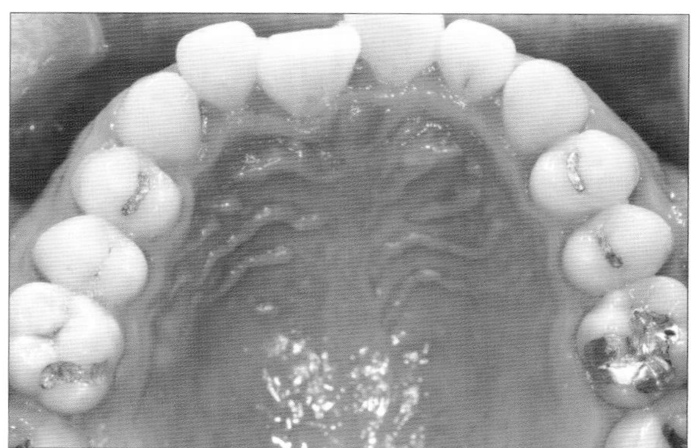
2011-03　上颌殆面像

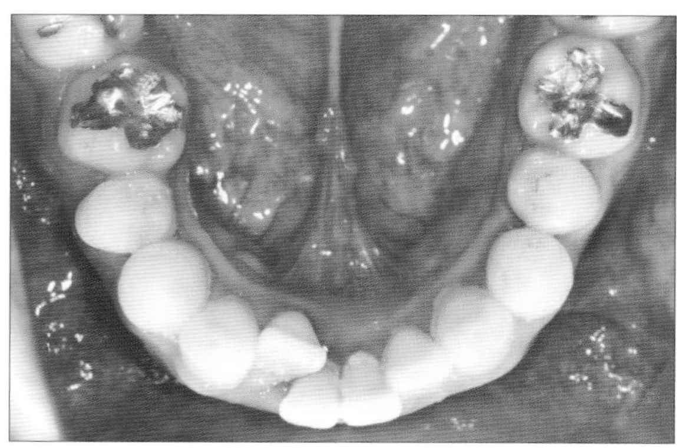
2011-03　下颌殆面像

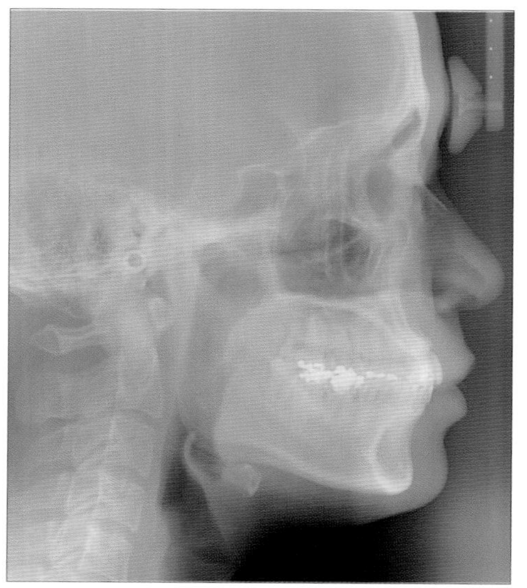
2011-03　头颅侧位片

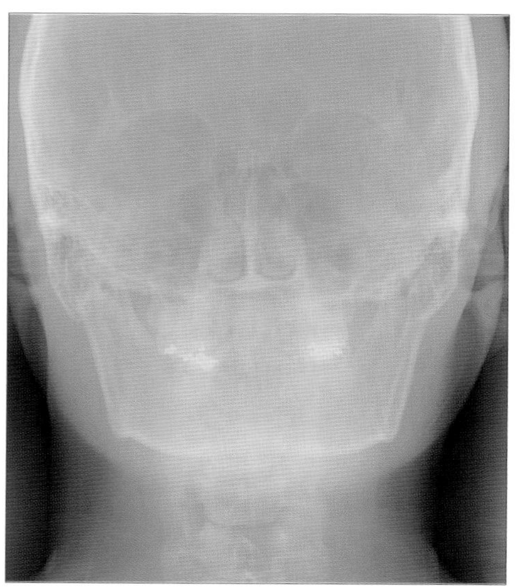
2011-03　头颅正位片

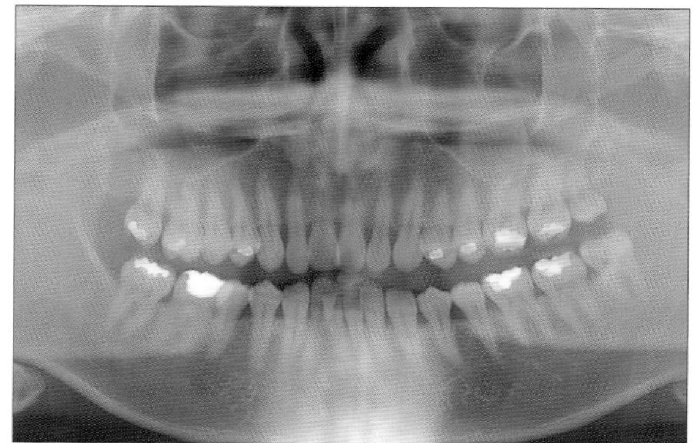
2011-03　曲面断层片

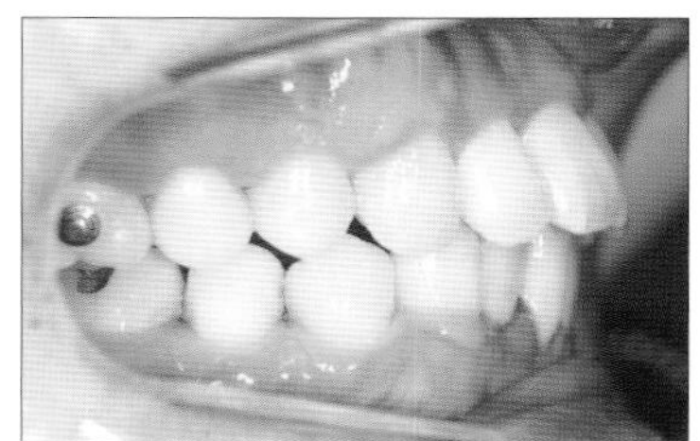
2011-08　右侧咬合像

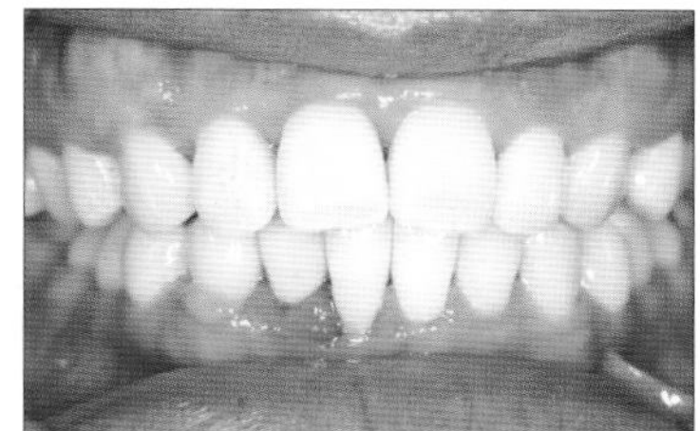
2011-08　正面咬合像

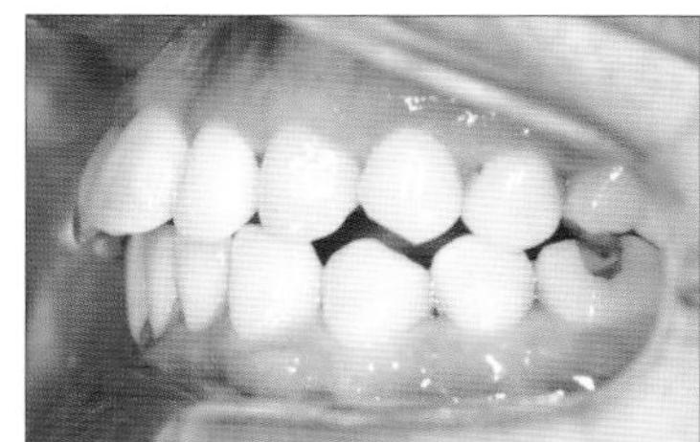
2011-08　左侧咬合像

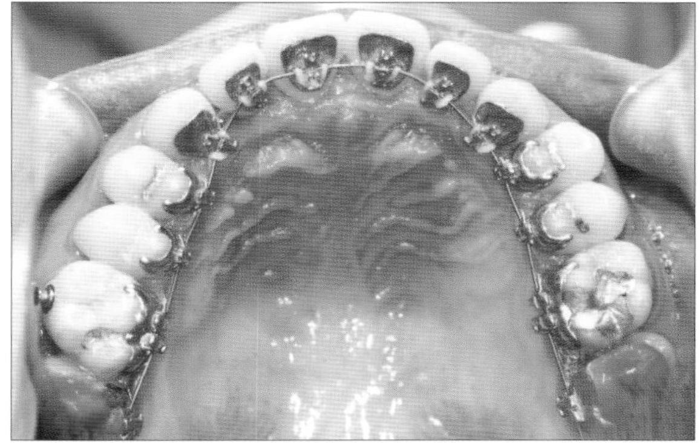
2011-08　上颌𬌗面像

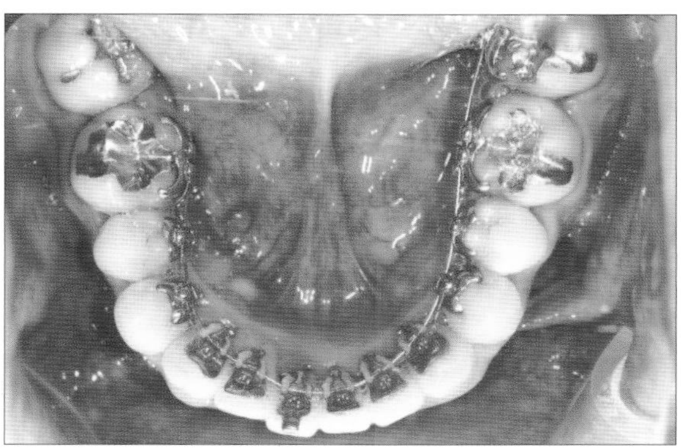
2011-08　下颌𬌗面像

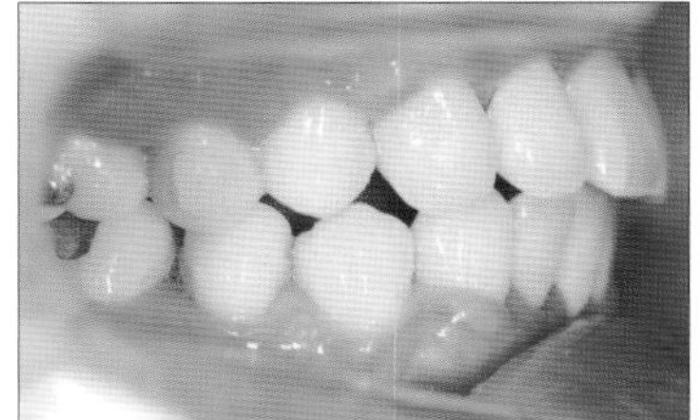
2012-01　右侧咬合像

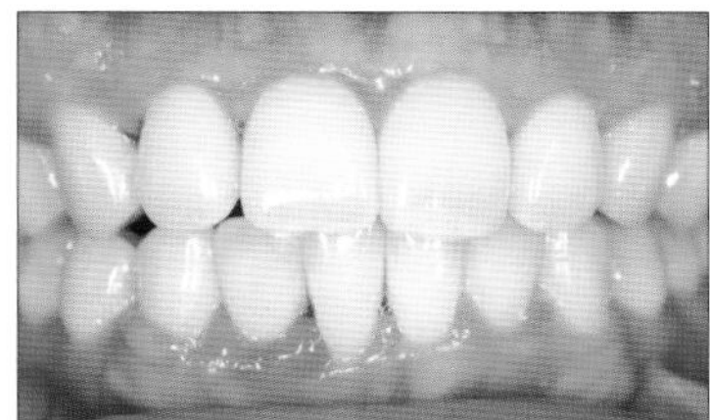
2012-01　正面咬合像

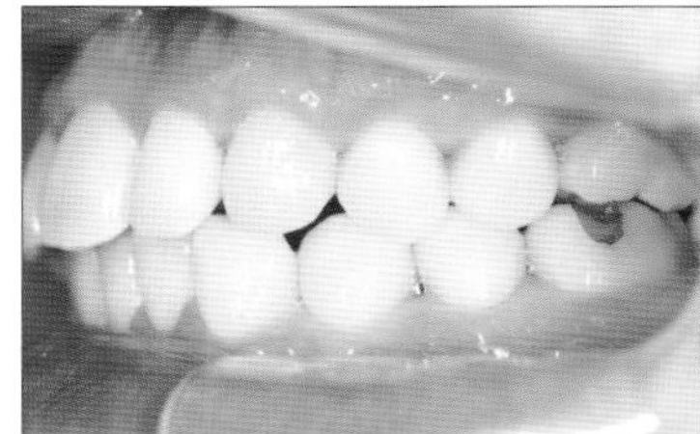
2012-01　左侧咬合像

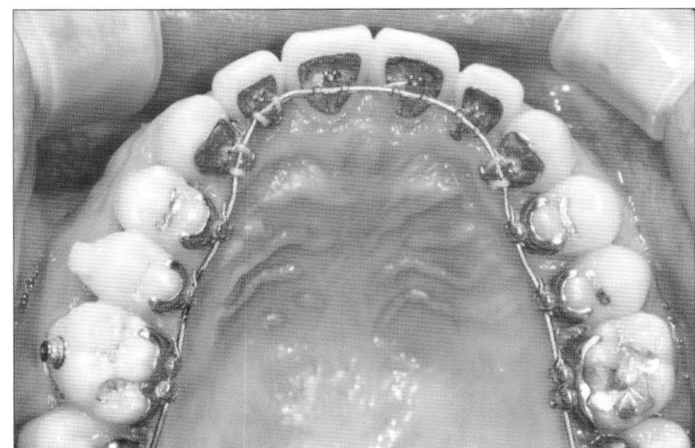
2012-01　上颌𬌗面像

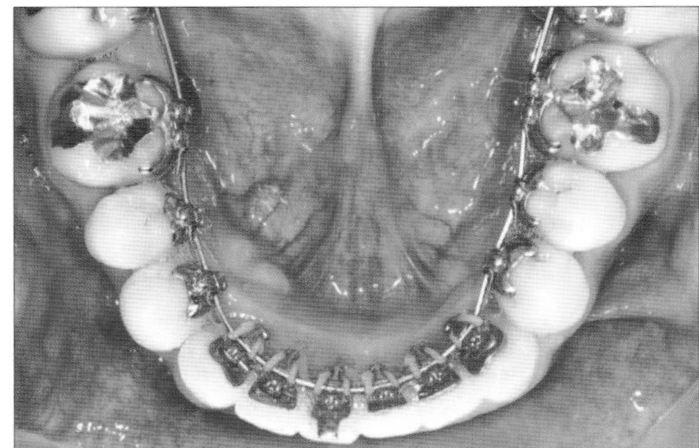
2012-01　下颌𬌗面像

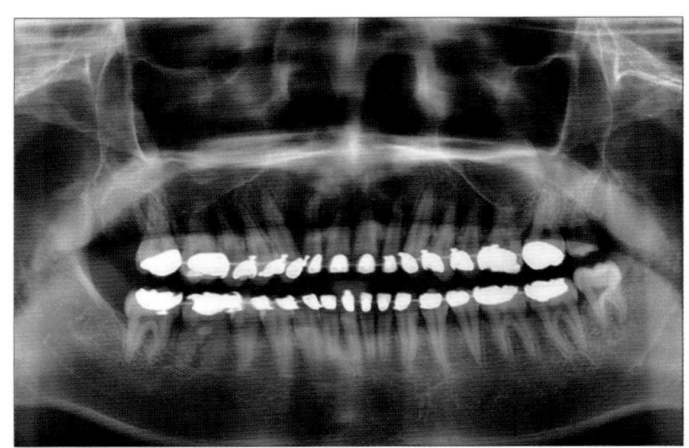
2012-02　曲面断层片

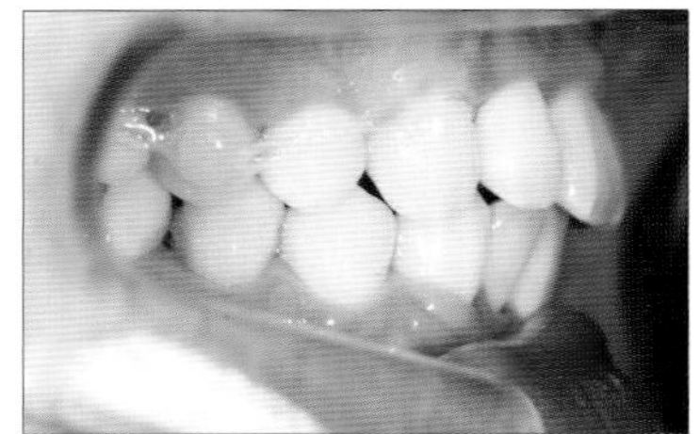
2012-03　右侧咬合像

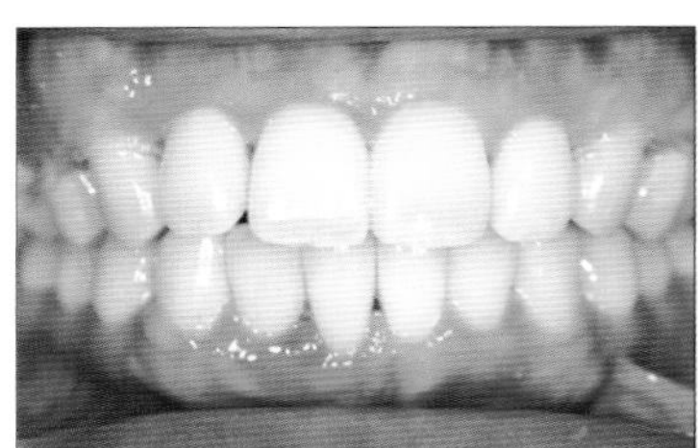
2012-03　正面咬合像

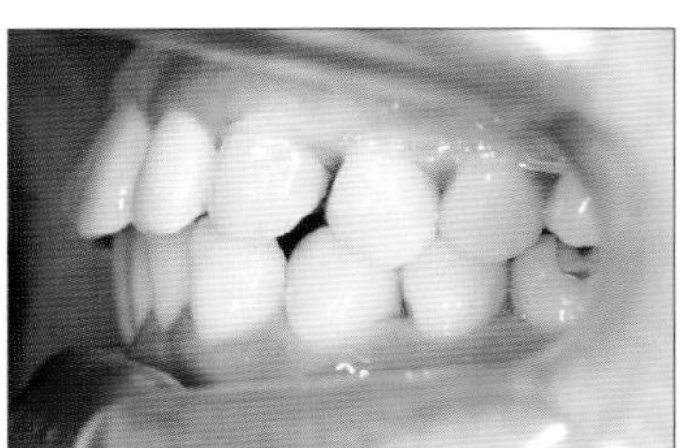
2012-03　左侧咬合像

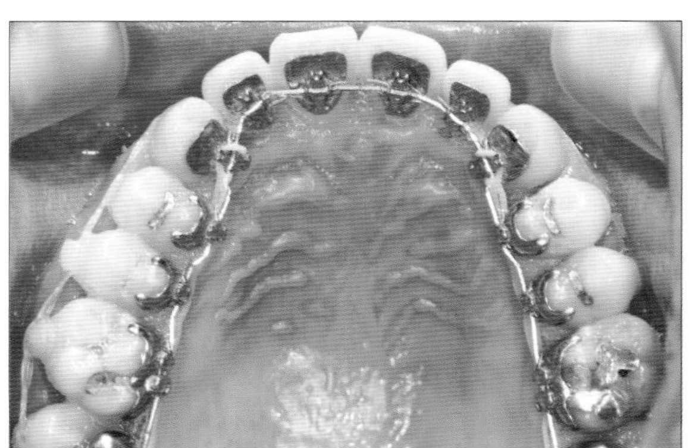
2012-03　上颌殆面像

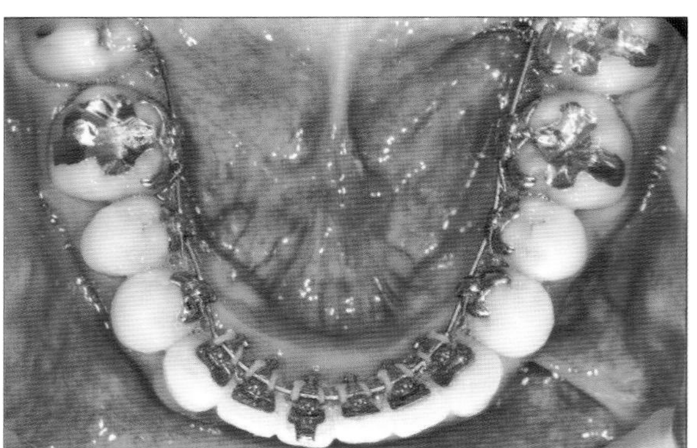
2012-03　下颌殆面像

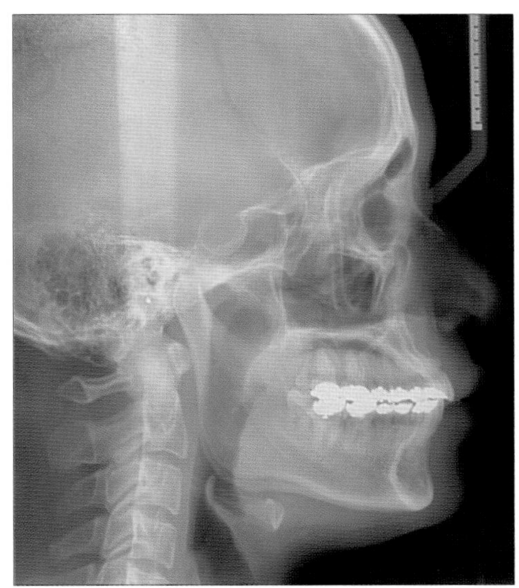
2012-07　头颅侧位片

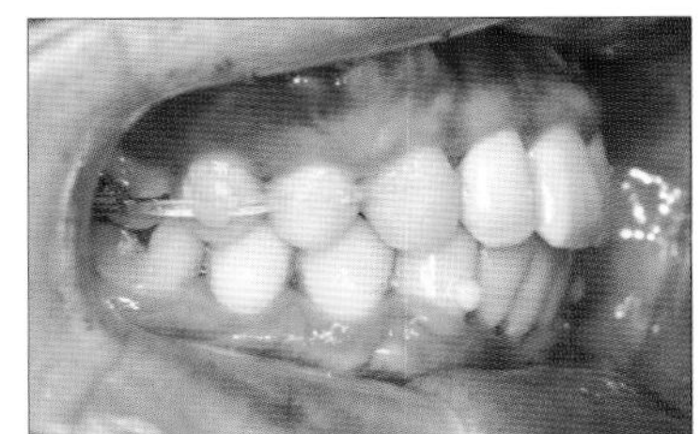
2013-05　右侧咬合像

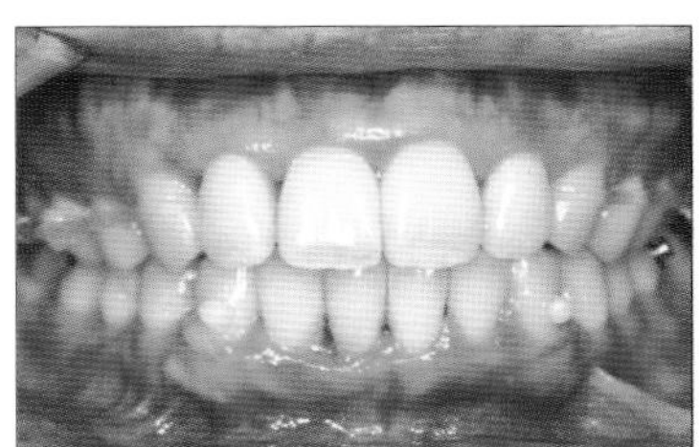
2013-05　正面咬合像

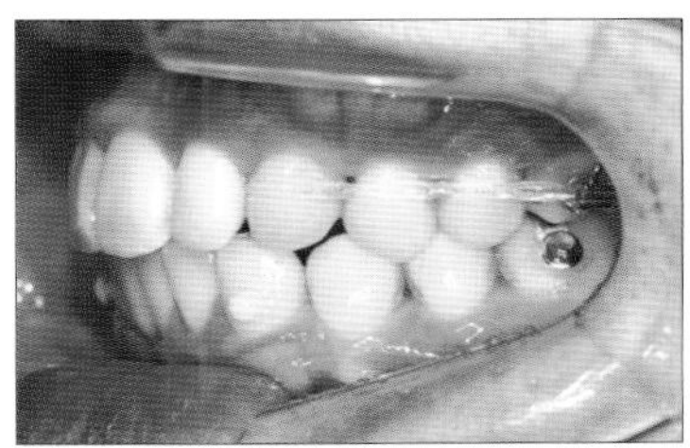
2013-05　左侧咬合像

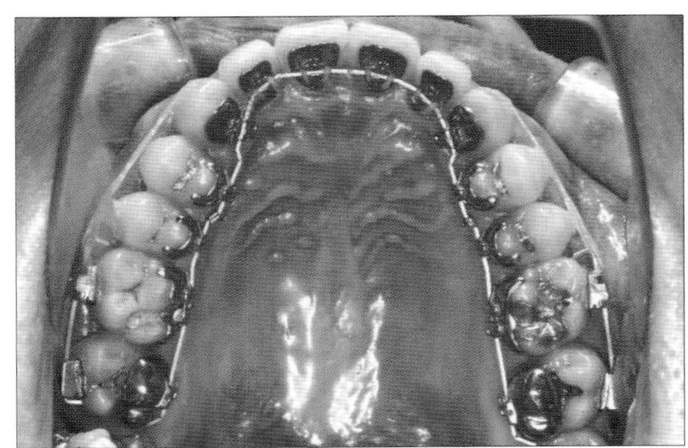
2013-05　上颌殆面像

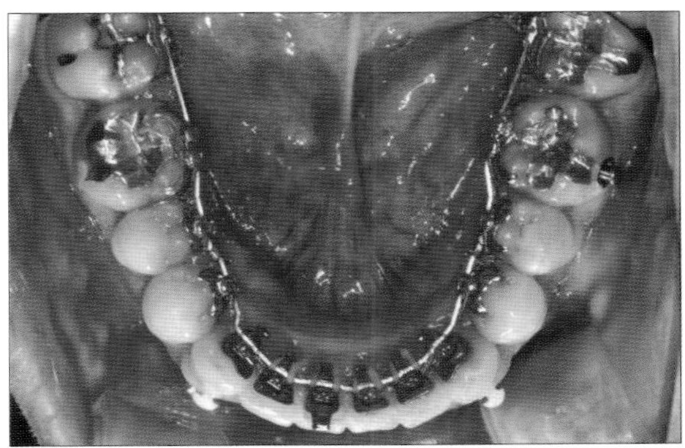
2013-05　下颌殆面像

治疗后

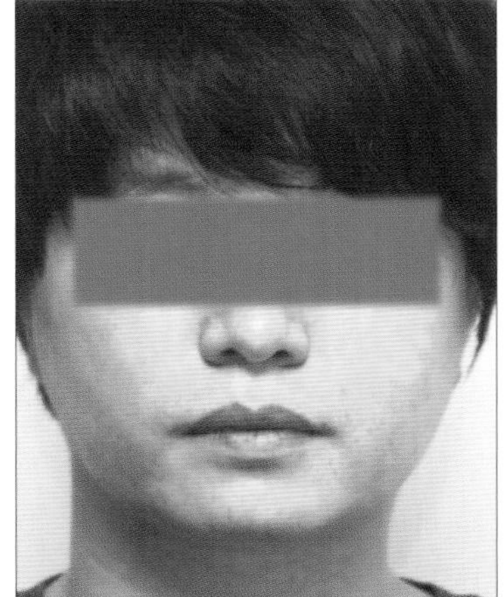
2013-10 正面像

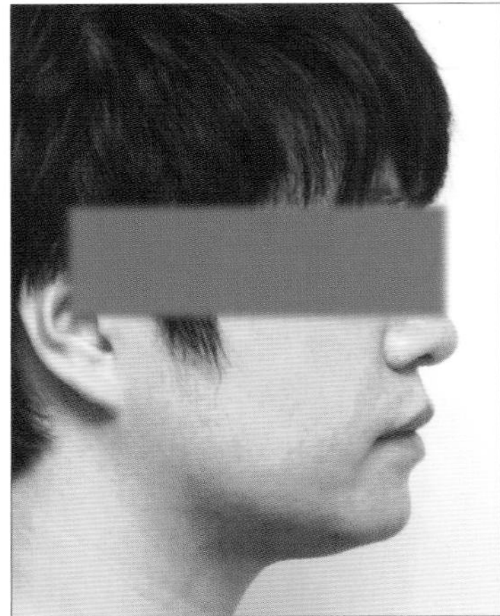
2013-10 侧面像

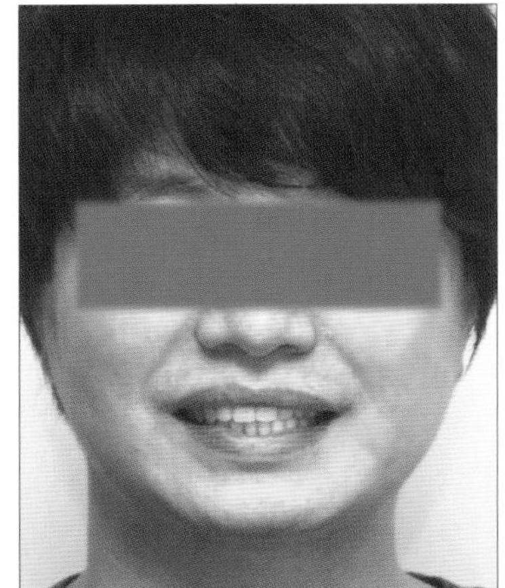
2013-10 正面微笑像

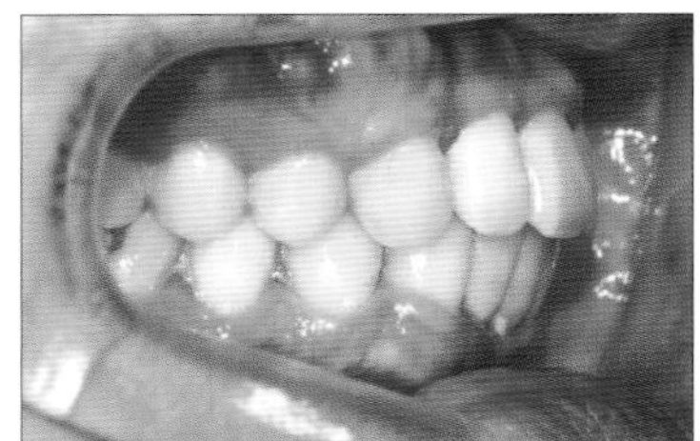
2013-10 右侧咬合像

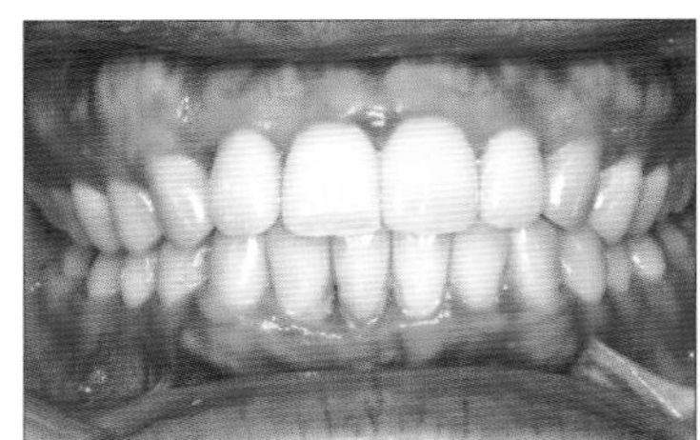
2013-10 正面咬合像

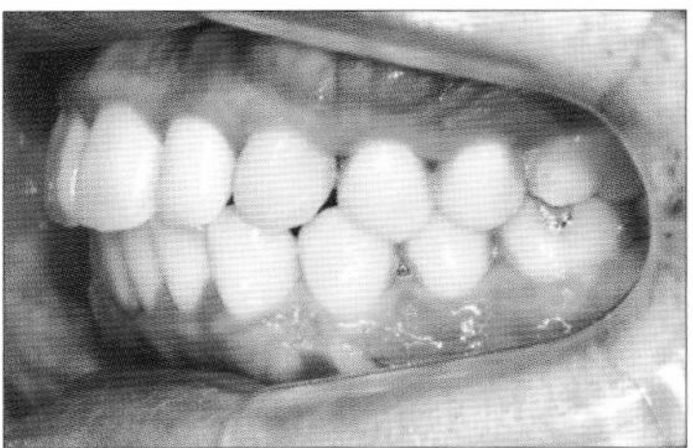
2013-10 左侧咬合像

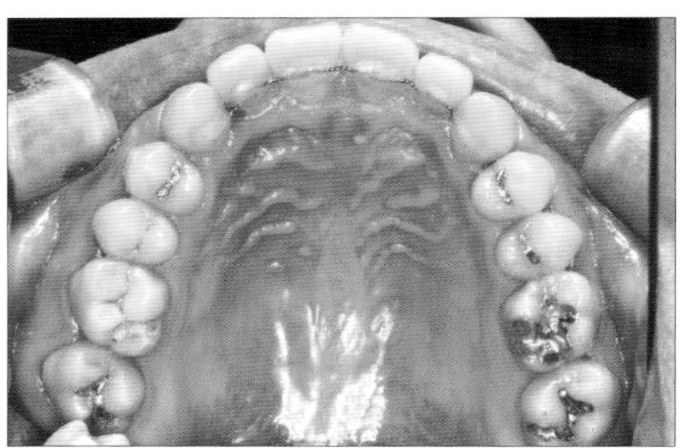
2013-10 上颌𬌗面像

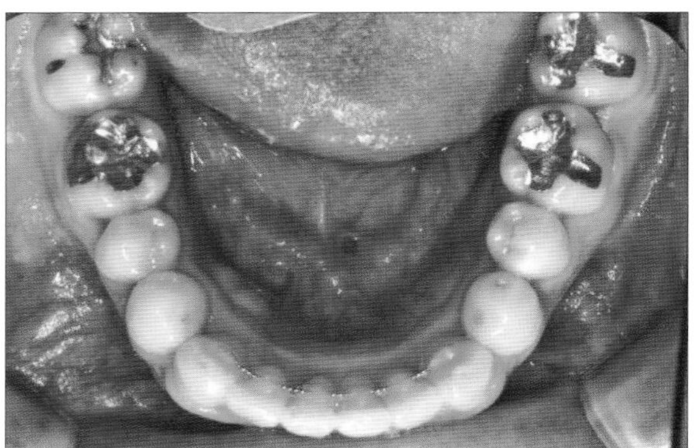
2013-10 下颌𬌗面像

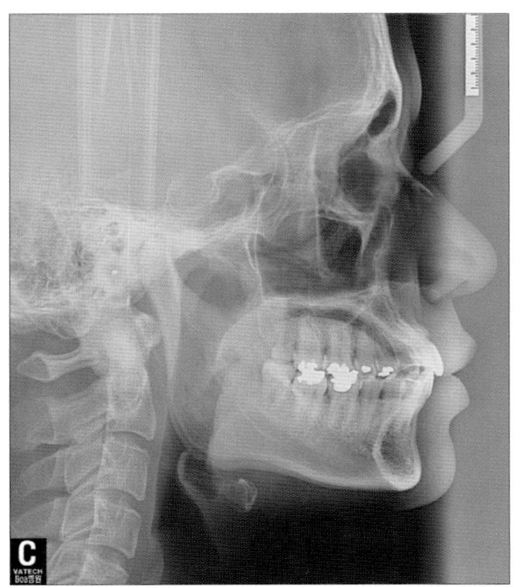

2013-10　头颅侧位片

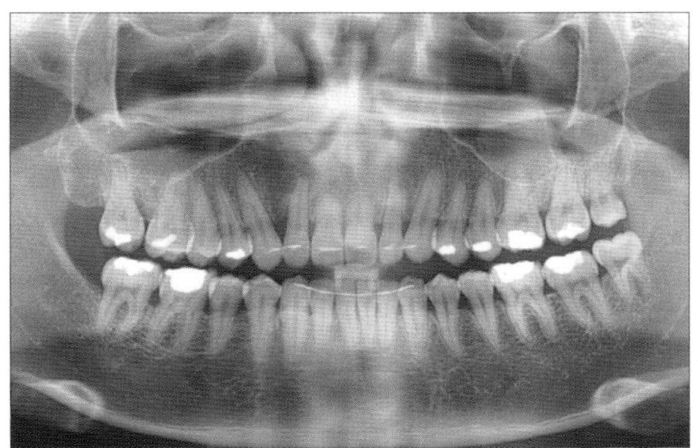
2013-10　曲面断层片

安氏Ⅰ类，错殆，前突；非拔牙矫治

- 开始日期：2011–03
- 总疗程：21个月
- 治疗计划：
  –非拔牙矫治，扩弓/IPR
- 下牙列弓丝序列：
  –0.014" 超弹性镍钛弓丝
  –0.016"×0.022" 超弹性镍钛弓丝
  –0.018"×0.025" 超弹性镍钛弓丝
  –0.0182"×0.0182" TMA弓丝
- 上牙列弓丝序列：
  –0.016" 超弹性镍钛弓丝
  –0.016"×0.022" 超弹性镍钛弓丝
  –0.018"×0.025" 超弹性镍钛弓丝
  –0.0182"×0.0182" TMA弓丝

治疗前

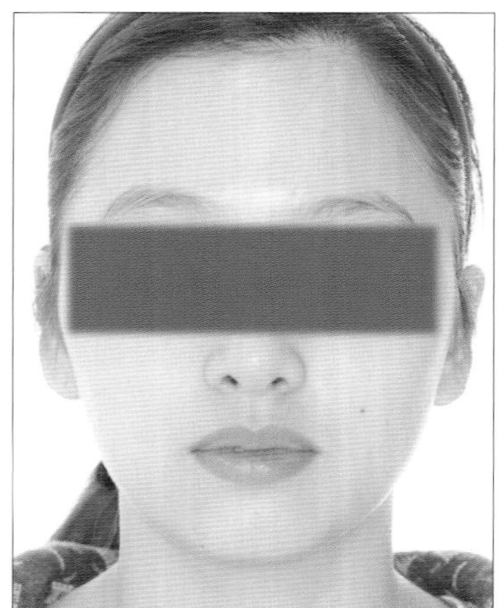
2011–03 正面像

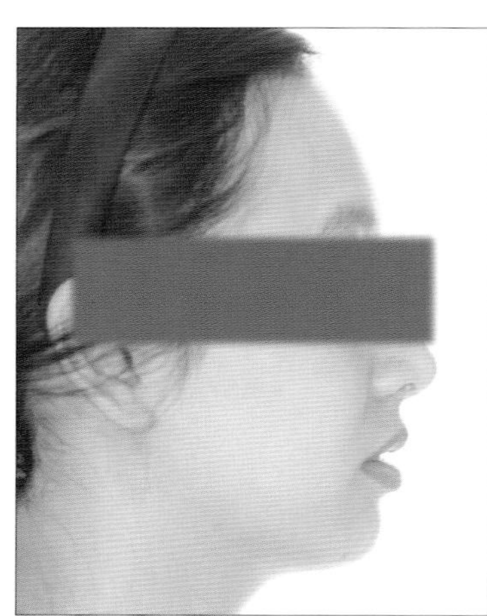
2011–03 侧面像

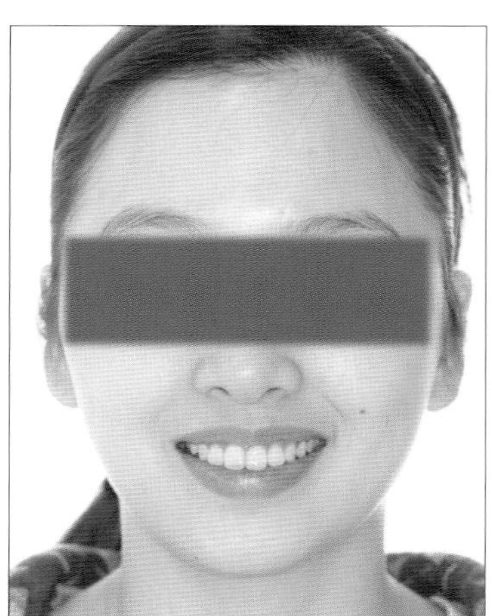
2011–03 正面微笑像

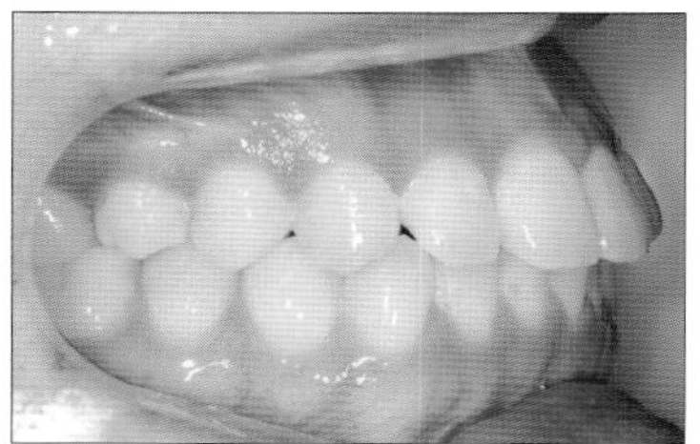
2011-03　右侧咬合像

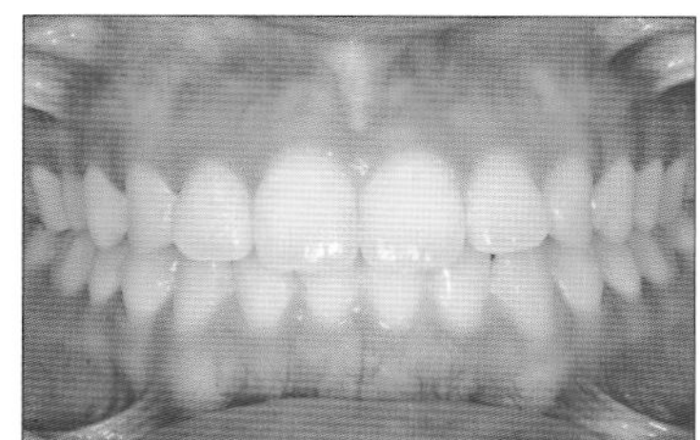
2011-03　正面咬合像

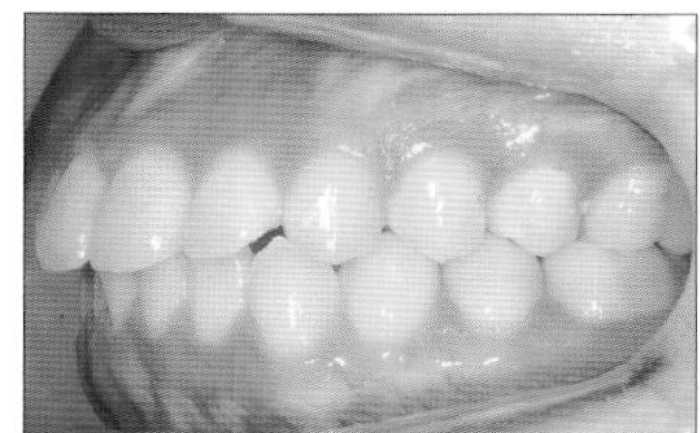
2011-03　左侧咬合像

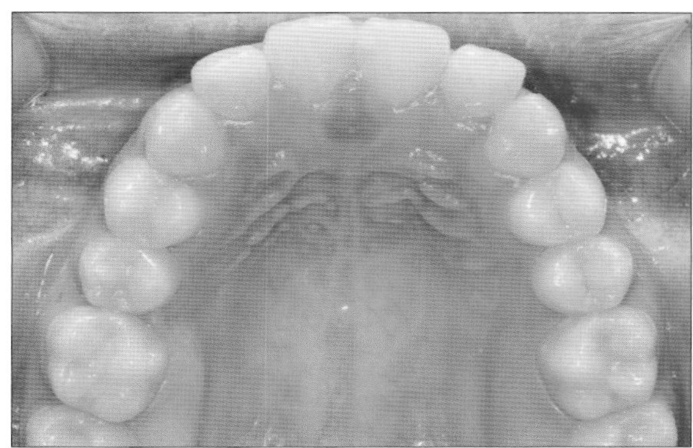
2011-03　上颌殆面像

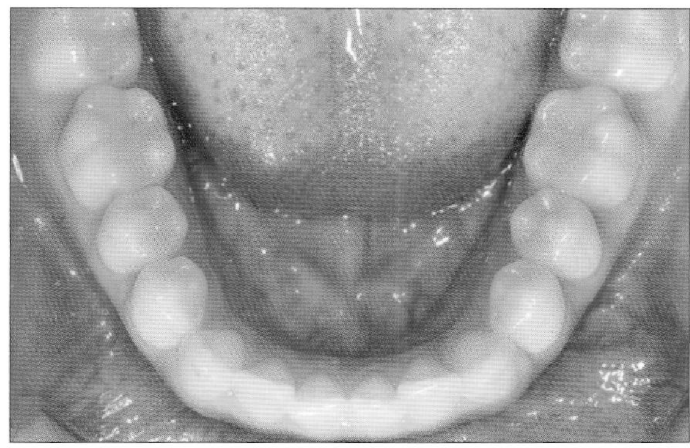
2011-03　下颌殆面像

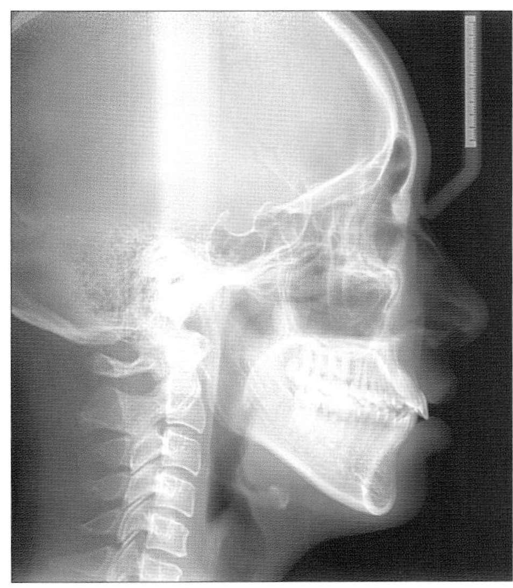
2011-03　头颅侧位片

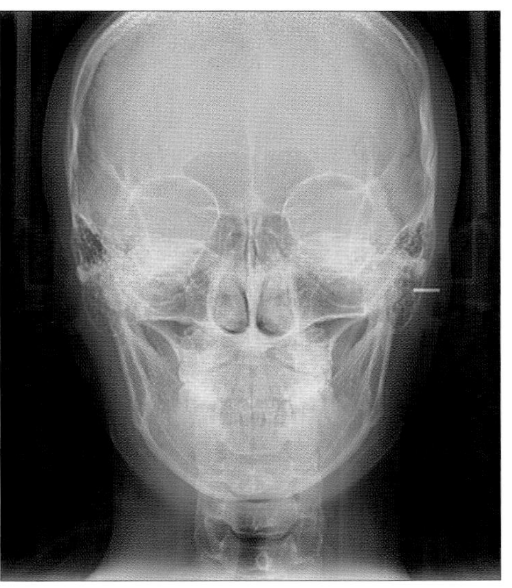
2011-03　头颅正位片

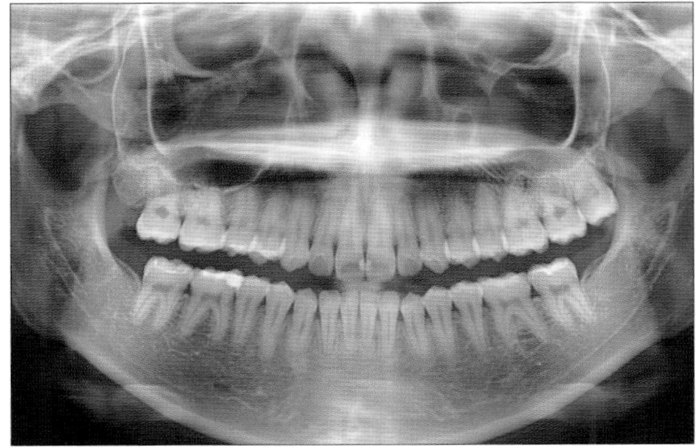
2011-03　曲面断层片

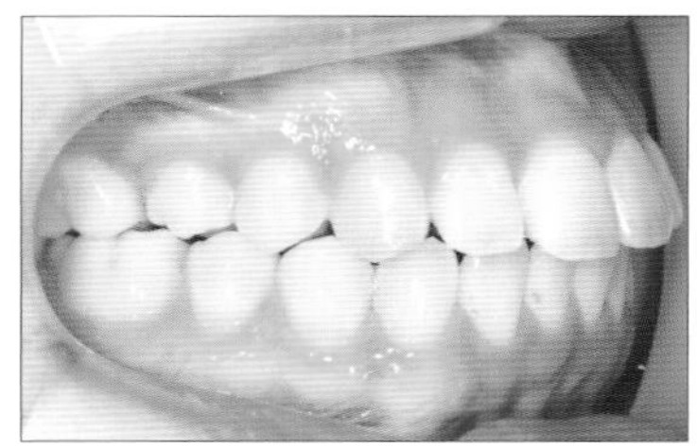
2011-04 右侧咬合像

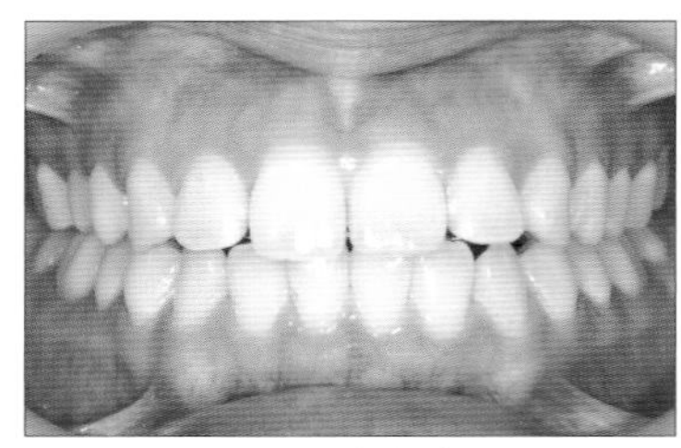
2011-04 正面咬合像

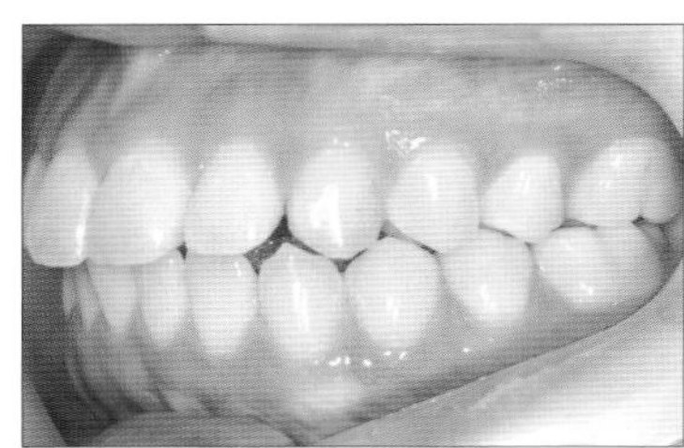
2011-04 左侧咬合像

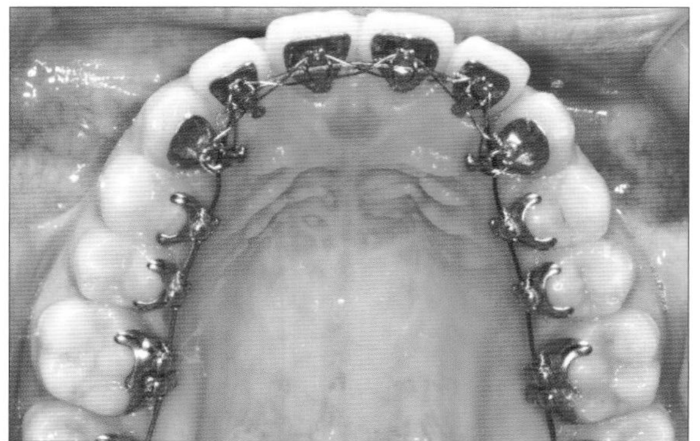
2011-04 上颌船面像

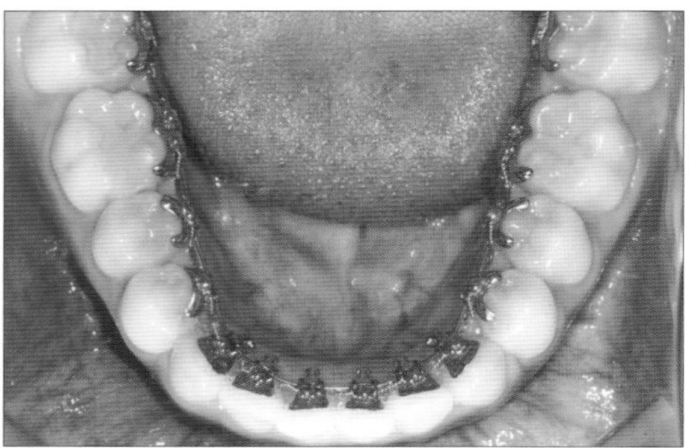
2011-04 下颌船面像

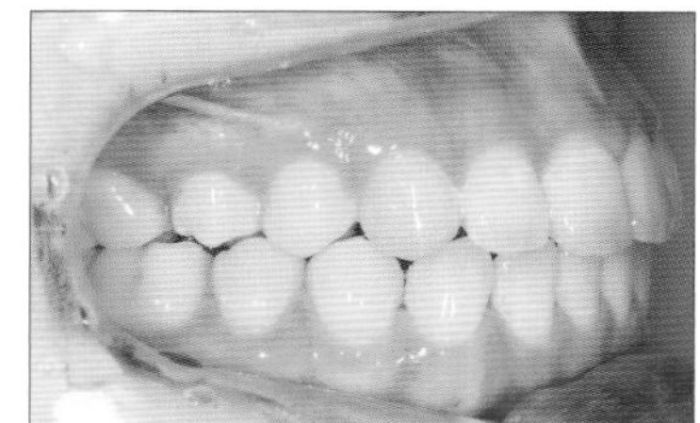
2011-09 右侧咬合像

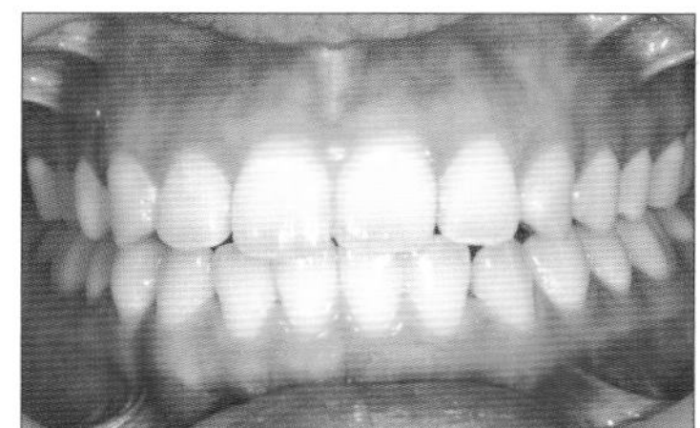
2011-09 正面咬合像

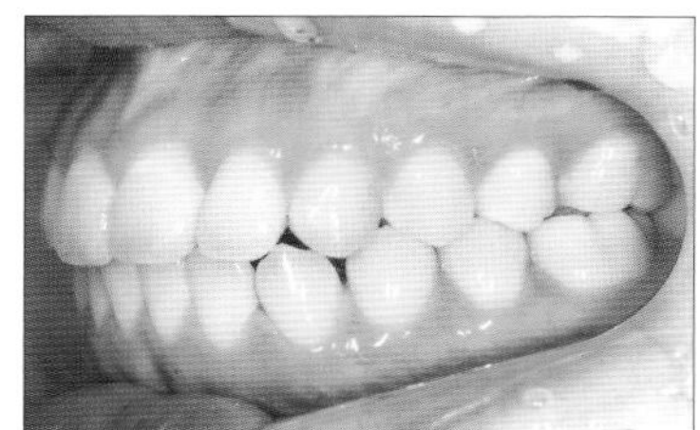
2011-09 左侧咬合像

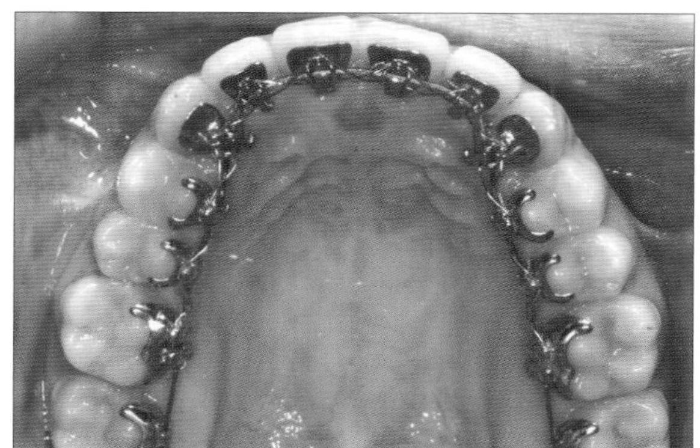
2011-09 上颌船面像

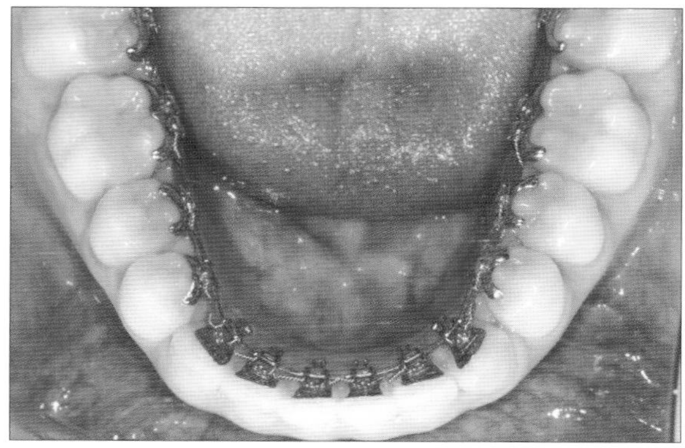
2011-09 下颌船面像

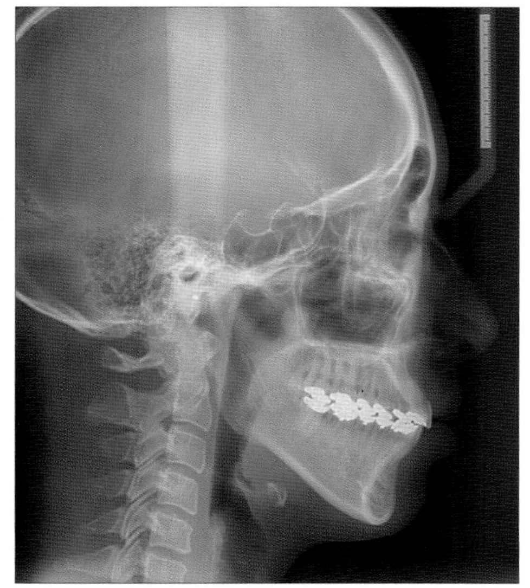
2011-10　头颅侧位片

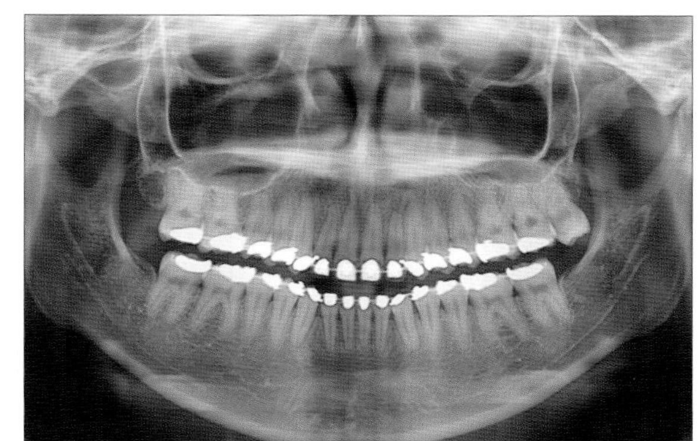
2011-10　曲面断层片

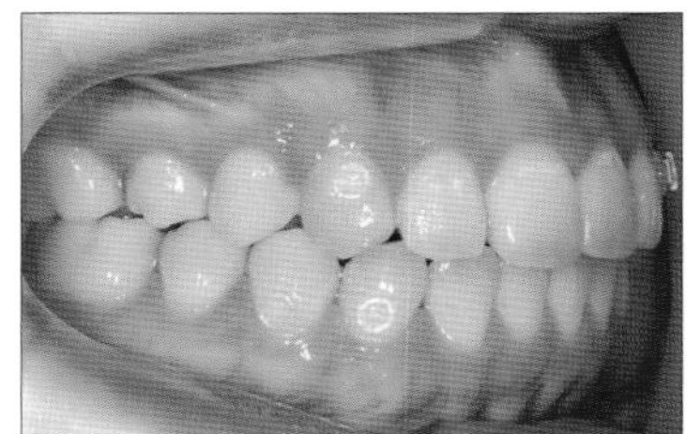
2011-11　右侧咬合像

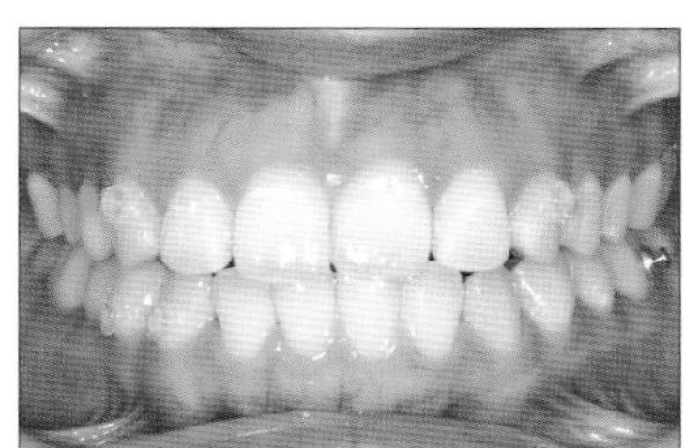
2011-11　正面咬合像

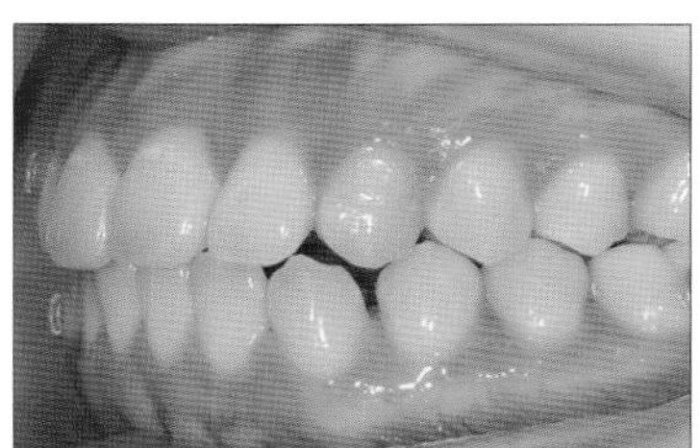
2011-11　左侧咬合像

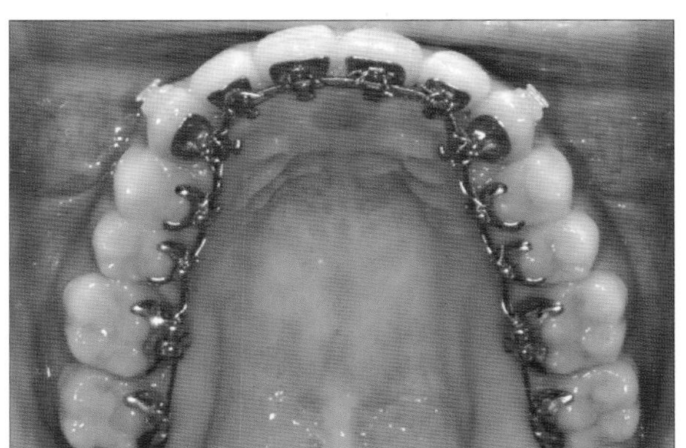
2011-11　上颌殆面像

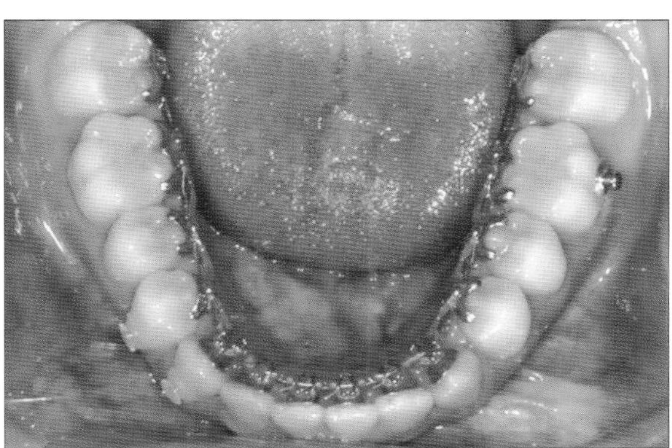
2011-11　下颌殆面像

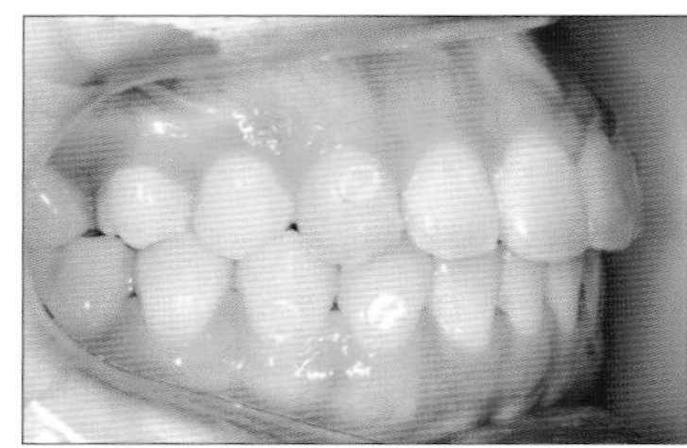
2012-02 右侧咬合像

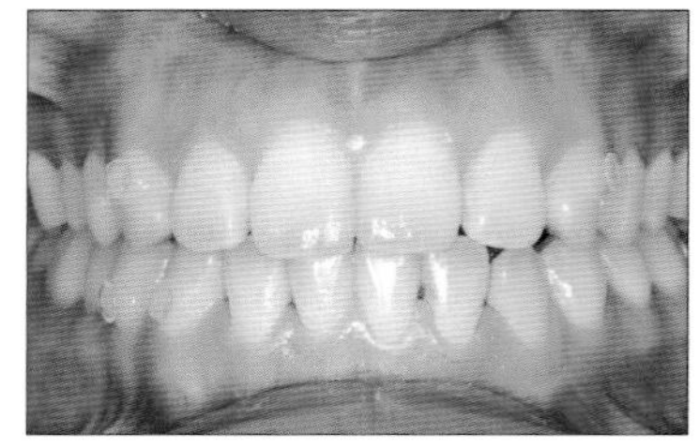
2012-02 正面咬合像

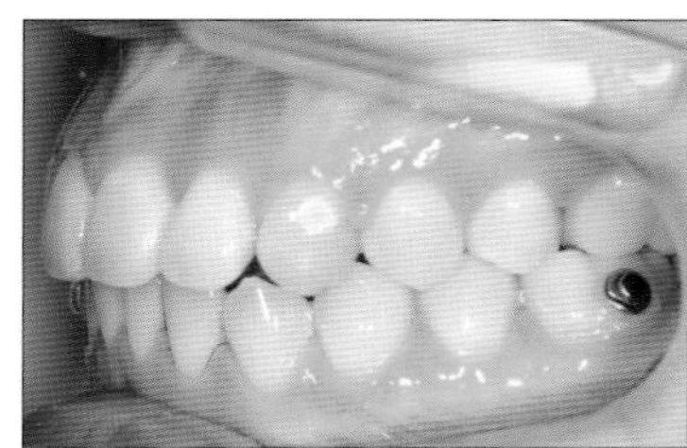
2012-02 左侧咬合像

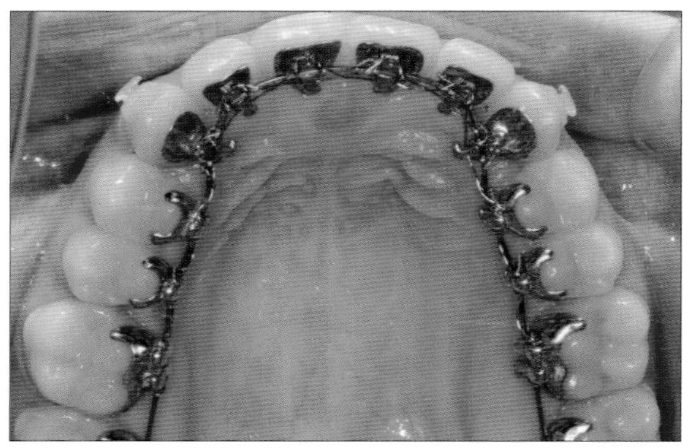
2012-02 上颌殆面像

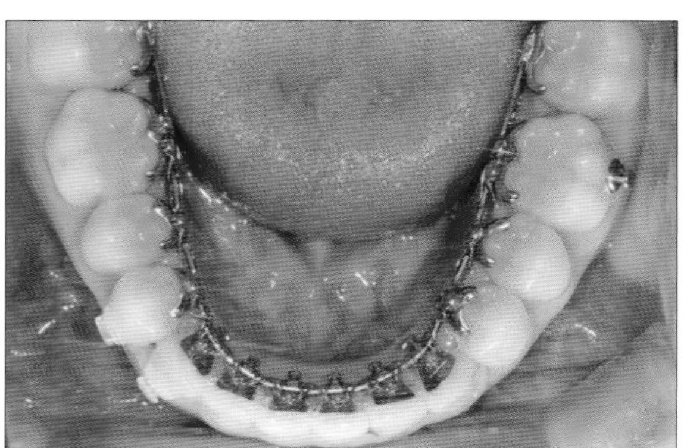
2012-02 下颌殆面像

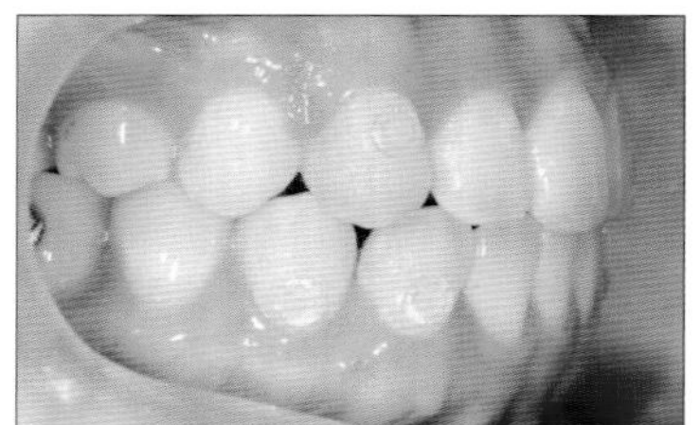
2012-06 右侧咬合像

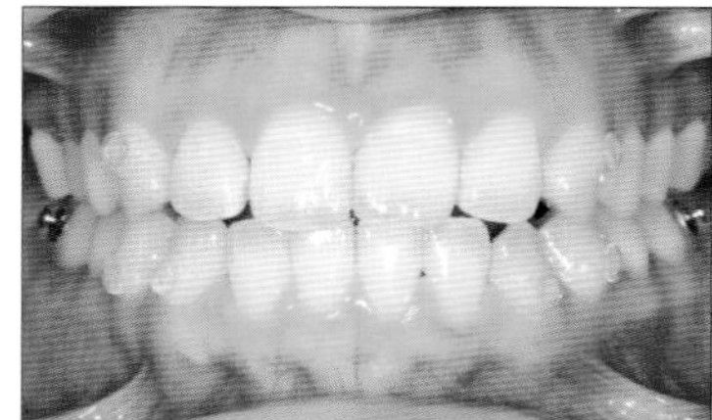
2012-06 正面咬合像

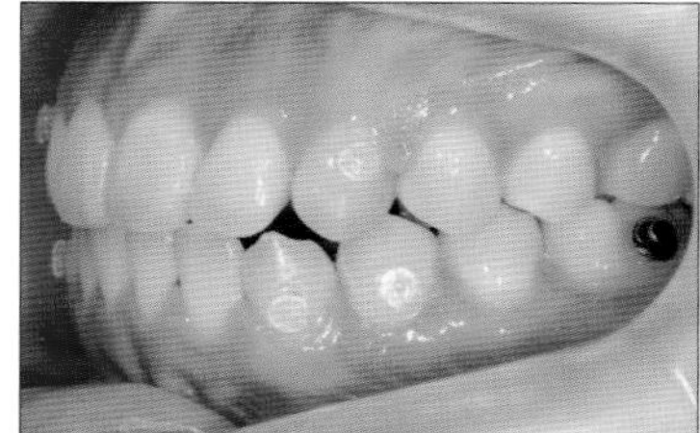
2012-06 左侧咬合像

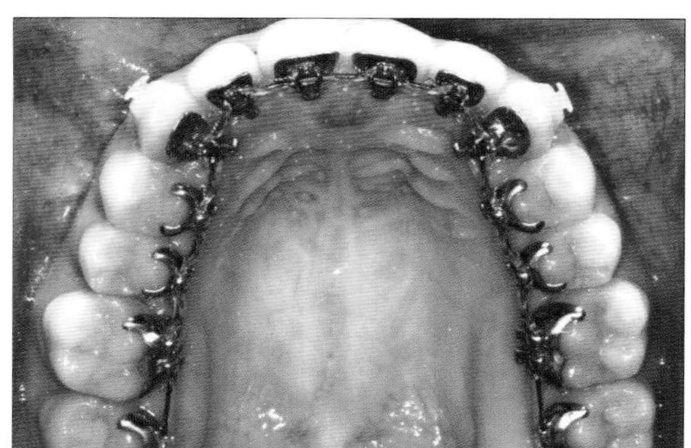
2012-06 上颌殆面像

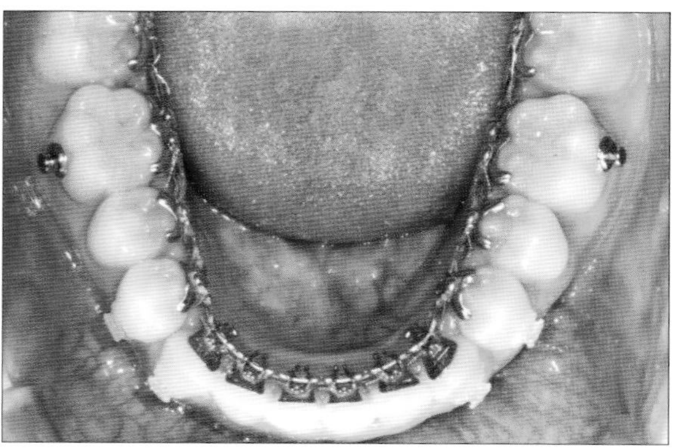
2012-06 下颌殆面像

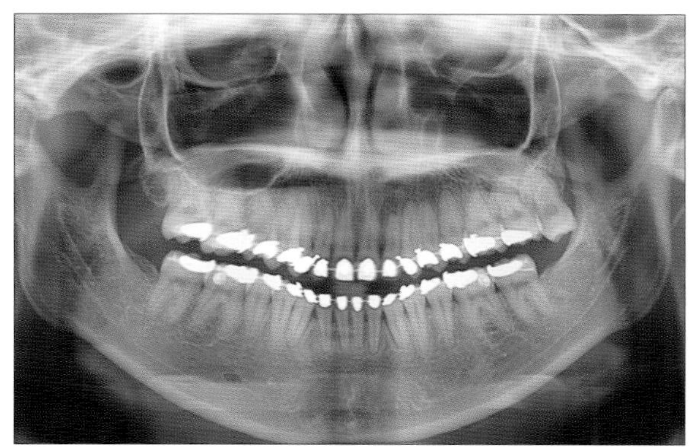

2012-08　曲面断层片

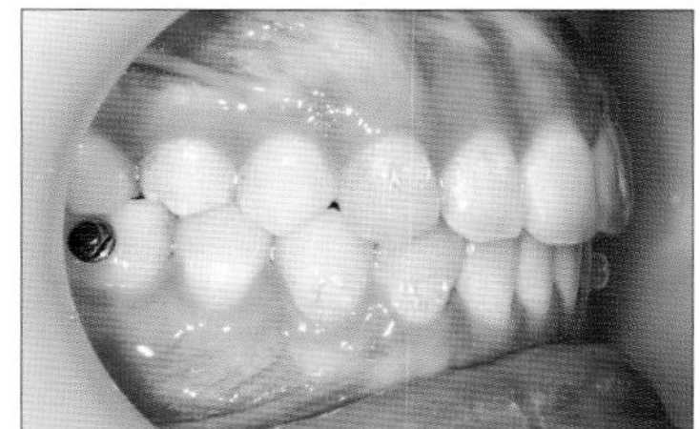

2012-09　右侧咬合像

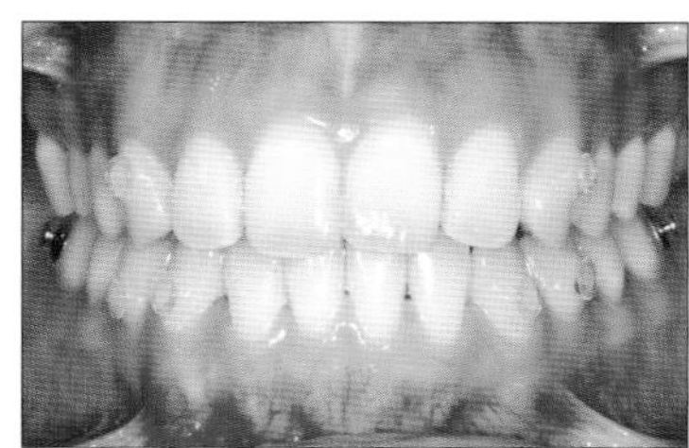

2012-09　正面咬合像

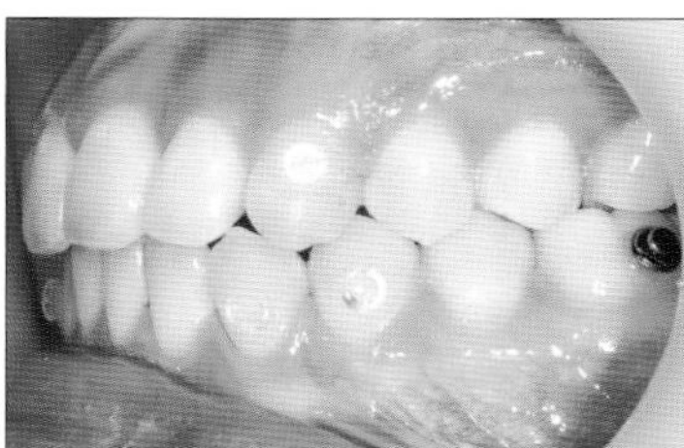

2012-09　左侧咬合像

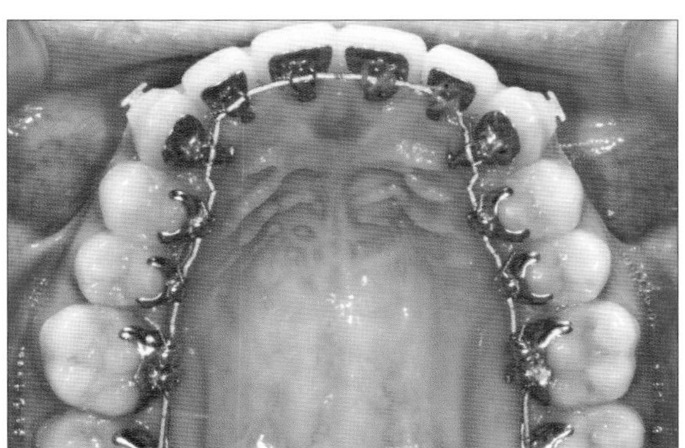

2012-09　上颌殆面像

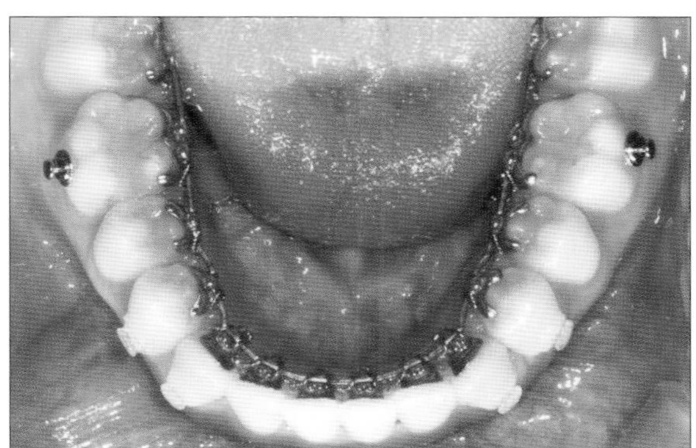

2012-09　下颌殆面像

治疗后

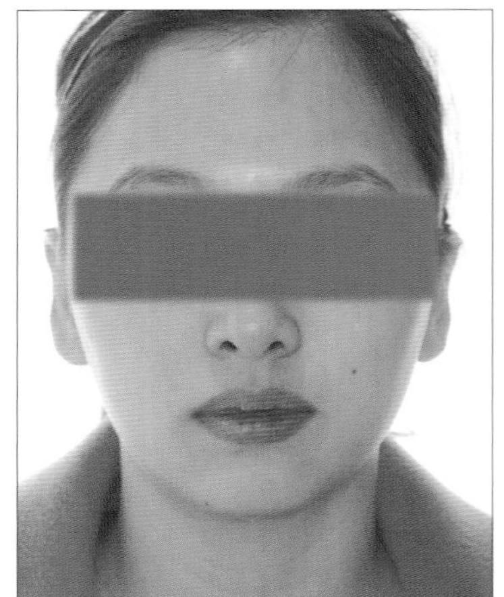
2013-01 正面像

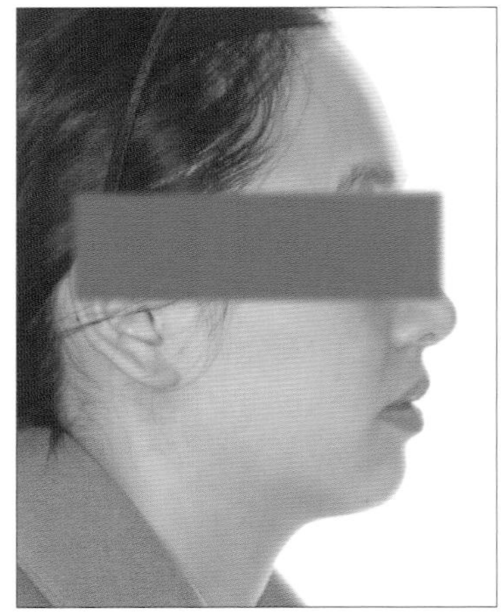
2013-01 侧面像

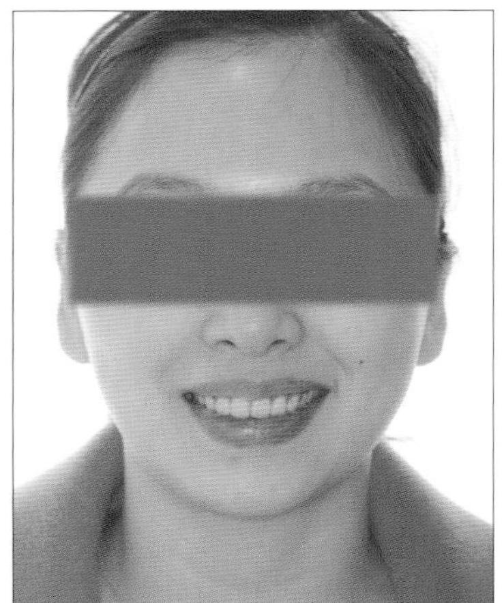
2013-01 正面微笑像

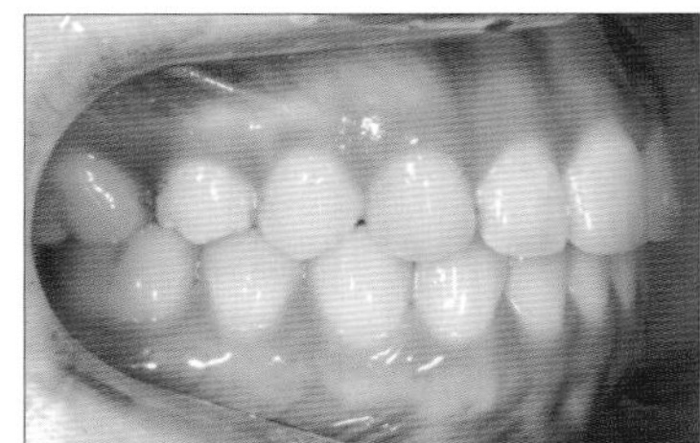
2013-01 右侧咬合像

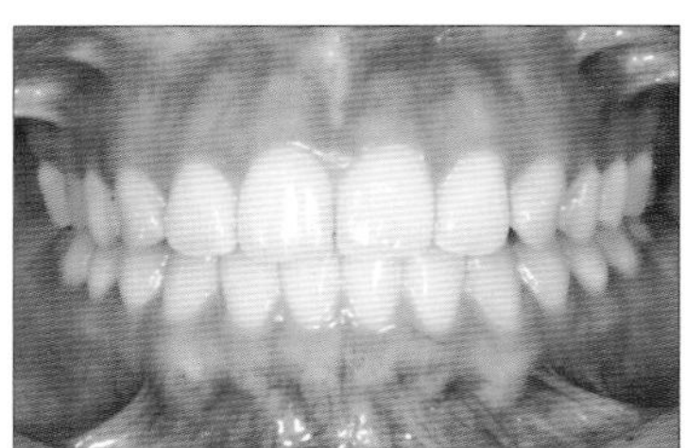
2013-01 正面咬合像

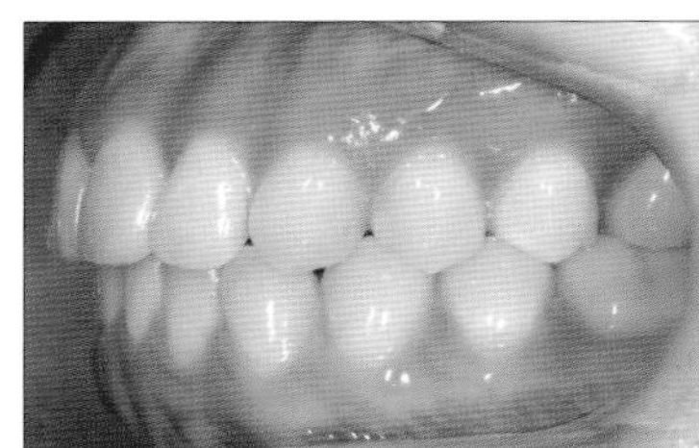
2013-01 左侧咬合像

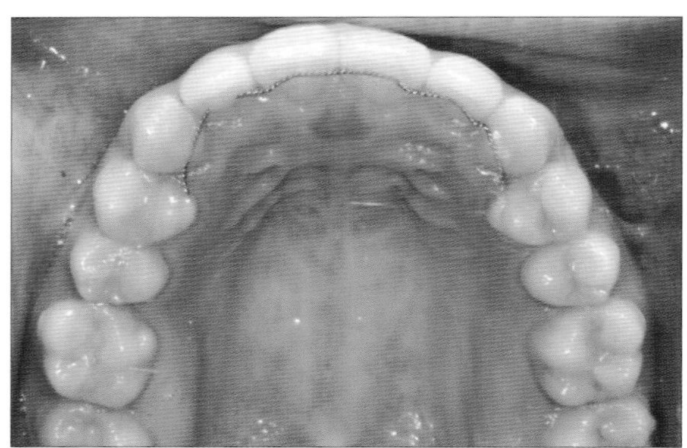
2013-01 上颌殆面像

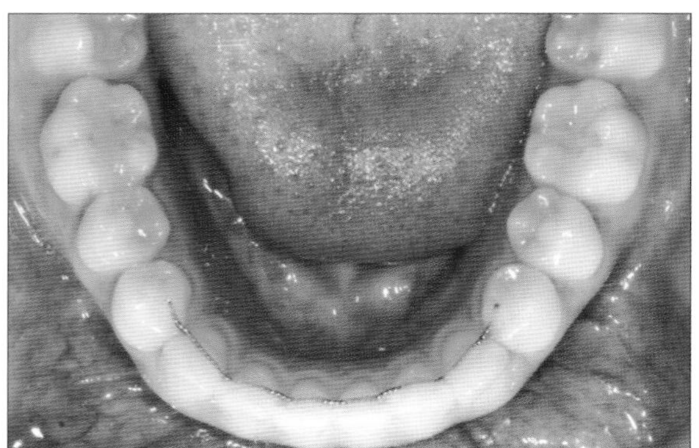
2013-01 下颌殆面像

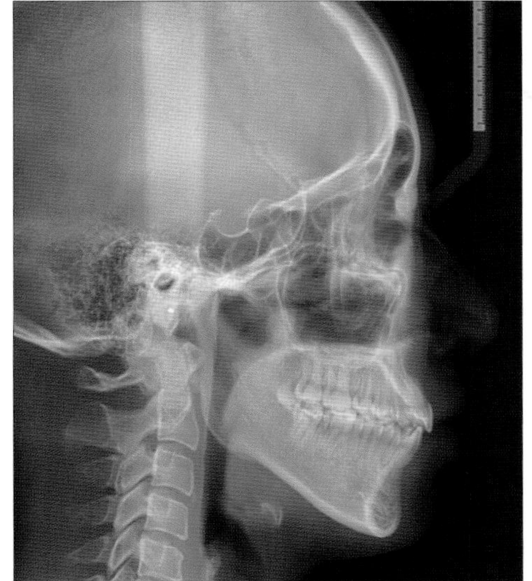
2013-01　头颅侧位片

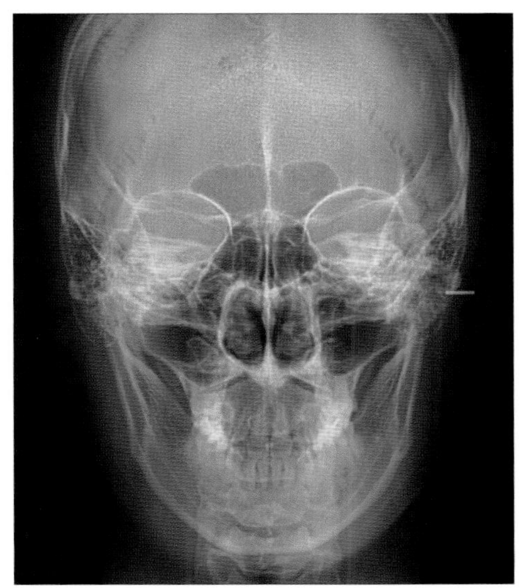
2013-01　头颅正位片

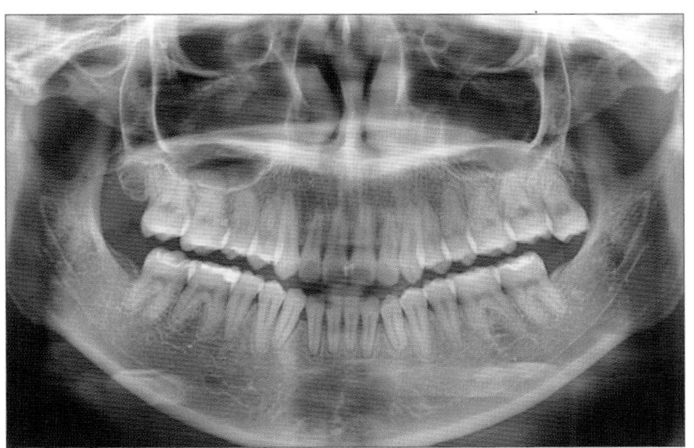
2013-01　曲面断层片

保持1年后

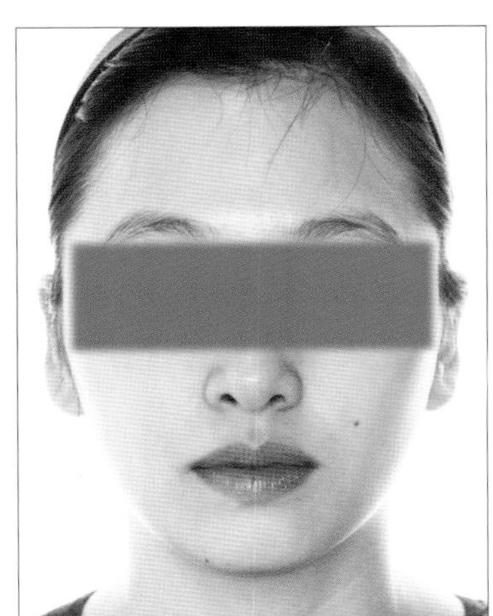
2014-03　正面像

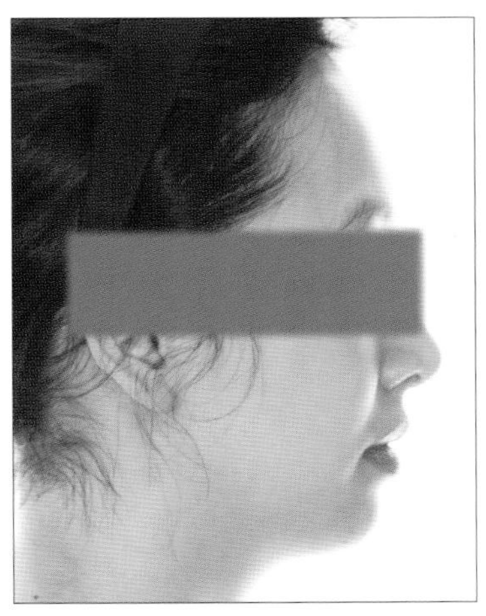
2014-03　侧面像

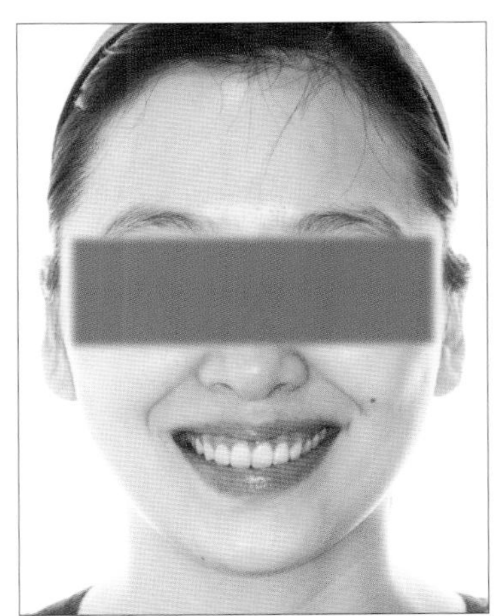
2014-03　正面微笑像

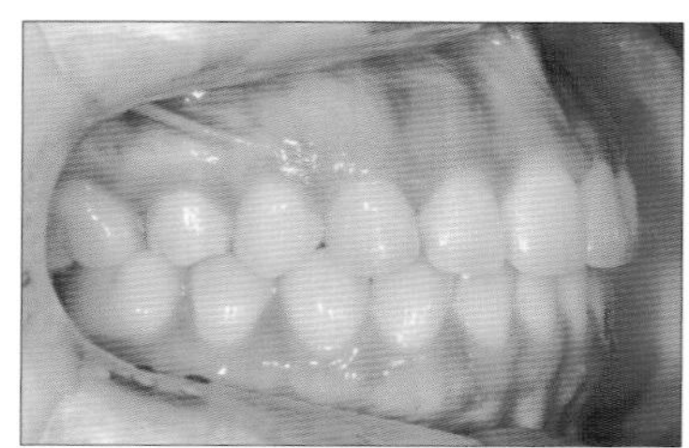
2014-03 右侧咬合像

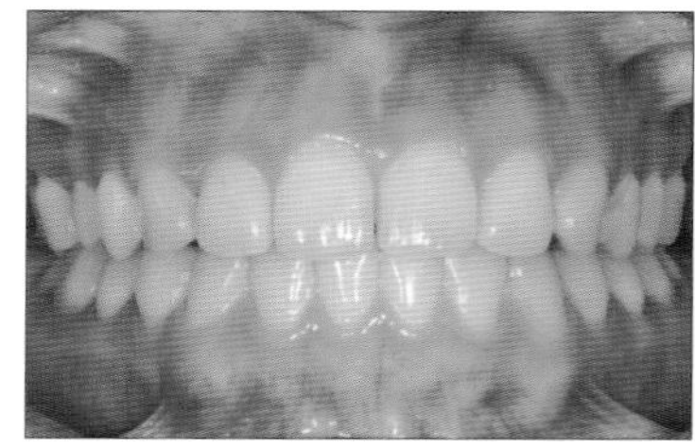
2014-03 正面咬合像

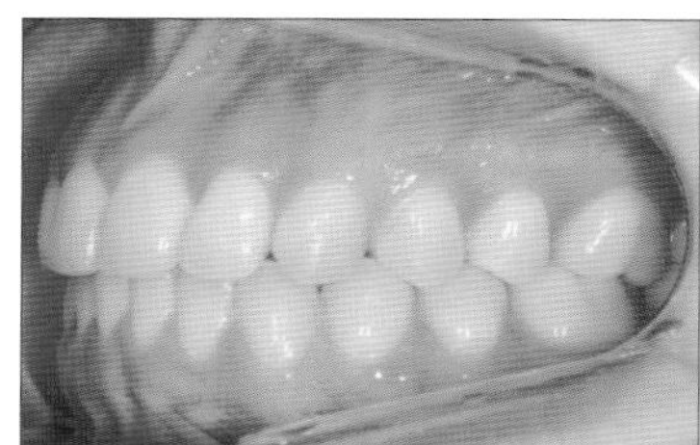
2014-03 左侧咬合像

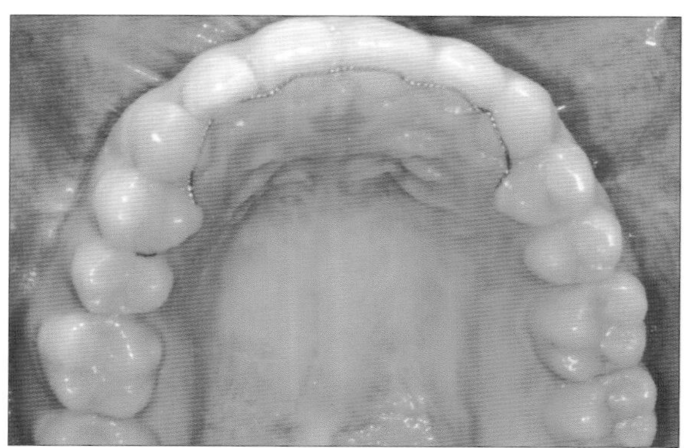
2014-03 上颌骀面像

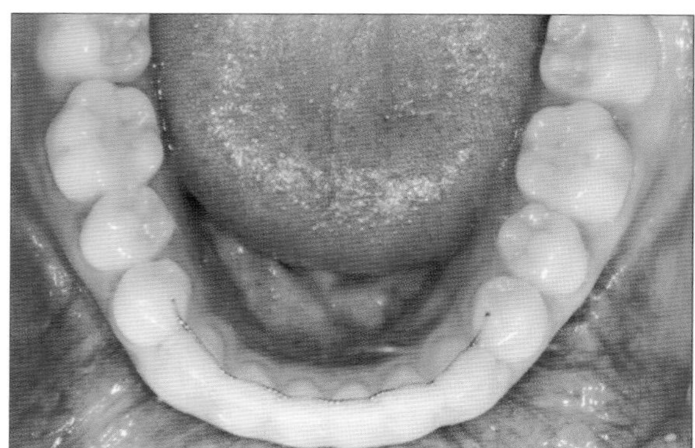
2014-03 下颌骀面像

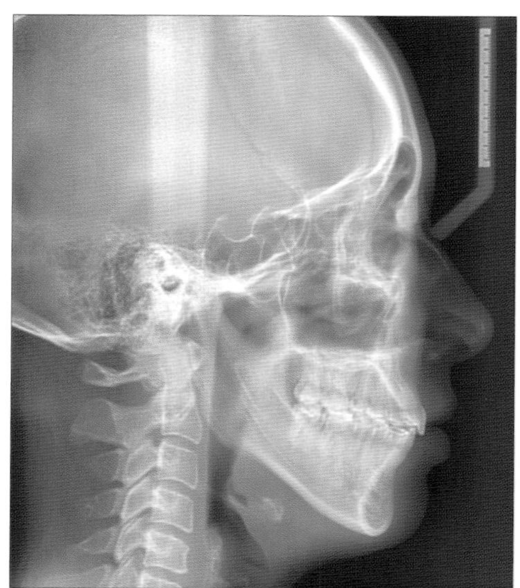
2014-03 头颅侧位片

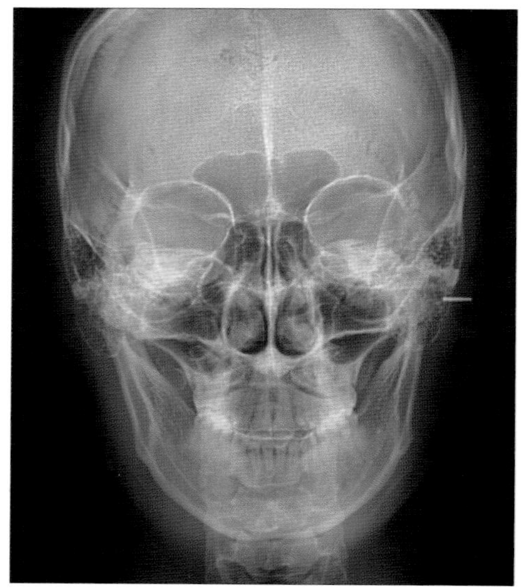
2014-03 头颅正位片

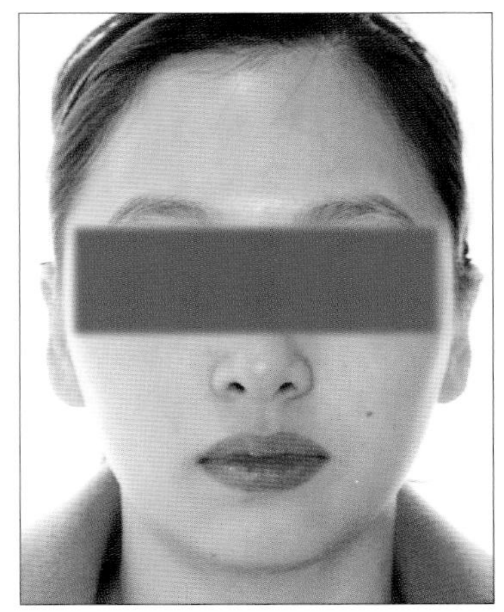

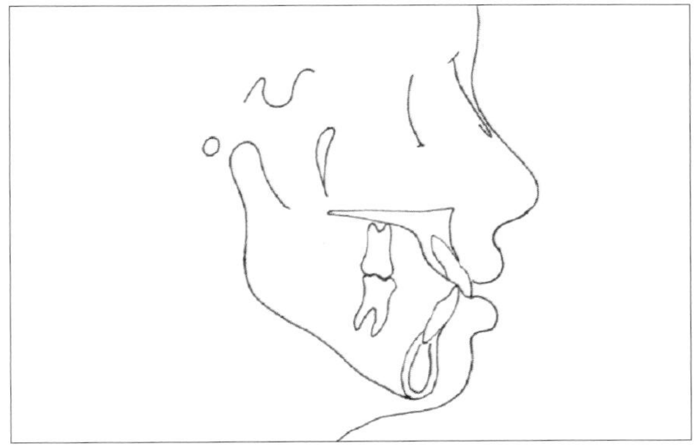

治疗前

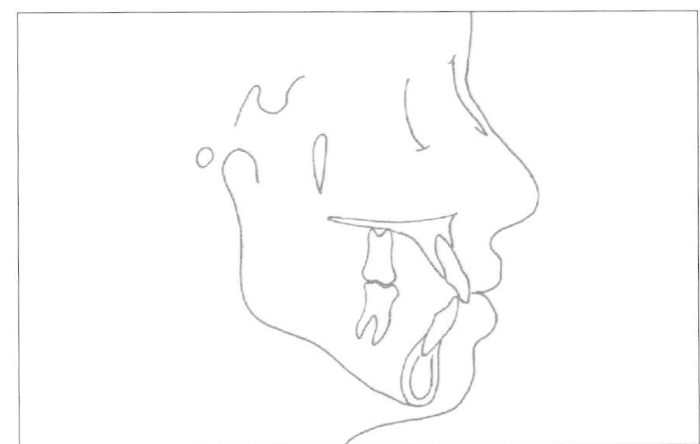

治疗后

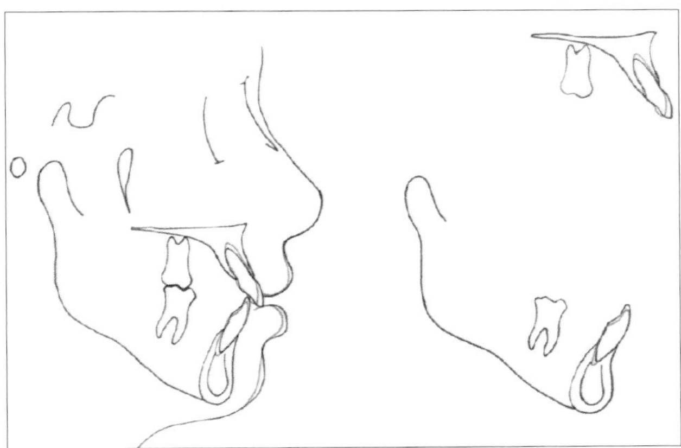

A&B重叠

第6章
安氏Ⅱ类错殆矫治机制

由于涉及多个变量，所以有许多常用的治疗方法来矫治安氏Ⅱ类错殆。Incognito™矫治器系统可以与固定和可拆卸的Ⅱ类校正的方法兼容。该矫治器是个性化定制的、可靠的、易于安装和使用的。

在本章中，您将看到一些示例：

- 颌间牵引。
- Forsus™ Ⅱ类矫治器。
- Herbst®矫治器。
- 种植支抗（TADs）。
- 手术。
- 在患者能使用Ⅱ类牵引，又需要纠正Ⅱ类错殆的情况，考虑使用Forsus™ Ⅱ类矫治器。
- 有些患者发现在舌侧放置Ⅱ类、Ⅲ类，或者三角牵引不舒服，或者难以放置。在这种情况下，考虑在牙齿唇侧上放置牵引扣进行牵引。

颌间牵引

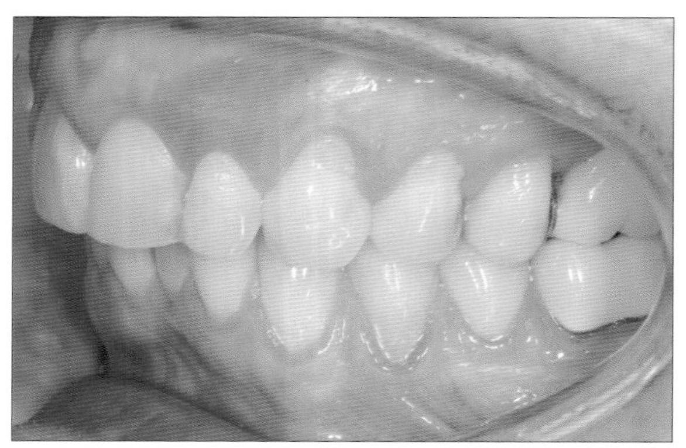

示例1

Ⅱ类或Ⅲ类牵引用在治疗将近结束时，协调上牙弓和下牙弓。

此患者展示了左侧出现Ⅱ类错骀。

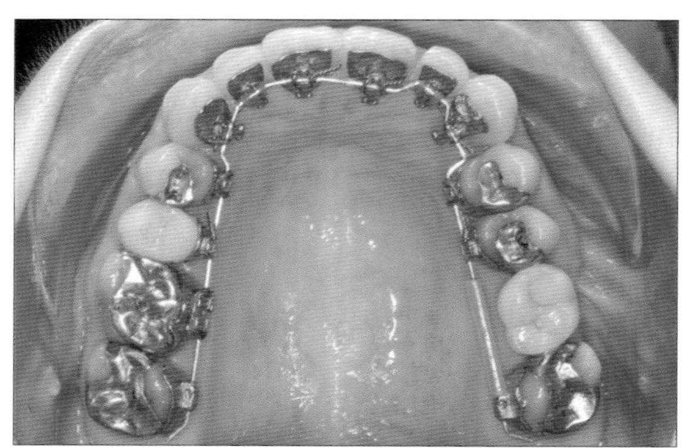

0.016"×0.022" 不锈钢弓丝入槽，增加Ⅱ类牵引，在左下第二磨牙的颊侧粘接树脂扣。

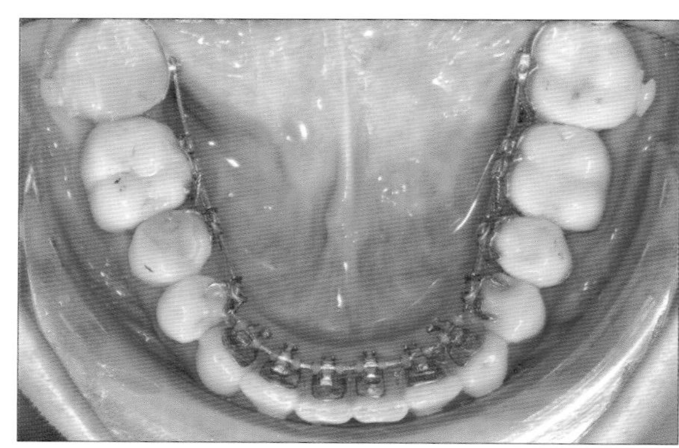

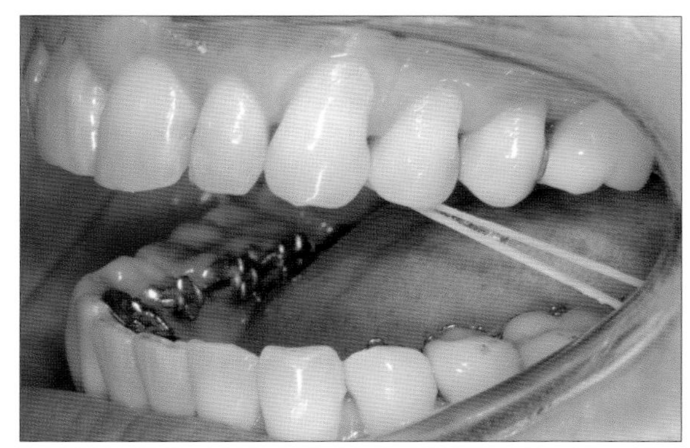

Ⅱ类牵引挂在左上颌尖牙的牵引钩以及左下第二磨牙的树脂扣上，颌间牵引穿过𬌗面，内–外的结构对患者来说比内–内的结构更加舒适。通过在上颌尖牙颊侧粘接树脂扣，也可以做成外/外的结构，但并不美观。

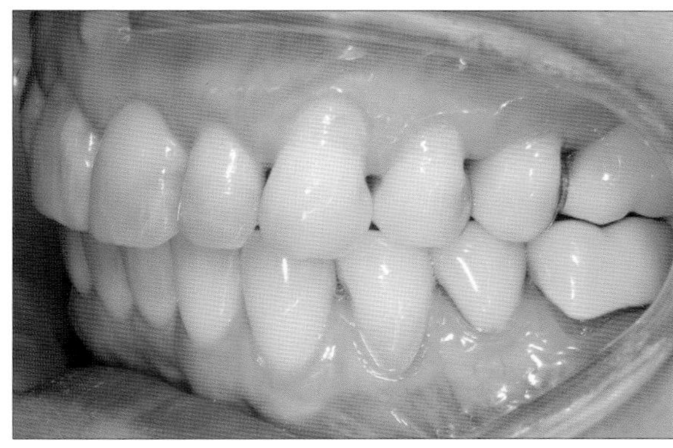

Ⅱ类牵引佩戴完成后。

示例2

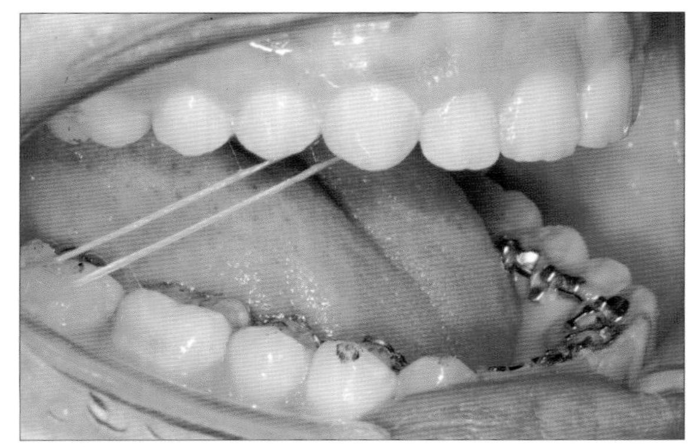
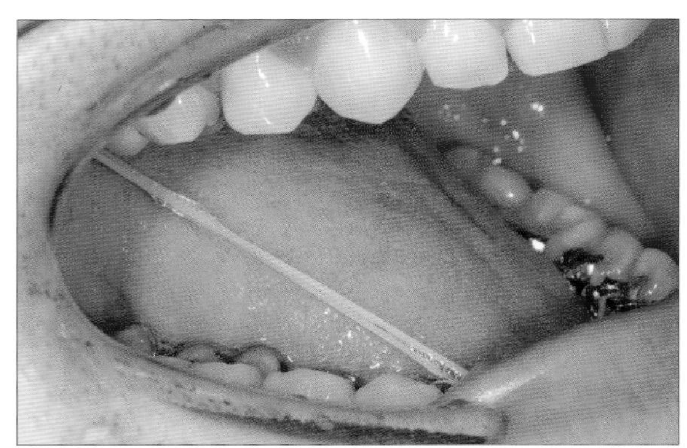

Ⅱ类牵引（左）和Ⅲ类牵引（右）。

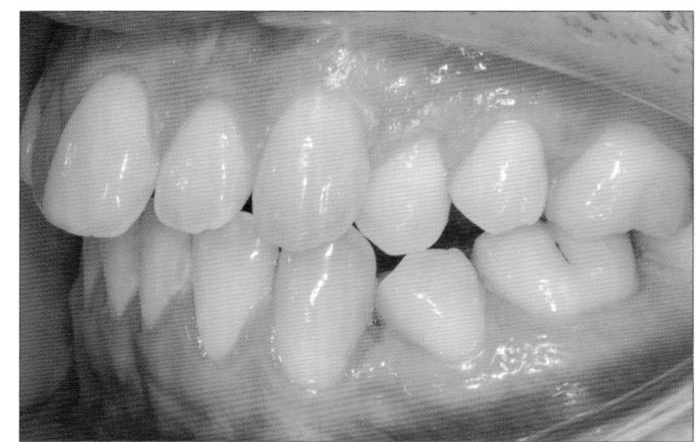
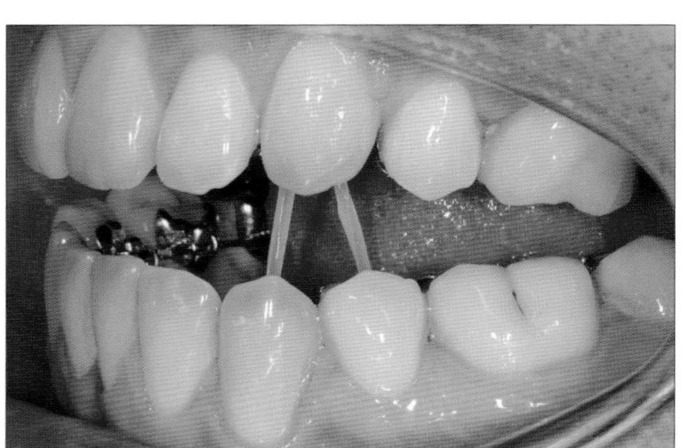

舌侧垂直牵引。

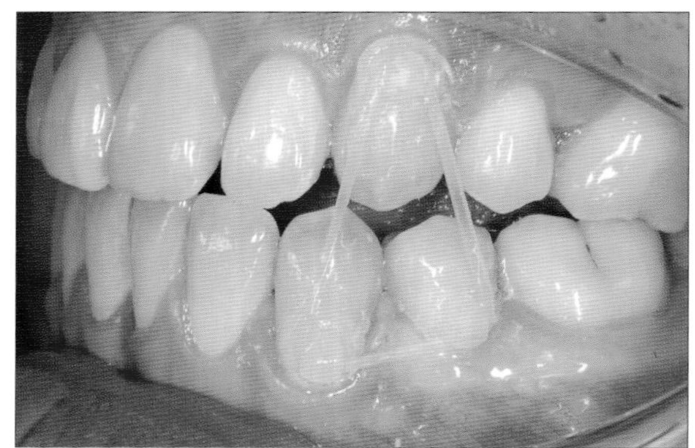
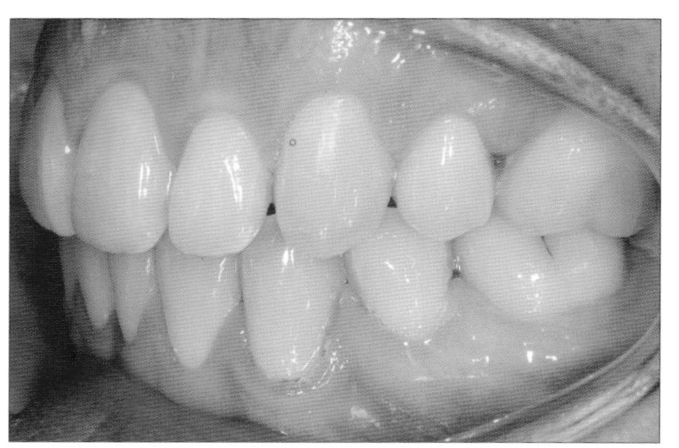

唇侧树脂扣垂直牵引。

示例3

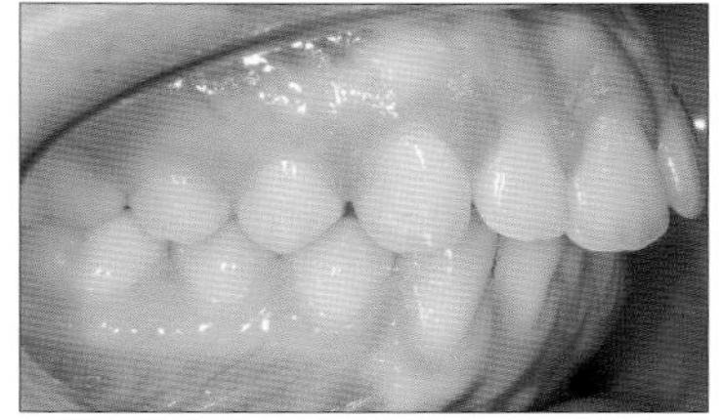
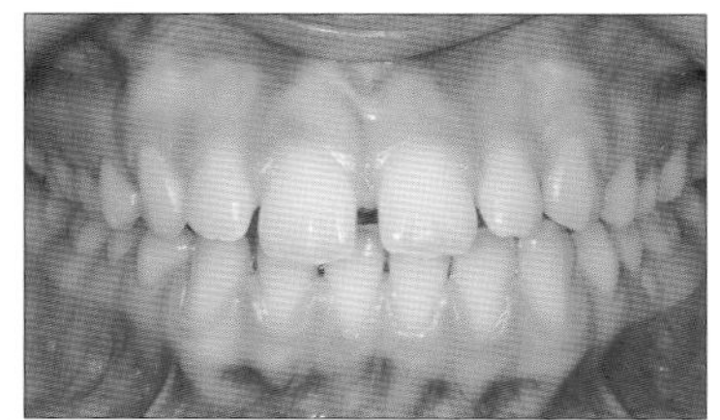
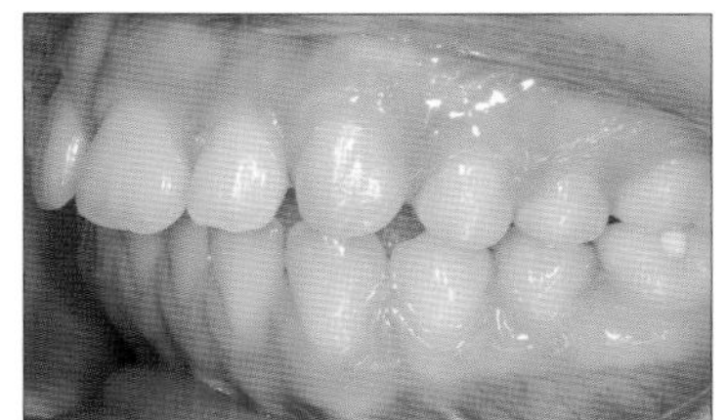

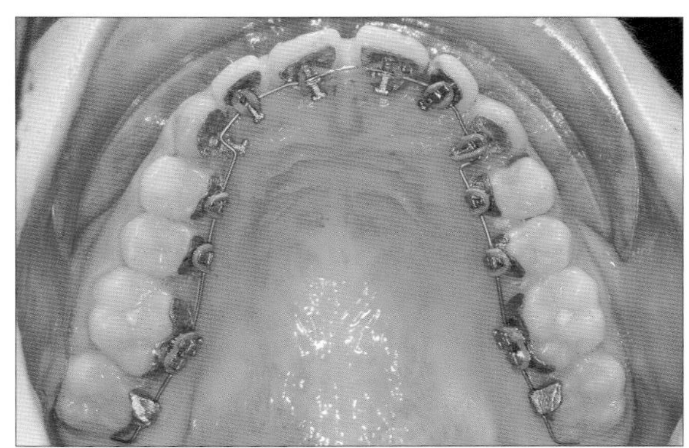
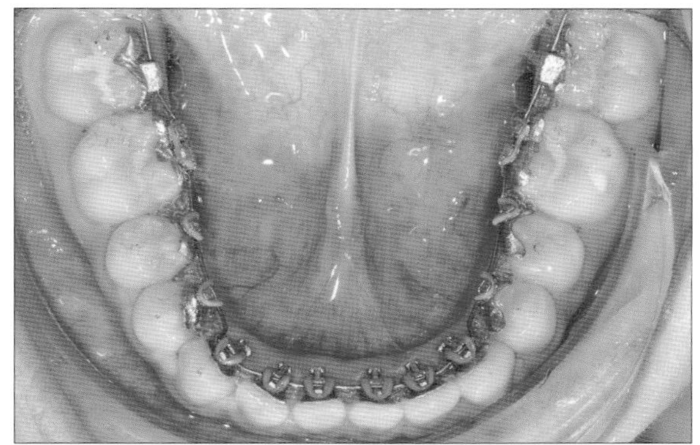

Incognito™矫治器系统（2004版），应用0.016" 超弹性镍钛圆丝排齐整平。

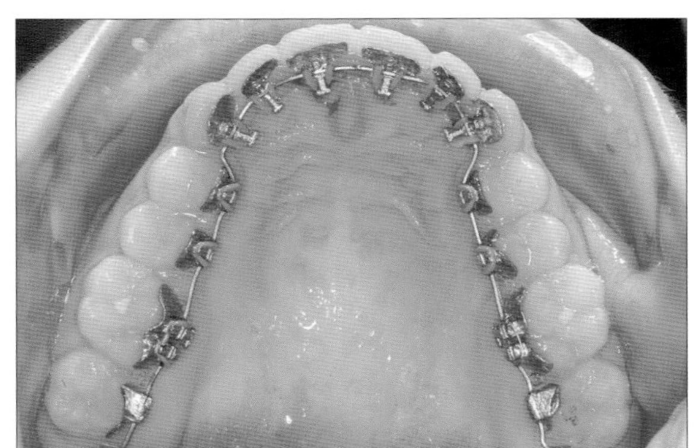
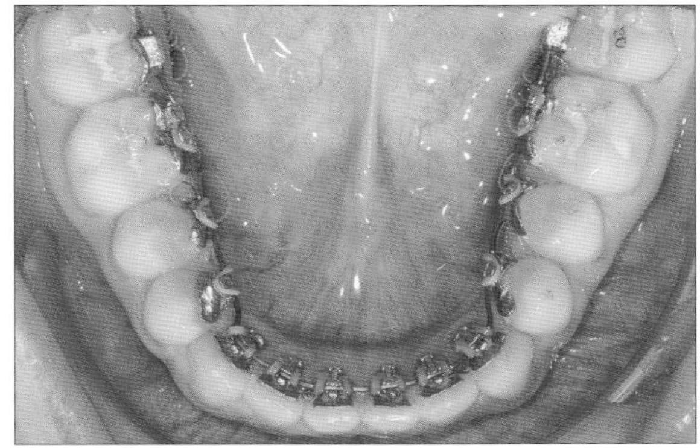

前牙间隙关闭后，应用0.016"×0.022" 超弹性镍钛弓丝，为更换不锈钢弓丝做准备。

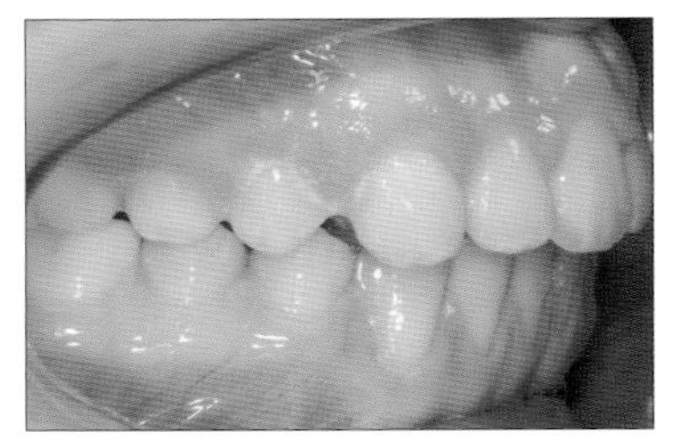
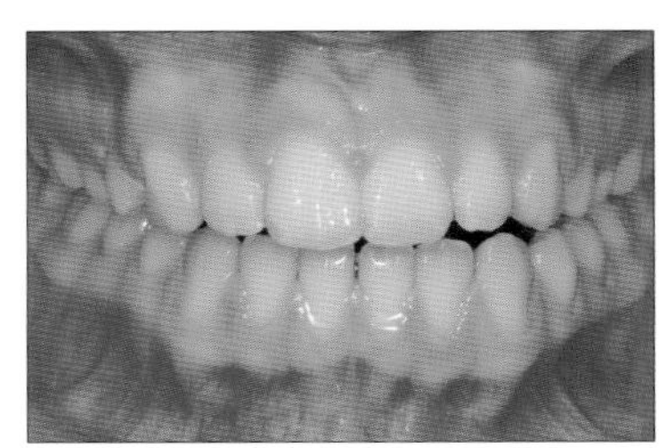
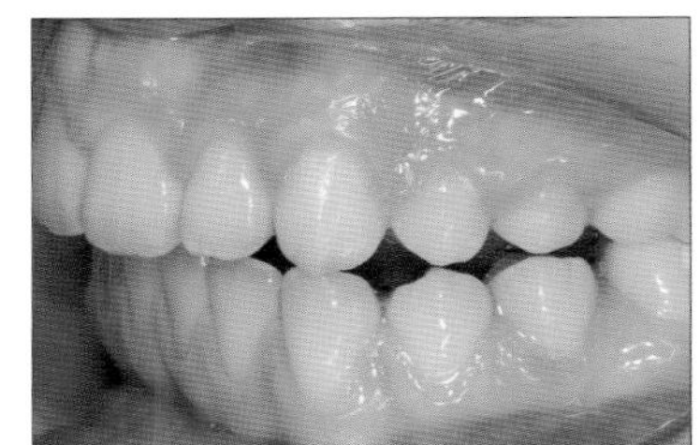

排齐整平后，双侧不对称的 II 类关系更加明显，应用 II 类牵引加以纠正。

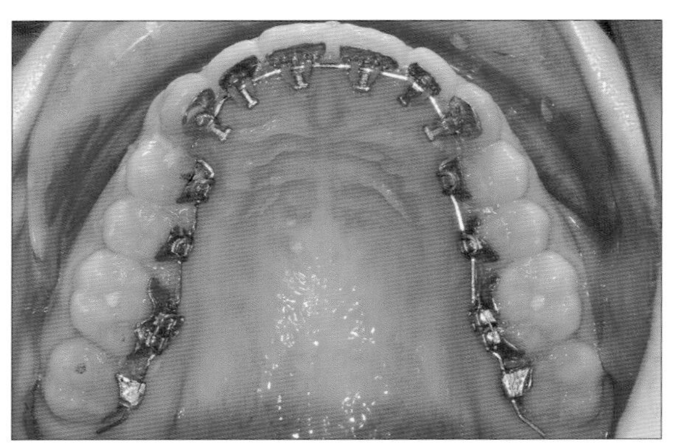
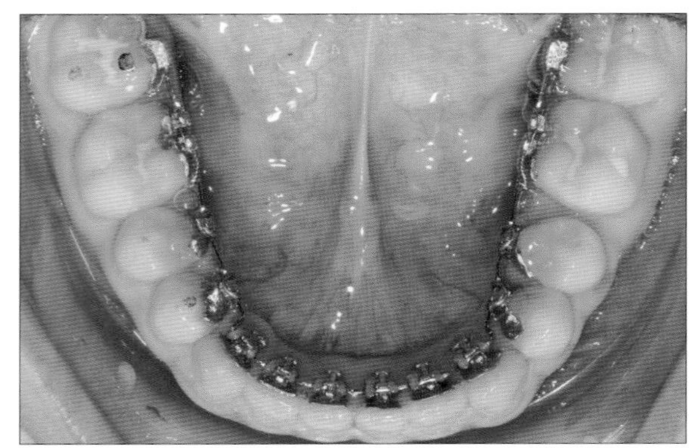

0.016"×0.022" 不锈钢弓丝用于颌间牵引，Ⅱ类牵引。

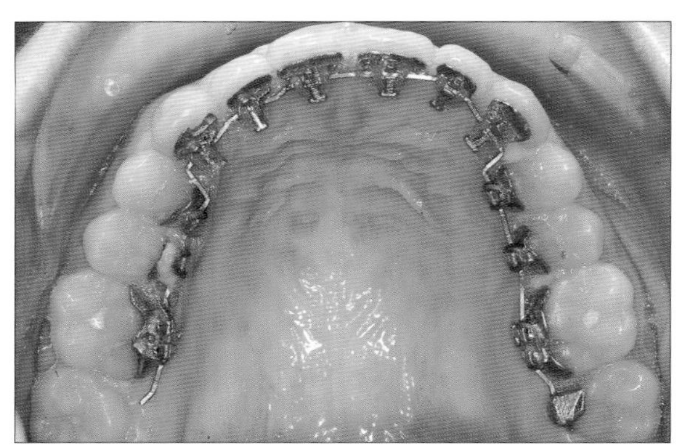
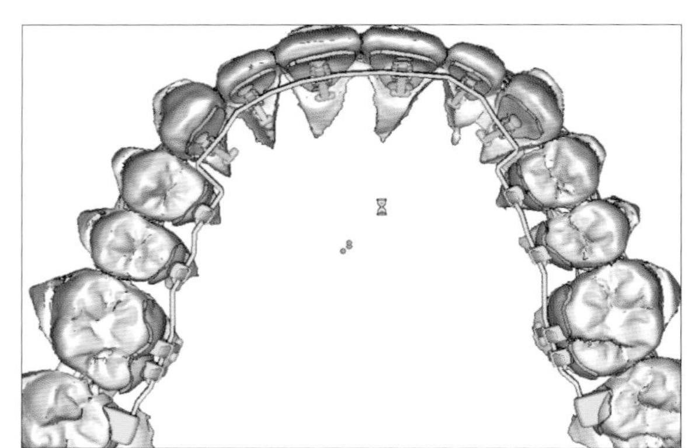
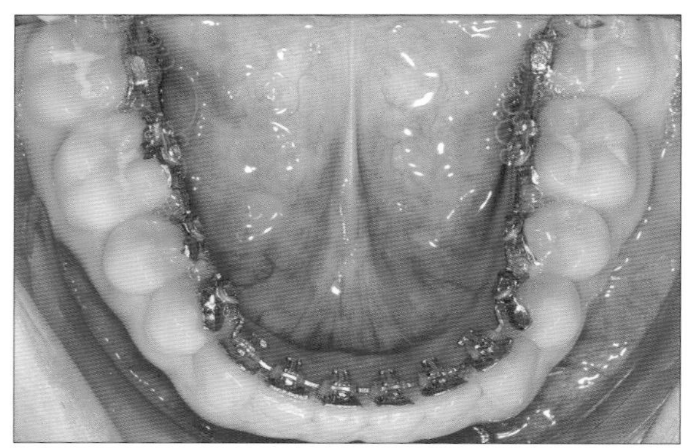
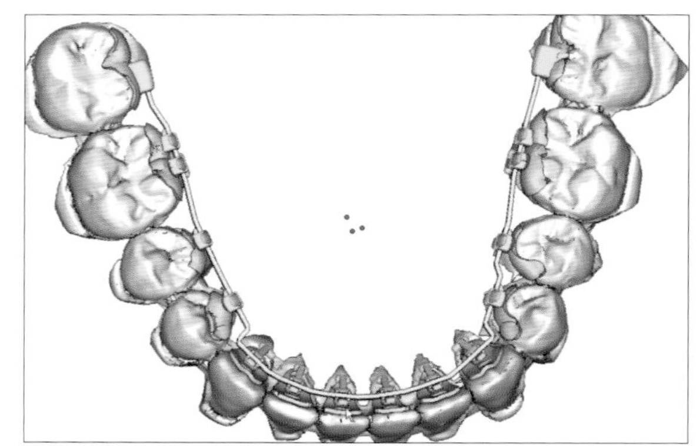

最终放置全尺寸0.0182"×0.0182" Beta Ⅲ 钛弓丝用于第三阶段控制。右上第二磨牙托槽目前已经脱落，但是不需要重粘。临床结果与数字化排牙目标相似。

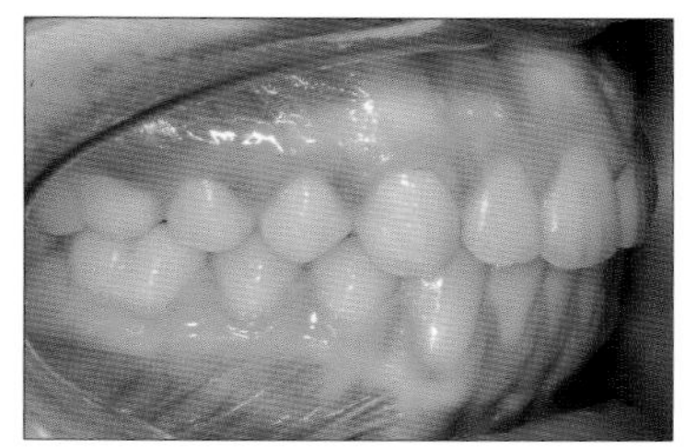
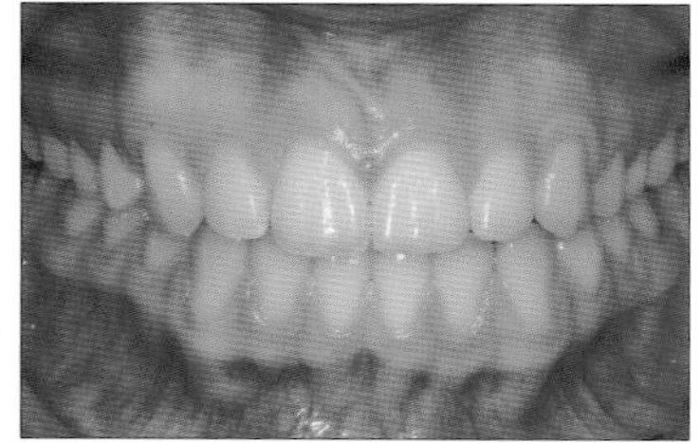
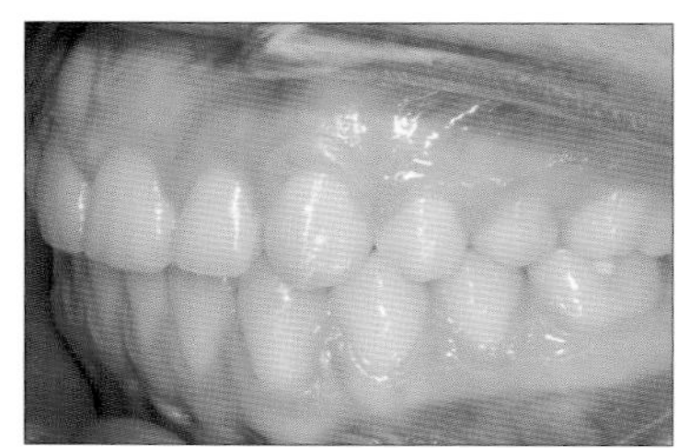
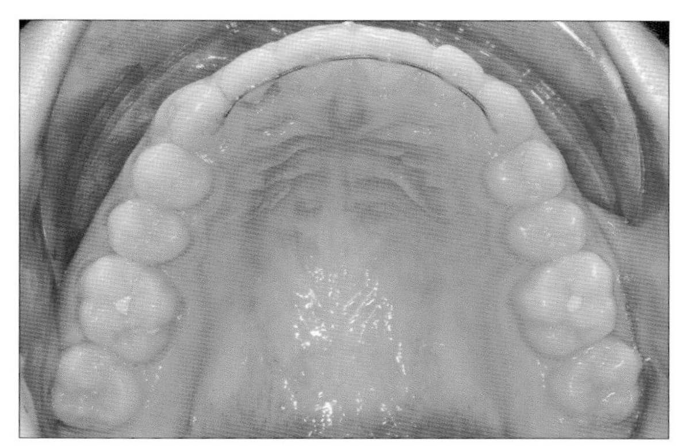
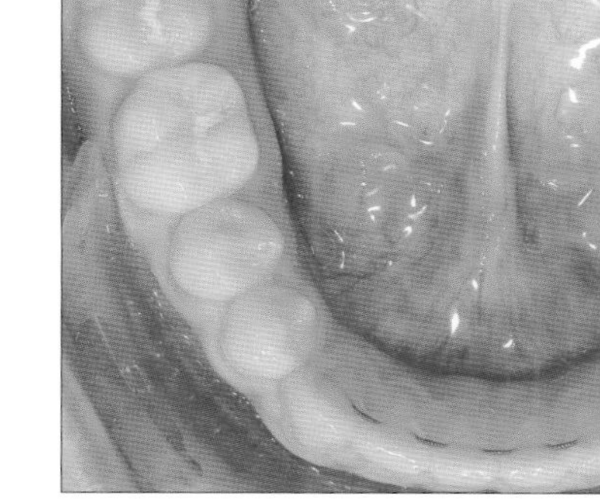

牙齿排列整齐，磨牙和尖牙均为Ⅰ类关系。

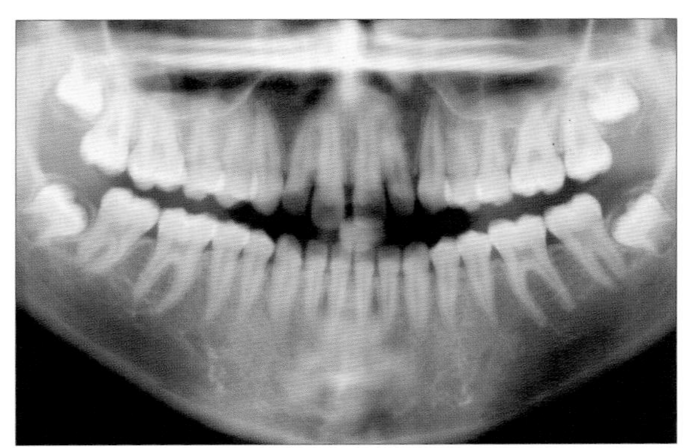
治疗前

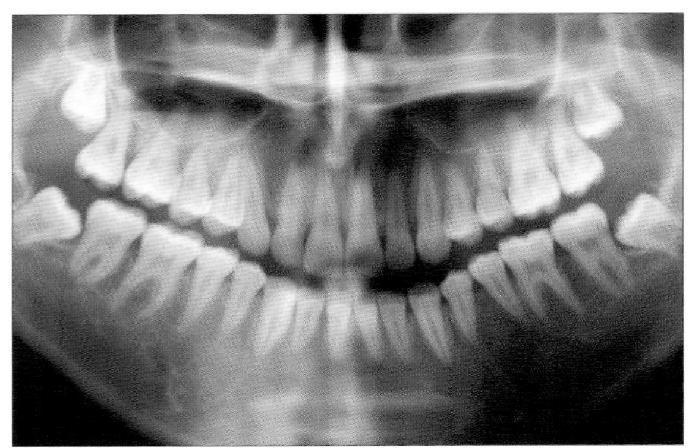
治疗后

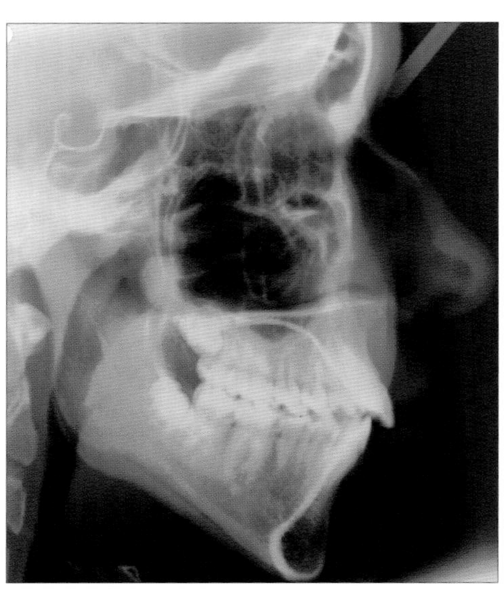
治疗前

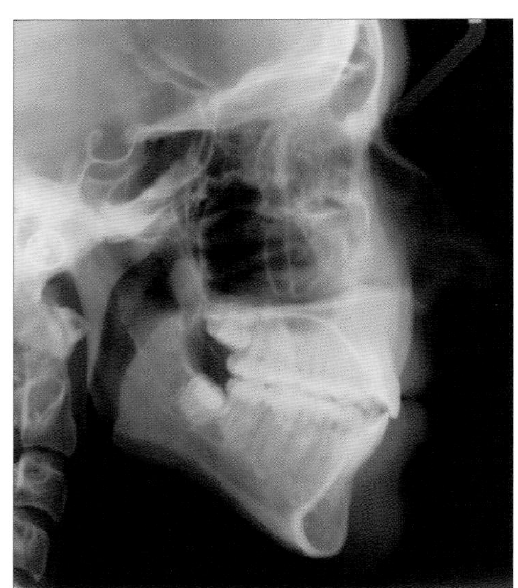
治疗后

Forsus™ Ⅱ类矫治器

应用Forsus™ FRD 纠正Ⅱ类错殆

- 安装简便。
- 患者依从性好。
- 矫治力持续（200g）。
- 持久耐用。
- 患者接受度高。

Forsus™

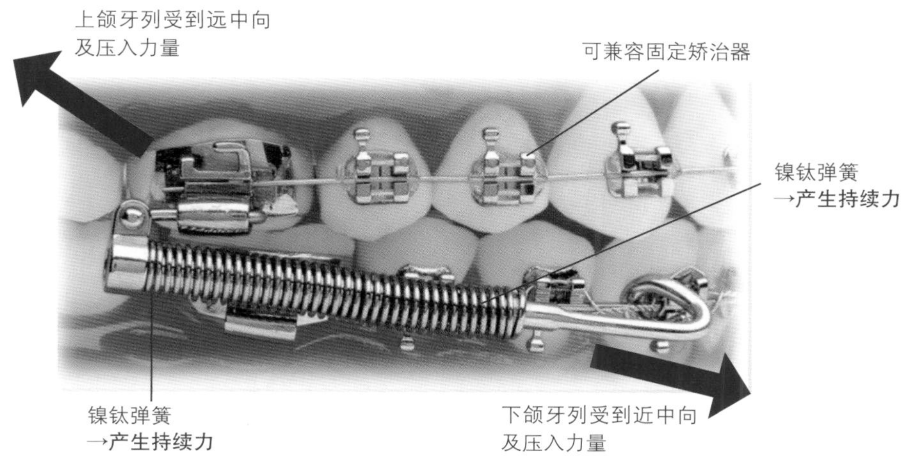

组成部分

弹簧模块

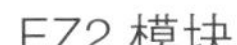

L-pin 模块

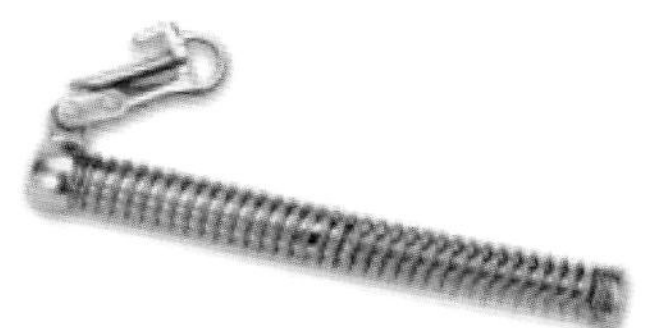

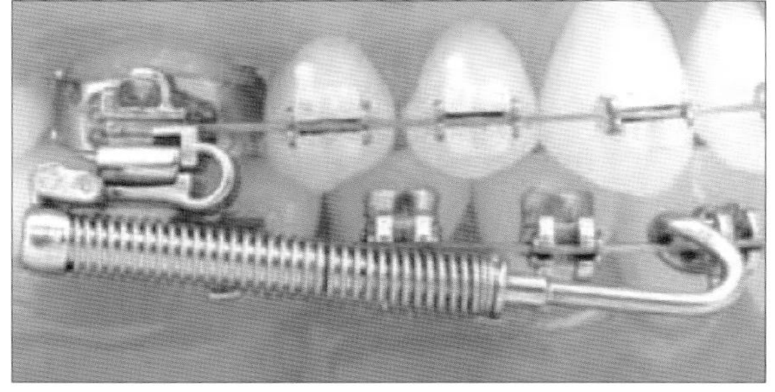

EZ2 模块

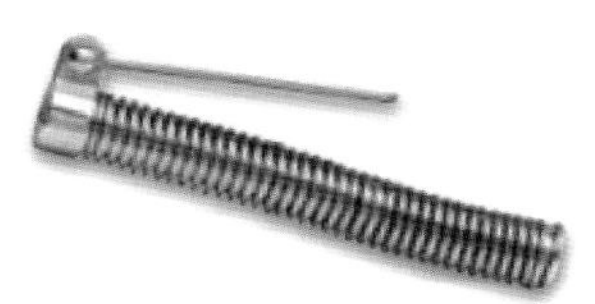

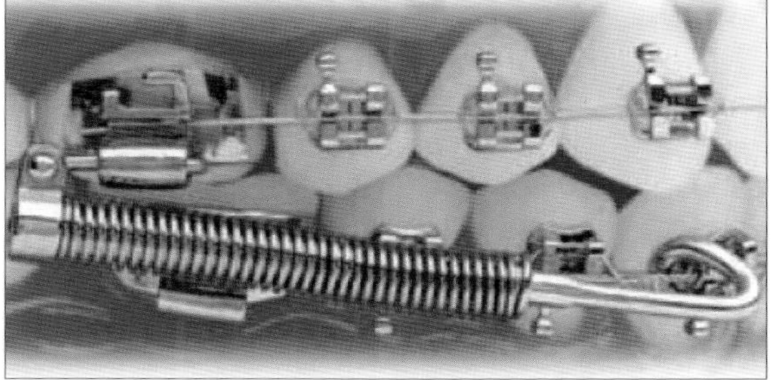

L-pin 模块

推杆

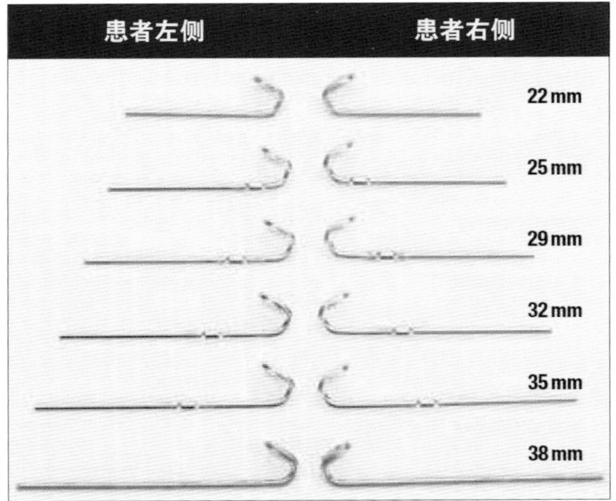

卷曲挡

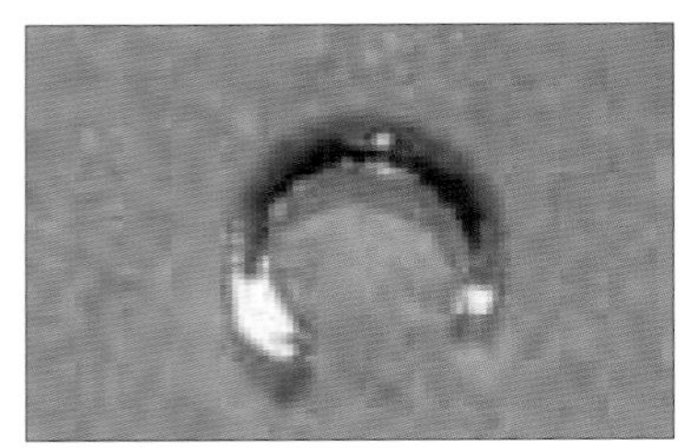
用来增大弹簧压力 (1.5mm)

橡皮挡

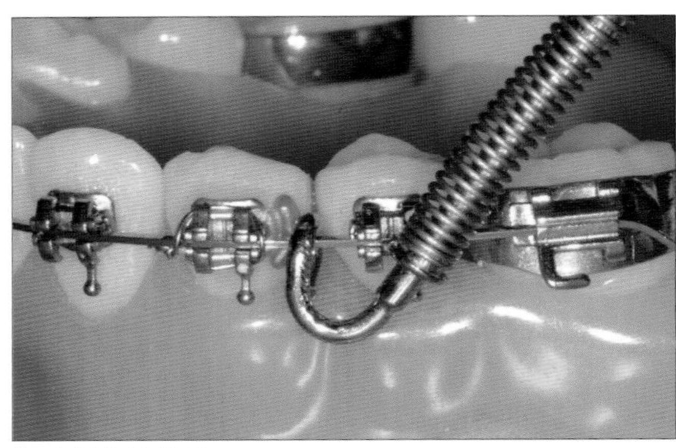
滑动杆上的垫子

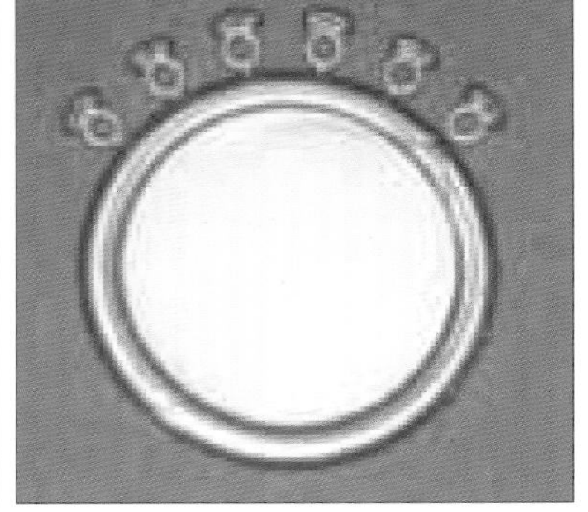

Forsus™对牙槽骨的作用

基本组成部分

下颌弓丝

0.016" × 0.024" 不锈钢弓丝或0.0182" × 0.0182" Beta Ⅲ 钛弓丝。

可用托槽

–下颌切牙–6° 转矩的MBT托槽。

–上颌磨牙–14° 转矩。

弹簧模块

–EZ2模块。

–L–pin模块。

下颌圆推杆

卷曲挡用于增加矫治力

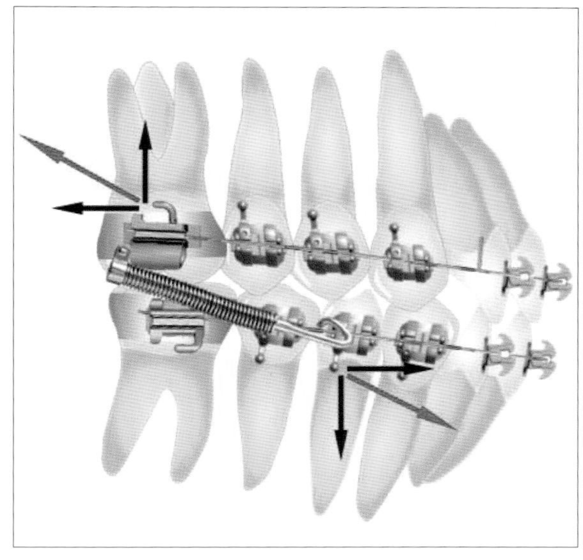

上颌

U1：内收&伸长
U6：后移&压低

下颌

L1：唇倾&压低
L6：前移&伸长

覆船：减小
覆盖：减小

船平面：顺时针旋转

为何使用切牙负转矩

切牙托槽负转矩使牙根唇向、牙冠舌向移动。

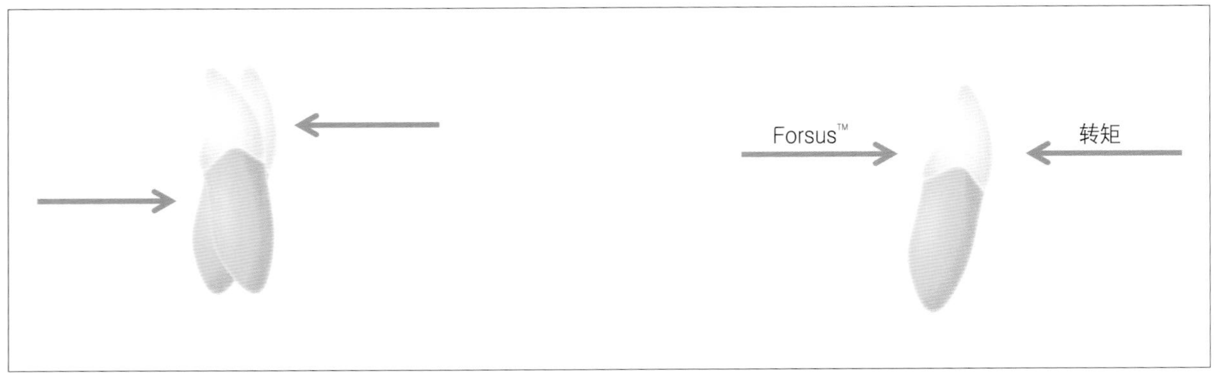

Forsus™推动杆使切牙冠唇向、根舌向移动。

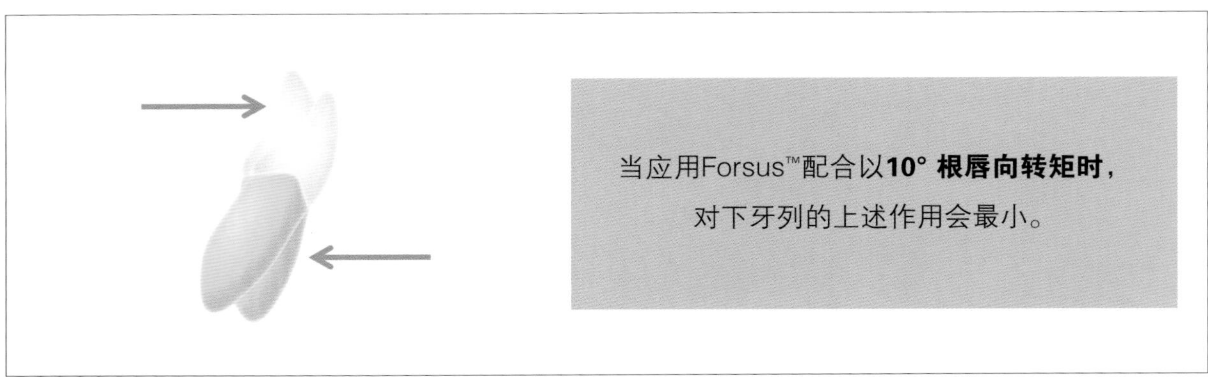

Adusumilli, J Contemp Dent Pract (2012)

Forsus™技工室设计单

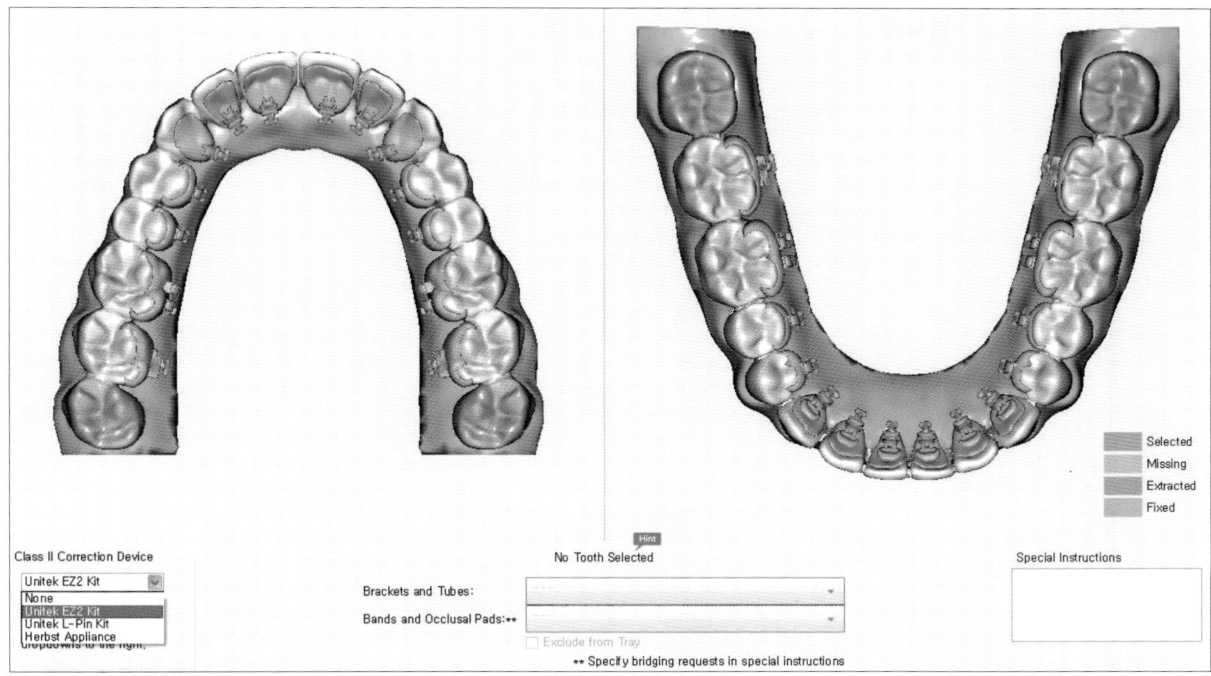

选择Ⅱ类矫治装置。

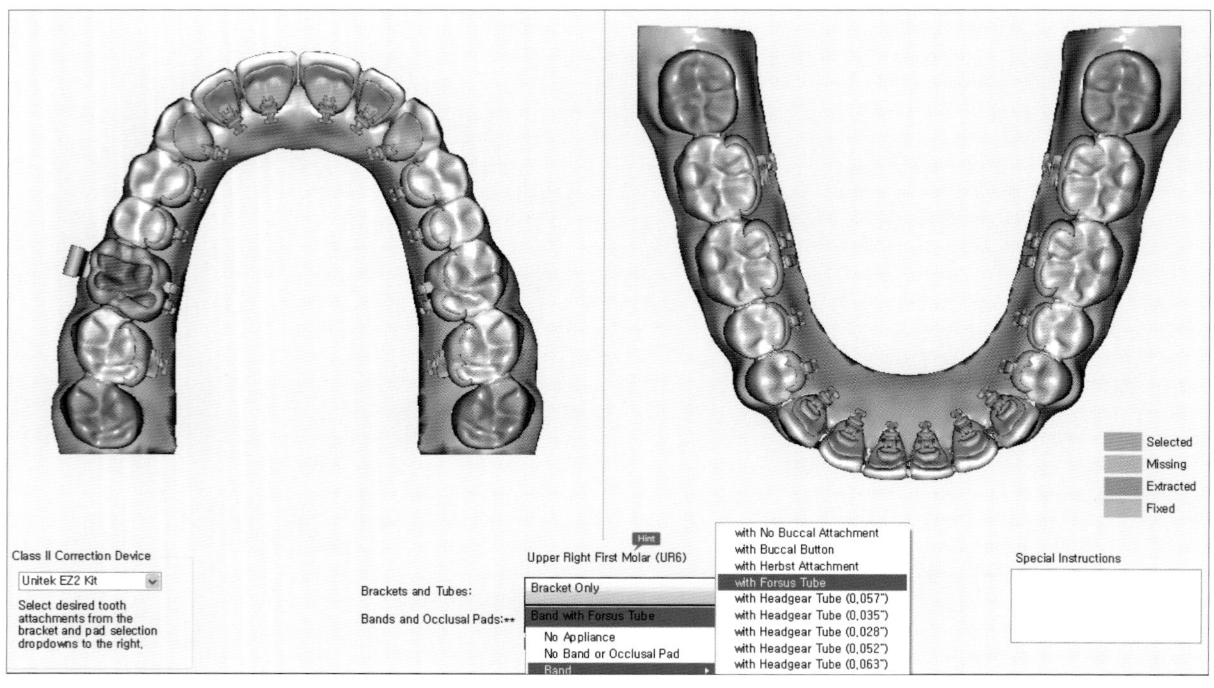

点开 “托槽和舌侧管”选项，在上颌第一磨牙选择“Forsus管”。

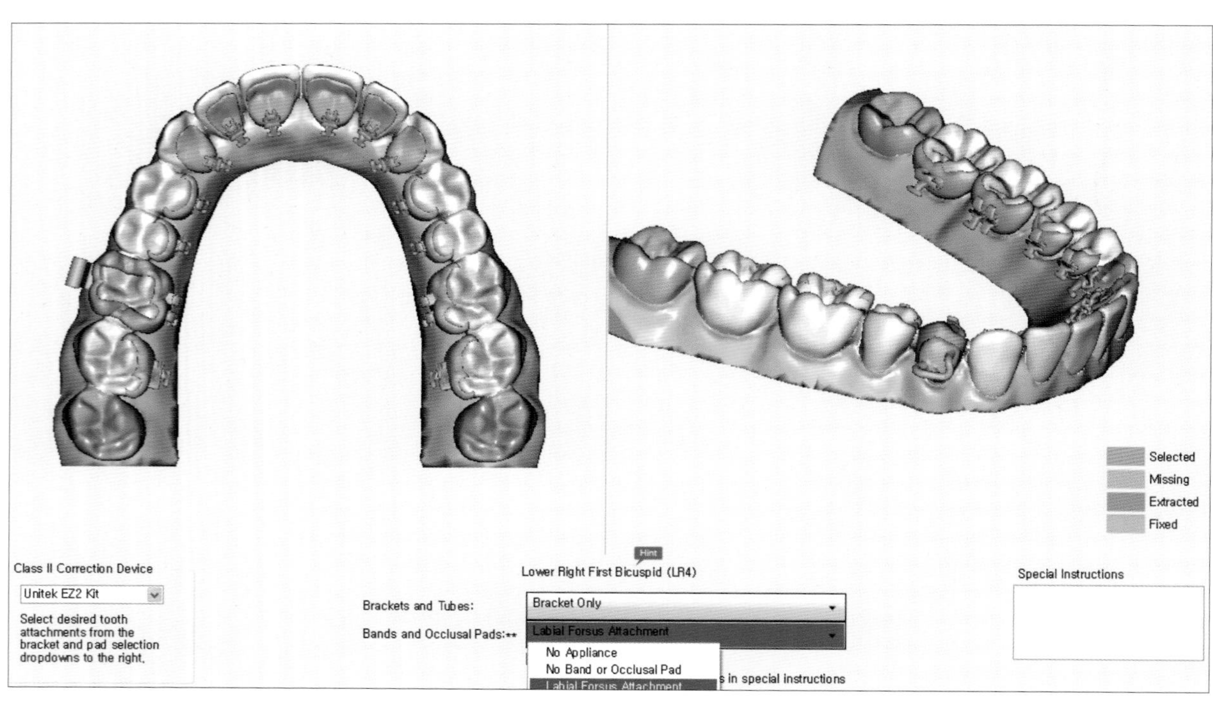

点开“带环和咬合板”选项，在下颌前磨牙选择“唇侧Forsus附件”。

应用Forsus™矫治器矫治安氏Ⅱ类畸形

- 开始日期：2010-06
- 总疗程：2012年1月仍在治疗中
- 治疗计划：
  - 在上颌第一磨牙放置可插入高位头帽的口外弓管带环
  - 由于患者要返校，选择Forsus™矫治器
  - 继续使用颌间牵引
- 下牙列弓丝序列：
  - 0.014" 超弹性镍钛弓丝
  - 0.016"×0.022" 超弹性镍钛弓丝
  - 0.018"×0.025" 超弹性镍钛弓丝
  - 0.016"×0.024" 不锈钢弓丝
  - 0.0182"×0.0182" Beta Ⅲ 钛弓丝
- 上牙列弓丝序列：
  - 0.016" 超弹性镍钛弓丝
  - 0.016"×0.022" 超弹性镍钛弓丝
  - 0.018"×0.025" 超弹性镍钛弓丝
  - 0.016"×0.024" 不锈钢弓丝
  - 0.0182"×0.0182" Beta Ⅲ 钛弓丝

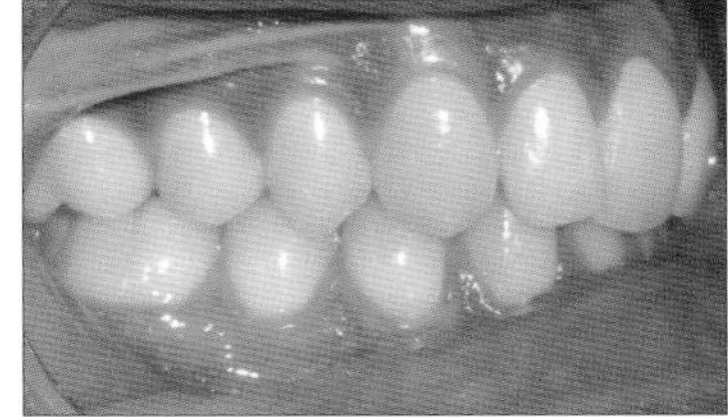
2010-06　右侧咬合像

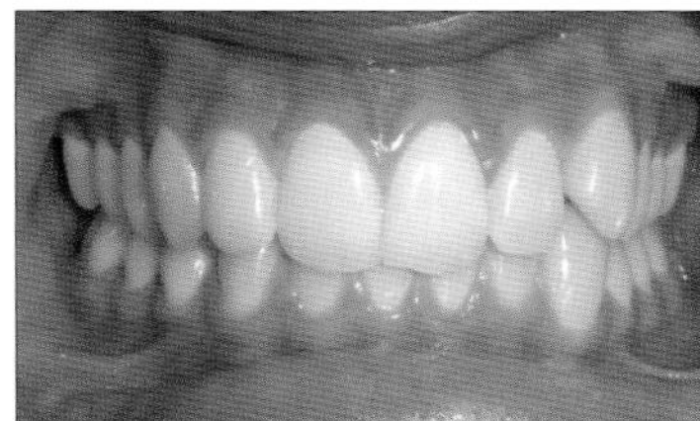
2010-06　正面咬合像

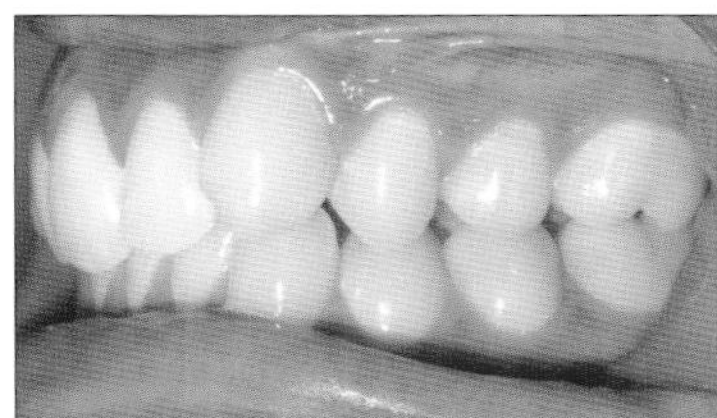
2010-06　左侧咬合像

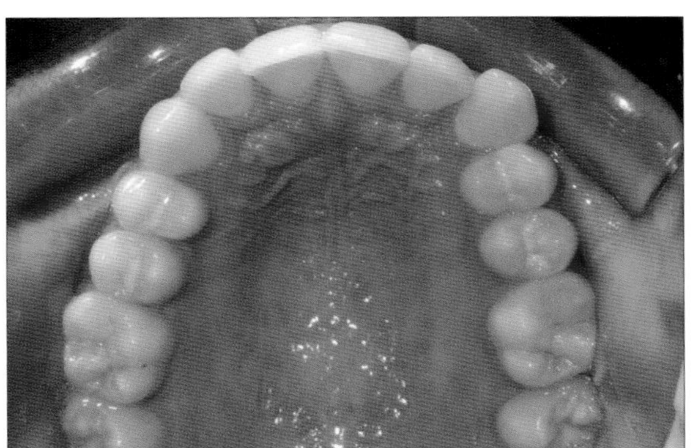
2010-06　上颌船面像

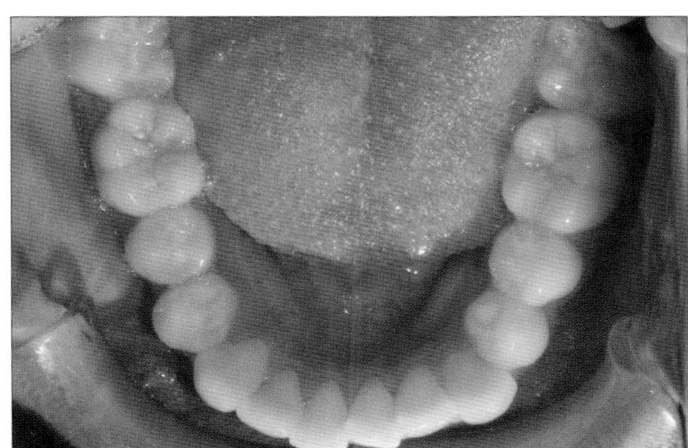
2010-06　下颌船面像

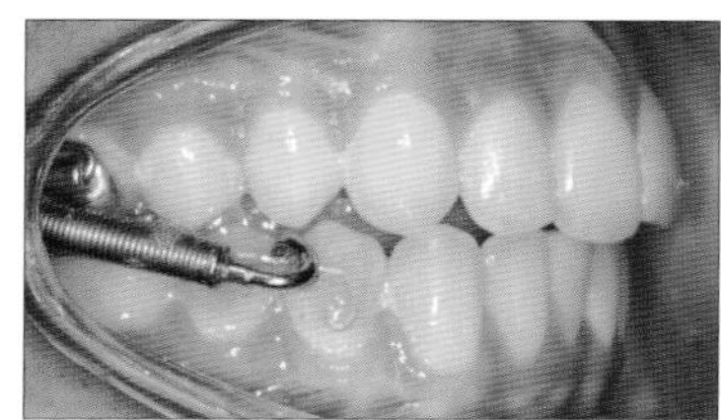
2011-02　右侧咬合像

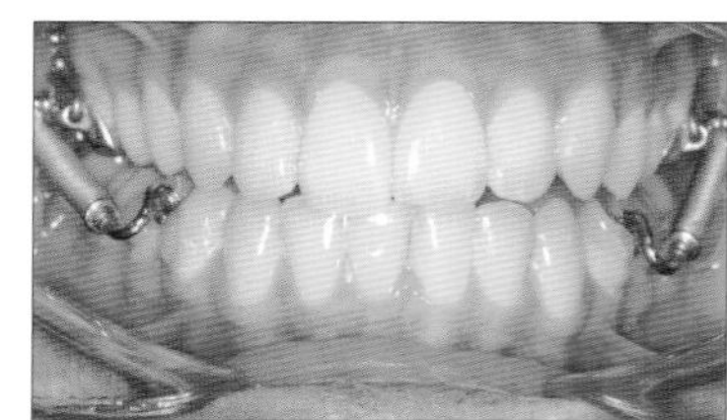
2011-02　正面咬合像

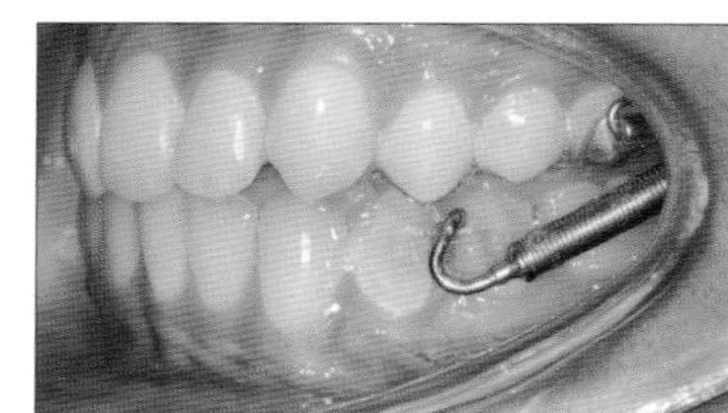
2011-02　左侧咬合像

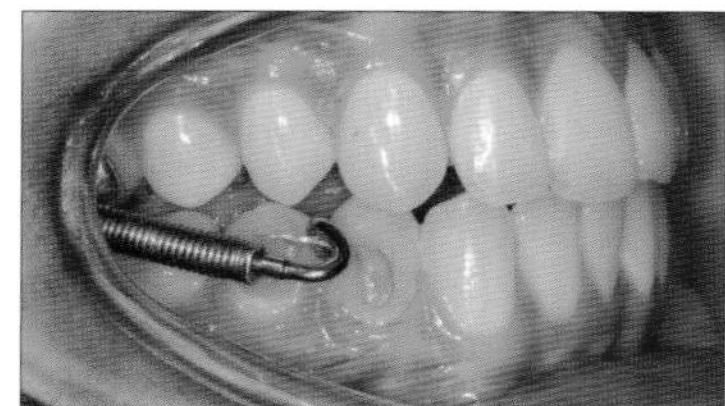
2011-03　右侧咬合像

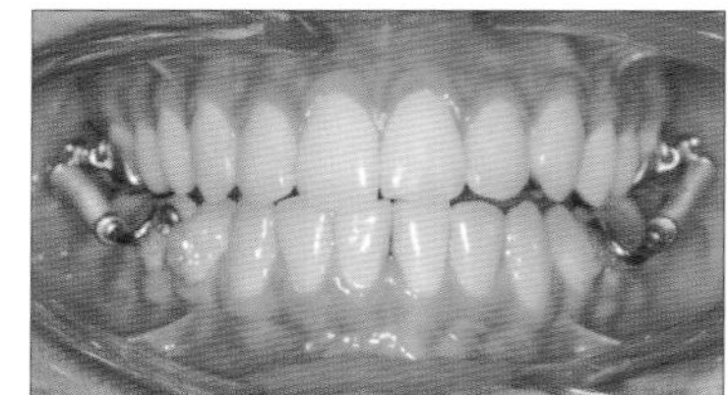
2011-03　正面咬合像

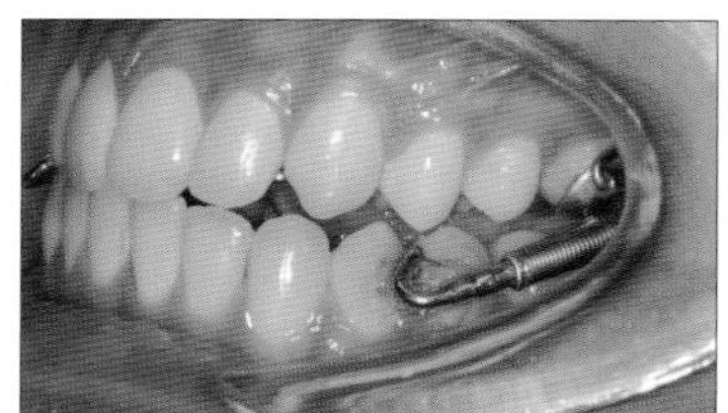
2011-03　左侧咬合像

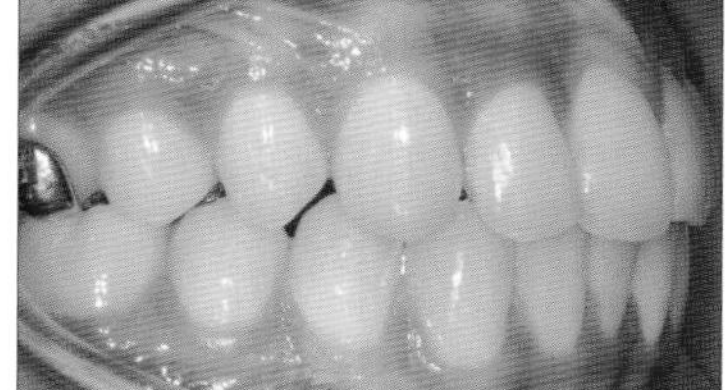
2011-06　右侧咬合像

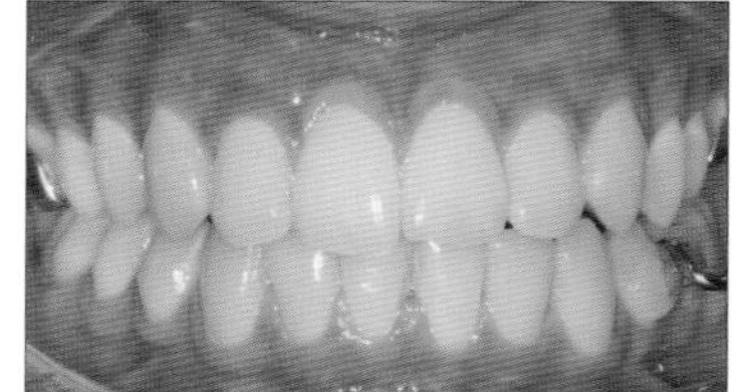
2011-06　正面咬合像

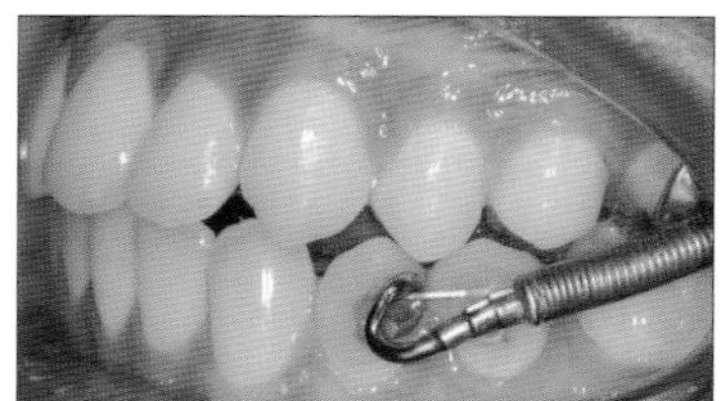
2011-06　左侧咬合像

2011年8月，去除Forsus™矫治器并粘接常规托槽代替带环。

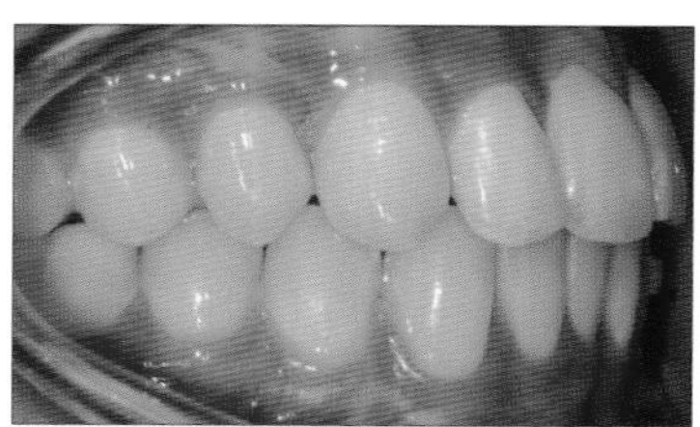
2011-11　右侧咬合像

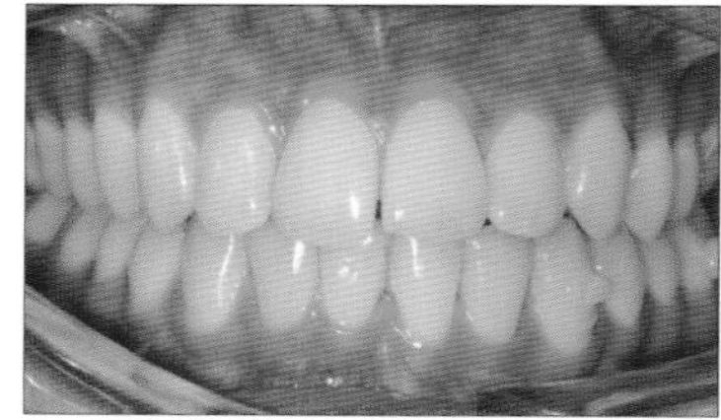
2011-11　正面咬合像

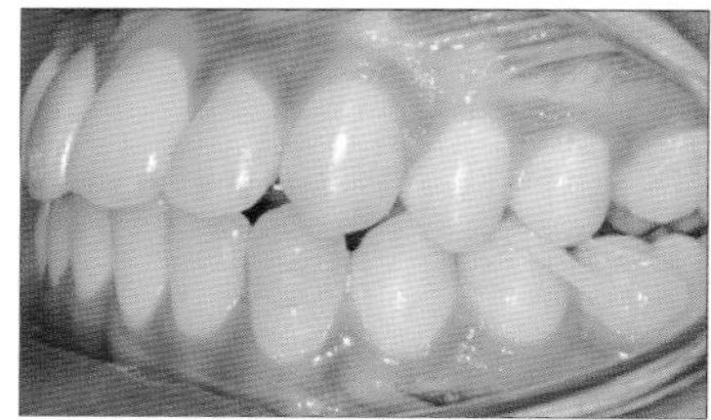
2011-11　左侧咬合像

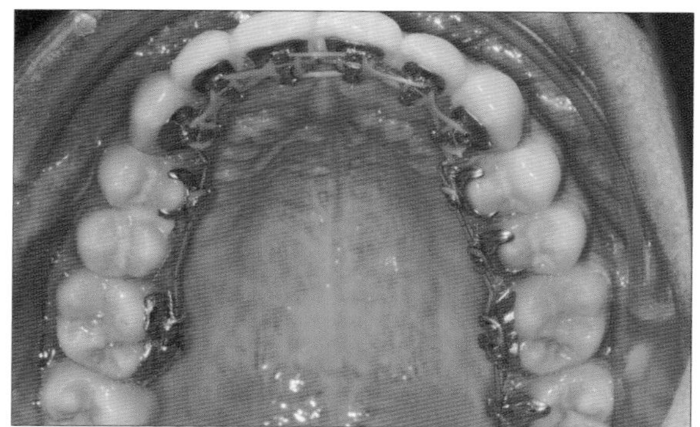
2011-11　上颌殆面像

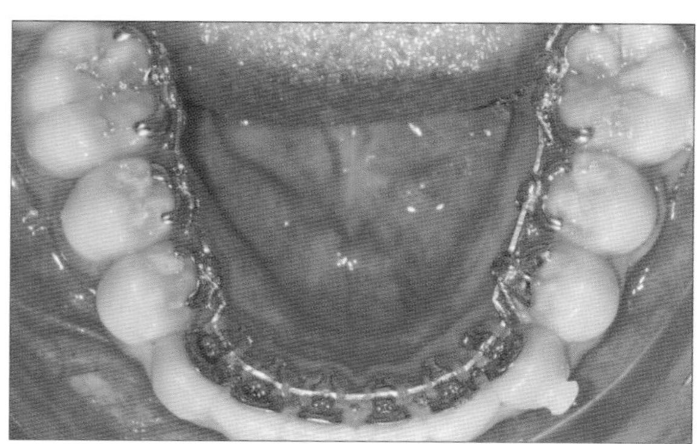
2011-11　下颌殆面像

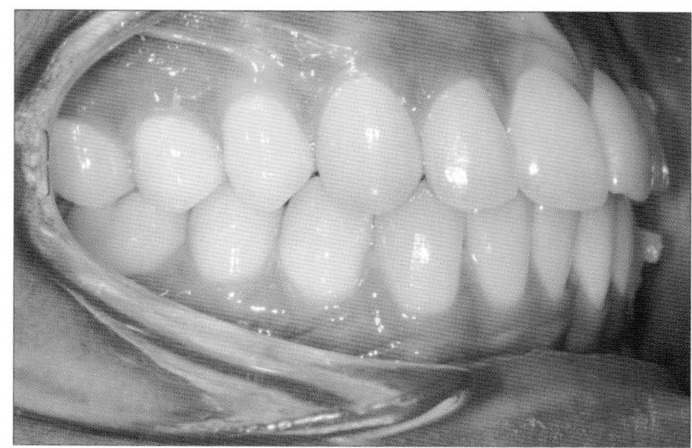
2012-01　右侧咬合像

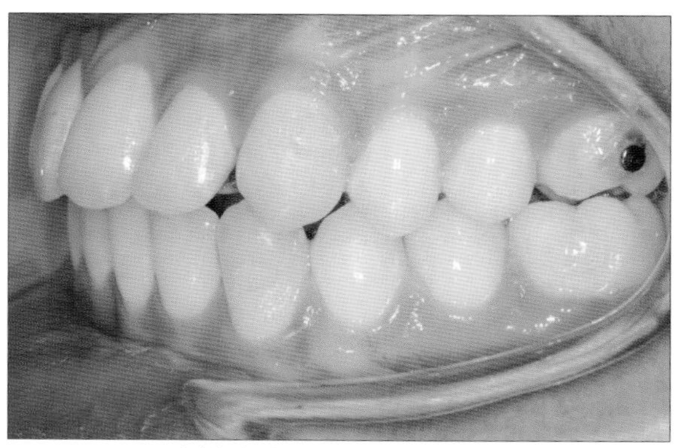
2012-01　左侧咬合像

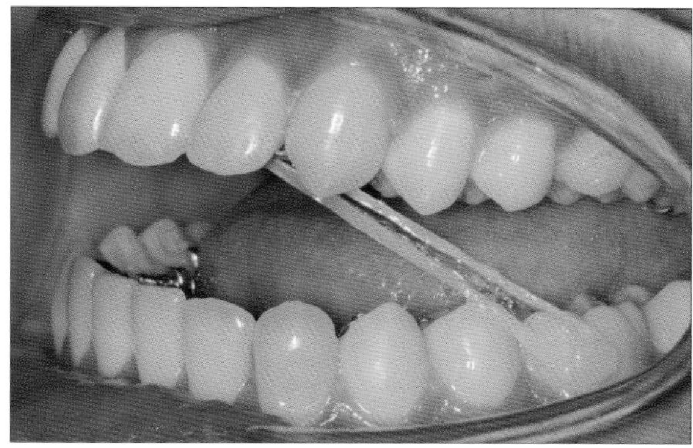
2012-01　Ⅱ类牵引

Forsus™病例

- 开始日期：2012-04
- 总疗程：待定
- 治疗计划：

  -非拔牙矫治/Forsus™矫治器
- 上牙列弓丝序列：

  -0.014" 超弹性镍钛弓丝

  -0.016" 超弹性镍钛弓丝

  -0.016" × 0.022" 超弹性镍钛弓丝

  -0.016" × 0.024" 不锈钢弓丝

  -0.0182" × 0.0182" TMA弓丝
- 下牙列弓丝序列：

  -0.016"超弹性镍钛弓丝

  -0.022" 超弹性镍钛弓丝

  -0.018" 超弹性镍钛弓丝

  -0.025" 不锈钢弓丝

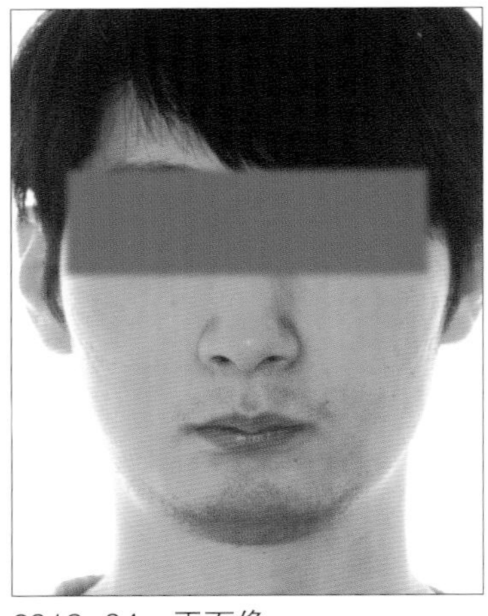

2012-04　正面像

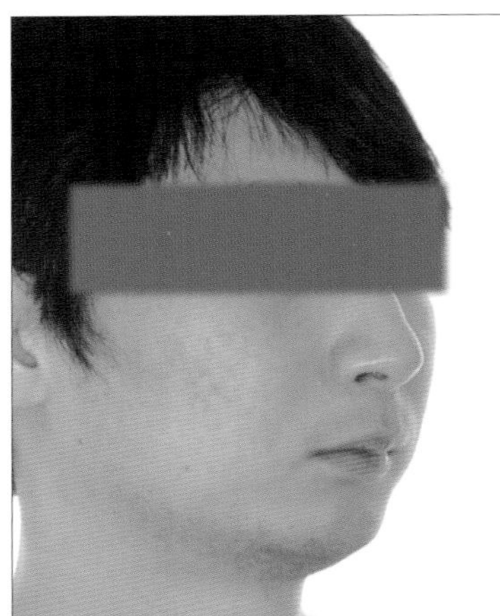

2012-04　侧面像

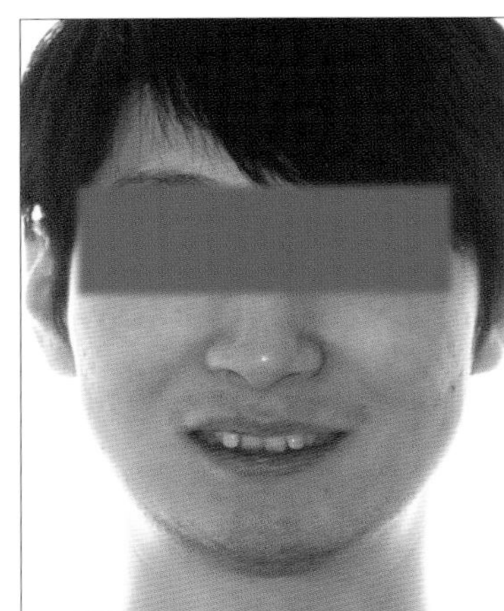

2012-04　正面微笑像

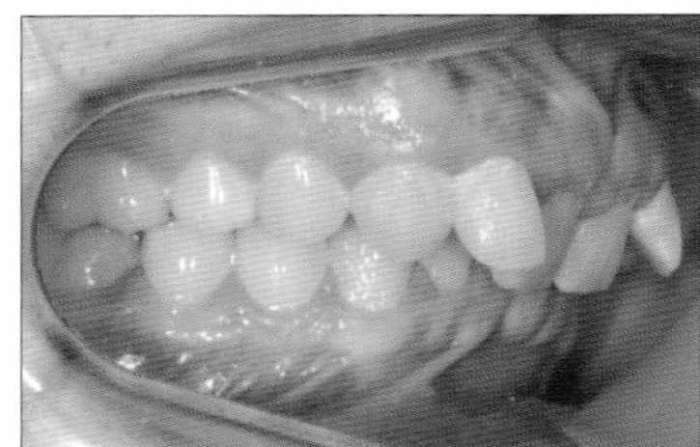

2012-04　右侧咬合像

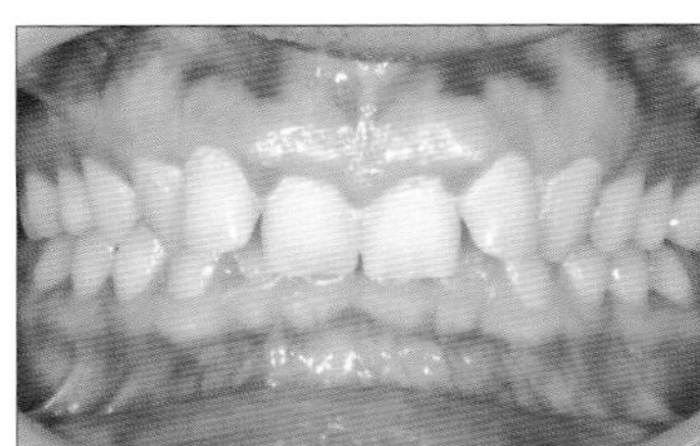

2012-04　正面咬合像

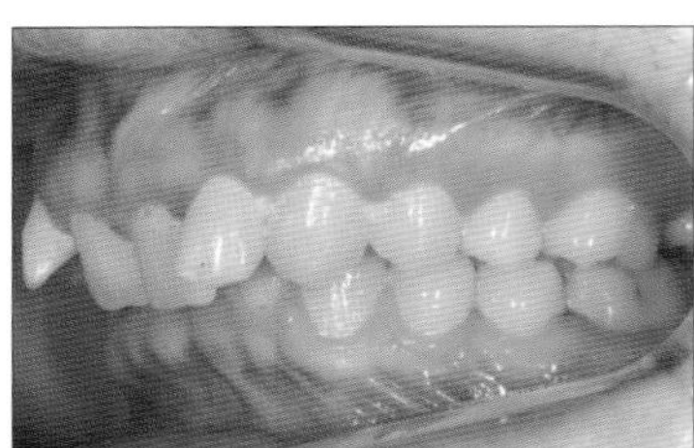

2012-04　左侧咬合像

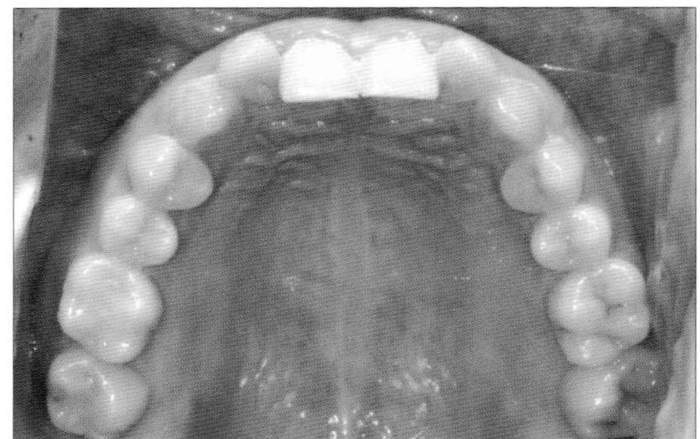

2012-04　上颌殆面像

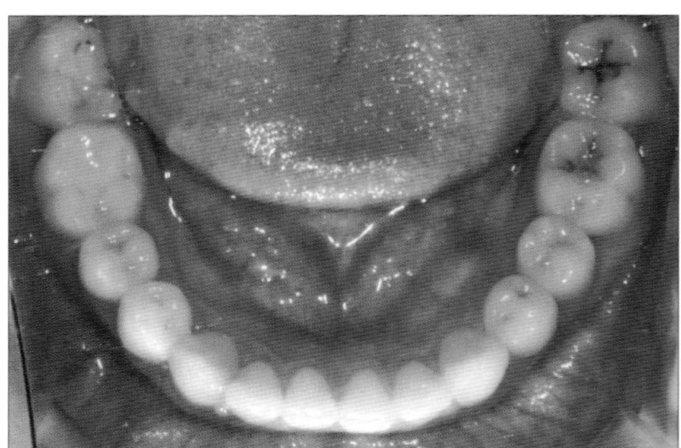

2012-04　下颌殆面像

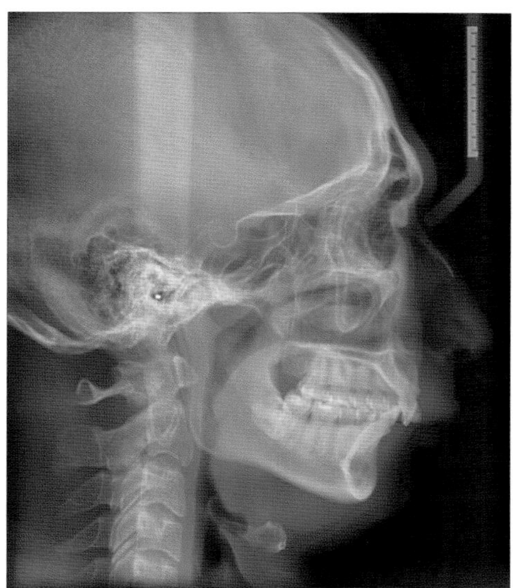

2012-04　头颅侧位片

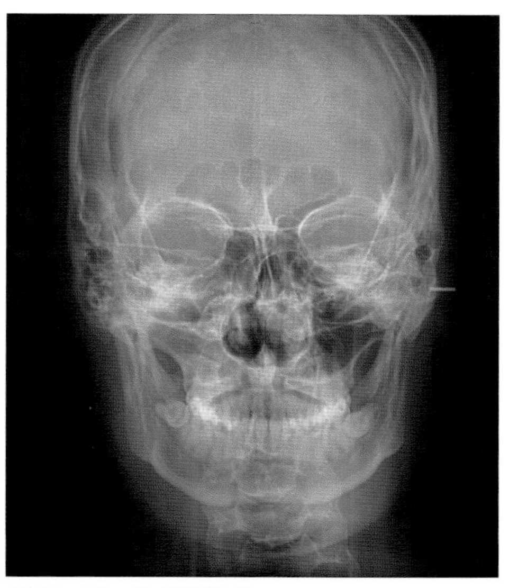

2012-04　头颅正位片

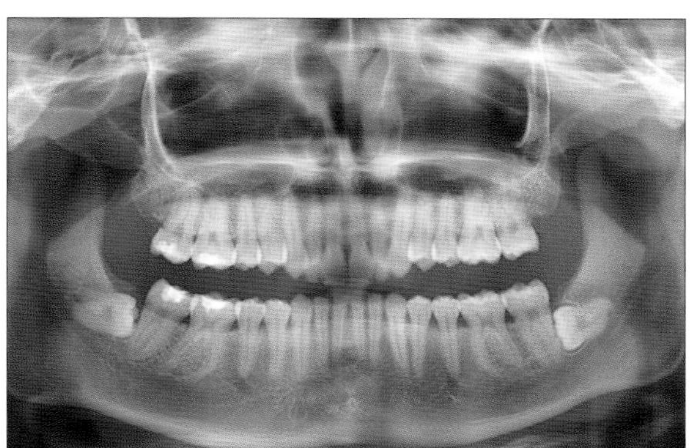

2012-04　曲面断层片

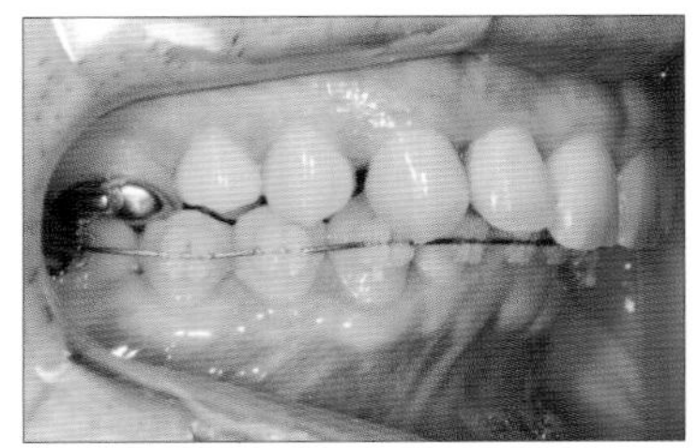
2013-05 右侧咬合像

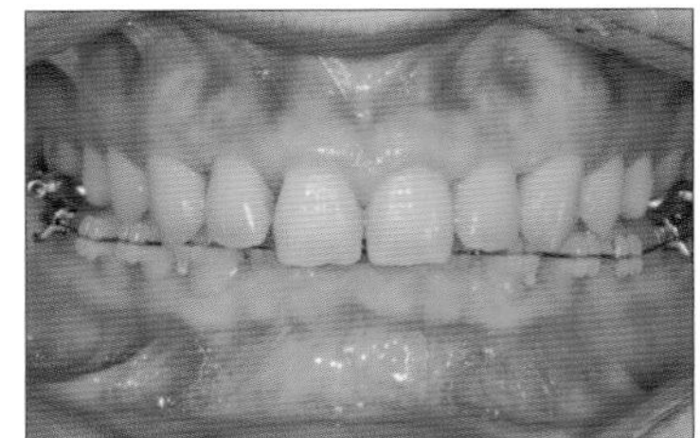
2013-05 正面咬合像

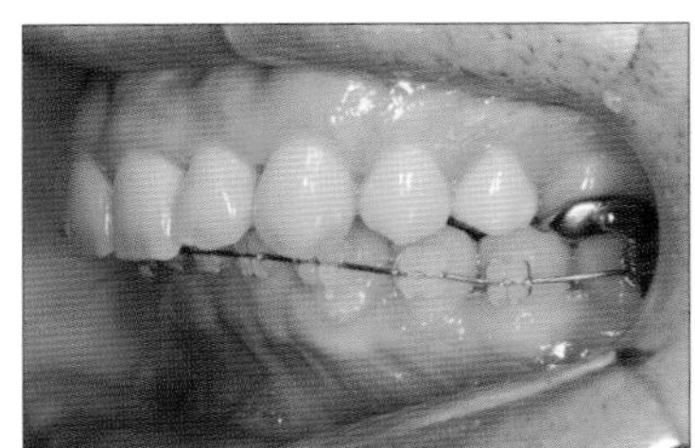
2013-05 左侧咬合像

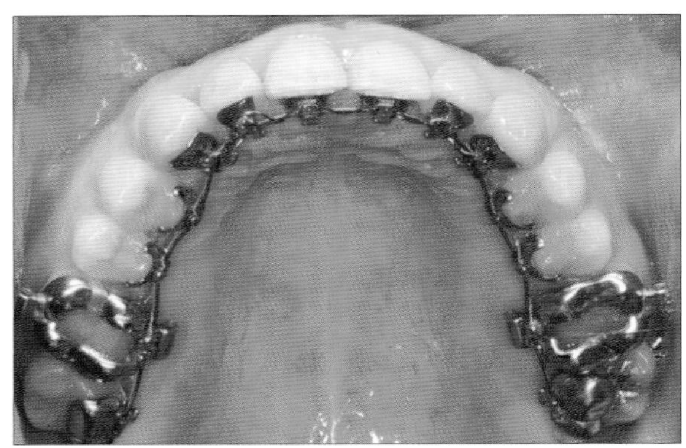
2013-05 上颌船面像

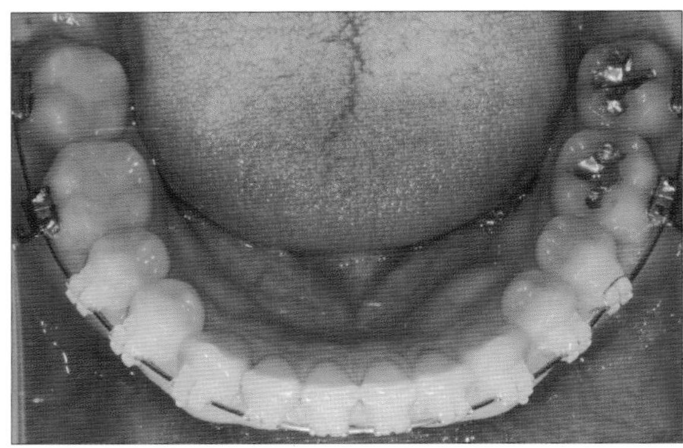
2013-05 下颌船面像

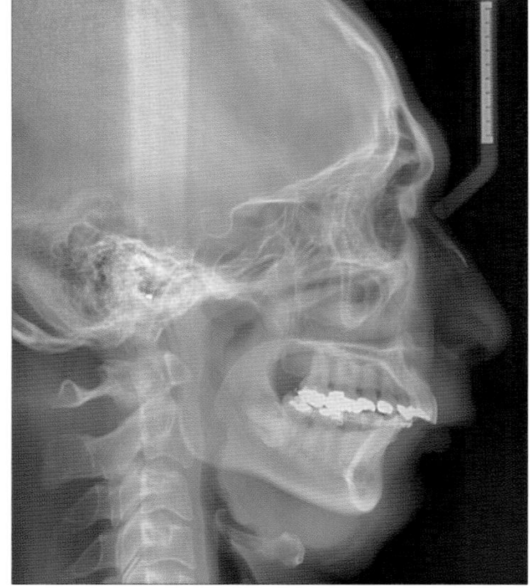
2013-11 头颅侧位片

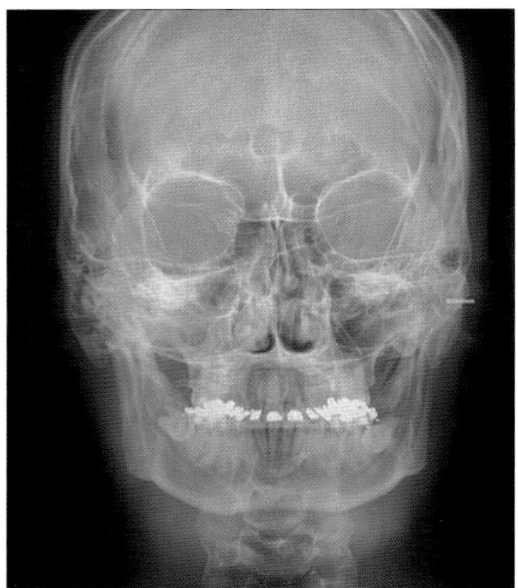
2013-11 头颅正位片

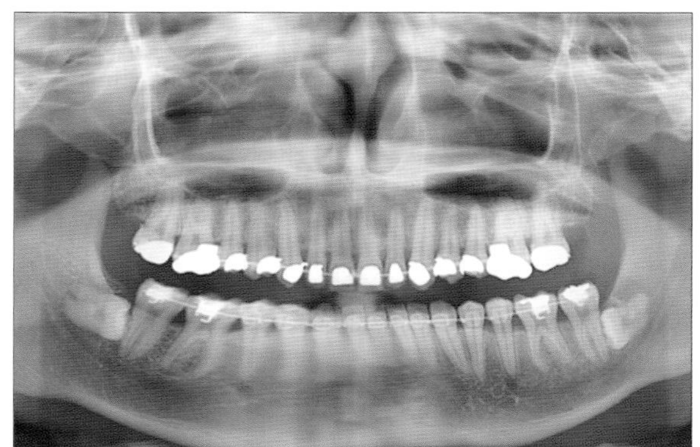
2013-11 曲面断层片

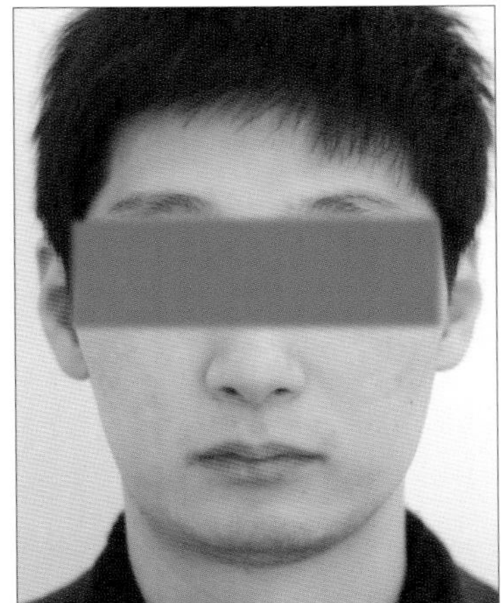
2014-03　正面像

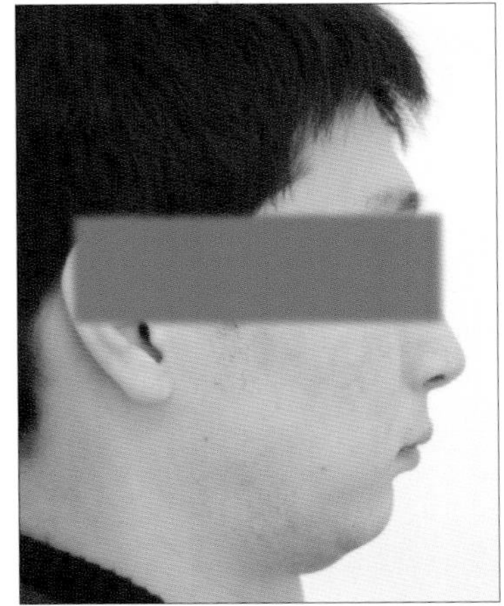
2014-03　侧面像

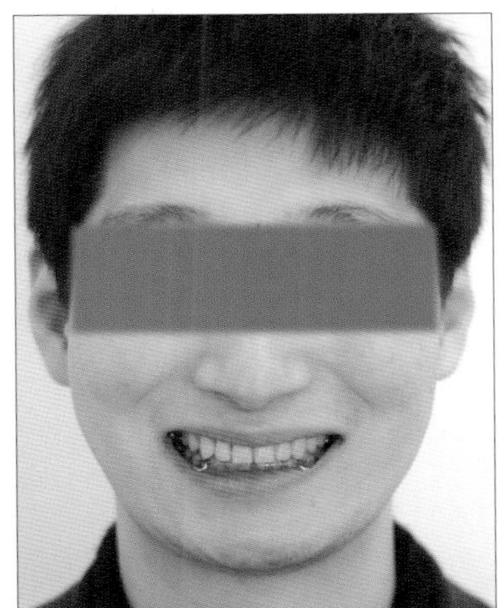
2014-03　正面微笑像

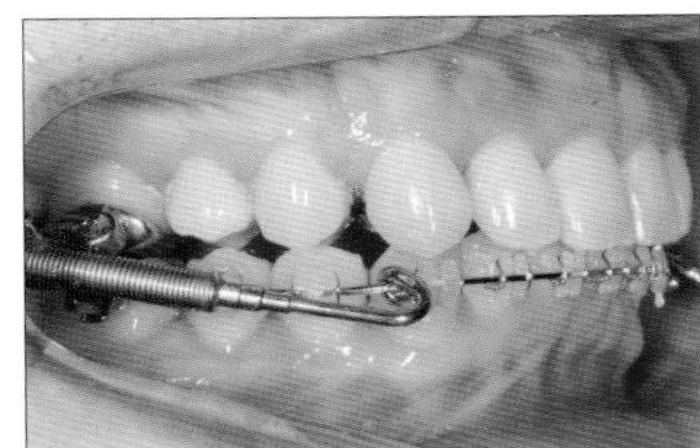
2014-03　右侧咬合像

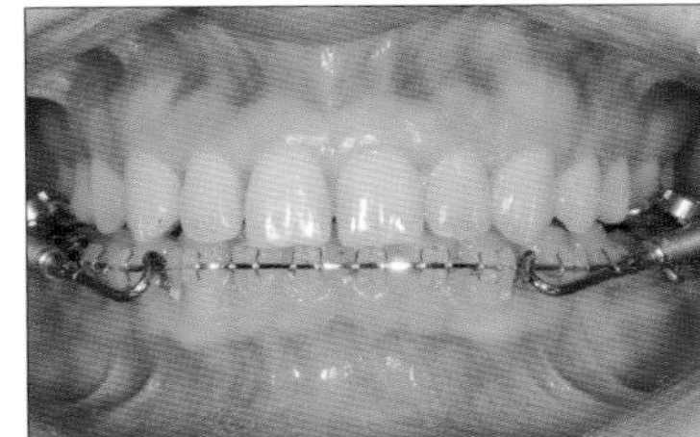
2014-03　正面咬合像

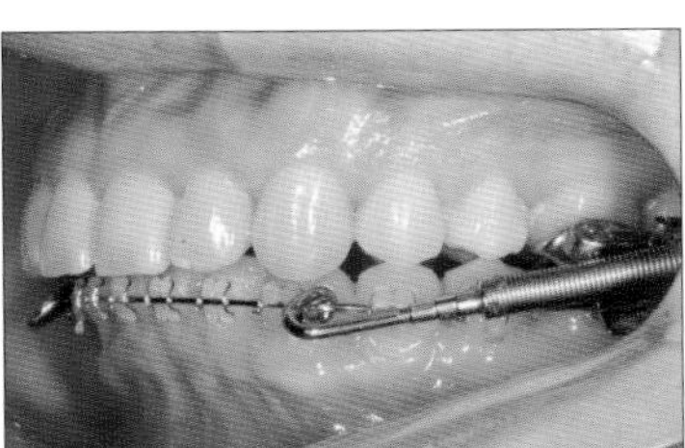
2014-03　左侧咬合像

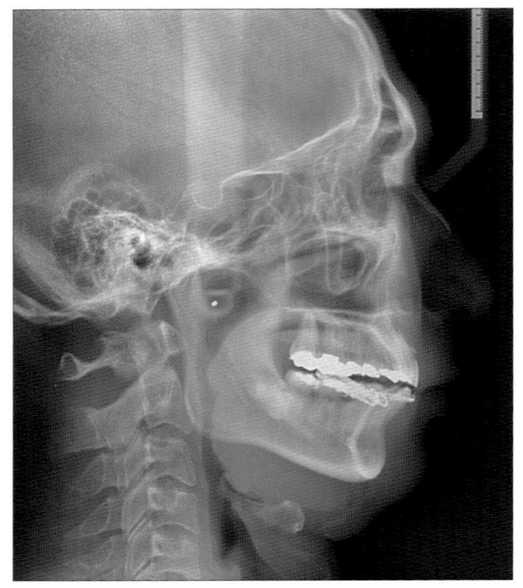
2015-02　头颅侧位片

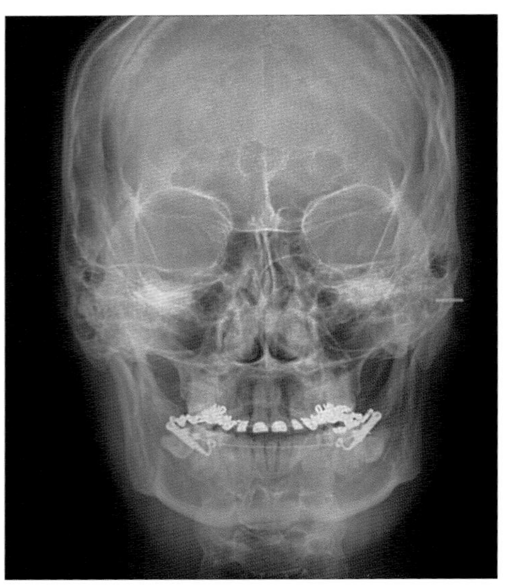
2015-02　头颅正位片

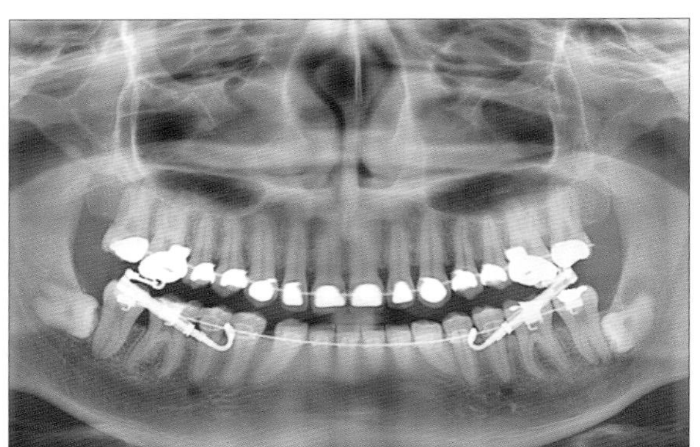
2015-02　曲面断层片

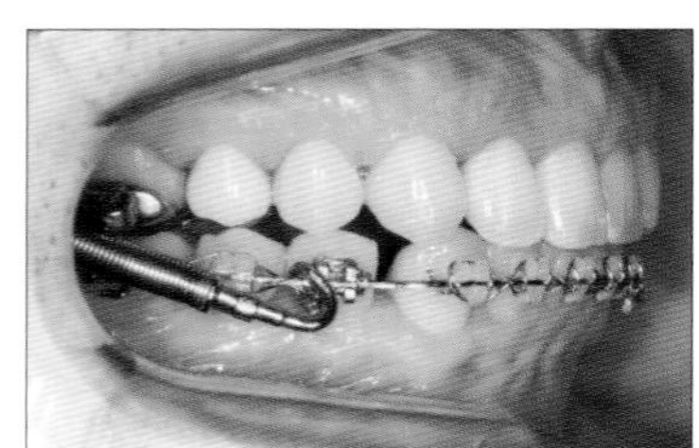
2015-03　右侧咬合像

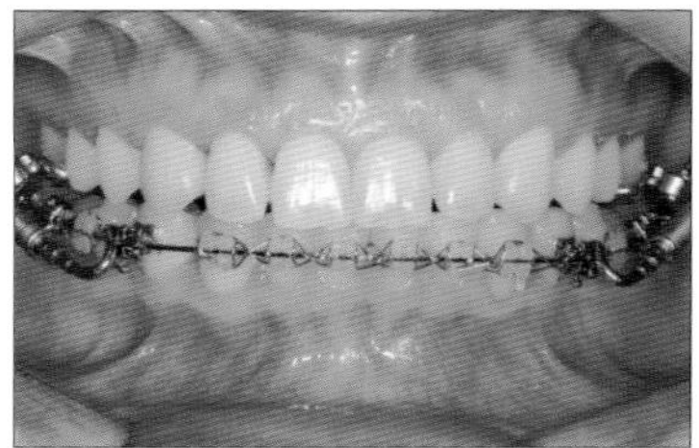
2015-03　正面咬合像

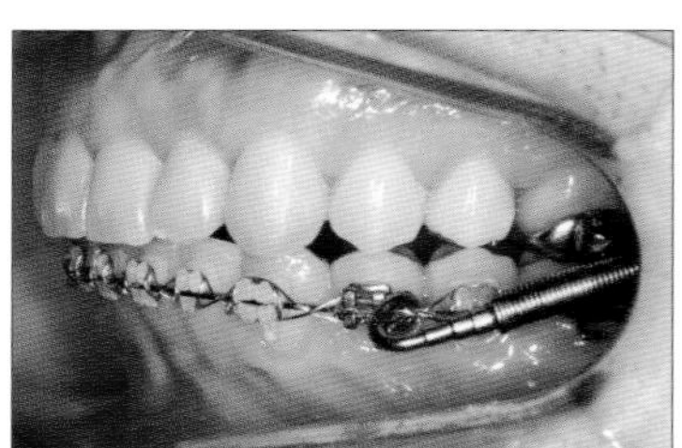
2015-03　左侧咬合像

Herbst®矫治器

在治疗开始时，在技工室设计单上注明：Herbst®将用于 II 类错殆矫正。

技工室将把牙齿设置成 I 类咬合。在技工室设计单中表示下切牙的位置和倾斜方向，保持当前位置或直立切牙。根据Sabine Ruf教授和Hans Pancherz教授的研究，Herbst®矫治器可以有效地治疗青少年和年轻人。

在Herbst®治疗中，橡皮链用来防止上颌7-7和下颌7-3的缝隙。

5个治疗步骤

- 整平和排齐。
- 切牙转矩。
- 0.018"×0.025" 不锈钢弓丝。
- Herbst®矫治器。
- 精准调整。

Herbst®应用

在治疗开始的时候，首先将带有Herbst®附件的上磨牙带环就位。在排齐整平后，下颌的尖牙托槽用Herbst®的附件取代。

- 治疗计划：
  - II 类牵引
  - 若 II 类牵引治疗无效，放置Herbst®
- 上牙列弓丝序列：
  - 0.014" 超弹性镍钛弓丝
  - 0.016"×0.022" 超弹性镍钛弓丝
  - 0.018"×0.025" 超弹性镍钛弓丝
  - 0.018"×0.025" 不锈钢弓丝
  - 0.0182"×0.0182" Beta Ⅲ 钛弓丝
- 下牙列弓丝序列：
  - 0.014" 超弹性镍钛弓丝
  - 0.016"×0.022" 超弹性镍钛弓丝
  - 0.018"×0.025" 超弹性镍钛弓丝
  - 0.018"×0.025" 不锈钢弓丝
  - 0.0182"×0.0182" Beta Ⅲ 钛弓丝

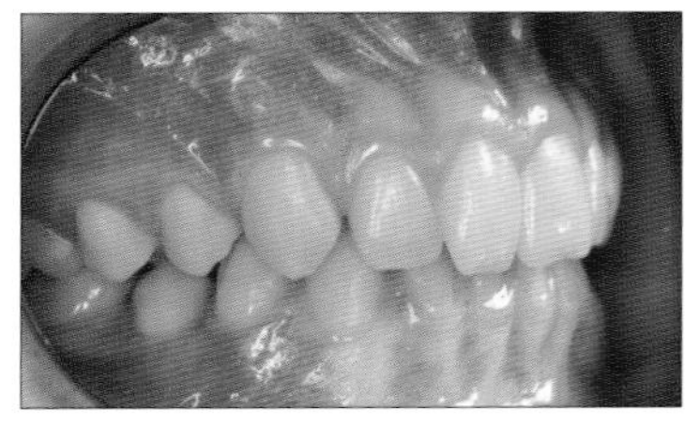

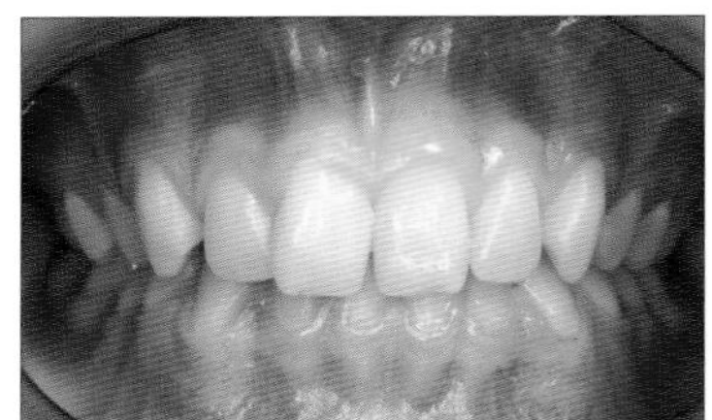

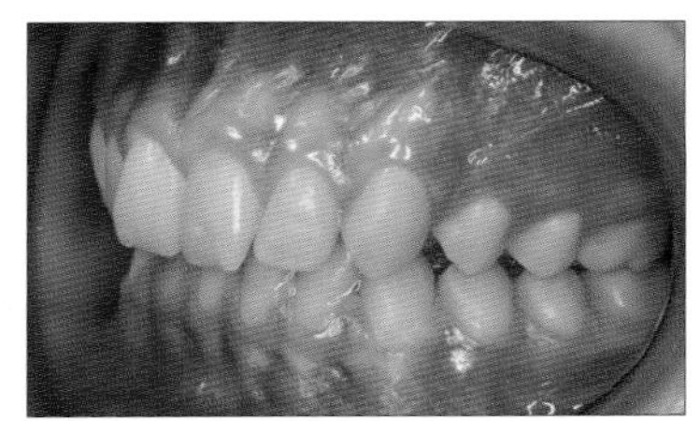

准备安装

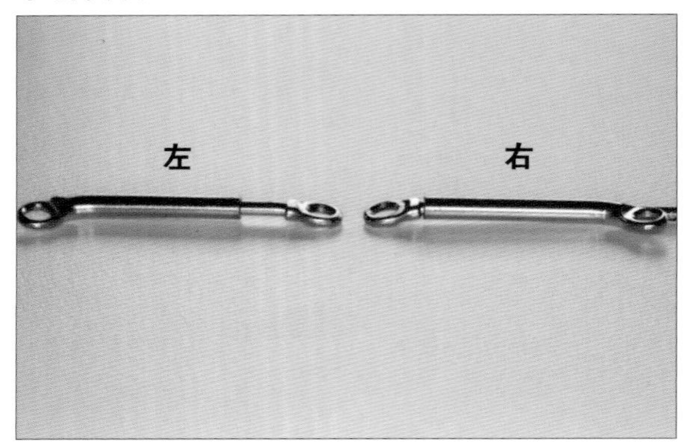

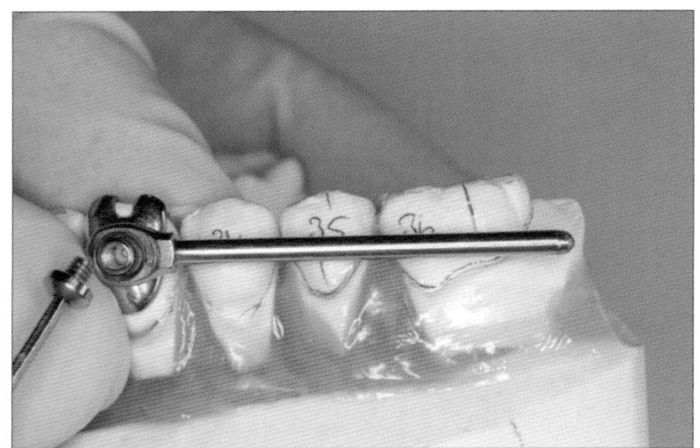

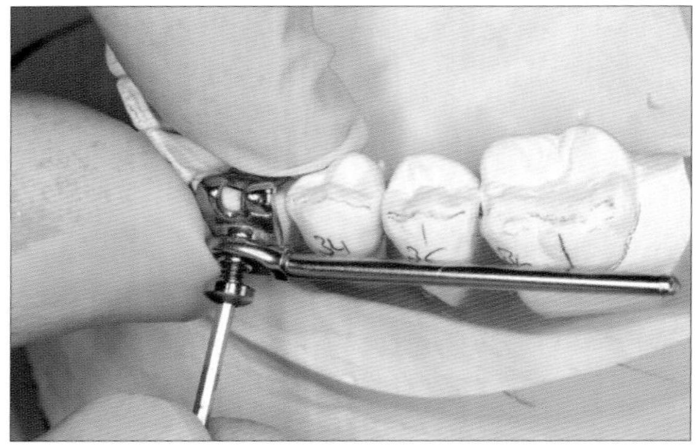

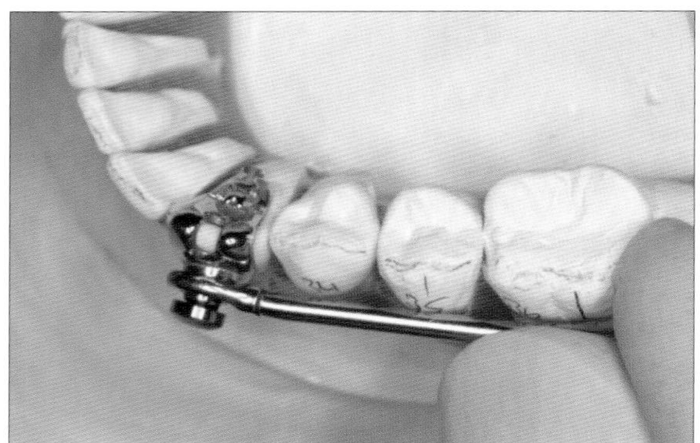

去除尖牙托槽

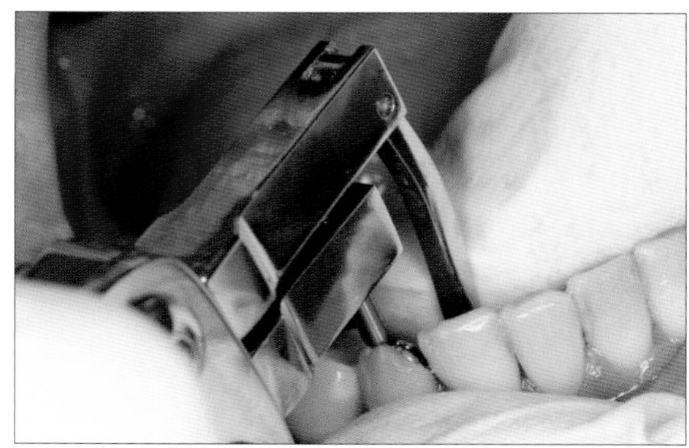

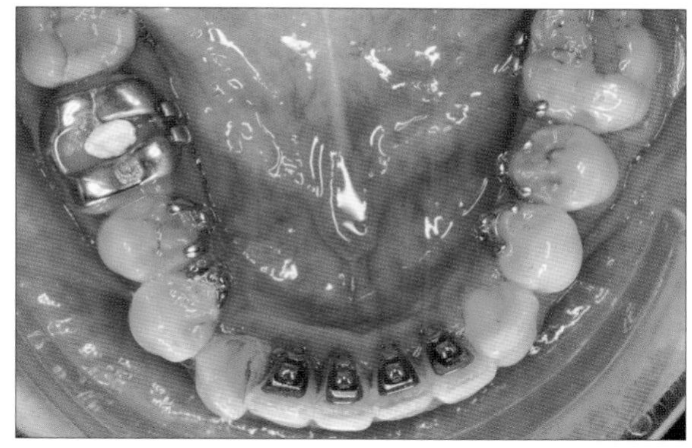

尖牙托槽改成尖牙带环

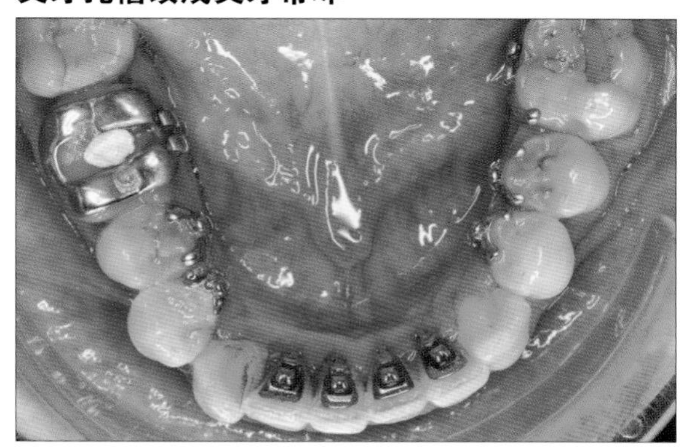

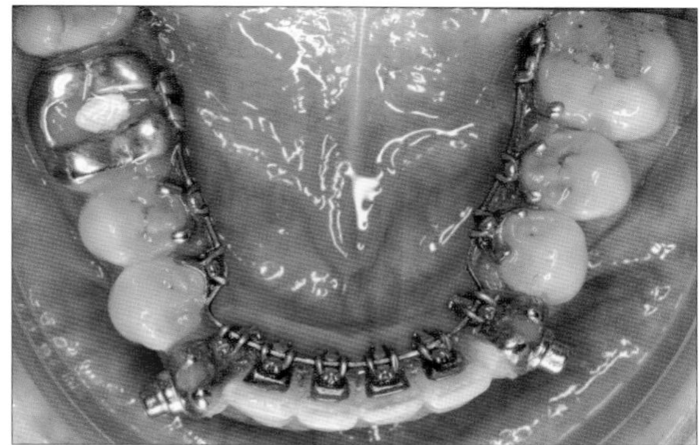

准备粘接

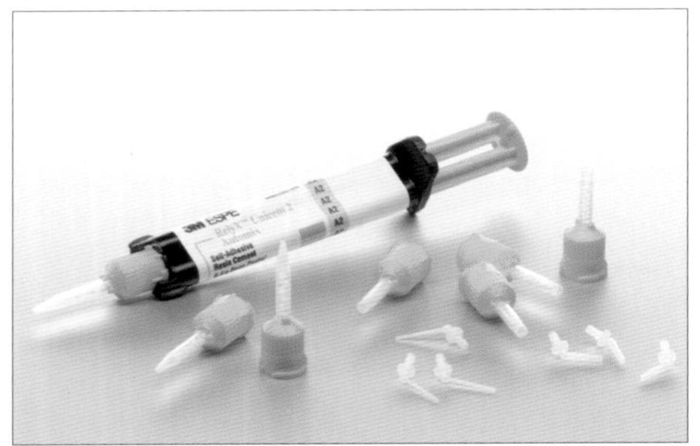

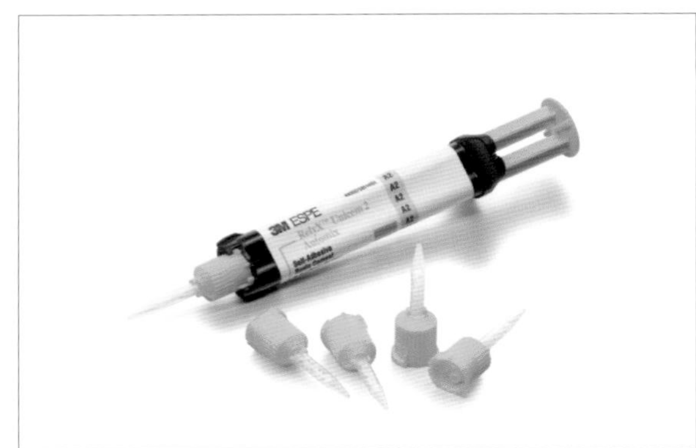

放置带环并光固化

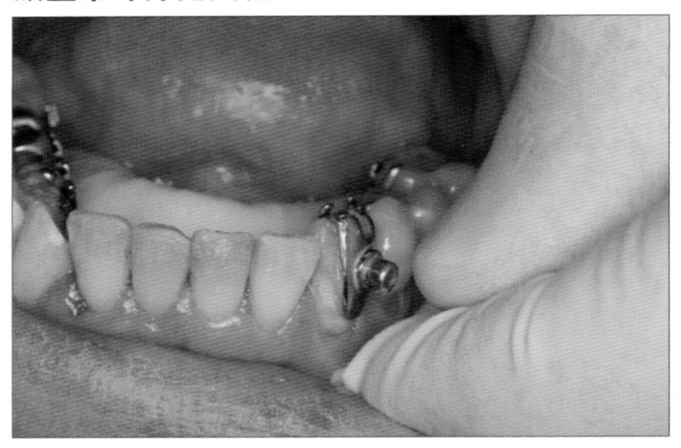

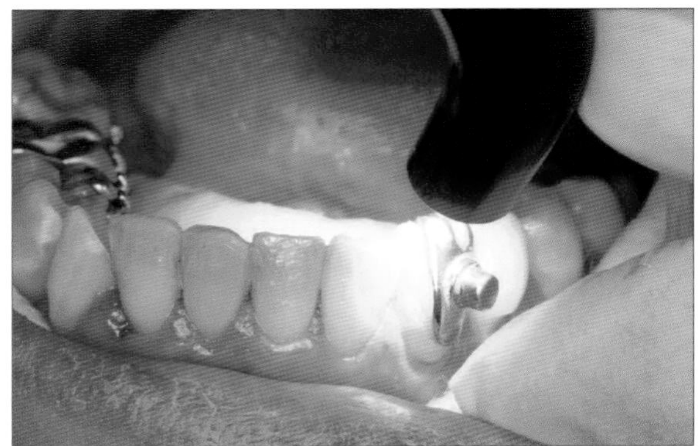

放置0.018"×0.025"不锈钢弓丝，用结扎丝结扎下颌尖牙

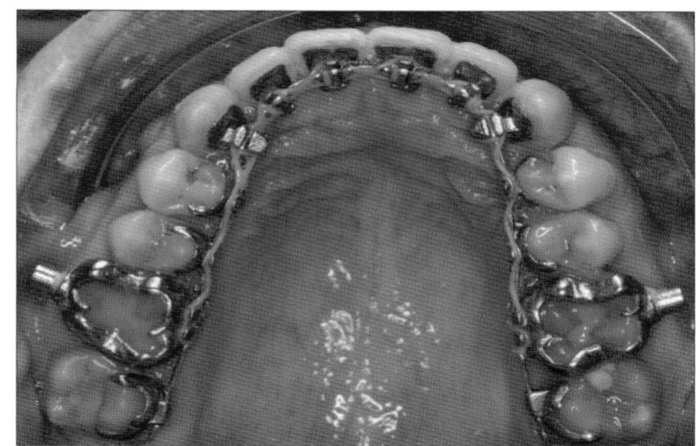

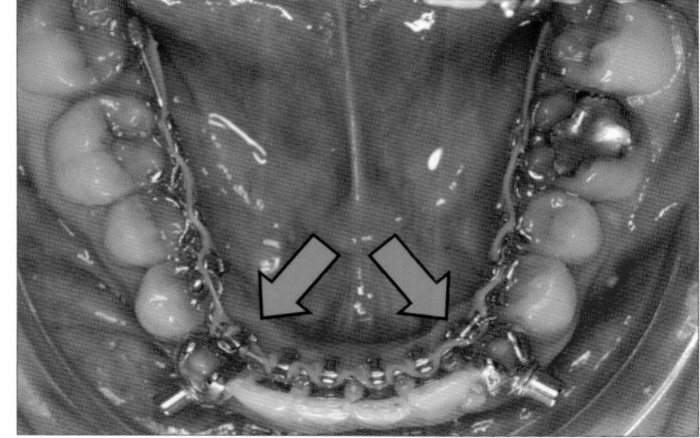

安装Herbst®装置

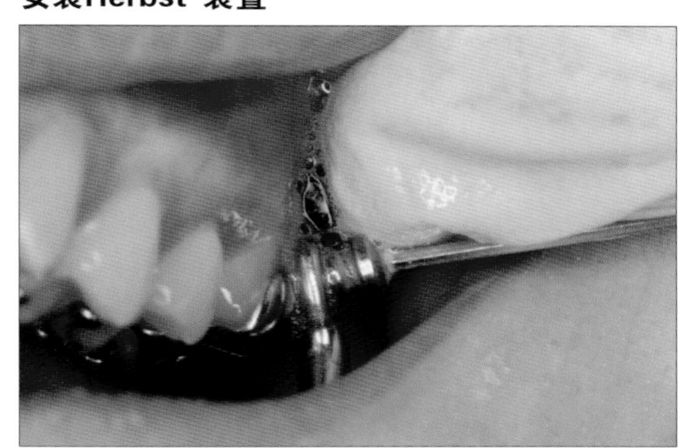

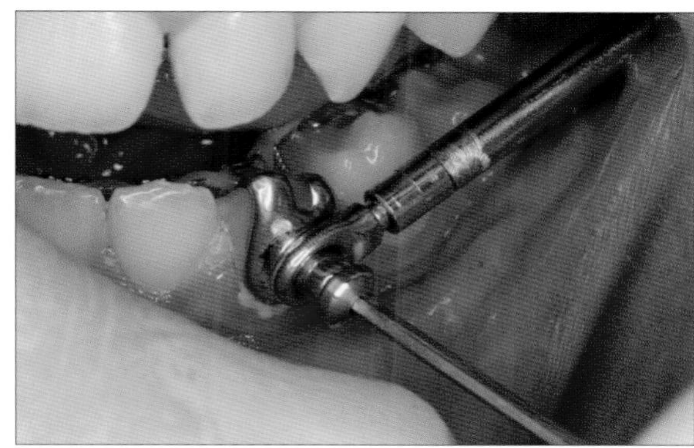

Herbst®口内就位

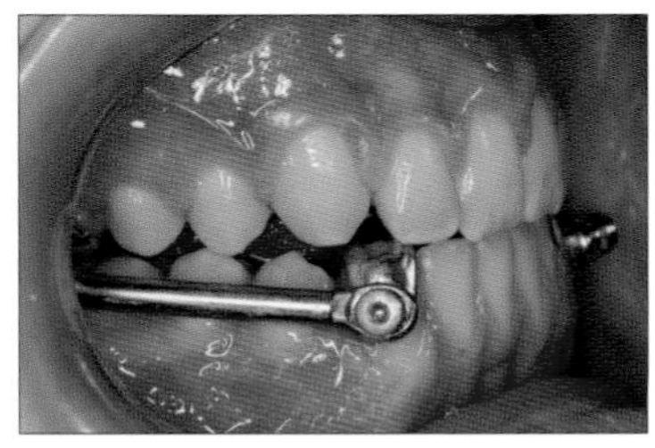

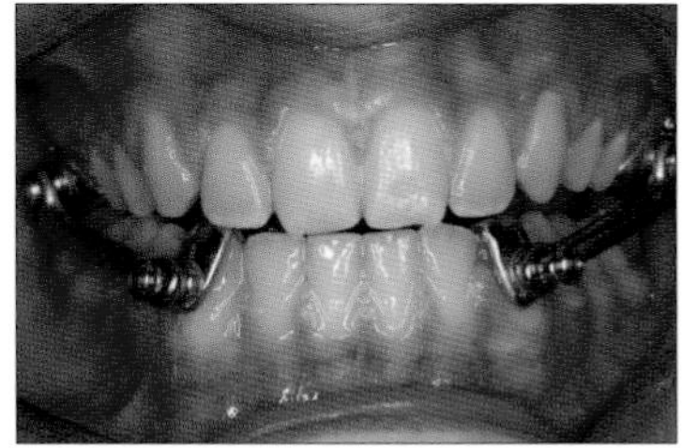

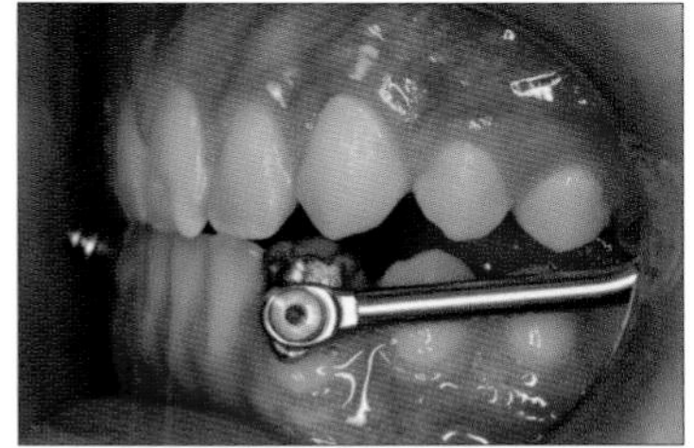

移除Herbst®矫治器

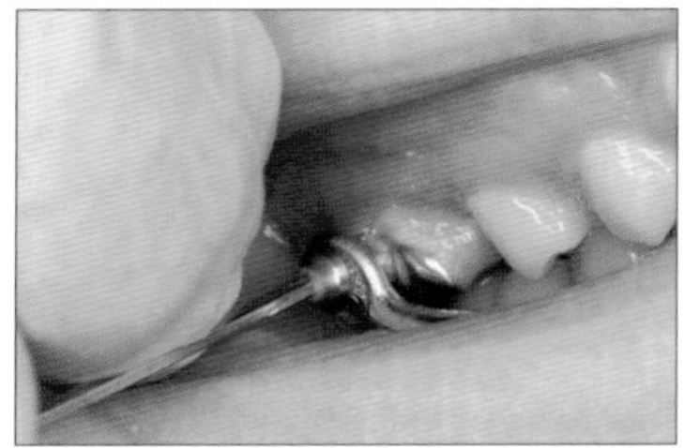

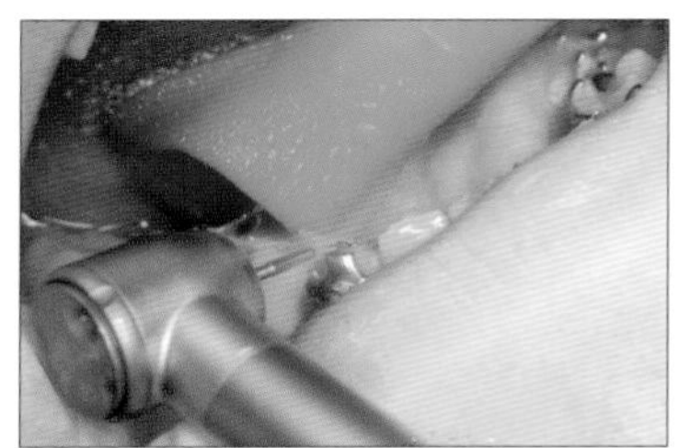

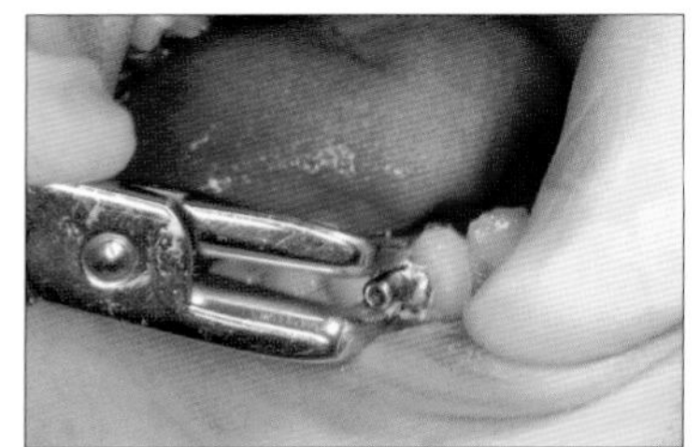

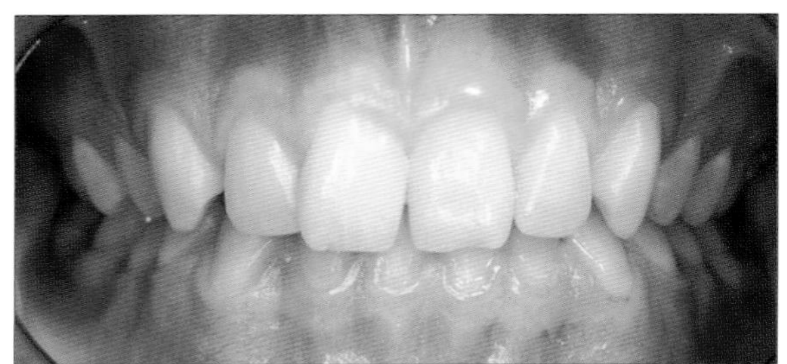

治疗前

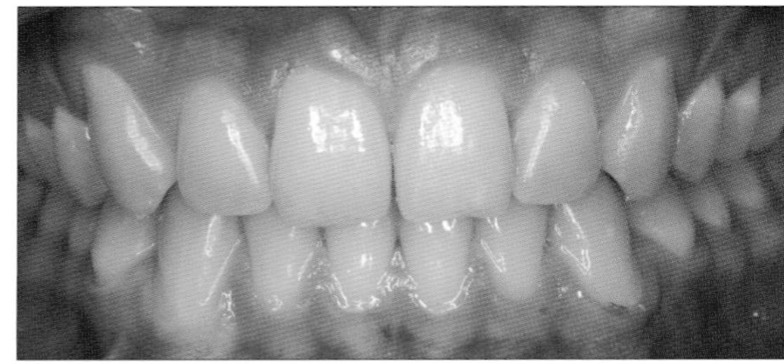

治疗后

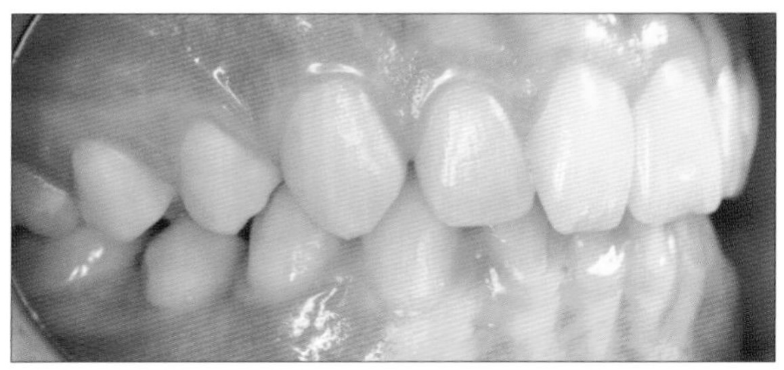

治疗前

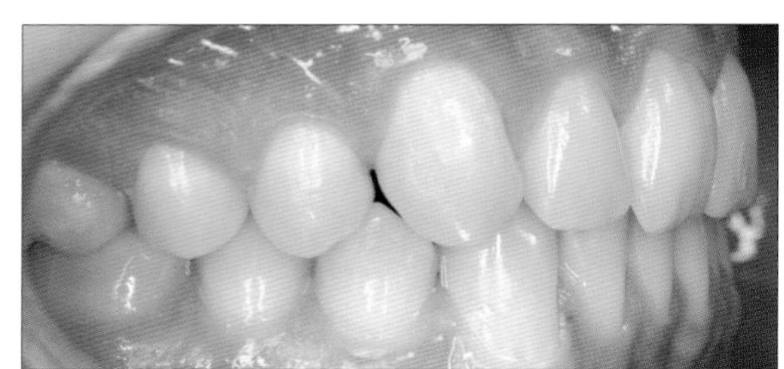

治疗后

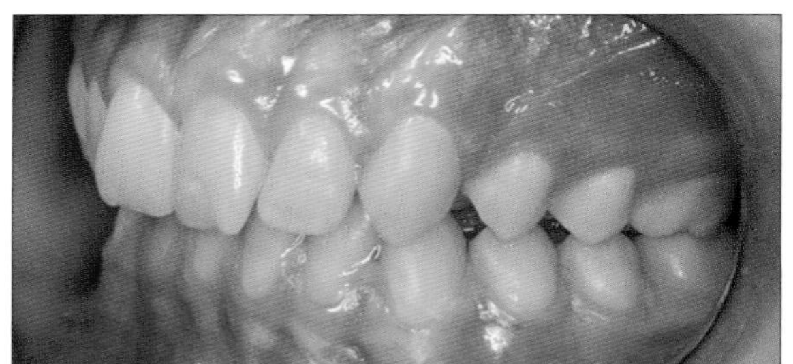

治疗前

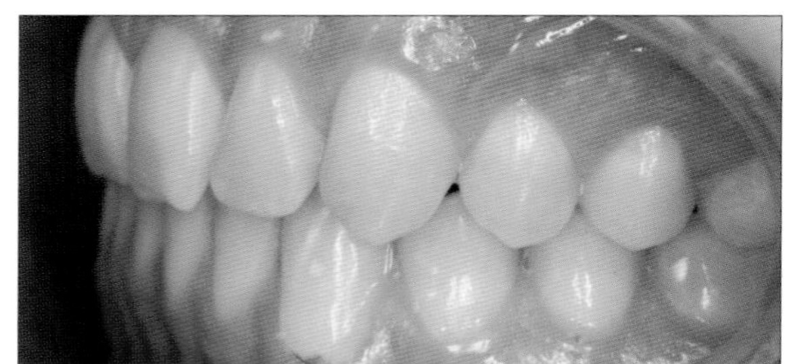

治疗后

Herbst®病例1

治疗前

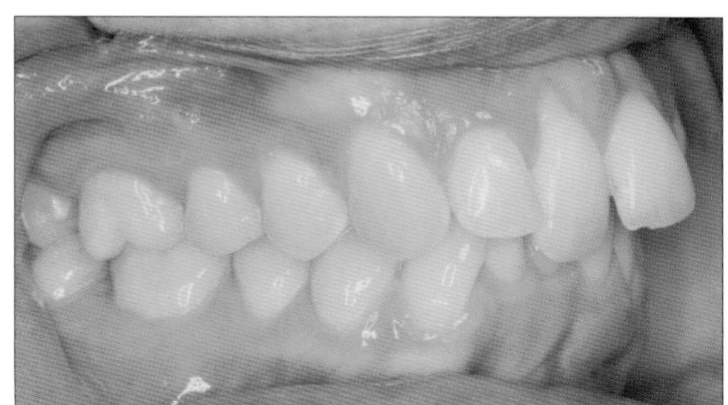

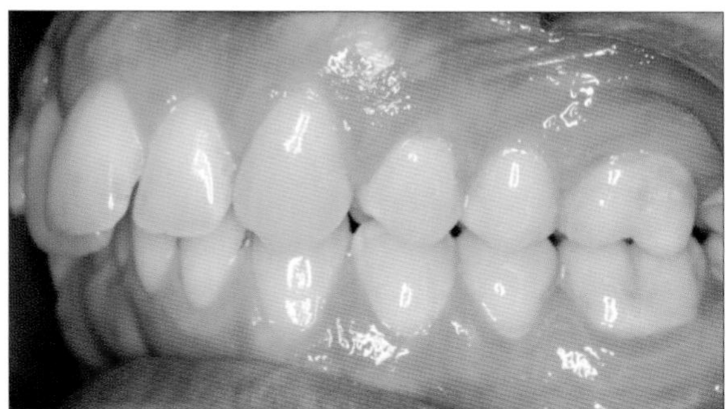

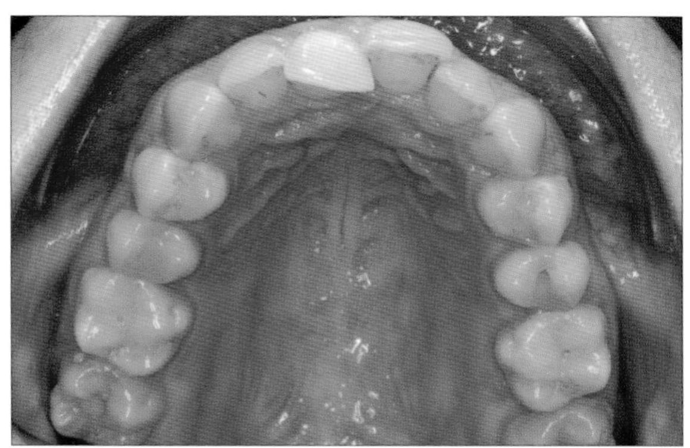

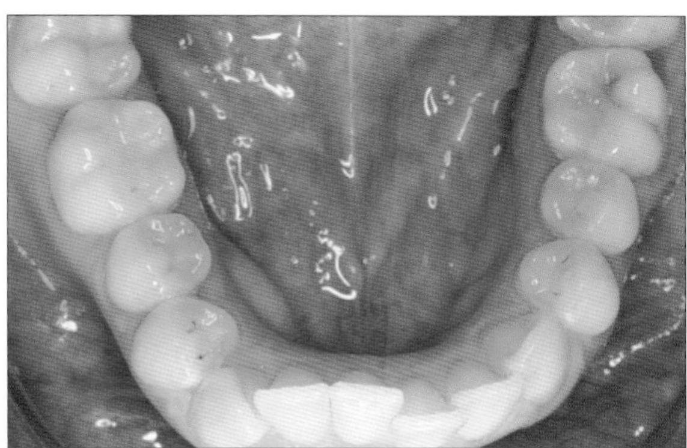

上颌0.016" 超弹性镍钛弓丝

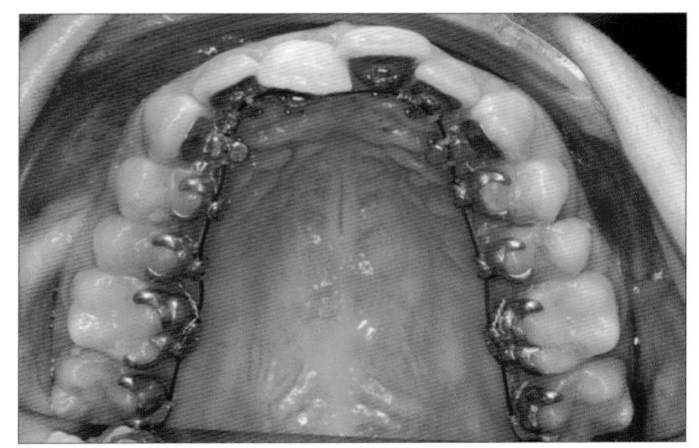

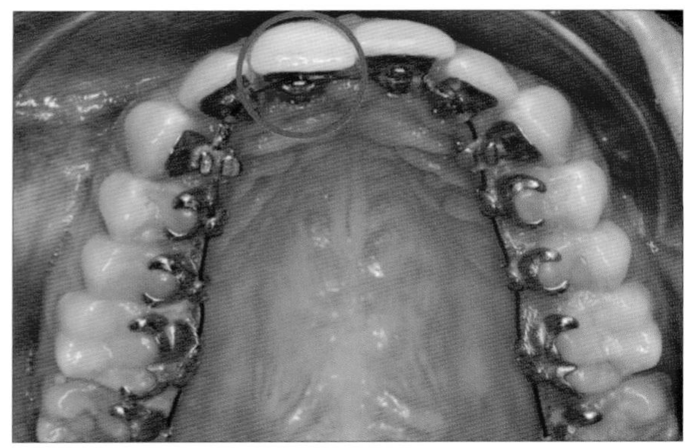

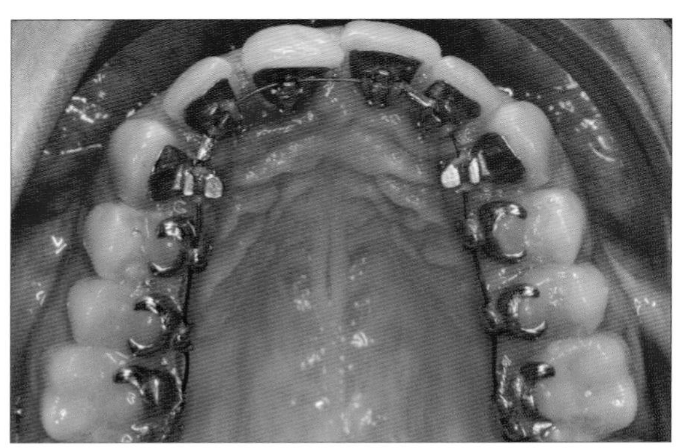

下颌0.016" 超弹性镍钛弓丝

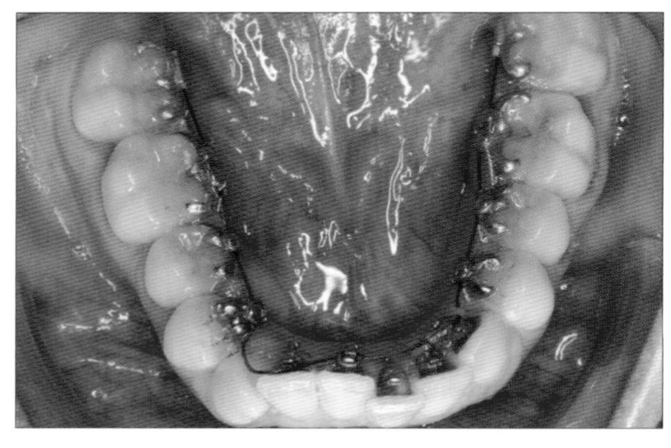

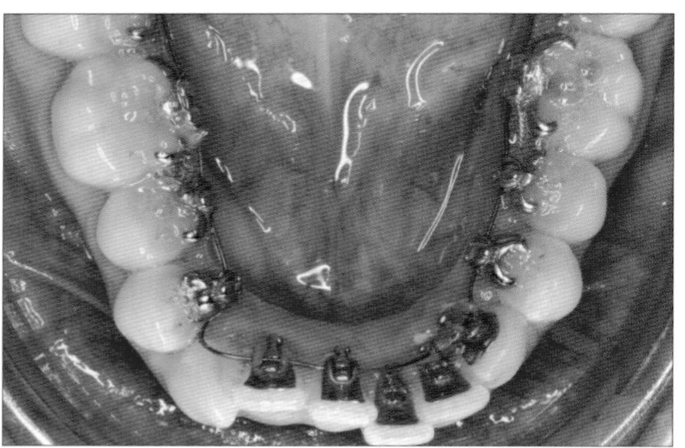

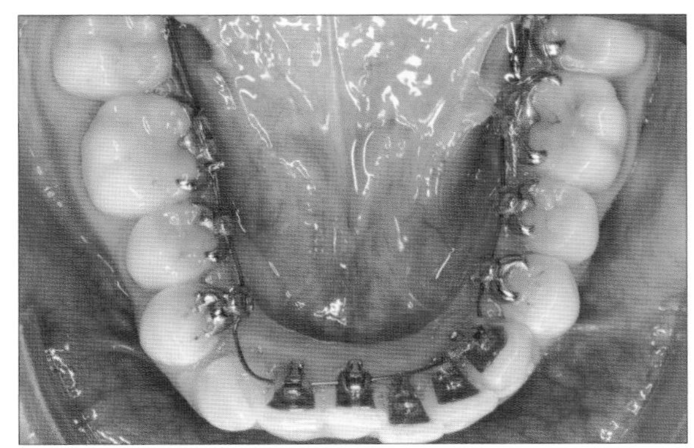
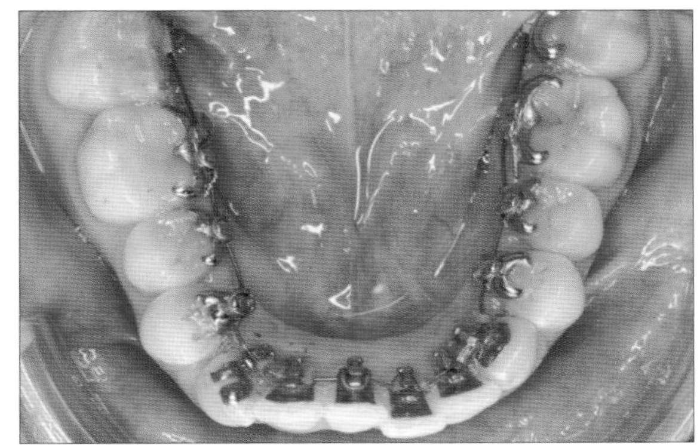

0.016" × 0.022" 超弹性镍钛弓丝到0.016" × 0.022" 不锈钢弓丝

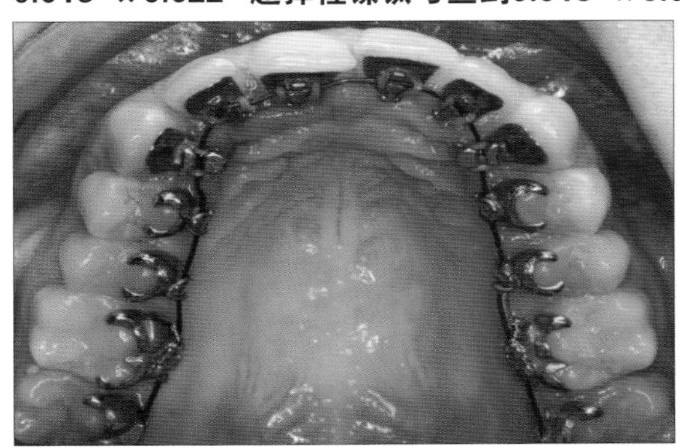
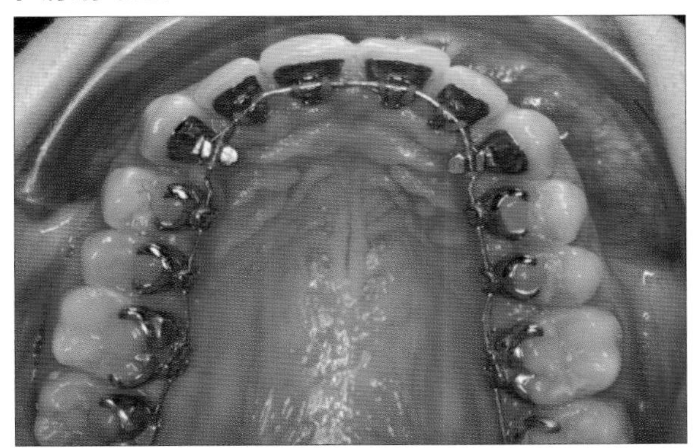
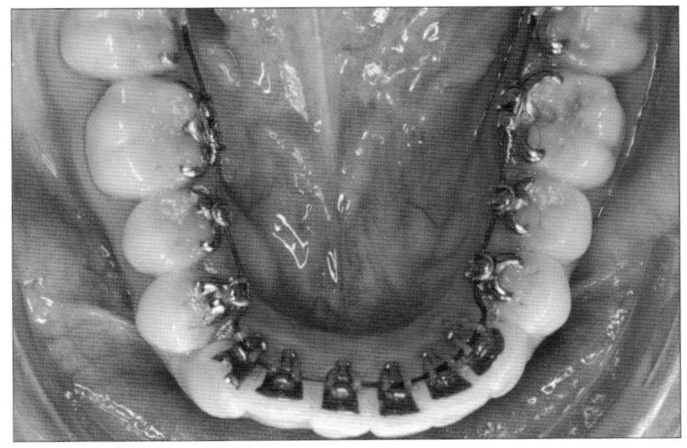
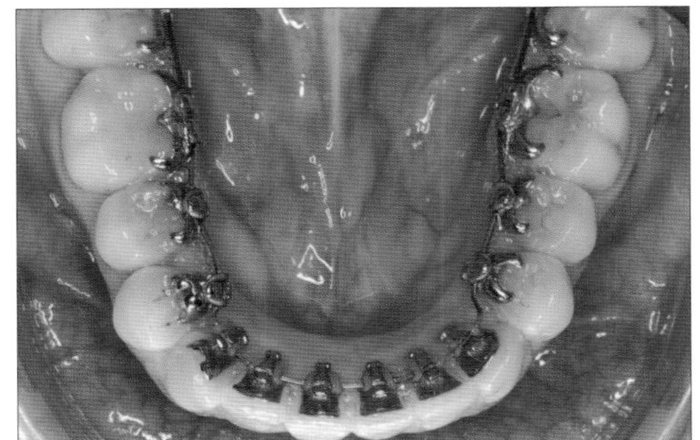

0.018" × 0.025" 不锈钢弓丝

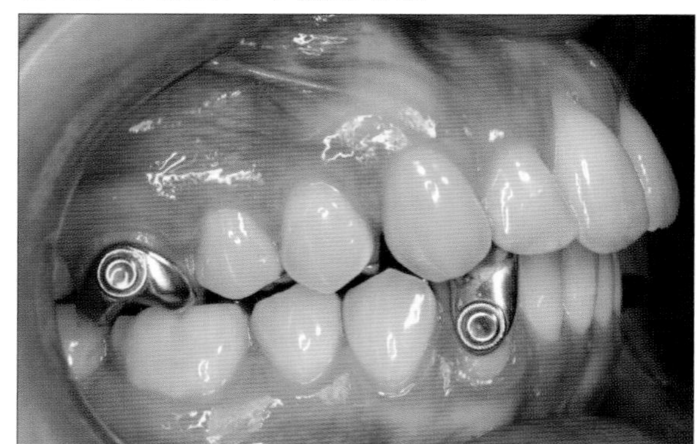

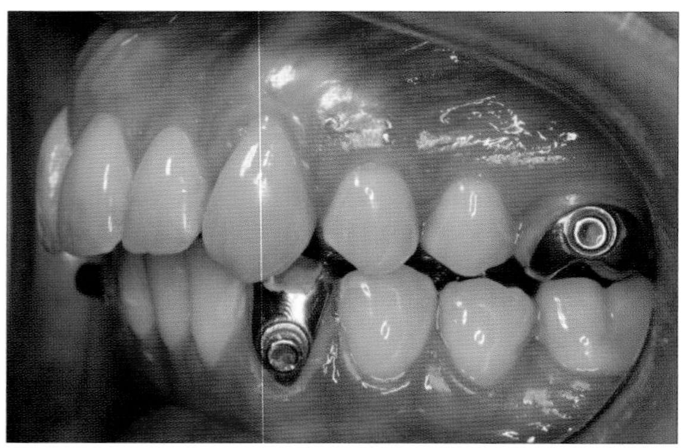

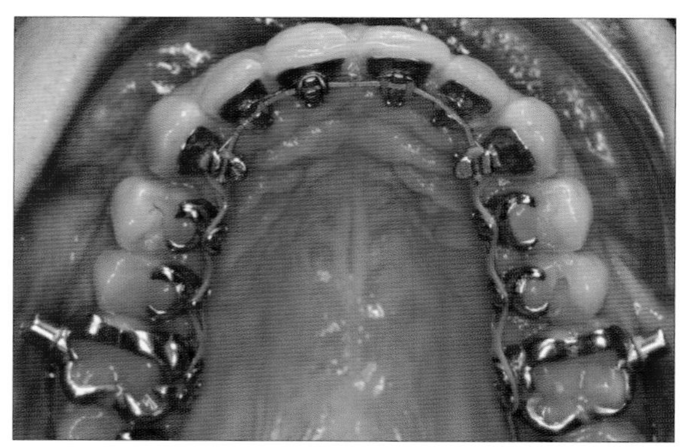

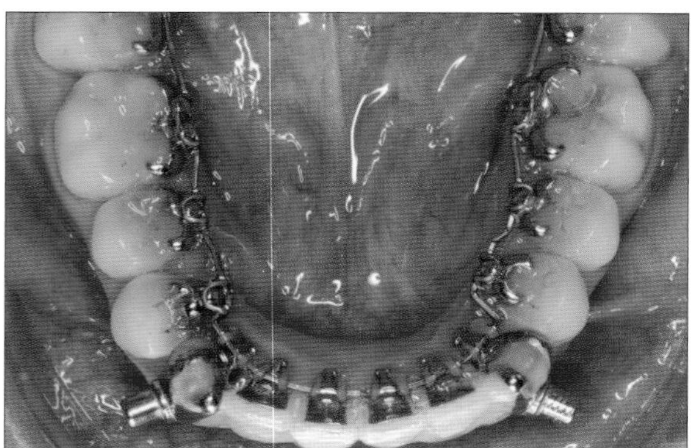

Herbst®矫治器

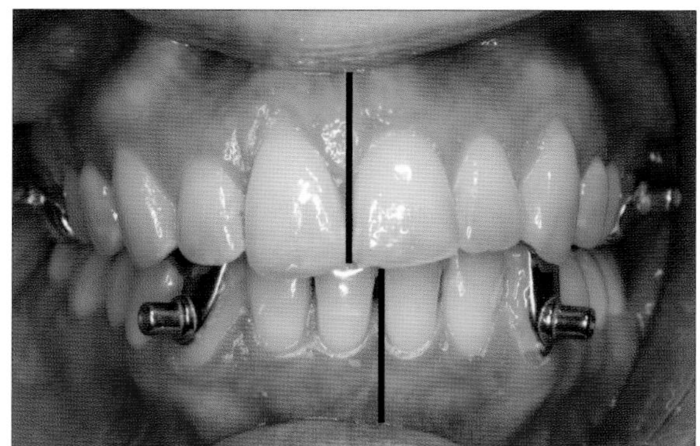

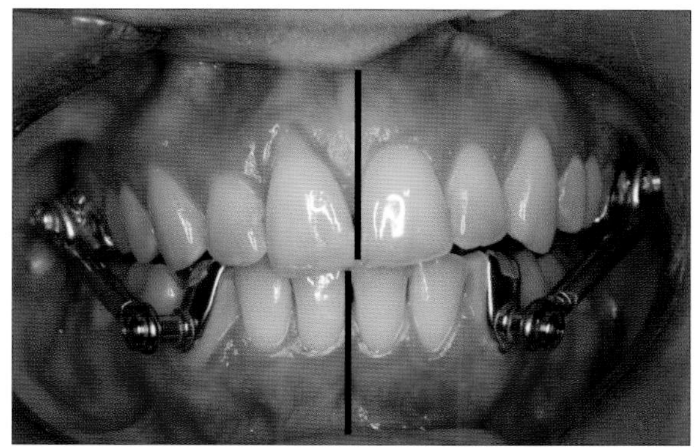

8个月

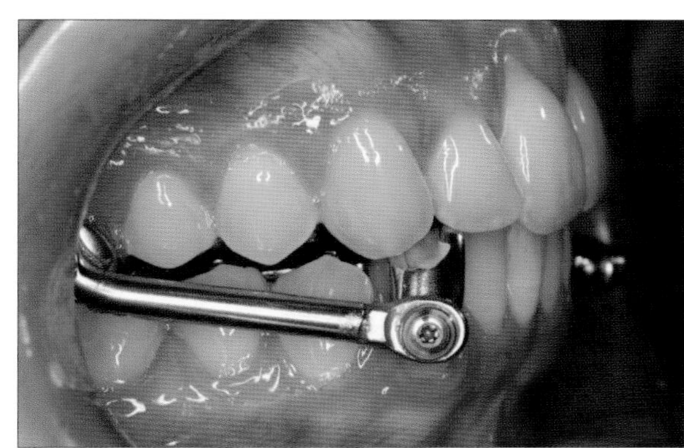

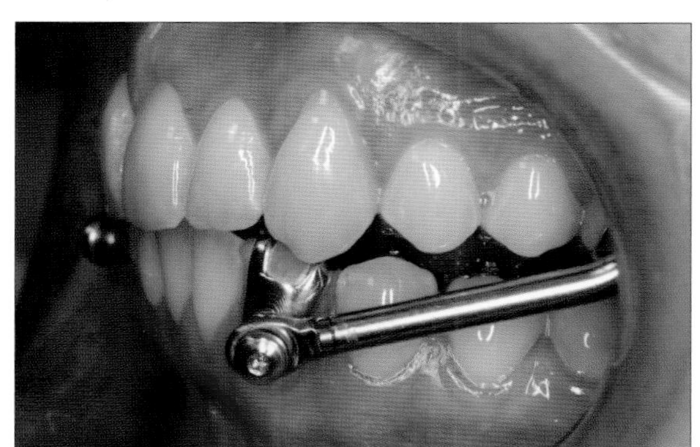

精细调整

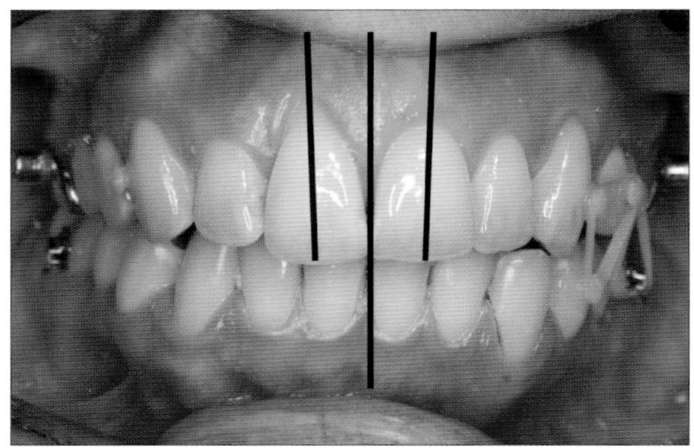

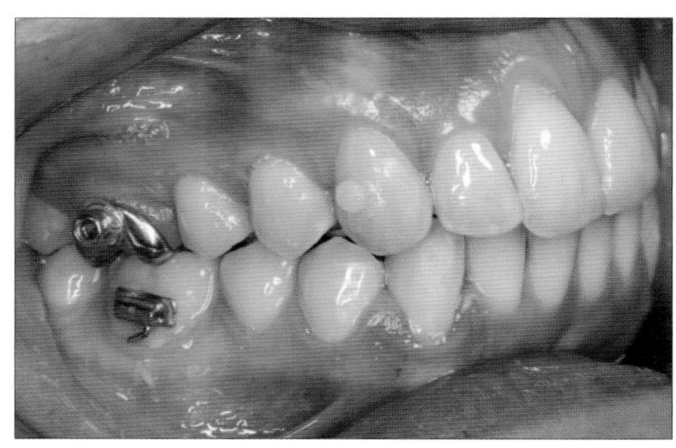

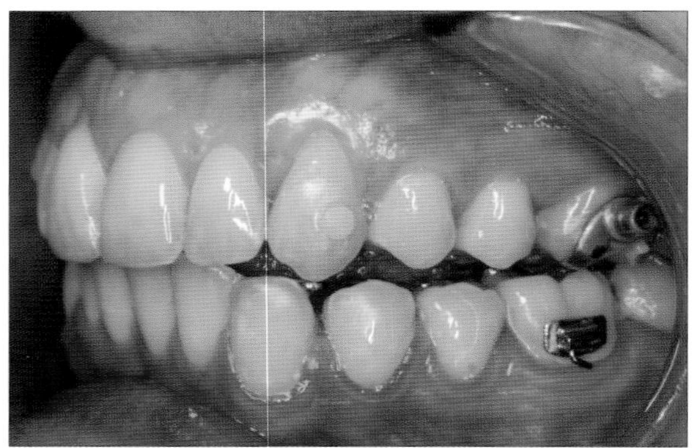

治疗前后对比

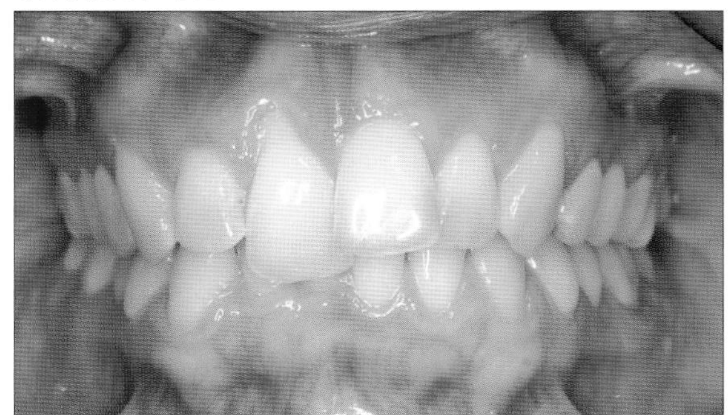
治疗前

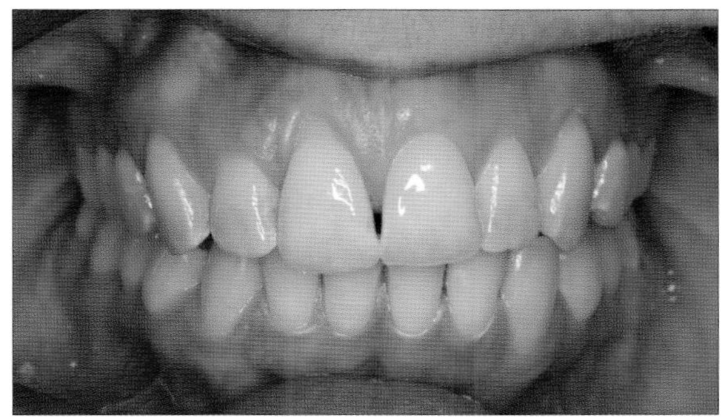
治疗后

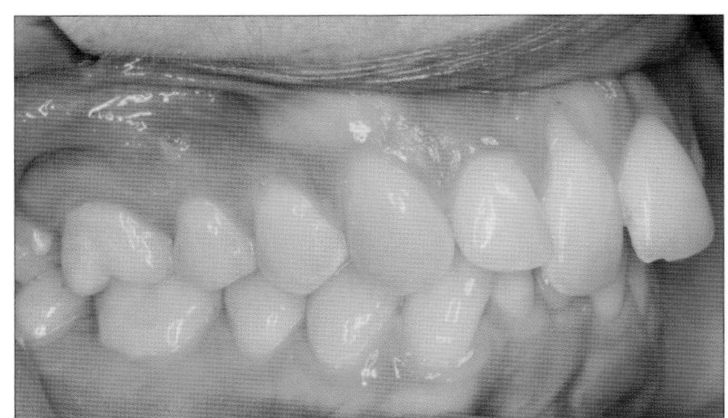
治疗前

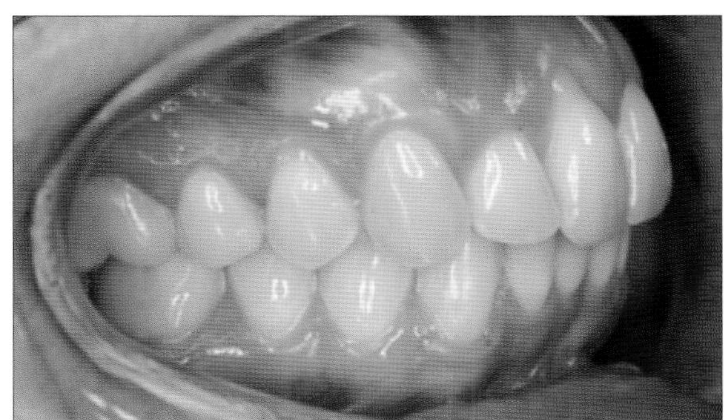
治疗后

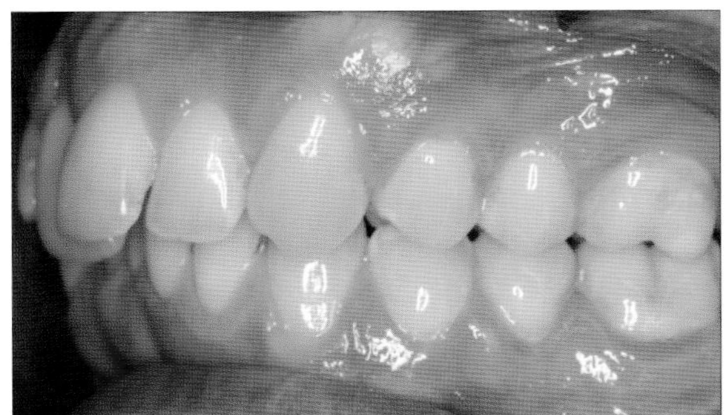
治疗前

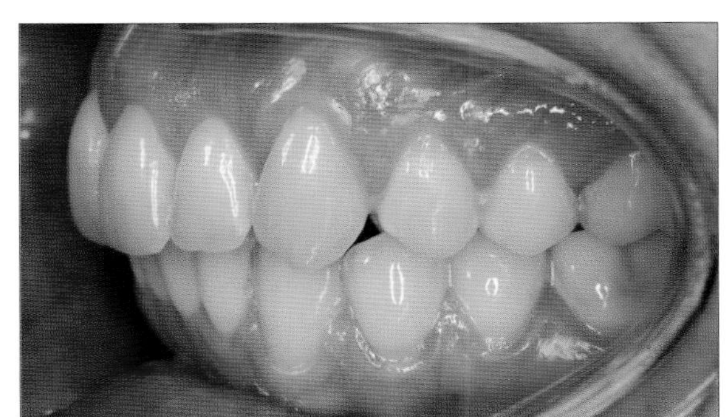
治疗后

Herbst®病例2

- 开始日期：2010-05
- 总疗程：39个月
- 治疗计划：
  - -非拔牙矫治
  - -应用Herbst®矫治器进行咬合跳跃
  - -治疗结束牙性Ⅰ类关系
  - -必要时上颌种植支抗
- 上牙列弓丝序列：
  - -0.016" 超弹性镍钛弓丝
  - -0.016"×0.022" 超弹性镍钛弓丝
  - -0.018"×0.025" 超弹性镍钛弓丝
  - -0.018"×0.025" 不锈钢弓丝
  - -0.0182"×0.0182" TMA弓丝
- 下牙列弓丝序列：
  - -0.014" 超弹性镍钛弓丝
  - -0.016"×0.022" 超弹性镍钛弓丝
  - -0.018"×0.025" 超弹性镍钛弓丝
  - -0.018"×0.025" 不锈钢弓丝
  - -0.0182"×0.0182" TMA弓丝

治疗前

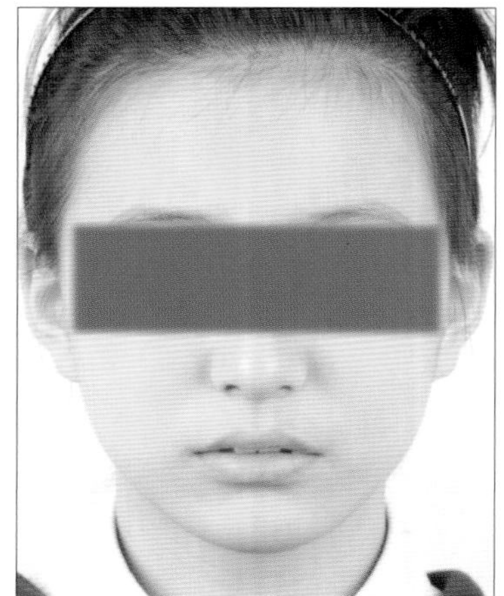
2010-05　正面像

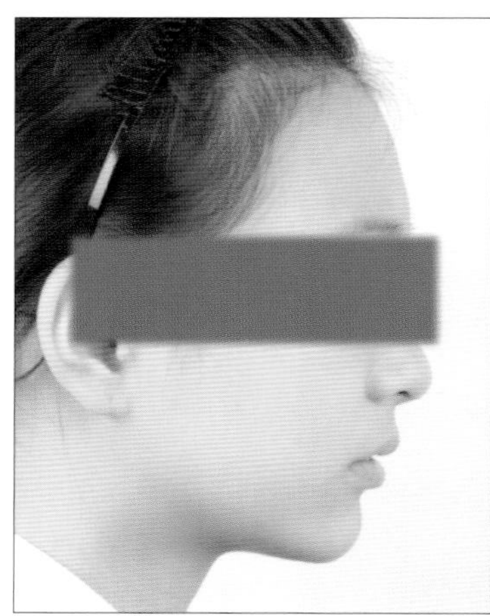
2010-05　侧面像

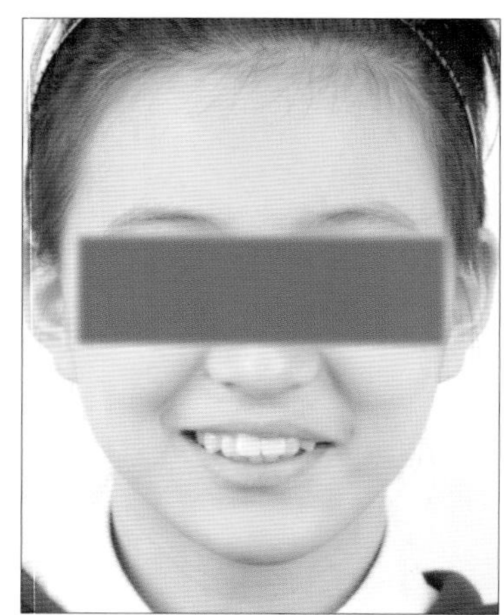
2010-05　正面微笑像

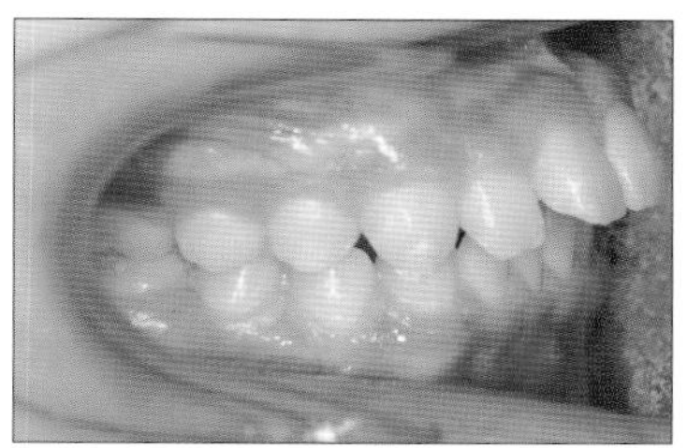
2010-05　右侧咬合像

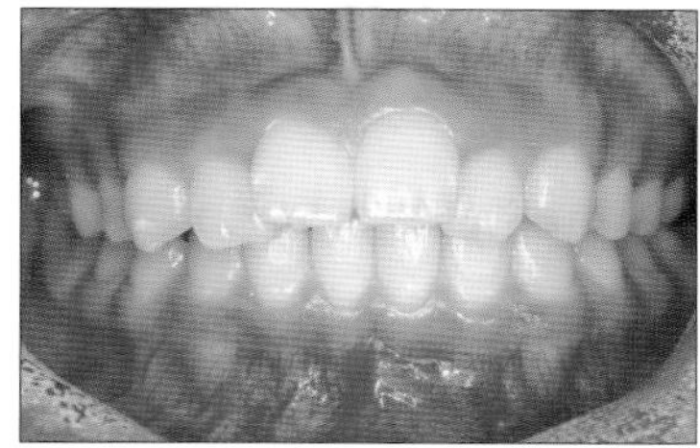
2010-05　正面咬合像

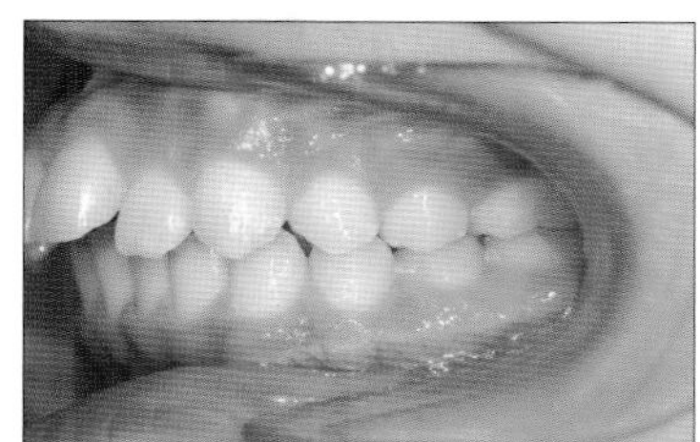
2010-05　左侧咬合像

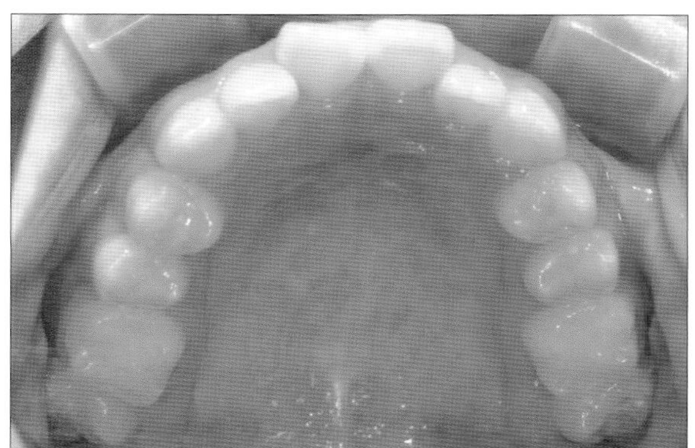
2010-05　上颌骀面像

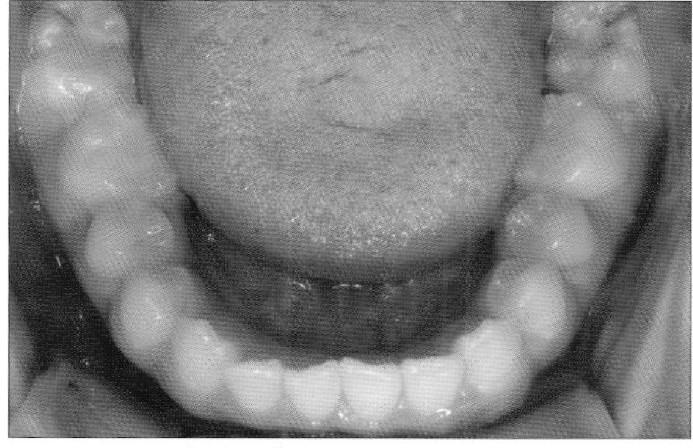
2010-05　下颌骀面像

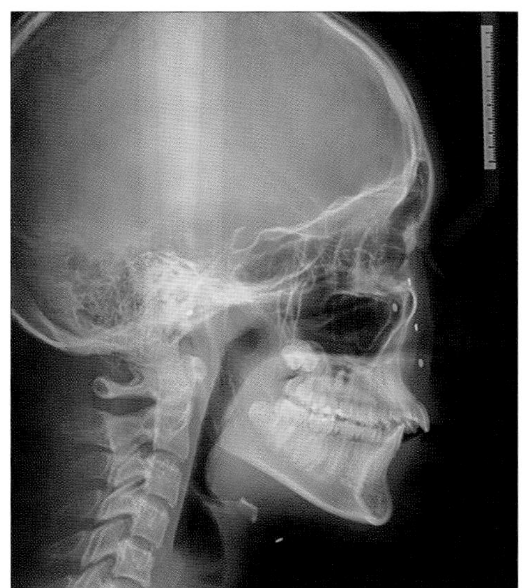
2010-05　头颅侧位片

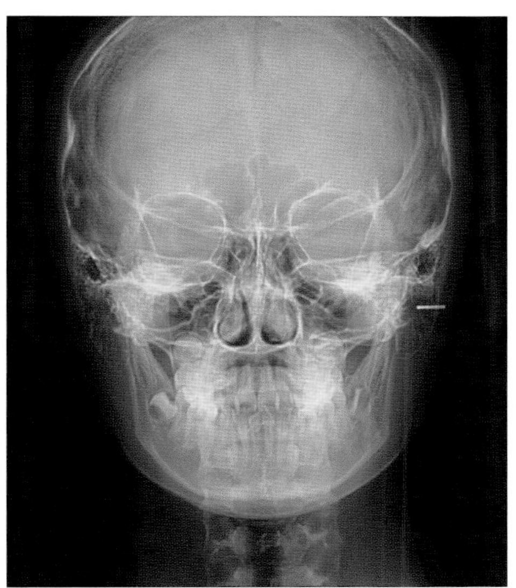
2010-05　头颅正位片

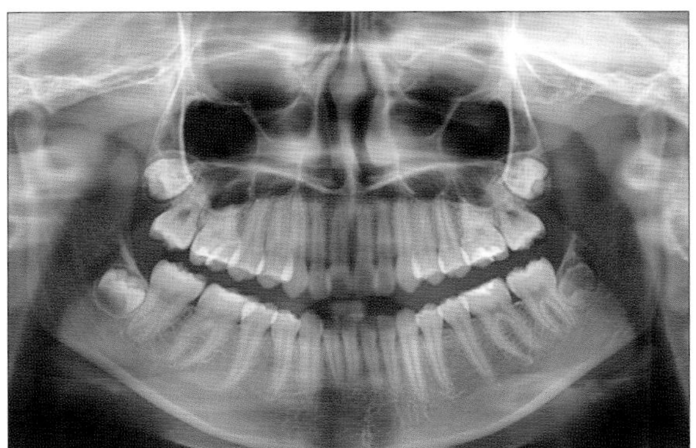
2010-05　曲面断层片

上颌：0.016" 超弹性镍钛弓丝

下颌：0.014" 超弹性镍钛弓丝

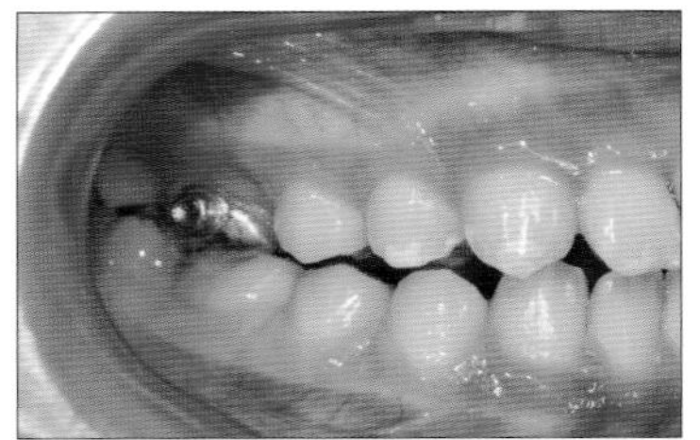
2010-07 右侧咬合像

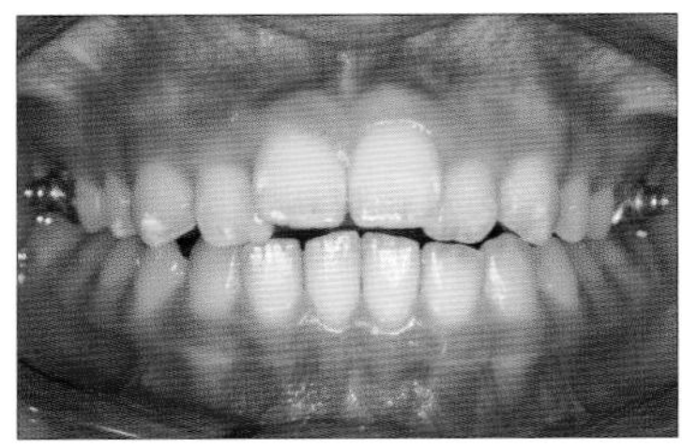
2010-07 正面咬合像

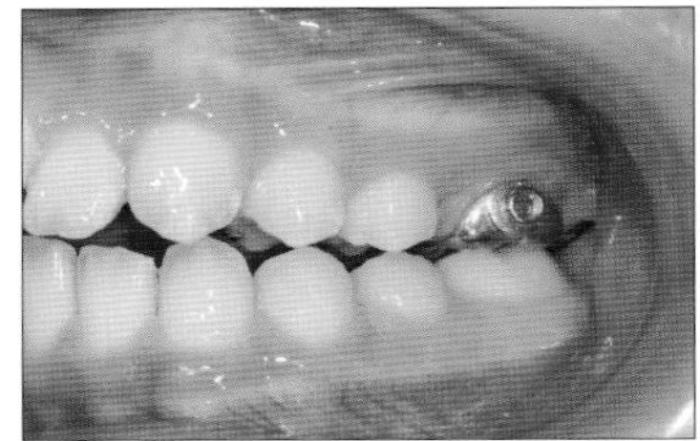
2010-07 左侧咬合像

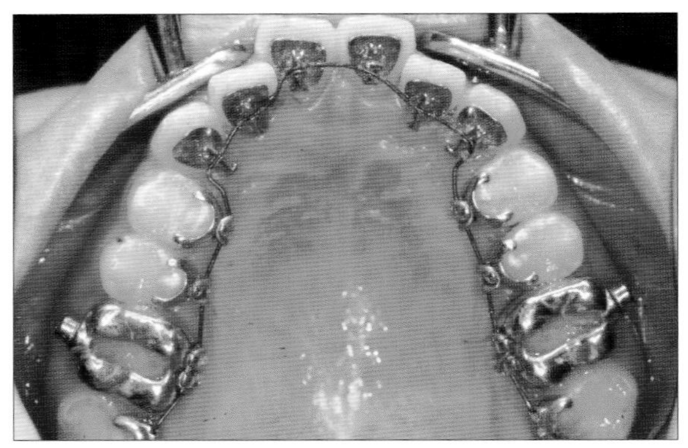
2010-07 上颌殆面像

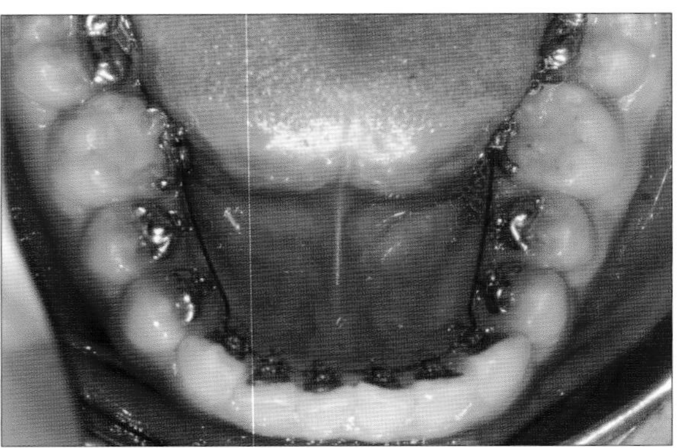
2010-07 下颌殆面像

上颌：0.016" 超弹性镍钛弓丝

下颌：0.014" 超弹性镍钛弓丝

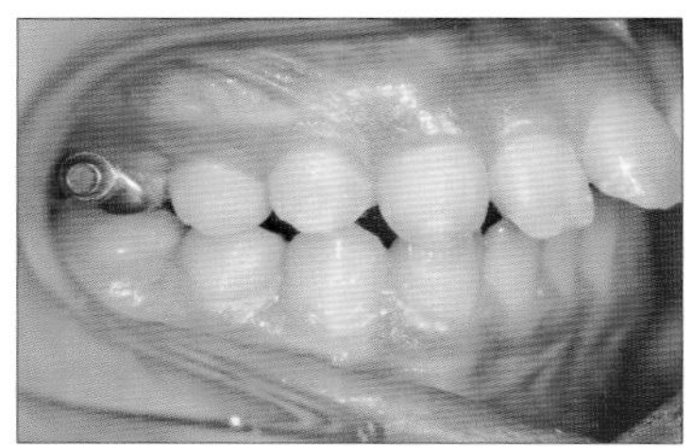
2010-08 右侧咬合像

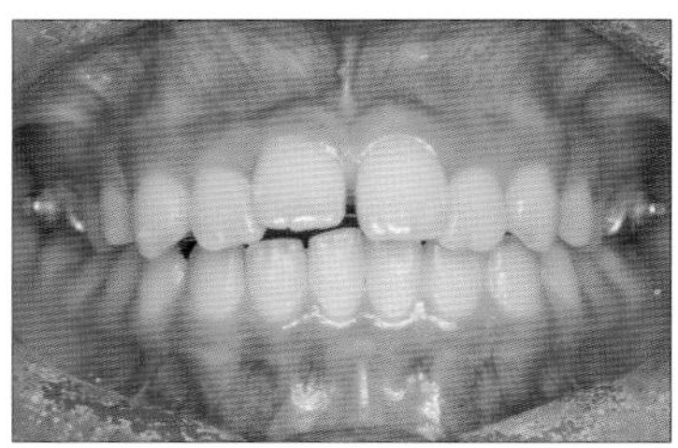
2010-08 正面咬合像

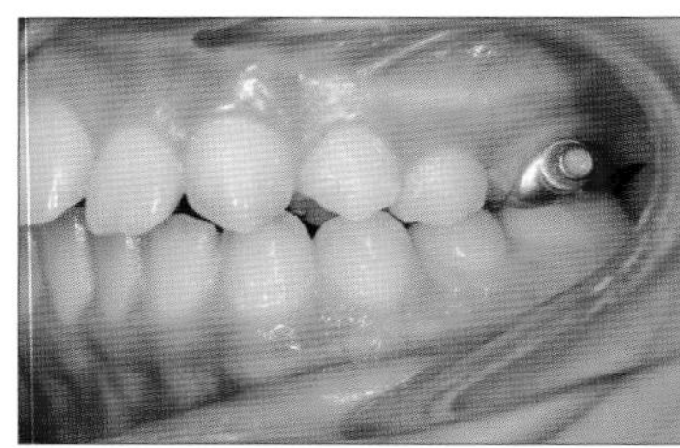
2010-08 左侧咬合像

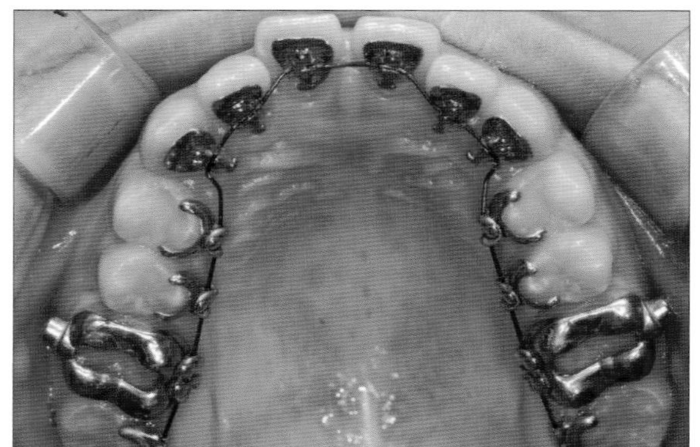
2010-08 上颌殆面像

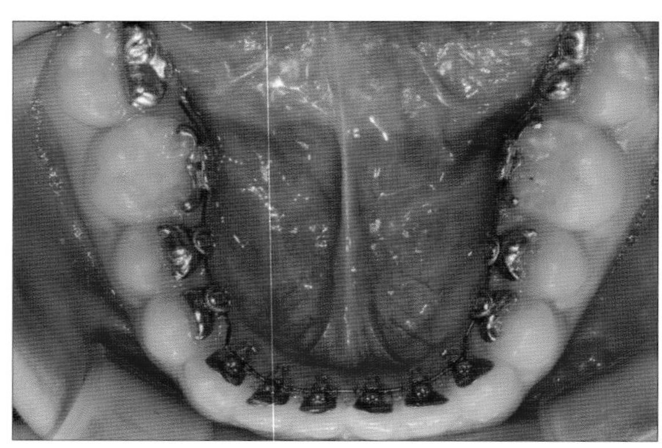
2010-08 下颌殆面像

上颌：0.018" × 0.025" 不锈钢弓丝

下颌：0.018" × 0.025" 不锈钢弓丝

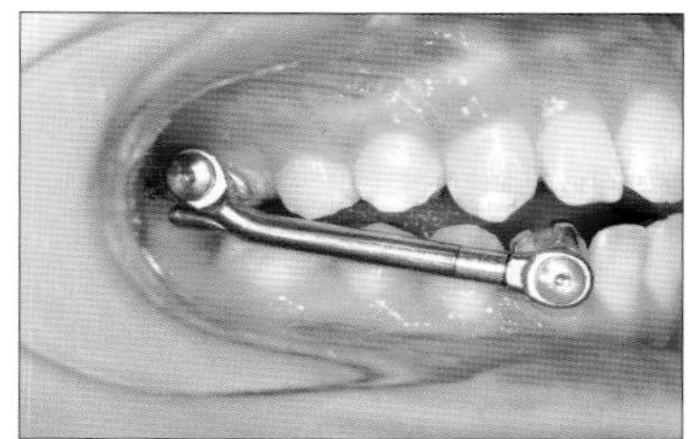

2011-02　右侧咬合像

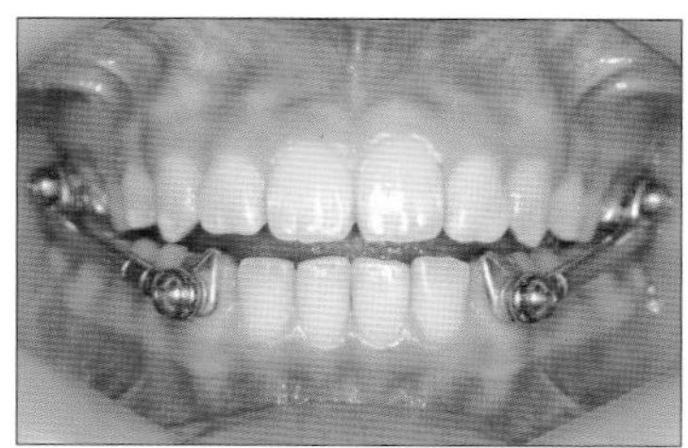

2011-02　正面咬合像

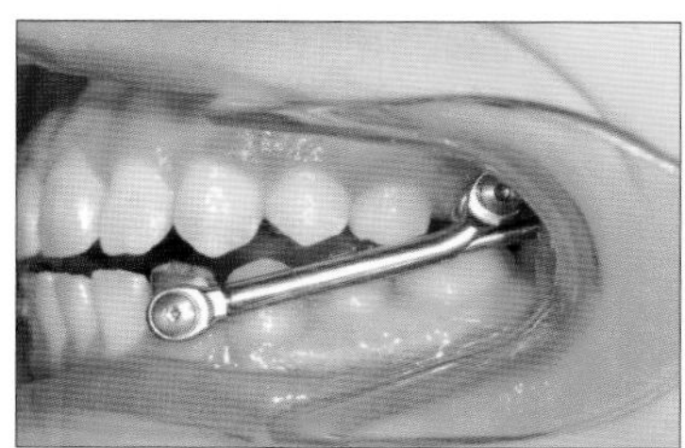

2011-02　左侧咬合像

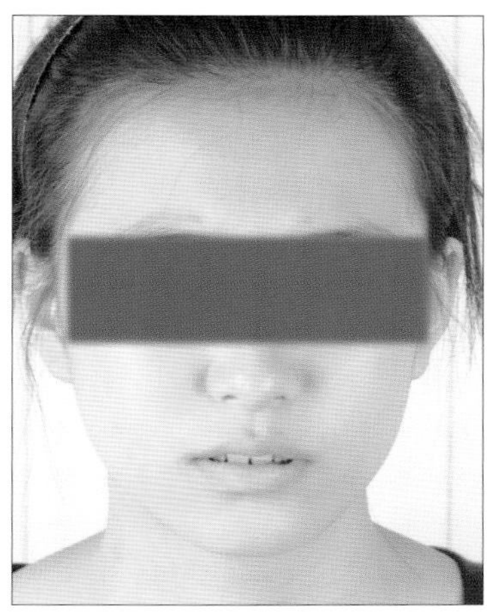

2011-07　正面像

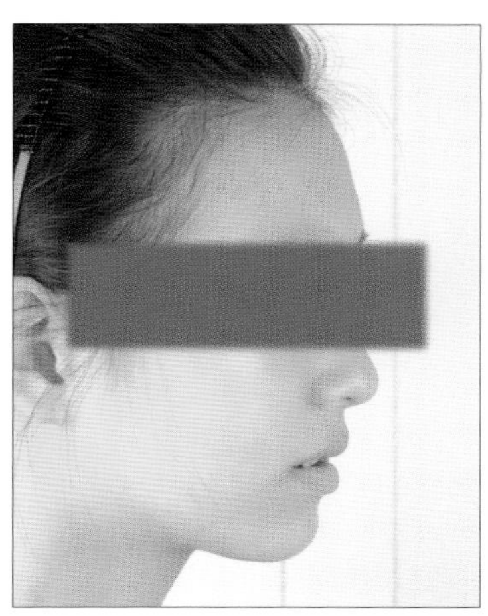

2011-07　侧面像

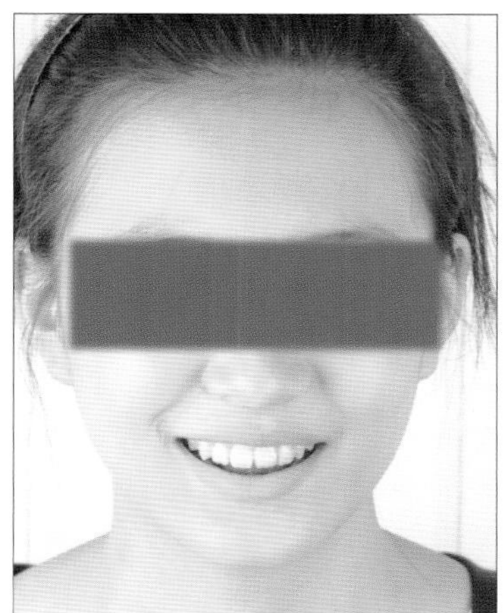

2011-07　正面微笑像

上颌：0.018" × 0.025" 不锈钢弓丝

下颌：0.018" × 0.025" 不锈钢弓丝

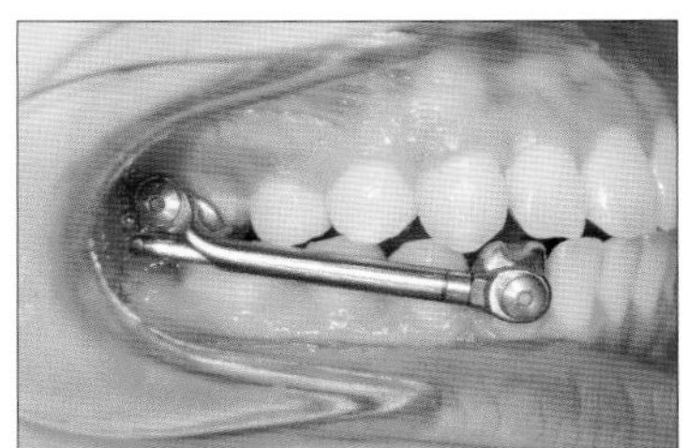

2011-07　右侧咬合像

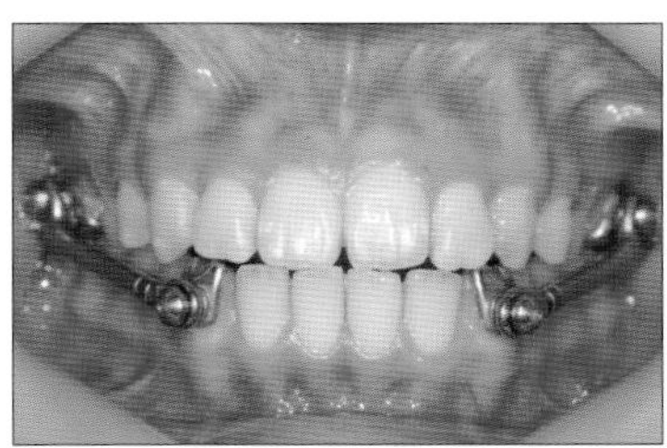

2011-07　正面咬合像

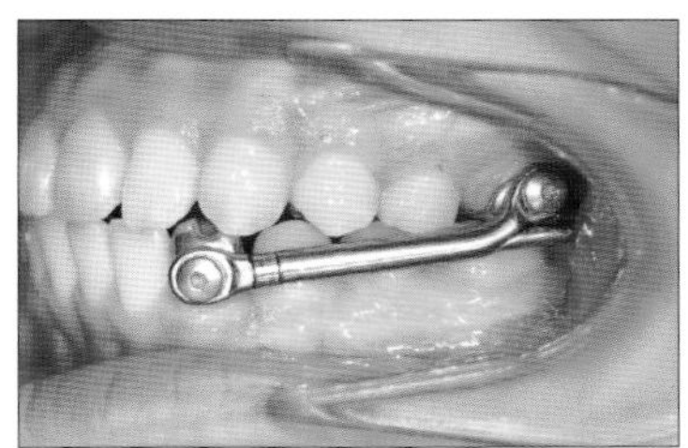

2011-07　左侧咬合像

上颌：0.018" × 0.025" 不锈钢弓丝

下颌：0.018" × 0.025" 不锈钢弓丝

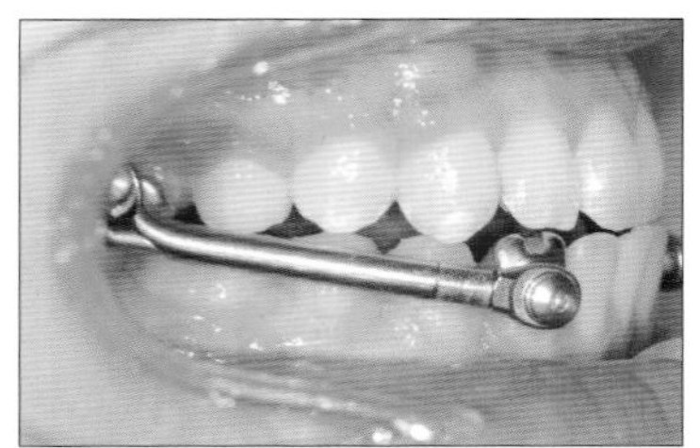
2011-08 右侧咬合像

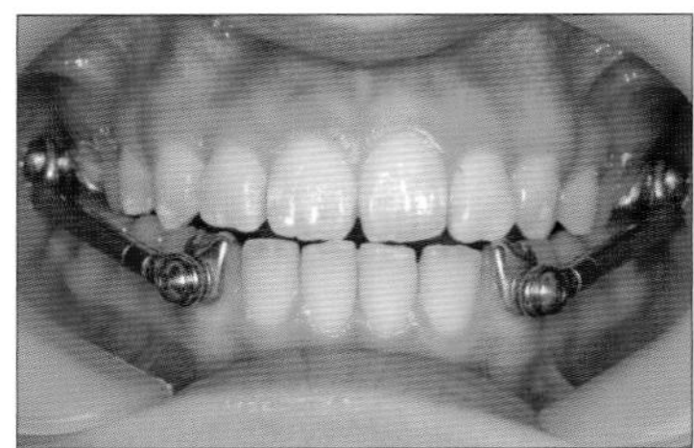
2011-08 正面咬合像

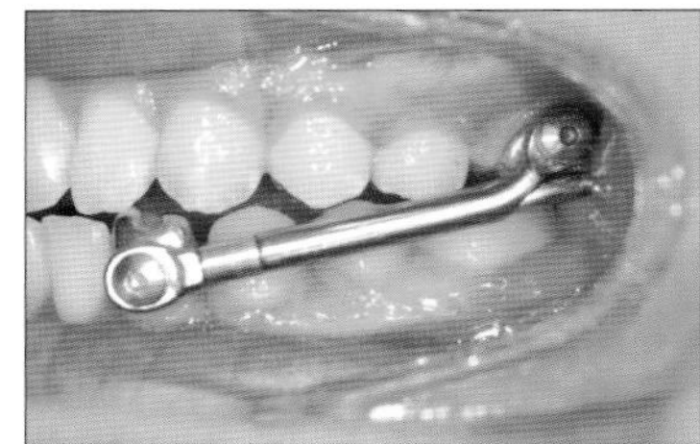
2011-08 左侧咬合像

上颌：0.018" × 0.025" 不锈钢弓丝

下颌：0.018" × 0.025" 不锈钢弓丝

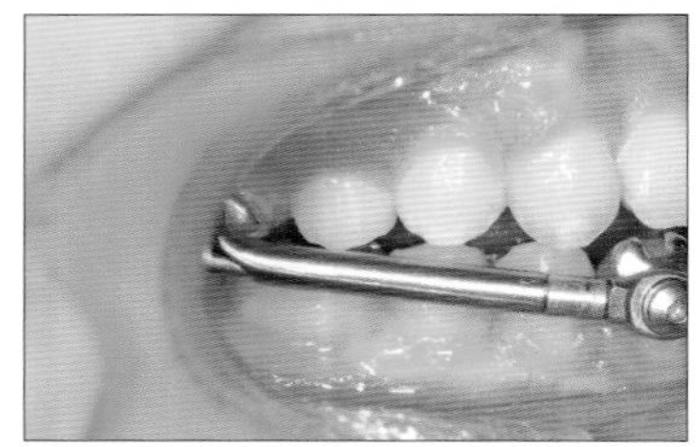
2011-11 右侧咬合像

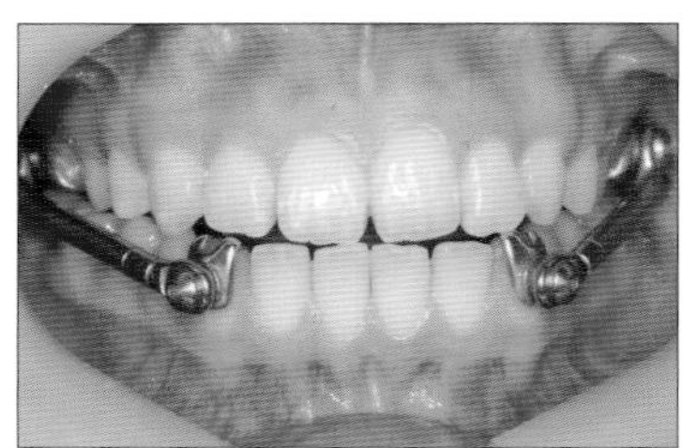
2011-11 正面咬合像

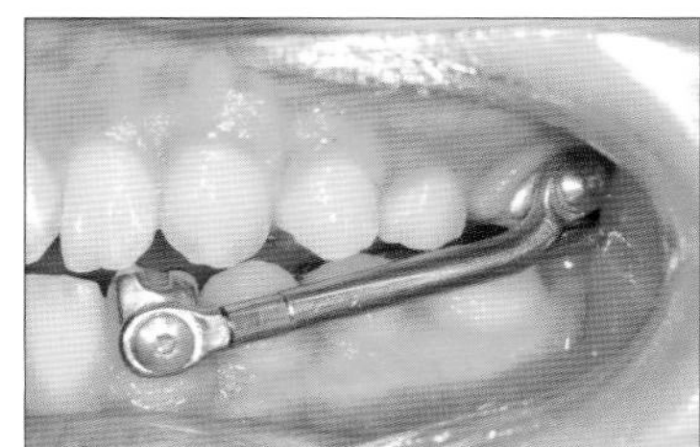
2011-11 左侧咬合像

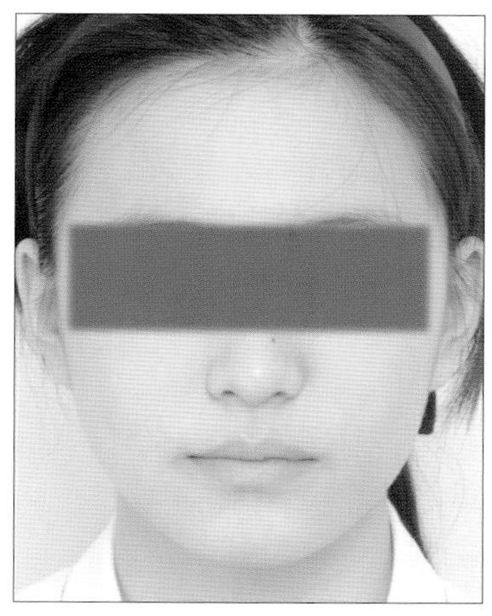
2012-05　正面像

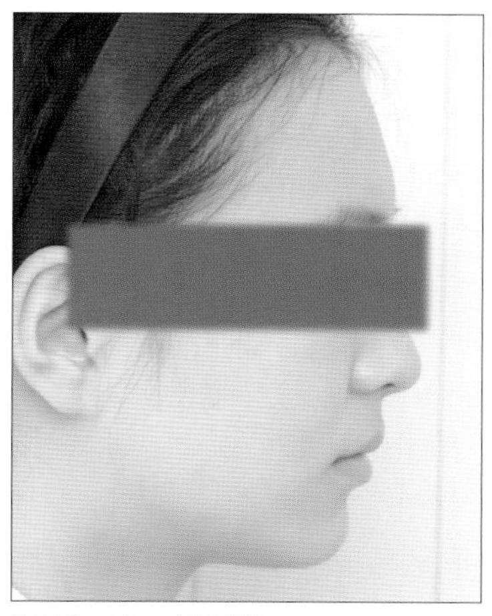
2012-05　侧面像

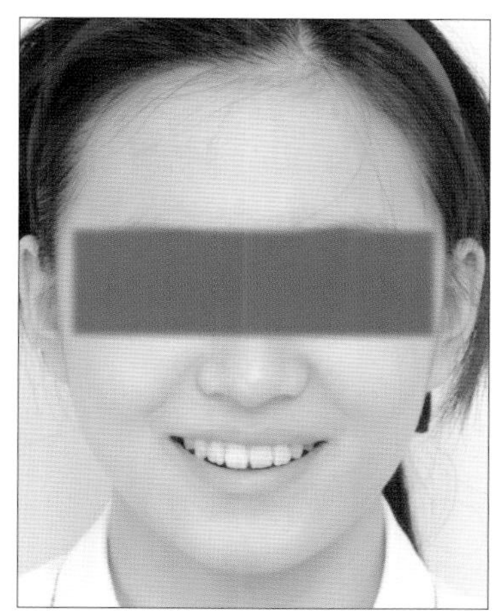
2012-05　正面微笑像

上颌：0.018" × 0.025" 不锈钢弓丝

下颌：0.018" × 0.025" 不锈钢弓丝

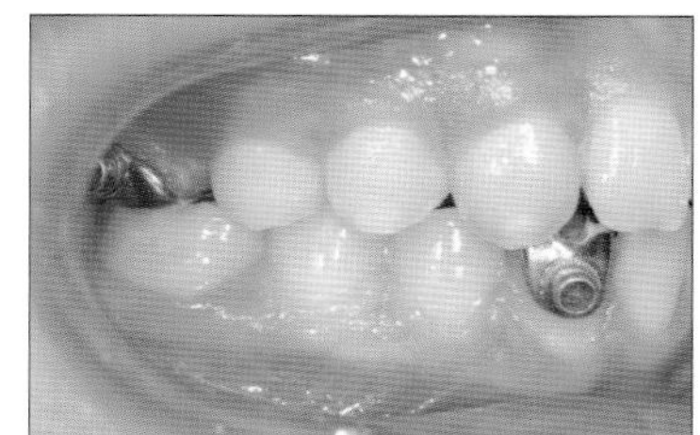
2012-05　右侧咬合像

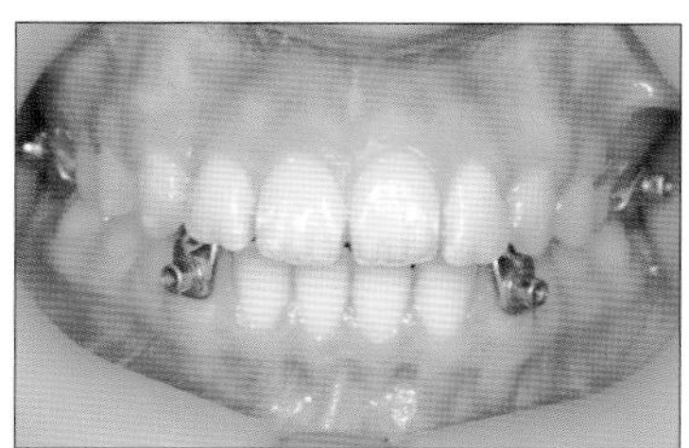
2012-05　正面咬合像

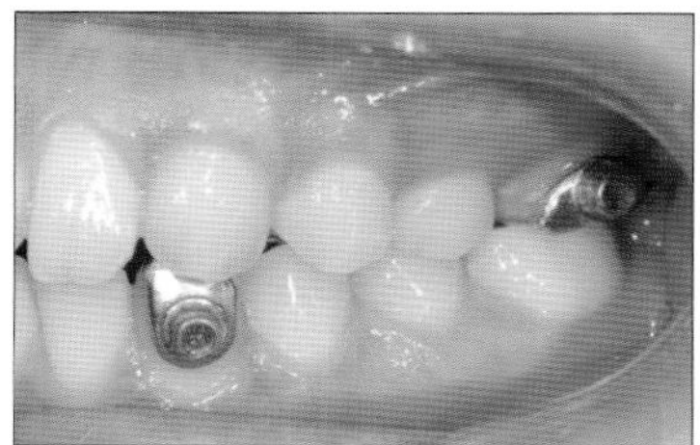
2012-05　左侧咬合像

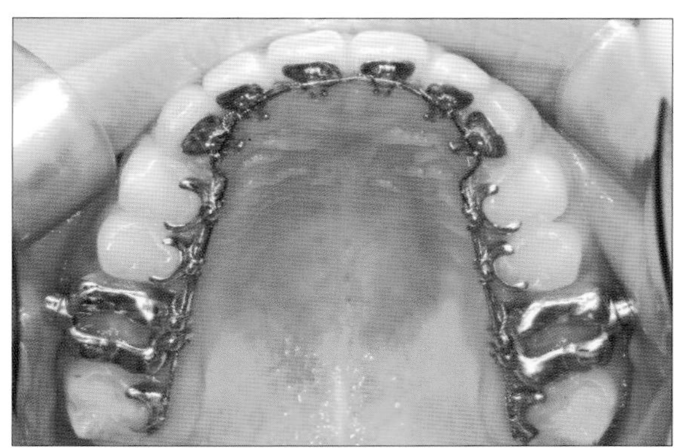
2012-05　上颌䝁面像

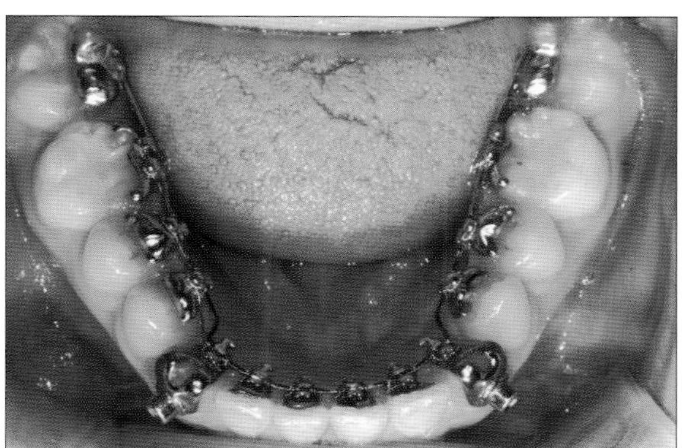
2012-05　下颌䝁面像

上颌：0.018" × 0.025" 不锈钢弓丝

下颌：0.018" × 0.025" 不锈钢弓丝

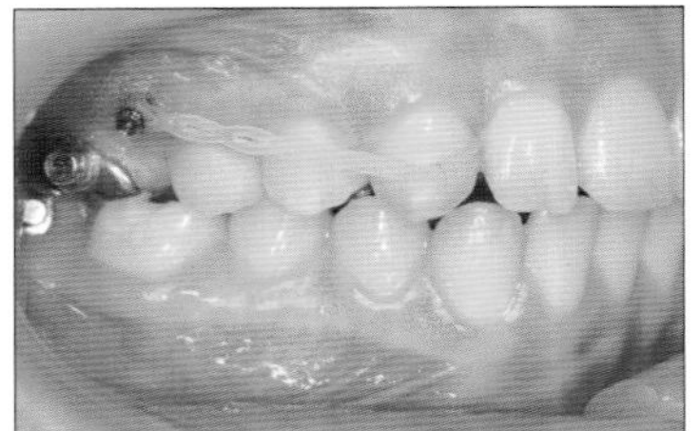
2012-10 右侧咬合像

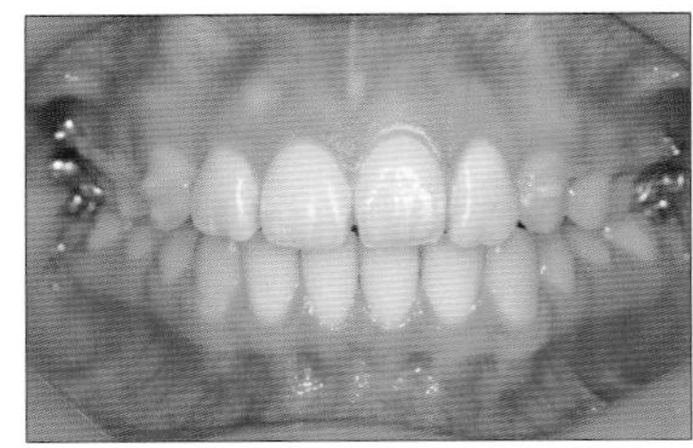
2012-10 正面咬合像

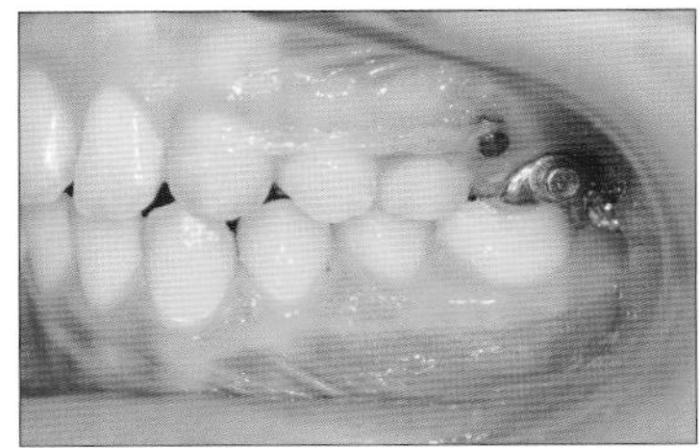
2012-10 左侧咬合像

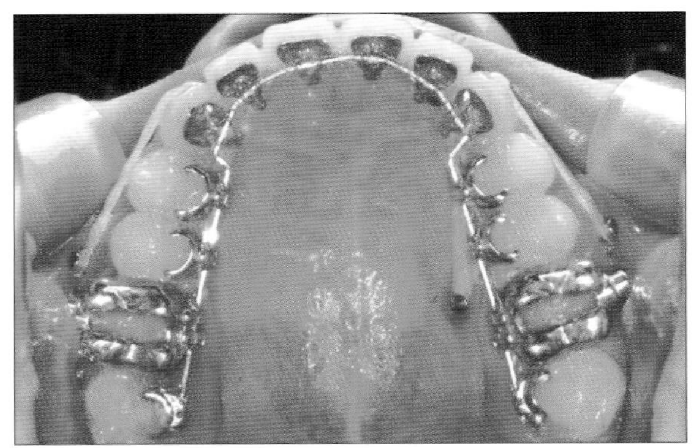
2012-10 上颌𬌗面像

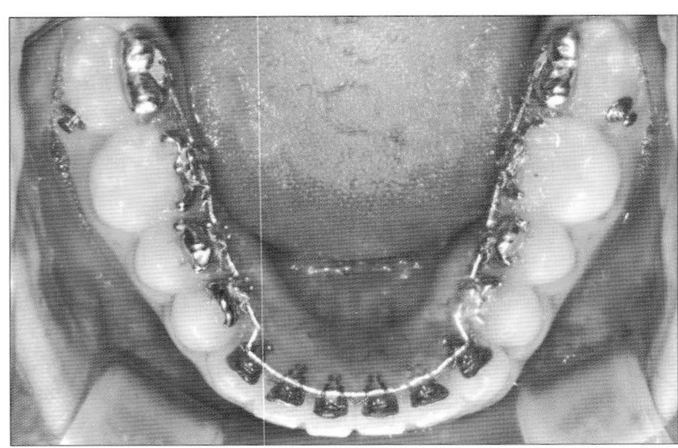
2012-10 下颌𬌗面像

上颌：0.0182" × 0.0182" TMA弓丝

下颌：0.0182" × 0.0182" TMA弓丝

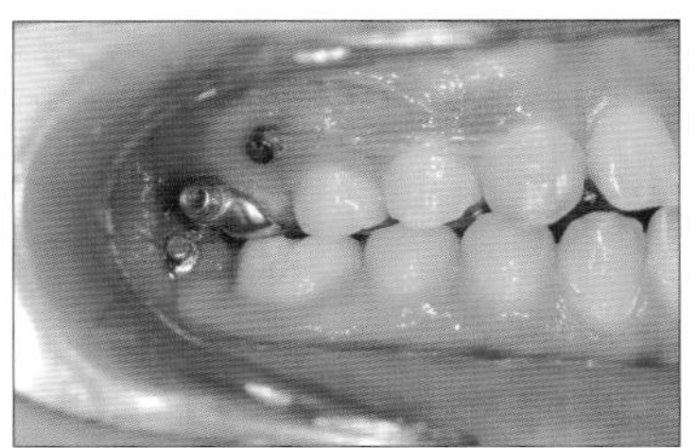
2013-03 右侧咬合像

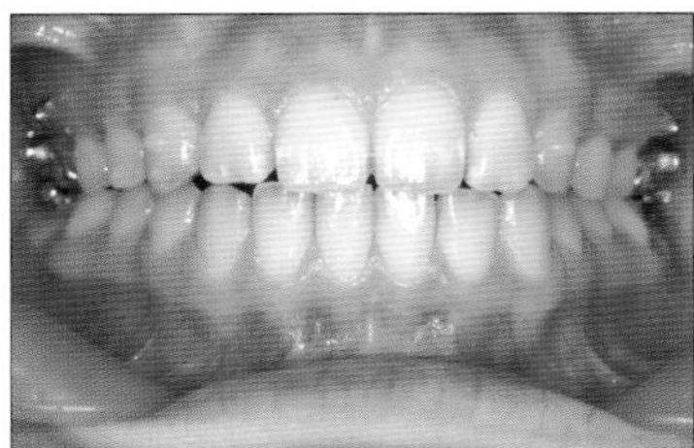
2013-03 正面咬合像

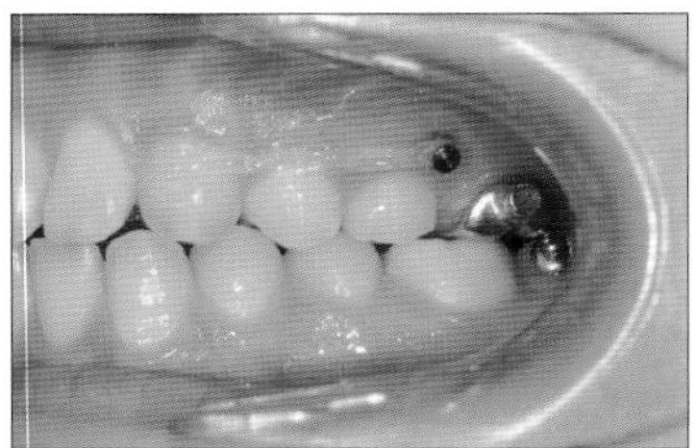
2013-03 左侧咬合像

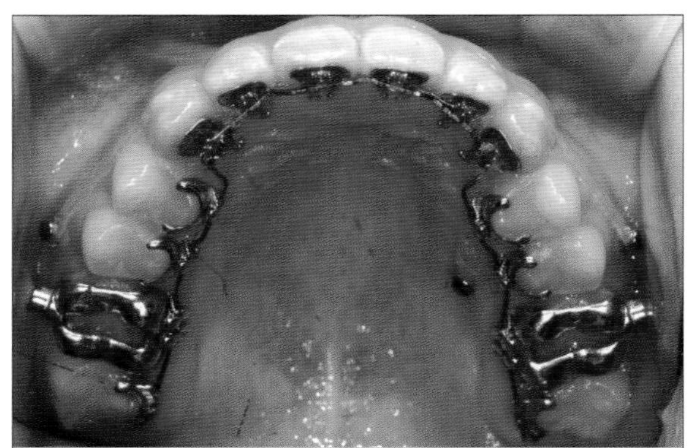
2013-03 上颌𬌗面像

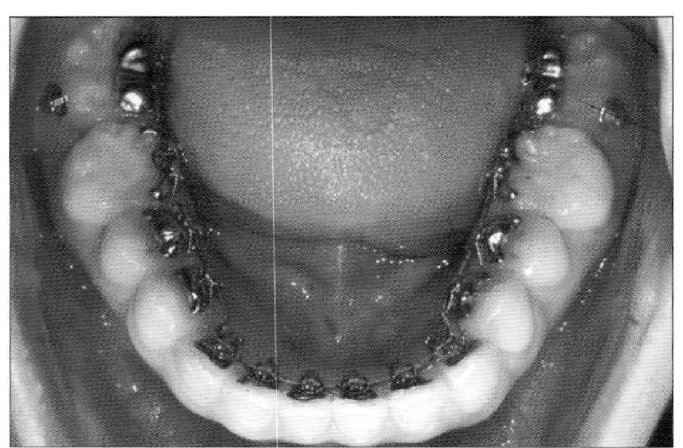
2013-03 下颌𬌗面像

治疗后

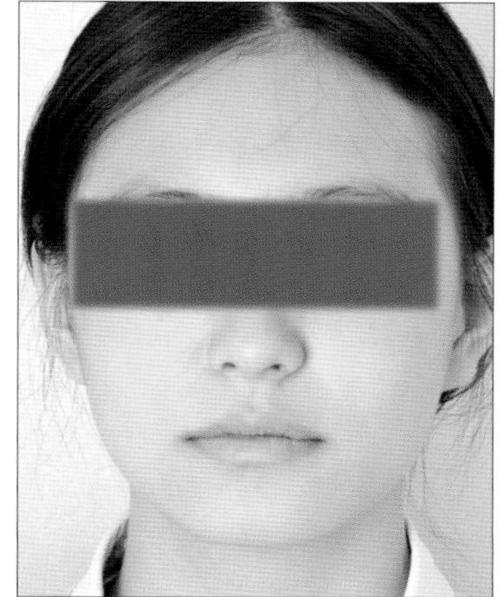
2013-08　正面像

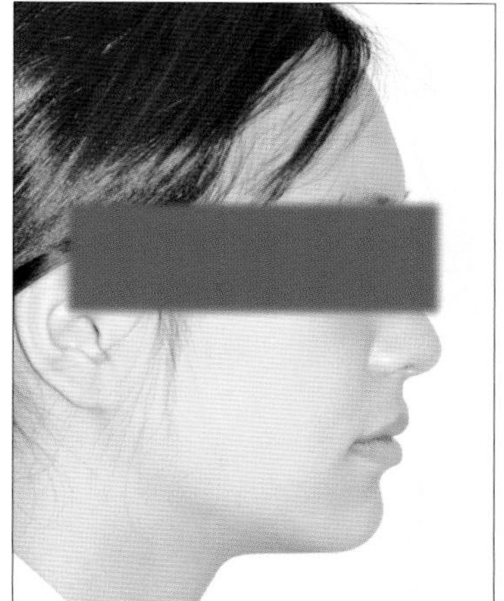
2013-08　侧面像

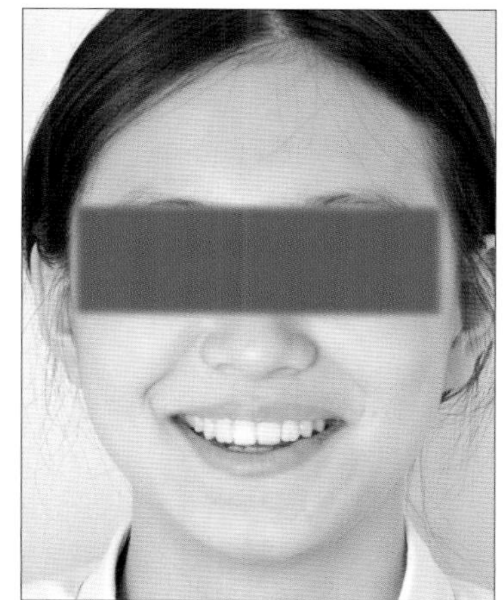
2013-08　正面微笑像

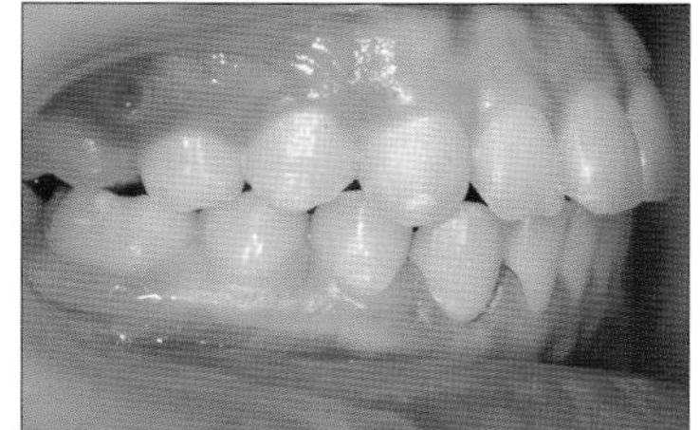
2013-08　右侧咬合像

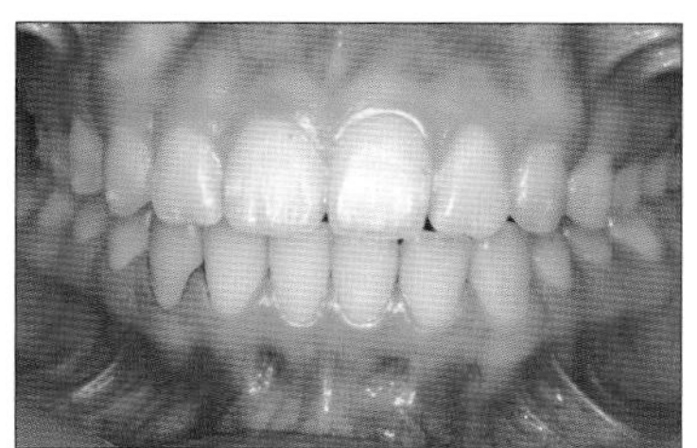
2013-08　正面咬合像

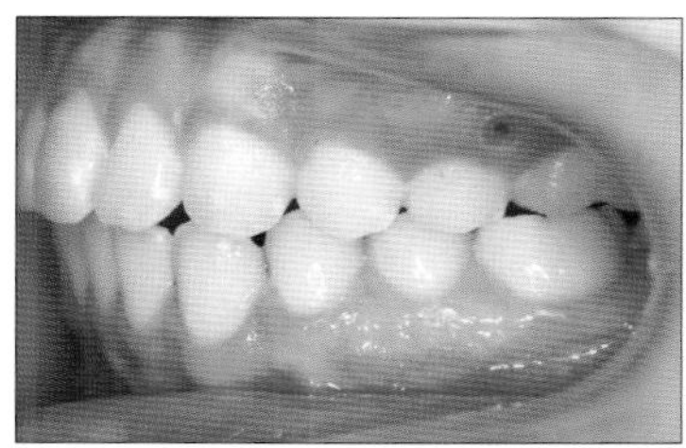
2013-08　左侧咬合像

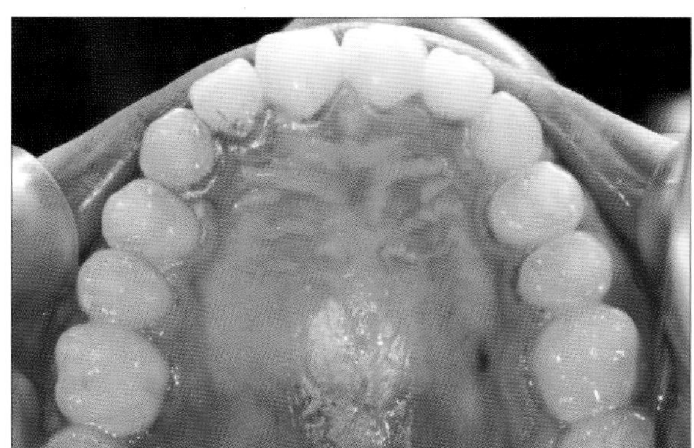
2013-08　上颌殆面像

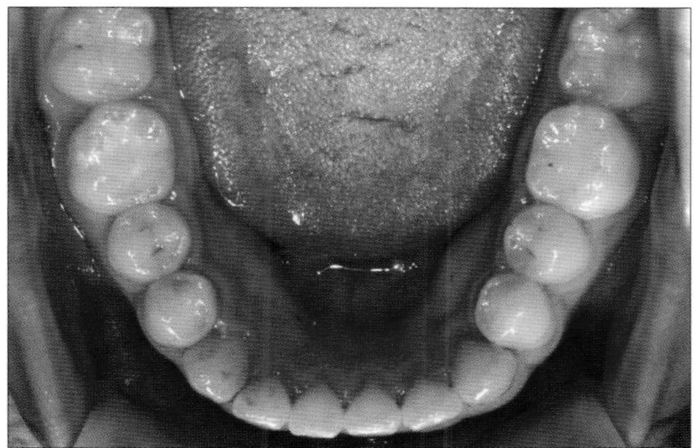
2013-08　下颌殆面像

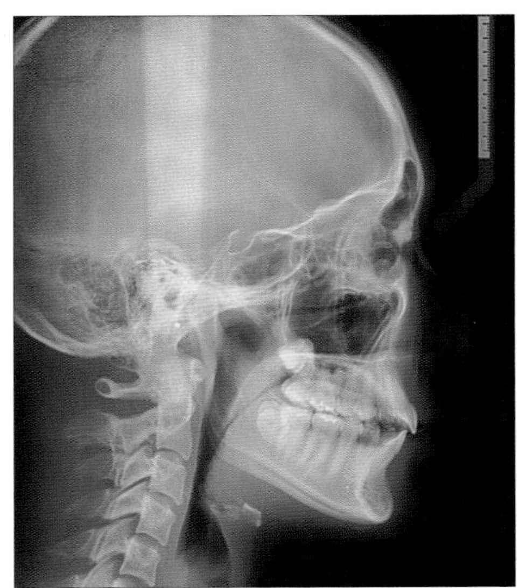
2013-08　头颅侧位片

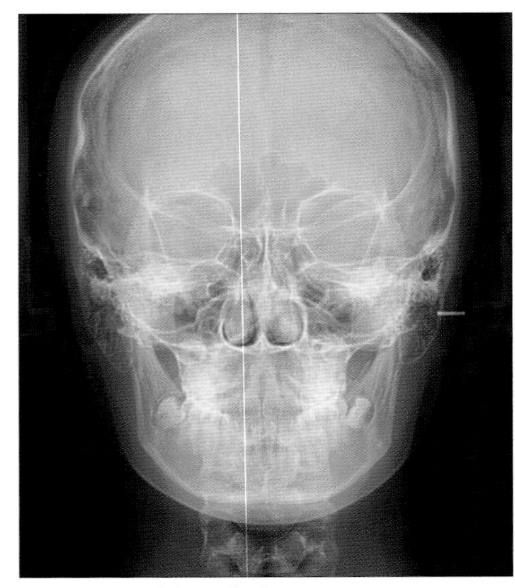
2013-08　头颅正位片

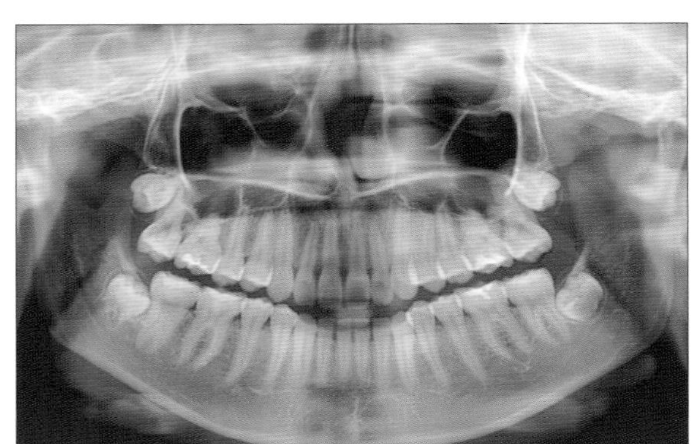
2013-08　曲面断层片

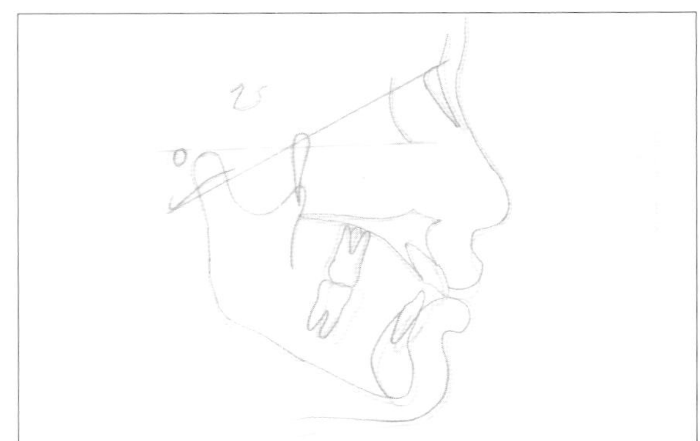
重叠图

种植支抗（TADs）

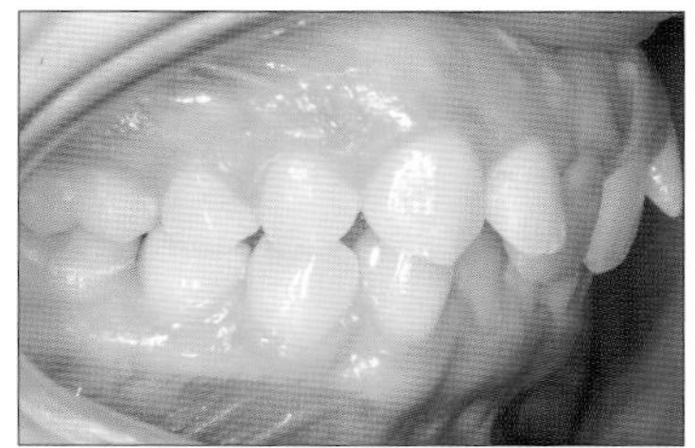
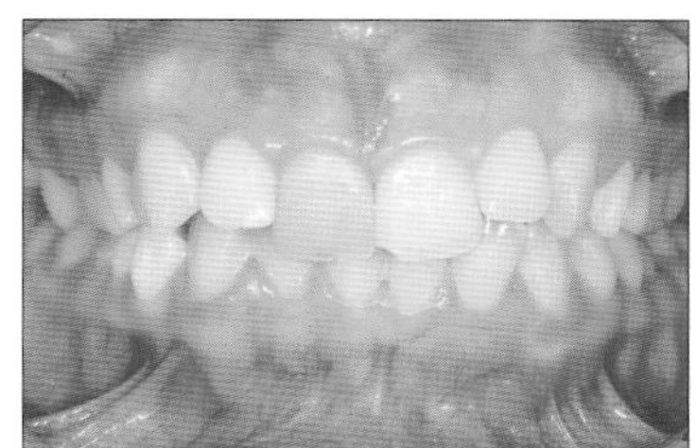
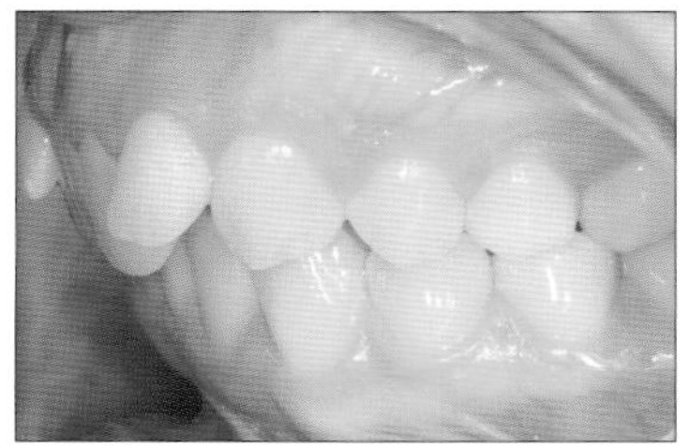

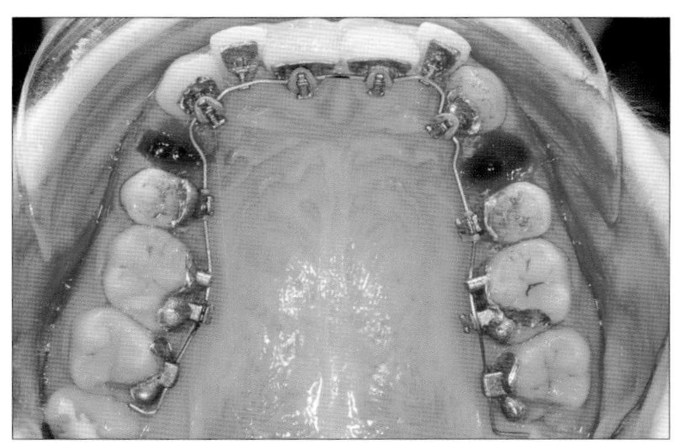
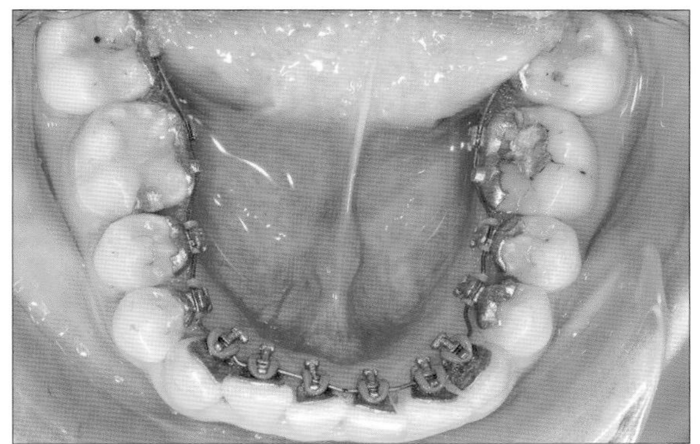

Incognito™矫治器系统（2003版），上颌应用0.016"×0.022" 超弹性镍钛弓丝，应用弹力链拉尖牙向远中，为前牙排齐创造间隙。下颌应用0.016" 超弹性镍钛弓丝排齐整平。

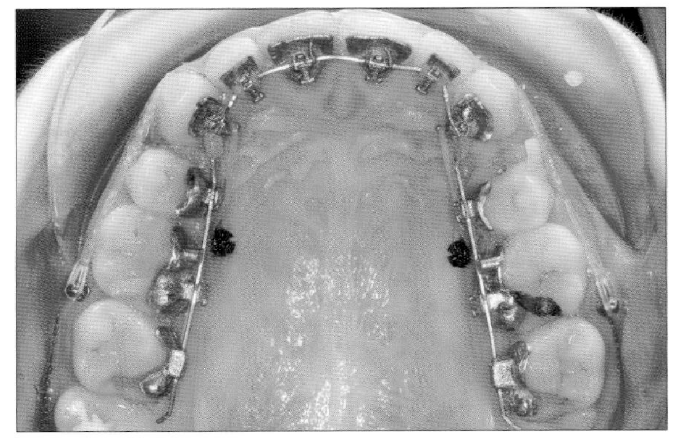
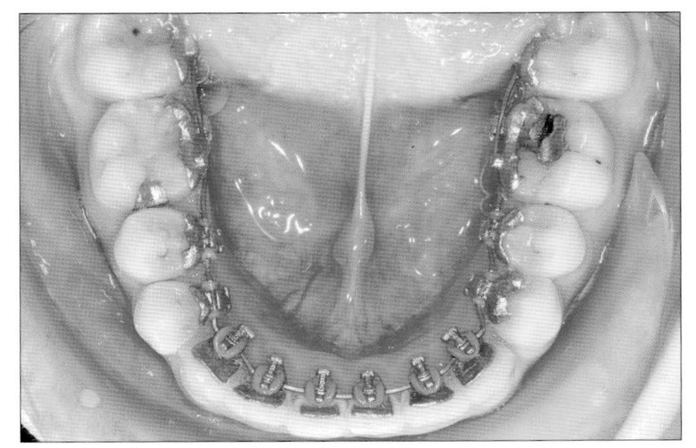

4个月后，上颌应用0.016"×0.022" 不锈钢弓丝关闭间隙，弓丝在双侧为直丝弓以保证滑动机制的实现，在上颌中切牙设计15° 根舌向转矩以中和0.018" 托槽的转矩余隙。上颌后部应用种植支抗，在上颌腭侧植入2颗直径1.5mm、长10mm的Aarhus种植钉。在颊侧，植入2颗直径1.3mm、长度10mm的AbsoAnchors®种植钉。双侧分别应用透明的和灰色的弹力链关闭间隙。下颌应用0.016"×0.022" 超弹性镍钛弓丝进一步排齐整平。

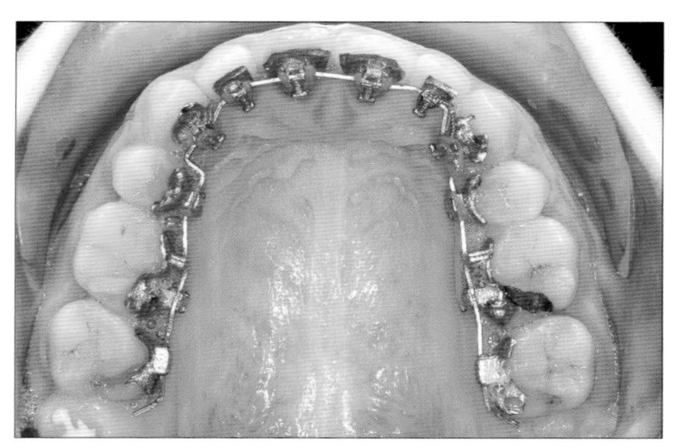

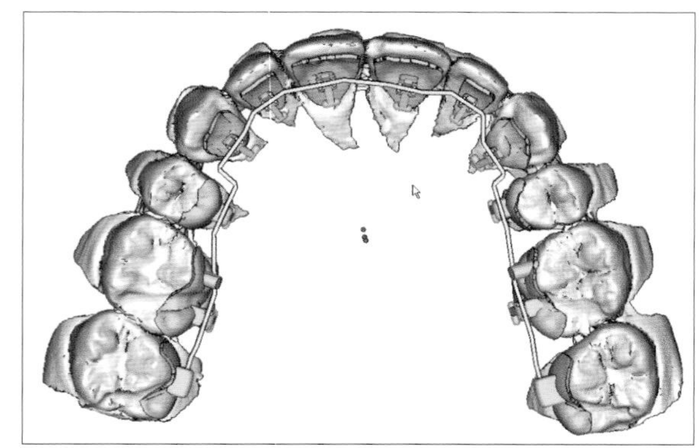

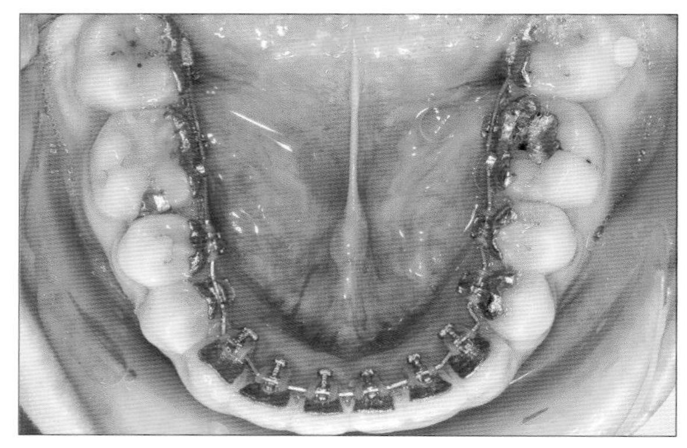

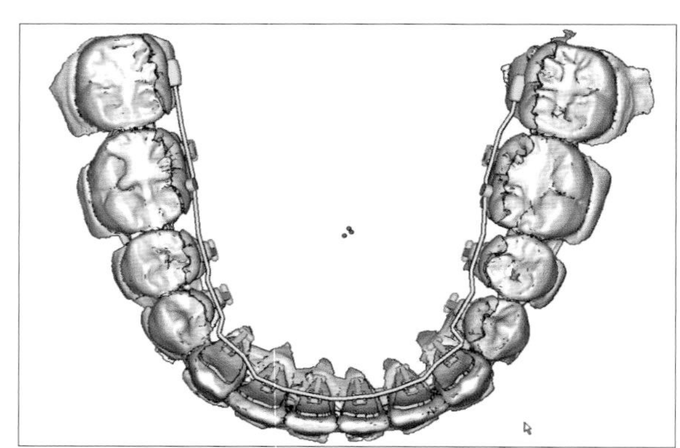

最后用全尺寸Beta Ⅲ 钛弓丝再排齐整平，不用额外弯制曲，临床结果与数字化排牙目标接近。

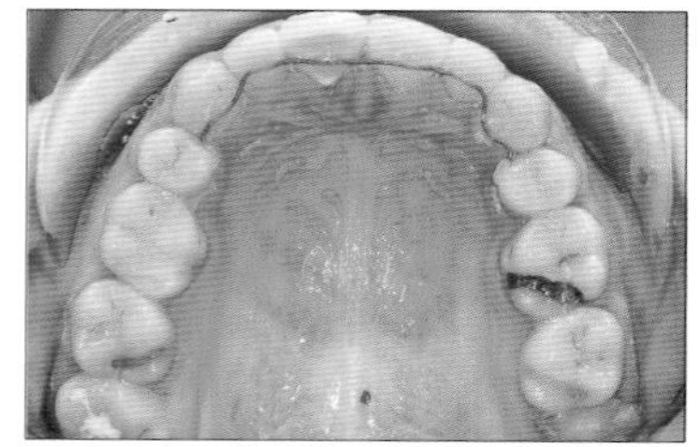

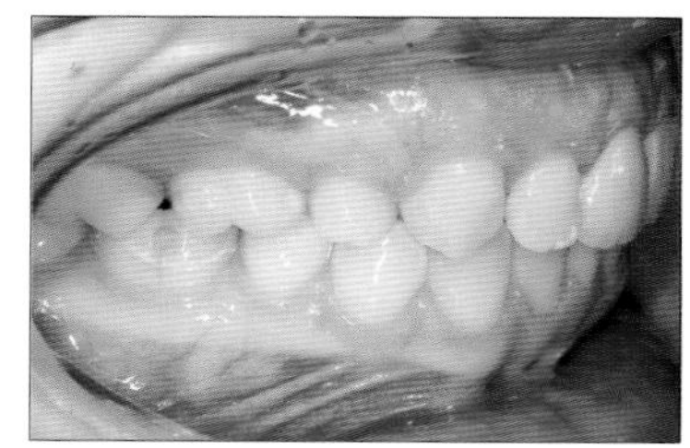

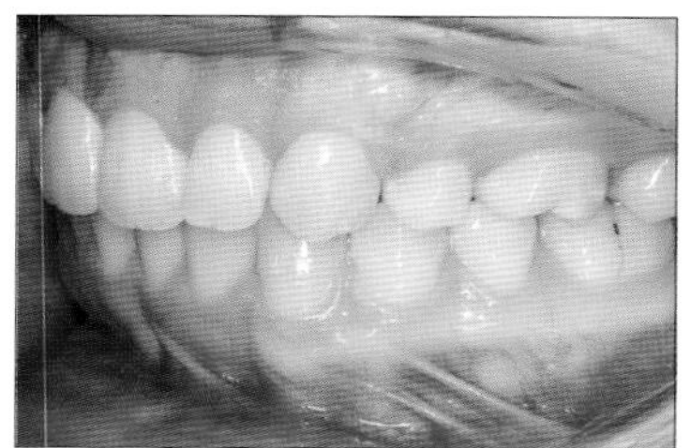

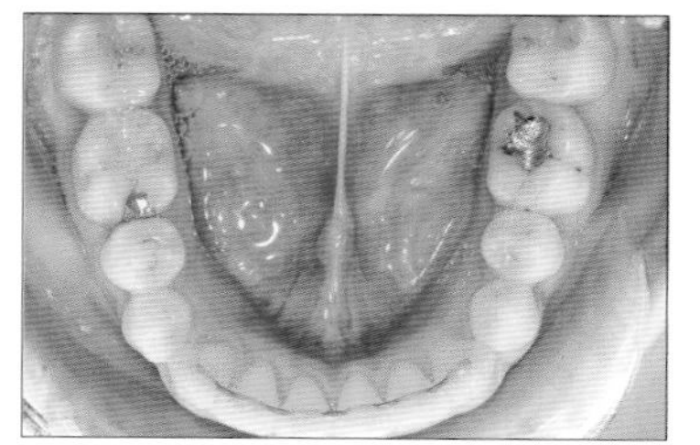

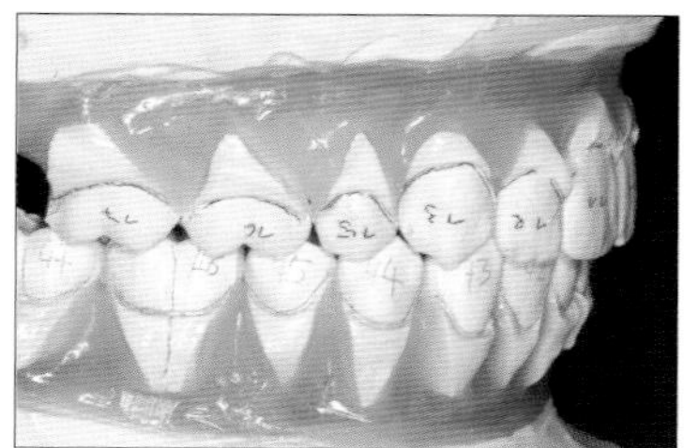

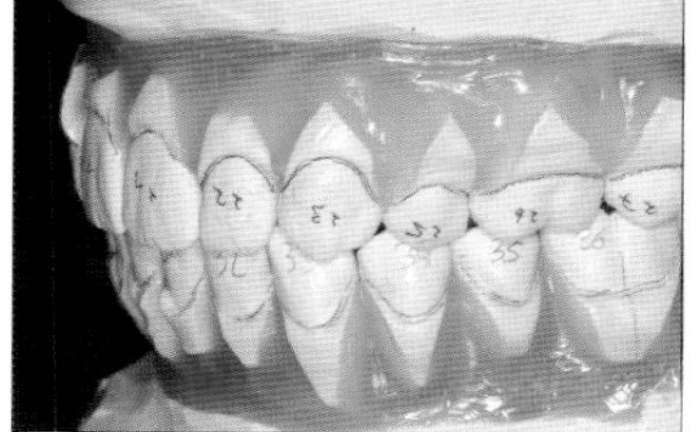

右上中切牙重新冠修复后，上下颌粘接固定保持器。

TADs 病例1（Ⅱ类错殆非拔牙矫治）

- 开始日期：2010-06
- 总疗程： 28个月
- 治疗计划：
  - 非拔牙矫治
  - 应用弓丝压缩技术扩弓
  - 腭穹隆处植入种植钉，并应用水平臂机制进行上牙弓整体远移
  - 治疗结束牙性Ⅰ类关系
- 下牙列弓丝序列：
  - 0.014" 超弹性镍钛弓丝
  - 0.016"×0.022" 超弹性镍钛弓丝
  - 0.018"×0.025" 超弹性镍钛弓丝
  - 0.016"×0.024" 不锈钢弓丝
  - 0.0182"×0.0182" TMA弓丝
- 上牙列弓丝序列：
  - 0.012" 超弹性镍钛弓丝
  - 0.014" 超弹性镍钛弓丝
  - 0.016"×0.022" 超弹性镍钛弓丝
  - 0.018"×0.025" 超弹性镍钛弓丝
  - 0.016"×0.024" 不锈钢弓丝
  - 0.0182"×0.0182" TMA弓丝

治疗前

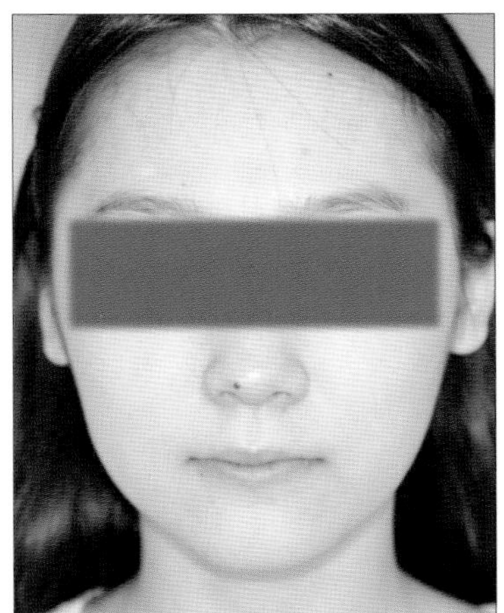
2010-06　正面像

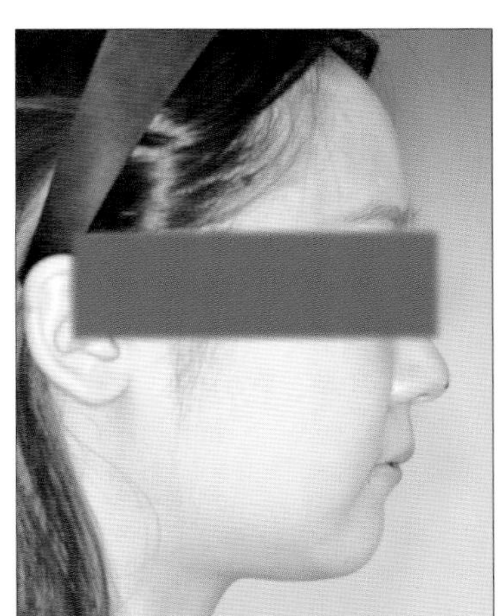
2010-06　侧面像

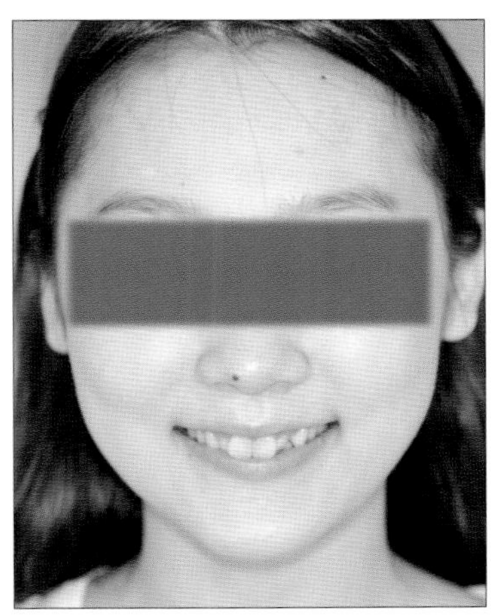
2010-06　正面微笑像

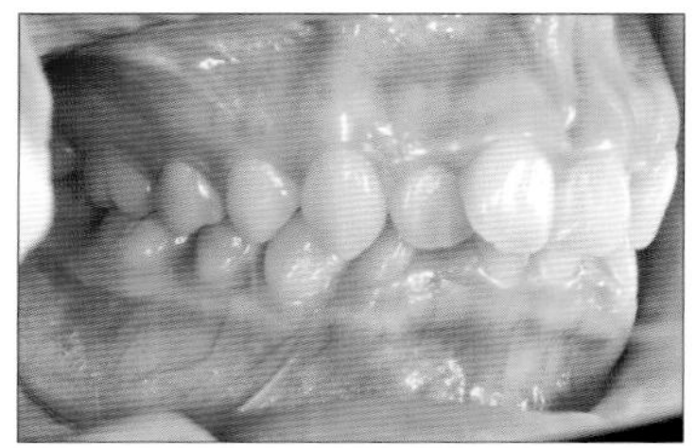
2010-06 右侧咬合像

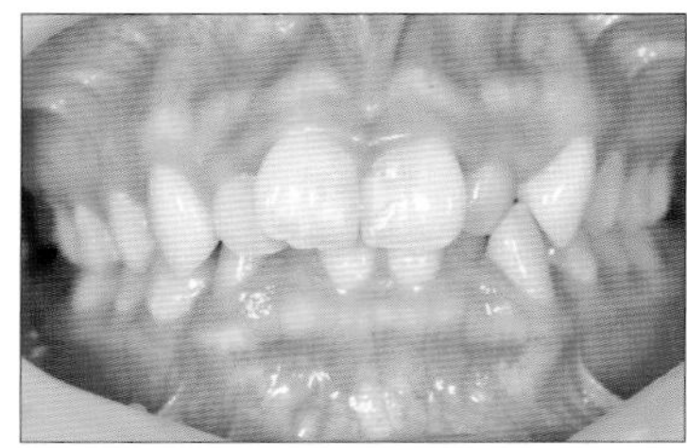
2010-06 正面咬合像

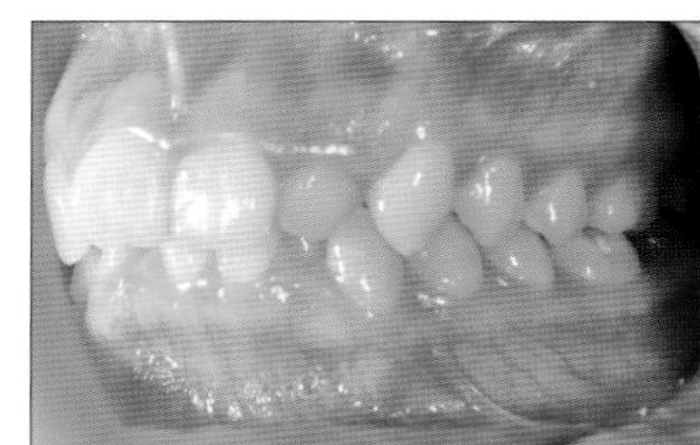
2010-06 左侧咬合像

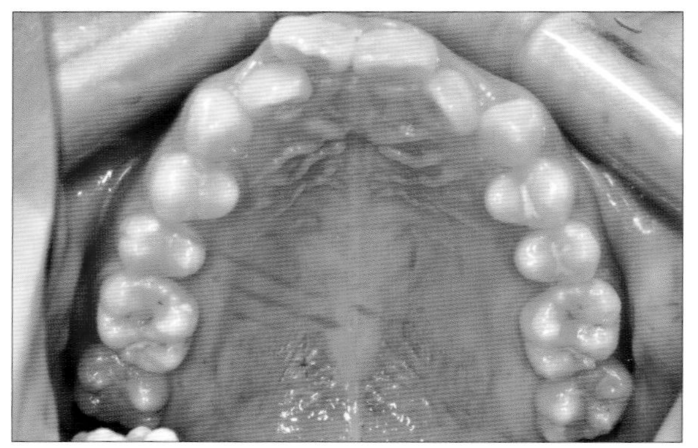
2010-06 上颌殆面像

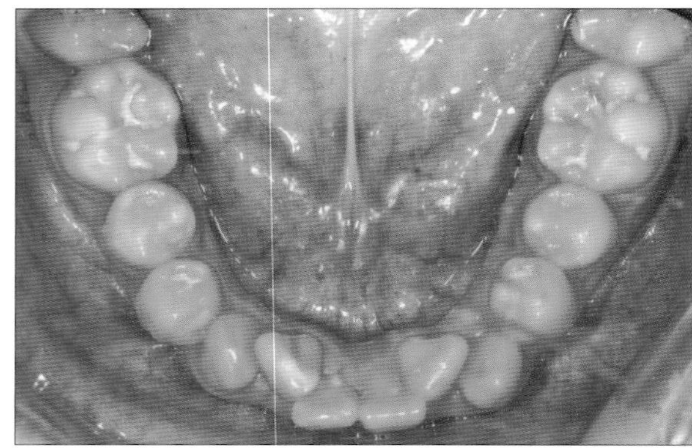
2010-06 下颌殆面像

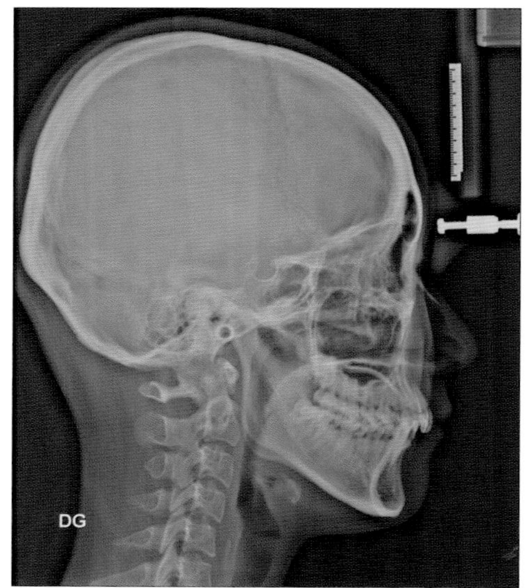

2010-06 头颅侧位片

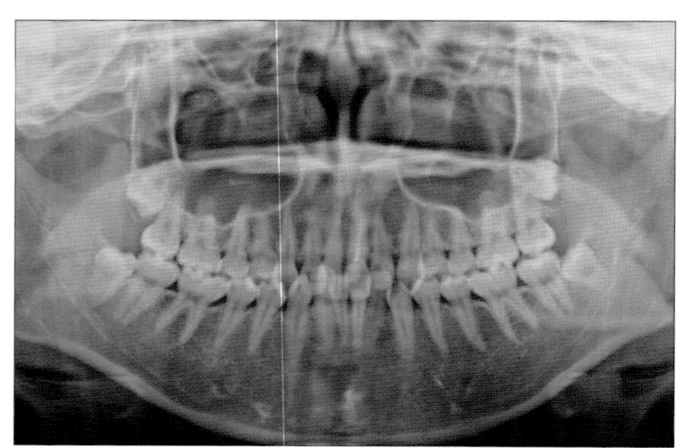
2010-06 曲面断层片

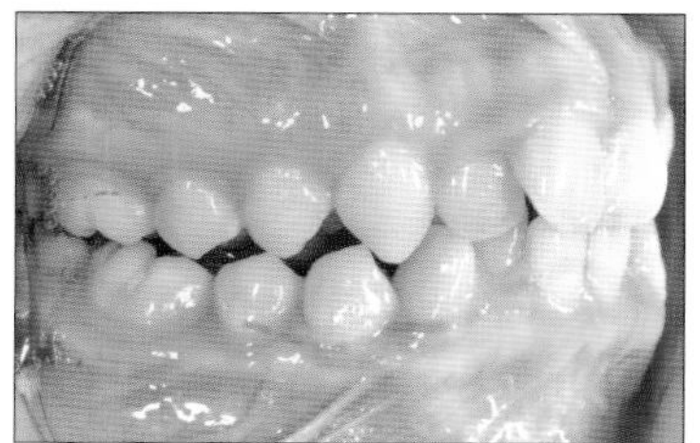
2010-09　右侧咬合像

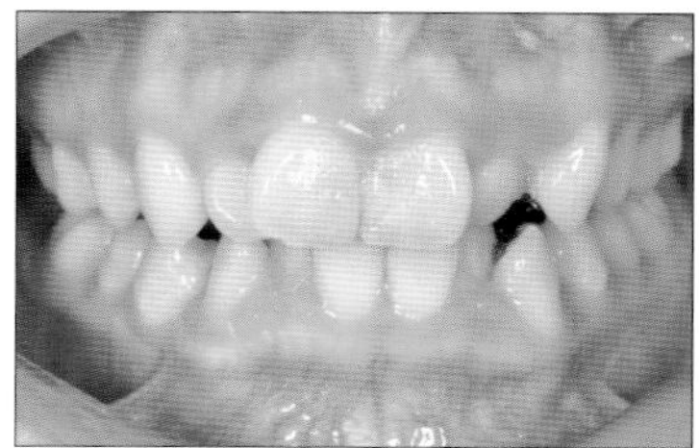
2010-09　正面咬合像

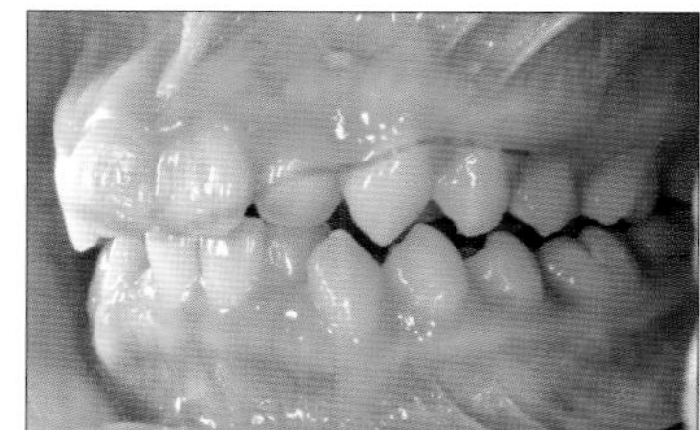
2010-09　左侧咬合像

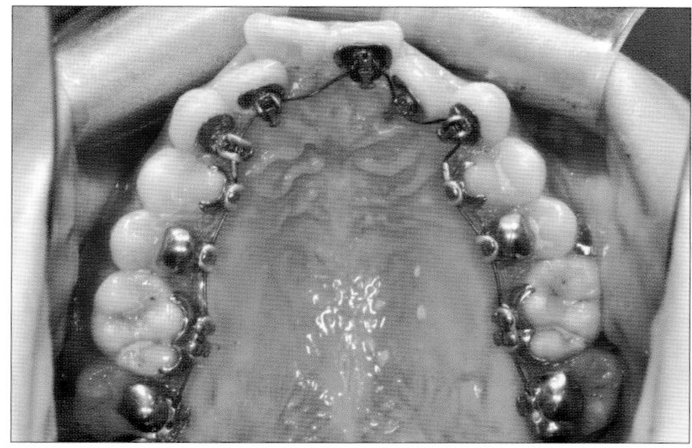
2010-09　上颌殆面像

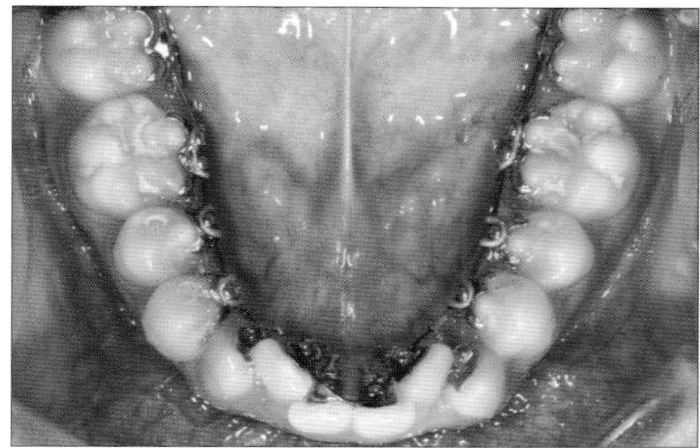
2010-09　下颌殆面像

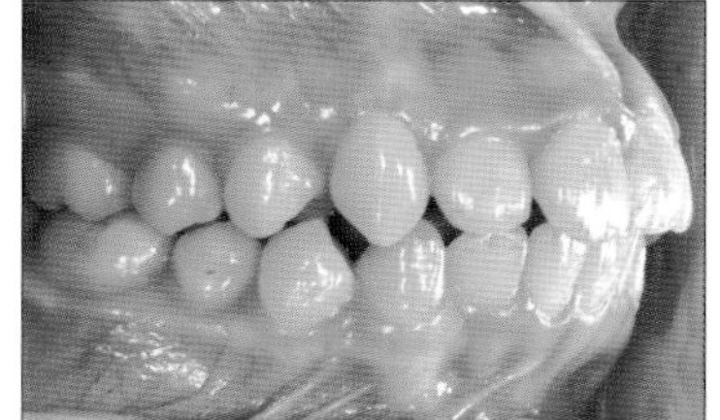
2011-03　右侧咬合像

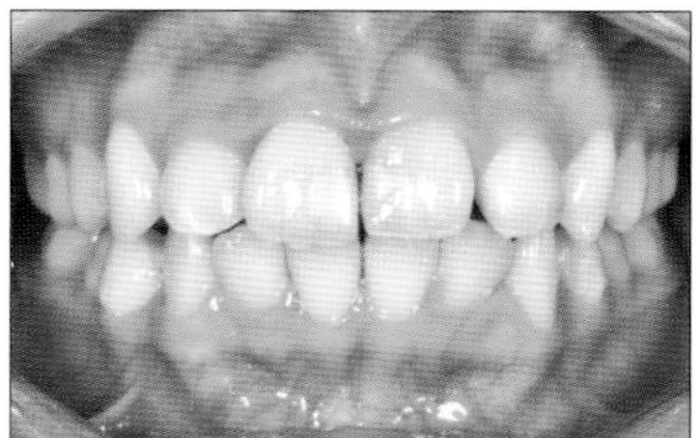
2011-03　正面咬合像

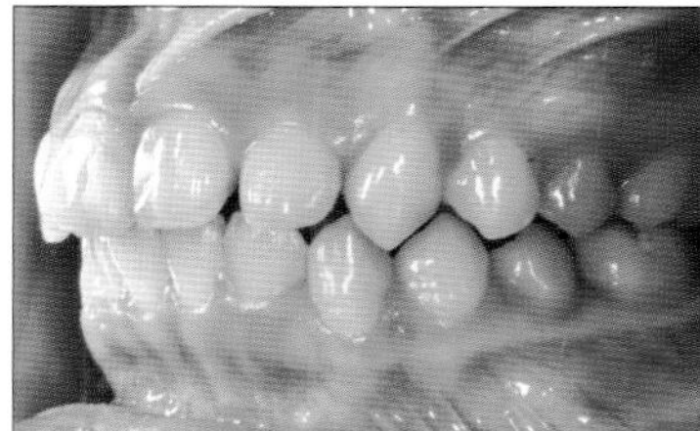
2011-03　左侧咬合像

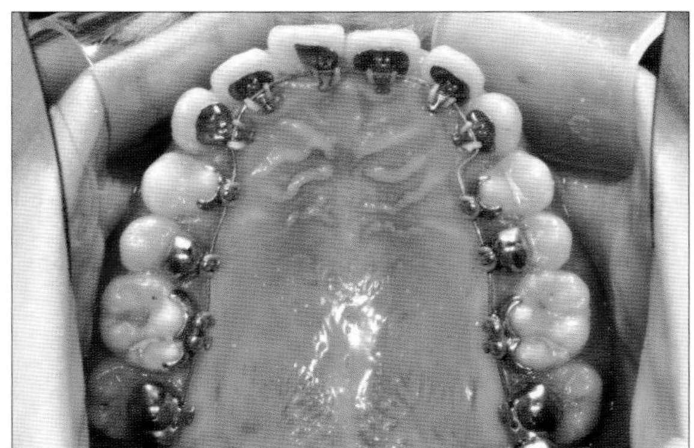
2011-03　上颌殆面像

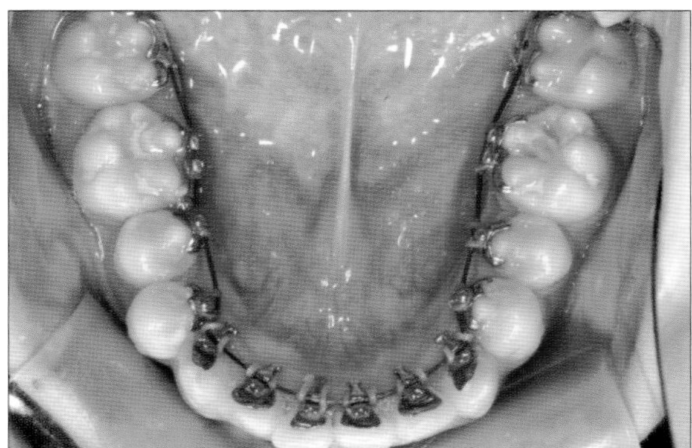
2011-03　下颌殆面像

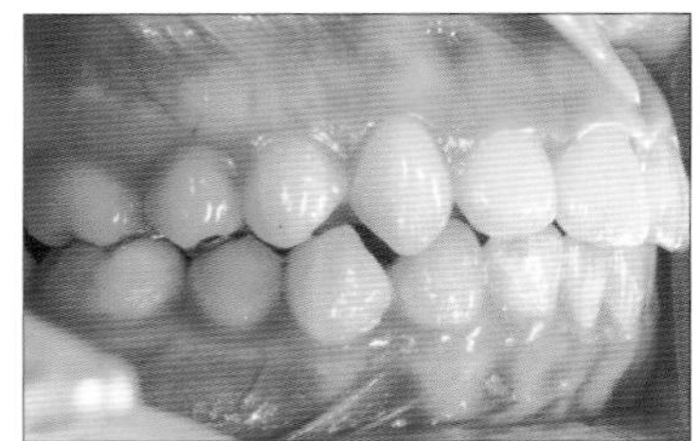
2011-08　右侧咬合像

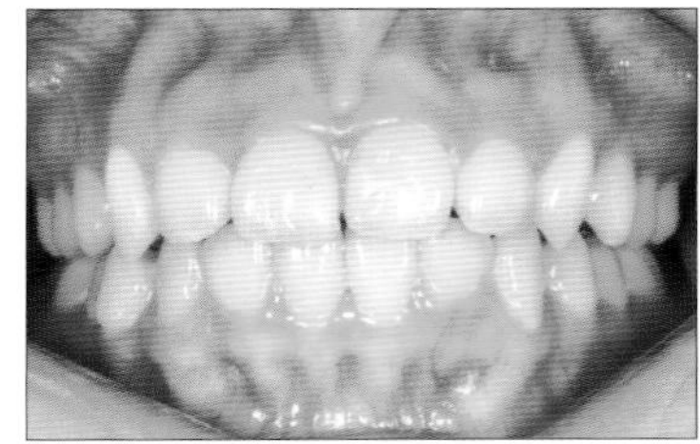
2011-08　正面咬合像

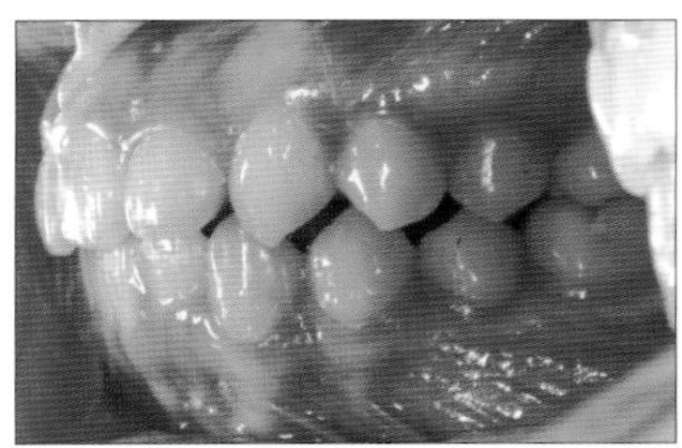
2011-08　左侧咬合像

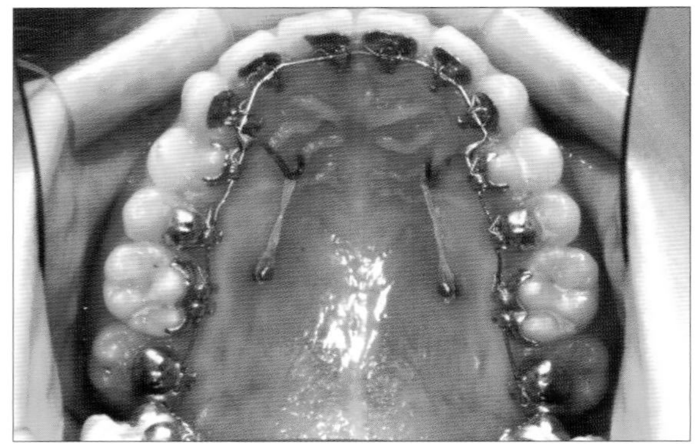
2011-08　上颌𬌗面像

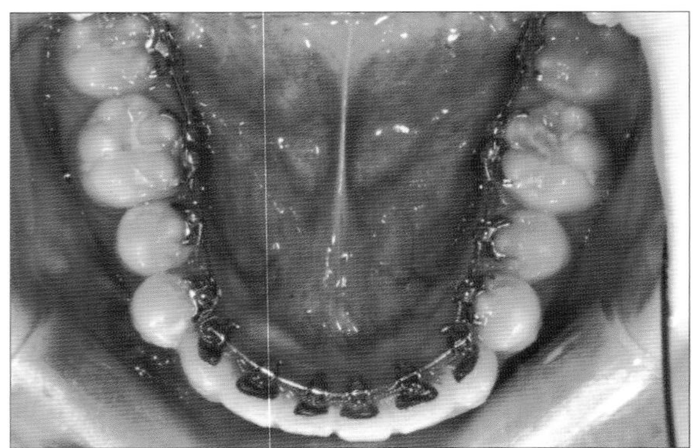
2011-08　下颌𬌗面像

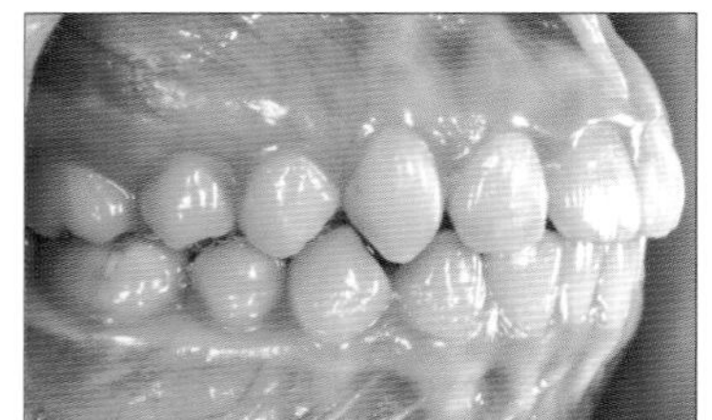
2012-01　右侧咬合像

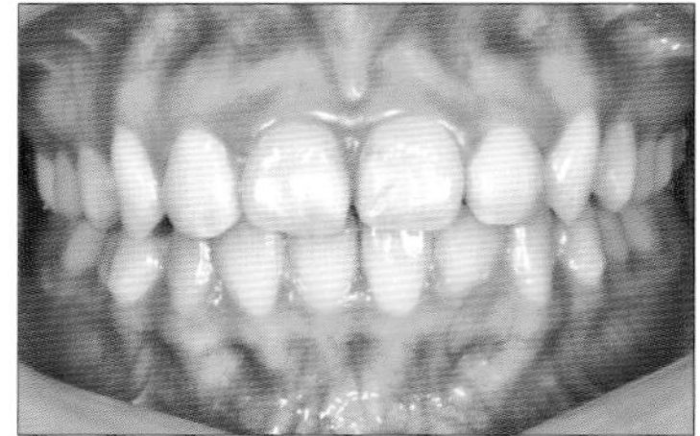
2012-01　正面咬合像

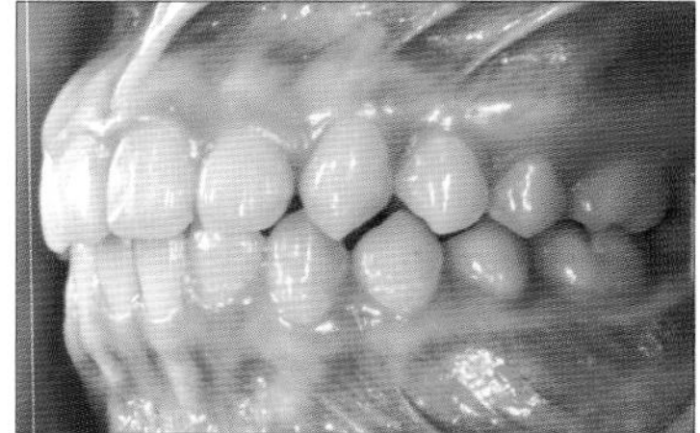
2012-01　左侧咬合像

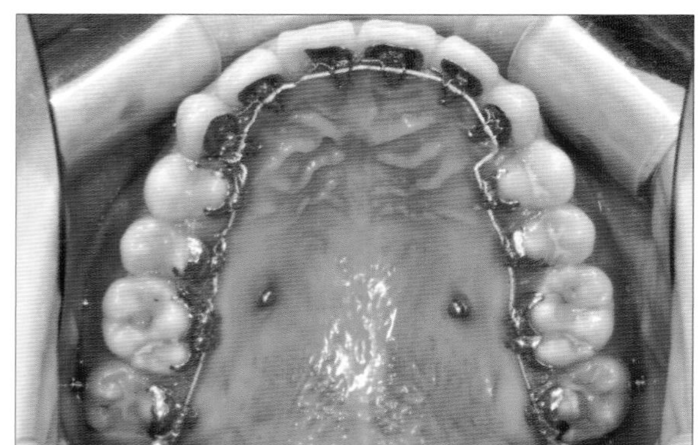
2012-01　上颌𬌗面像

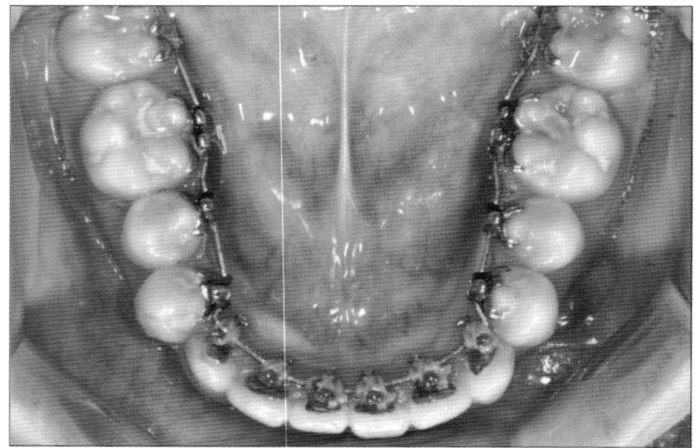
2012-01　下颌𬌗面像

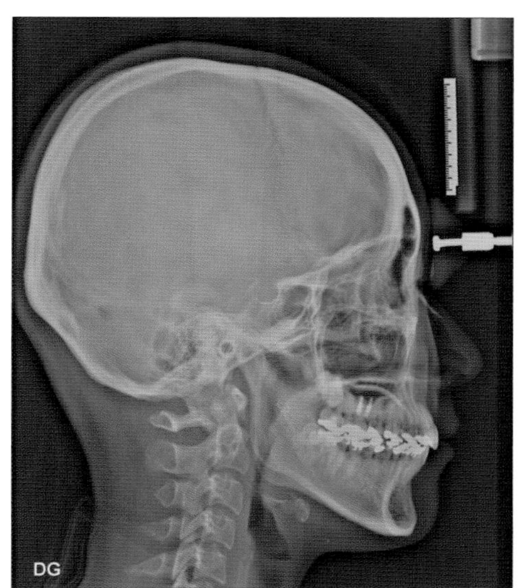

2012-02　头颅侧位片

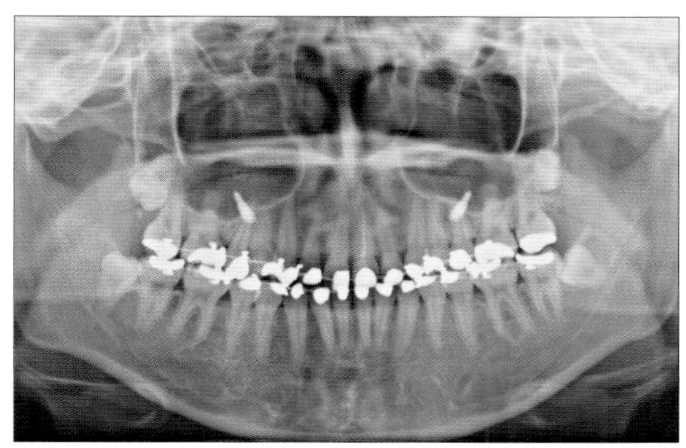
2012-02　曲面断层片

治疗后

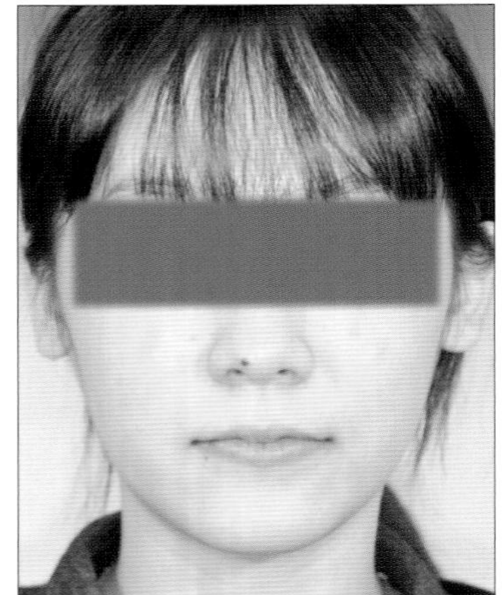
2012-10　正面像

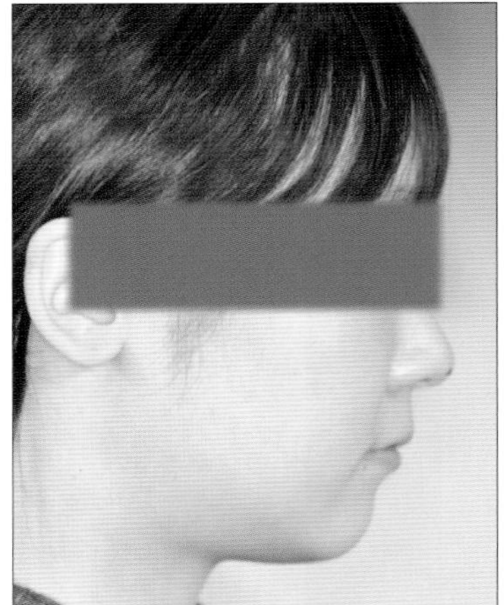
2012-10　侧面像

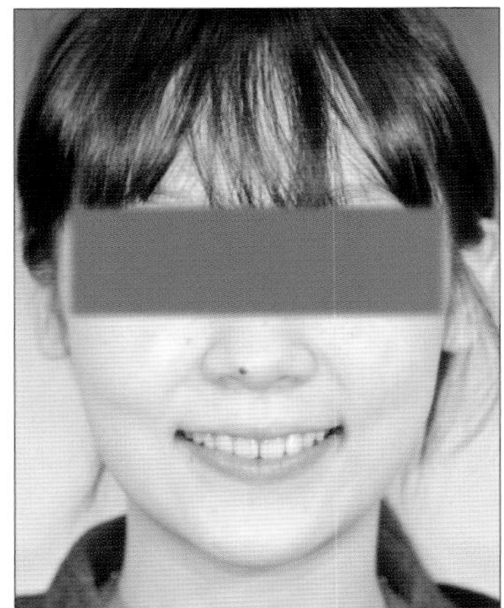
2012-10　正面微笑像

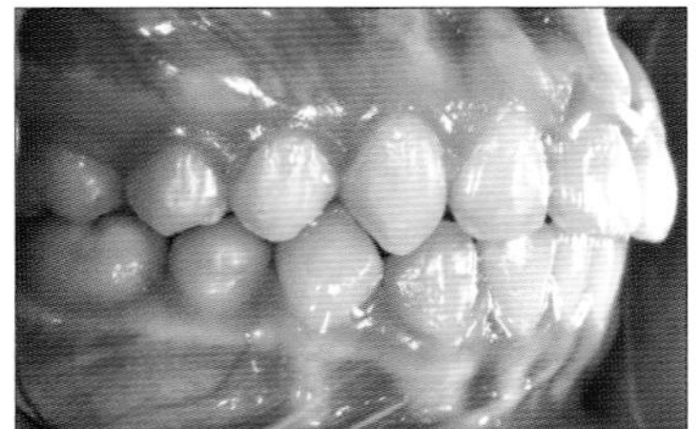
2012-10　右侧咬合像

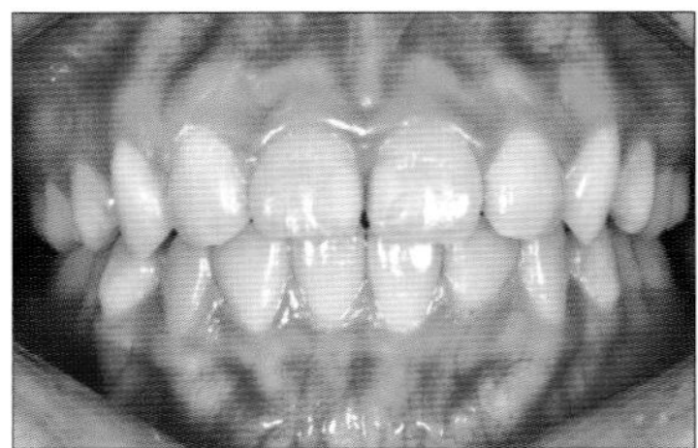
2012-10　正面咬合像

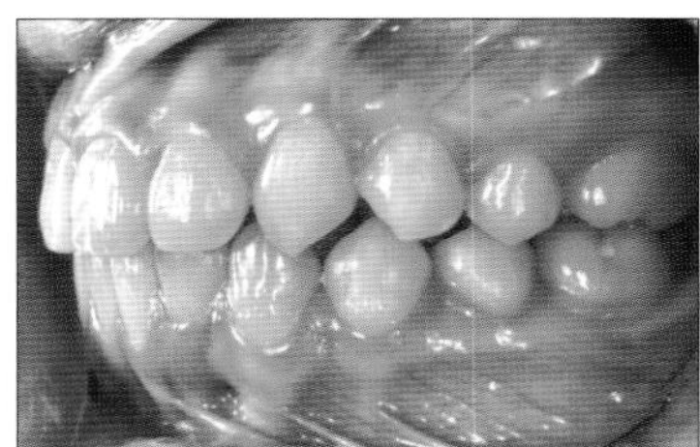
2012-10　左侧咬合像

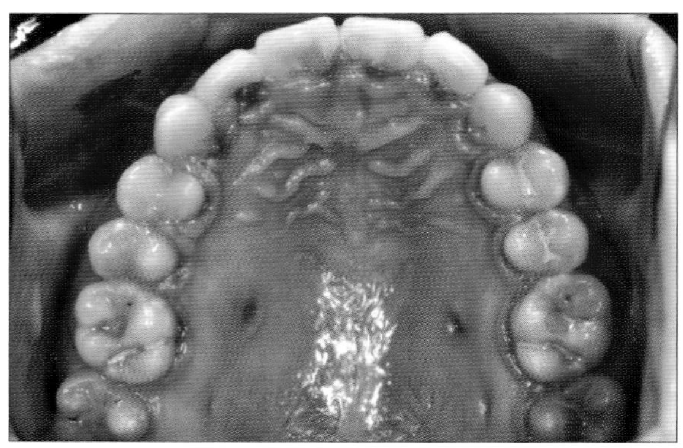
2012-10　上颌殆面像

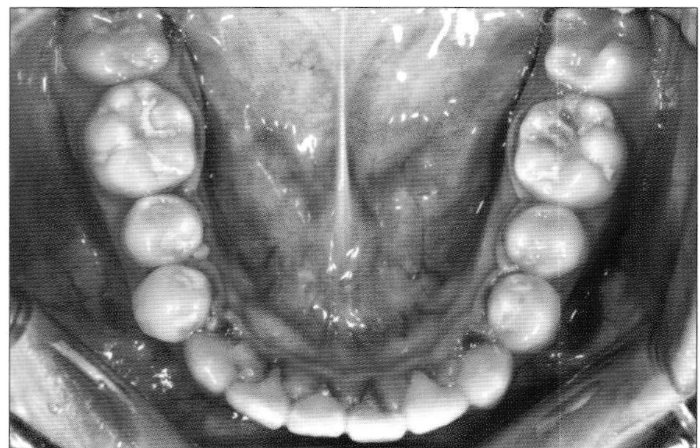
2012-10　下颌殆面像

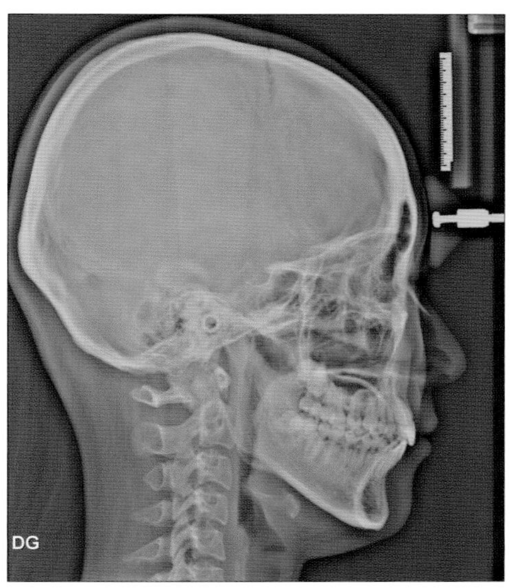

2012-10　头颅侧位片

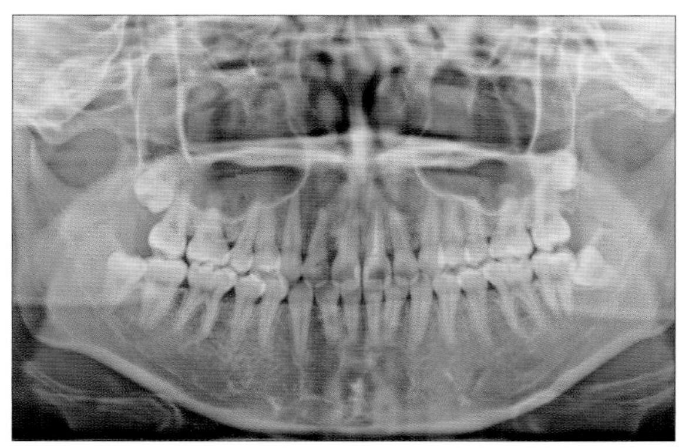
2012-10　曲面断层片

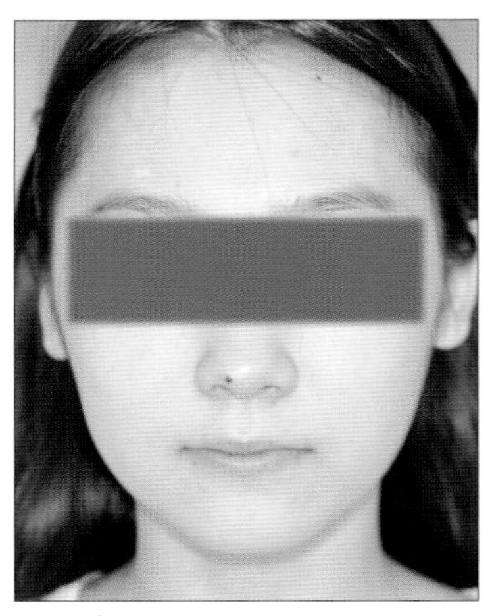
治疗前

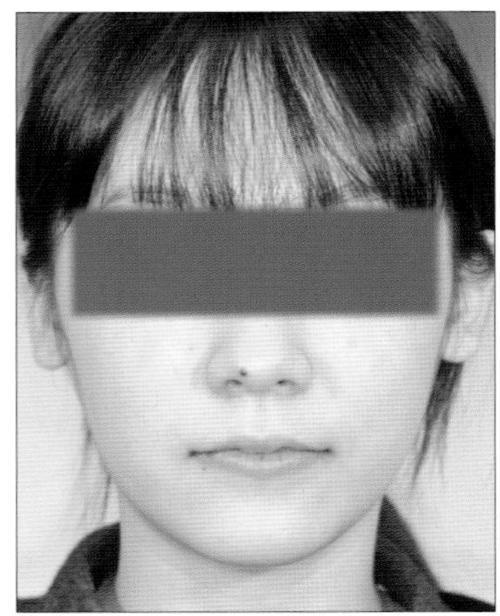
治疗后

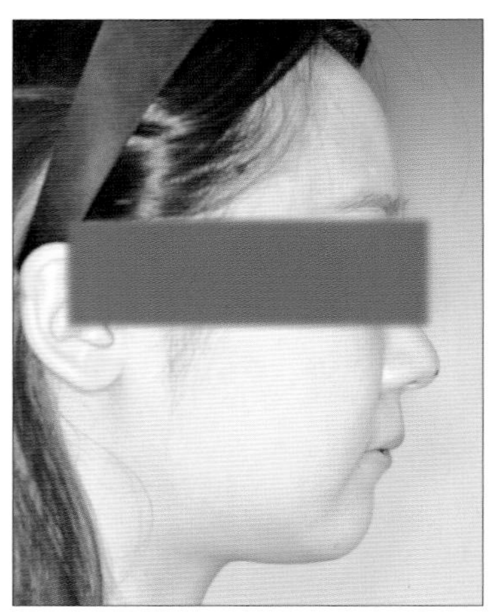
治疗前

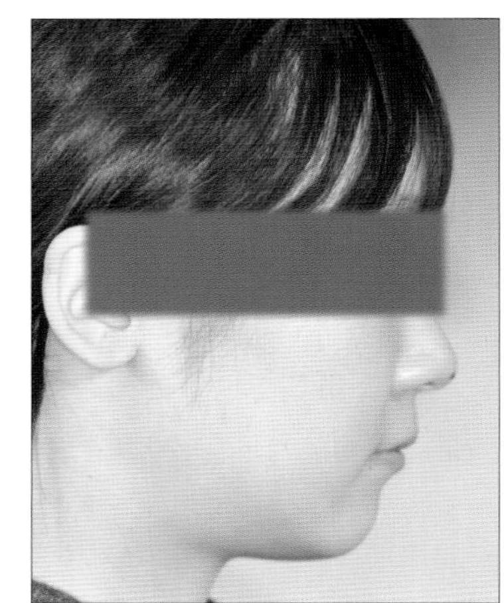
治疗后

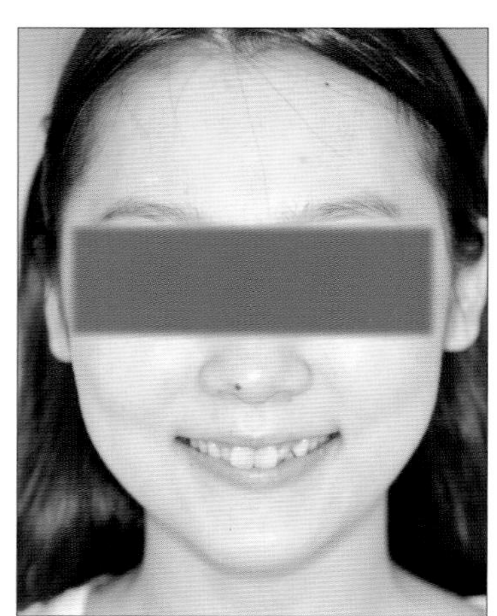
治疗前

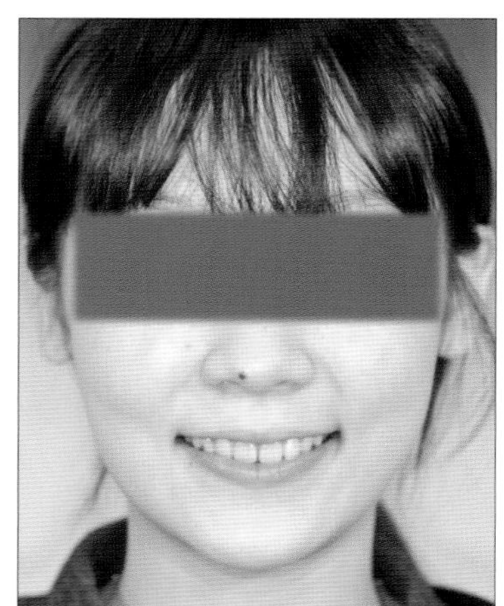
治疗后

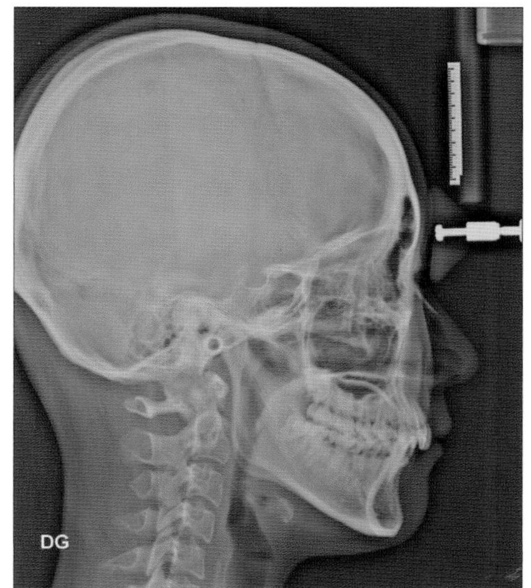

治疗前

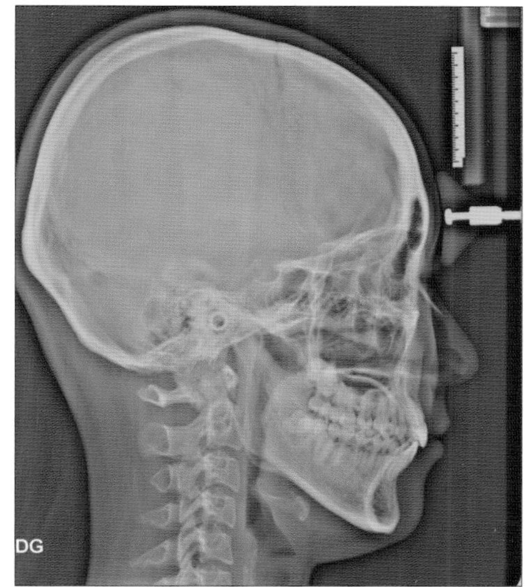

治疗后

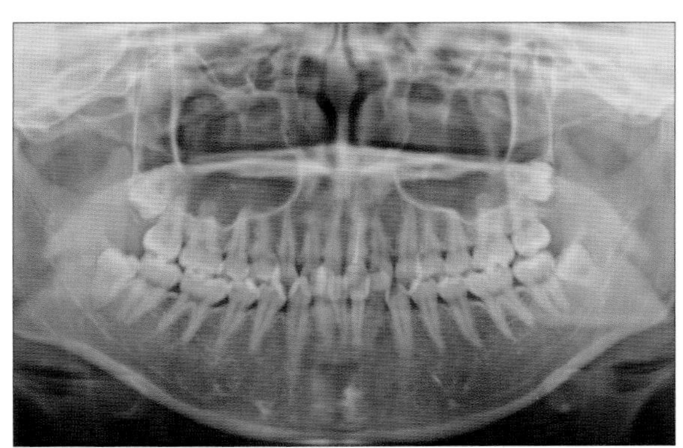
治疗前

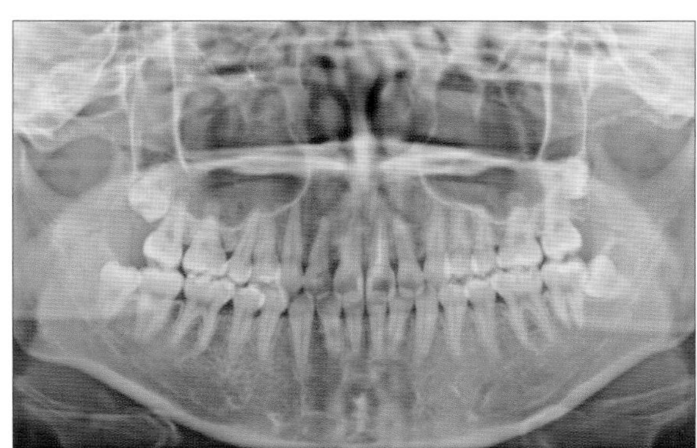
治疗后

保持20个月

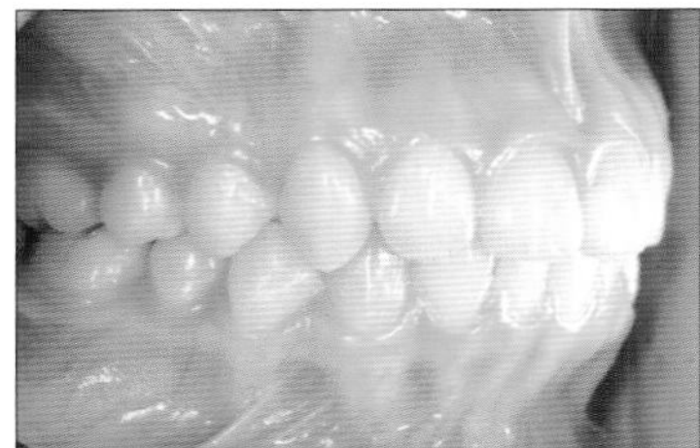
2014-06　右侧咬合像

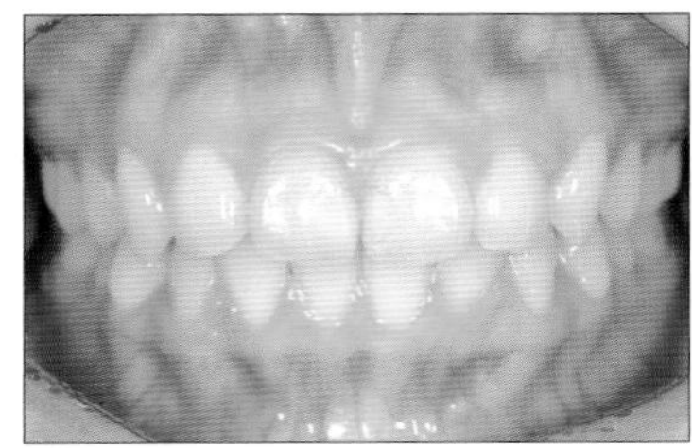
2014-06　正面咬合像

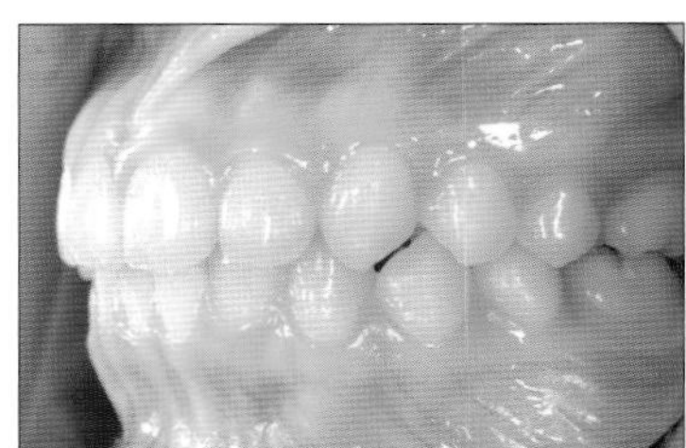
2014-06　左侧咬合像

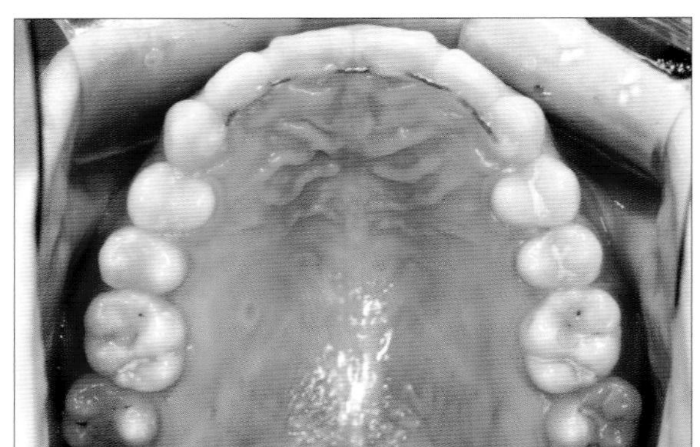
2014-06　上颌殆面像

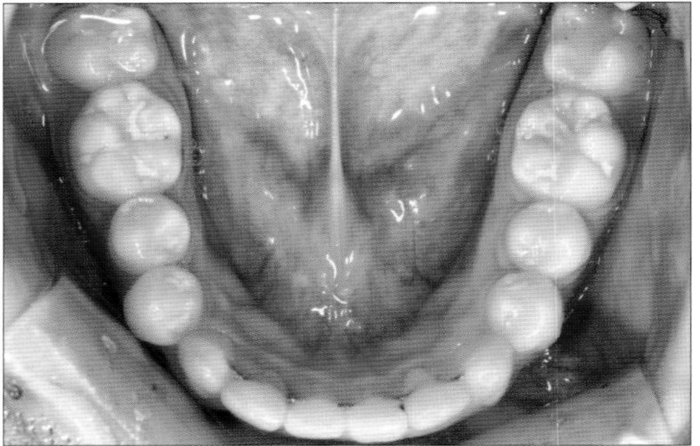
2014-06　下颌殆面像

TADs 病例2（ II 类错殆非拔牙矫治 ）

- 开始日期：2012-11
- 总疗程：18个月
- 治疗计划：

  -非拔牙矫治

  -应用弓丝压缩技术扩弓

  -腭穹隆处植入种植钉，并应用水平臂机制进行上牙弓整体远移

  -治疗结束牙性 I 类关系
- 下牙列弓丝序列：

  -0.014" 超弹性镍钛弓丝

  -0.016" × 0.022" 超弹性镍钛弓丝

  -0.018" × 0.025" 超弹性镍钛弓丝

  -0.016" × 0.024" 不锈钢弓丝

  -0.0182" × 0.0182" TMA弓丝
- 上牙列弓丝序列：

  -0.014" 超弹性镍钛弓丝

  -0.016" × 0.022" 超弹性镍钛弓丝

  -0.018" × 0.025" 超弹性镍钛弓丝

  -0.016" × 0.022" 不锈钢弓丝

  -0.0182" × 0.0182" TMA弓丝

治疗前

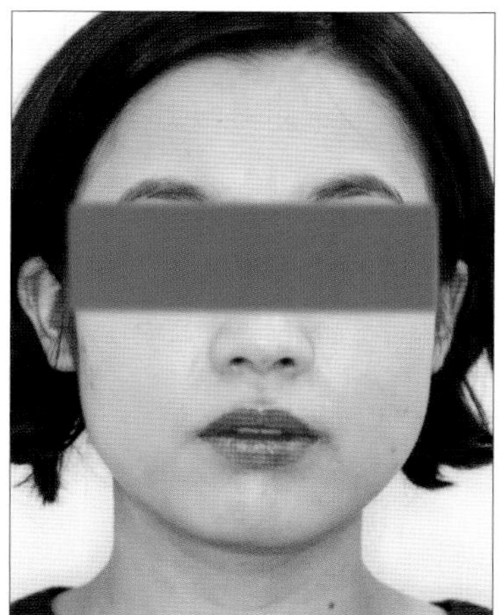
2012-11　正面像

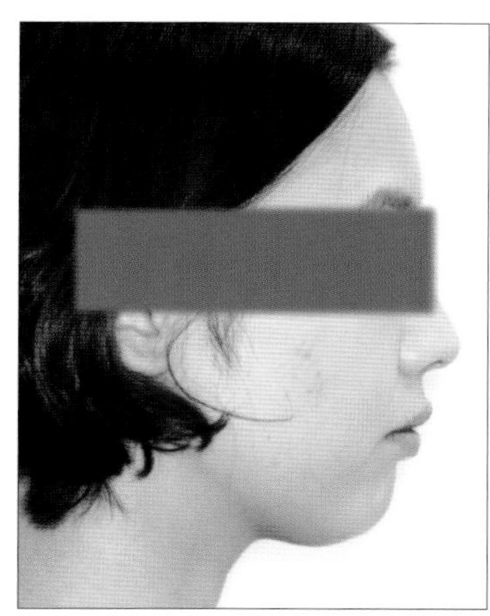
2012-11　侧面像

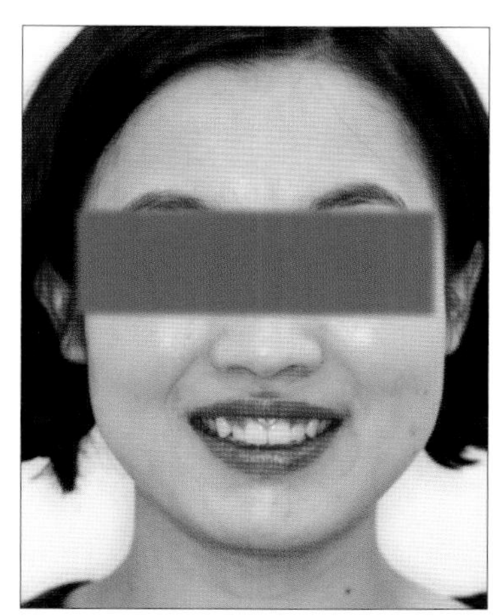
2012-11　正面微笑像

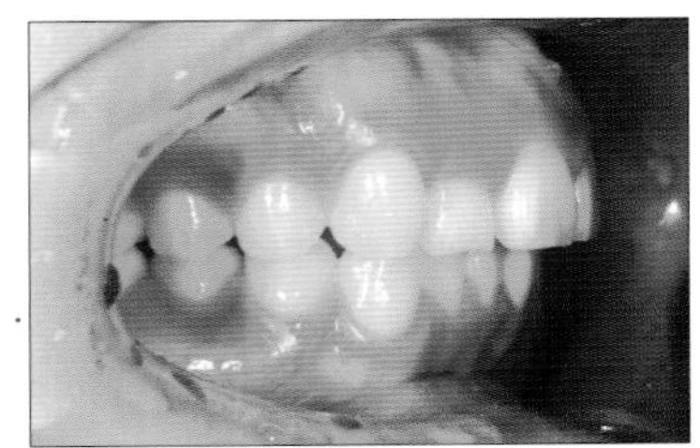
2012-11　右侧咬合像

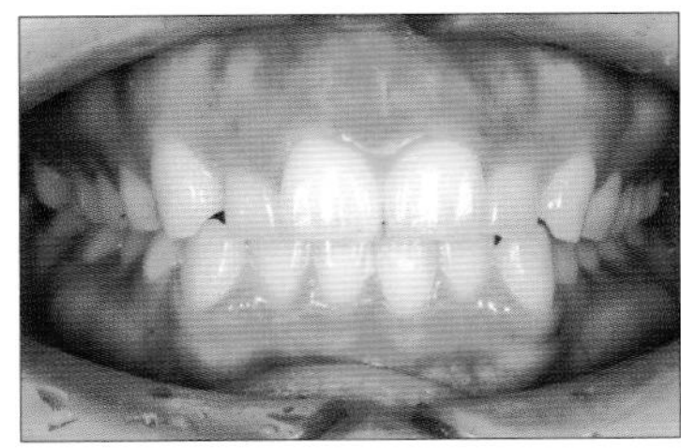
2012-11　正面咬合像

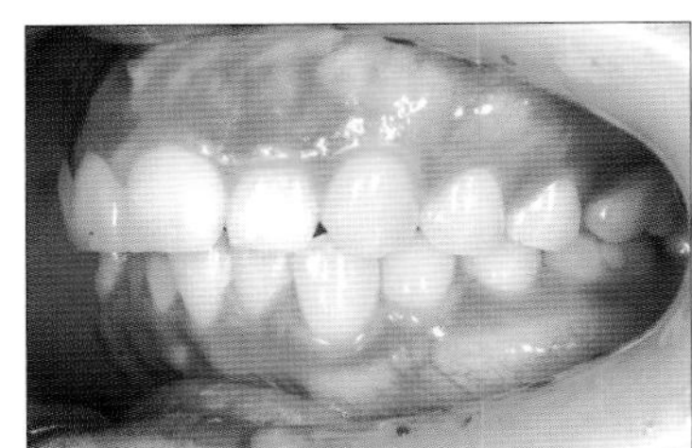
2012-11　左侧咬合像

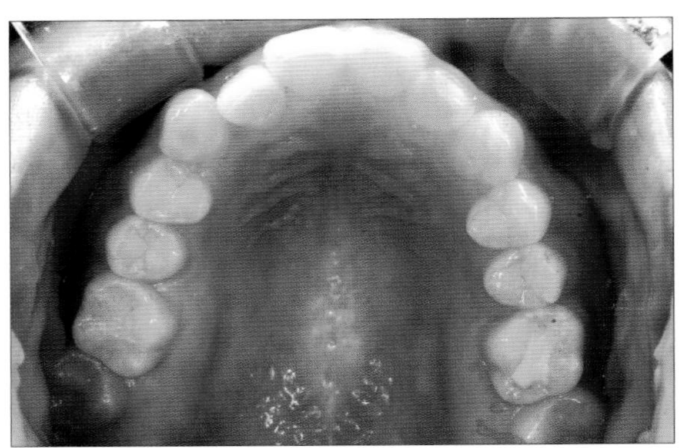
2012-11　上颌殆面像

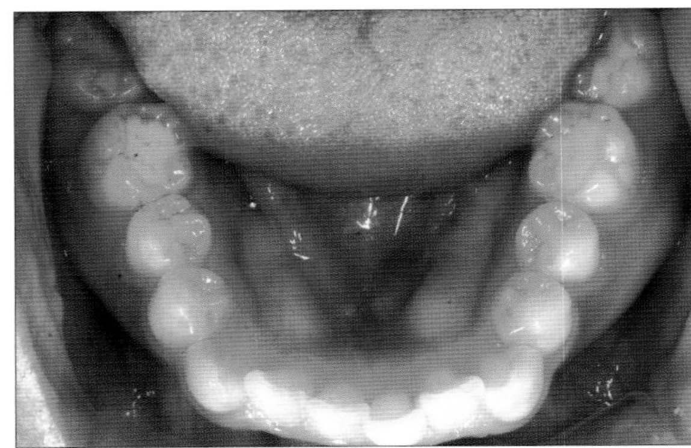
2012-11　下颌殆面像

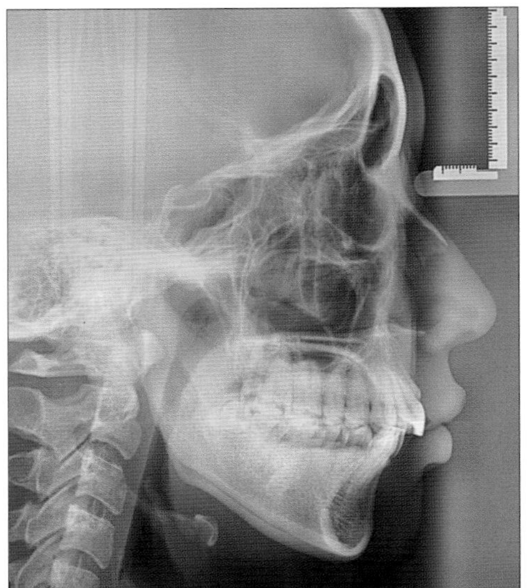
2012-11　头颅侧位片

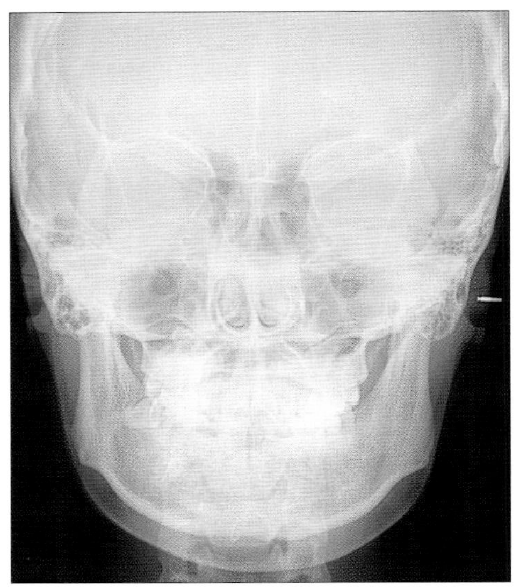
2012-11　头颅正位片

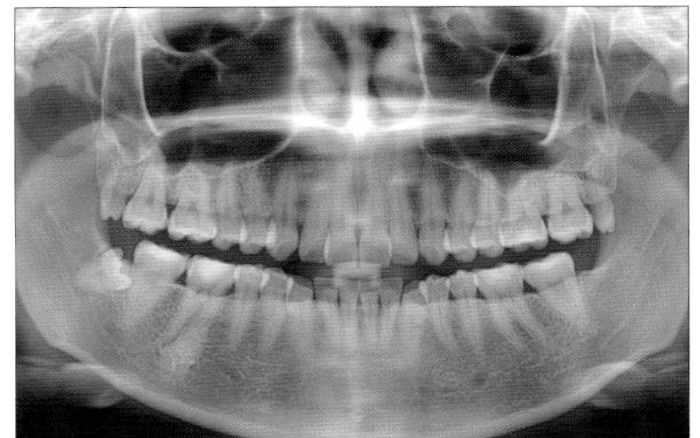
2012-11　曲面断层片

0.014" 超弹性镍钛弓丝

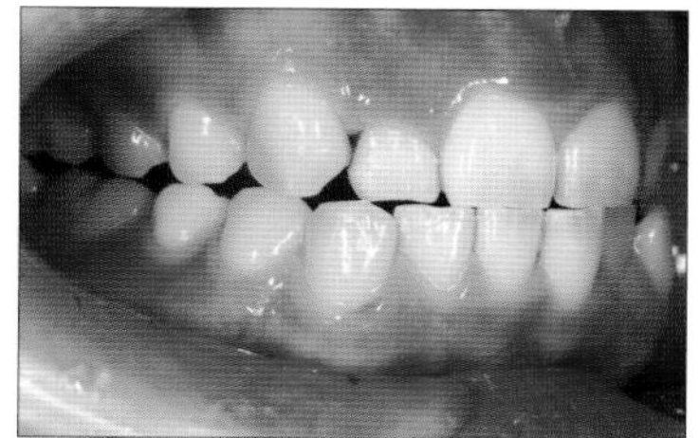
2012-12　右侧咬合像

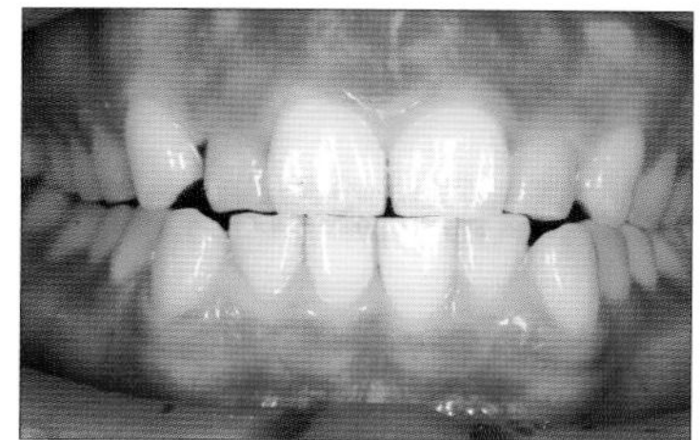
2012-12　正面咬合像

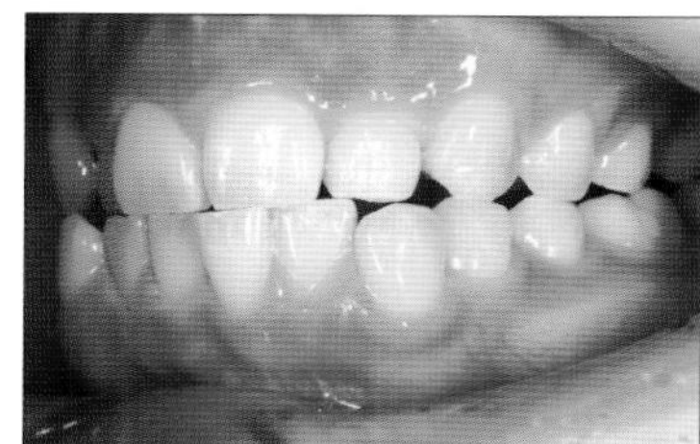
2012-12　左侧咬合像

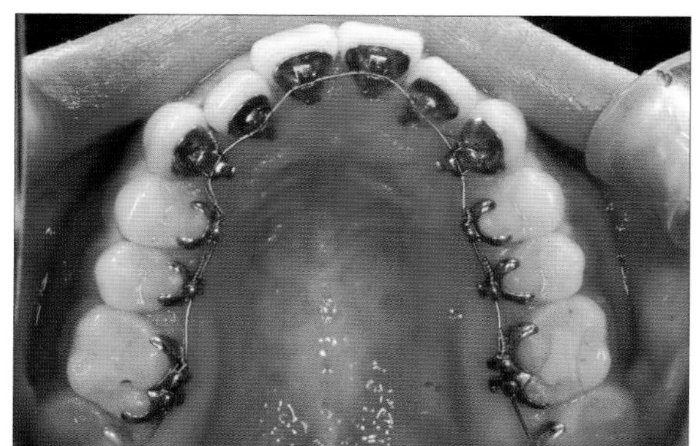
2012-12　上颌殆面像

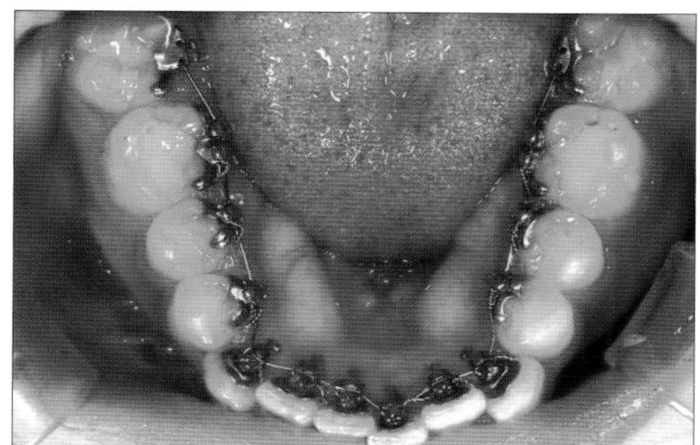
2012-12　下颌殆面像

0.016" × 0.022" 超弹性镍钛弓丝

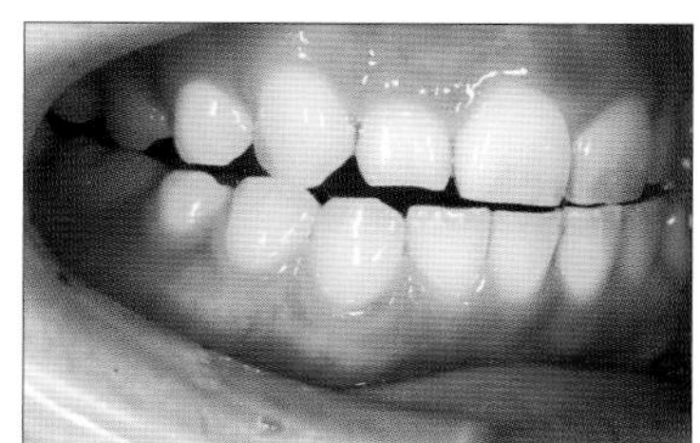
2013-02　右侧咬合像

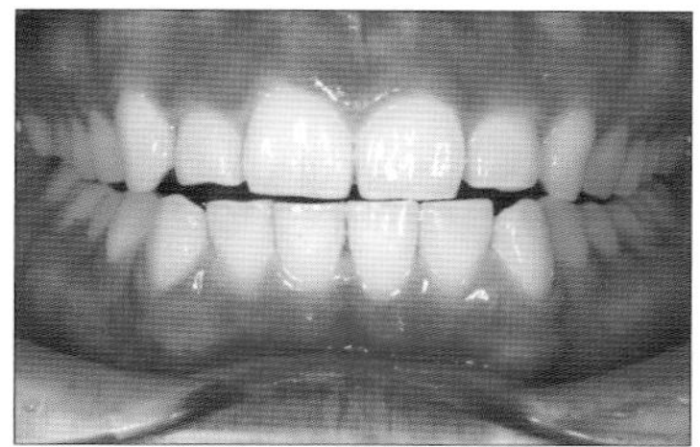
2013-02　正面咬合像

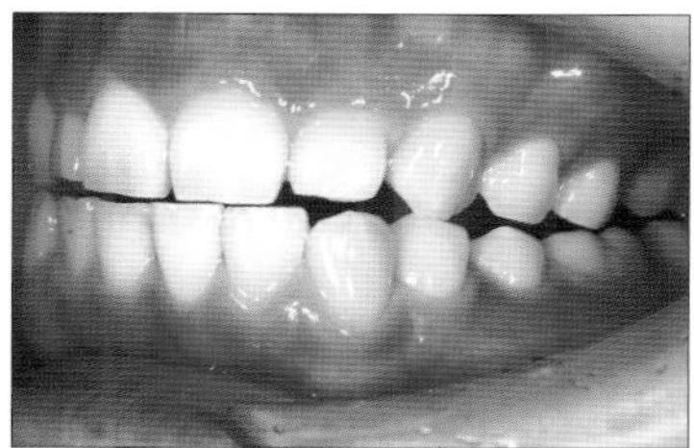
2013-02　左侧咬合像

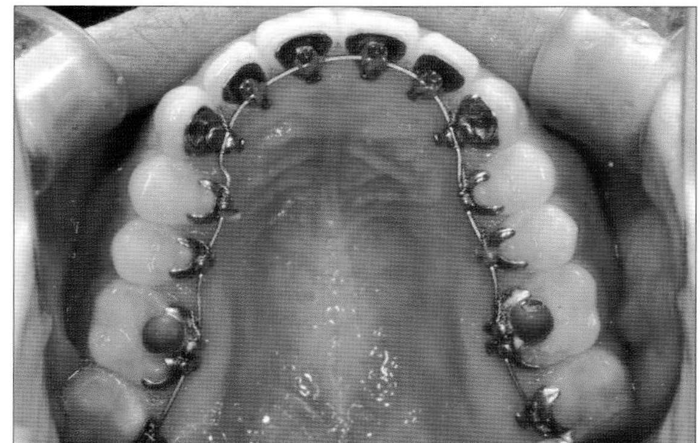
2013-02　上颌殆面像

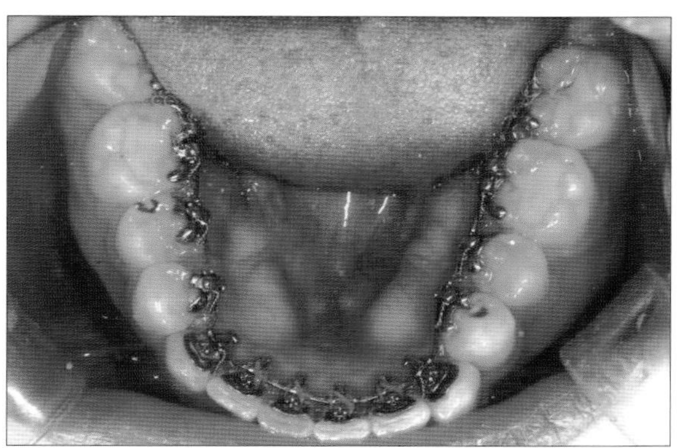
2013-02　下颌殆面像

0.018" × 0.025" 超弹性镍钛弓丝

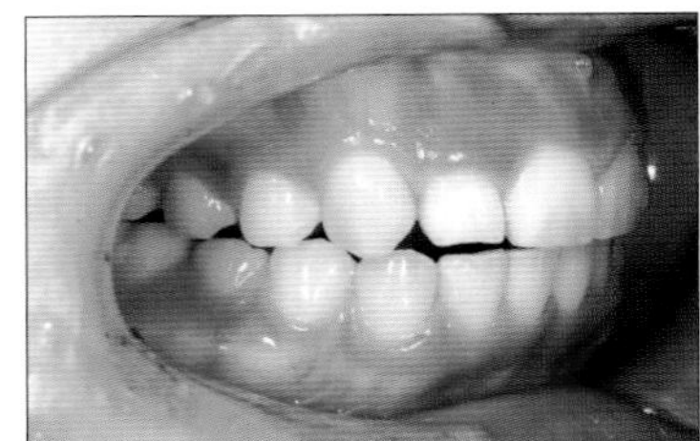
2013-03 右侧咬合像

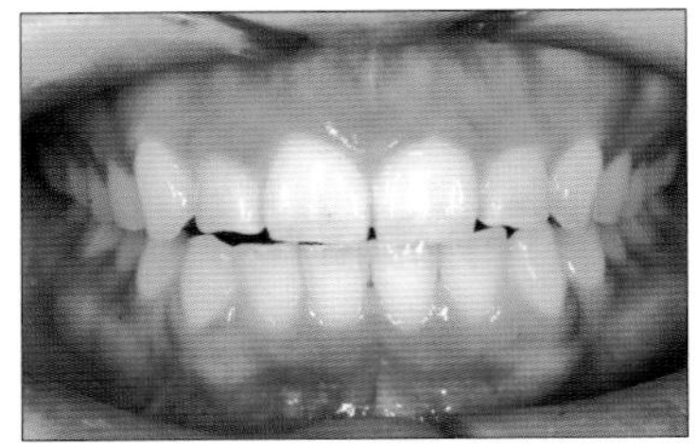
2013-03 正面咬合像

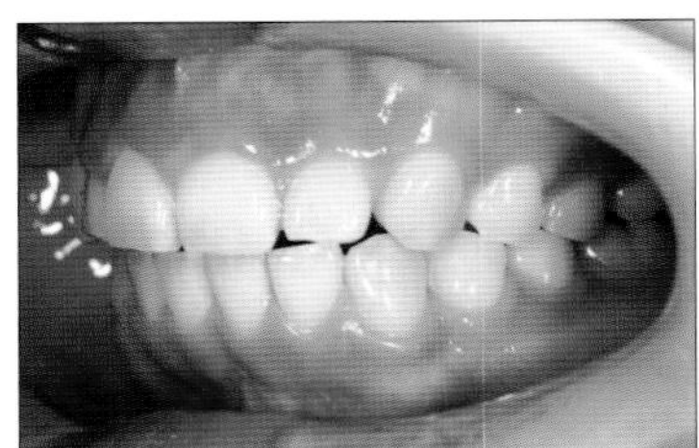
2013-03 左侧咬合像

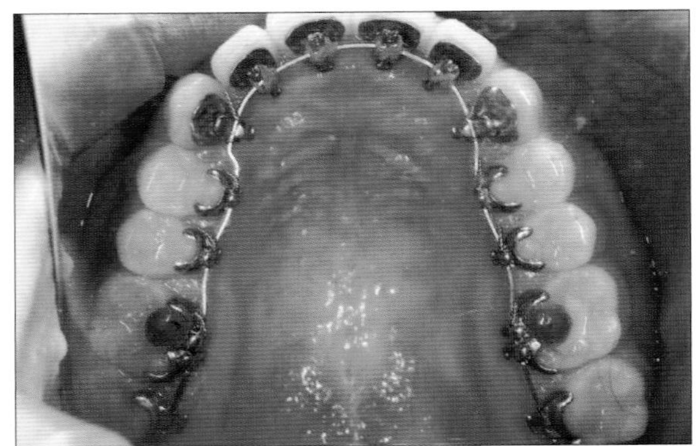
2013-03 上颌殆面像

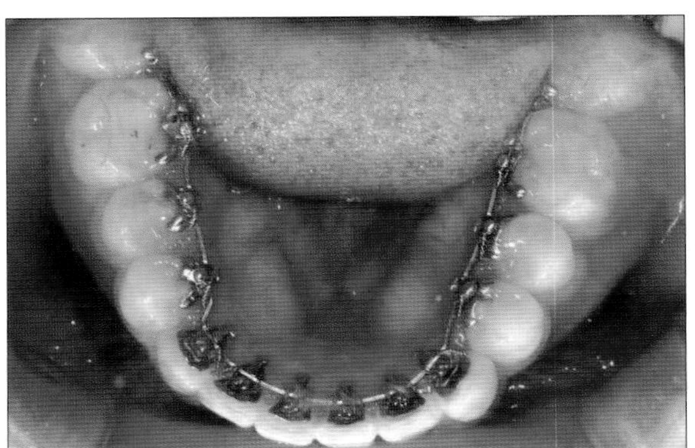
2013-03 下颌殆面像

0.016" × 0.024" 不锈钢弓丝

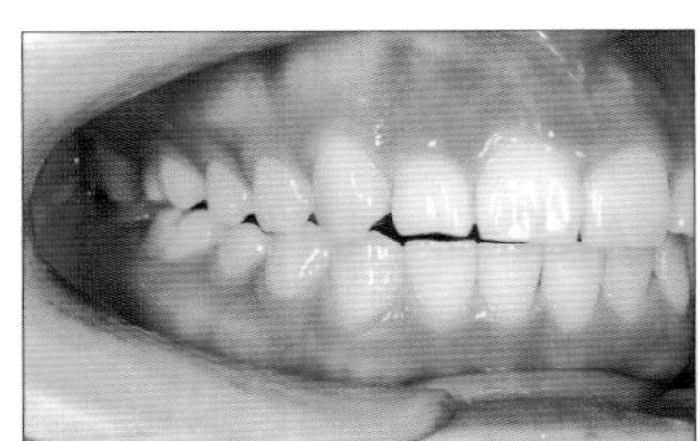
2013-05 右侧咬合像

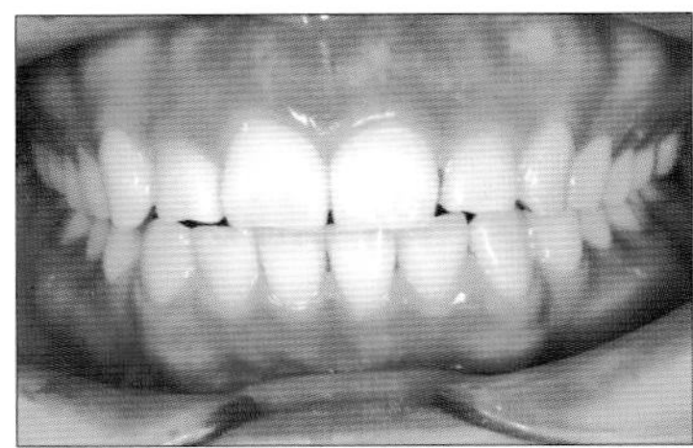
2013-05 正面咬合像

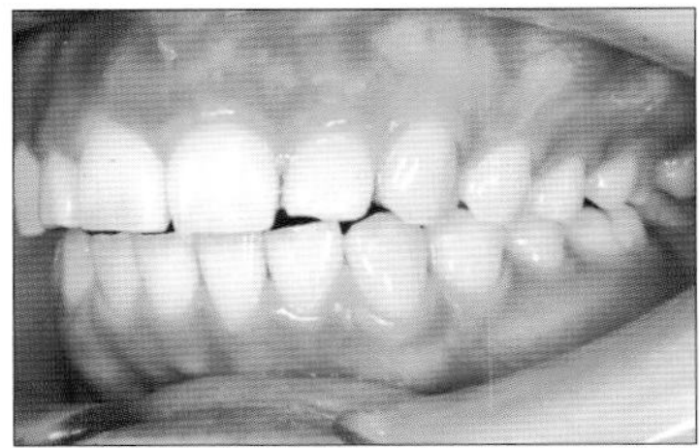
2013-05 左侧咬合像

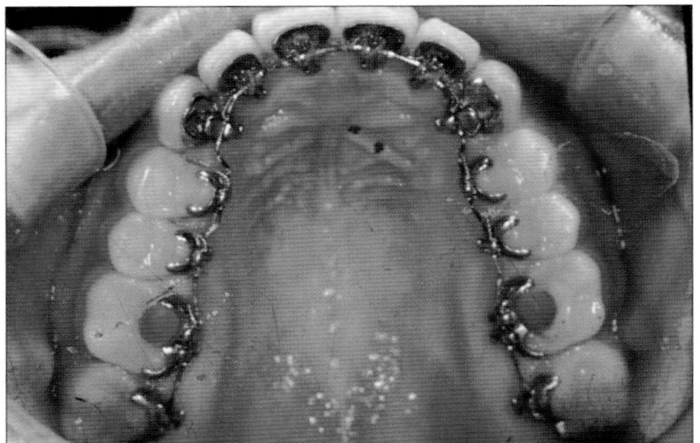
2013-05 上颌殆面像

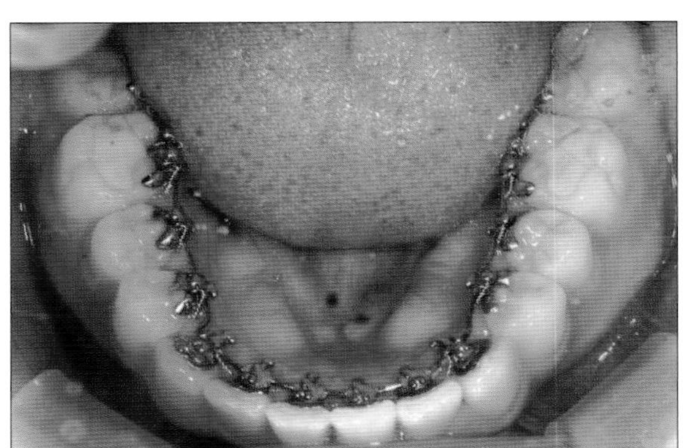
2013-05 下颌殆面像

植入微种植体

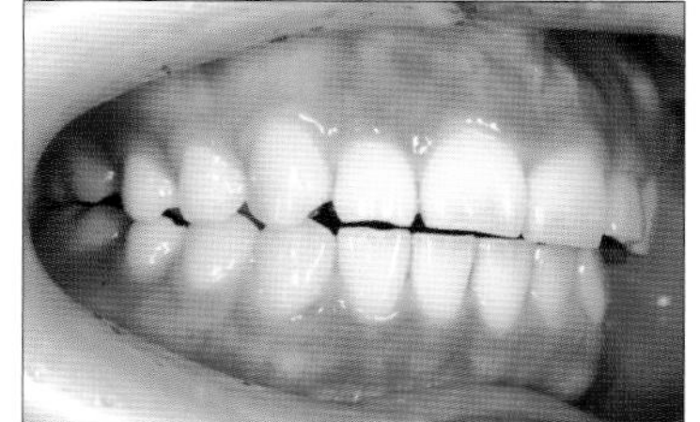
2013-07　右侧咬合像

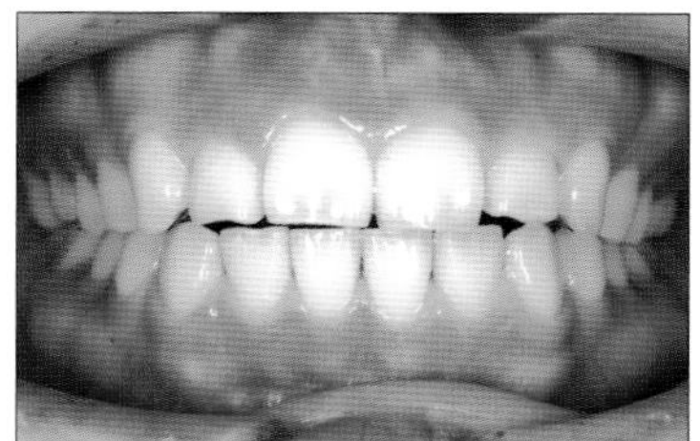
2013-07　正面咬合像

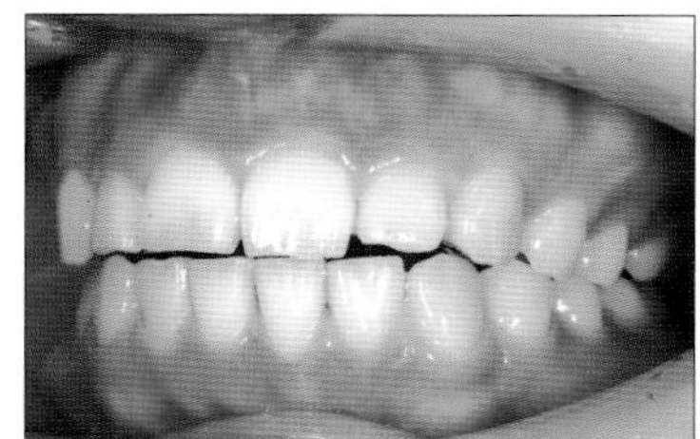
2013-07　左侧咬合像

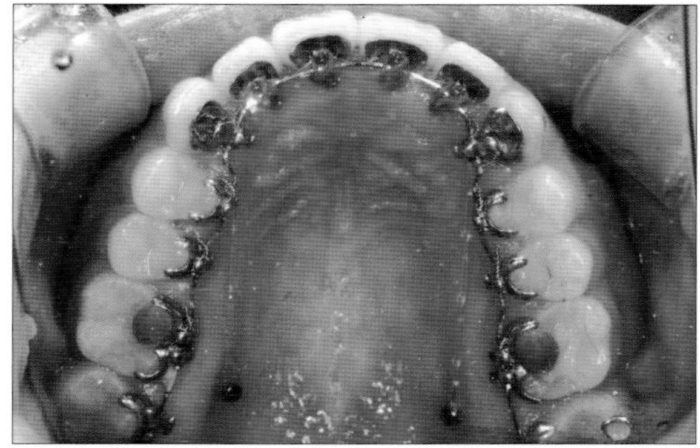
2013-07　上颌骀面像

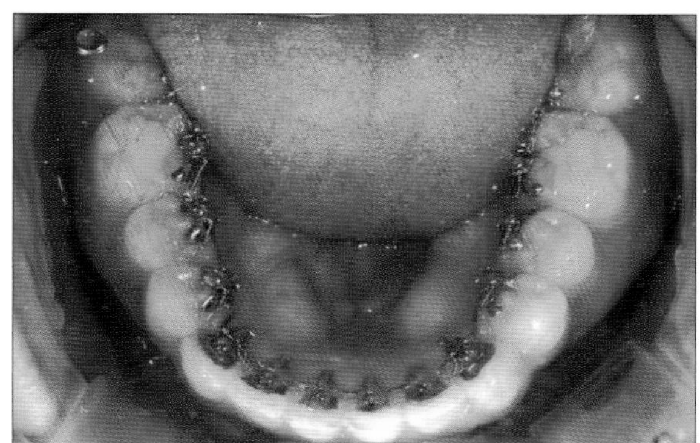
2013-07　下颌骀面像

0.0182" × 0.0182" TMA弓丝

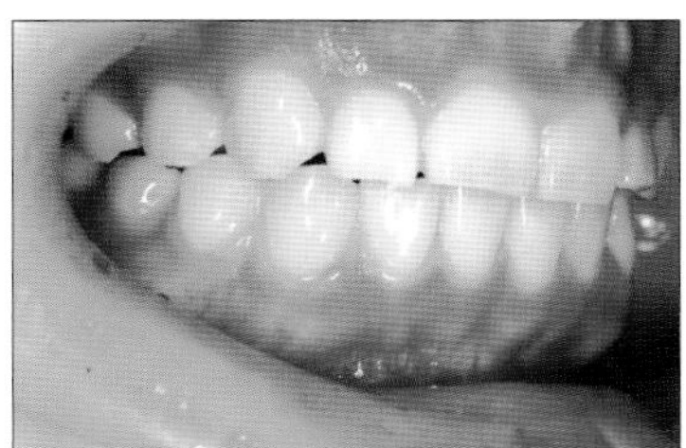
2014-04　右侧咬合像

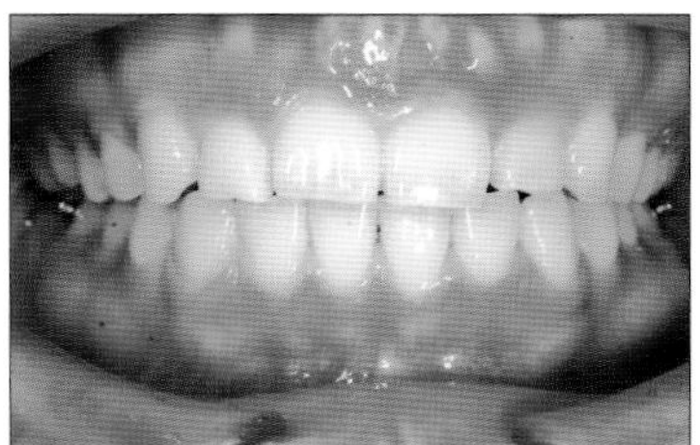
2014-04　正面咬合像

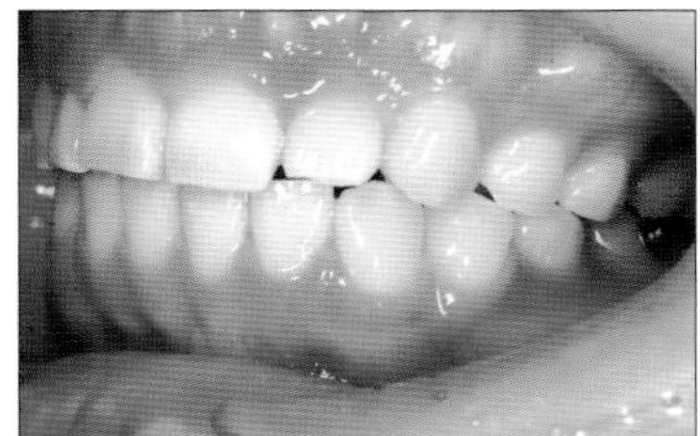
2014-04　左侧咬合像

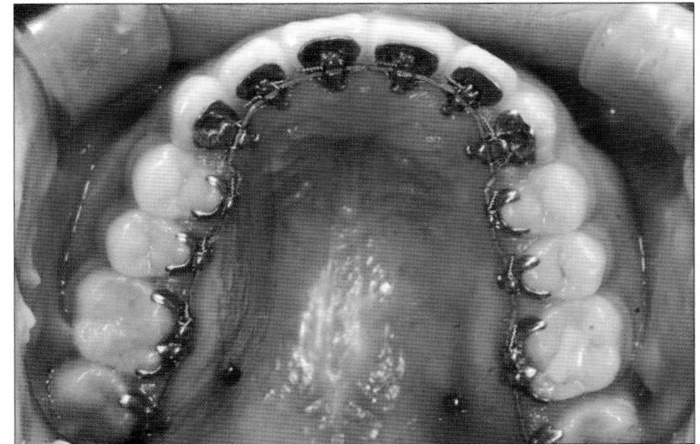
2014-04　上颌骀面像

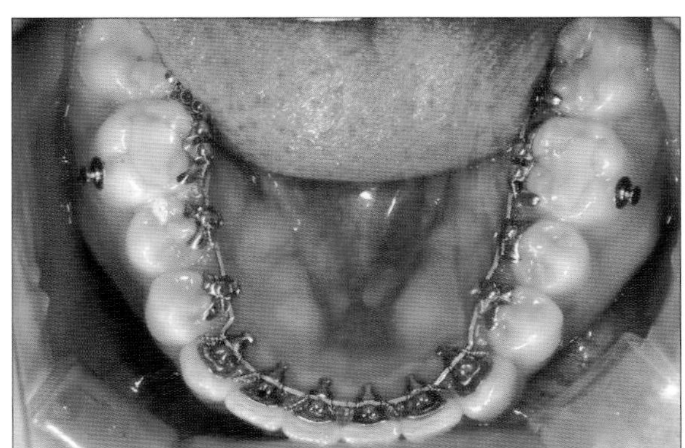
2014-04　下颌骀面像

治疗后

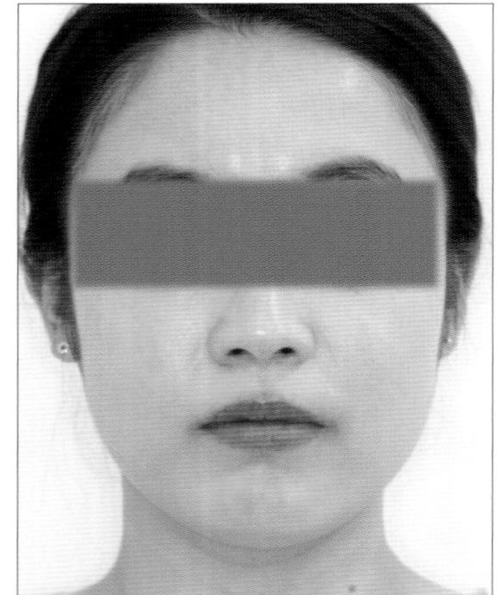
2014-06　正面像

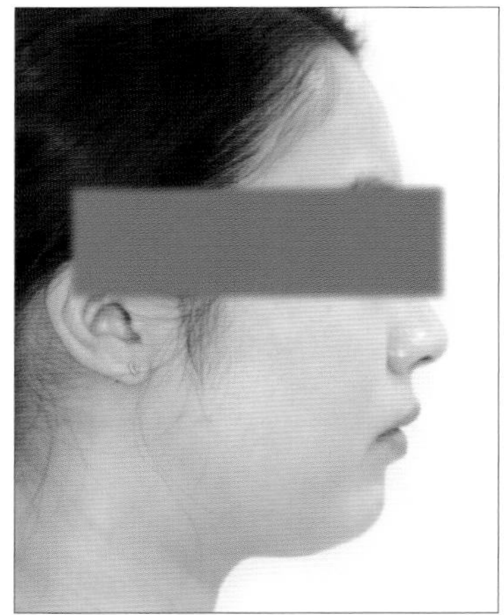
2014-06　侧面像

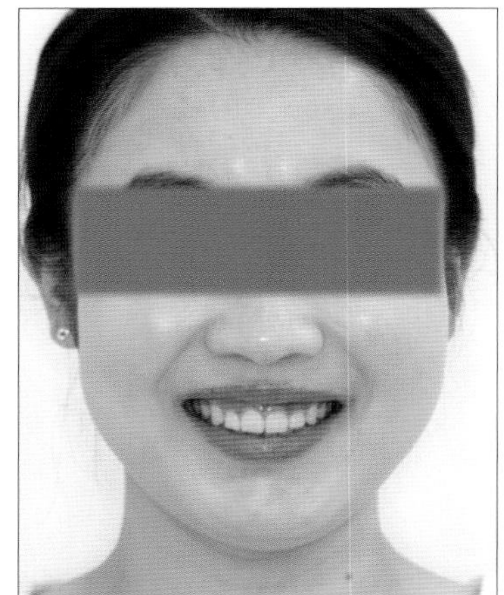
2014-06　正面微笑像

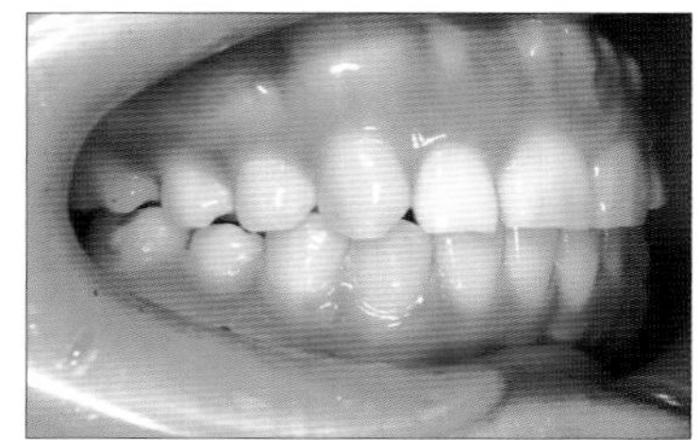
2014-06　右侧咬合像

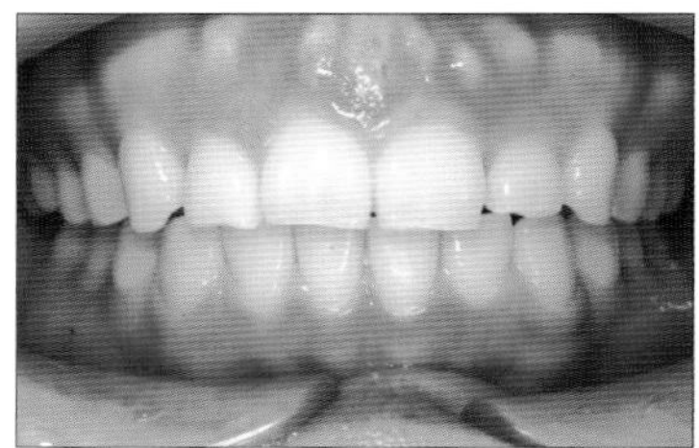
2014-06　正面咬合像

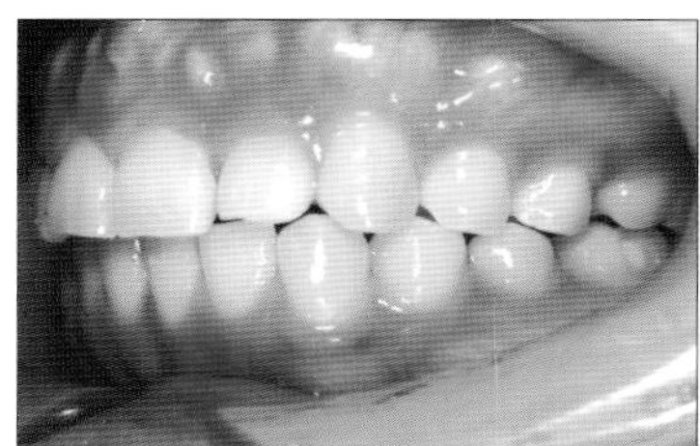
2014-06　左侧咬合像

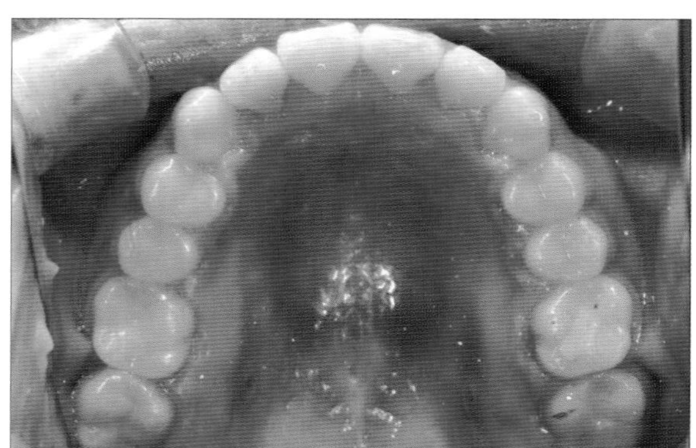
2014-06　上颌𬌗面像

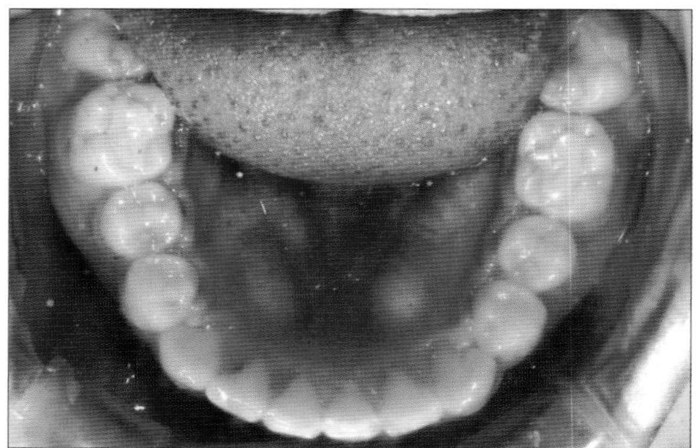
2014-06　下颌𬌗面像

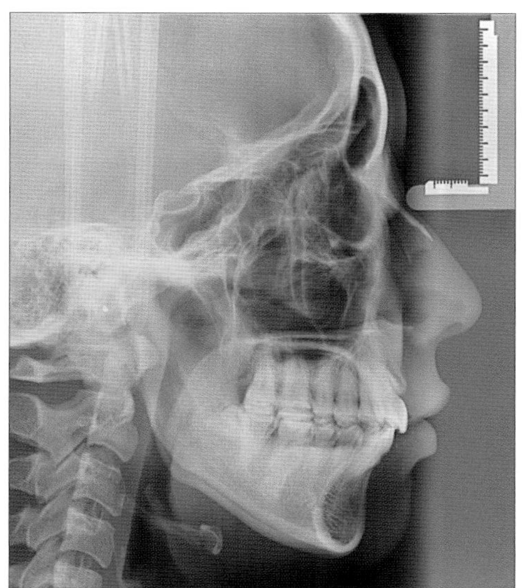

2014-06　头颅侧位片

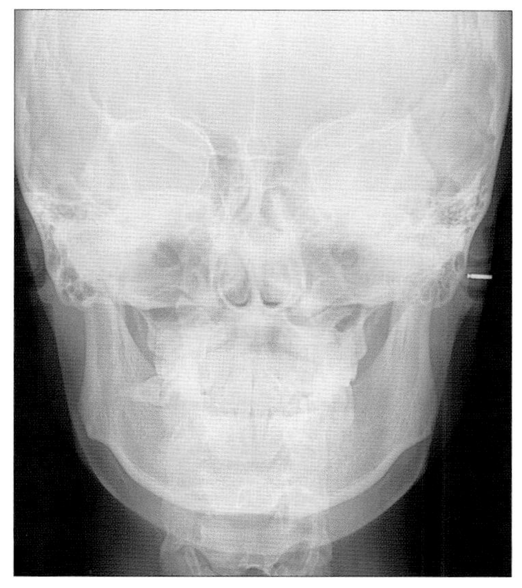

2014-06　头颅正位片

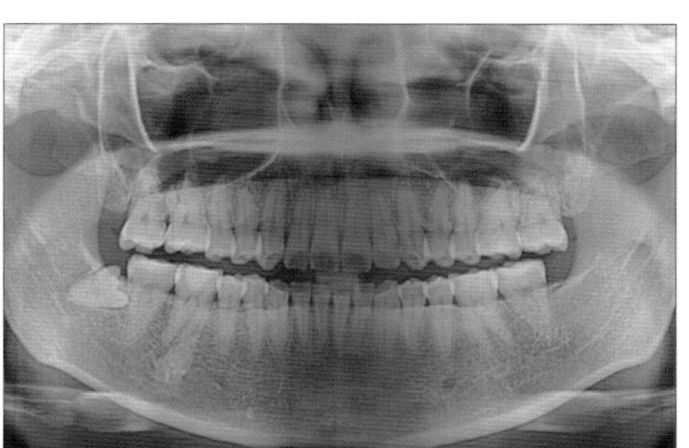

2014-06　曲面断层片

第7章
拔牙矫治

拔牙矫治可以分为3个阶段：排齐牙列、整平牙列、整体内收上下前牙。多数以Incognito™矫治器系统治疗的拔牙患者单颌需要4根弓丝。如果患者在关闭间隙结束时有转矩、轴倾或者出现宽度问题，可能需要额外的弓丝。

放置第一根弓丝前

初次粘接前不需拔牙。如果在粘接前拔牙，牙齿可能会产生位移，粘接转移托盘会出现不贴合的情况。为避免这一问题，在托槽粘接完成后，在托槽主体上使用结扎圈结扎，确保患者舒适，然后让患者拔牙。在牙齿拔除后放置第一根弓丝。

第一根弓丝

0.016"×0.022" 超弹性镍钛方丝或0.016" 超弹性镍钛圆丝

第一根弓丝的目标是实现初期排齐，解决牙列拥挤与扭转，开始建立弓形，并为不能粘接托槽的牙齿创造间隙。在多数拔牙病例中，建议使用0.016"×0.022" 超弹性镍钛弓丝作为第一根弓丝。0.016" 超弹性镍钛圆丝只在牙列重度拥挤的情况下使用。在这一阶段重要的是避免扩弓。

时间： 4～12周。

概述： 在放置第一根弓丝时，无须充分结扎所有托槽。通过结扎第一前磨牙，然后结扎所有弓丝能入槽的托槽。

- 用对折结扎法结扎（对折结扎法说明见第2章）。
- 在没有结扎的托槽上放置结扎圈，提高患者舒适度。

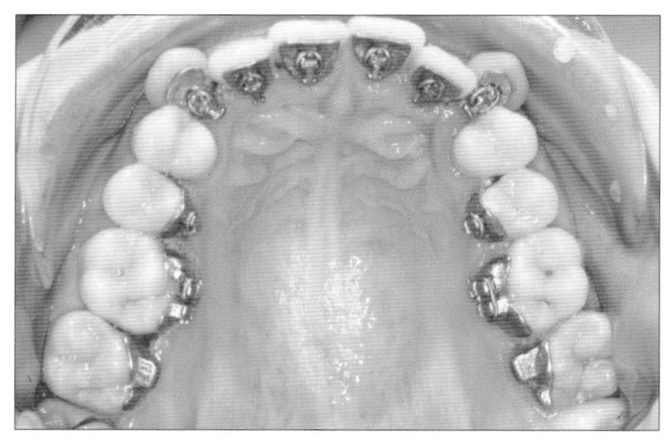

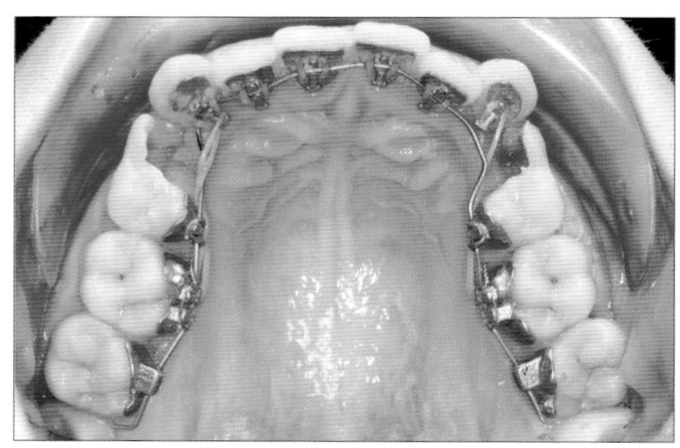

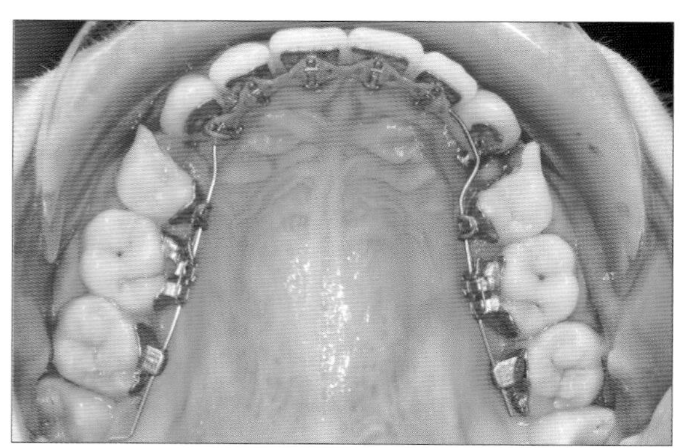

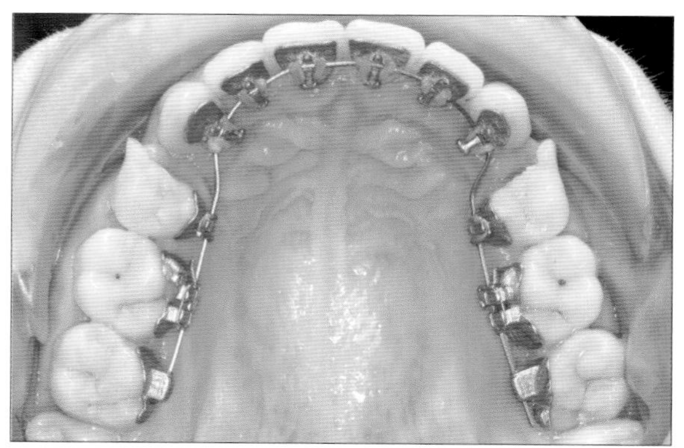

第一根弓丝：上牙弓

示例1

使用0.016"×0.022" 超弹性镍钛方丝作为第一根弓丝，用于整平与排齐牙列，为置入0.016"×0.022" 不锈钢弓丝关闭间隙做准备。弓丝在前磨牙与磨牙段为直丝弓。先粘接矫治器，然后拔除牙齿。为让患者更加舒适，在粘接托槽与放置弓丝的期间，将结扎圈绕在托槽主体上。使用结扎圈结扎舌侧托槽。

初始弓丝不一定将所有牙齿入槽结扎。但前磨牙以及磨牙需尽可能地结扎。由于需要做尖牙至磨牙间的弹力牵引，所以磨牙要做钢结扎丝结扎，避免扭转。

加上13–23弹力连扎帮助矫正2颗尖牙的近中扭转。

前牙区用超弹性镍钛弓丝排齐。

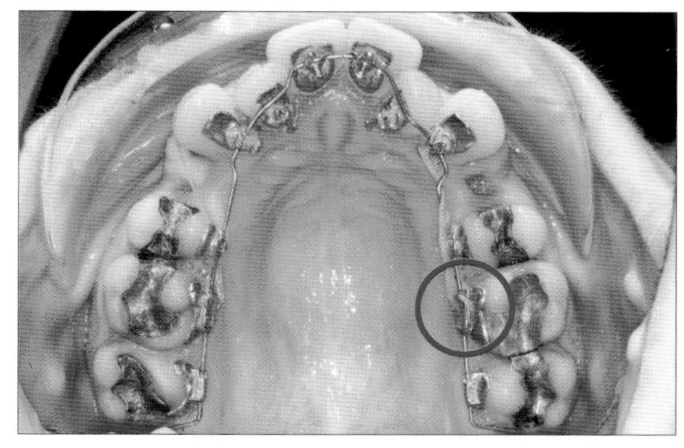

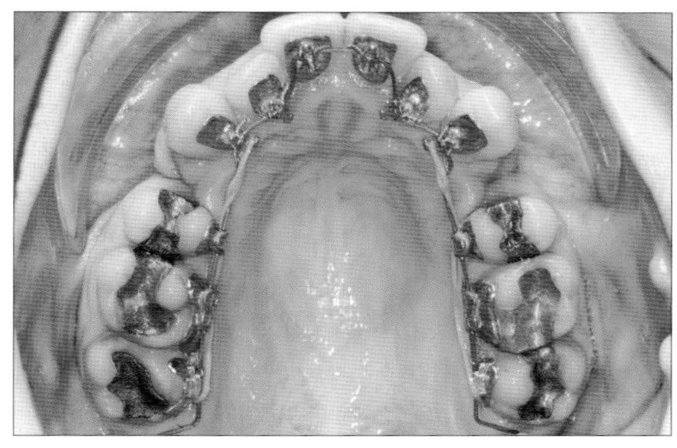

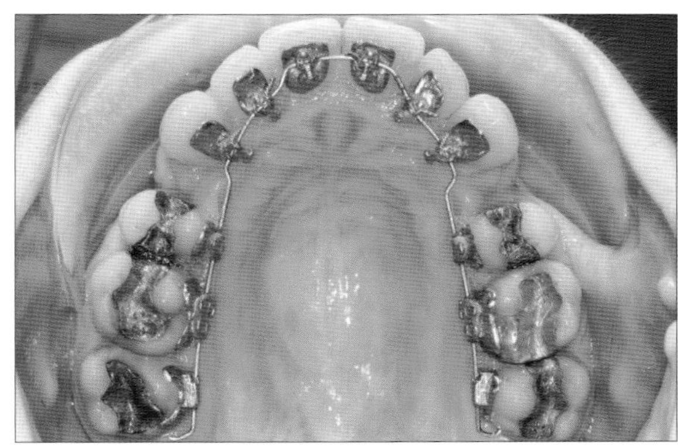

第一根弓丝：上牙弓

示例2

使用后牙段直丝弓0.016"×0.022" 超弹性镍钛弓丝矫正前牙区牙列拥挤。尖牙使用弹力链内收。为防止弓丝滑出，尖牙与中切牙用钢结扎丝结扎。侧切牙不结扎。两侧第一磨牙钢结扎丝和结扎圈重复结扎，牢固固定。这是防止磨牙近中滑动的“闸”。右上尖牙进行对折结扎，使其远中移动，矫正轻微的近中扭转。在左上尖牙放置普通弹力链使其远中移动，矫正轻微的远中扭转。

1个月后，尖牙远中移动继续以普通结扎丝进行。为加强支抗，牵引尖牙的弹力链放置在第二磨牙。随着尖牙的远中移动，此时方可结扎侧切牙。

2个月后，平整与排齐接近完成。因为使用钢结扎丝进行了结扎，第一磨牙没有严重扭转，只剩左上侧切牙还有轻度的远中扭转。这一扭转用垂直槽沟的弓丝得到了矫正。使用套索结扎法，结扎在侧切牙近中面弓丝上，可以加快扭转矫正。

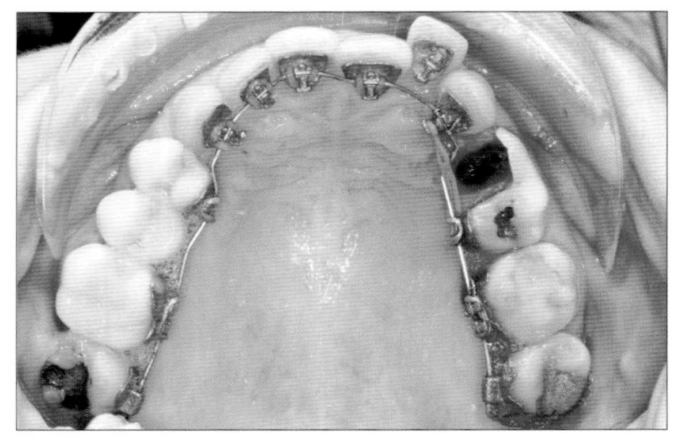

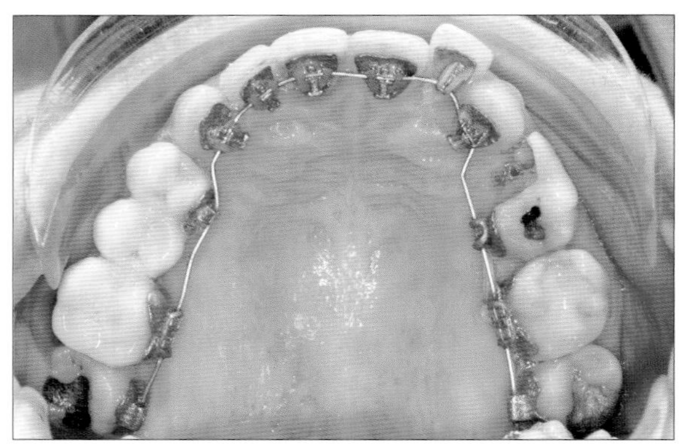

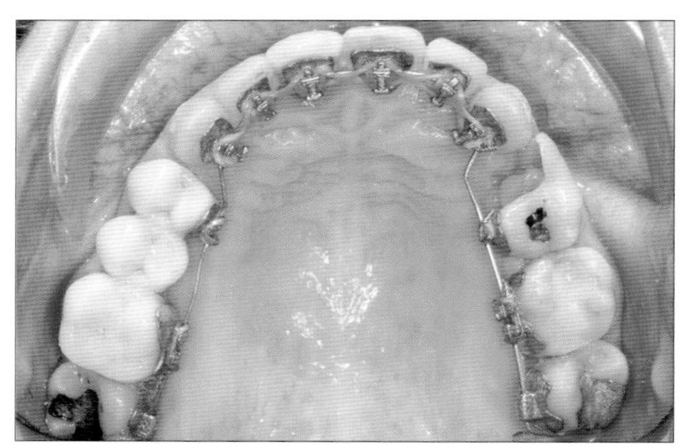

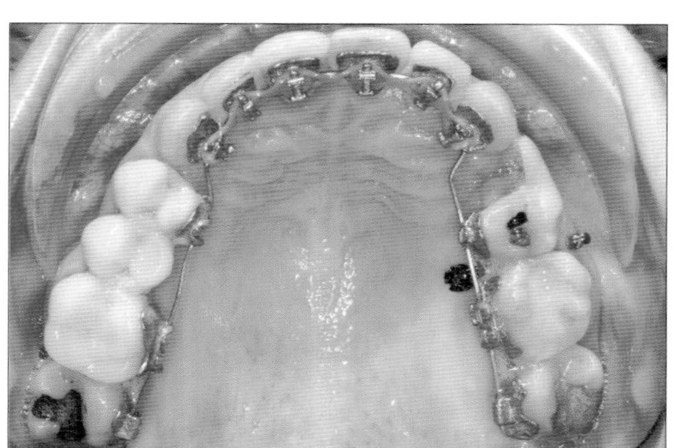

第一根弓丝：上牙弓

示例3

患者呈现单侧Ⅱ类关系。治疗计划是通过拔除左上前磨牙纠正Ⅱ类关系。弹力链连接尖牙到第一磨牙（在尖牙到第一磨牙间使用弹力链做弹力牵引），使尖牙远中移动。为防止前磨牙扭转和近中移动，在覆盖橡皮圈结扎后再钢结扎丝结扎，如同安上了“闸”，以产生摩擦力，确保磨牙不会前移。为预防初始倾斜，使用钢结扎丝对尖牙进行对折结扎。使用后牙段直丝弓的0.016"×0.022" 超弹性镍钛弓丝进行初始的排齐与整平。

6周后，继续用弹力链连接左上尖牙的牵引钩到左上第一磨牙进行远中移动。当扭转得到矫正，侧切牙有足够的空间，使用弹力对折结扎进一步内收尖牙并远中移动。

4周后，在扭转得到矫正后，使用弹力链关闭微小间隙。弹力链覆于钢结扎丝之上，以完成前牙区牙列排齐。

4周后，前牙区牙列排齐后，放置微螺钉进行整体内收。因此，在后一次就诊时置入不锈钢弓丝。

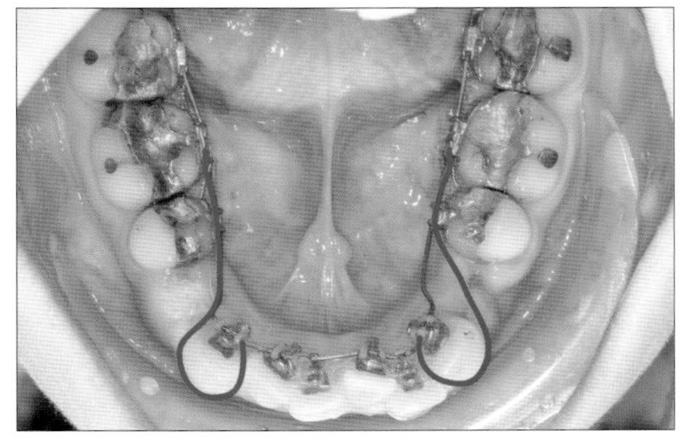

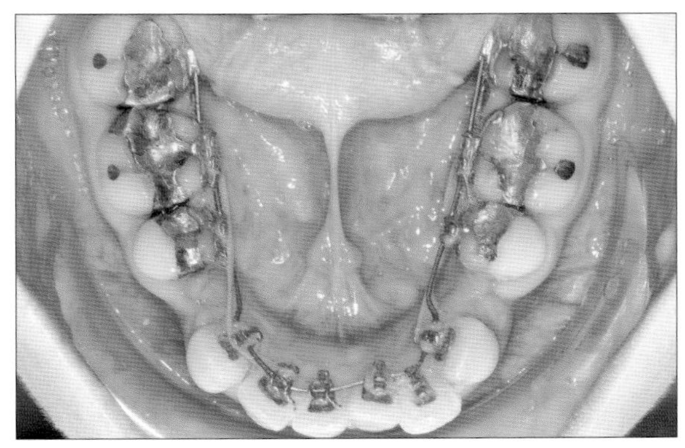

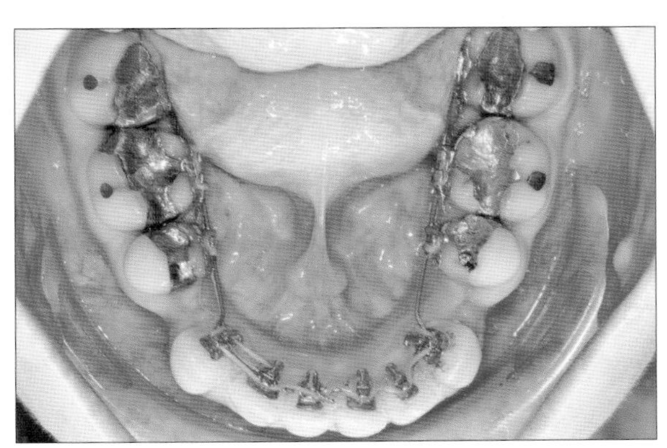

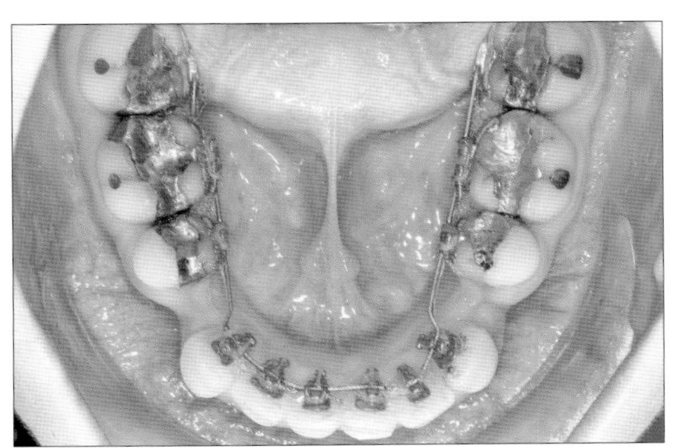

第一根弓丝：下牙弓

示例4

拔出第一前磨牙后，两侧尖牙都用弹力连扎进行远中移动，因为2颗牙都有轻度近中扭转。在第一磨牙上放置“闸”（钢结扎丝覆盖普通橡皮结扎圈），弯道结扎法连接了尖牙的牵引钩与第一磨牙的牵引钩。使用O形套索结扎法将右下中切牙与左下侧切牙连接到弓丝，将牙齿向弓丝方向拉近。

结扎了右下中切牙。为了防止弓丝滑出槽沟，使用了钢结扎丝。为使右侧牙齿远中移动，使用弹力链连接第一磨牙的牵引钩与远中扭转的侧切牙的牵引钩。弹力链会使侧切牙远中移动，同时纠正扭转。在左侧，用普通弹力链连接尖牙与磨牙，继续使尖牙远中移动。由于这颗尖牙最初是近中倾斜，没有必要进行进一步的倾斜控制。

1个月后，左下侧切牙排齐。为关闭微小间隙，使用普通弹力链连接两侧尖牙。为闭合下中切牙与尖牙之间的间隙，在两个托槽上缠绕了1个单元弹力链。

1个月后，在第一阶段结束时，左下中切牙有轻度近中扭转，在开始整体内收前使用套索结扎进行矫正。

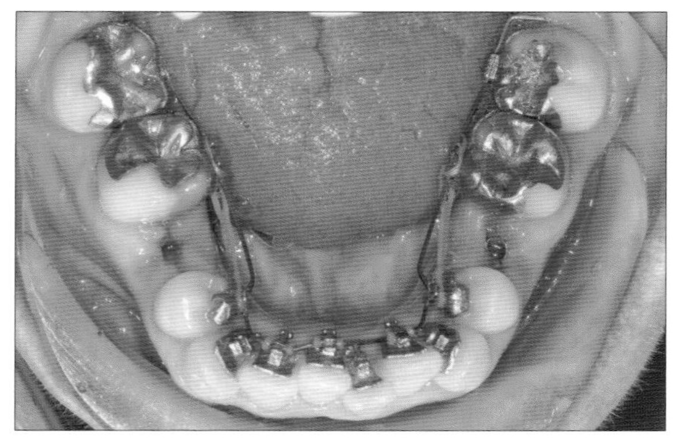

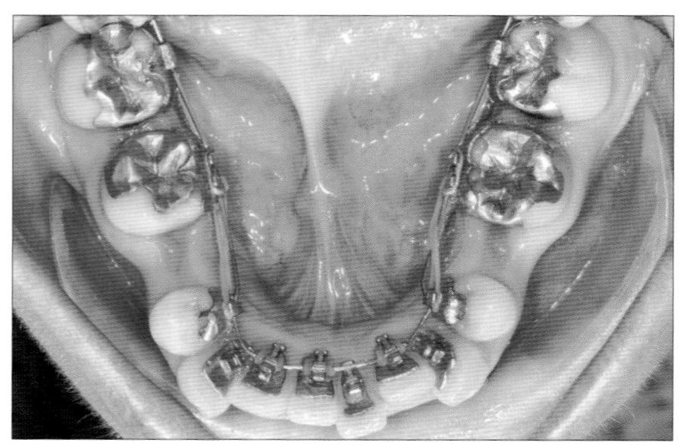

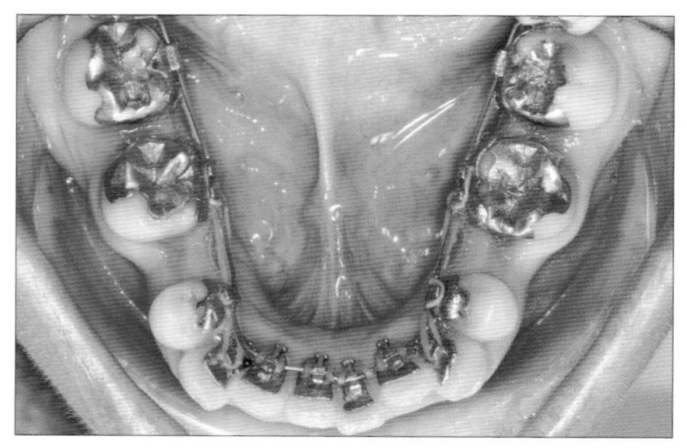

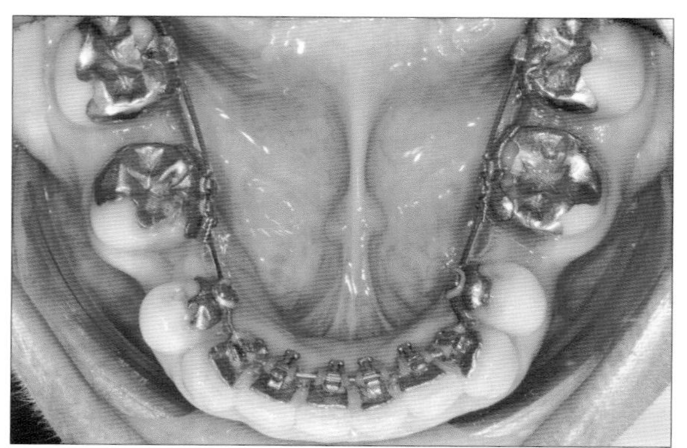

第一根弓丝：下牙弓

示例5

拔除了第二前磨牙，使用侧段为直丝的0.016"×0.022" 超弹性镍钛弓丝进行前牙排齐。为解决前牙拥挤问题，需要对第一前磨牙进行远中移动。使用连接双侧下颌第一前磨牙与第一磨牙间弹力连扎实现第一前磨牙远移，矫正两侧下颌第一前磨牙向远中扭转。由于“蘑菇形”弓形前牙段是为3–3排齐设计的，内收弯应位于尖牙远中，但因双侧第一前磨牙过于近中倾斜，致使2颗第一前磨牙无法结扎入槽，此时，6颗前牙中的3颗牙齿不能结扎入槽。

6周后更换弹力链。仍然无法结扎3颗前牙。继续前磨牙远中移动。

1个月后，左下中切牙基本排齐，左下前磨牙处在正确的位置。双侧下颌尖牙仍无法完全入槽。2颗尖牙近中倾斜，并轻度远中扭转。弹力连扎尖牙到第一磨牙使尖牙继续远移，矫正近中倾斜与扭转。

1个月后，尖牙、前磨牙均达到了弓丝的完美位置。

注意：磨牙轻度远中扭转可以通过放置“闸”来预防，也就是以钢结扎丝覆盖普通橡皮结扎圈。

内收方法

上颌3-3带额外转矩且后牙段为直丝的0.016" × 0.024" 不锈钢弓丝

这一弓丝用于关闭间隙。放置这根弓丝前，确保所有的扭转与拥挤都已解决，前牙间隙已闭合。内收弓丝为直丝，以辅助滑动机制。这些弓丝在后牙段没有内外移动弯曲，无法矫正后牙段咬合，需要完成阶段使用个性化弓丝。

时间：使用直到所有间隙闭合。

整体内收时建议的结扎法

下牙弓理想结扎法

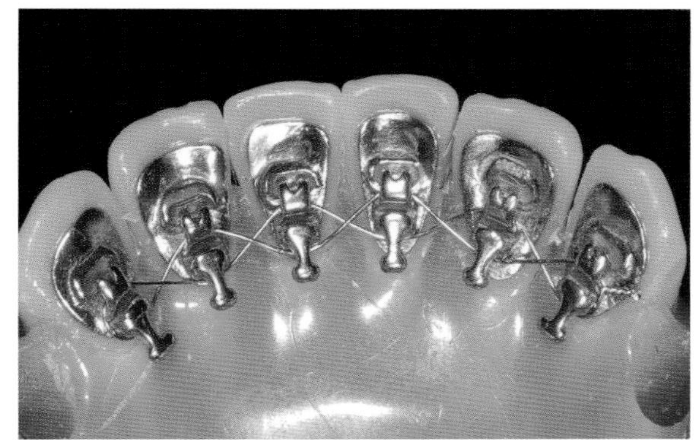

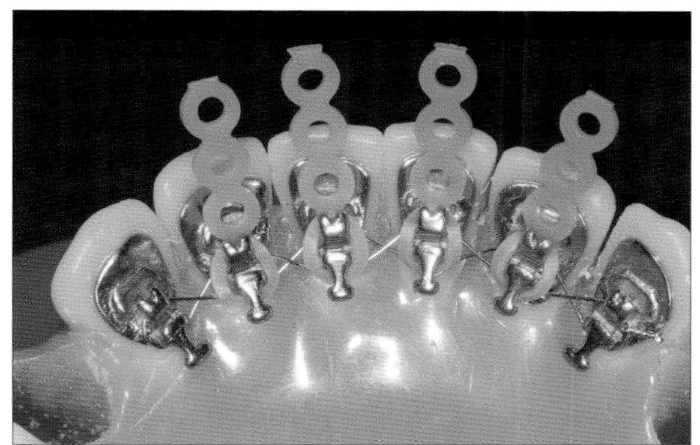

首先，从一侧尖牙到另一侧尖牙用0.008" 钢结扎丝进行8字形结扎。在这种情况下，钢结扎丝8字形结扎优于弹力链，因为张力小而且更卫生。

在插入弓丝前，从一侧切牙到另一侧切牙放置弹力链准备弹力对折结扎。

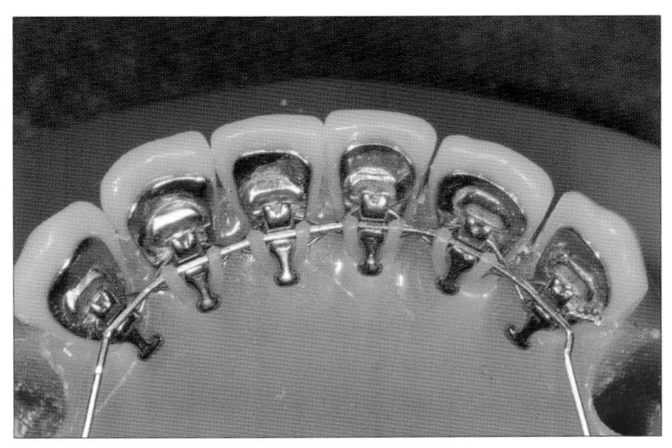

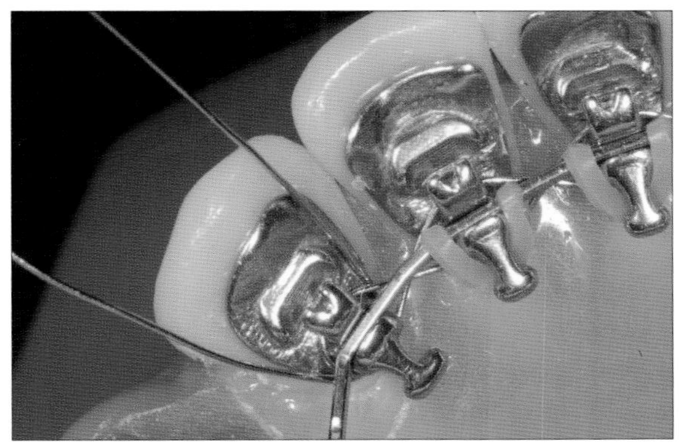

插入0.016"×0.024" 不锈钢弓丝，完成弹力对折结扎。

为防止尖牙倾斜，应该用0.008" 不锈钢进行对折结扎。

普通弹力链应该连接尖牙与第一磨牙或第二磨牙，并应该缠绕弓丝以防止脱落。每4 ~ 6周换一次弹力链；避免加力过大，因为这会引发弓形弯曲效应（见154页）。

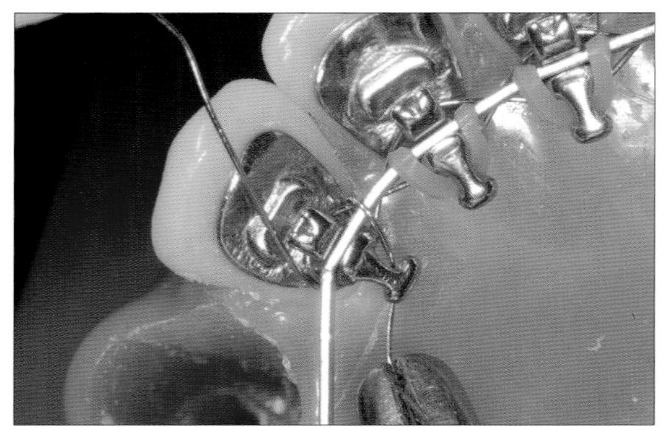

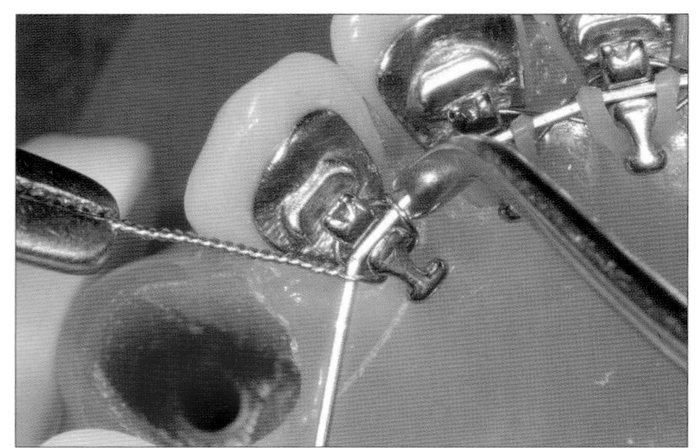

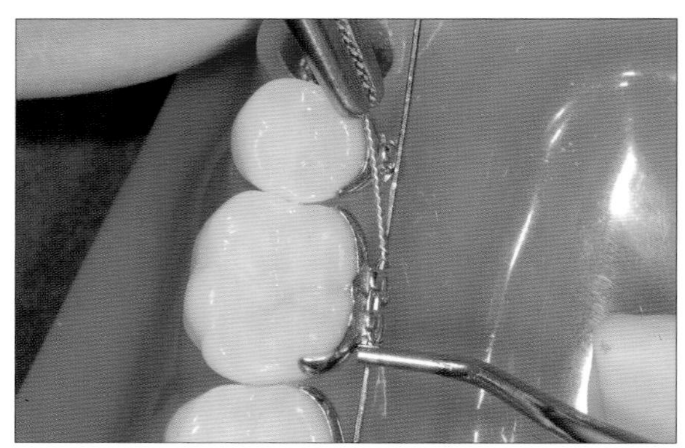

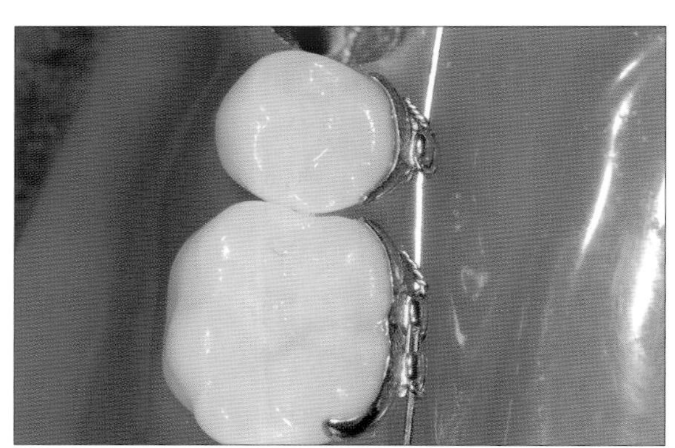

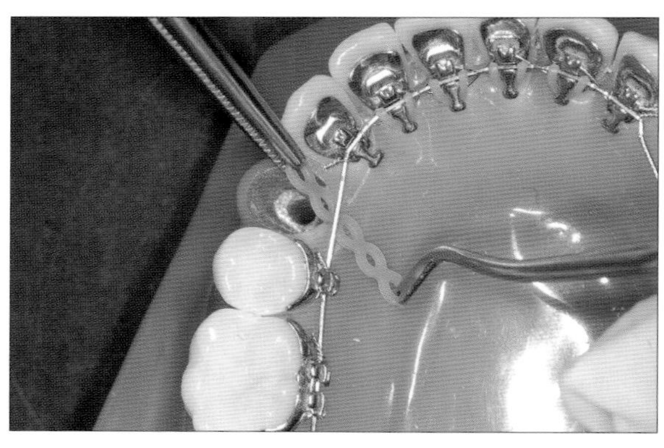

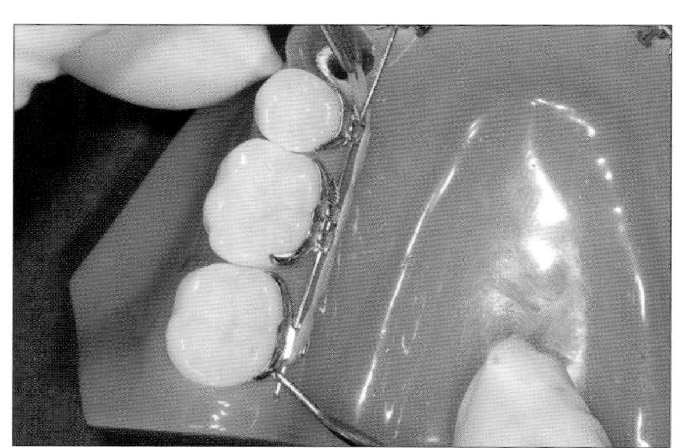

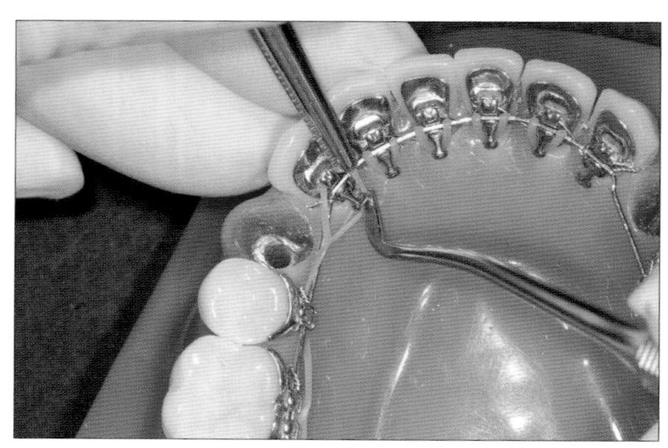

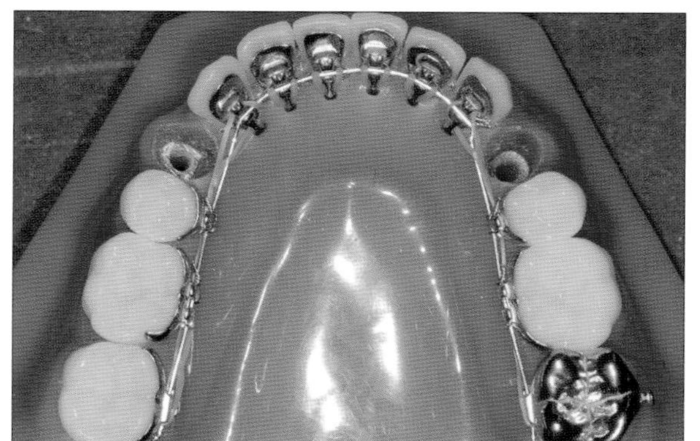

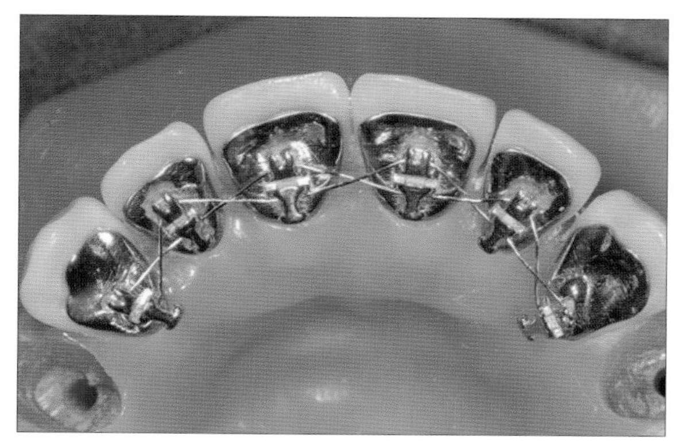

上牙弓的理想结扎法

准备插入上牙弓丝，从一侧尖牙到另一侧尖牙用0.008" 钢结扎丝进行8字形结扎。在这种情况下，结扎丝8字形结扎更优于弹力链，因为张力小而且更卫生。

放置3–3带15° 额外转矩且后牙段为直丝的0.016"×0.024" 不锈钢弓丝。在插入弓丝并使它与第一序列弯曲的相对位置准确后，侧切牙与中切牙应该用钢结扎丝结扎。

为防止尖牙在整体内收的过程中倾斜，使用钢结扎丝进行对折结扎，应该使弓丝与槽沟完全贴合。

因为，额外转矩值，弓丝不会自行“掉入”中切牙的槽沟。使用Weingart钳，将弓丝弯至腭侧，使弓丝完全入槽。

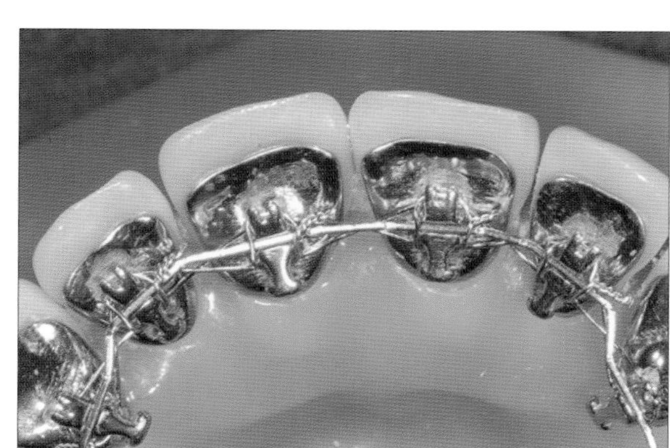

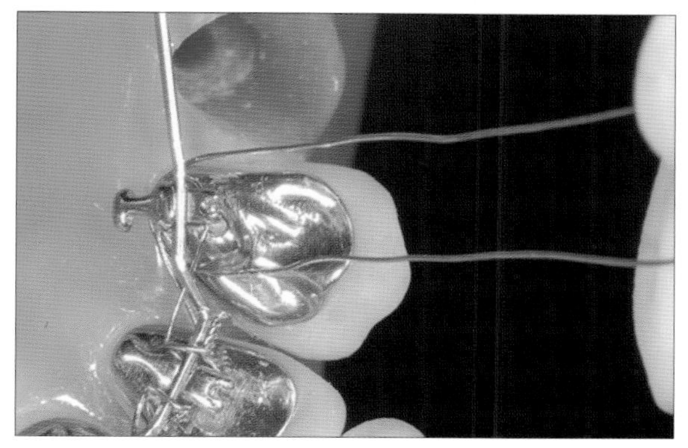

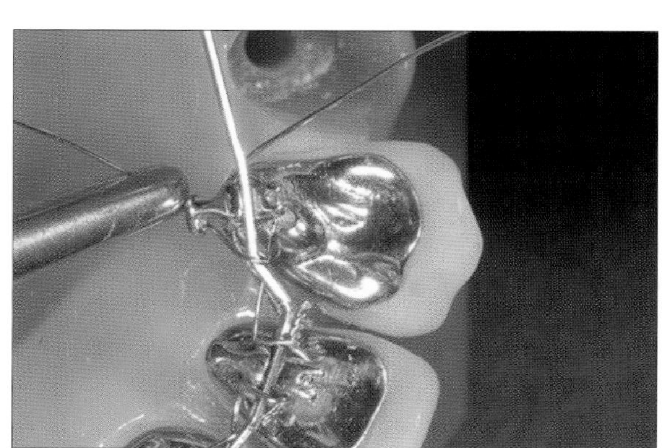

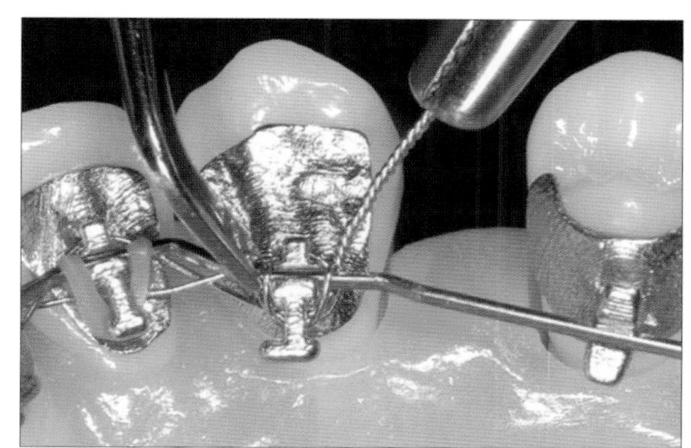

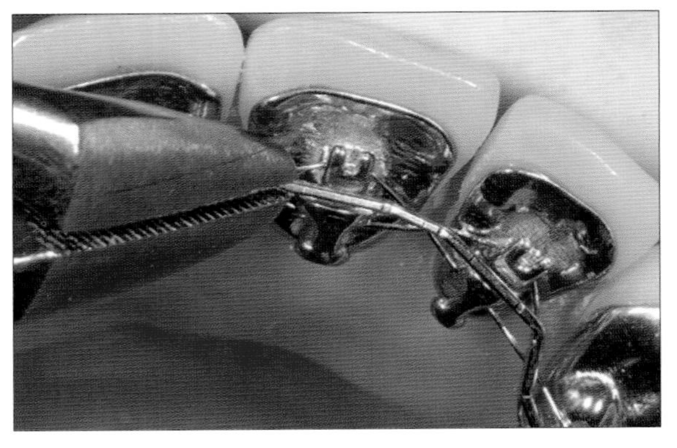

前磨牙与磨牙也应该用钢结扎丝进行结扎，以减少摩擦力。

使用弹力链关闭散隙后，弹力链可连接于第二磨牙远中侧的弓丝或连接于第一磨牙的牵引钩。在一开始内收3-7时至少使用5个单元。当缺隙几乎闭合时，减少1个单元。每4～6周更换弹力链，避免过度加力，因为会引发弓形弯曲效应。

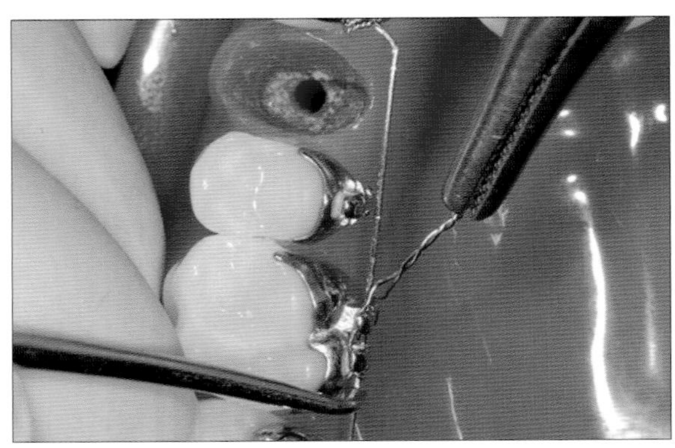

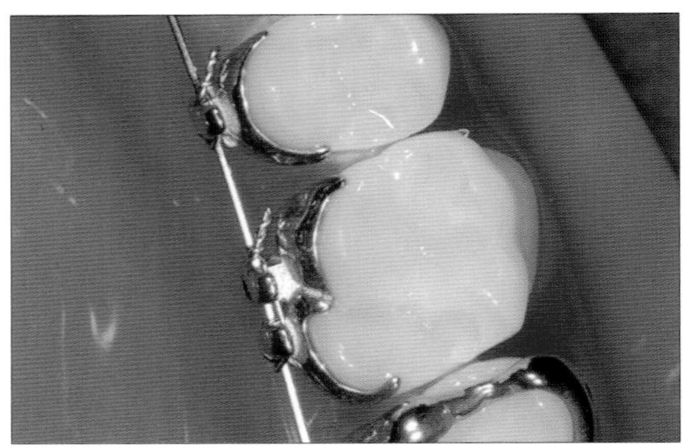

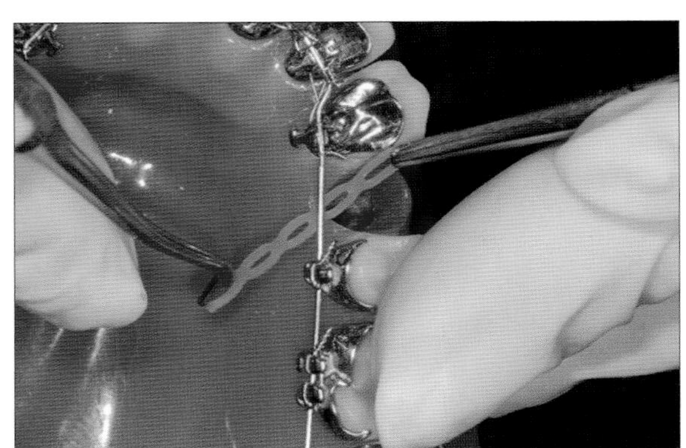

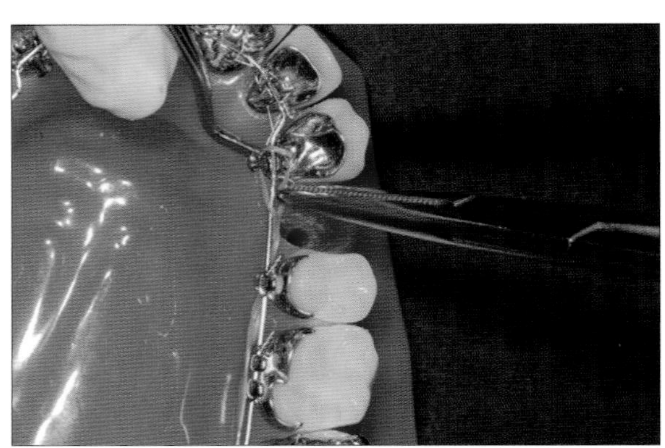

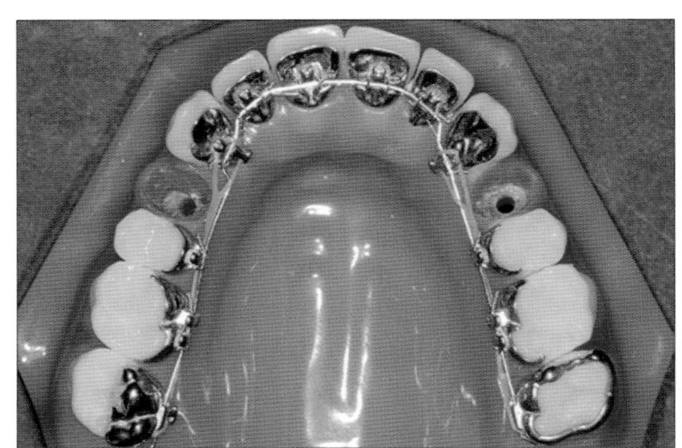

结扎完成时牙弓的样子

双索法

双索法是指一条穿过内侧与外侧的弹力链，用于关闭间隙，创造一个对称力系统。双索法有3种主要的用法。

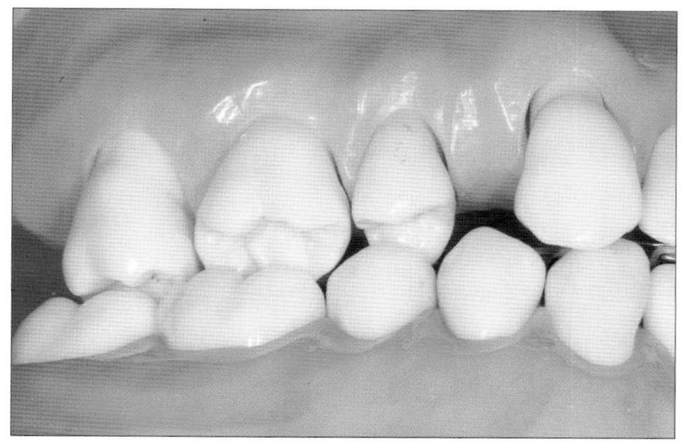

双索法应该用于预防或纠正水平向弓丝弯曲效应。当只在内侧长时间使用弹力链，且力量过大，尤其是在带状弓弓丝上，可能会出现水平向弓丝弯曲效应。在这种情况下，牙弓有在前磨牙区变宽、在第二磨牙区变窄的倾向。最上面的图表明了水平向弓形效应，前磨牙与第一磨牙太倾向颊侧。第二张图表明了水平向弓形效应，第二磨牙有错位咬合的趋势。

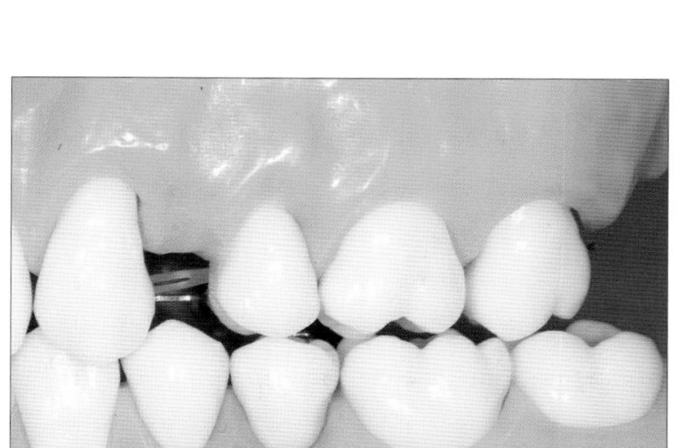

同时，当关闭间隙比较困难、耗时很长时，也可以使用双索法。

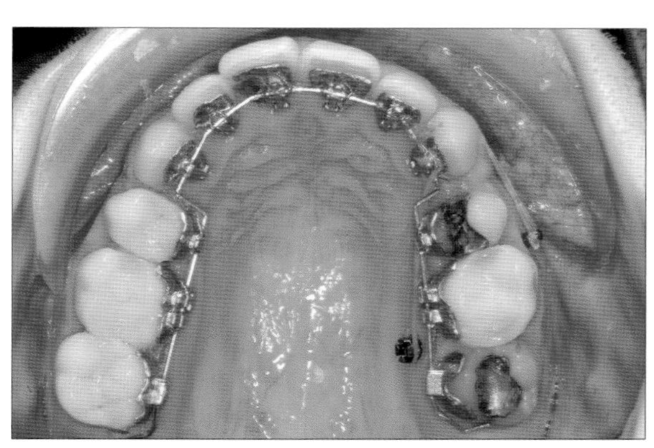

第三张图是结合种植支抗使用双索法。结合支抗钉使用双索法预防支抗丢失。为了更好固定弓丝，甚至侧切牙也要用钢结扎丝结扎。

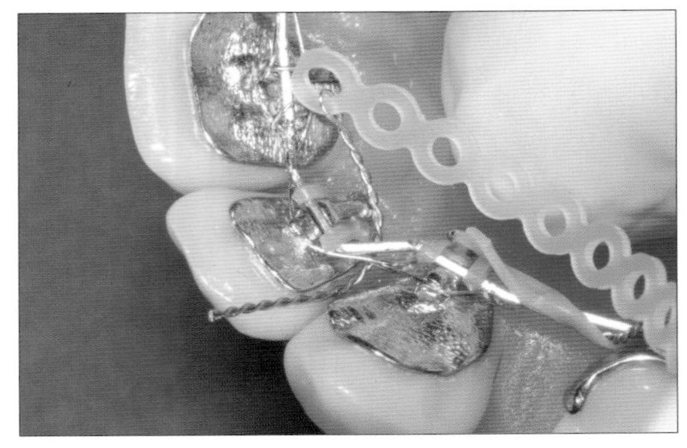

如何制作双索

内侧部分是一条灰色的弹力链，连接尖牙与第一磨牙或第二磨牙。外侧部分是一条透明的弹力链，通过结扎固定在侧切牙与尖牙之间的弓丝上。使用小型引线器使弹力链穿过牙齿之间。

远中侧，外侧的透明弹力链固定于第一磨牙或第二磨牙上的颊侧扣。如果存在水平向弓丝弯曲效应，外侧弹力链应固定于第二磨牙以增强效果。

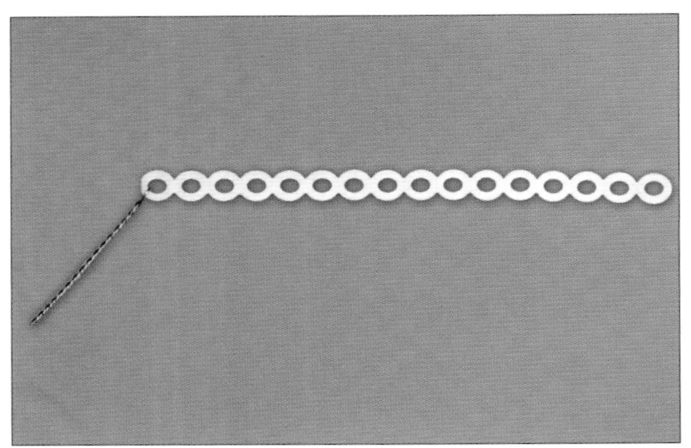

双索法纠正水平向弓丝弯曲效应

图片展示了双索法的外侧部分结合交互牵引解决第二磨牙的锁骀。双索法不会产生水平向弓丝弯曲效应。通过短时间使用双索外侧部分，可以纠正存在的水平向弓丝弯曲效应。

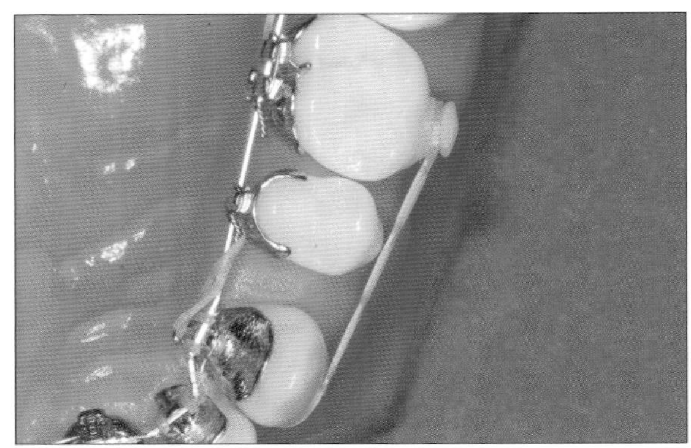

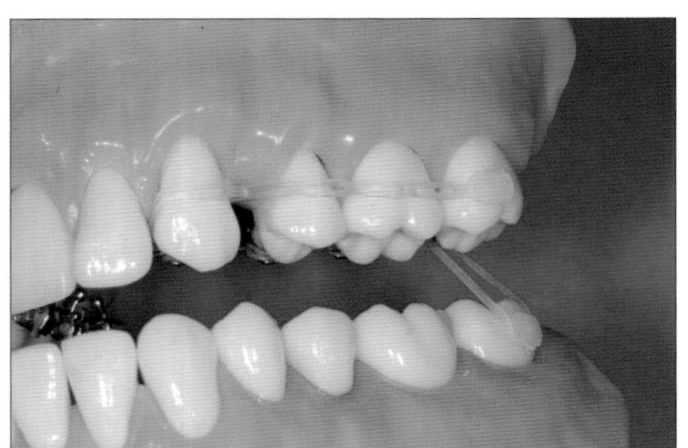

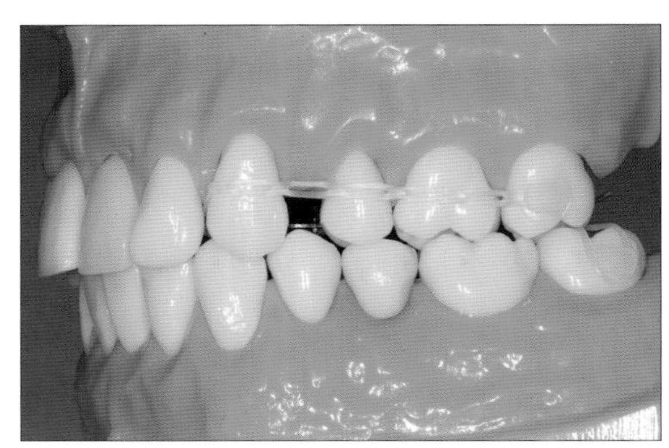

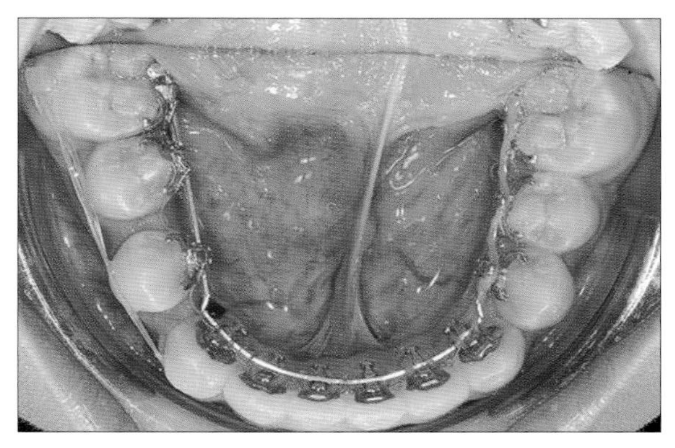

双索法

这个示例使用了双索法，制作颊侧牵引扣，固定弹力链关闭间隙。

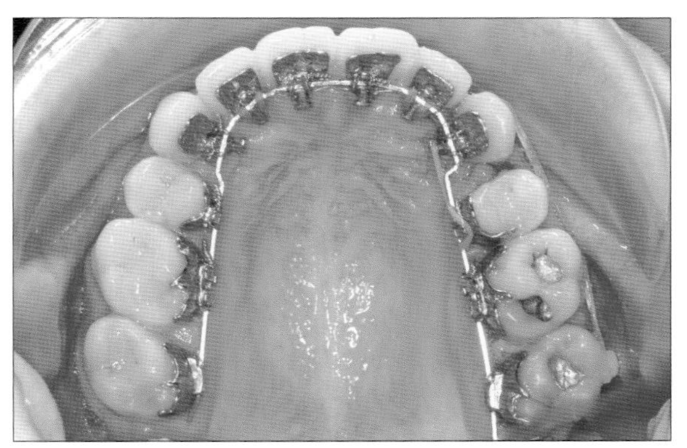

双索法加快间隙关闭

右侧间隙已经闭合，左侧仍有空隙。为辅助左侧关闭间隙，使用灰色弹力链在舌侧以双索法连接第一磨牙牵引钩与尖牙牵引钩，外侧弹力链以侧切牙与尖牙之间弓丝结扎，固定在第二磨牙的颊侧牵引扣上。

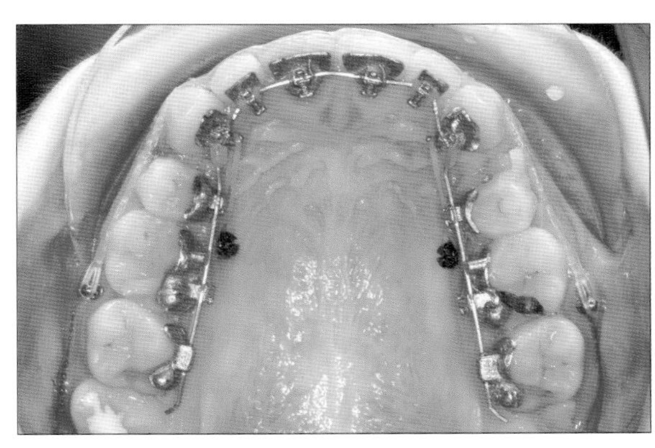

双索法结合支抗钉

当计划结合支抗钉进行整体内收时，每颗支抗钉的最大负荷不应该超过150g。为提供合适的作用力，应该使用2颗支抗钉。

上牙弓

两侧各使用2颗支抗钉，舌侧是尖牙牵引钩和腭侧螺钉的牵引。颊侧透明的弹力链连接了颊侧支抗钉与尖牙颊侧，穿过侧切牙与尖牙之间弓丝的下方，与弓丝结扎在一起。

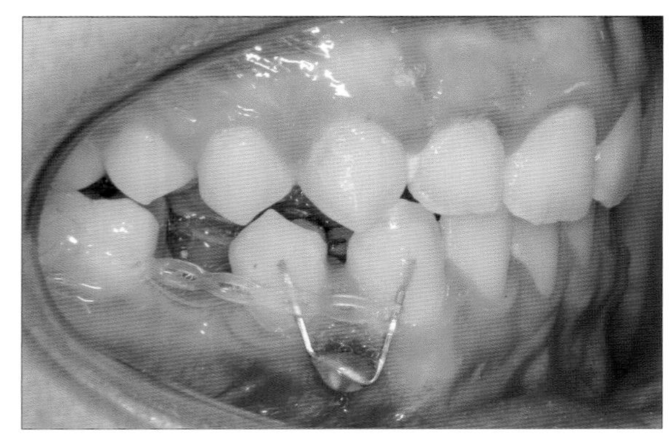

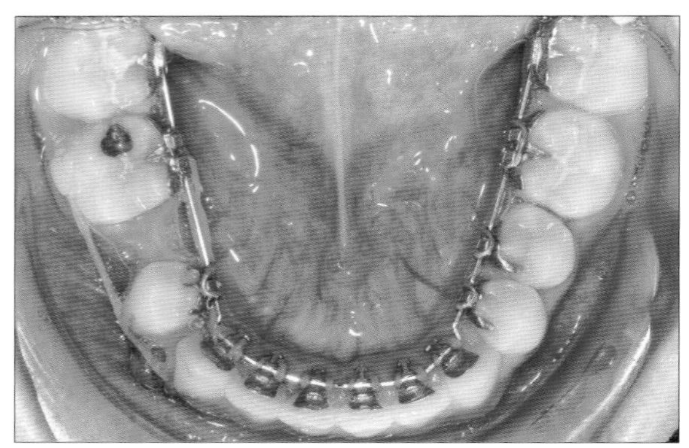

下牙弓

该患者右下第二前磨牙先天缺失。应该通过右下磨牙近中移动关闭间隙。使用支抗钉稳定右下尖牙与第一前磨牙的位置。双索外侧部分为连接尖牙与第一磨牙颊侧上的牵引扣，力量大约是150g。双索内侧部分是连接尖牙与磨牙的一条简单弹力链，力量少于100g。尖牙没用钢结扎丝结扎，因为支抗钉将使它稳定，并控制倾斜度。

临床提示

1. 在舌侧正畸中，为整体内收前牙段3-3。需要在尖牙与第一前磨牙之间设置内收弯，在内收之前建立尖牙位置十分重要。
2. 制作临时义齿覆盖拔牙的位置，增加患者美观度。
3. 在关闭间隙之前，在置入0.016"×0.024" 不锈钢弓丝复诊中应更换为对折结扎。这会使插入0.016"×0.024" 不锈钢弓丝更为容易。
4. 在间隙关闭后，放置完成弓丝，弓丝末端回弯以确保缺隙不会打开。
5. 考虑使用双索法以避免在间隙关闭过程中造成水平向弓丝弯曲效应。
6. 用钢结扎丝对尖牙进行对折结扎，这十分关键。在内收过程中，避免尖牙倾斜比起事后矫正要容易得多。

在拔牙病例中保持正确倾斜度

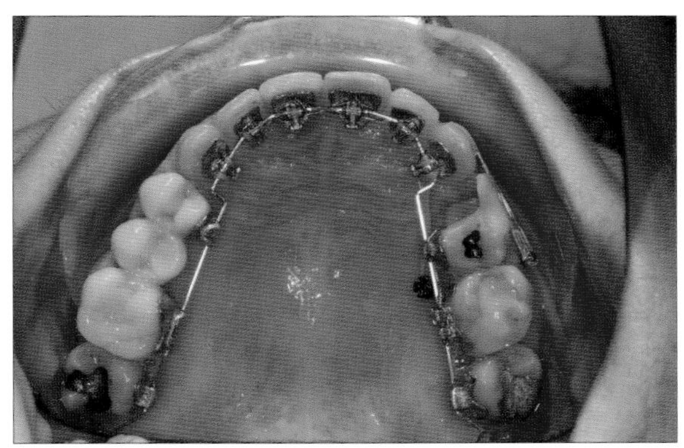

在使用支抗钉整体内收的过程中，尖牙没用钢结扎丝结扎，进行了普通对折结扎。

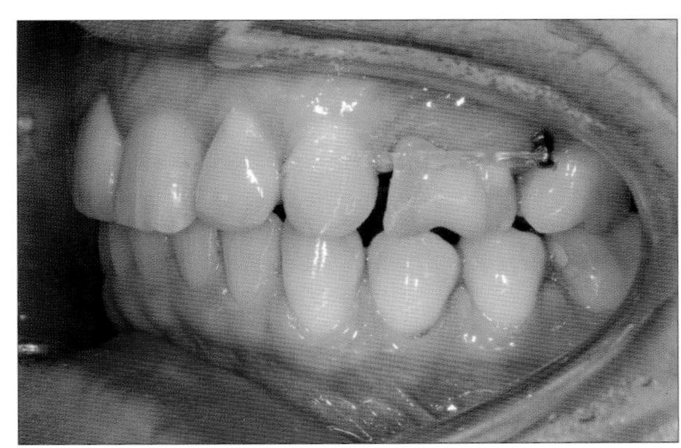

在内收过程中，没有控制尖牙的倾斜度。注意在整体内收开始时，尖牙的倾斜度基本是正常的。4个月后，尖牙倾斜。本可以通过使用钢结扎丝进行第2章所示的对折结扎得到预防。

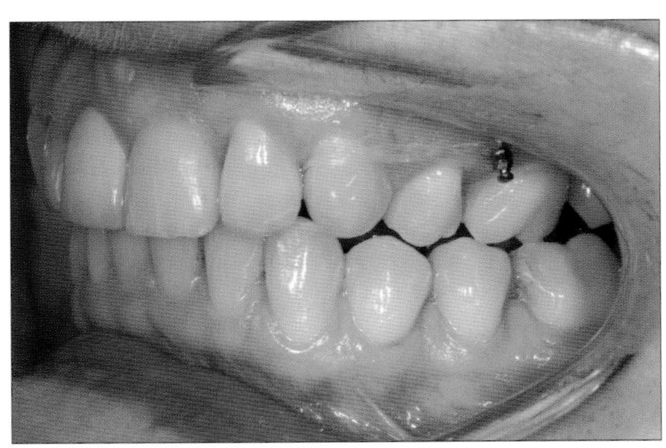

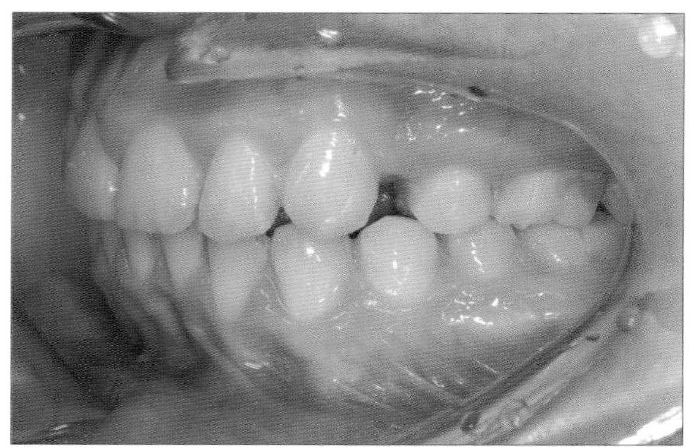

正确的方法

整体内收开始。

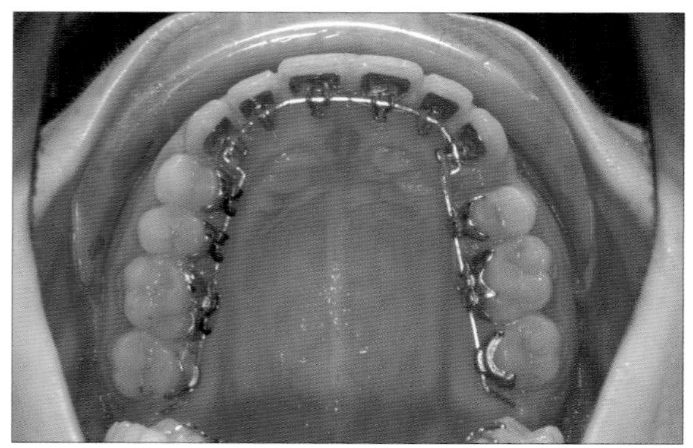

整体内收开始

用钢结扎丝对左上尖牙进行对折结扎。

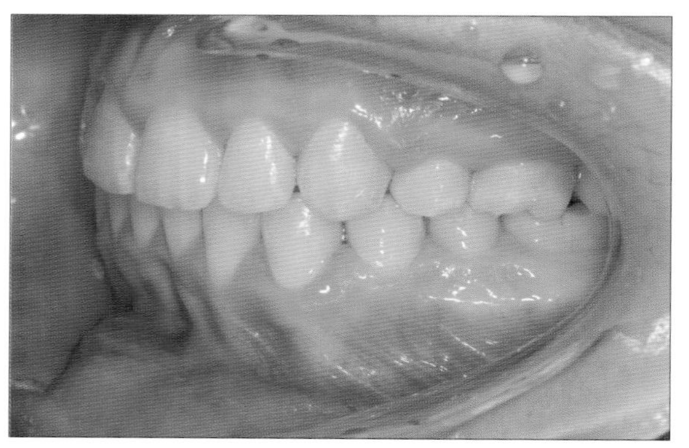

整体内收结束

整体内收结束时的倾斜度。

病例1　安氏Ⅰ类，拥挤，嘴唇前突；拔牙矫治

- 开始日期：2010-06
- 总疗程：40个月
- 治疗计划：
  - –拔除14、24、34、44
  - –前牙回收前预设转矩
  - –中等强度支抗
  - –维持磨牙Ⅰ类关系
- 下牙列弓丝序列：
  - –0.016" 超弹性镍钛弓丝
  - –0.016"×0.022" 超弹性镍钛弓丝
  - –0.018"×0.025" 超弹性镍钛弓丝
  - –0.016"×0.024" 不锈钢弓丝
  - –0.0182"×0.0182" TMA弓丝
- 上牙列弓丝序列：
  - –0.014" 超弹性镍钛弓丝
  - –0.016"×0.022" 超弹性镍钛弓丝
  - –0.018"×0.025" 超弹性镍钛弓丝
  - –0.016"×0.024" 不锈钢弓丝（13° 转矩）
  - –0.0182"×0.0182" TMA弓丝

治疗前

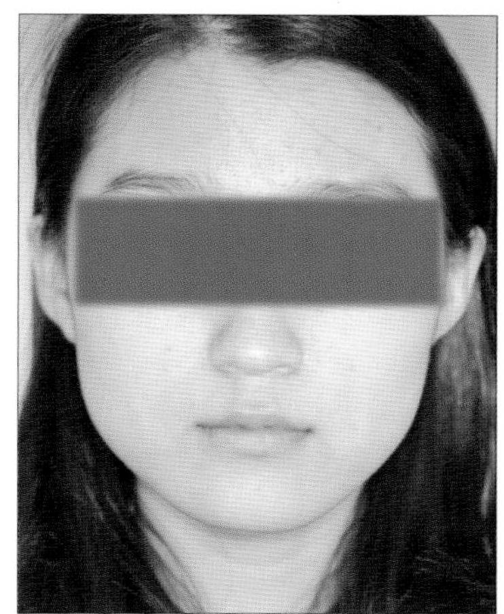
2010-06　正面像

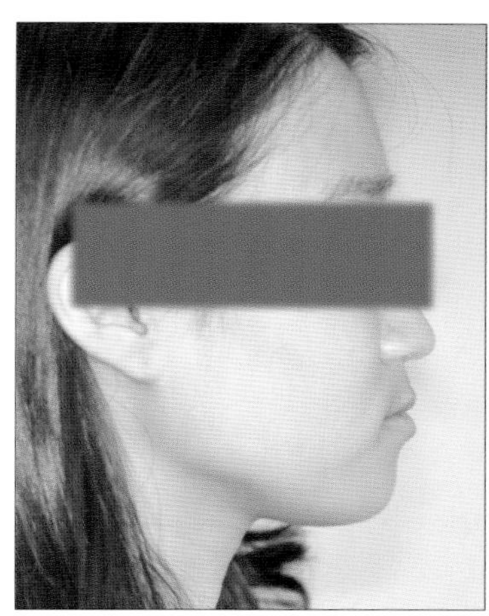
2010-06　侧面像

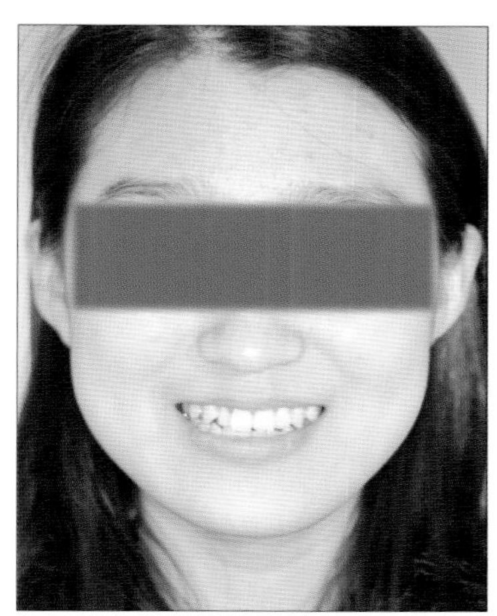
2010-06　正面微笑像

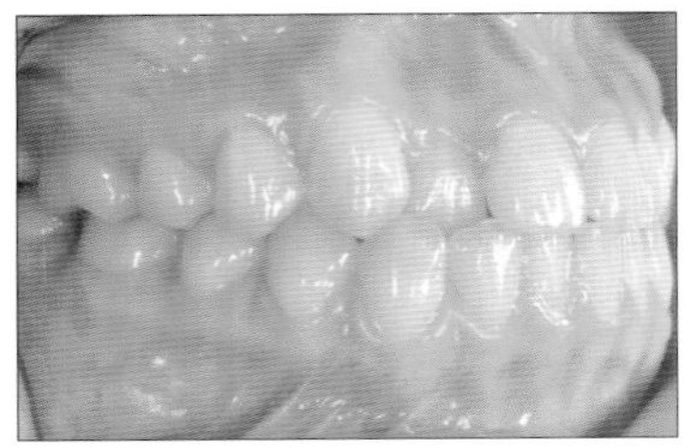
2010-06　右侧咬合像

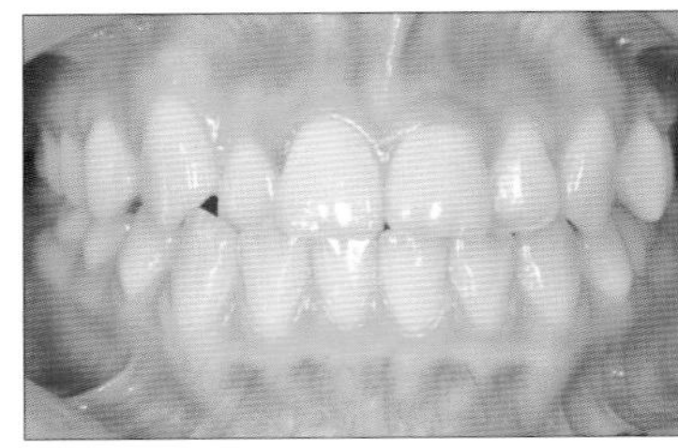
2010-06　正面咬合像

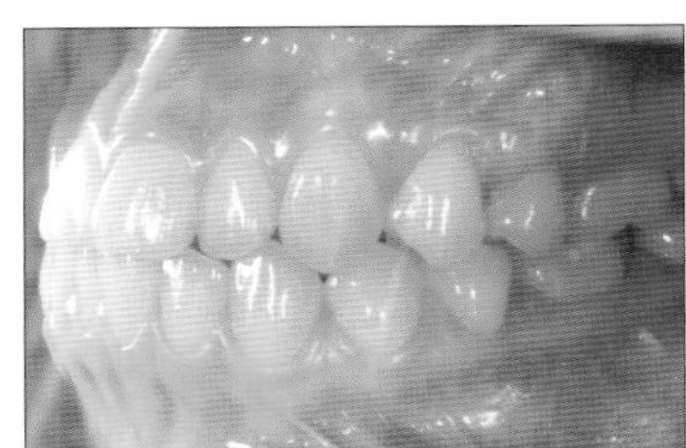
2010-06　左侧咬合像

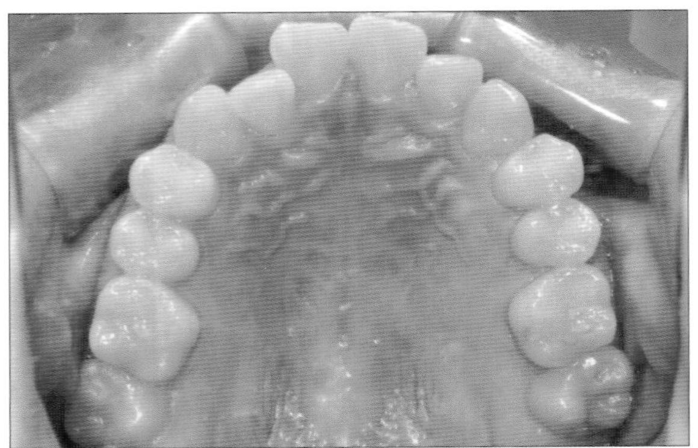
2010-06　上颌殆面像

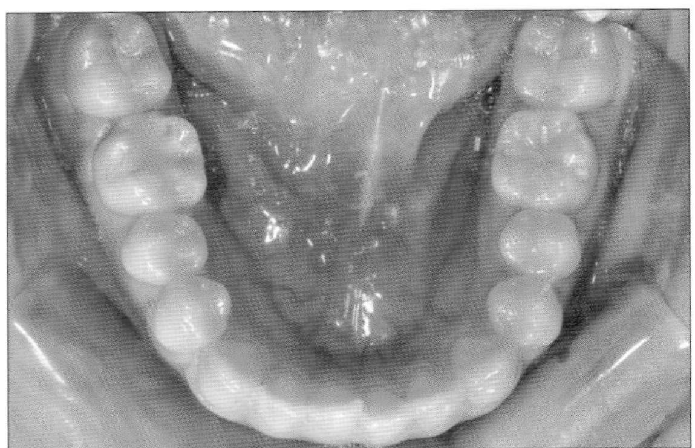
2010-06　下颌殆面像

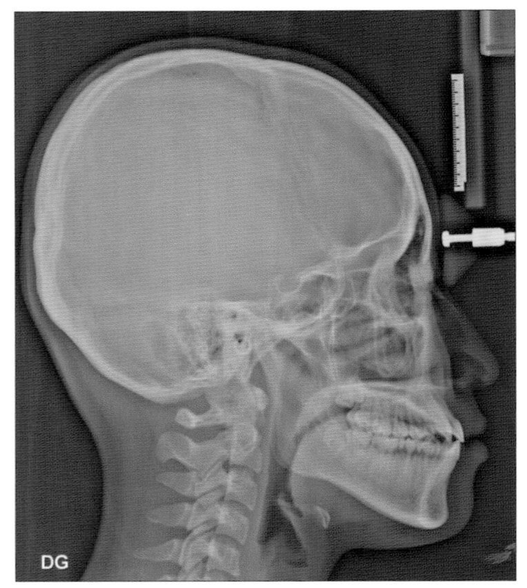

2010-06　头颅侧位片

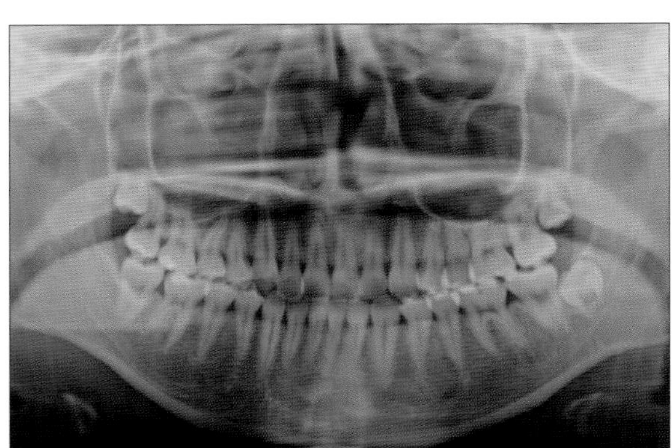
2010-06　曲面断层片

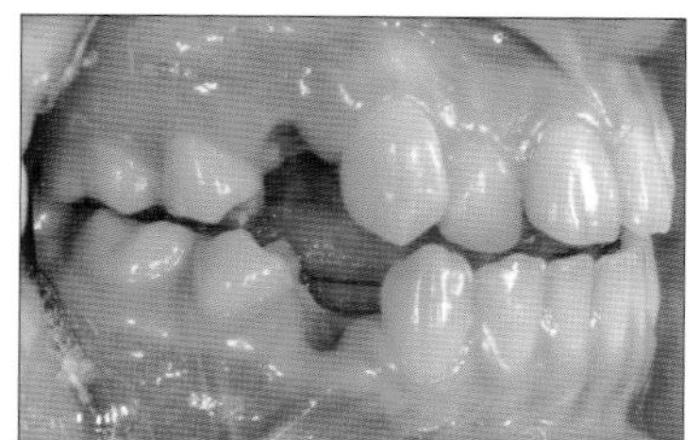
2010-09　右侧咬合像

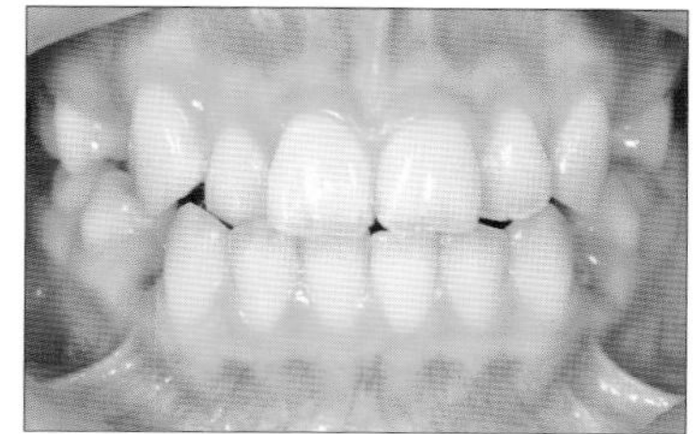
2010-09　正面咬合像

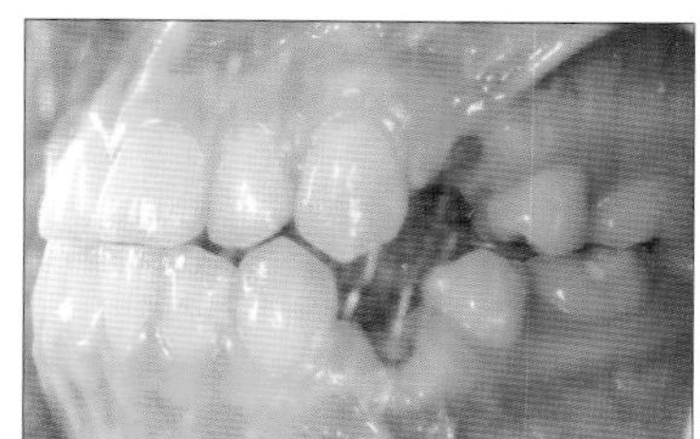
2010-09　左侧咬合像

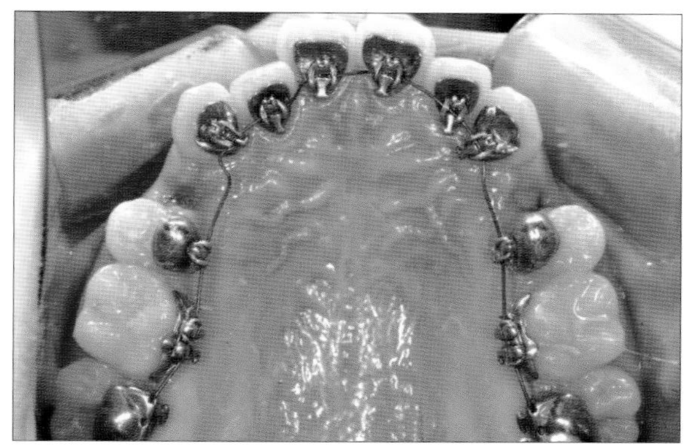
2010-09　上颌𬌗面像

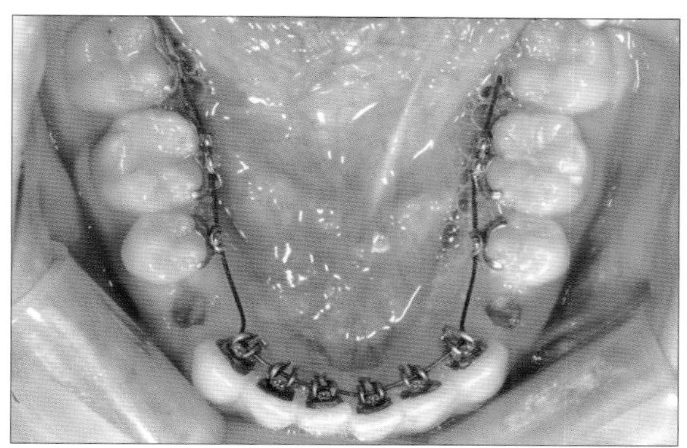
2010-09　下颌𬌗面像

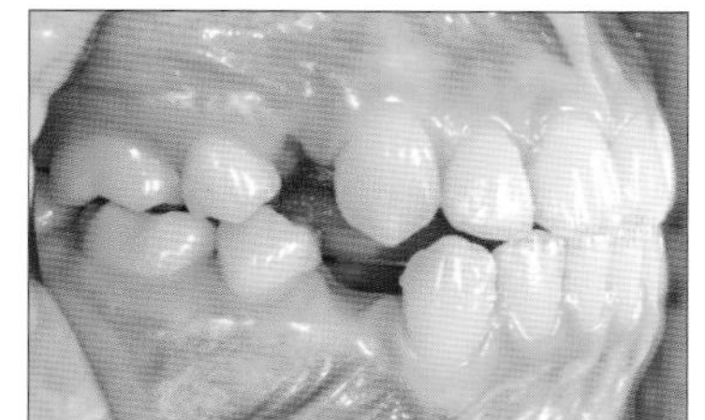
2010-11　右侧咬合像

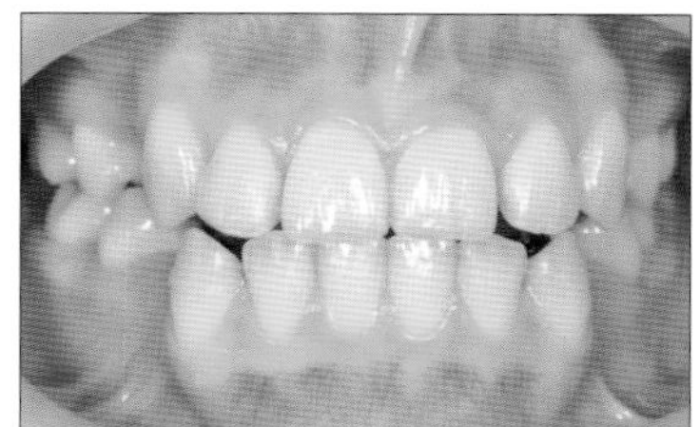
2010-11　正面咬合像

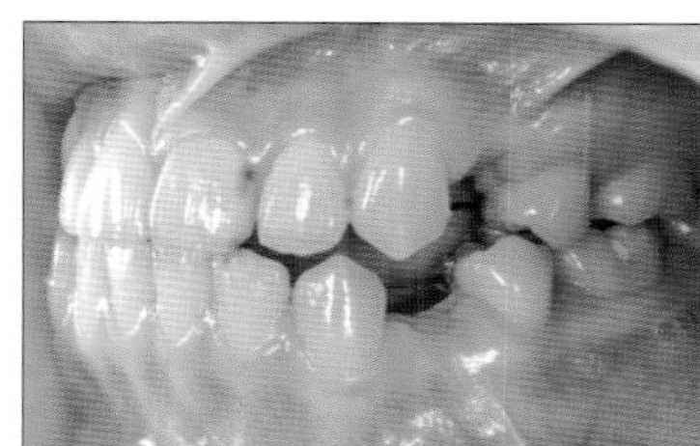
2010-11　左侧咬合像

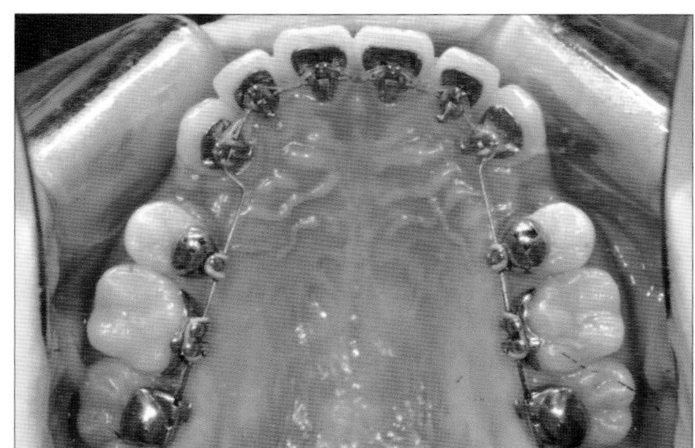
2010-11　上颌𬌗面像

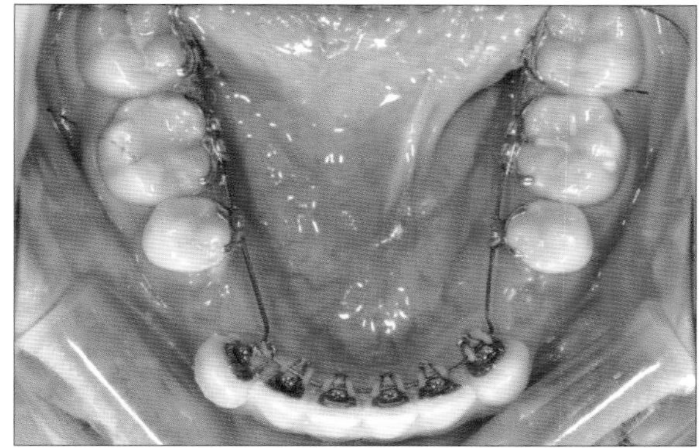
2010-11　下颌𬌗面像

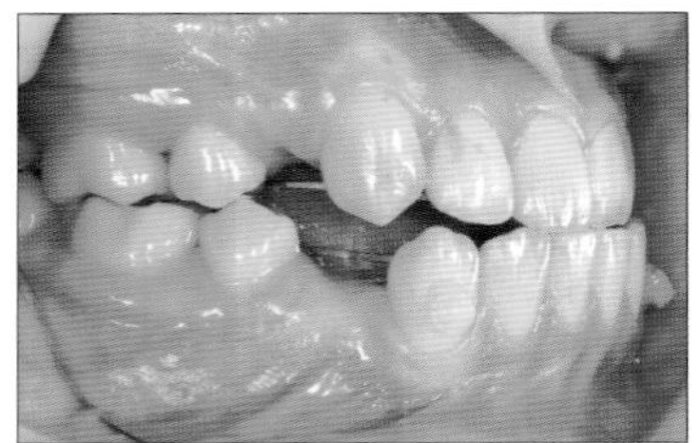
2011-04 右侧咬合像

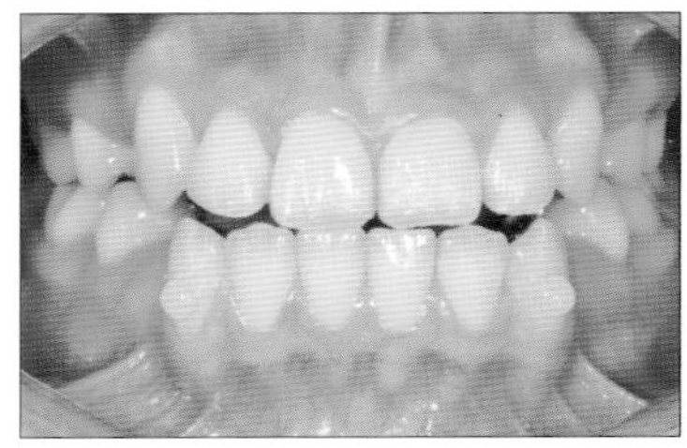
2011-04 正面咬合像

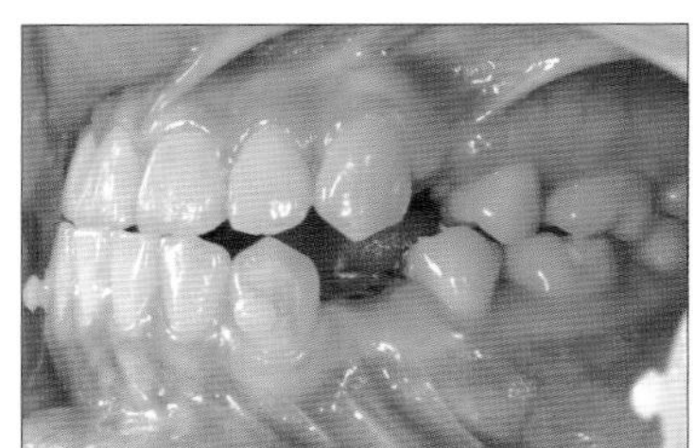
2011-04 左侧咬合像

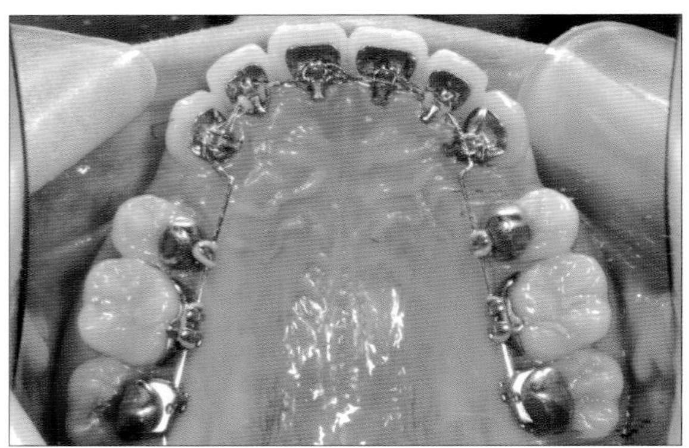
2011-04 上颌殆面像

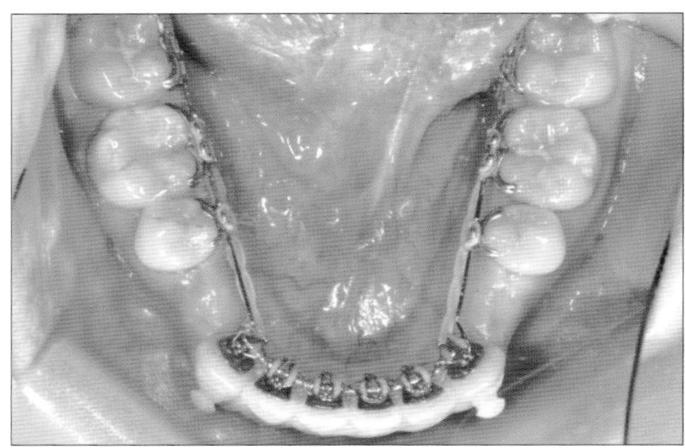
2011-04 下颌殆面像

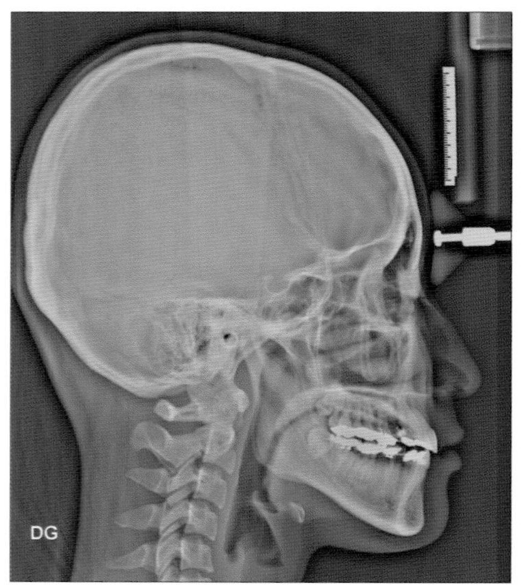

2011-11 头颅侧位片

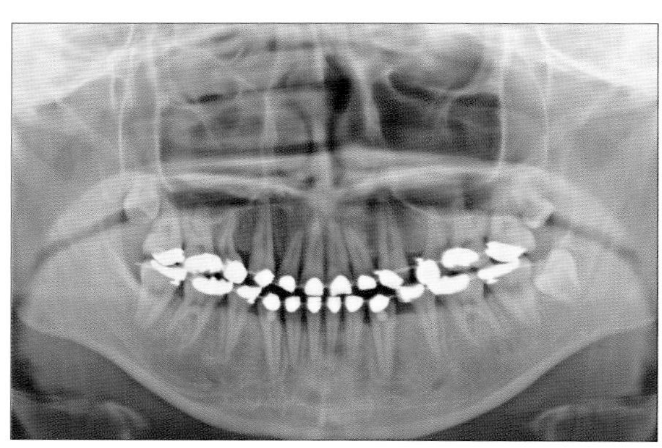
2011-11 曲面断层片

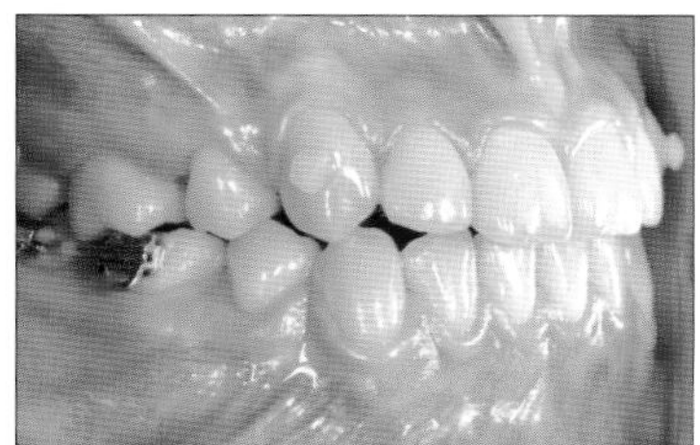
2013-03 右侧咬合像

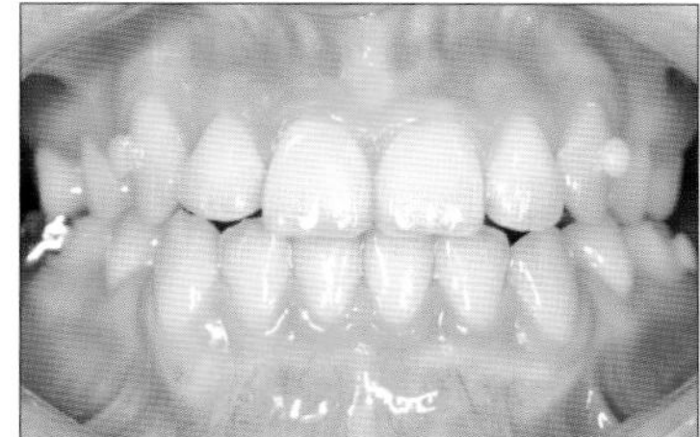
2013-03 正面咬合像

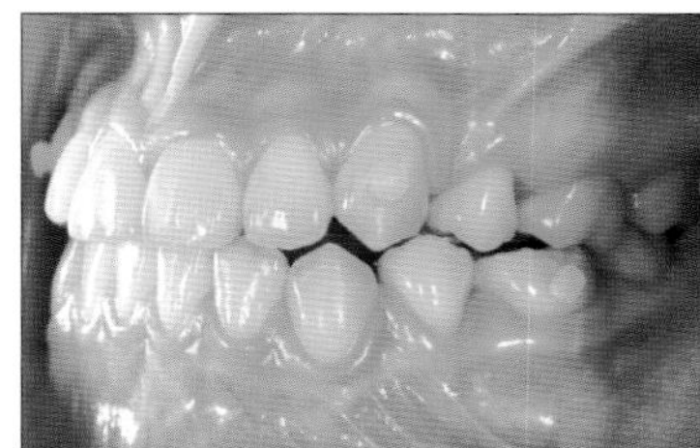
2013-03 左侧咬合像

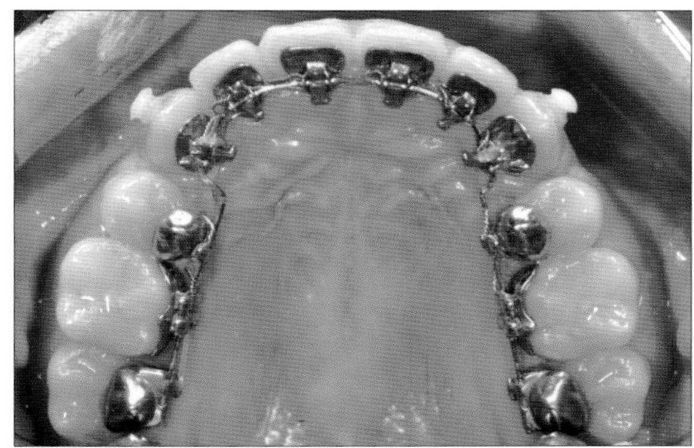
2013-03 上颌𬌗面像

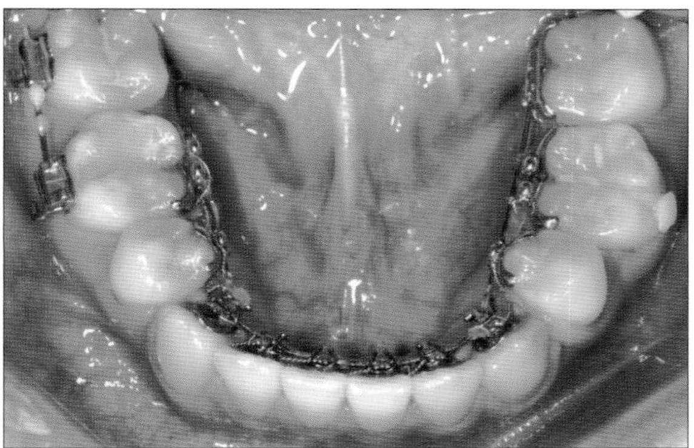
2013-03 下颌𬌗面像

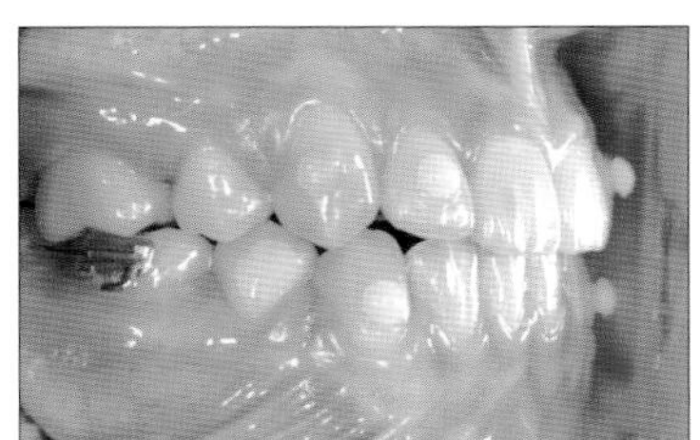
2013-08 右侧咬合像

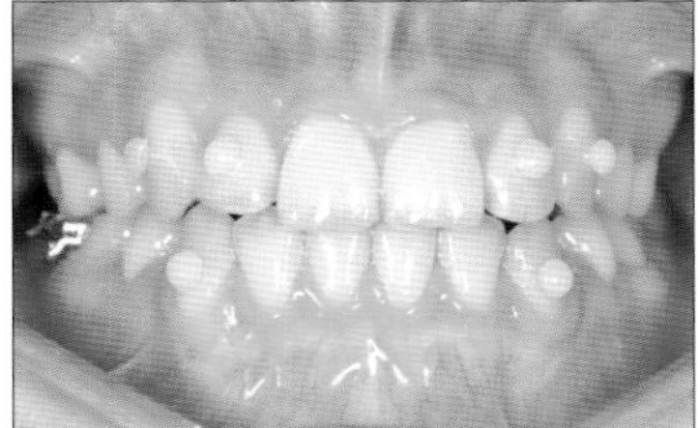
2013-08 正面咬合像

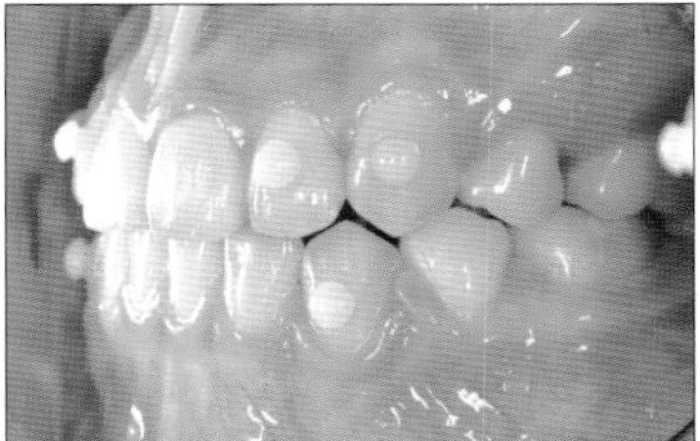
2013-08 左侧咬合像

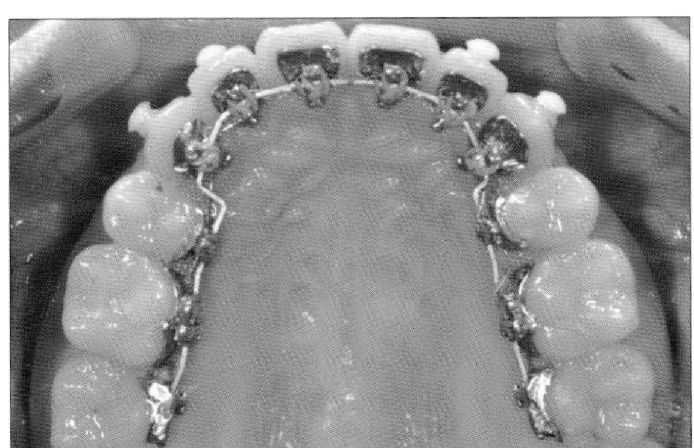
2013-08 上颌𬌗面像

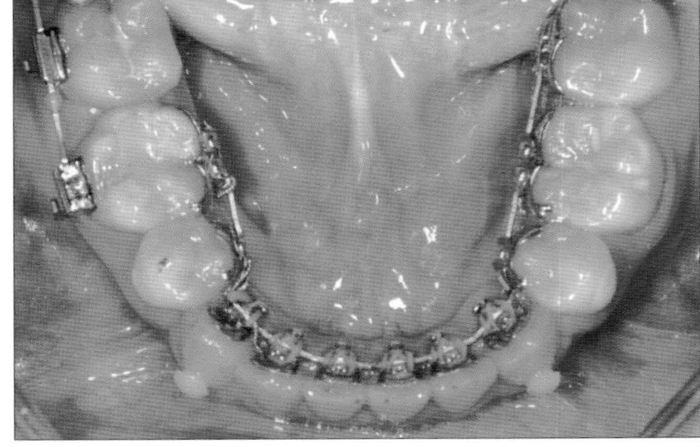
2013-08 下颌𬌗面像

治疗后

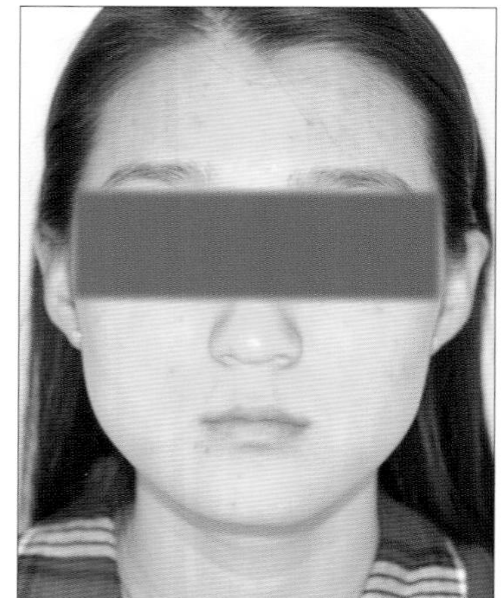
2013-10 正面像

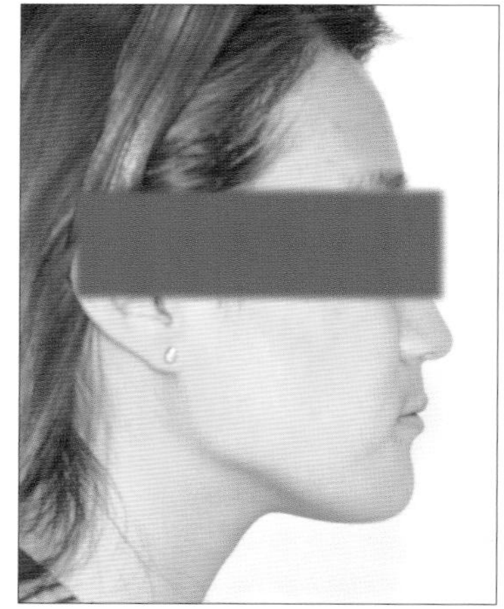
2013-10 侧面像

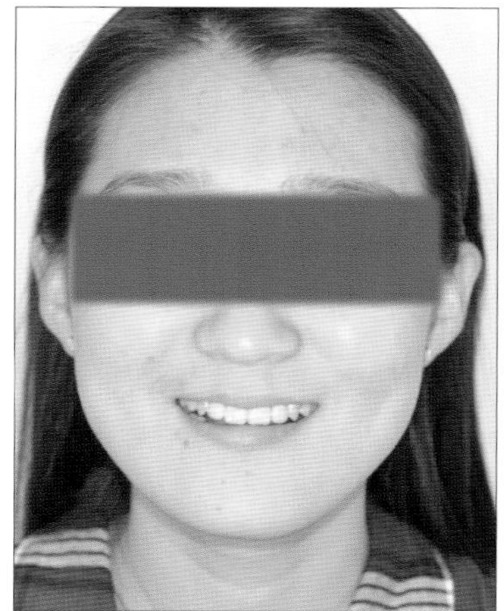
2013-10 正面微笑像

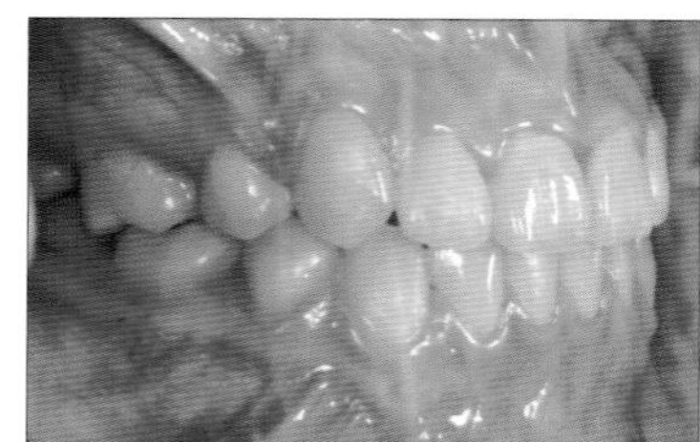
2013-10 右侧咬合像

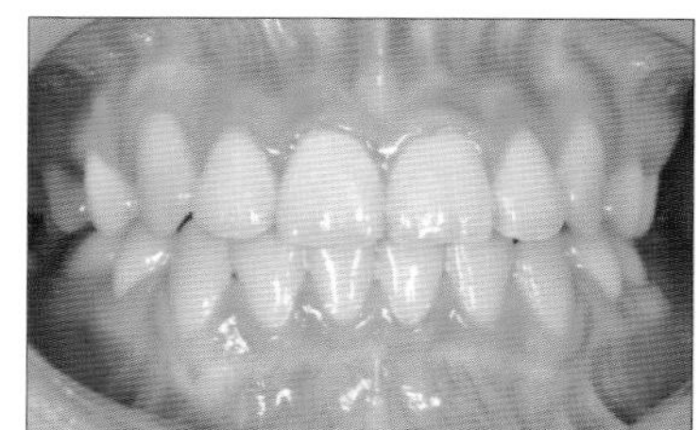
2013-10 正面咬合像

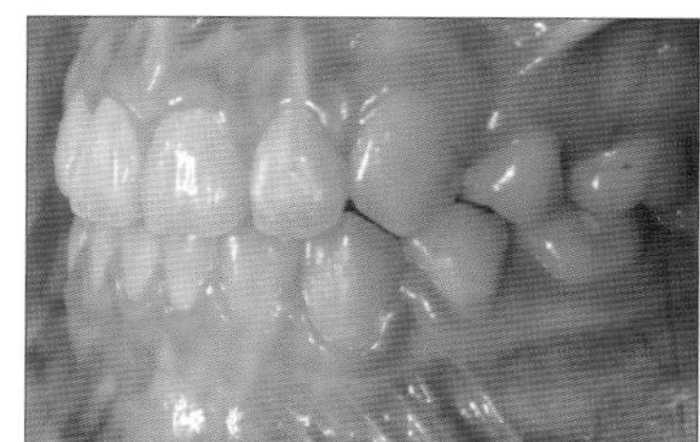
2013-10 左侧咬合像

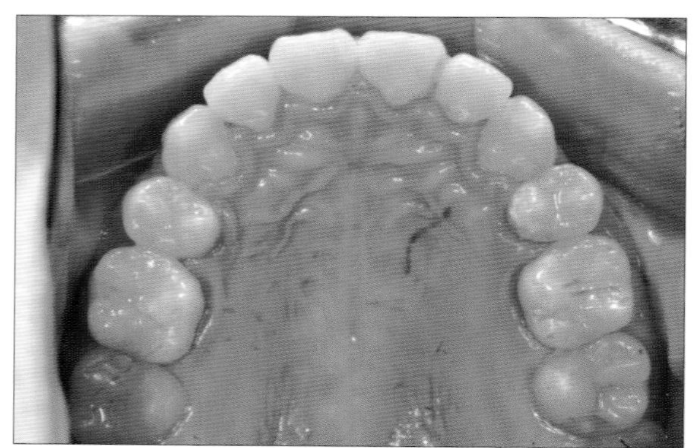
2013-10 上颌𬌗面像

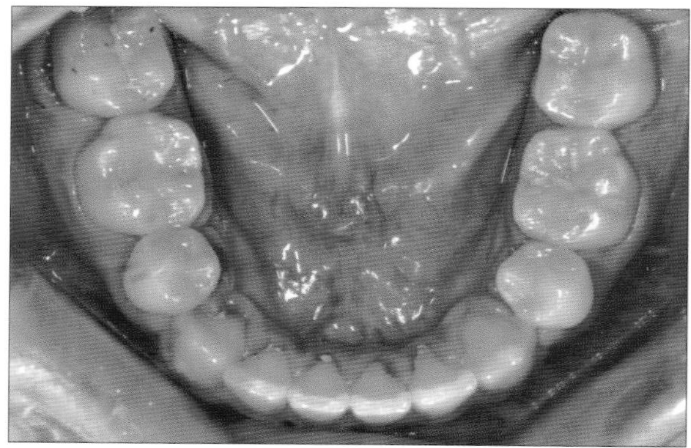
2013-10 下颌𬌗面像

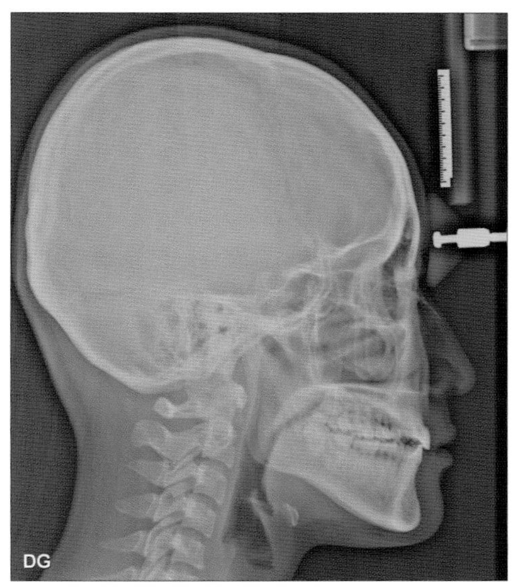

2013-10　头颅侧位片

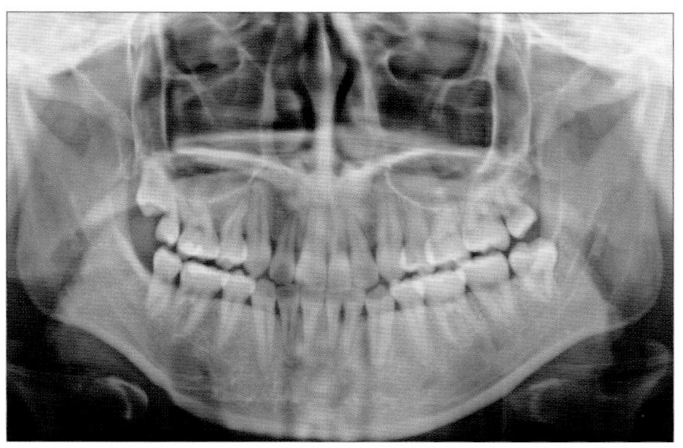
2013-10　曲面断层片

治疗前后对比

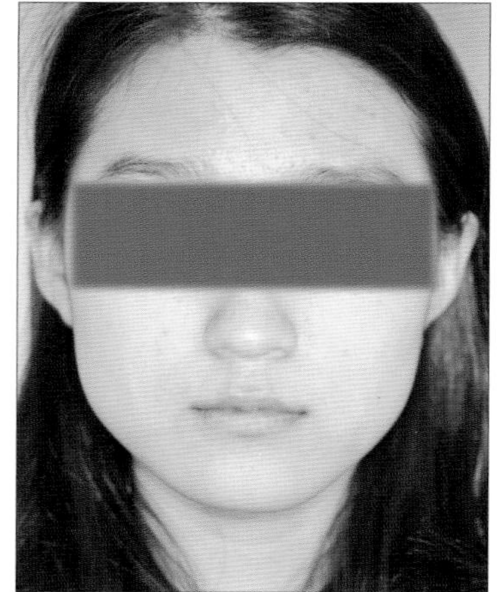
治疗前

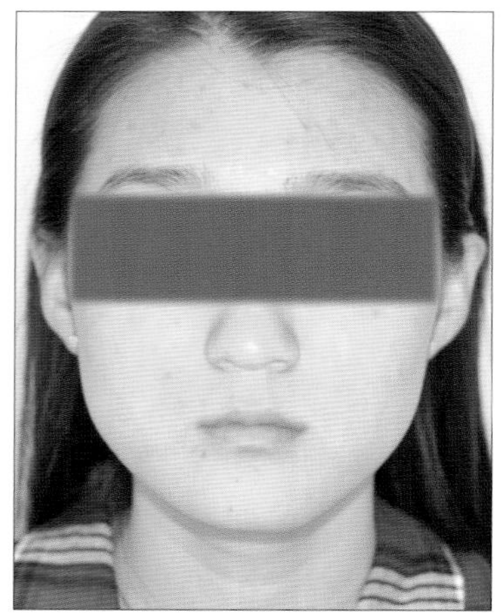
治疗后

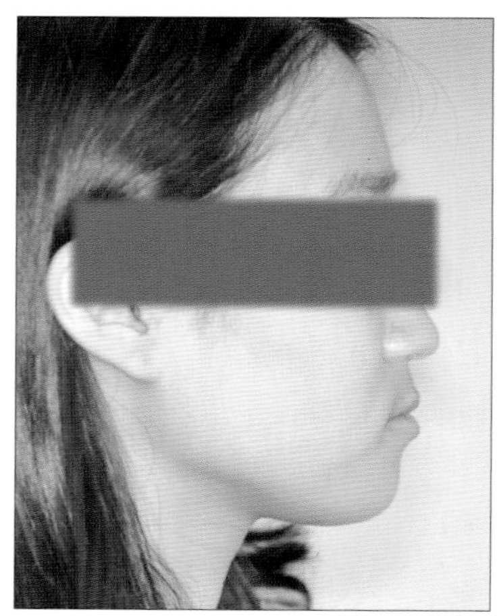
治疗前

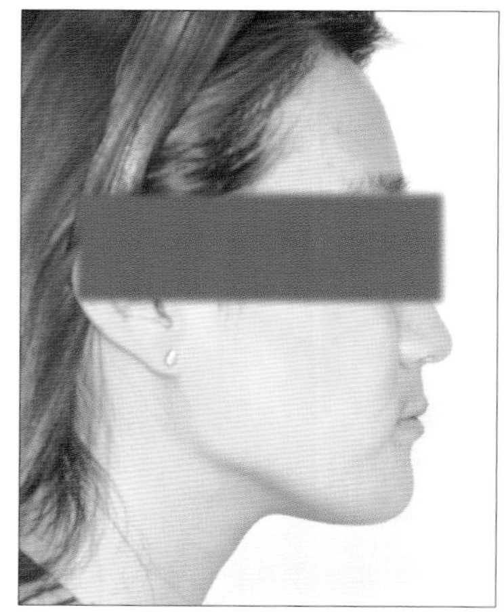
治疗后

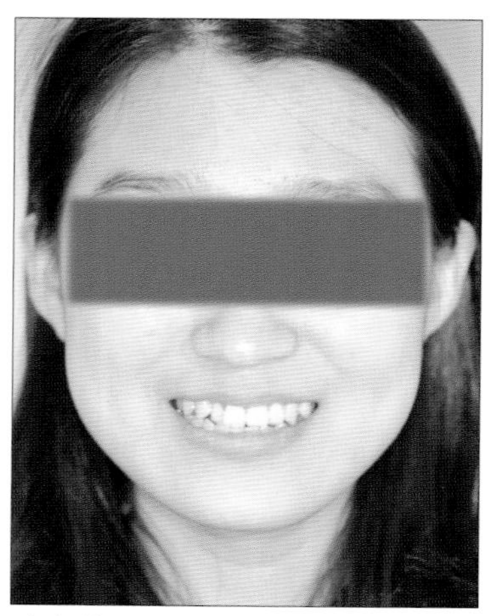
治疗前

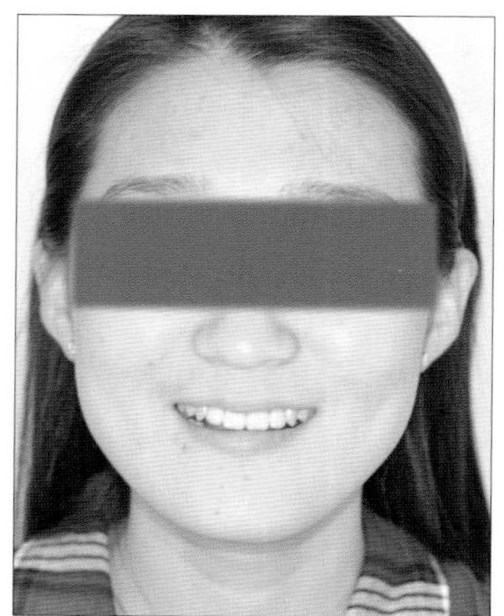
治疗后

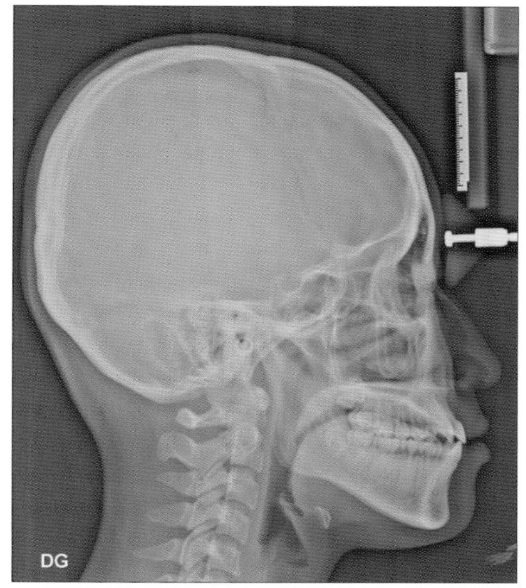

治疗前

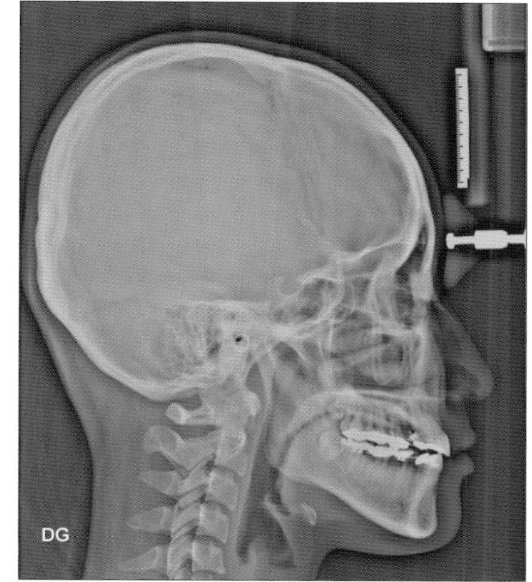

治疗后

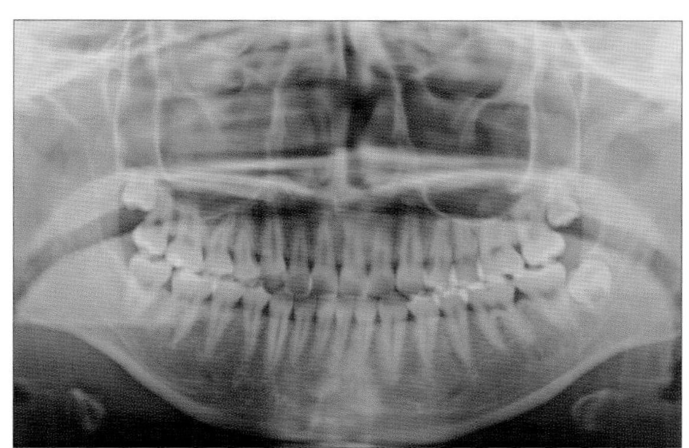
治疗前

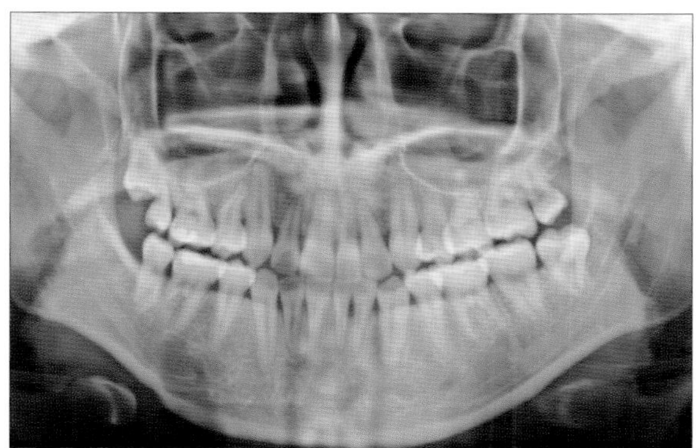
治疗后

保持7个月后

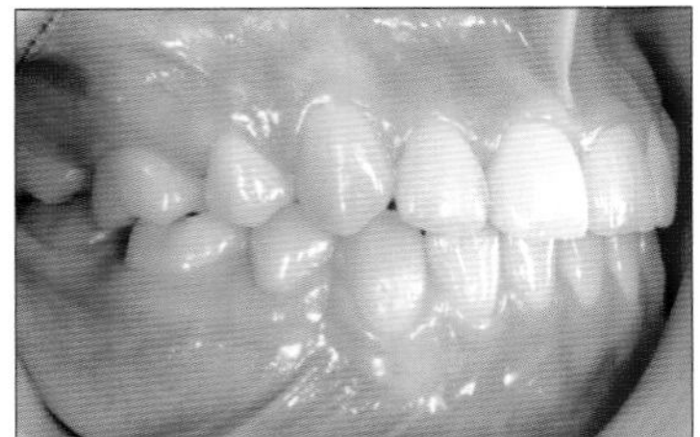
2014-05 右侧咬合像

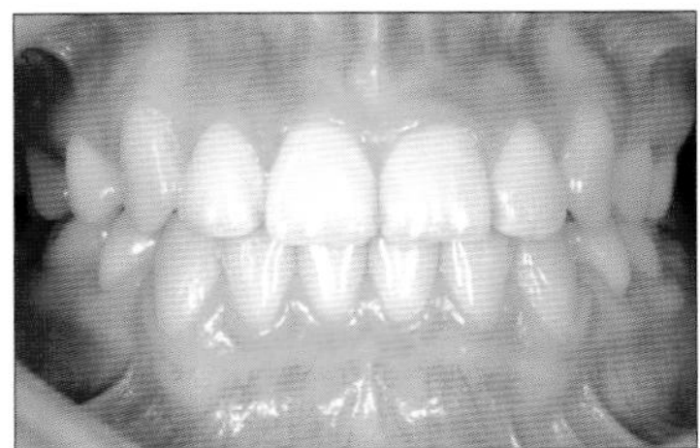
2014-05 正面咬合像

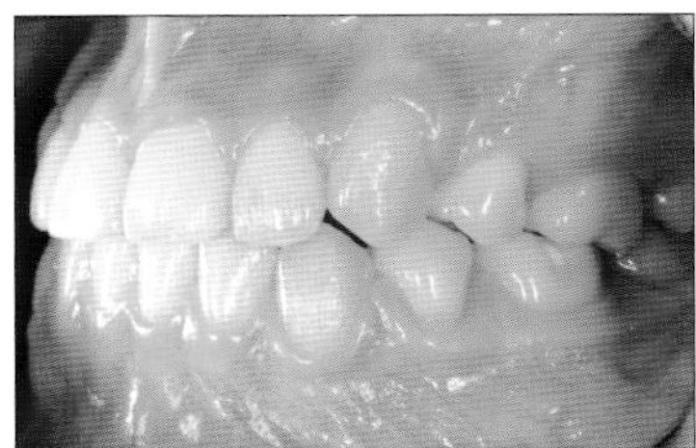
2014-05 左侧咬合像

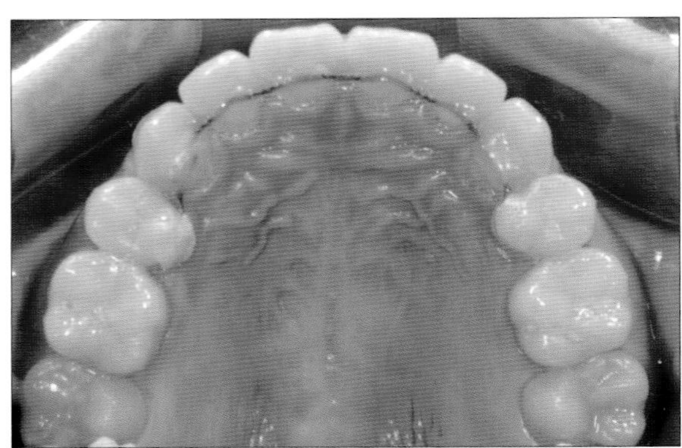
2014-05 上颌殆面像

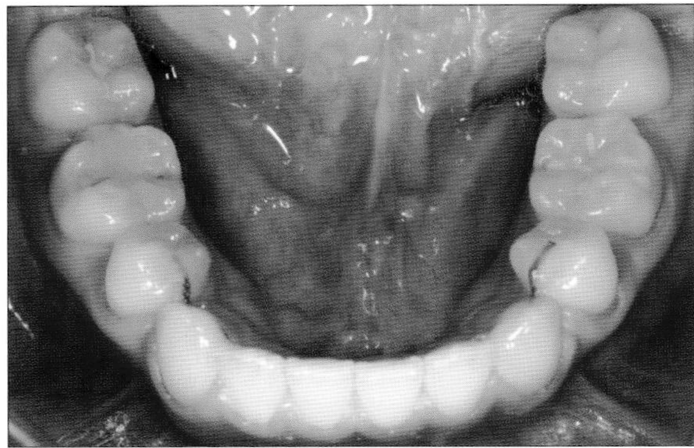
2014-05 下颌殆面像

病例2　安氏Ⅰ类，拥挤，嘴唇前突；拔牙矫治

- 开始日期：2010–12
- 总疗程：治疗中
- 治疗计划：

  –15、25、35、45拔除
- 下牙列弓丝序列：

  –0.014" 超弹性镍钛弓丝

  –0.016"×0.022" 超弹性镍钛弓丝

  –0.016"×0.022" TMA弓丝

  –0.0182"×0.0182" TMA弓丝
- 上牙列弓丝序列：

  –0.014" 超弹性镍钛弓丝

  –0.016"×0.022" 超弹性镍钛弓丝

  –0.018"×0.025" 超弹性镍钛弓丝

  –0.016"×0.024" 不锈钢弓丝

  –0.0182"×0.0182" TMA弓丝

治疗前

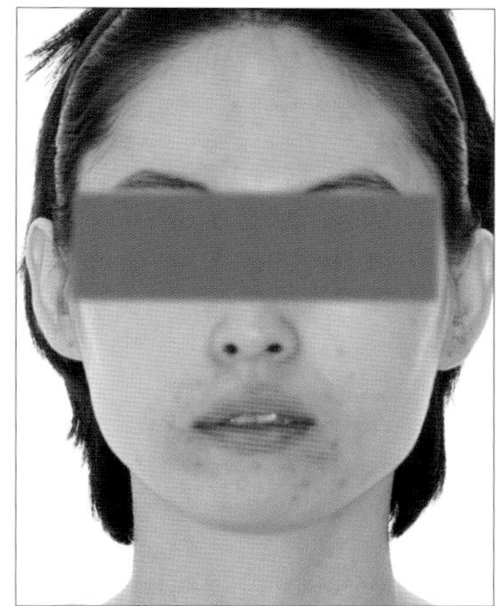
2010–12　正面像

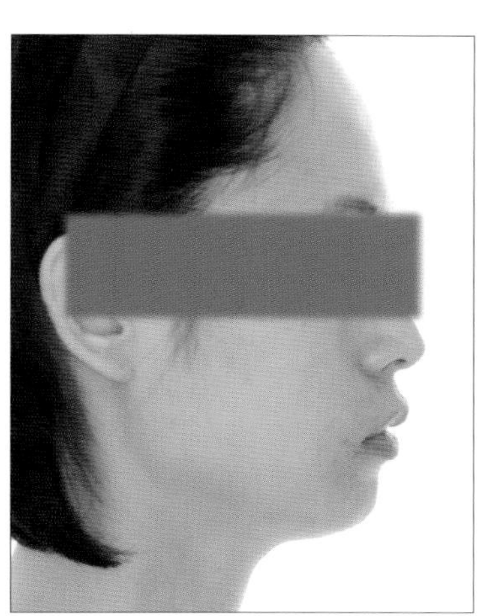
2010–12　侧面像

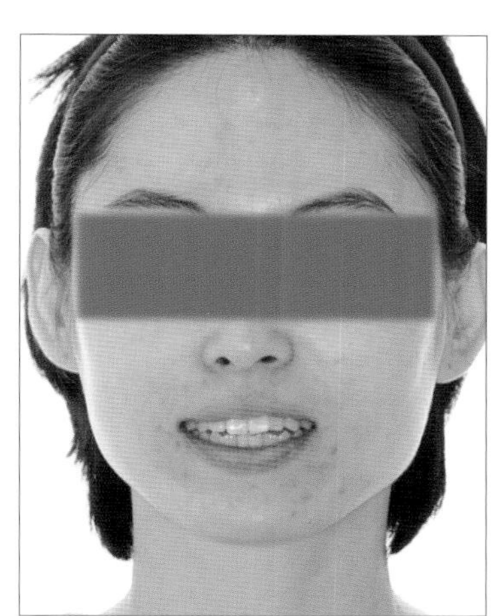
2010–12　正面微笑像

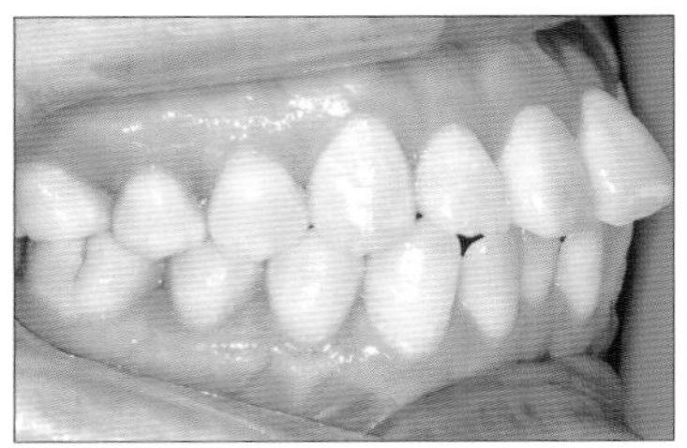
2010-12 右侧咬合像

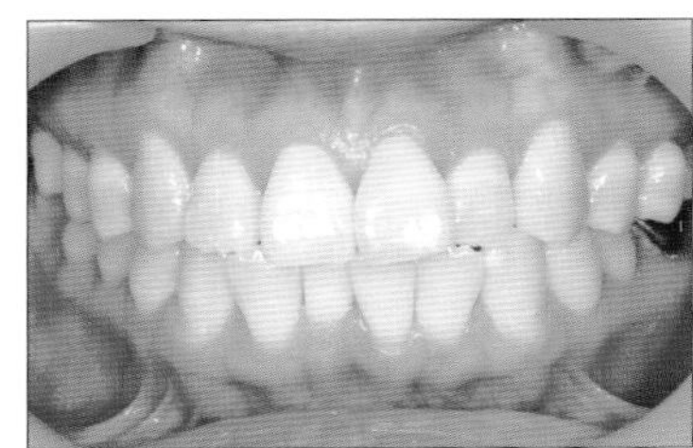
2010-12 正面咬合像

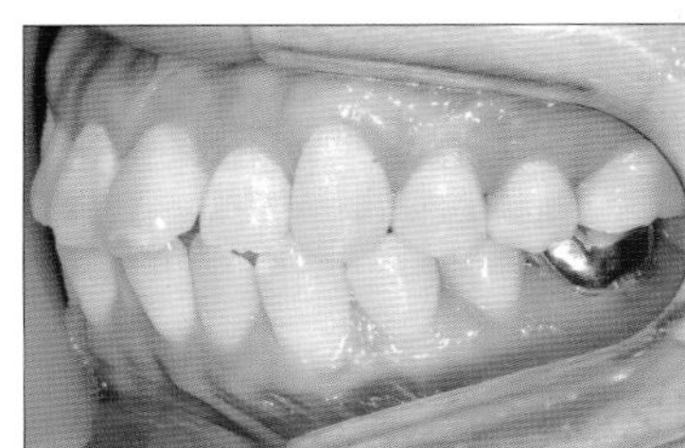
2010-12 左侧咬合像

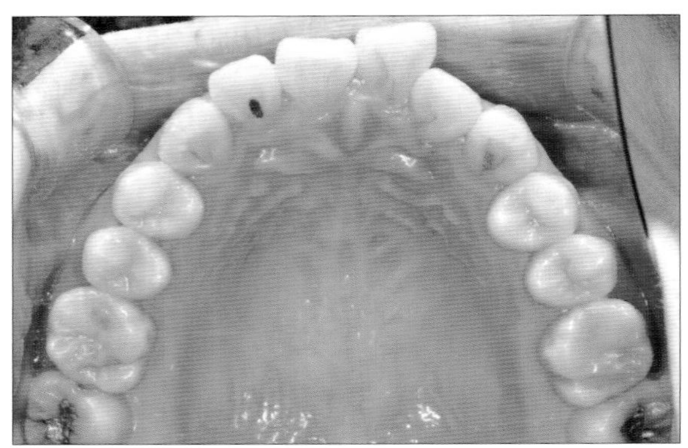
2010-12 上颌殆面像

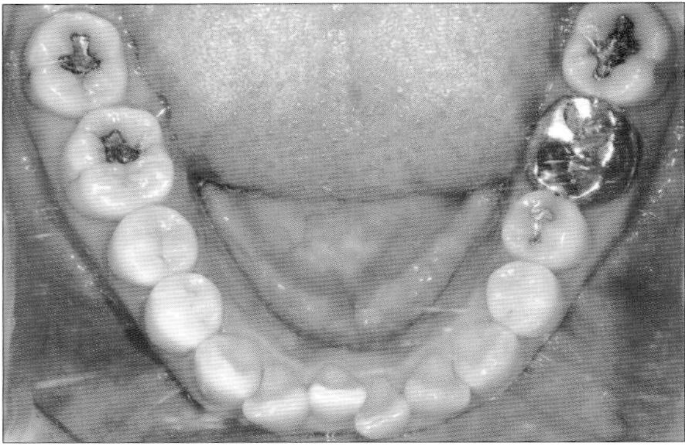
2010-12 下颌殆面像

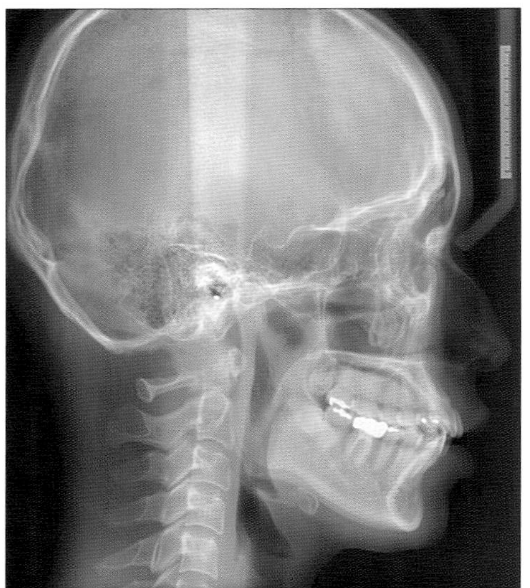
2010-12 头颅侧位片

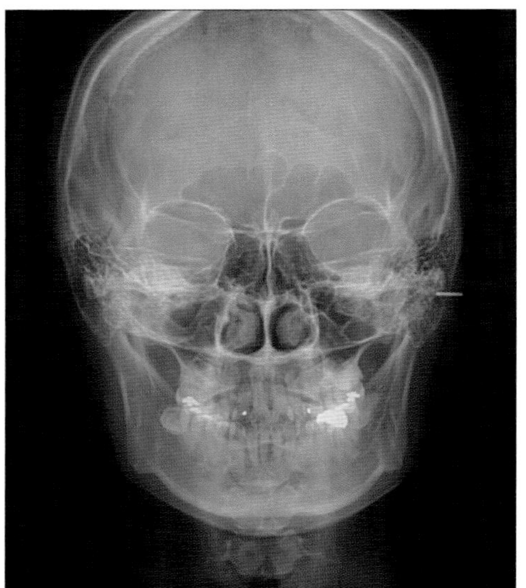
2010-12 头颅正位片

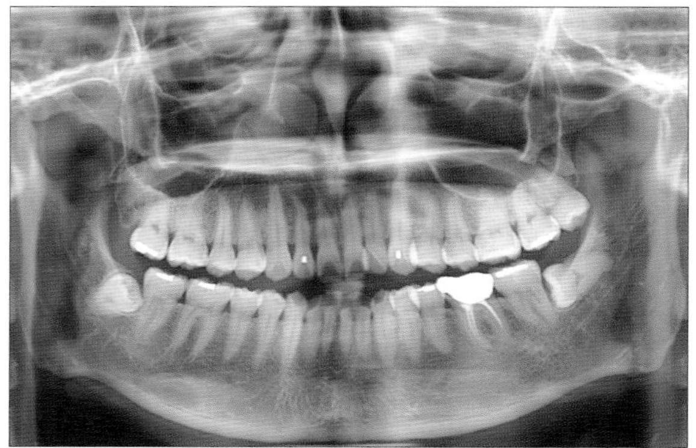
2010-12 曲面断层片

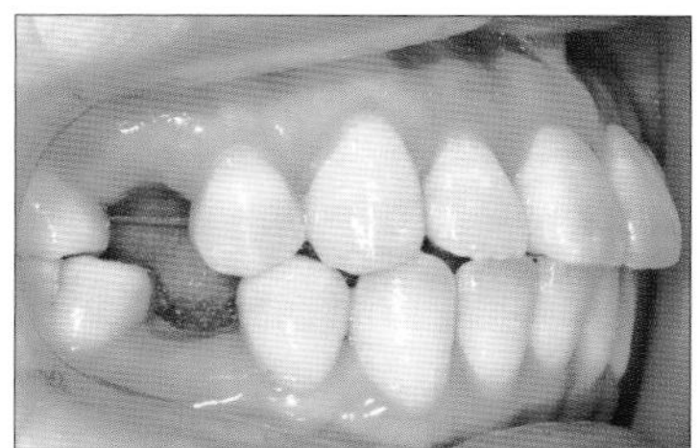
2011-07　右侧咬合像

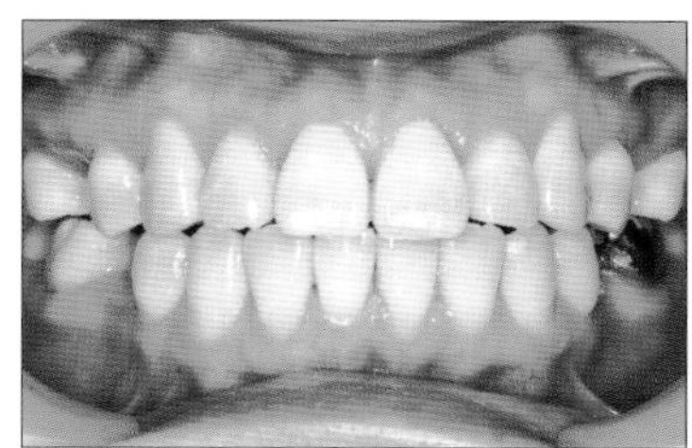
2011-07　正面咬合像

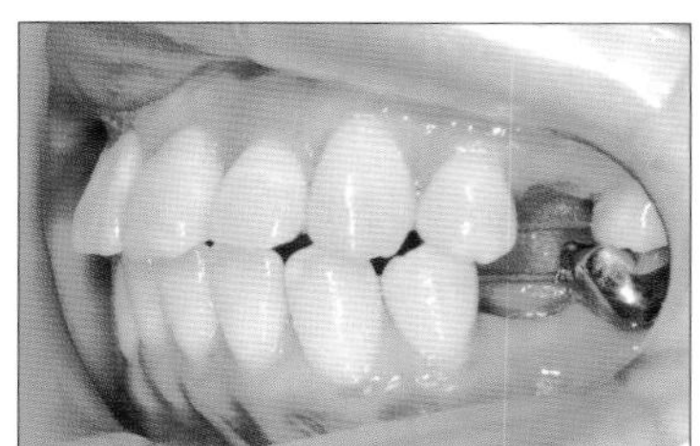
2011-07　左侧咬合像

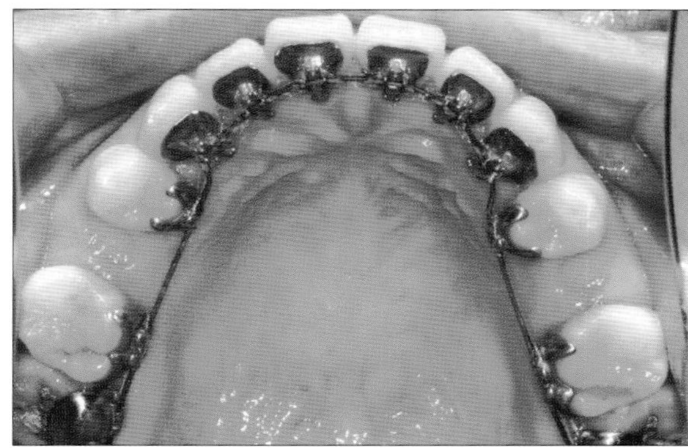
2011-07　上颌殆面像

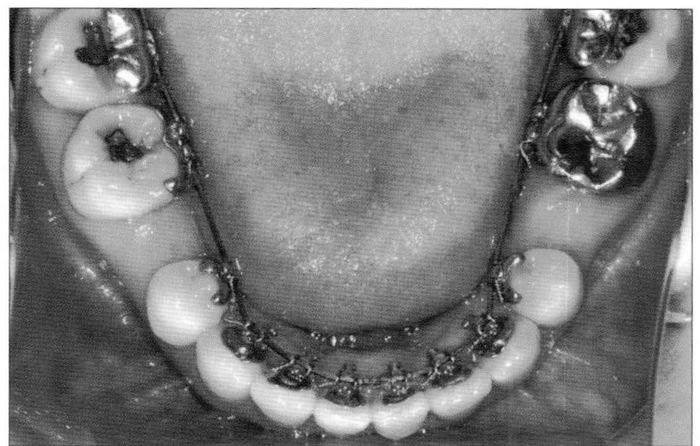
2011-07　下颌殆面像

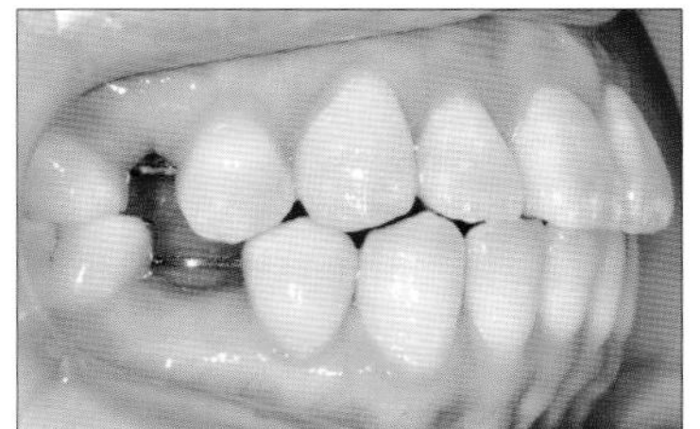
2011-11　右侧咬合像

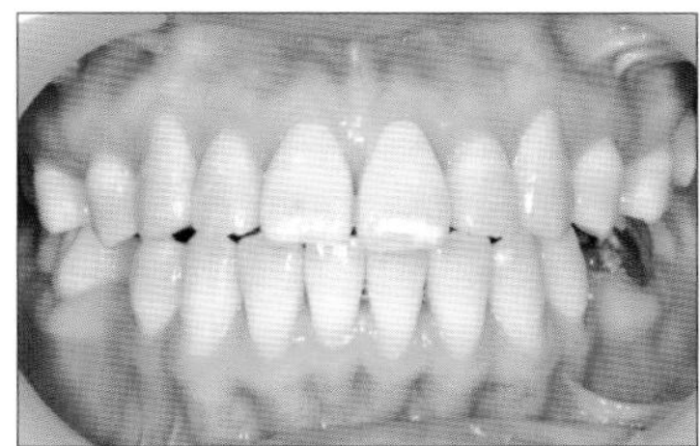
2011-11　正面咬合像

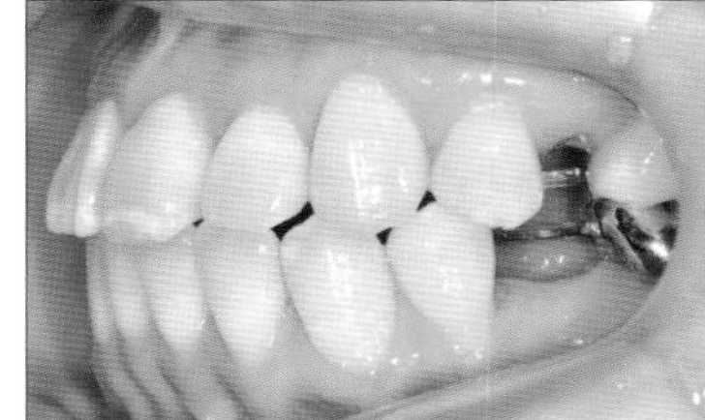
2011-11　左侧咬合像

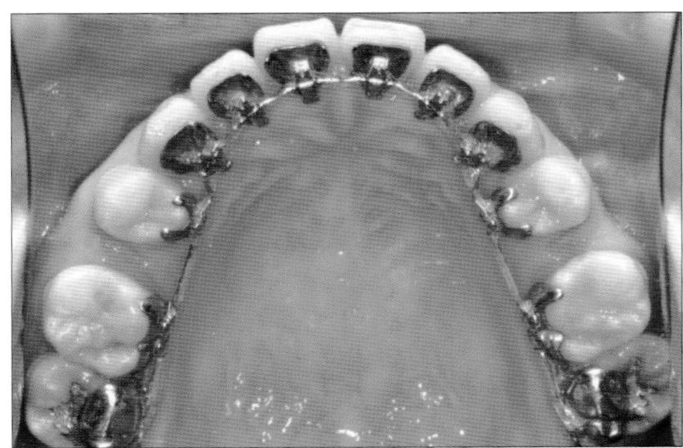
2011-11　上颌殆面像

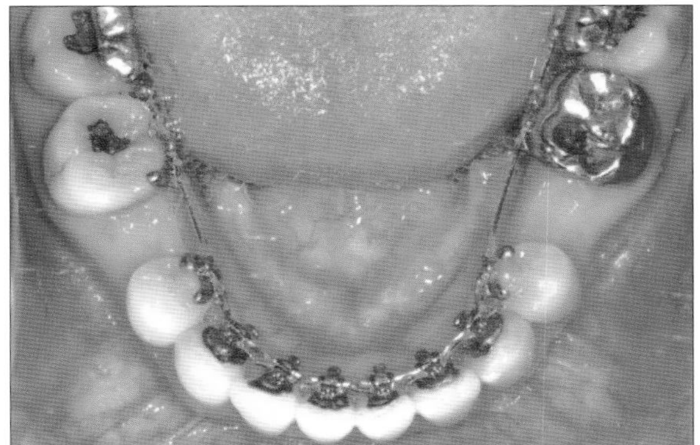
2011-11　下颌殆面像

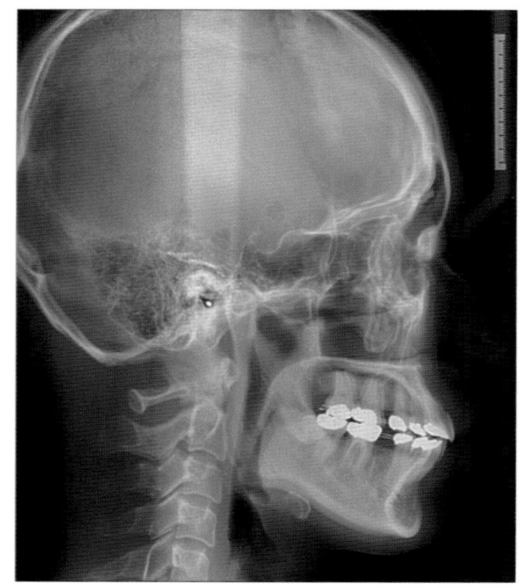
2011-11 头颅侧位片

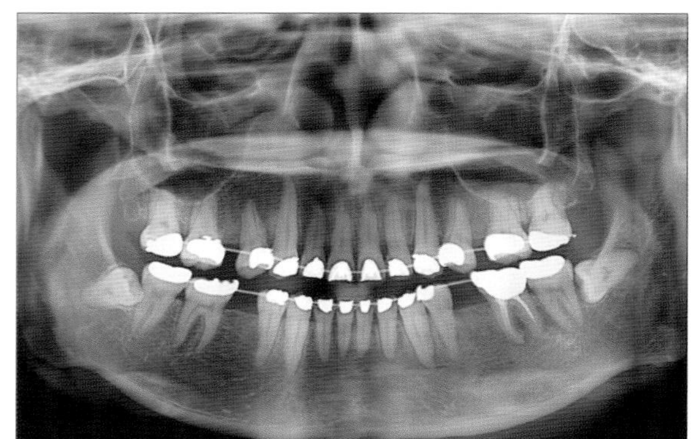
2011-11 曲面断层片

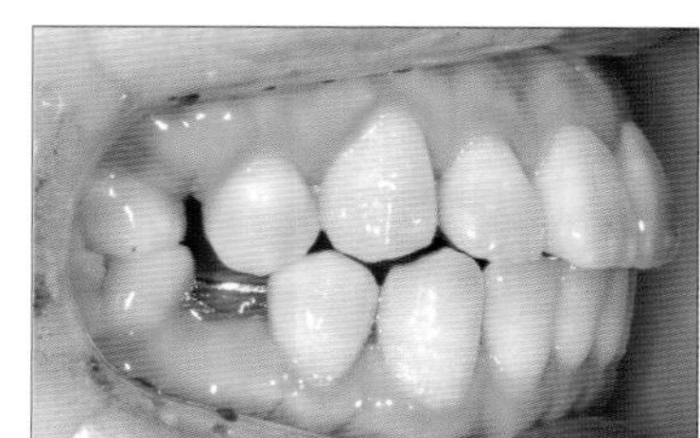
2012-03 右侧咬合像

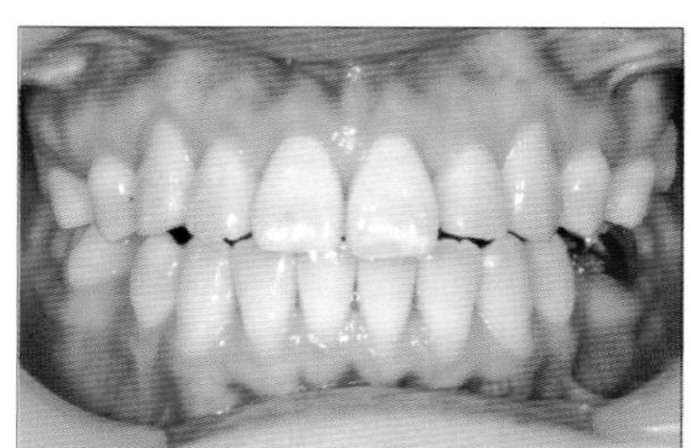
2012-03 正面咬合像

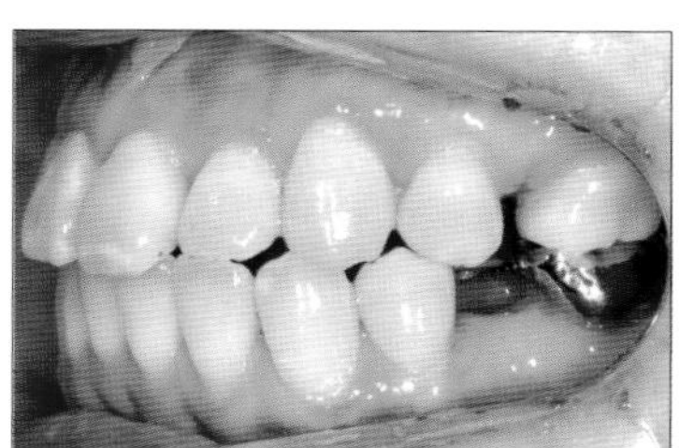
2012-03 左侧咬合像

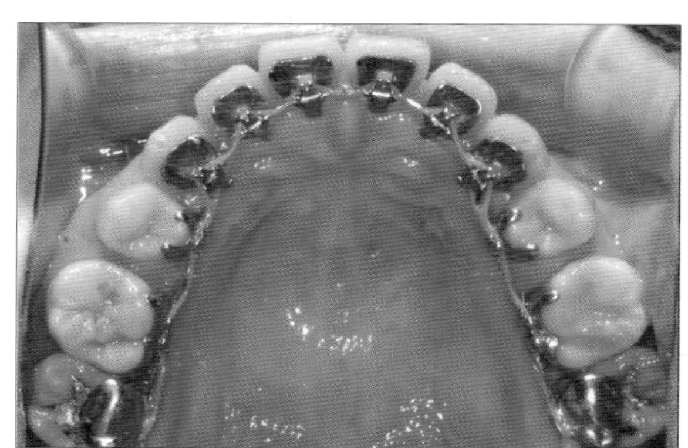
2012-03 上颌殆面像

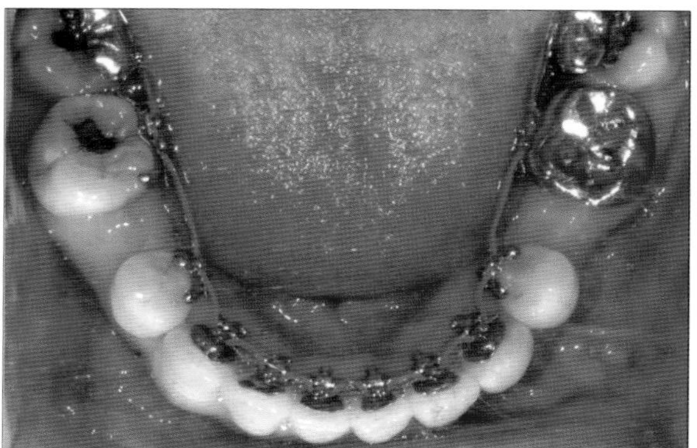
2012-03 下颌殆面像

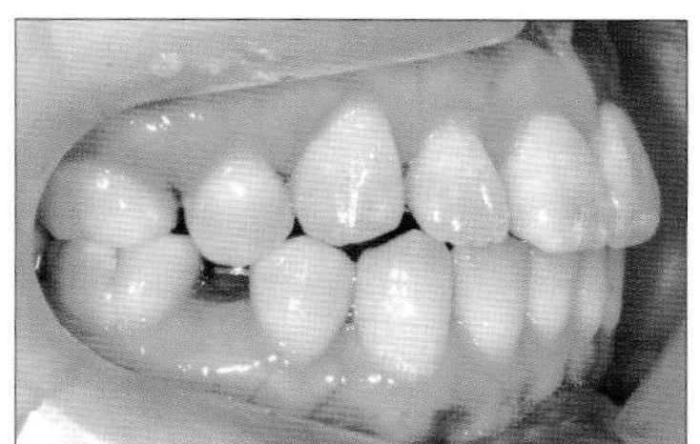
2012-06　右侧咬合像

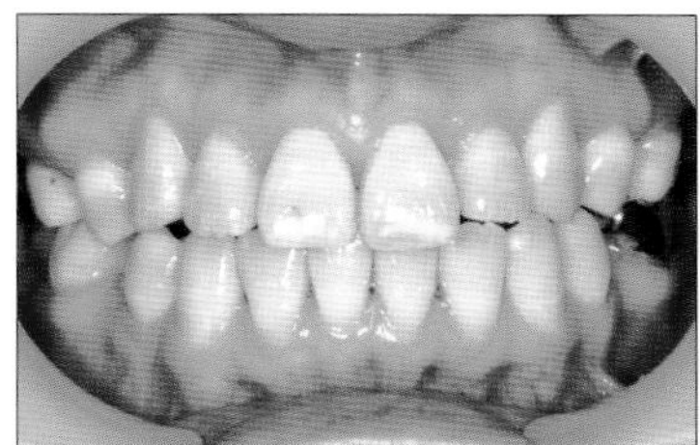
2012-06　正面咬合像

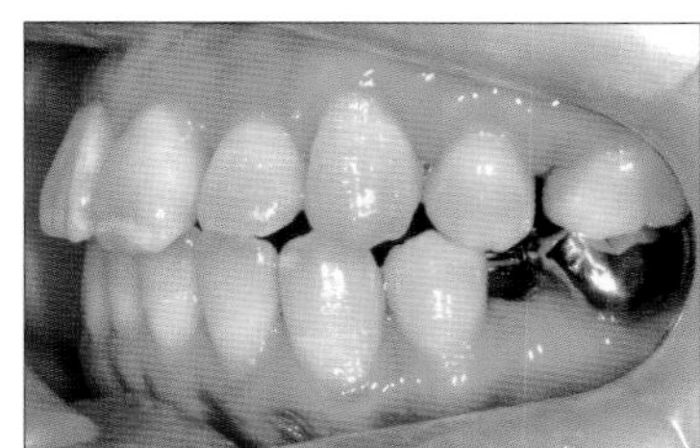
2012-06　左侧咬合像

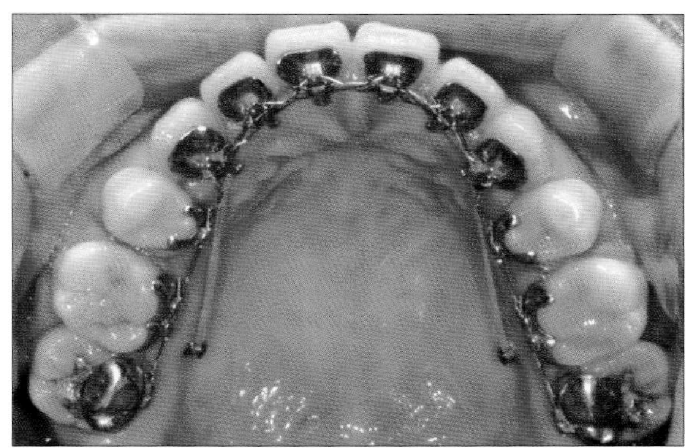
2012-06　上颌𬌗面像

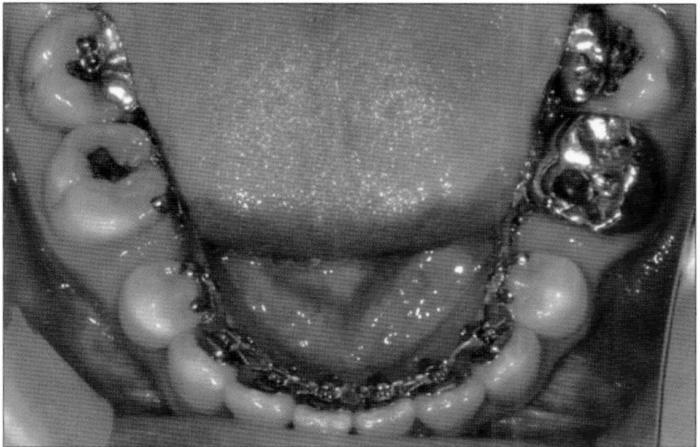
2012-06　下颌𬌗面像

治疗后

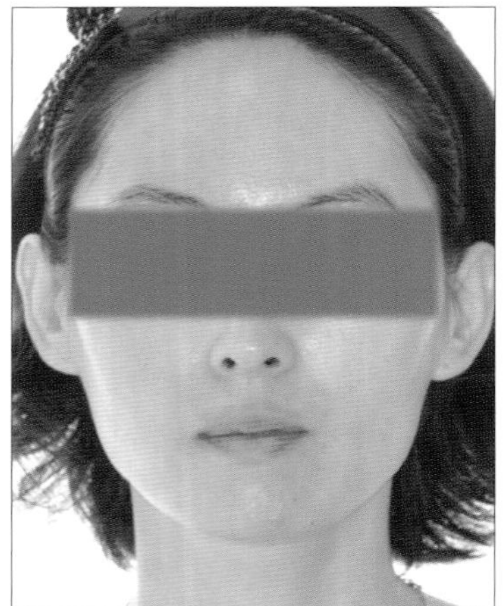
2012-09 正面像

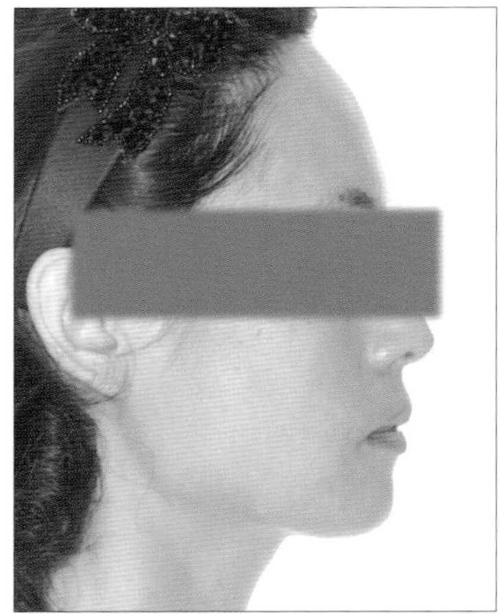
2012-09 侧面像

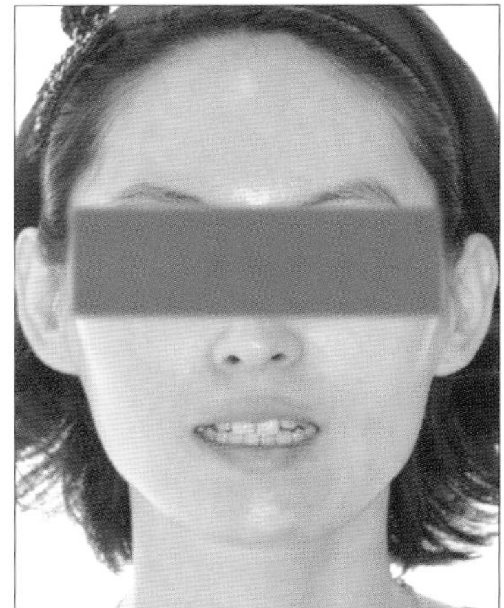
2012-09 正面微笑像

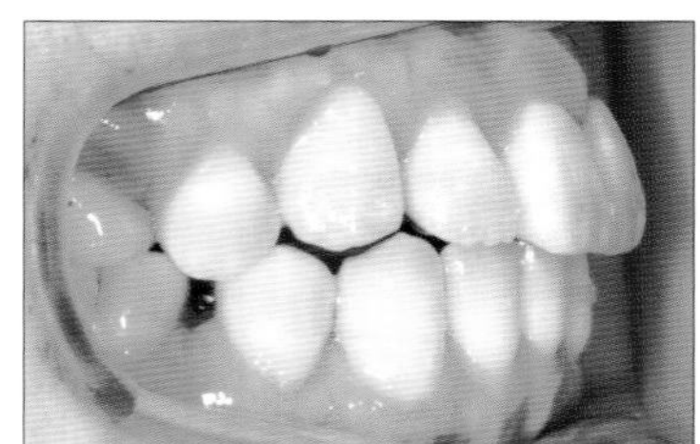
2012-09 右侧咬合像

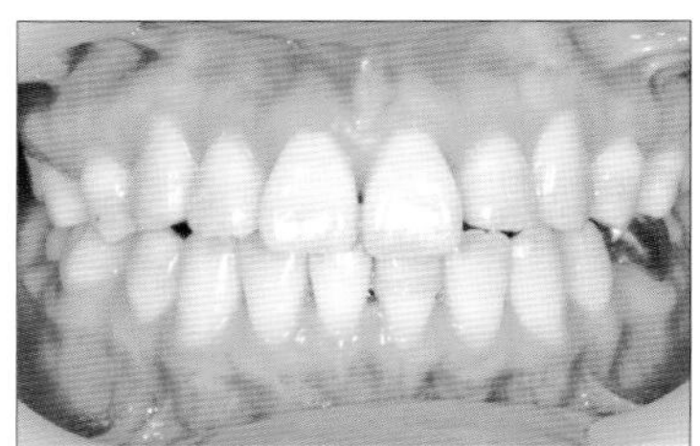
2012-09 正面咬合像

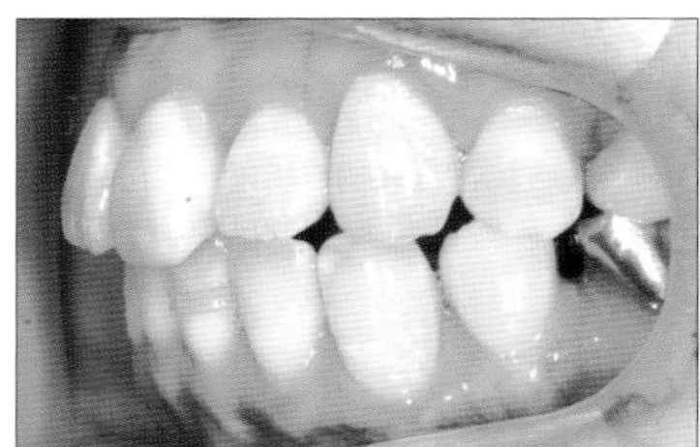
2012-09 左侧咬合像

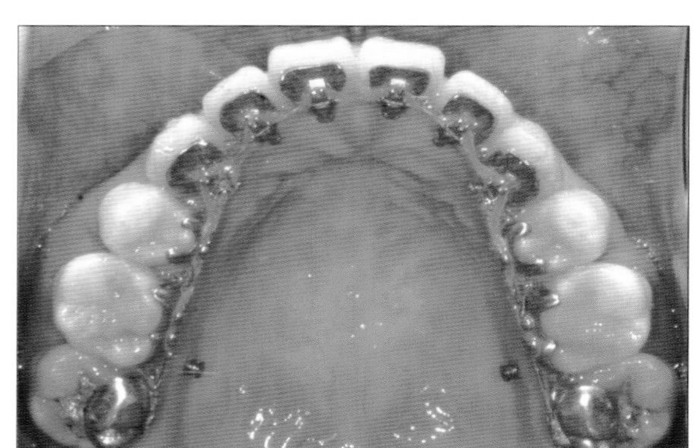
2012-09 上颌骀面像

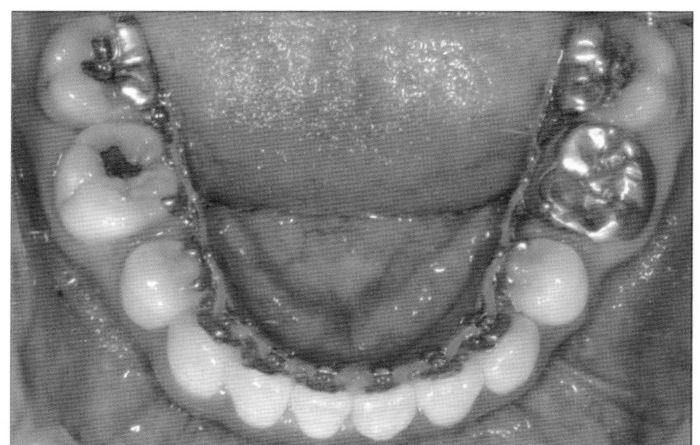
2012-09 下颌骀面像

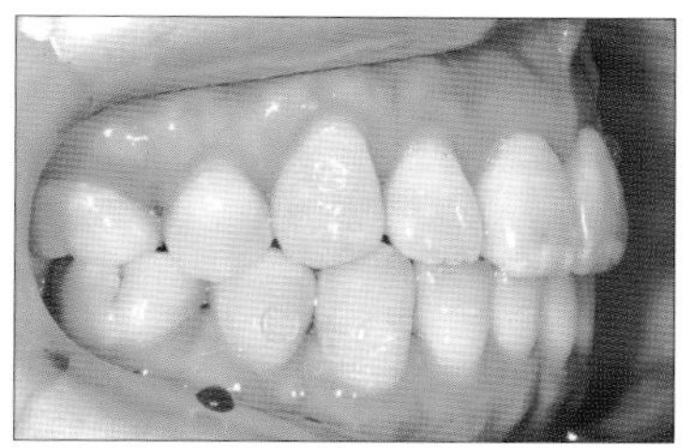

2012-12　右侧咬合像

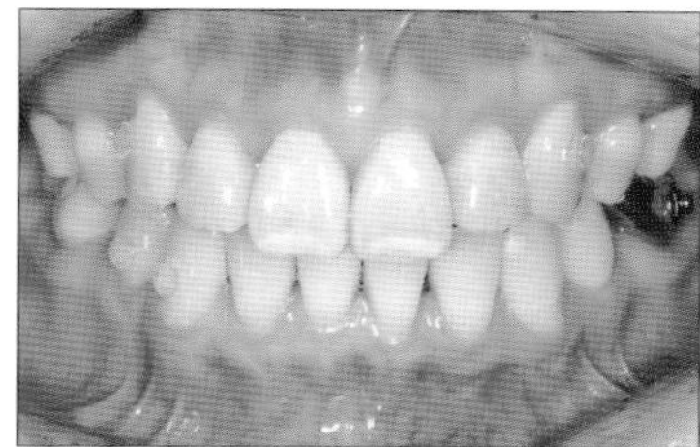

2012-12　正面咬合像

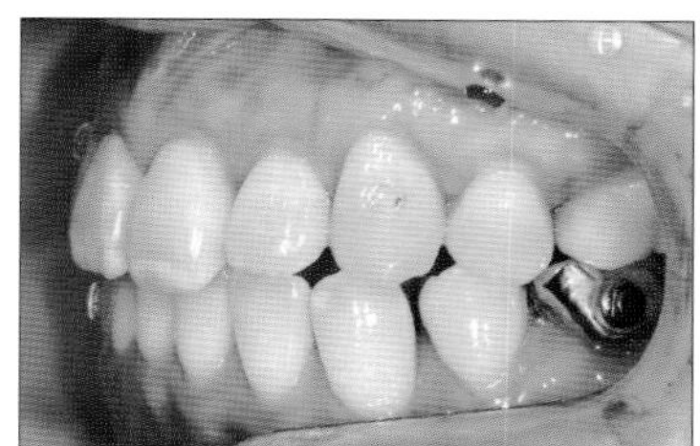

2012-12　左侧咬合像

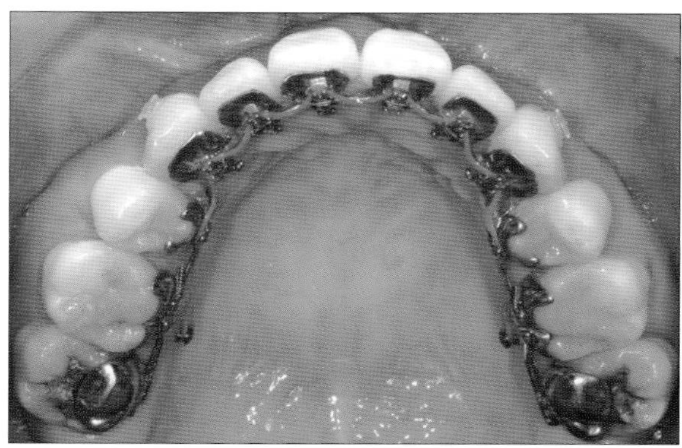

2012-12　上颌殆面像

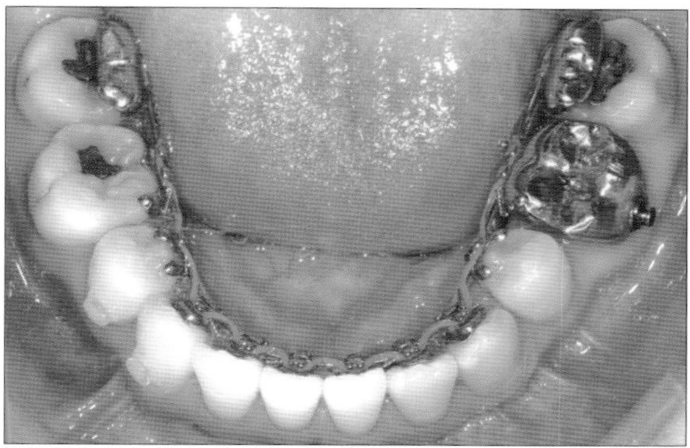

2012-12　下颌殆面像

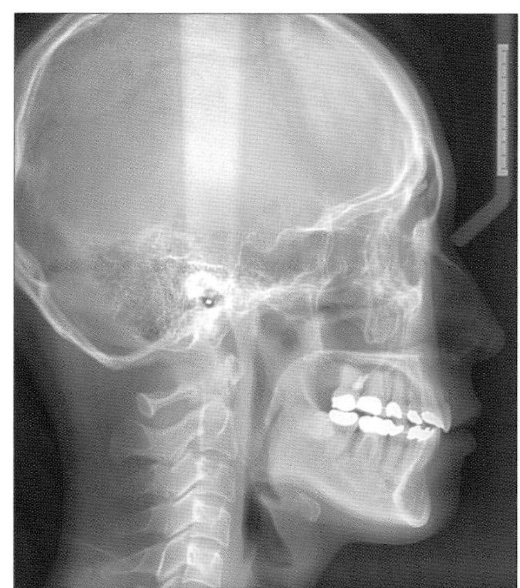

2012-12　头颅侧位片

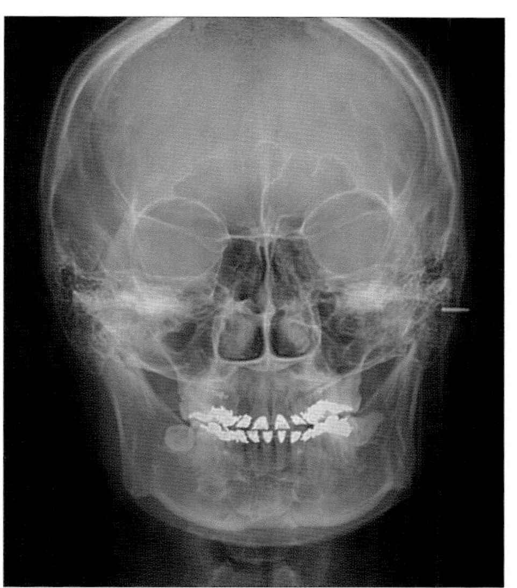

2012-12　头颅正位片

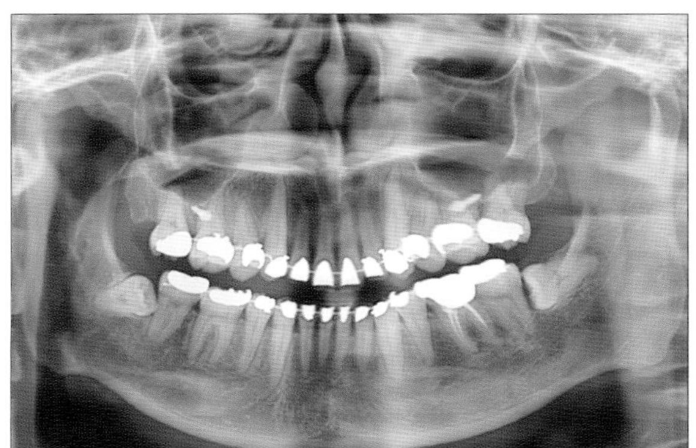

2012-12　曲面断层片

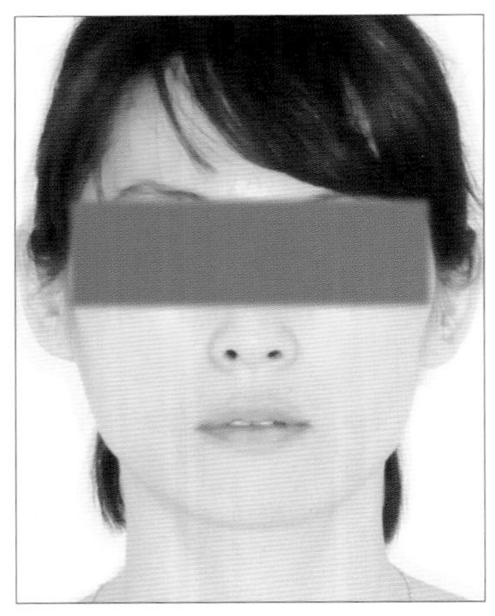
2013-03 正面像

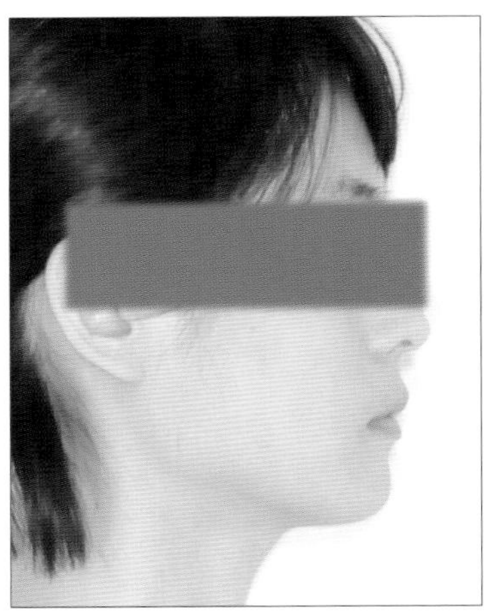
2013-03 侧面像

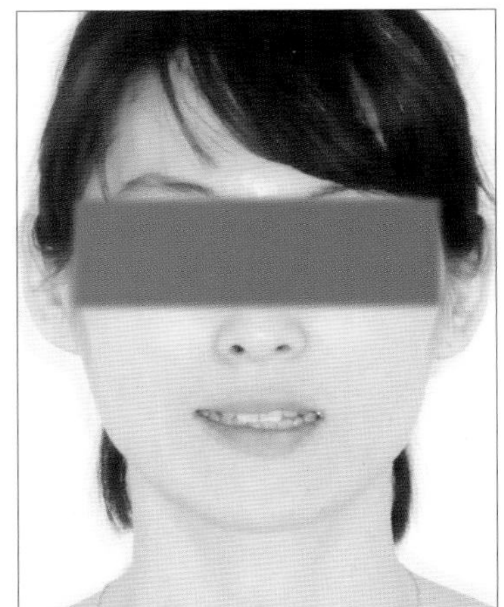
2013-03 正面微笑像

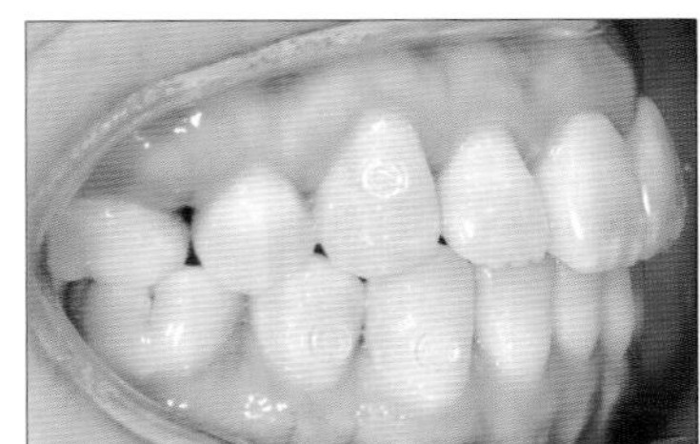
2013-03 右侧咬合像

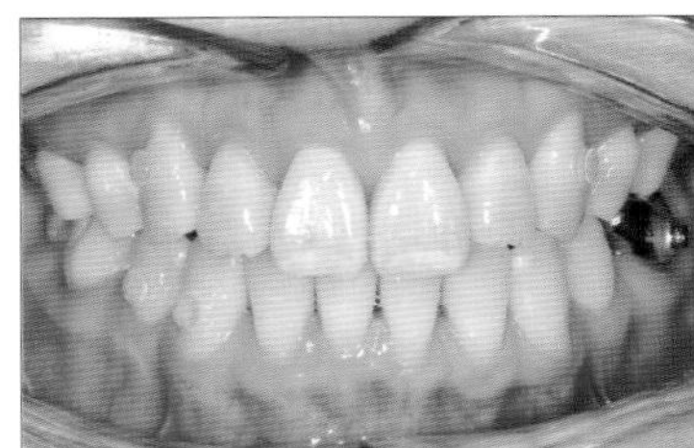
2013-03 正面咬合像

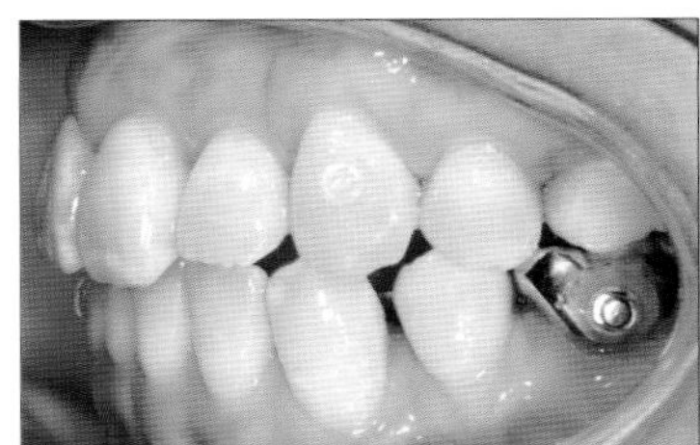
2013-03 左侧咬合像

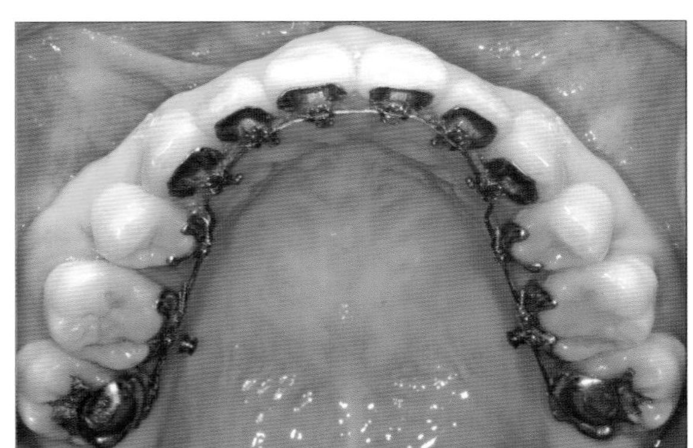
2013-03 上颌殆面像

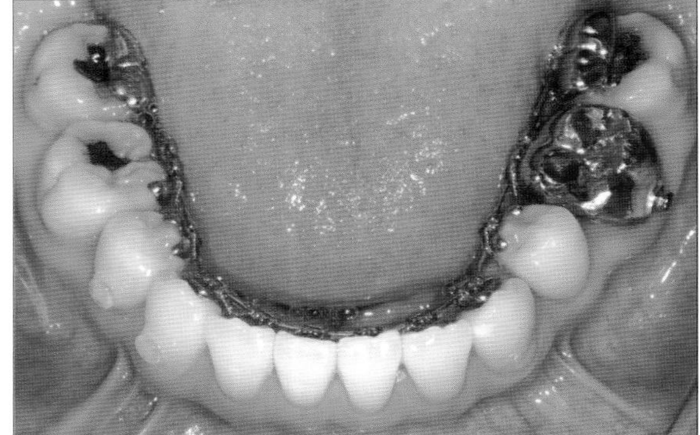
2013-03 下颌殆面像

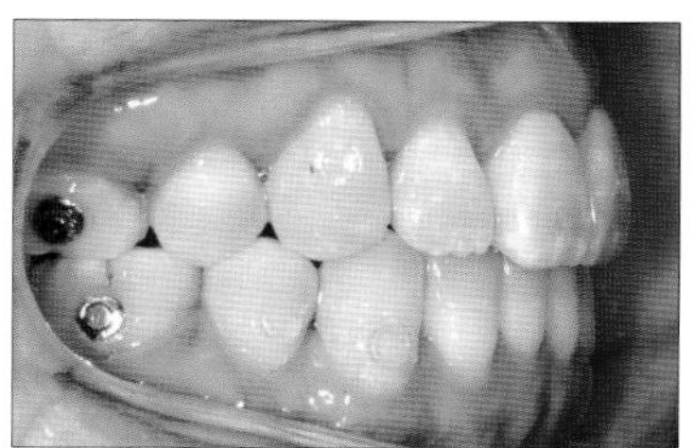
2013-07　右侧咬合像

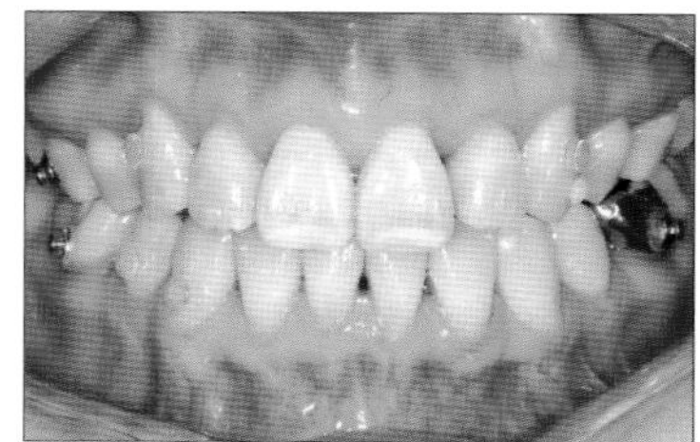
2013-07　正面咬合像

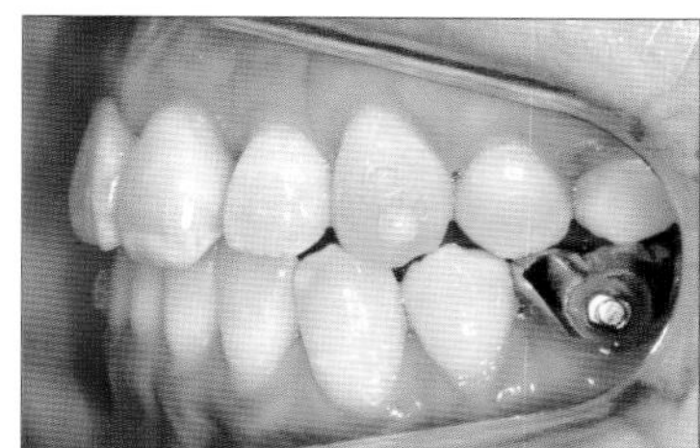
2013-07　左侧咬合像

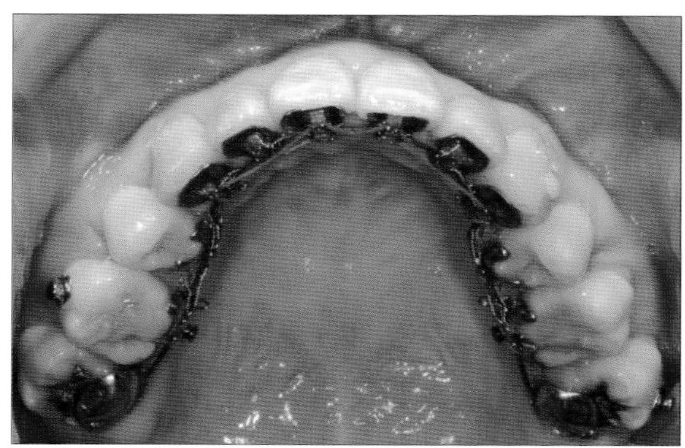
2013-07　上颌𬌗面像

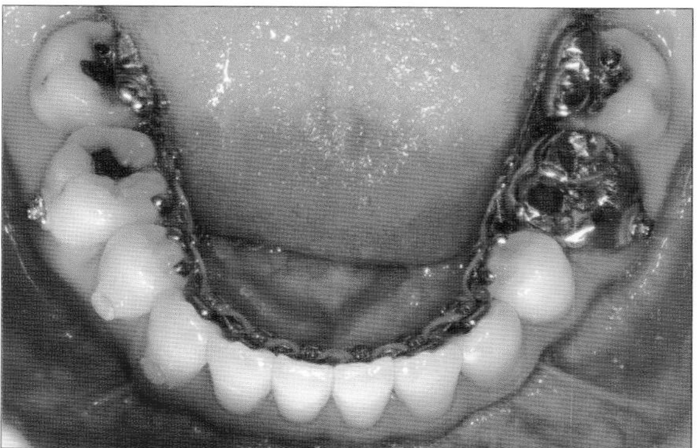
2013-07　下颌𬌗面像

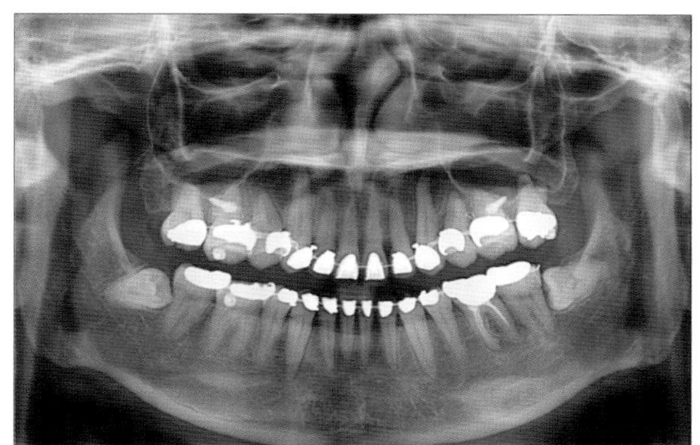
2013-07　曲面断层片

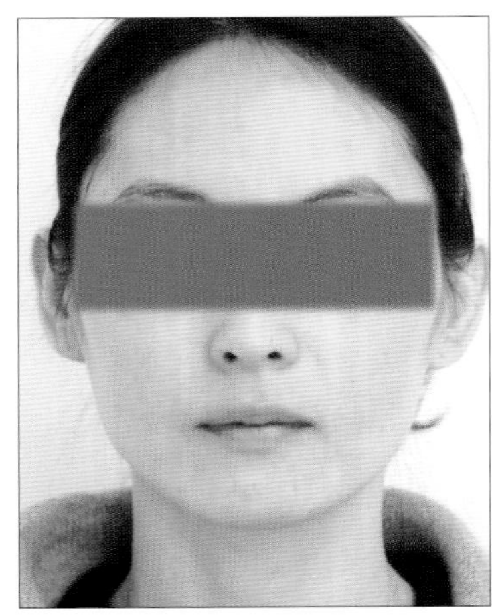
2014-02　正面像

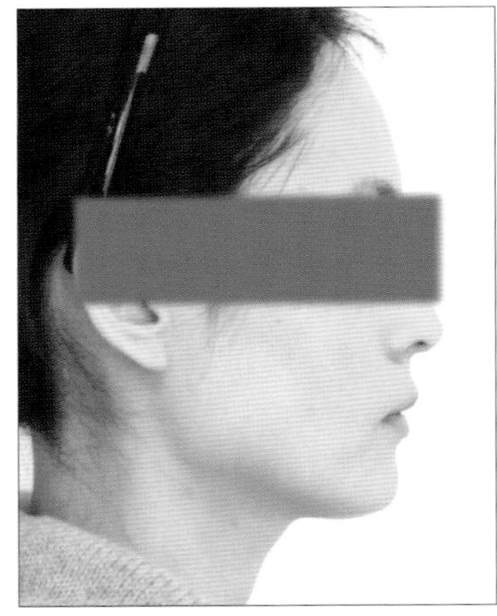
2014-02　侧面像

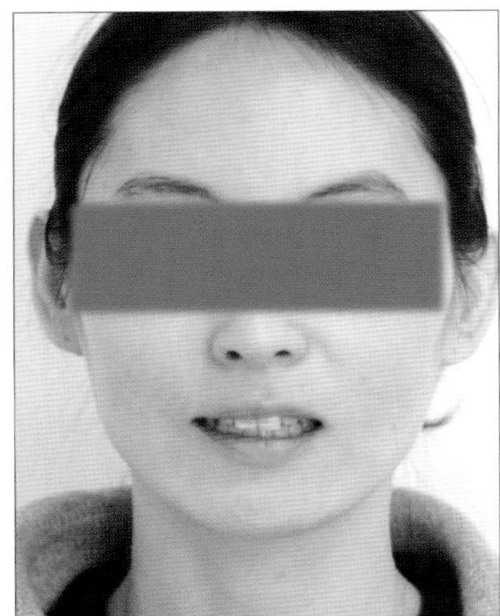
2014-02　正面微笑像

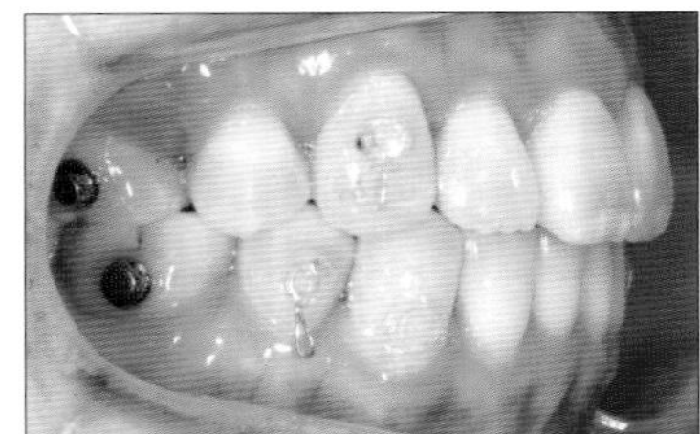
2014-02　右侧咬合像

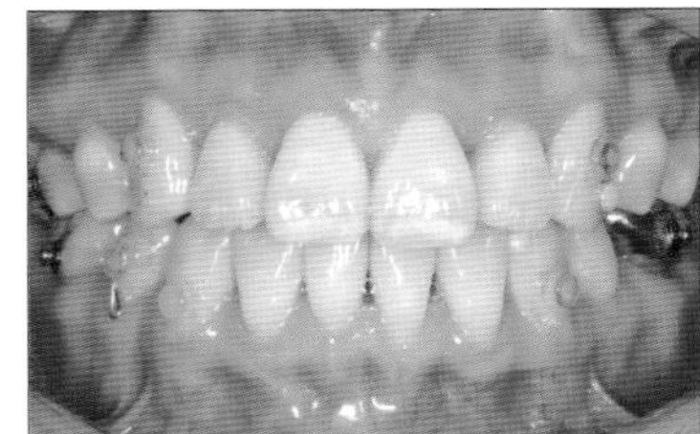
2014-02　正面咬合像

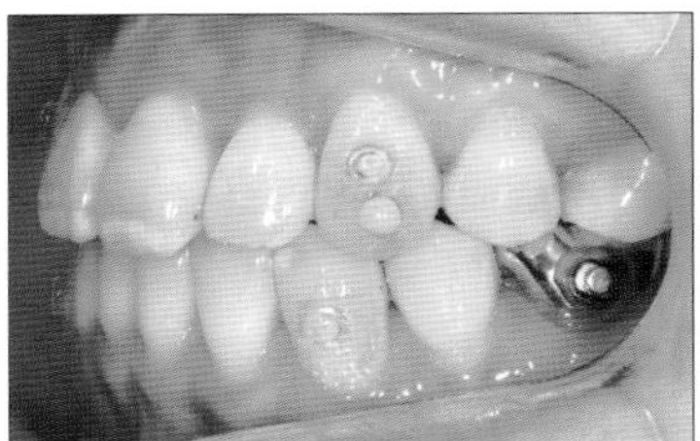
2014-02　左侧咬合像

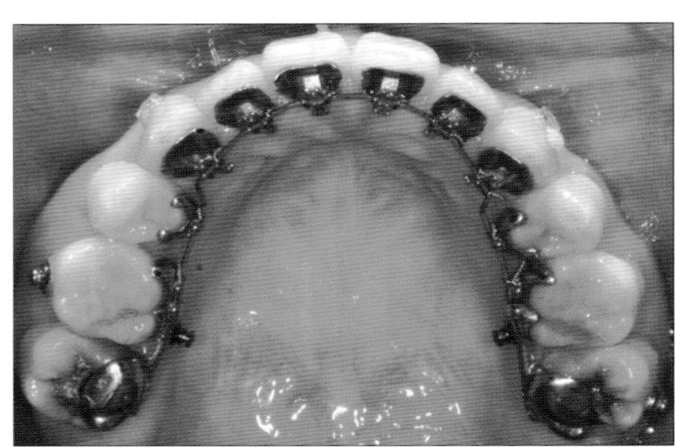
2014-02　上颌殆面像

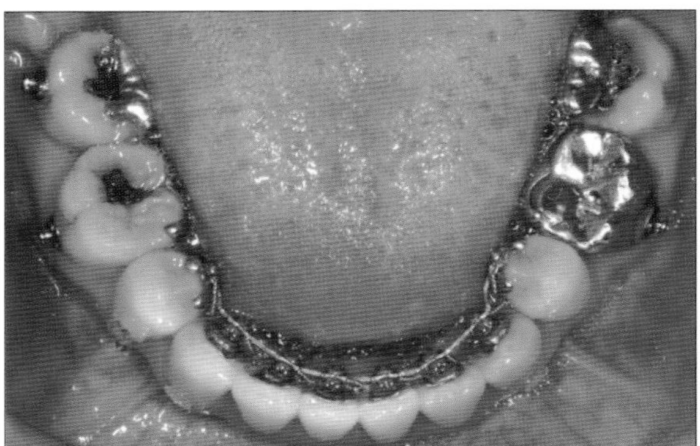
2014-02　下颌殆面像

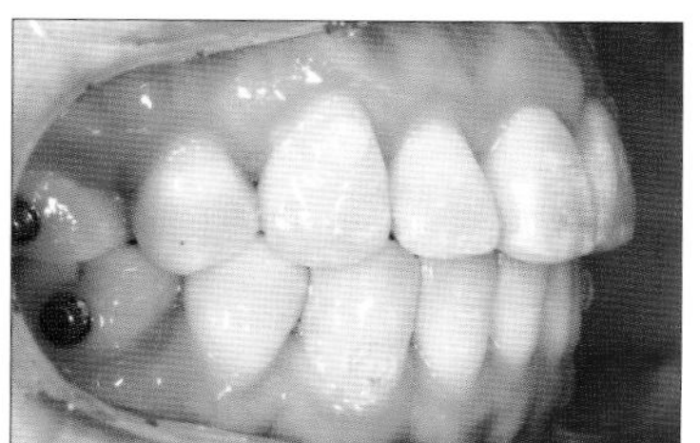
2014-06　右侧咬合像

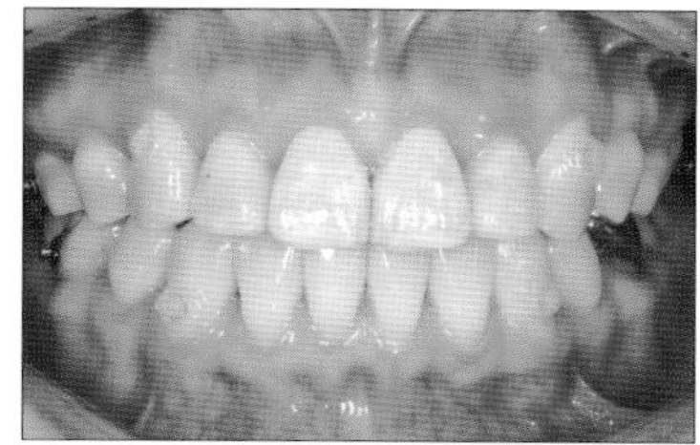
2014-06　正面咬合像

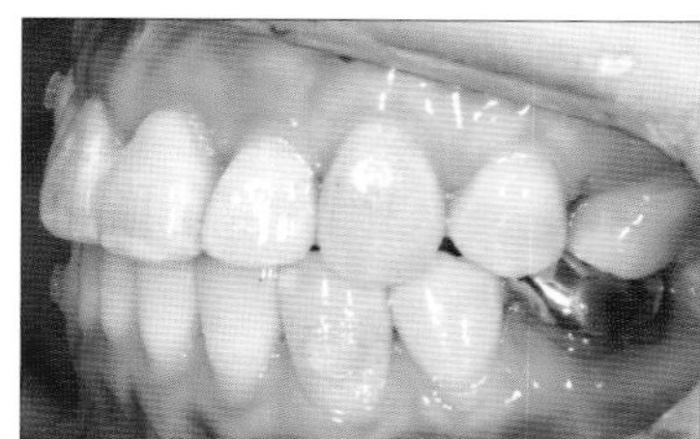
2014-06　左侧咬合像

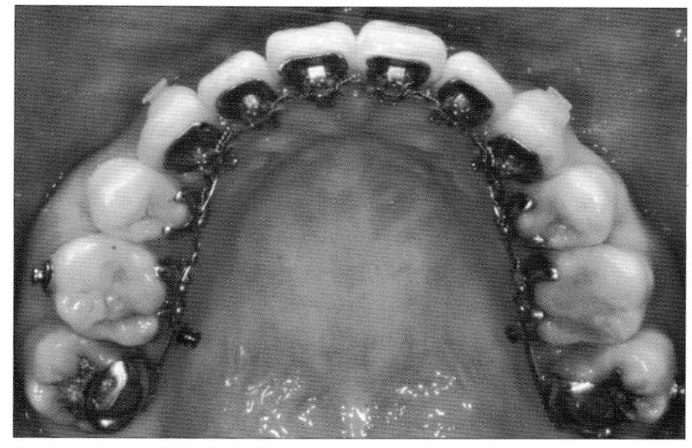
2014-06　上颌殆面像

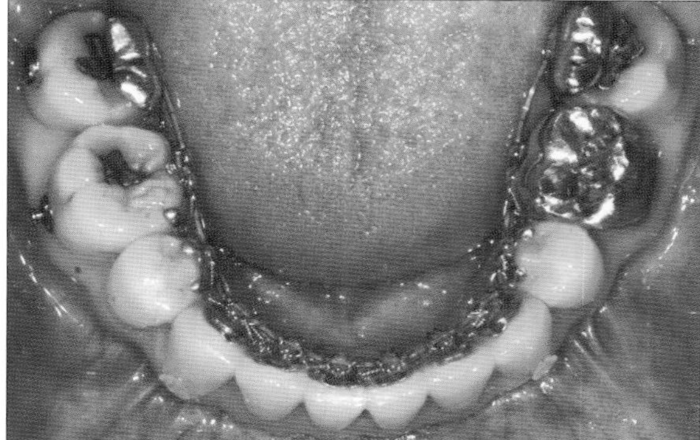
2014-06　下颌殆面像

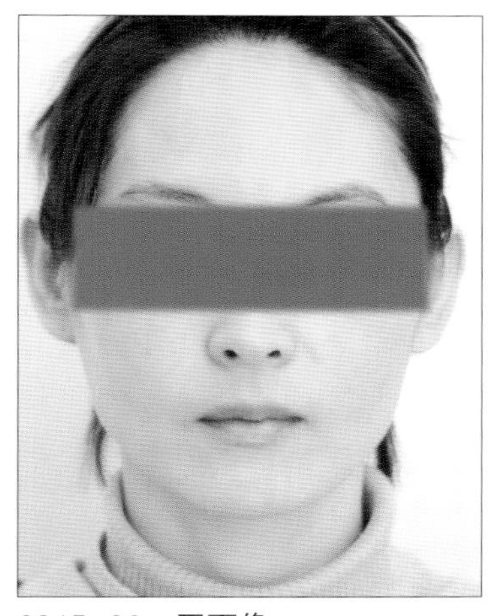
2015-02　正面像

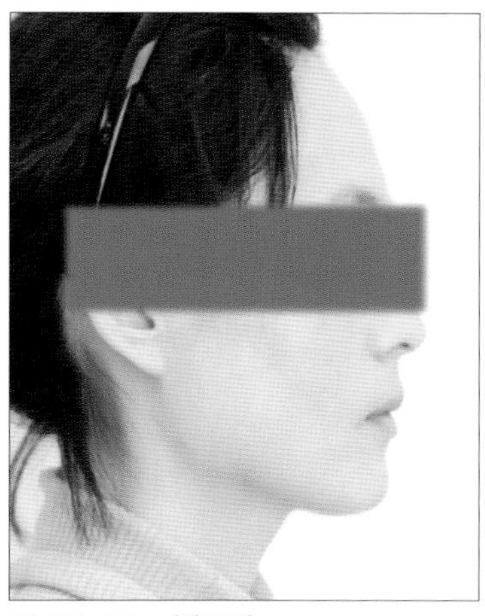
2015-02　侧面像

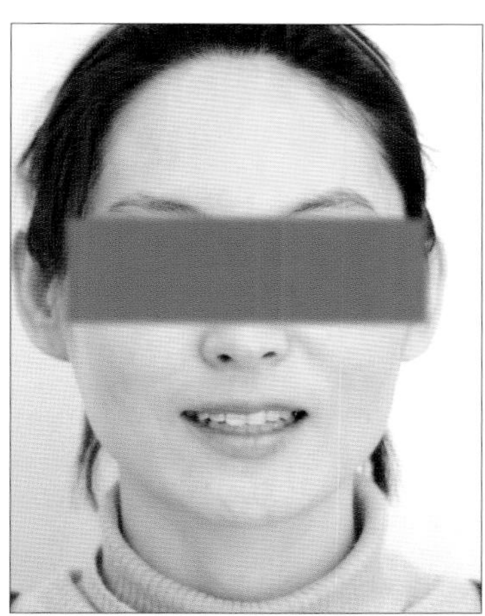
2015-02　正面微笑像

安氏Ⅰ类，拥挤；拔牙矫治

- 开始日期：2011-01
- 总疗程：32个月
- 治疗计划：
  -14、24、34、44拔除，直立17
- 下牙列弓丝序列：
  -0.014" 超弹性镍钛弓丝
  -0.016" 超弹性镍钛弓丝
  -0.016"×0.022" 超弹性镍钛弓丝
  -0.018"×0.025" 超弹性镍钛弓丝
  -0.016"×0.024" 不锈钢弓丝
  -0.0182"×0.0182" TMA弓丝
- 上牙列弓丝序列：
  -0.014" 超弹性镍钛弓丝
  -0.016" 超弹性镍钛弓丝
  -0.016"×0.022" 超弹性镍钛弓丝
  -0.018"×0.025" 超弹性镍钛弓丝
  -0.016"×0.024" 不锈钢弓丝
  -0.0182"×0.0182" TMA弓丝

治疗前

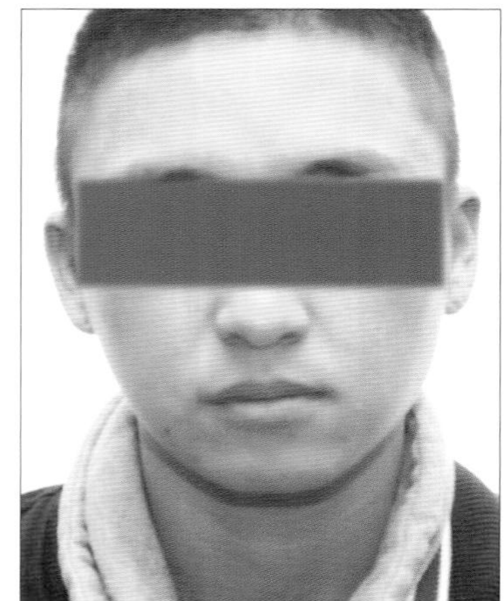
2011-01 正面像

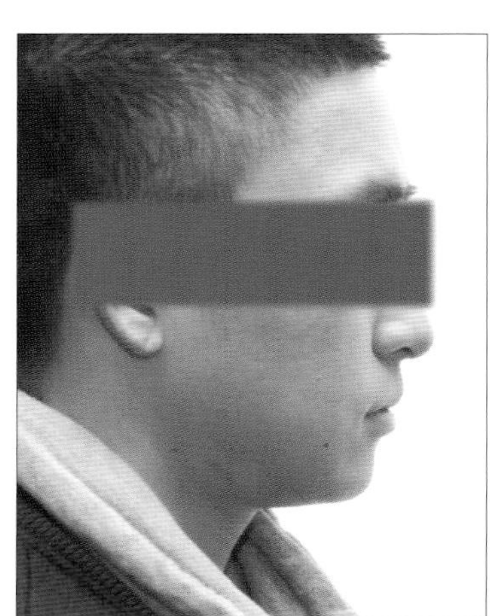
2011-01 侧面像

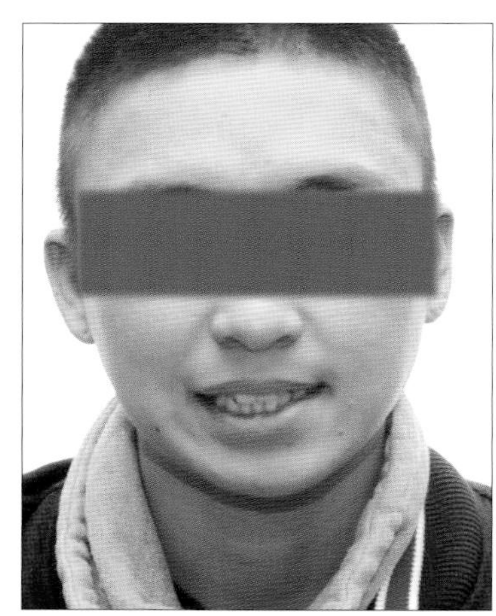
2011-01 正面微笑像

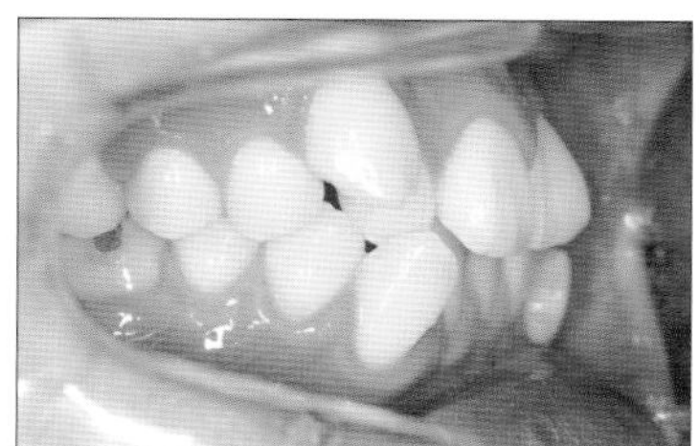
2011-01　右侧咬合像

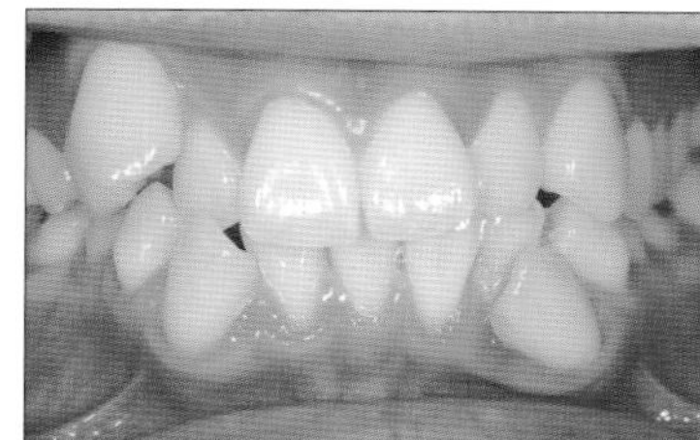
2011-01　正面咬合像

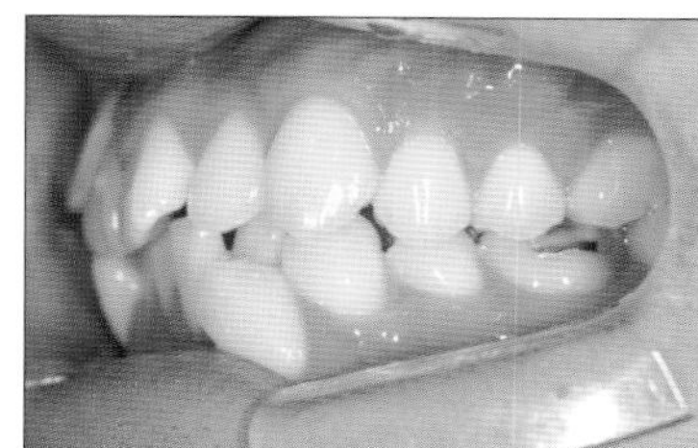
2011-01　左侧咬合像

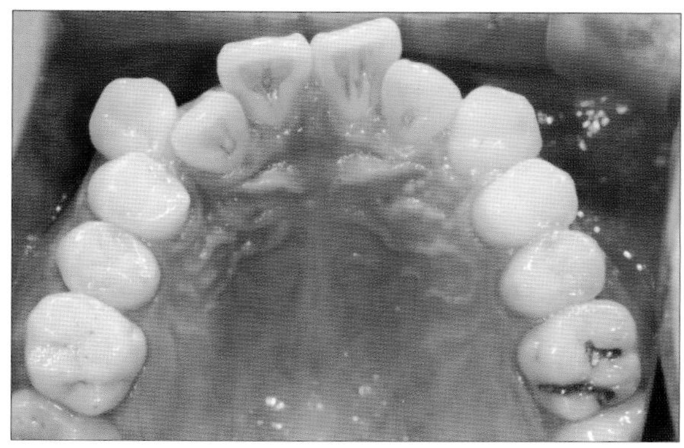
2011-01　上颌骀面像

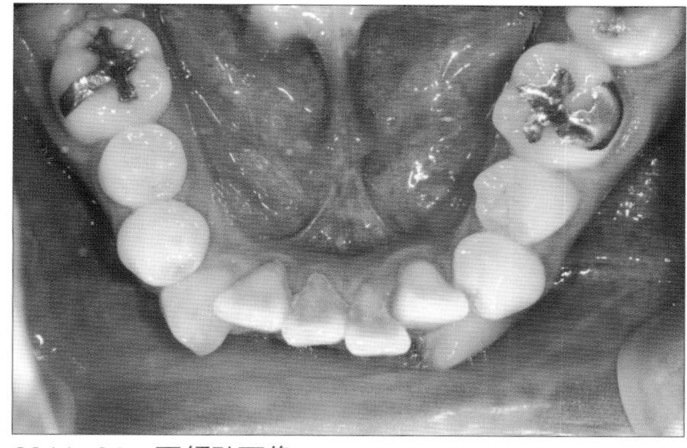
2011-01　下颌骀面像

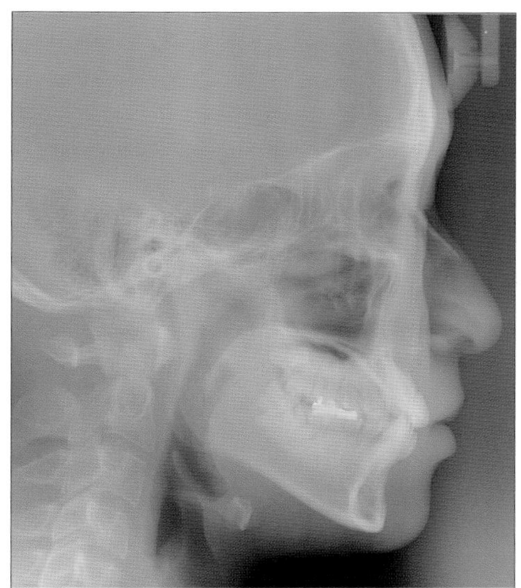
2011-01　头颅侧位片

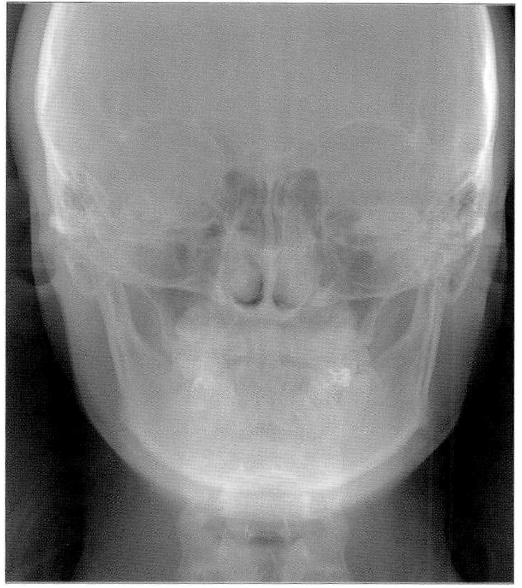
2011-01　头颅正位片

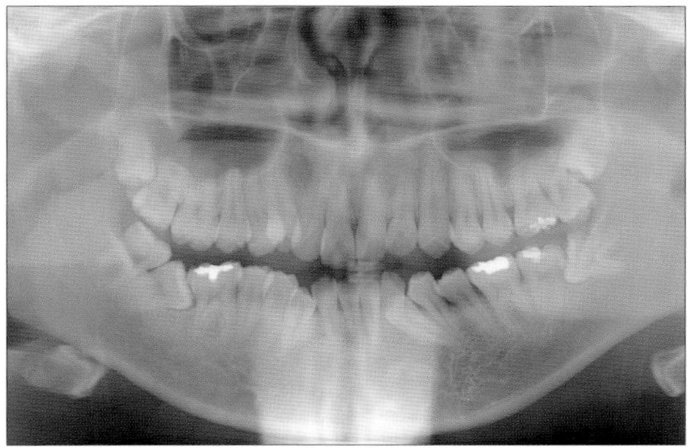
2011-01　曲面断层片

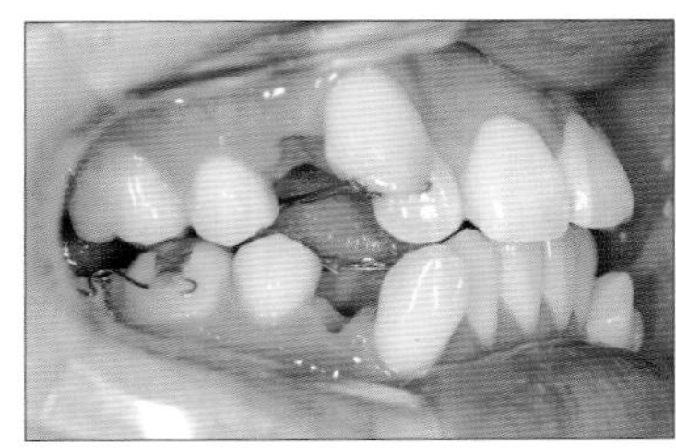
2011-05 右侧咬合像

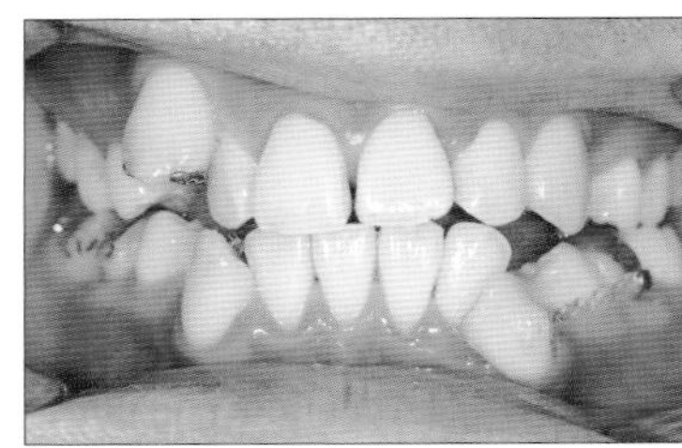
2011-05 正面咬合像

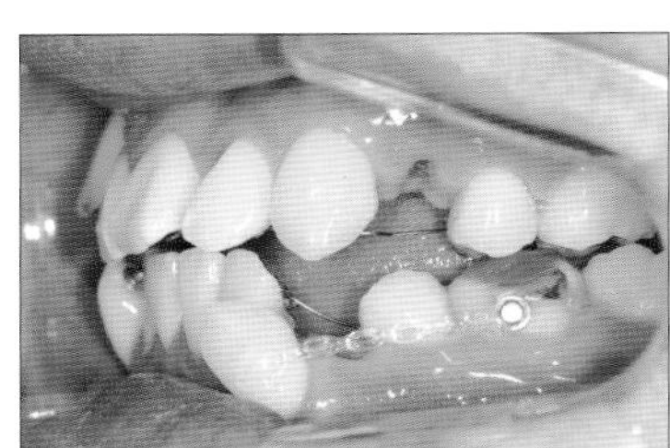
2011-05 左侧咬合像

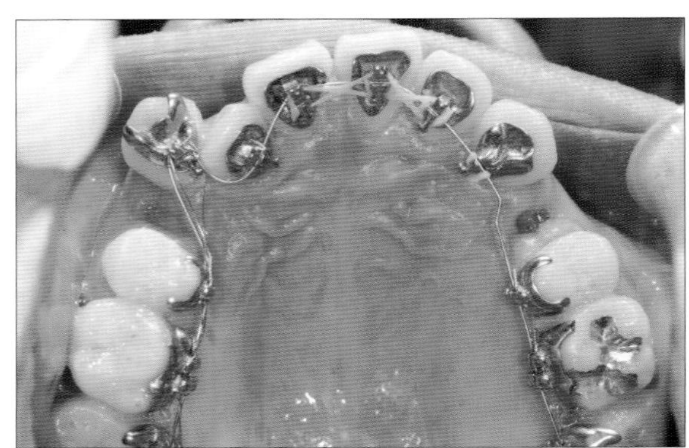
2011-05 上颌𬌗面像

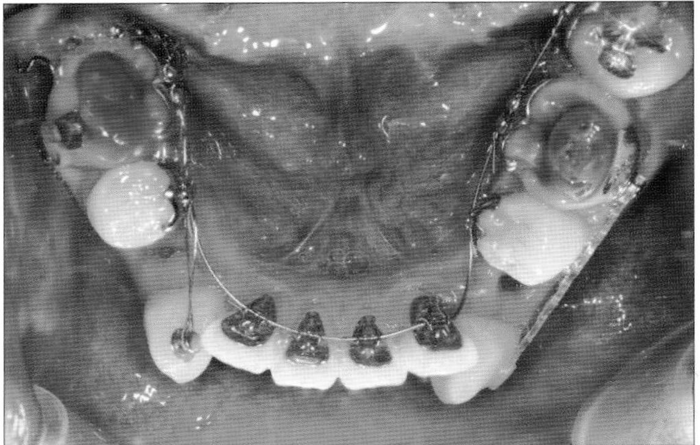
2011-05 下颌𬌗面像

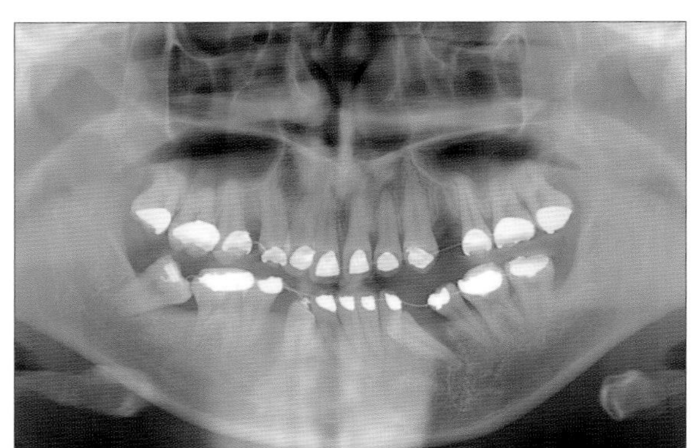
2011-05 曲面断层片

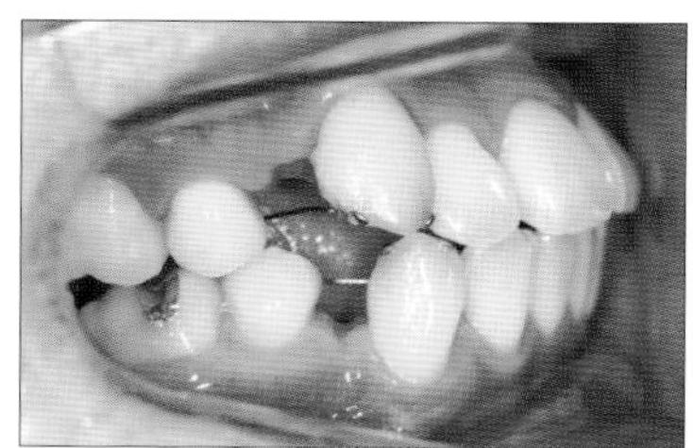
2011-08　右侧咬合像

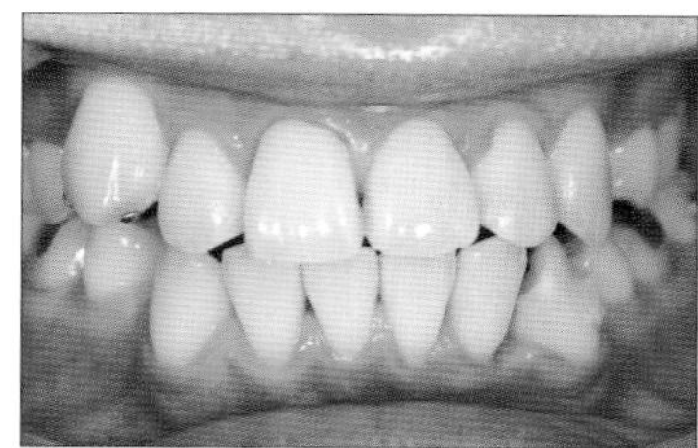
2011-08　正面咬合像

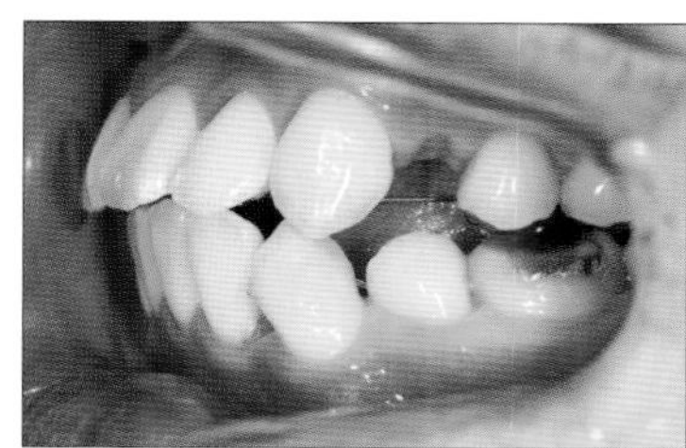
2011-08　左侧咬合像

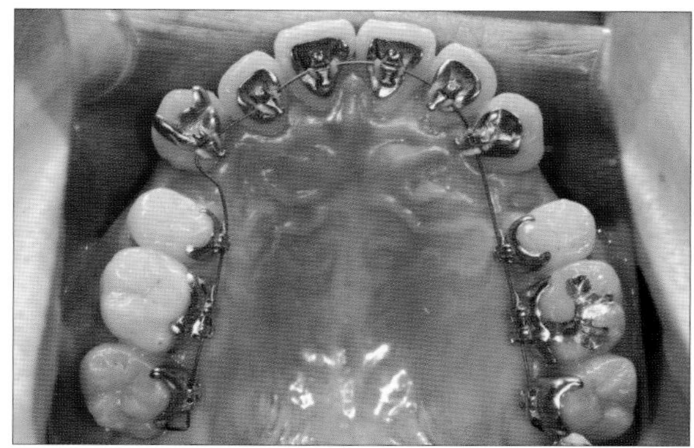
2011-08　上颌骀面像

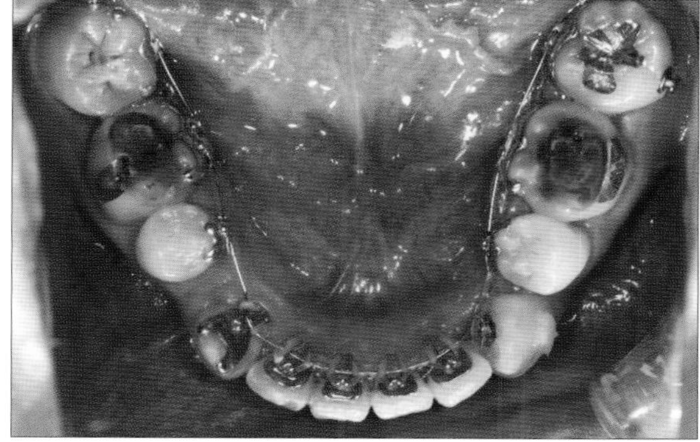
2011-08　下颌骀面像

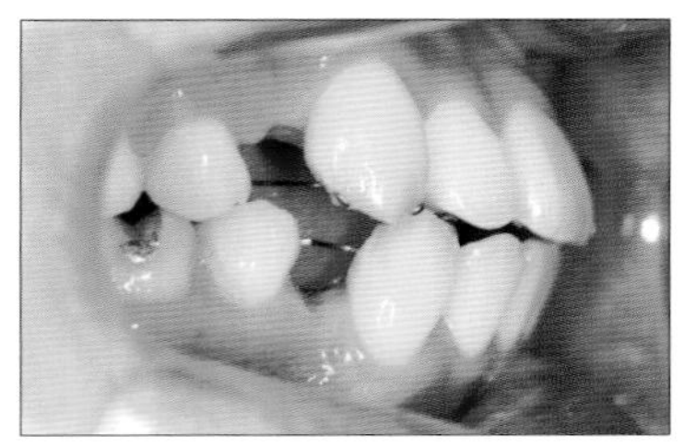
2011-09 右侧咬合像

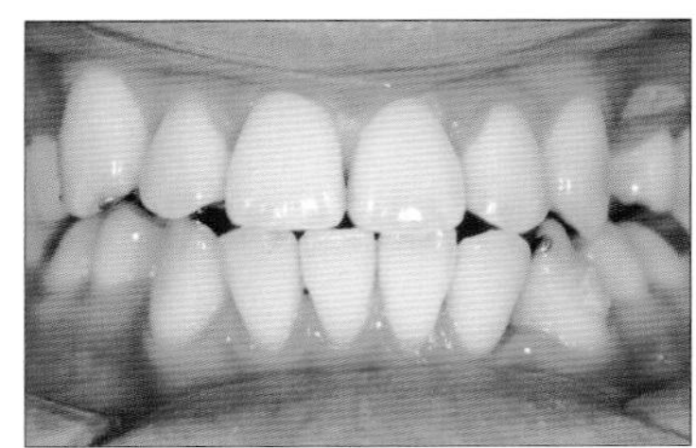
2011-09 正面咬合像

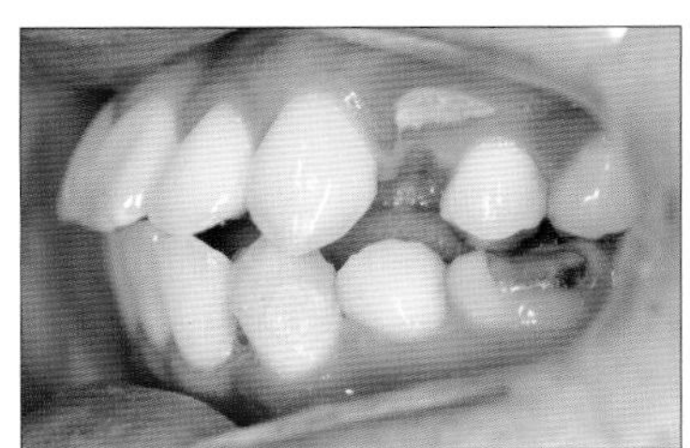
2011-09 左侧咬合像

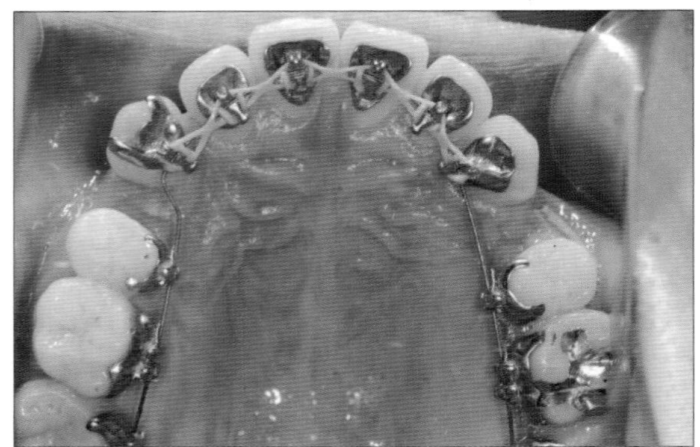
2011-09 上颌殆面像

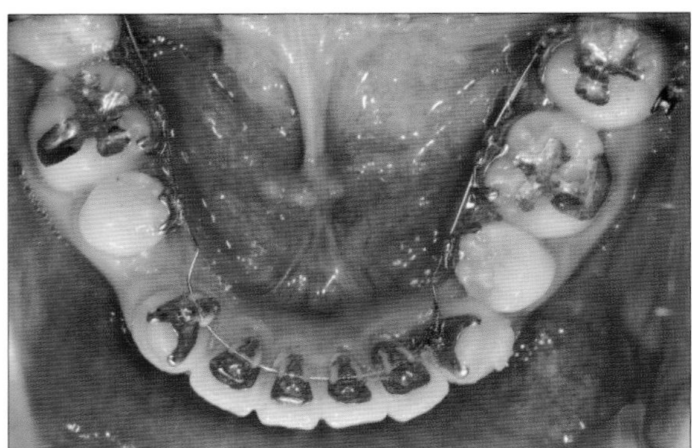
2011-09 下颌殆面像

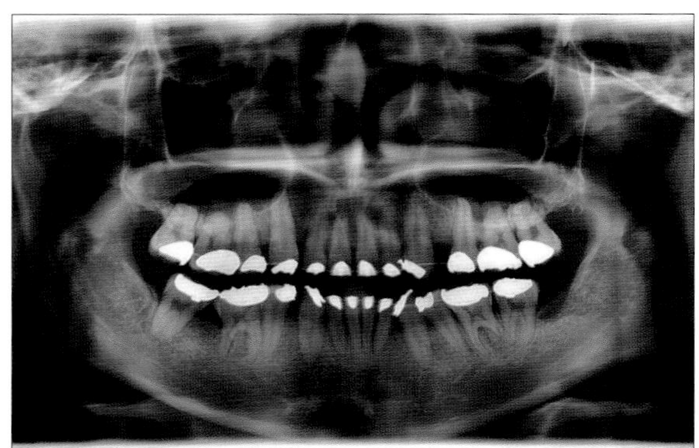
2011-09 曲面断层片

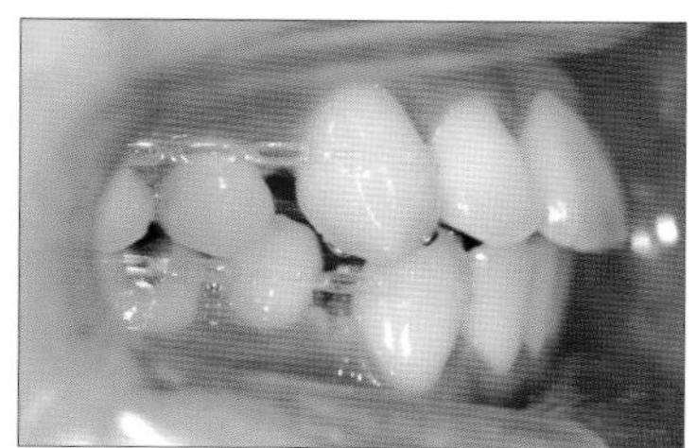
2012-05　右侧咬合像

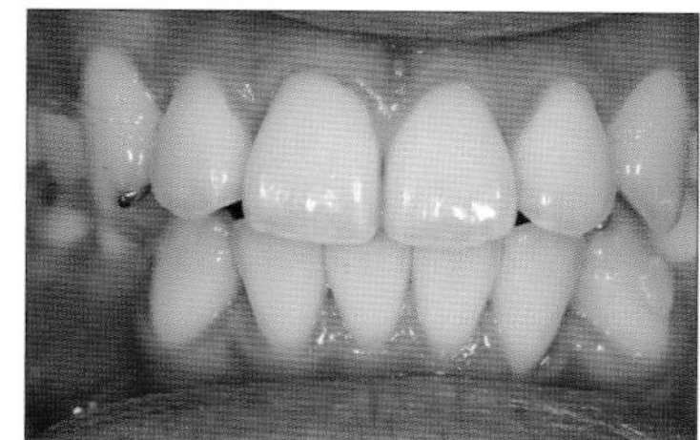
2012-05　正面咬合像

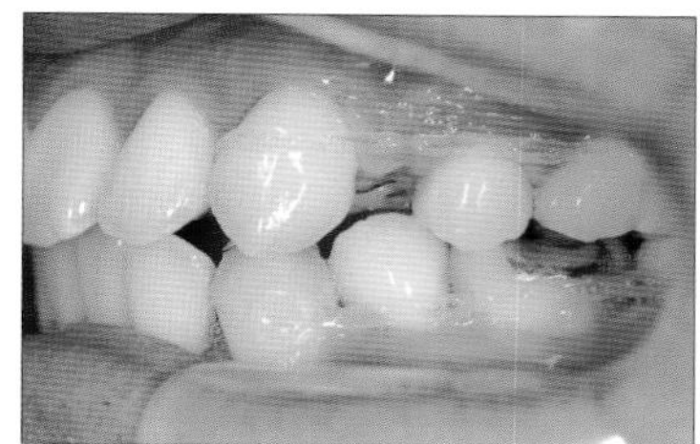
2012-05　左侧咬合像

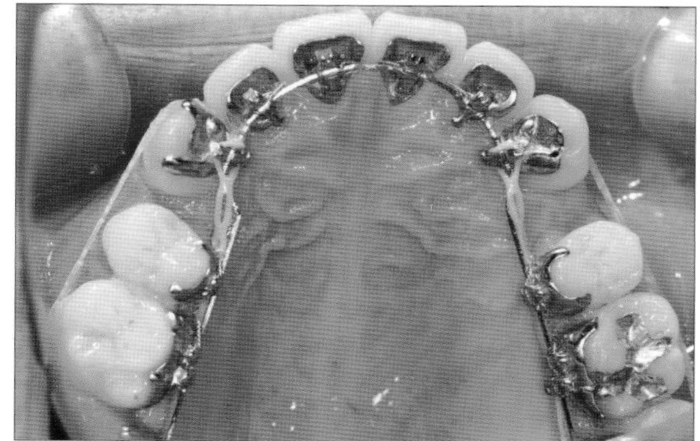
2012-05　上颌船面像

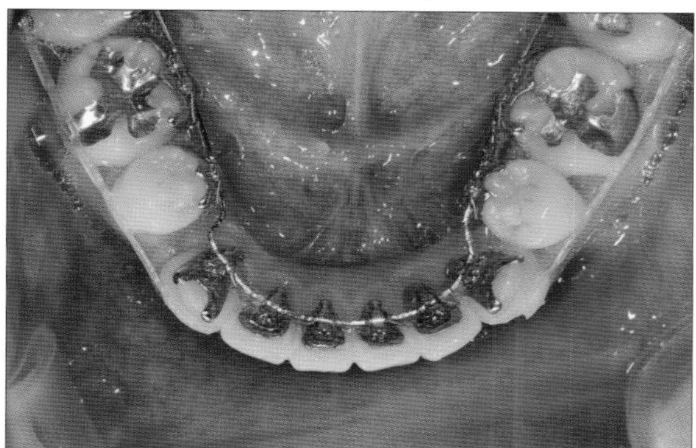
2012-05　下颌船面像

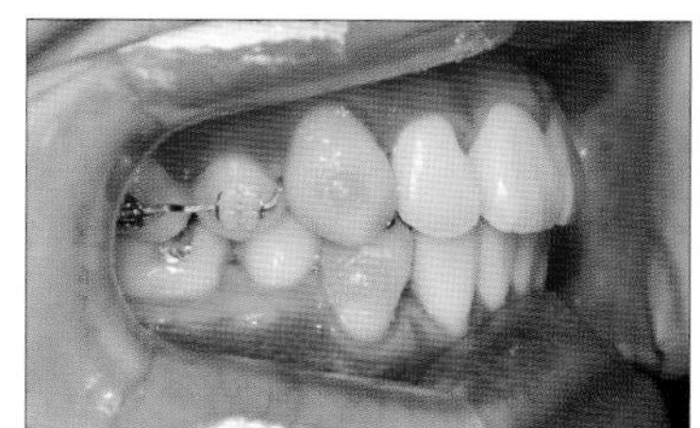
2013-10　右侧咬合像

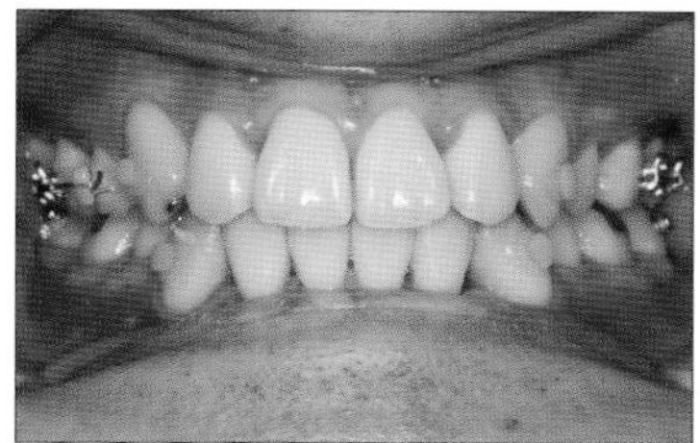
2013-10　正面咬合像

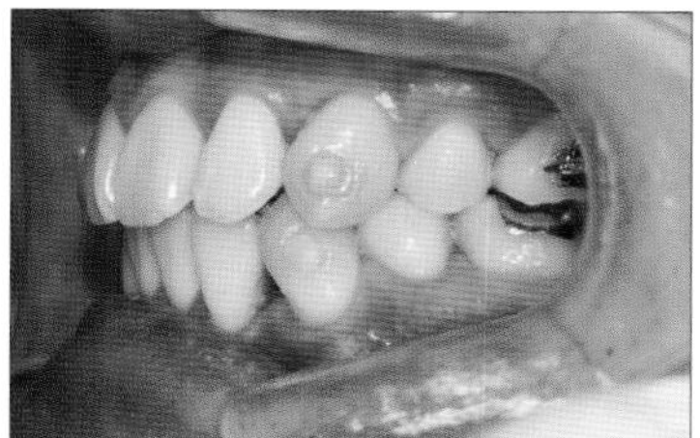
2013-10　左侧咬合像

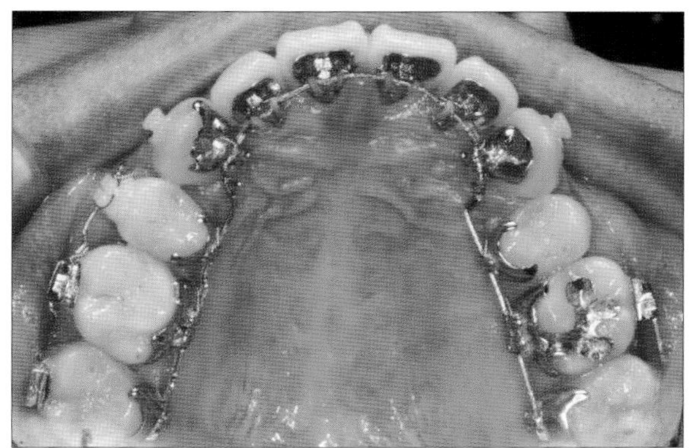
2013-10　上颌船面像

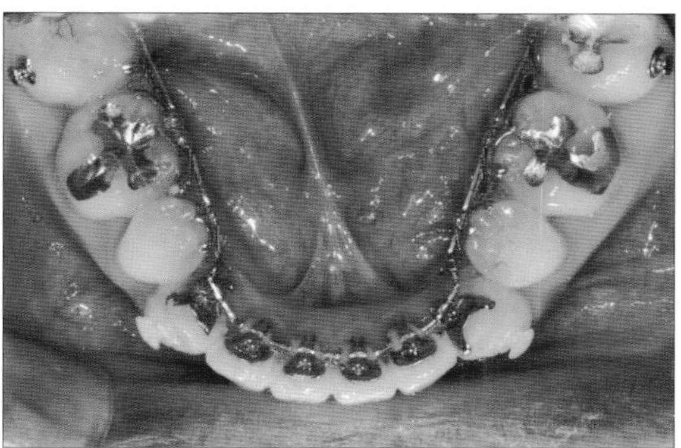
2013-10　下颌船面像

治疗后

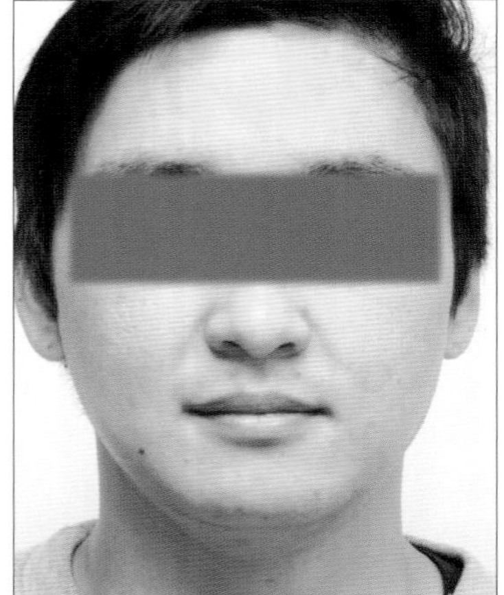
2013-10　正面像

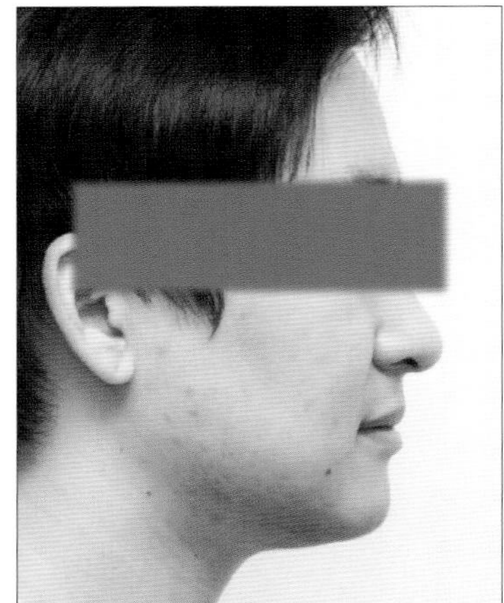
2013-10　侧面像

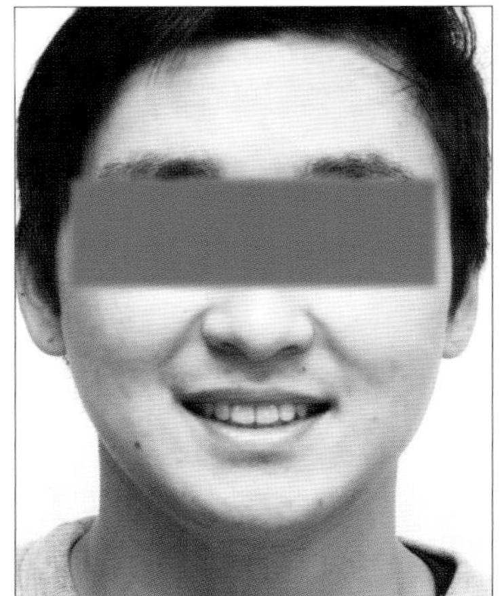
2013-10　正面微笑像

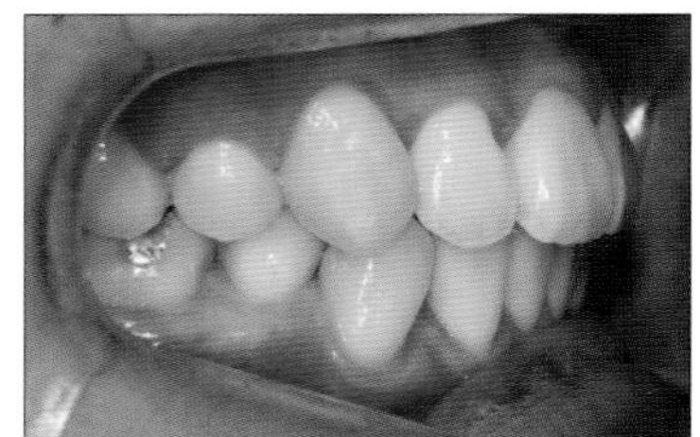
2013-10　右侧咬合像

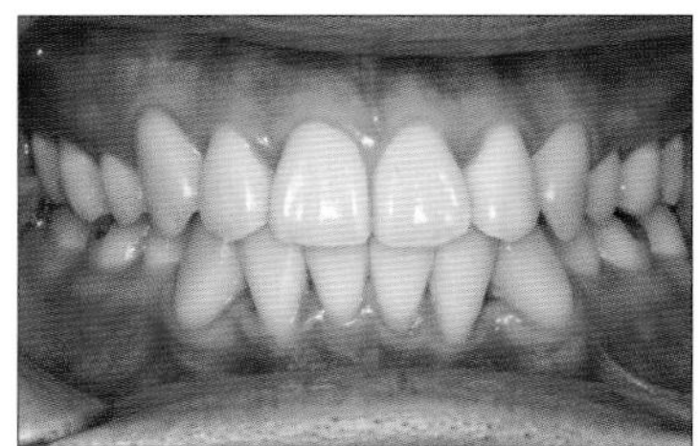
2013-10　正面咬合像

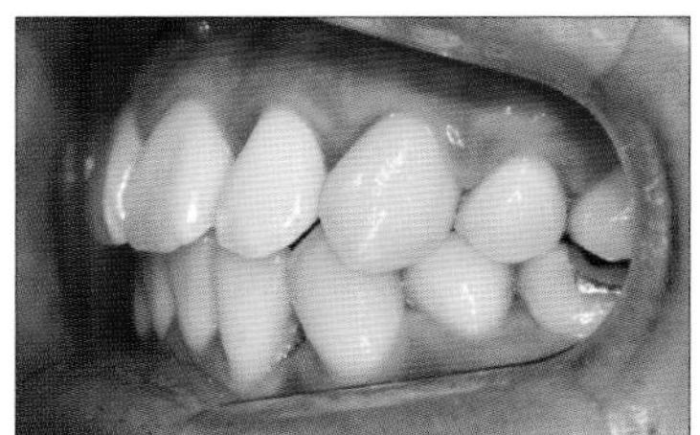
2013-10　左侧咬合像

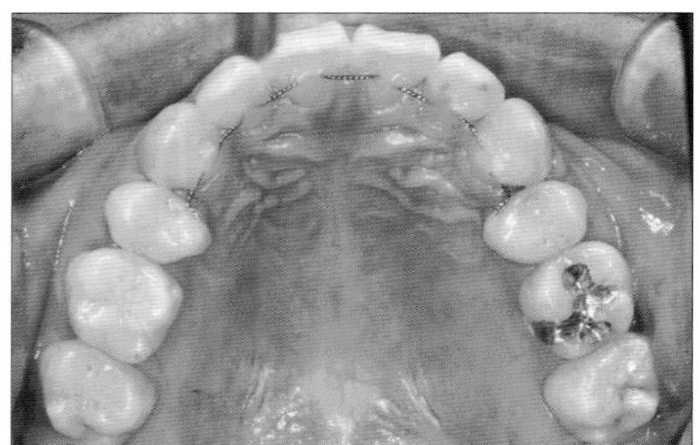
2013-10　上颌殆面像

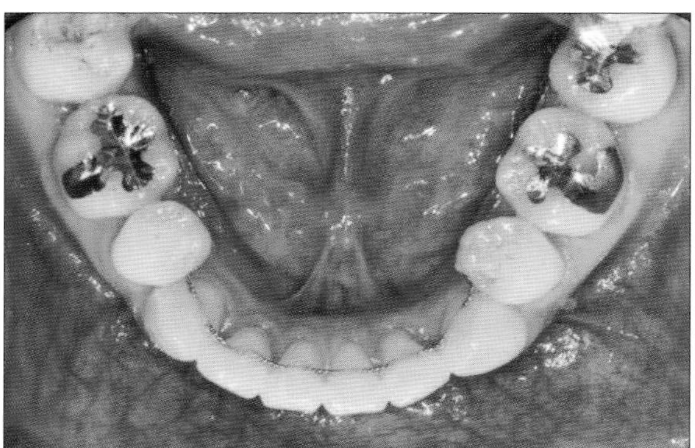
2013-10　下颌殆面像

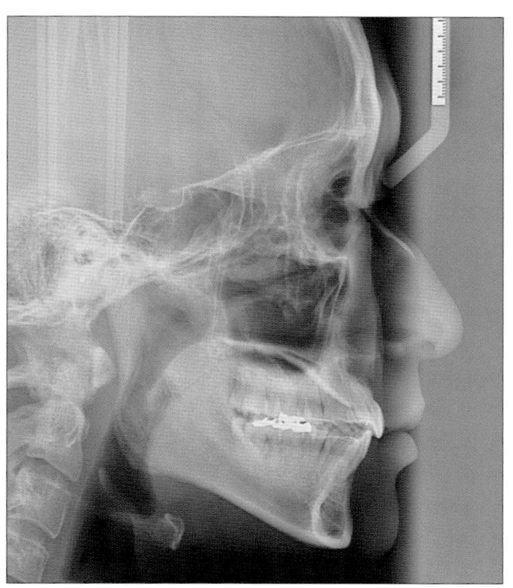

2013-10　头颅侧位片

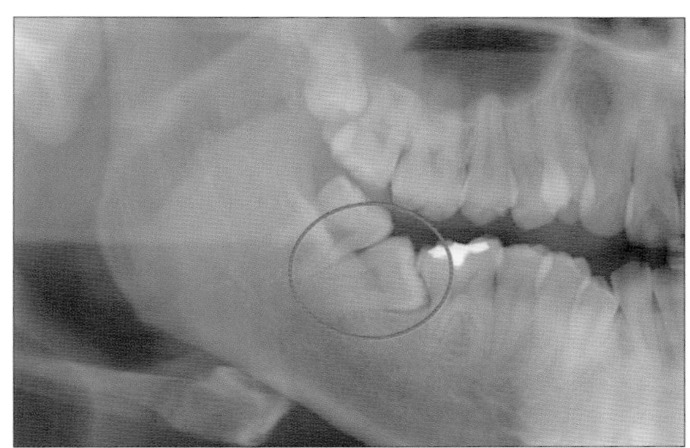

2011-01　曲面断层片

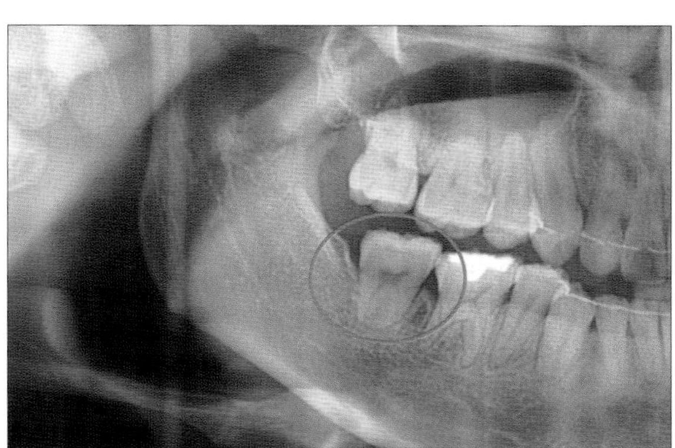

2013-10　曲面断层片

安氏Ⅱ类；拔牙矫治，种植支抗

- 开始日期：2009-11
- 总疗程：36个月
- 治疗计划：
  -14、24、34、44拔除
  -前牙内收时预设转矩
  -强支抗，双索法
  -26、27腭侧种植支抗用于矫治正锁秴
  -调整磨牙关系至中性
- 下牙列弓丝序列：
  -0.014" 超弹性镍钛弓丝
  -0.016"×0.022" 超弹性镍钛弓丝
  -0.016"×0.024" 不锈钢弓丝（加13°转矩）
  -0.0182"×0.0182" TMA弓丝
- 上牙列弓丝序列：
  -0.014" 超弹性镍钛弓丝
  -0.016"×0.022" 超弹性镍钛弓丝
  -0.016"×0.024" 不锈钢弓丝（加10°转矩）
  -0.0182"×0.0182" TMA弓丝

治疗前

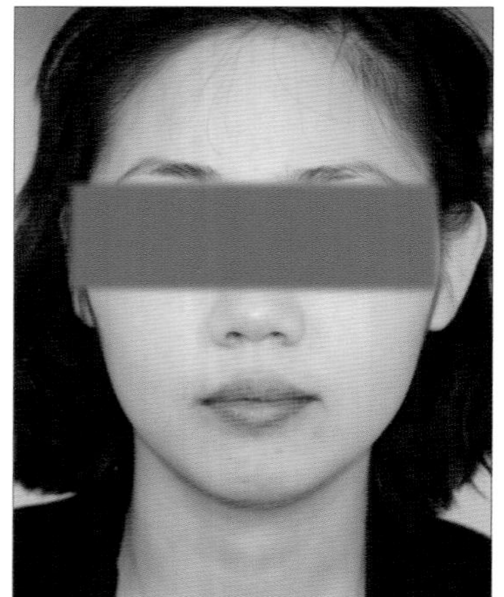
2009-11 正面像

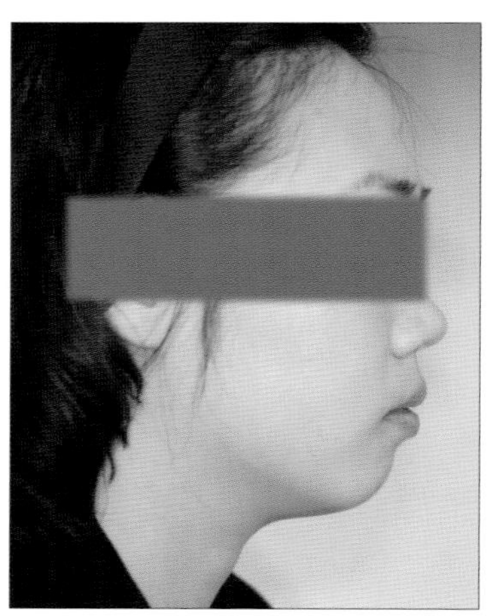
2009-11 侧面像

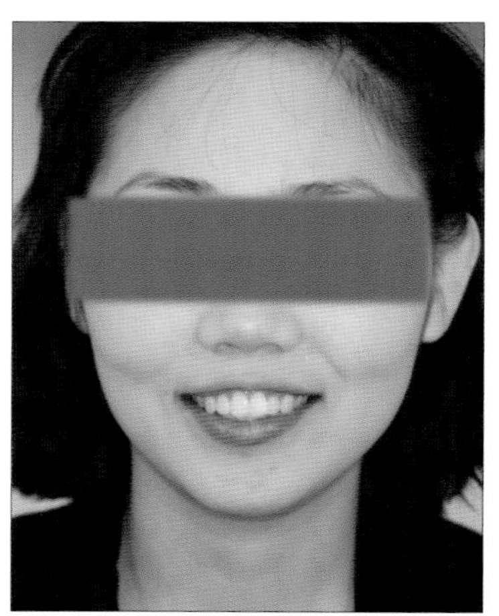
2009-11 正面微笑像

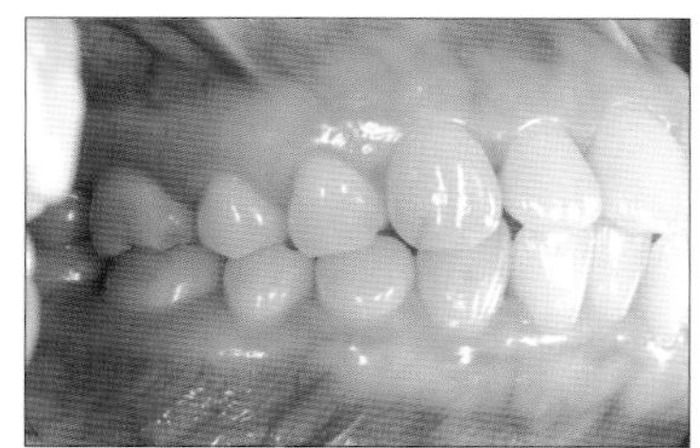
2009-11　右侧咬合像

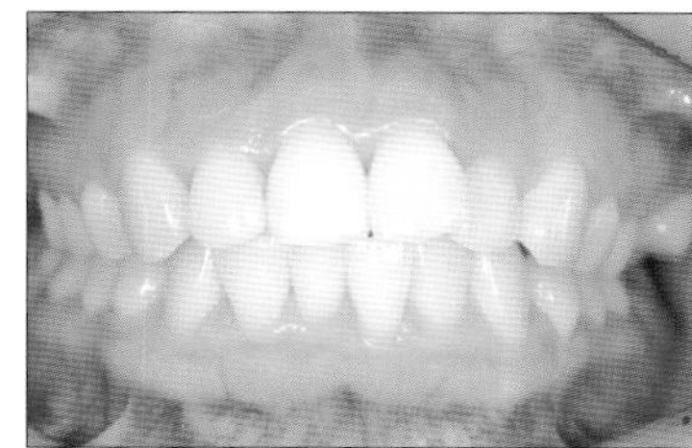
2009-11　正面咬合像

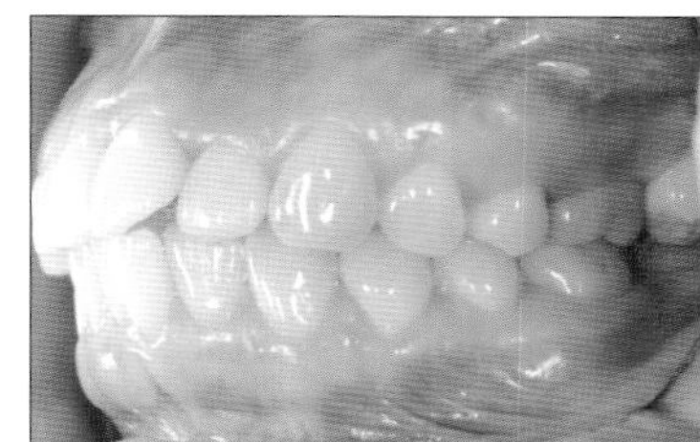
2009-11　左侧咬合像

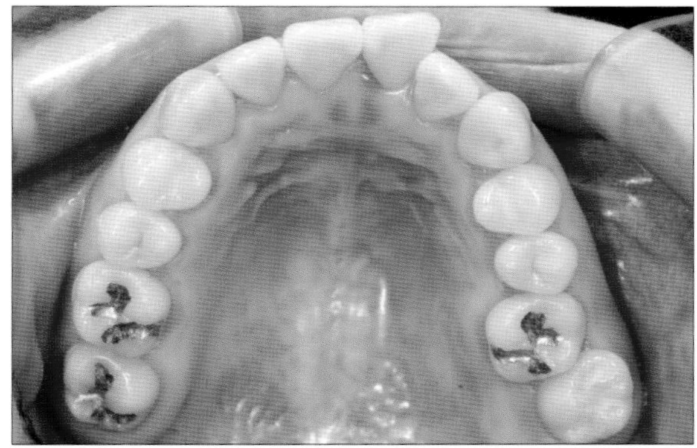
2009-11　上颌殆面像

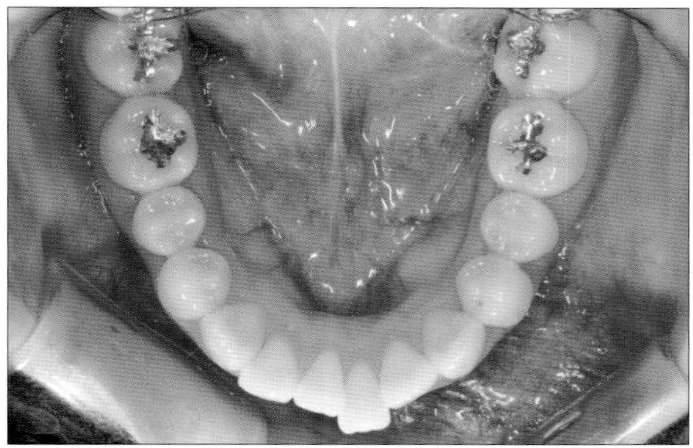
2009-11　下颌殆面像

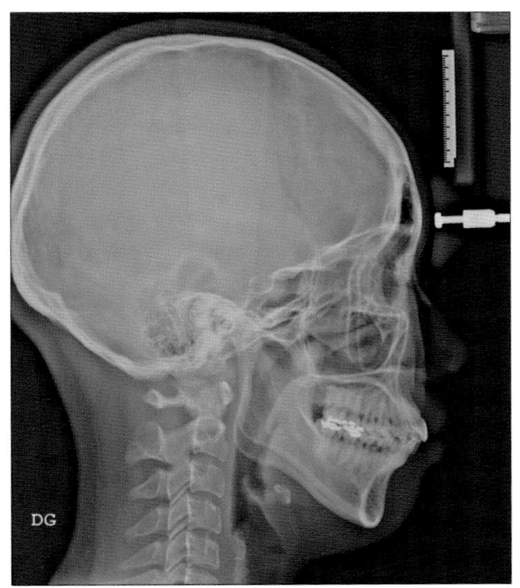

2009-11　头颅侧位片

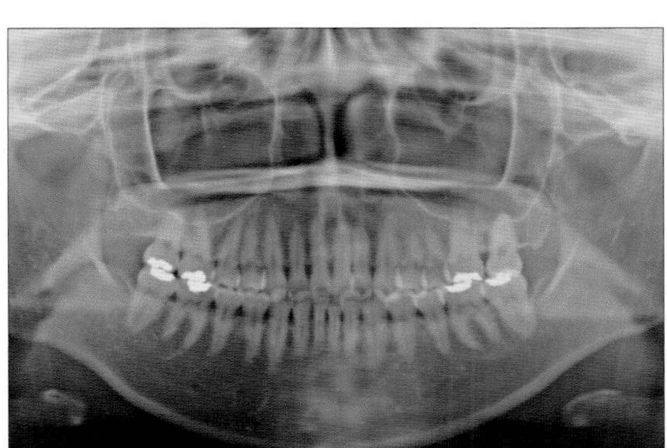
2009-11　曲面断层片

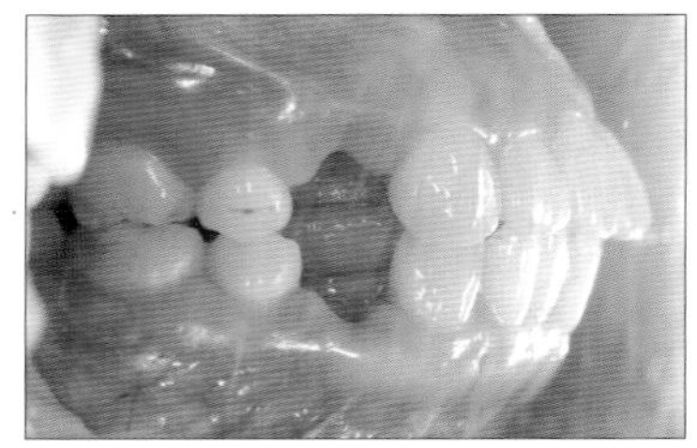
2010-03　右侧咬合像

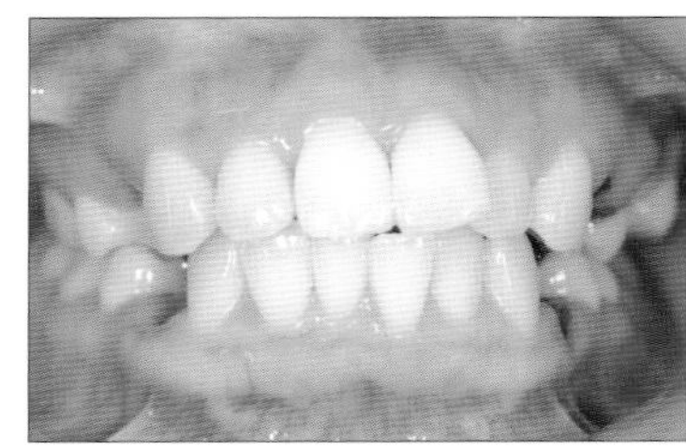
2010-03　正面咬合像

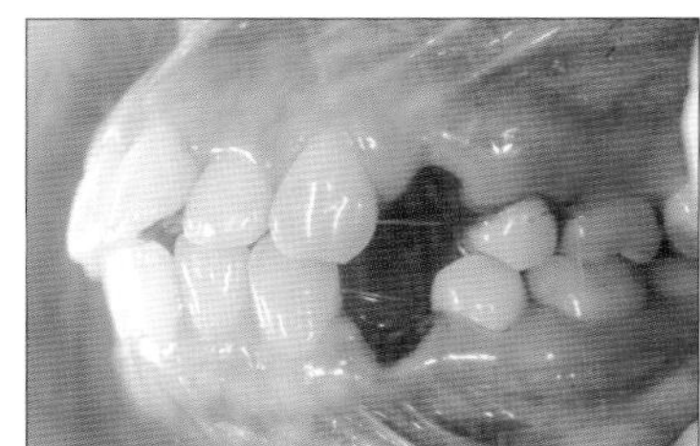
2010-03　左侧咬合像

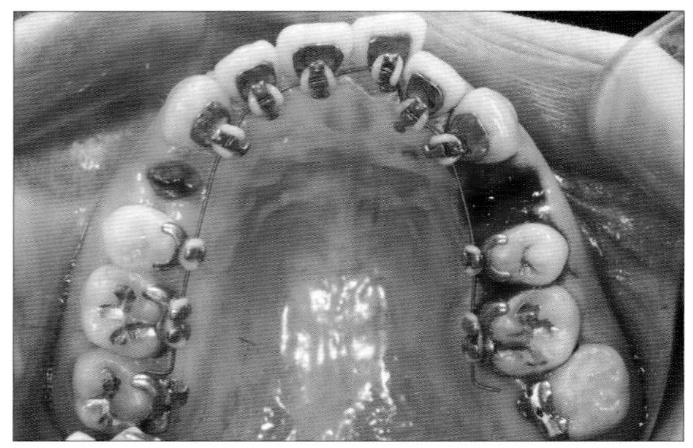
2010-03　上颌殆面像

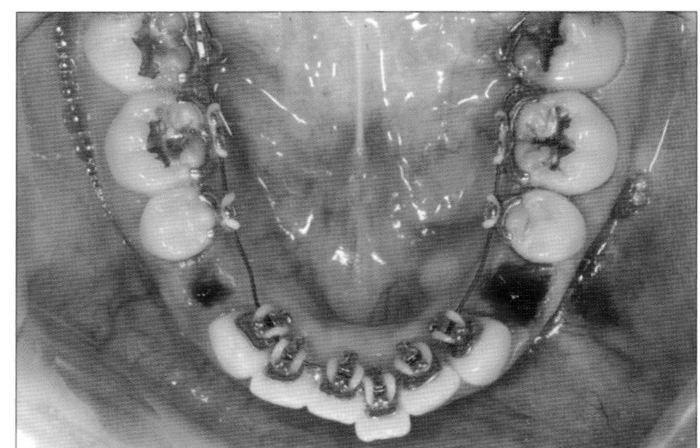
2010-03　下颌殆面像

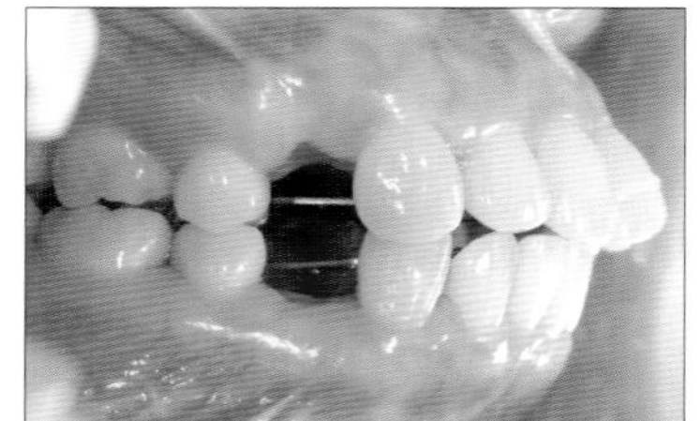
2010-05　右侧咬合像

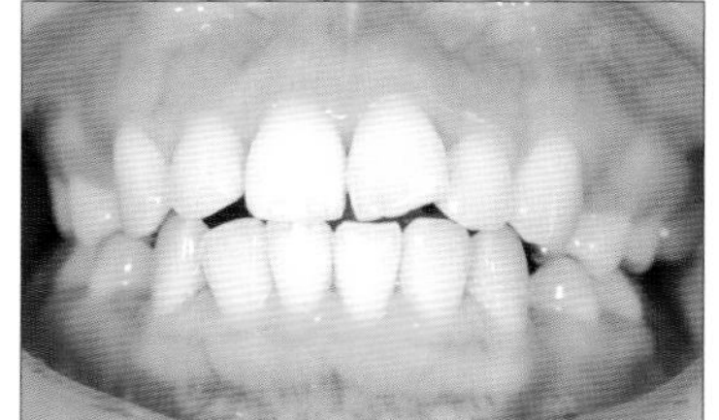
2010-05　正面咬合像

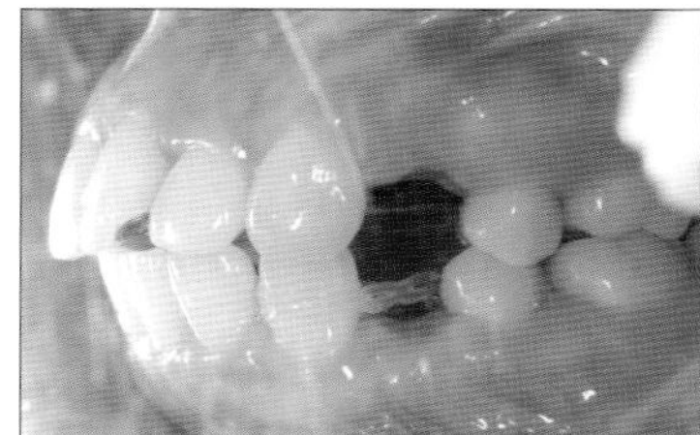
2010-05　左侧咬合像

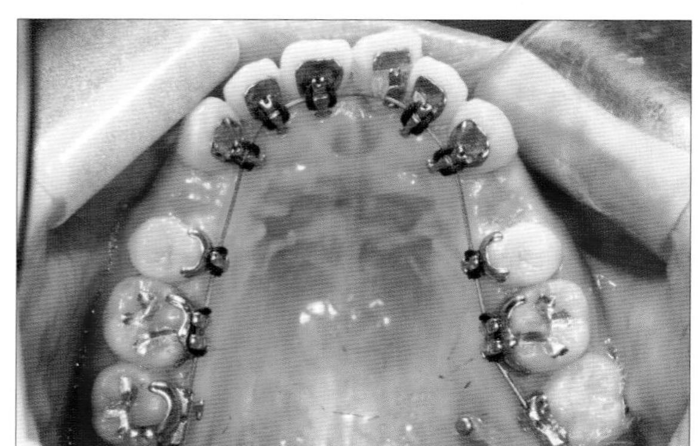
2010-05　上颌殆面像

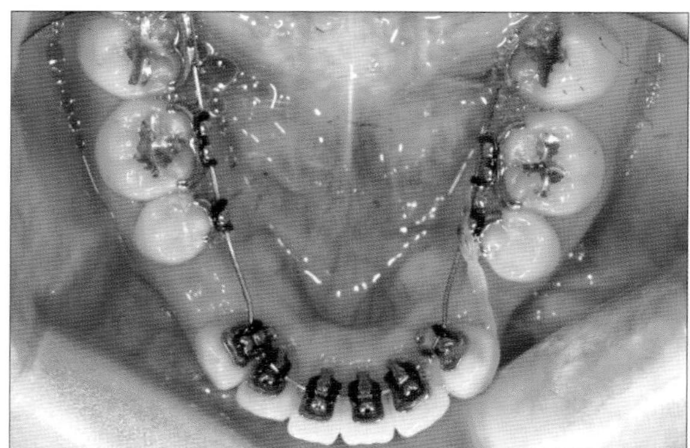
2010-05　下颌殆面像

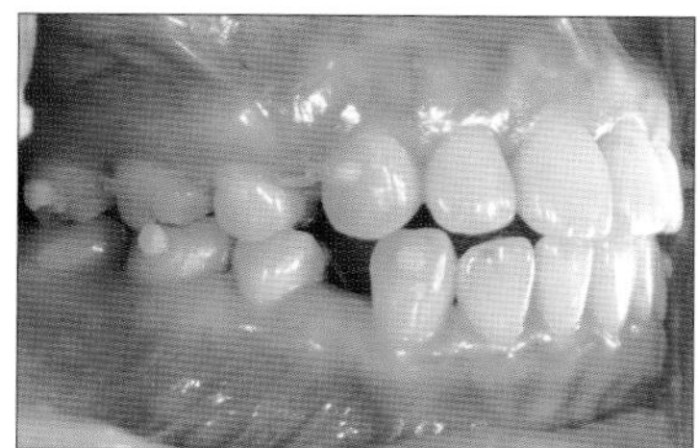
2011-04　右侧咬合像

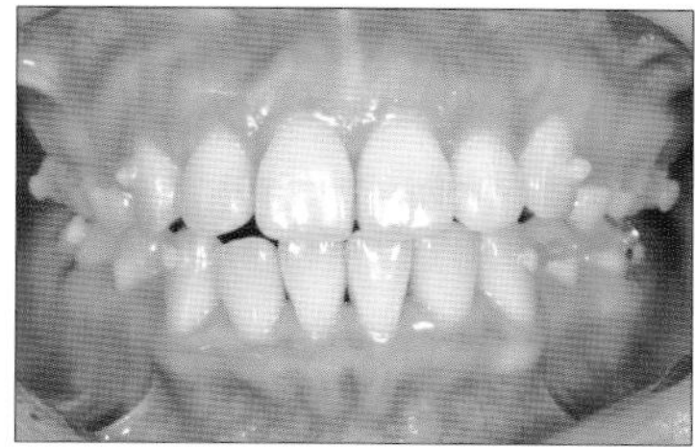
2011-04　正面咬合像

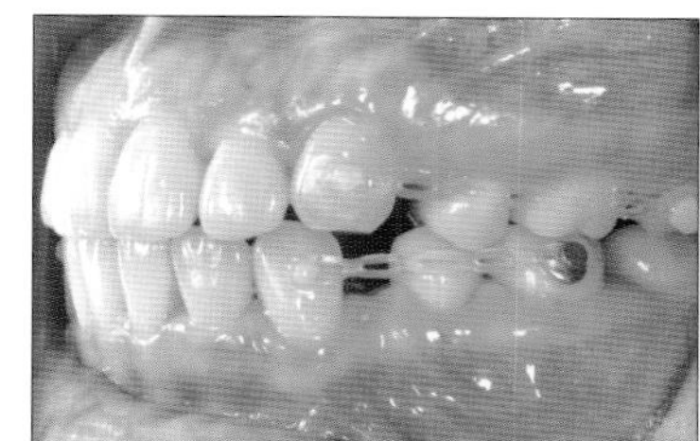
2011-04　左侧咬合像

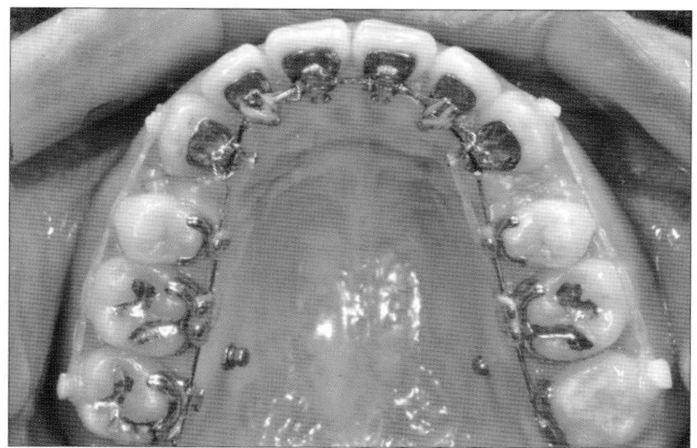
2011-04　上颌𬌗面像

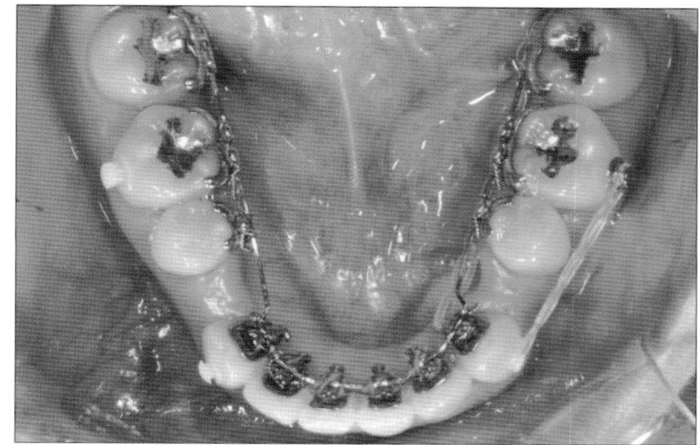
2011-04　下颌𬌗面像

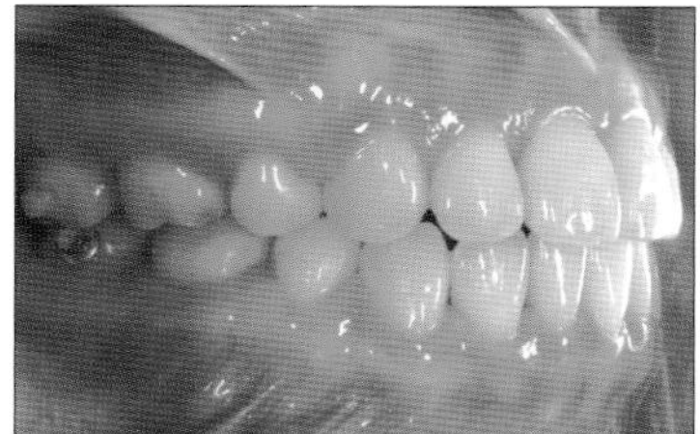
2012-09　右侧咬合像

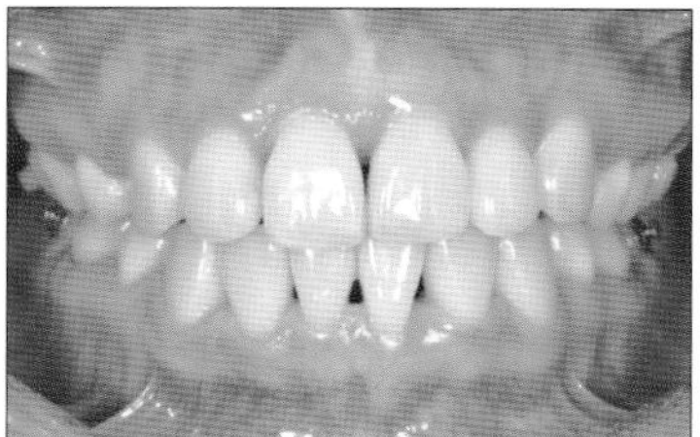
2012-09　正面咬合像

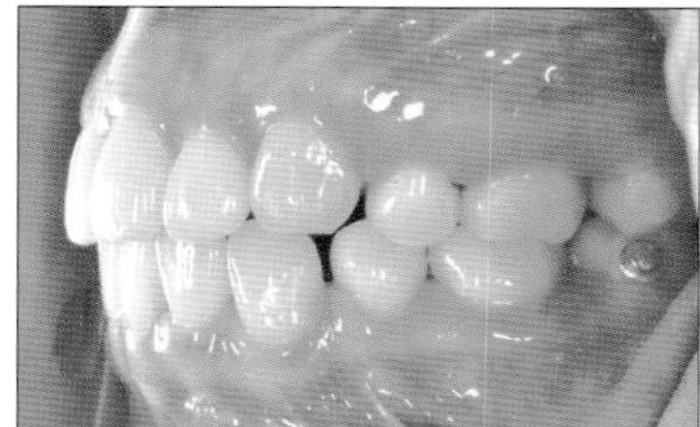
2012-09　左侧咬合像

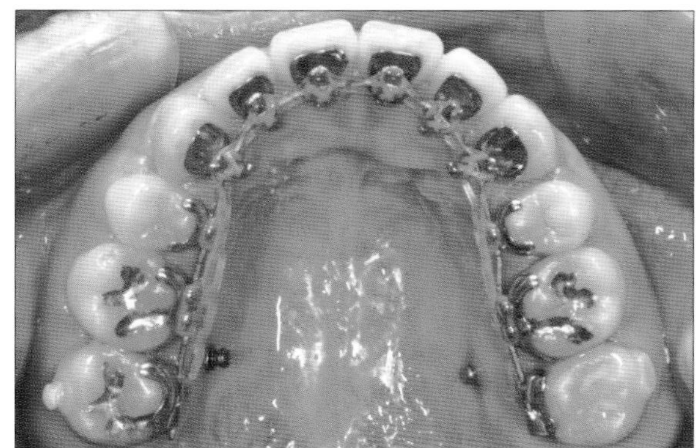
2012-09　上颌𬌗面像

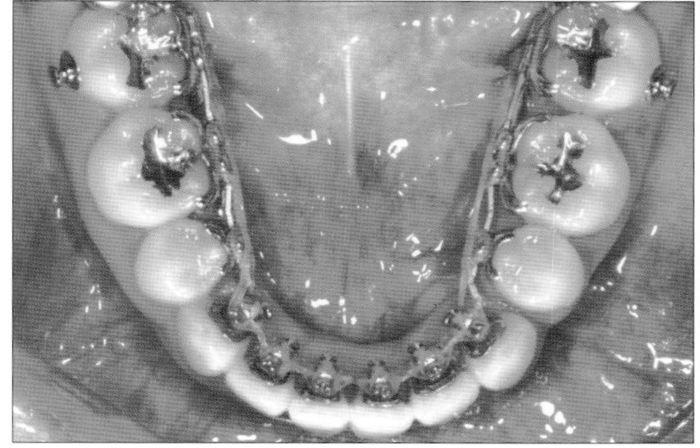
2012-09　下颌𬌗面像

治疗后

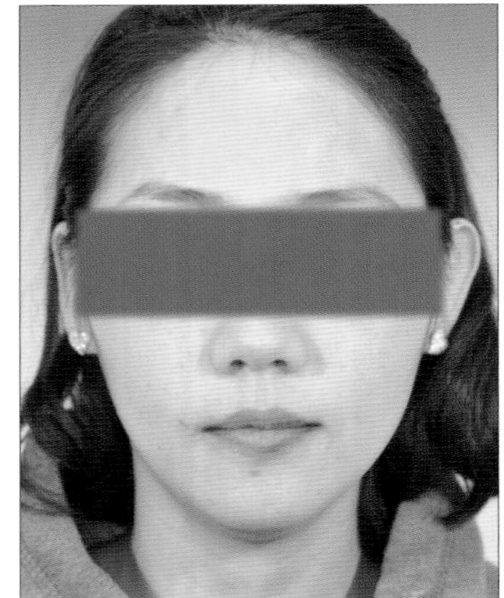
2012-11 正面像

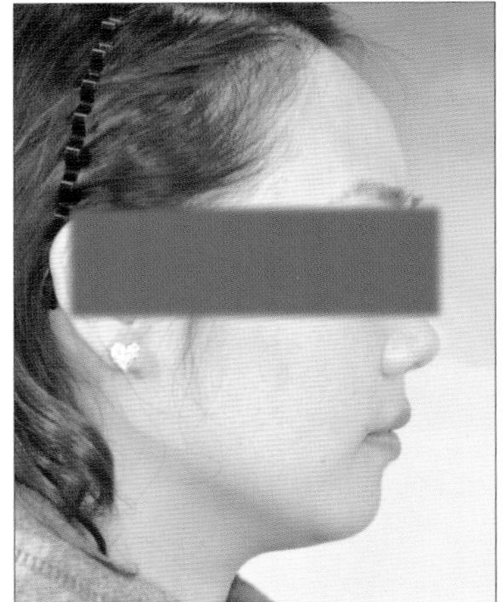
2012-11 侧面像

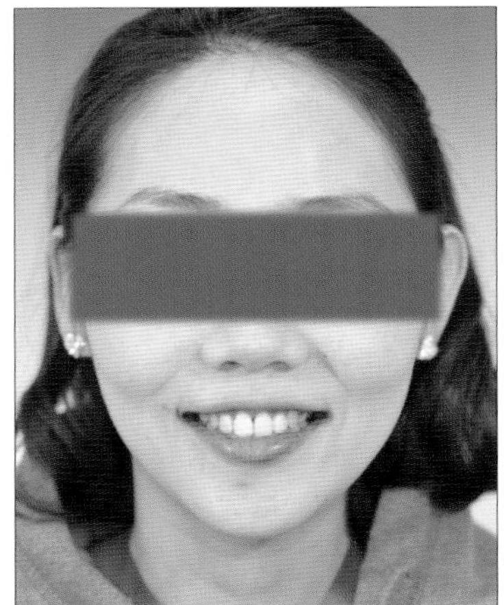
2012-11 正面微笑像

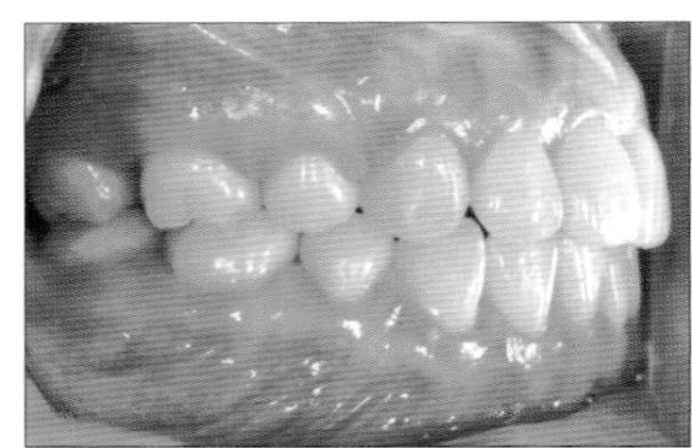
2012-11 右侧咬合像

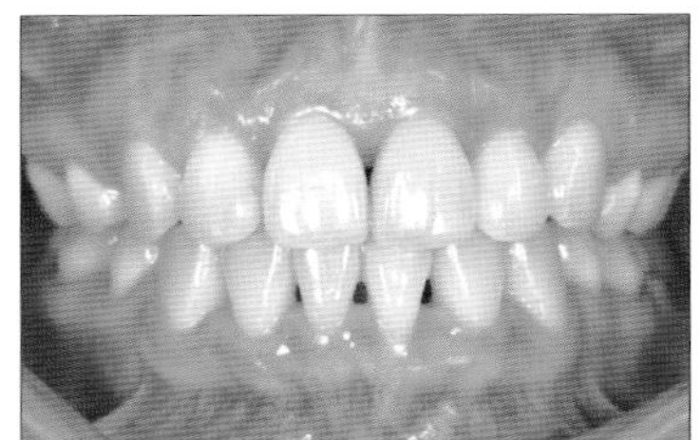
2012-11 正面咬合像

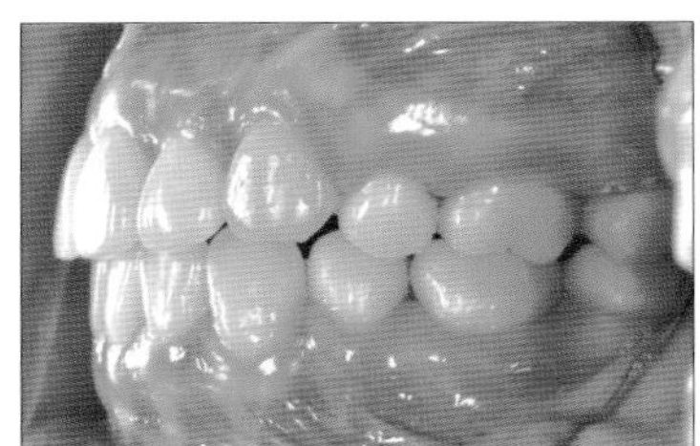
2012-11 左侧咬合像

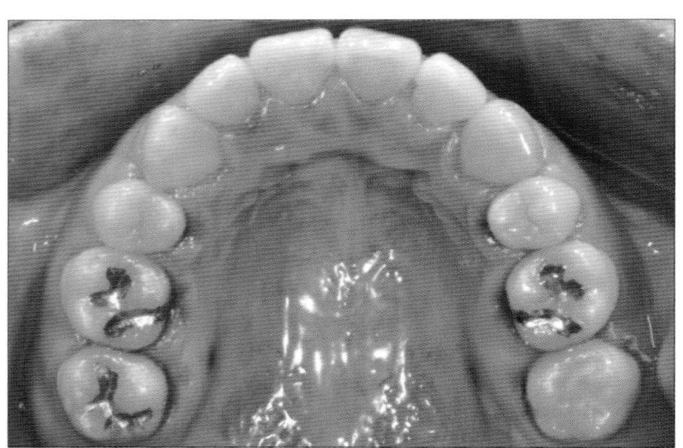
2012-11 上颌殆面像

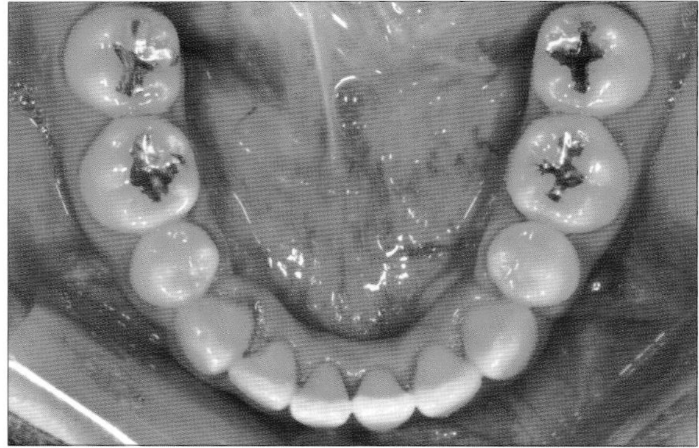
2012-11 下颌殆面像

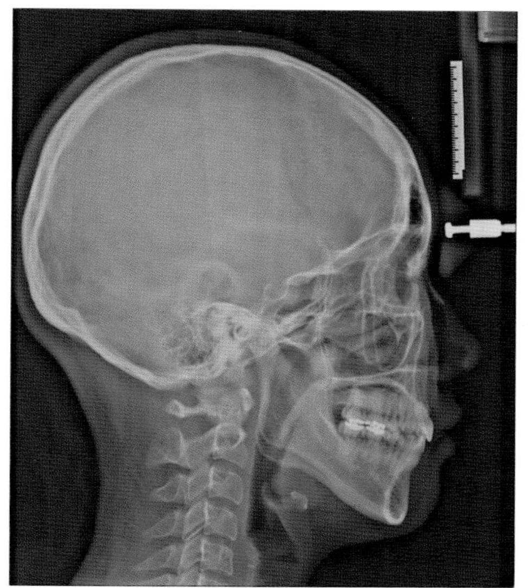

2012-11　头颅侧位片

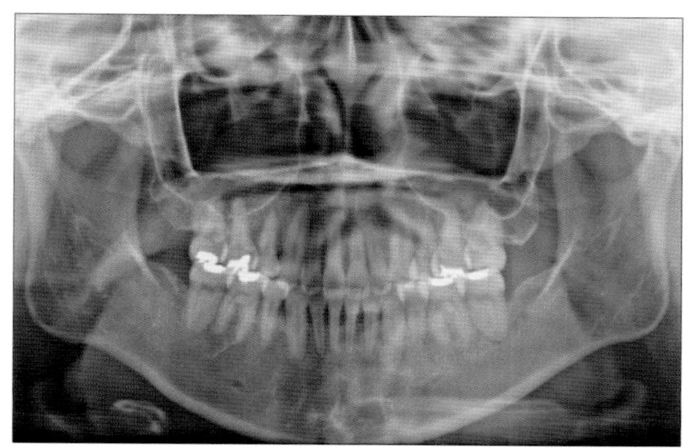

2012-11　曲面断层片

治疗前后对比

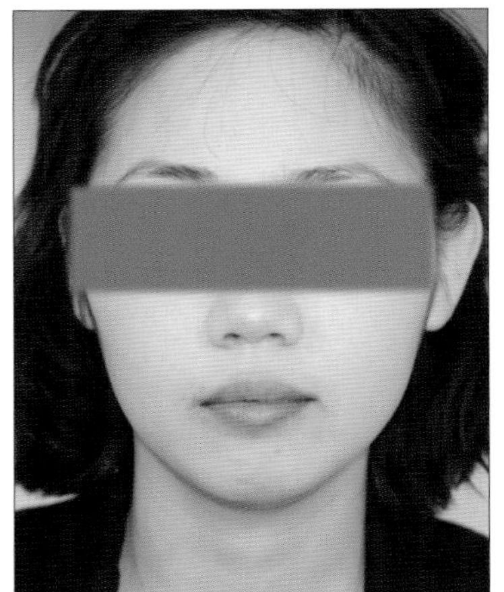
治疗前

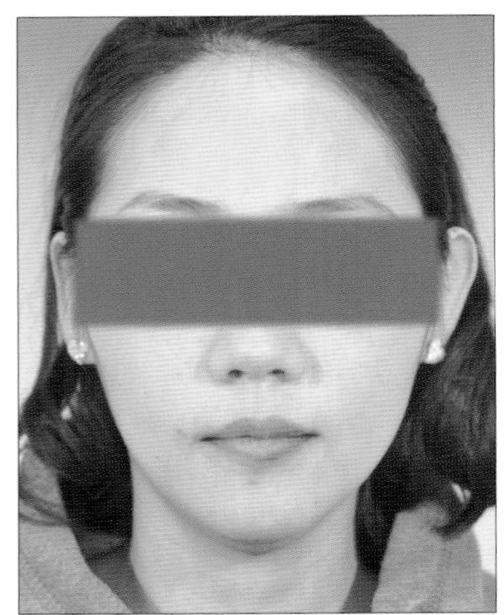
治疗后

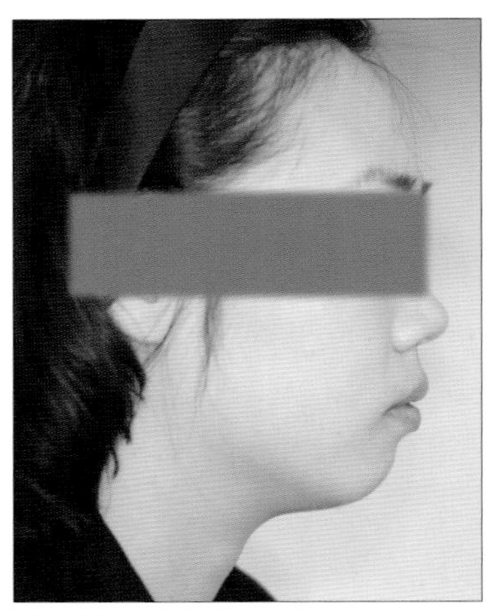
治疗前

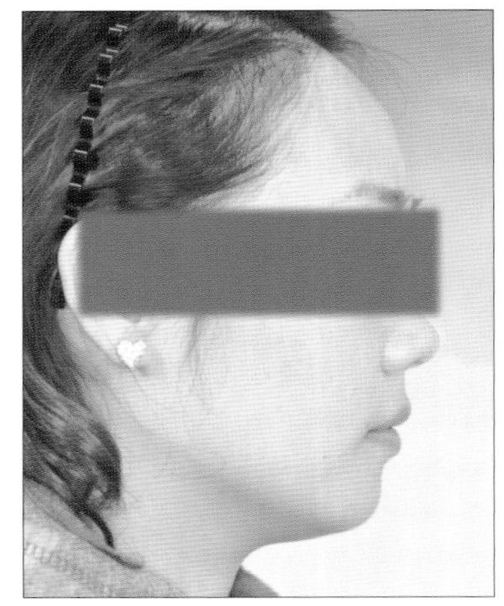
治疗后

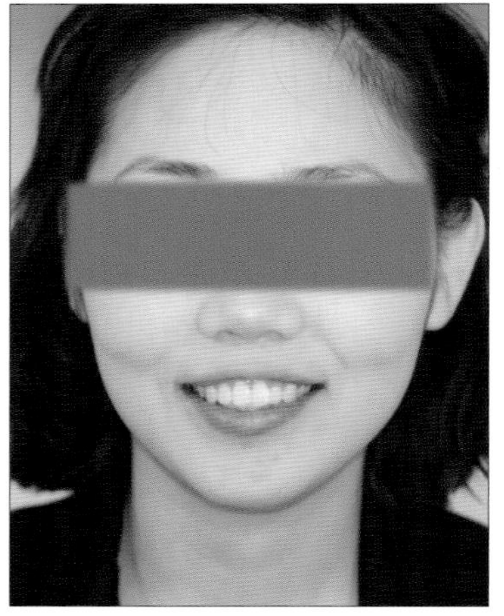
治疗前

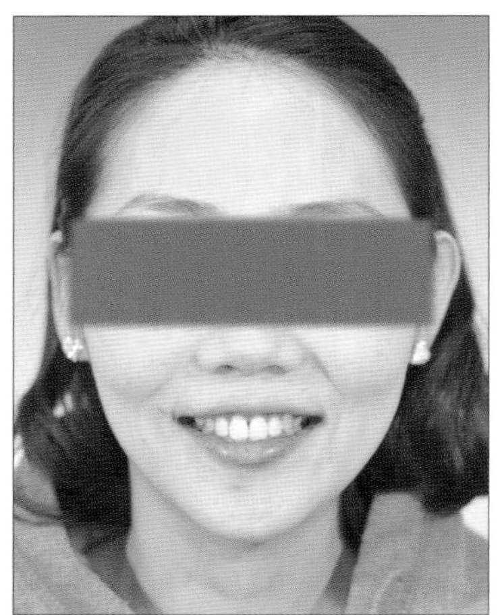
治疗后

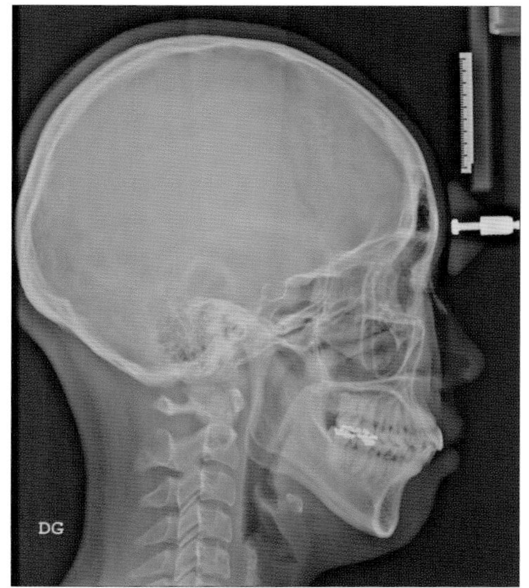

治疗前

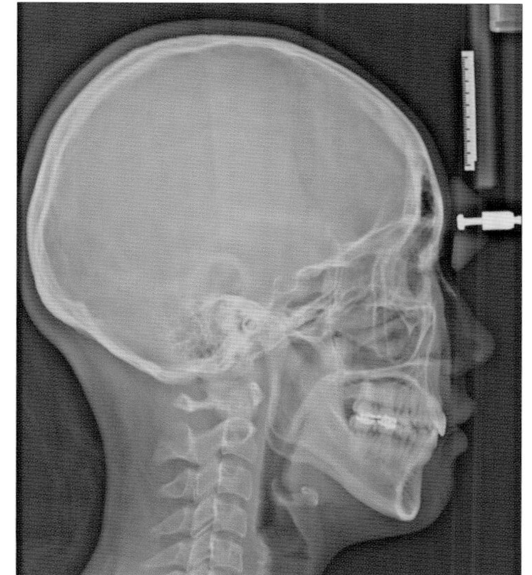
治疗后

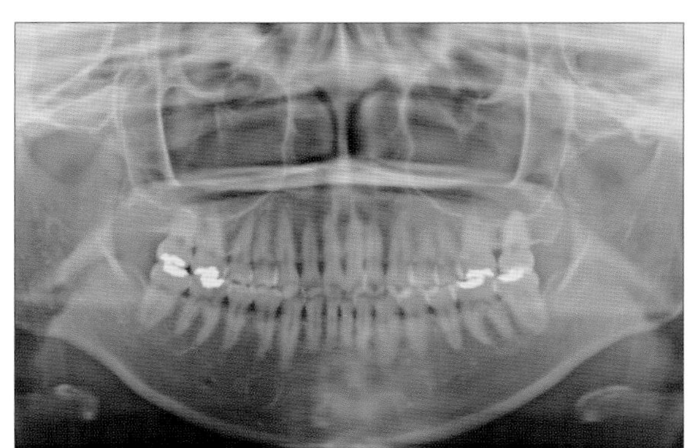
治疗前

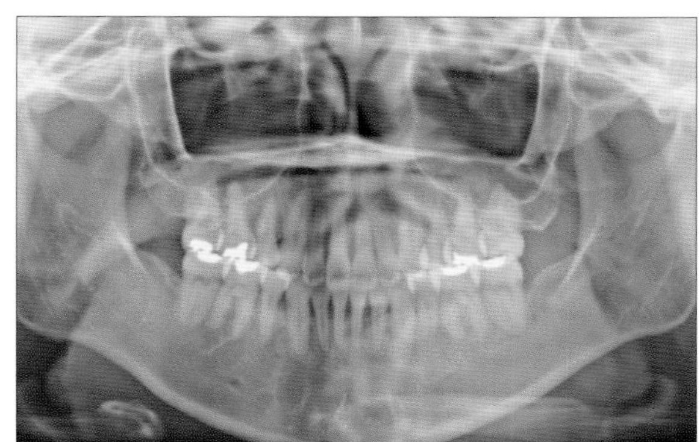
治疗后

保持7个月后

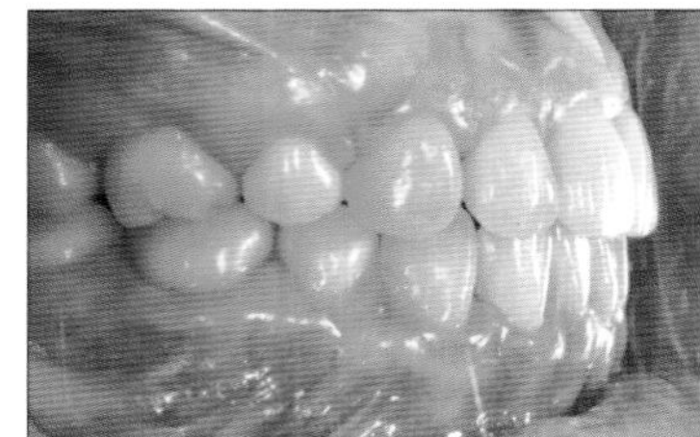
2013-06 右侧咬合像

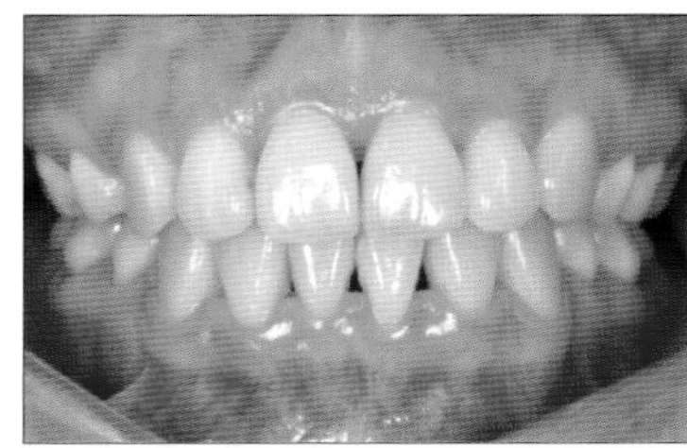
2013-06 正面咬合像

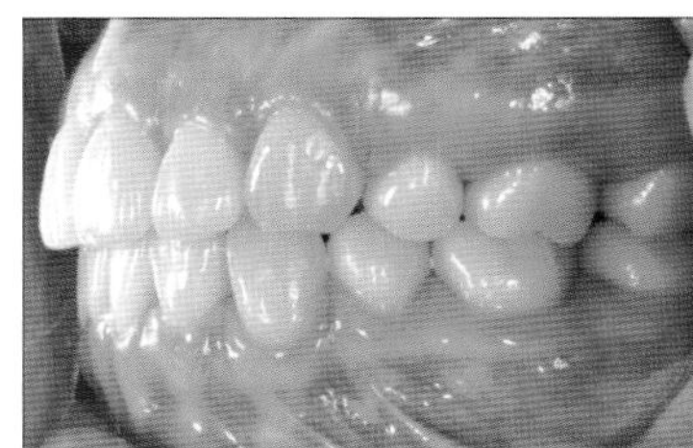
2013-06 左侧咬合像

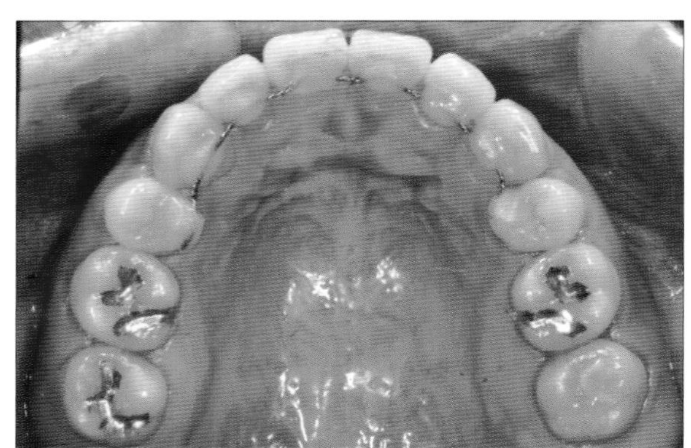
2013-06 上颌殆面像

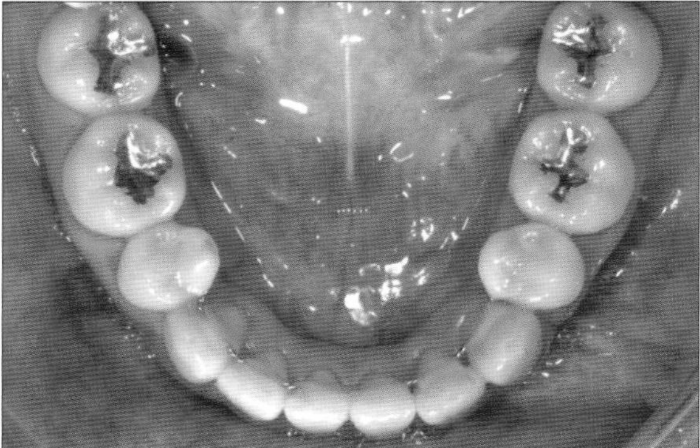
2013-06 下颌殆面像

安氏Ⅱ类；拔牙矫治

- 开始日期：2011–11
- 总疗程：27个月
- 治疗计划：
  - –14、24、35、44拔除
  - –上颌强支抗
  - –下颌弱支抗
- 下牙列弓丝序列：
  - –0.012" 超弹性镍钛弓丝
  - –0.016" 超弹性镍钛弓丝
  - –0.016" × 0.022" 超弹性镍钛弓丝
  - –0.016" × 0.024" 不锈钢弓丝
  - –0.0182" × 0.0182" TMA弓丝
- 上牙列弓丝序列：
  - –0.014" 超弹性镍钛弓丝
  - –0.016" × 0.022" 超弹性镍钛弓丝
  - –0.016" × 0.024" 不锈钢弓丝
  - –0.0182" × 0.0182" TMA弓丝

治疗前

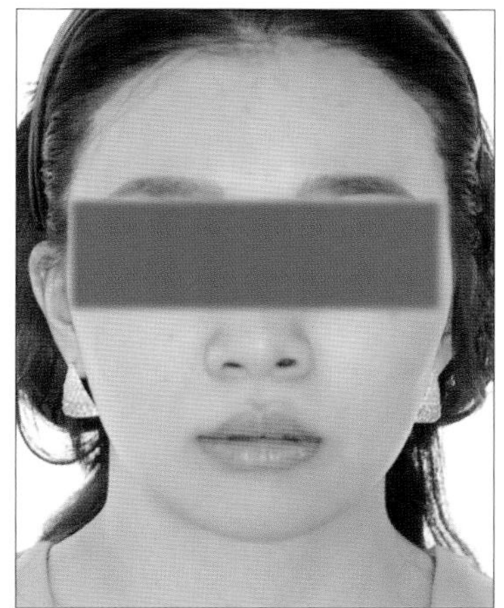

2011–11　正面像

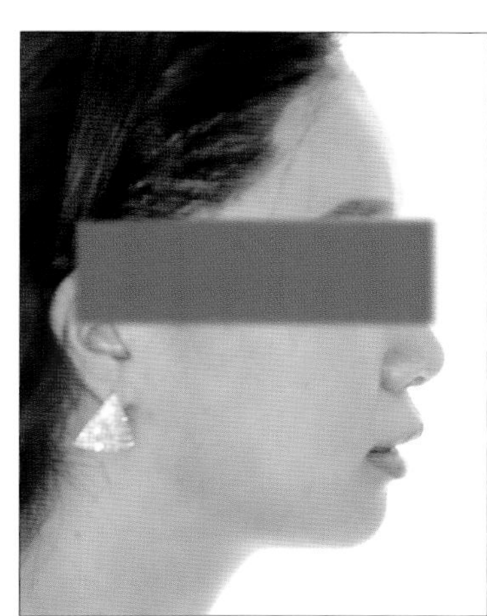

2011–11　侧面像

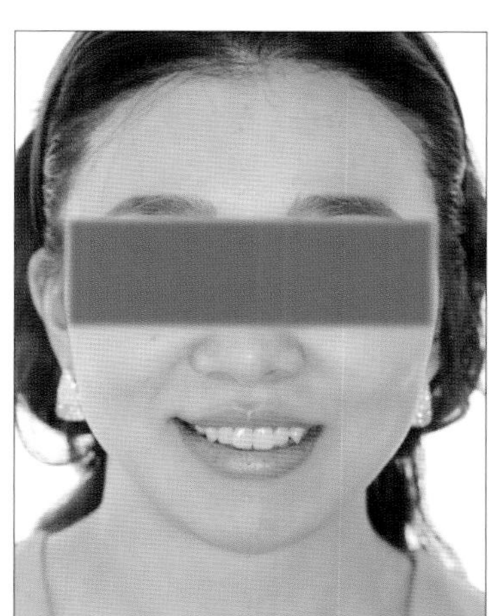

2011–11　正面微笑像

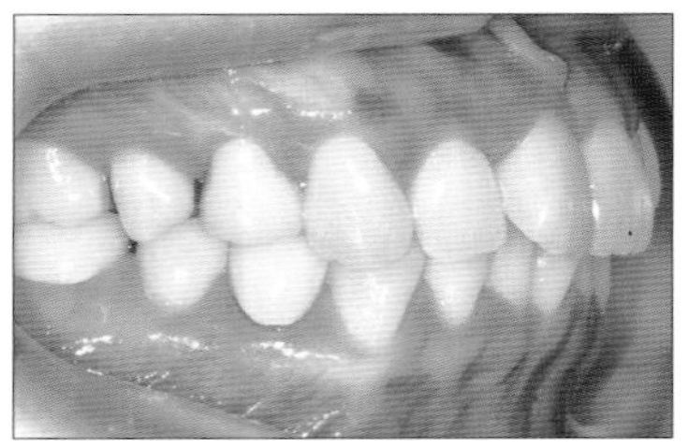
2011-11　右侧咬合像

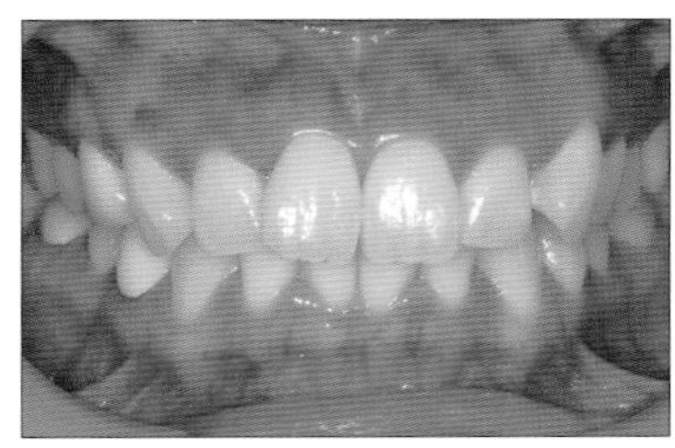
2011-11　正面咬合像

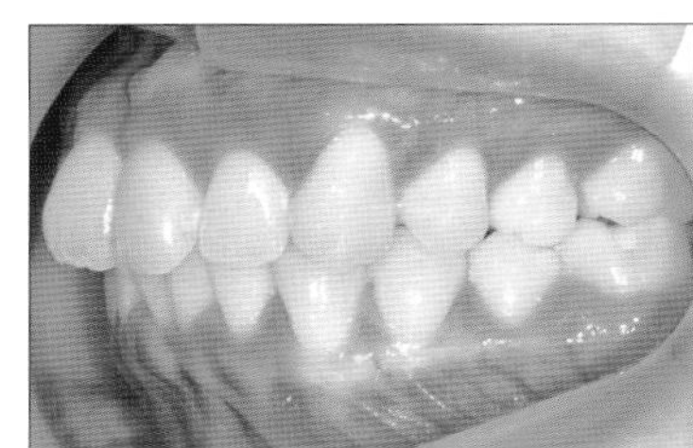
2011-11　左侧咬合像

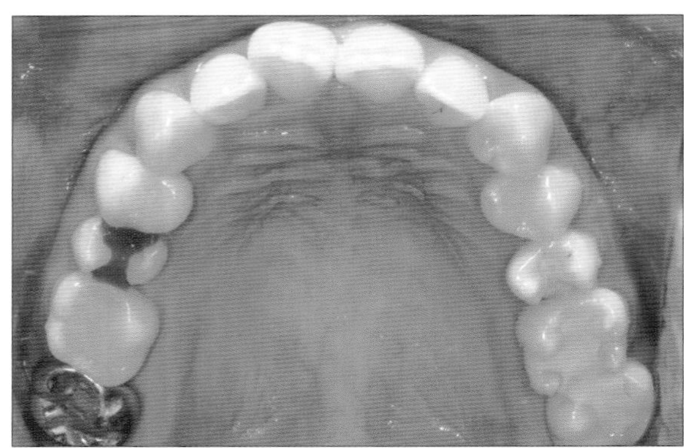
2011-11　上颌殆面像

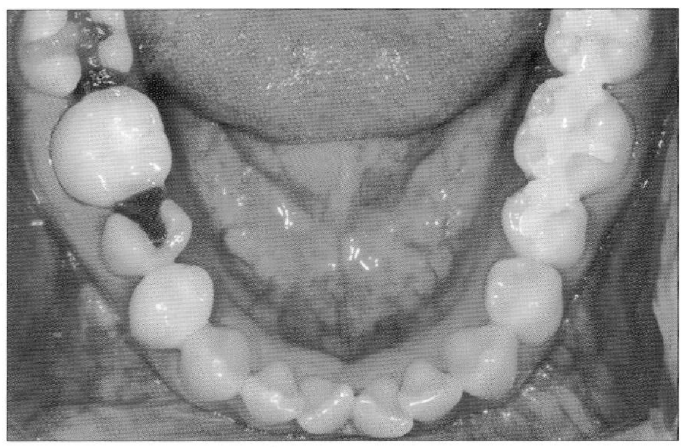
2011-11　下颌殆面像

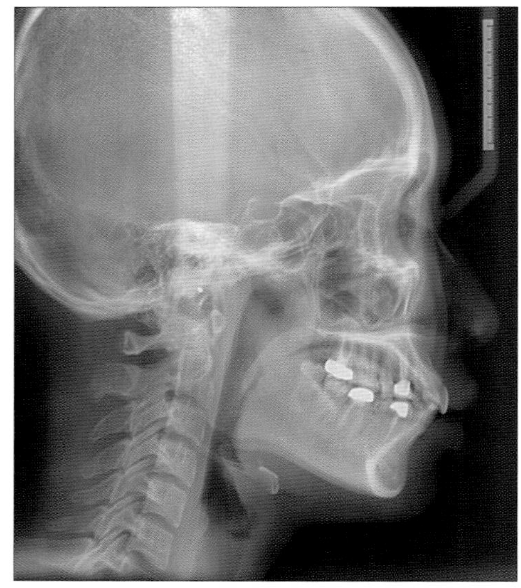
2011-11　头颅侧位片

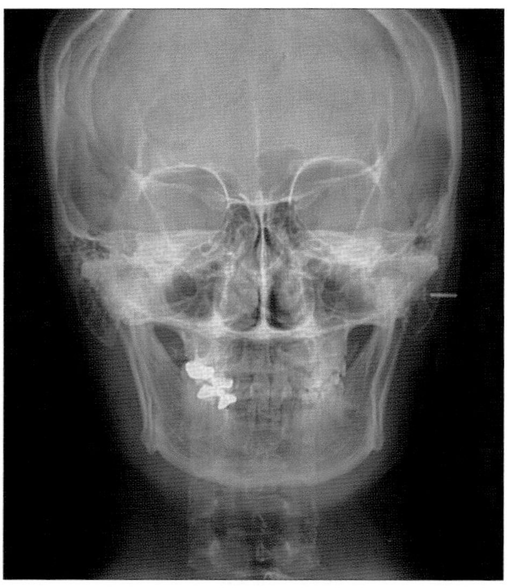
2011-11　头颅正位片

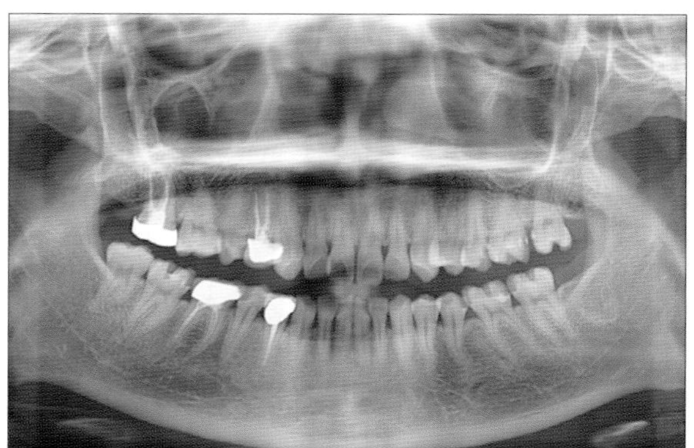
2011-11　曲面断层片

治疗中

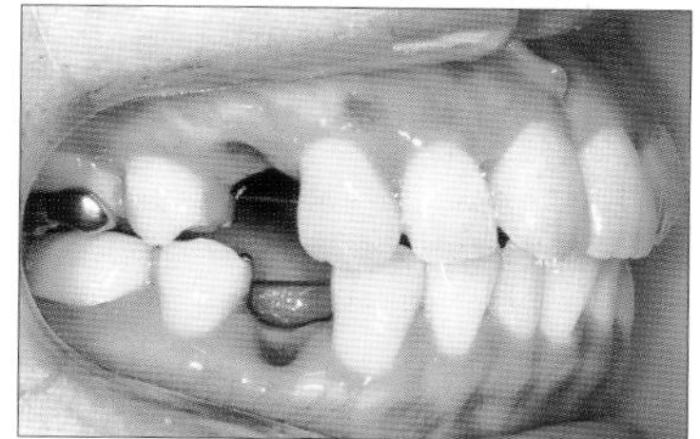
2011-12　右侧咬合像

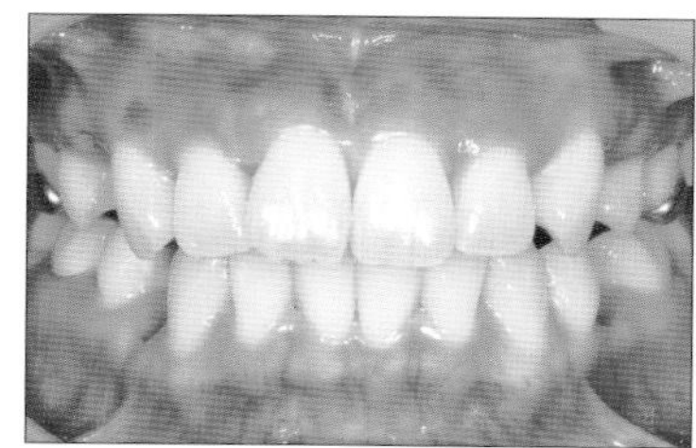
2011-12　正面咬合像

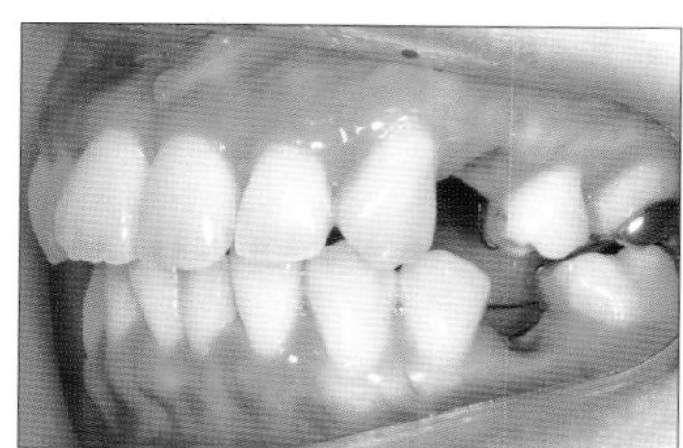
2011-12　左侧咬合像

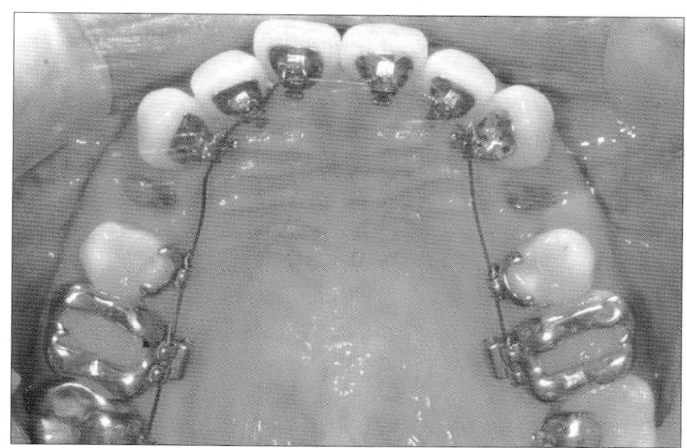
2011-12　上颌殆面像

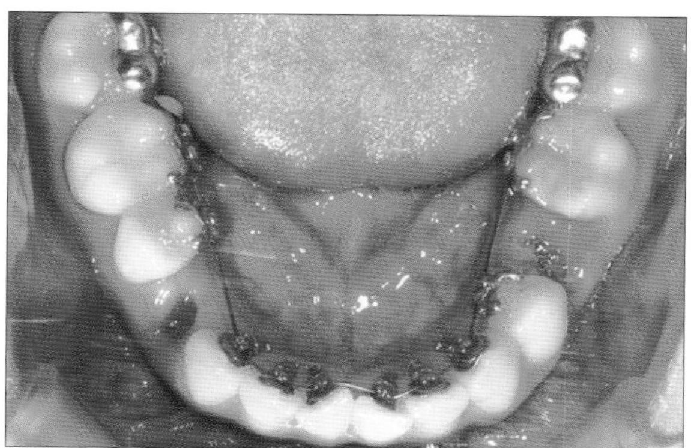
2011-12　下颌殆面像

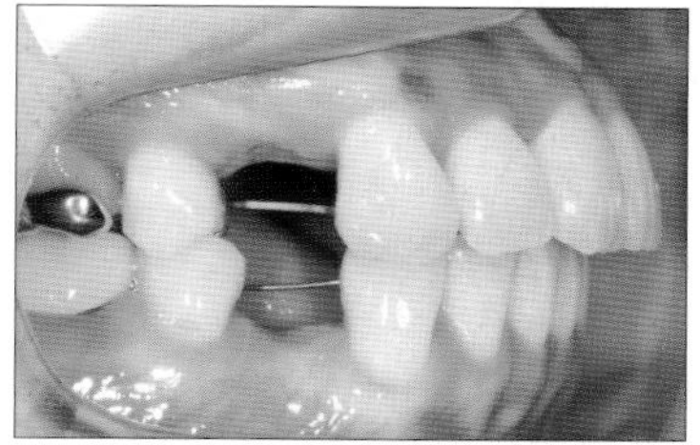
2011-12　右侧咬合像

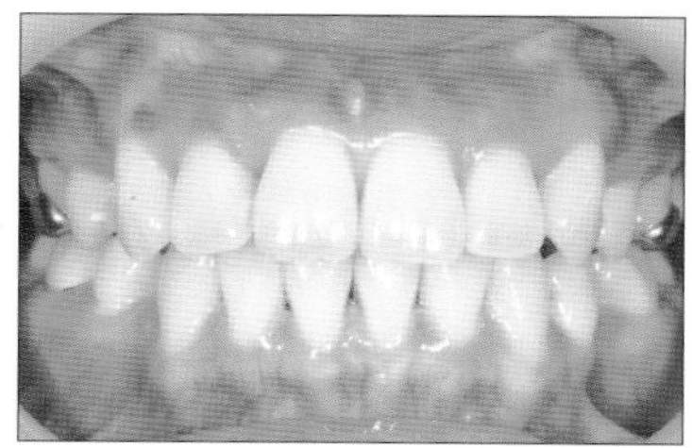
2011-12　正面咬合像

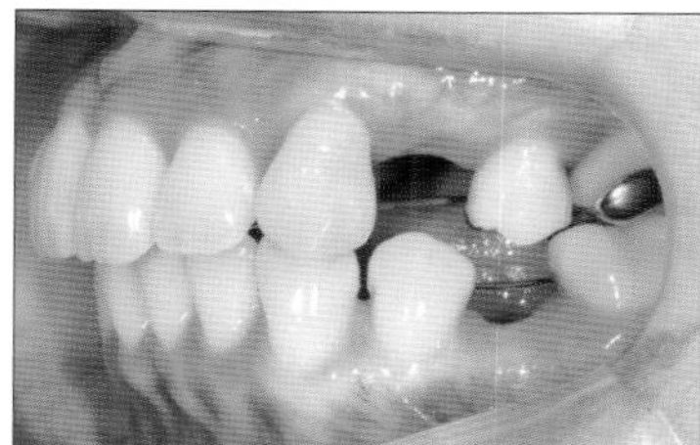
2011-12　左侧咬合像

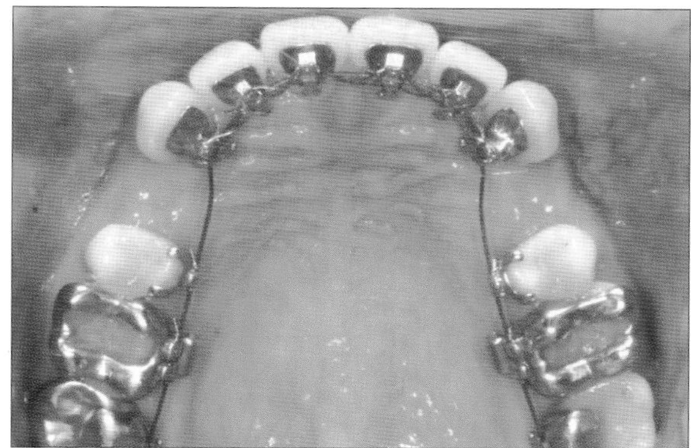
2011-12　上颌殆面像

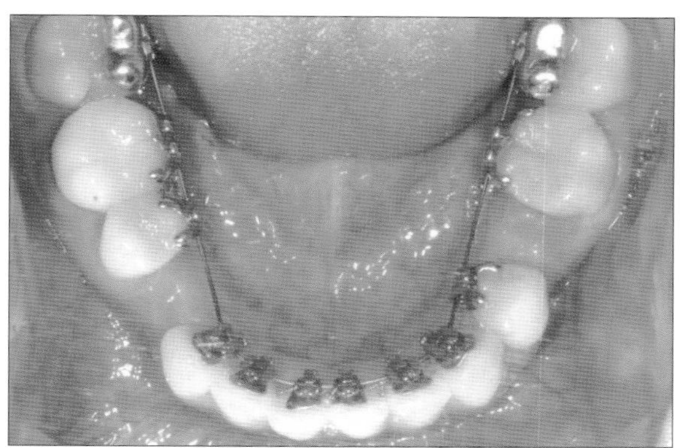
2011-12　下颌殆面像

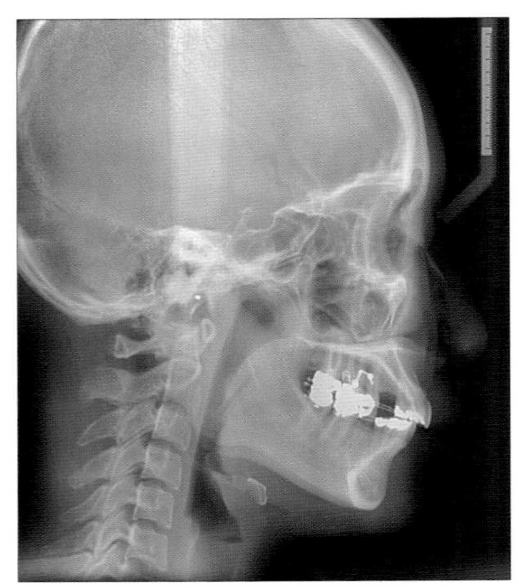
2012-05 头颅侧位片

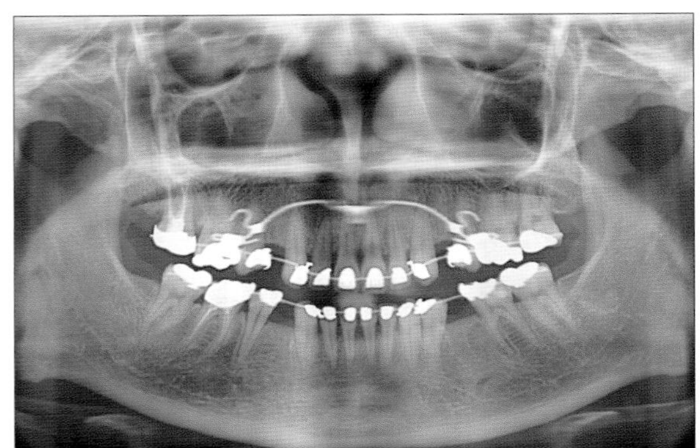
2012-05 曲面断层片

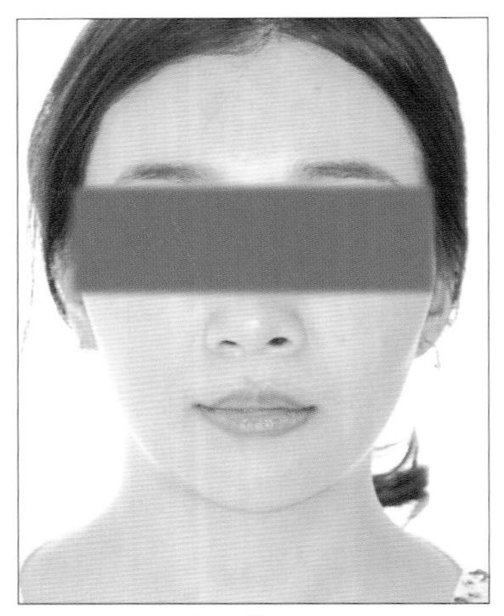
2012-08 正面像

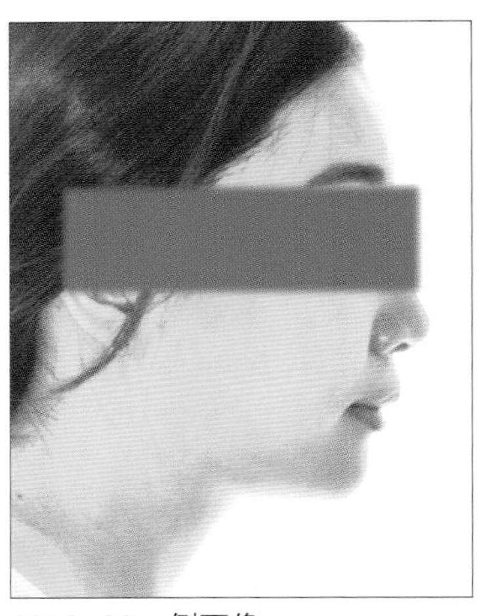
2012-08 侧面像

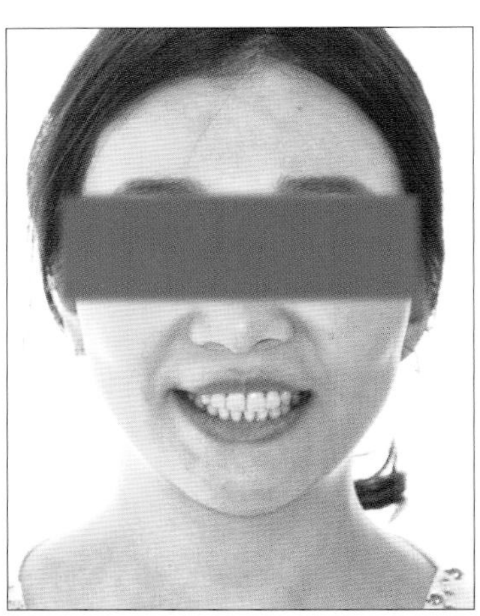
2012-08 正面微笑像

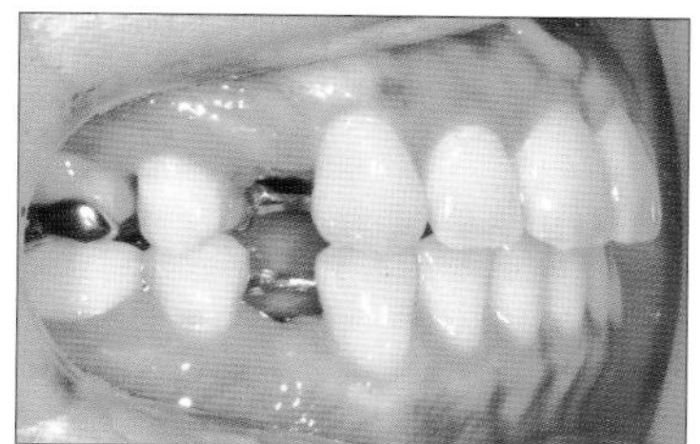
2012-08　右侧咬合像

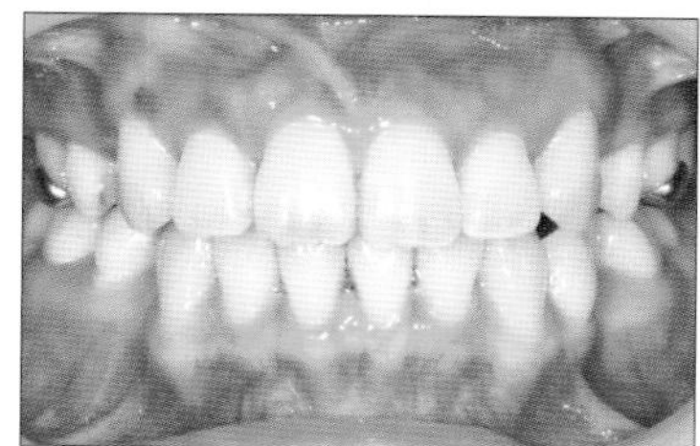
2012-08　正面咬合像

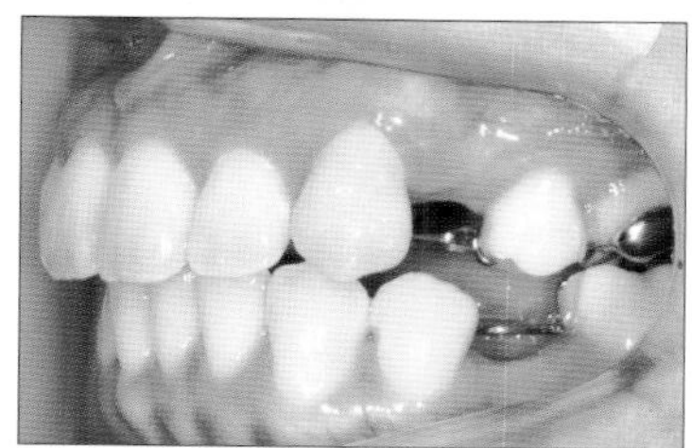
2012-08　左侧咬合像

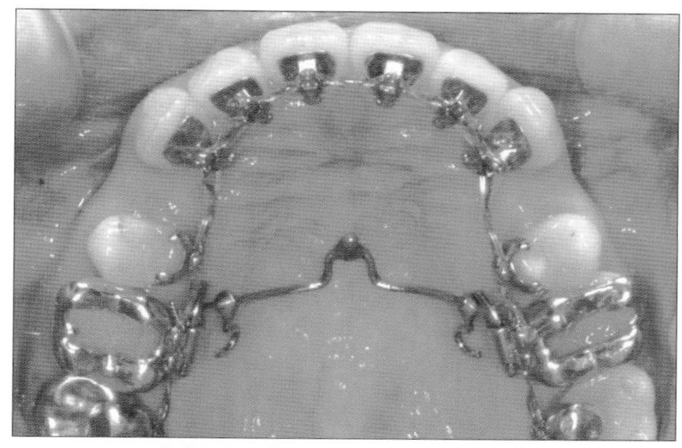
2012-08　上颌殆面像

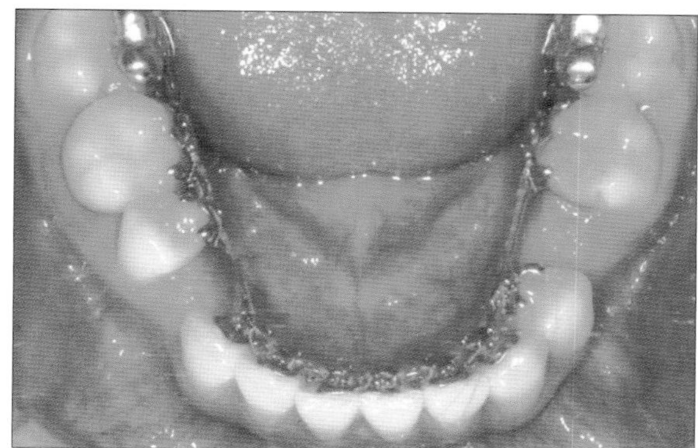
2012-08　下颌殆面像

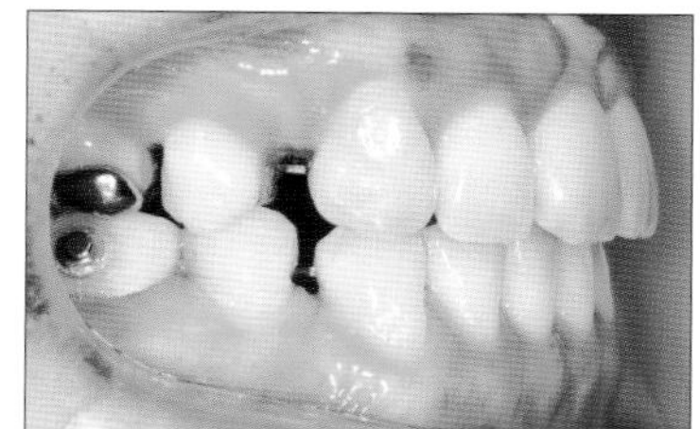
2012-12　右侧咬合像

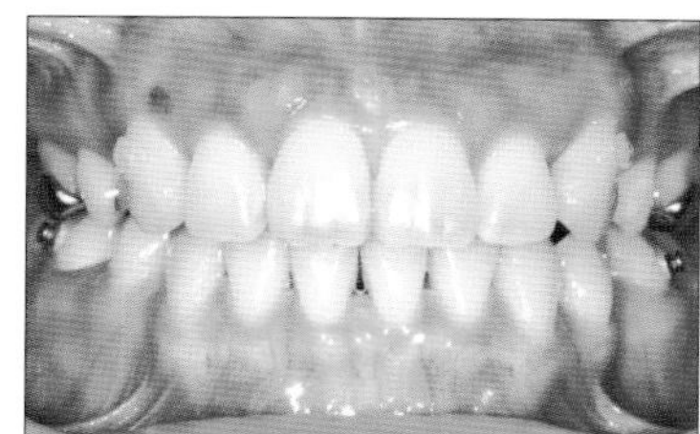
2012-12　正面咬合像

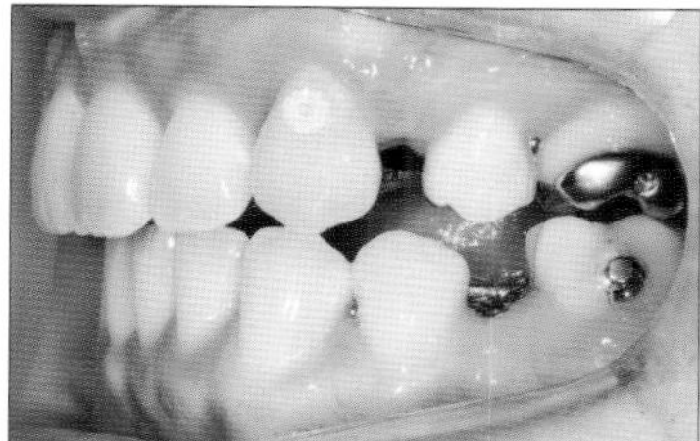
2012-12　左侧咬合像

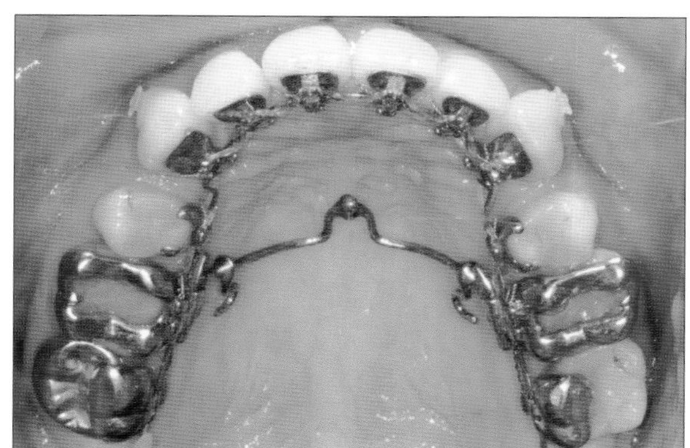
2012-12　上颌殆面像

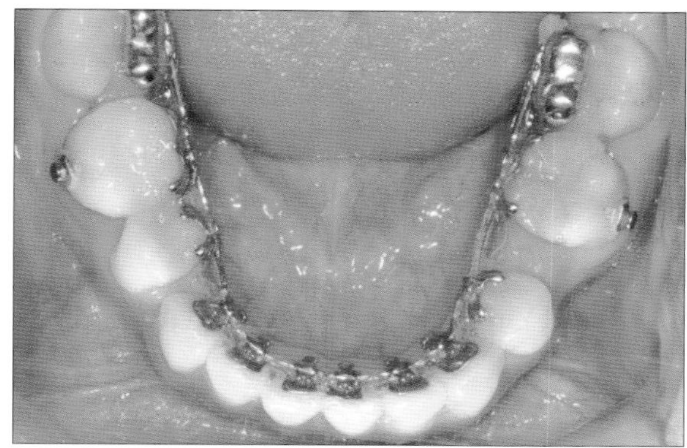
2012-12　下颌殆面像

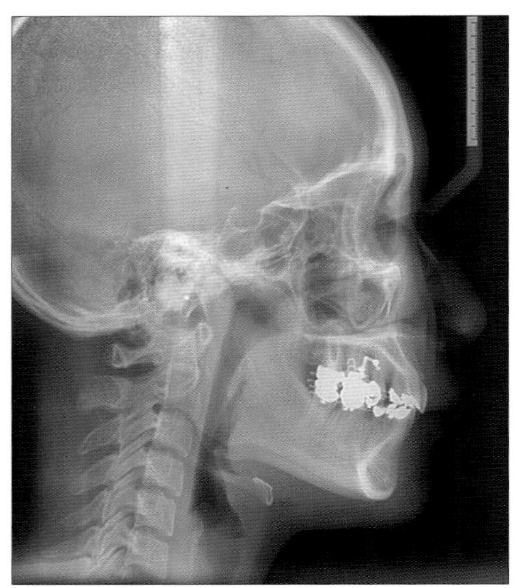
2013-01　头颅侧位片

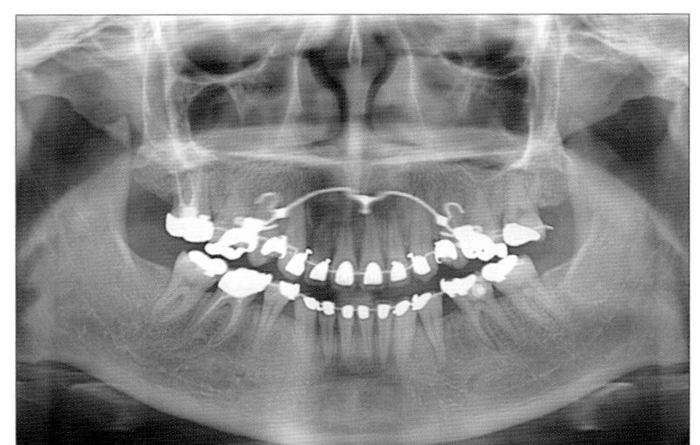
2013-01　曲面断层片

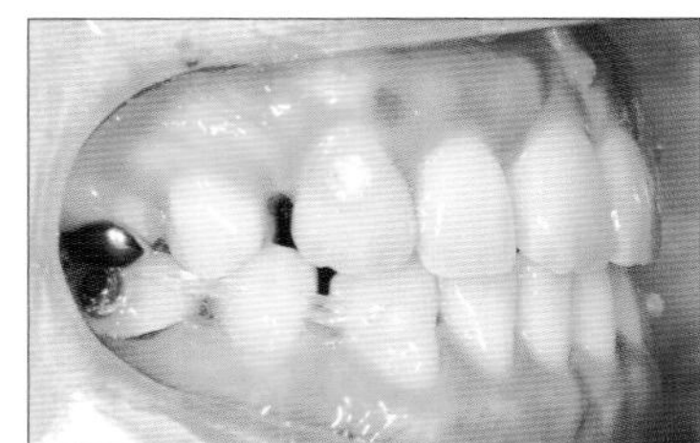
2013-03　右侧咬合像

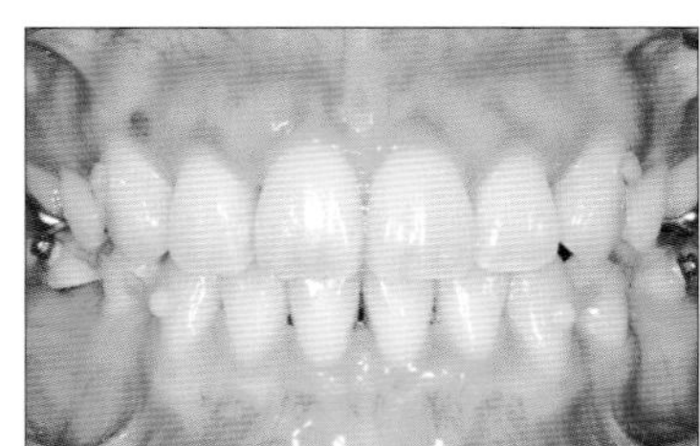
2013-03　正面咬合像

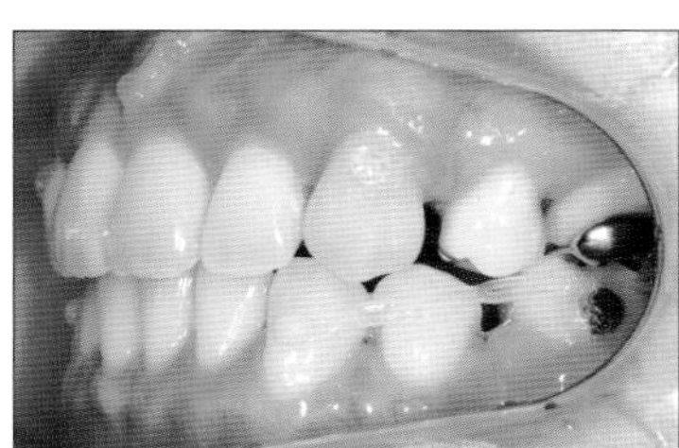
2013-03　左侧咬合像

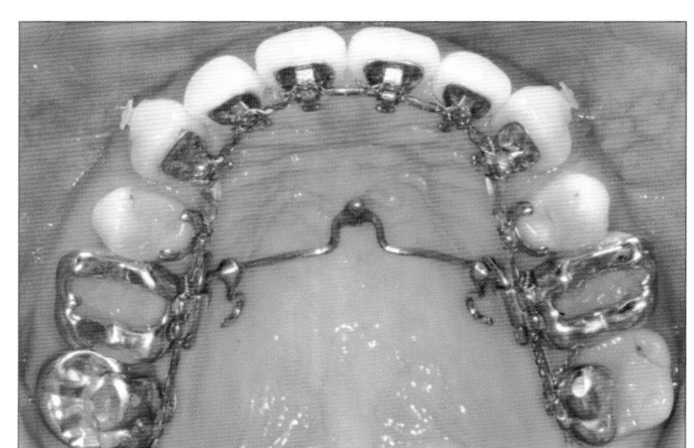
2013-03　上颌殆面像

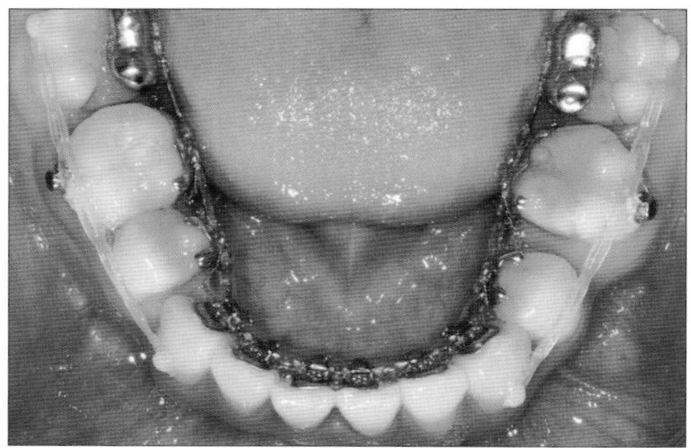
2013-03　下颌殆面像

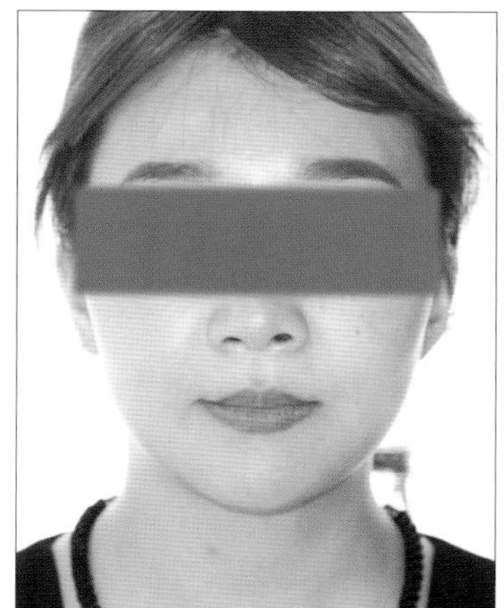
2013-07 正面像

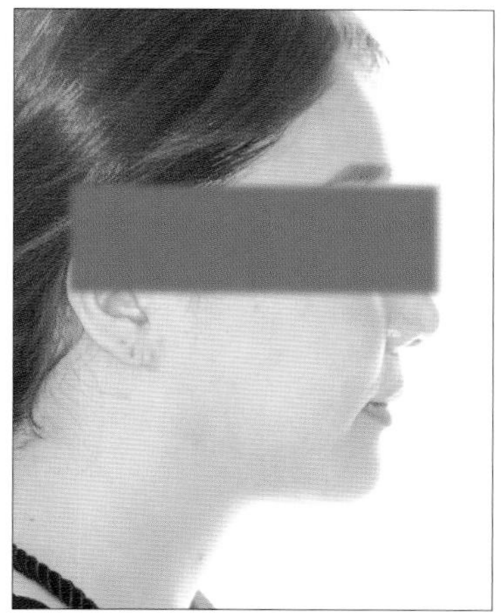
2013-07 侧面像

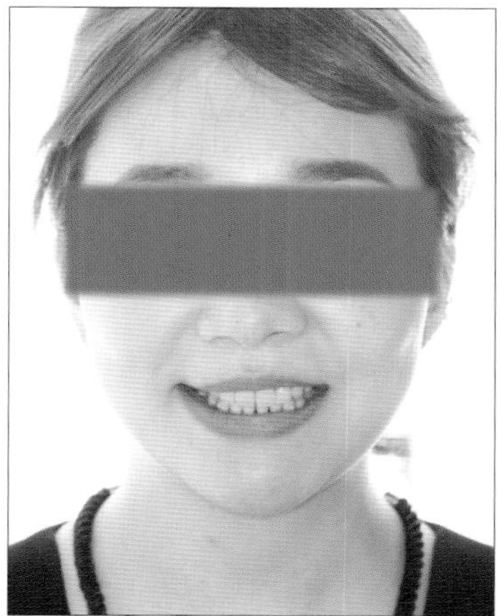
2013-07 正面微笑像

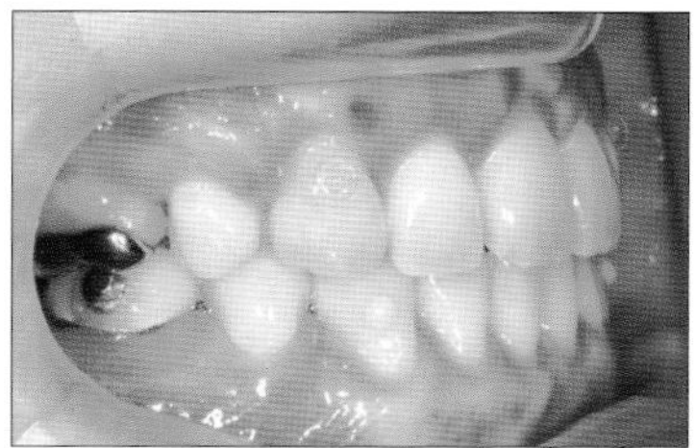
2013-07 右侧咬合像

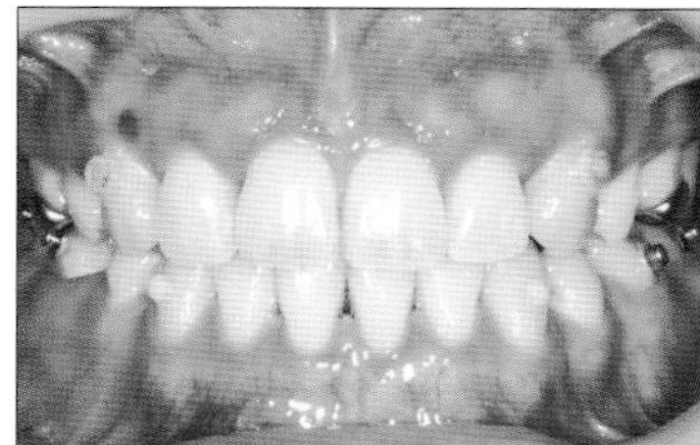
2013-07 正面咬合像

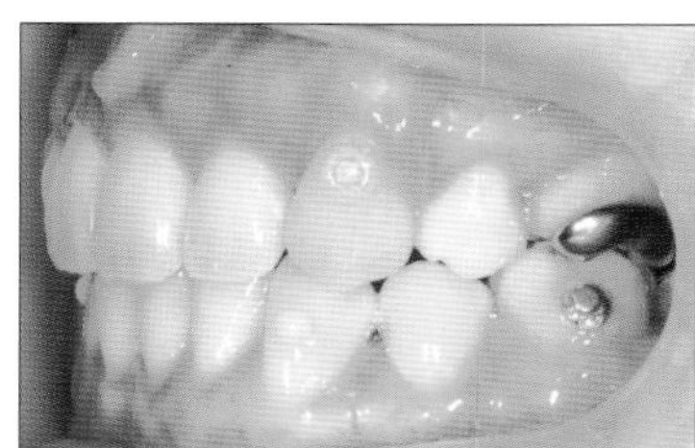
2013-07 左侧咬合像

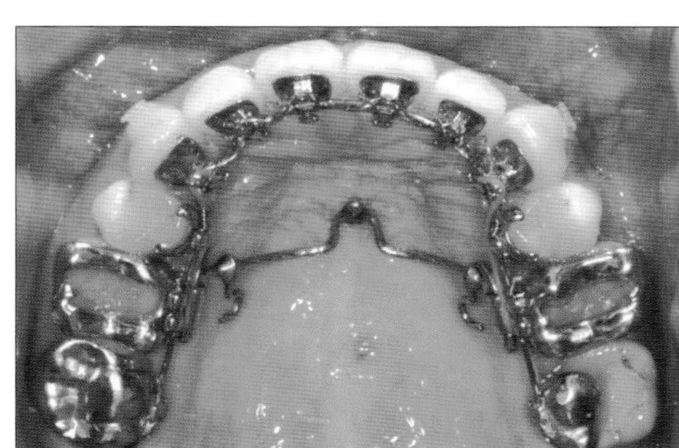
2013-07 上颌殆面像

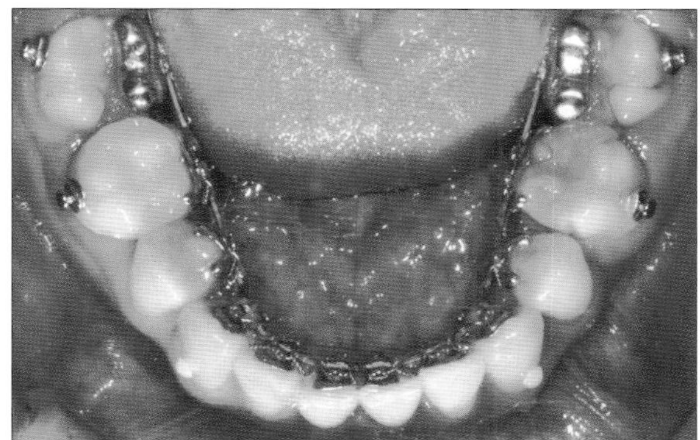
2013-07 下颌殆面像

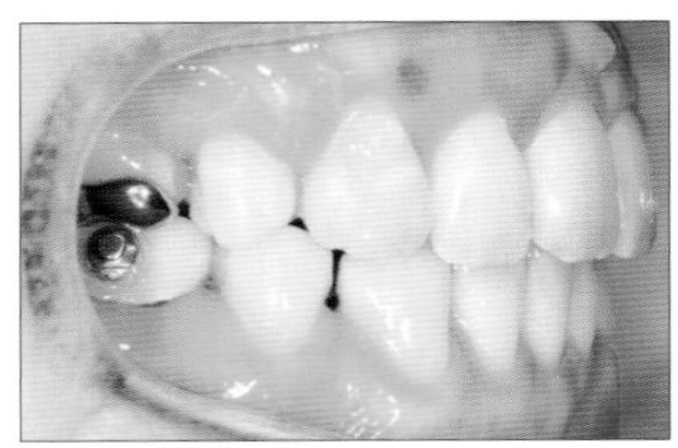
2013-09 右侧咬合像

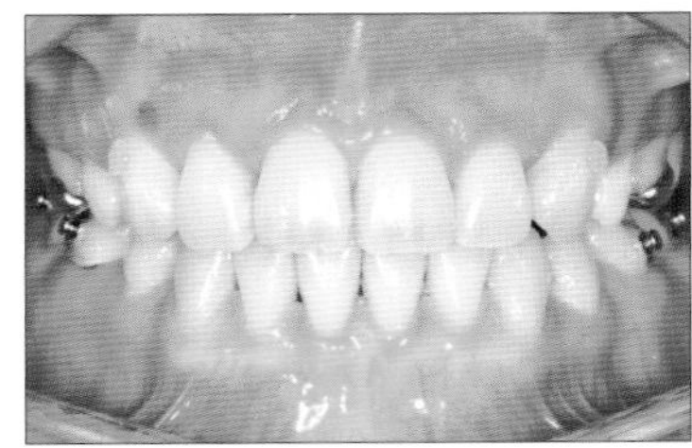
2013-09 正面咬合像

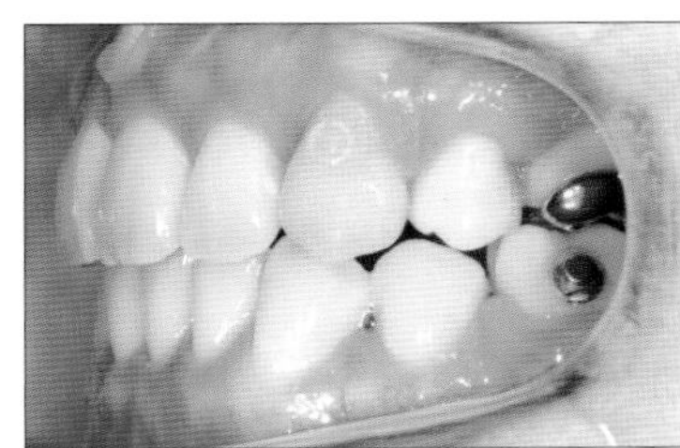
2013-09 左侧咬合像

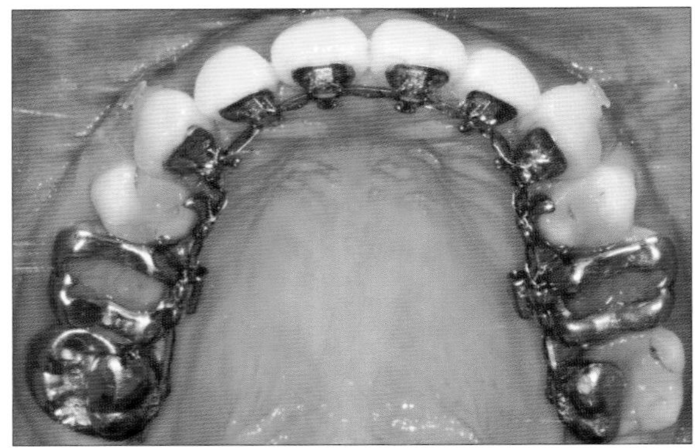
2013-09 上颌殆面像

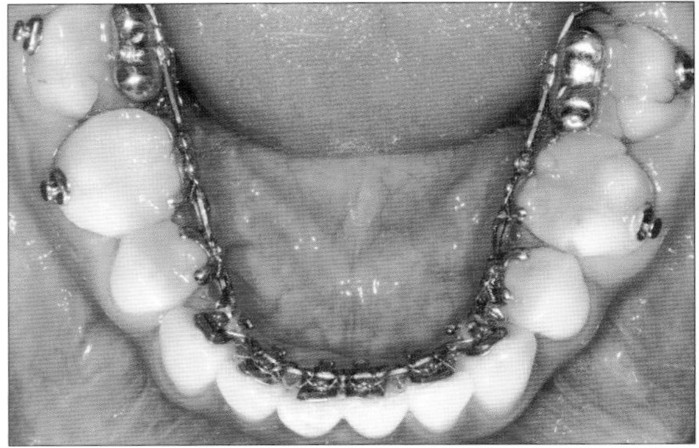
2013-09 下颌殆面像

治疗后

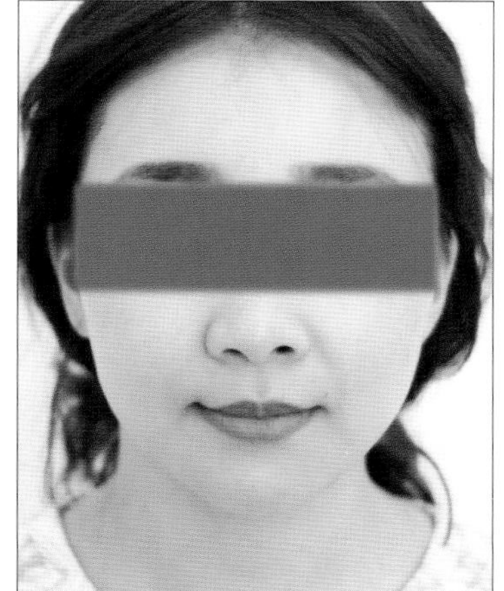
2014-02　正面像

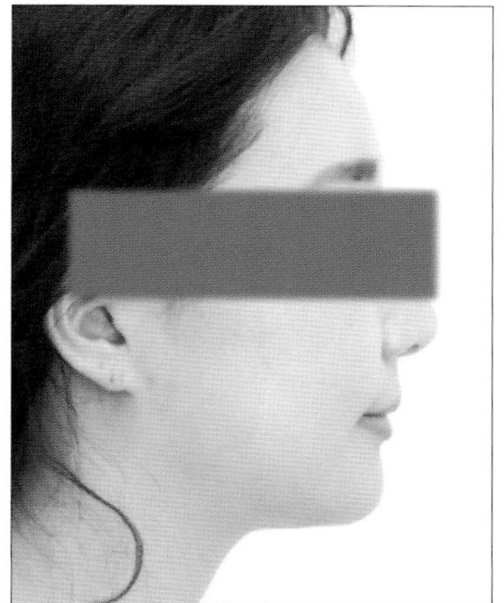
2014-02　侧面像

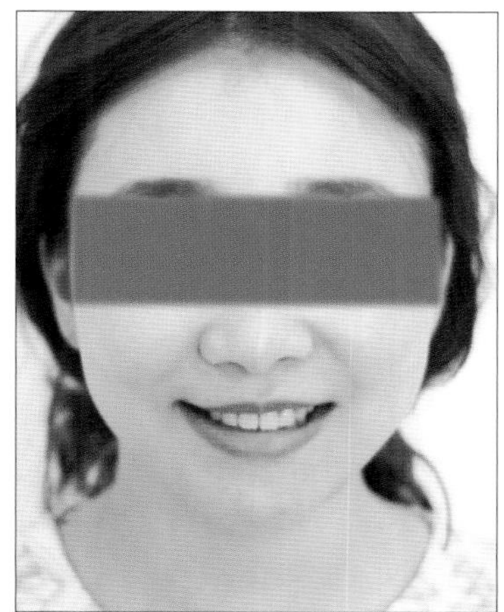
2014-02　正面微笑像

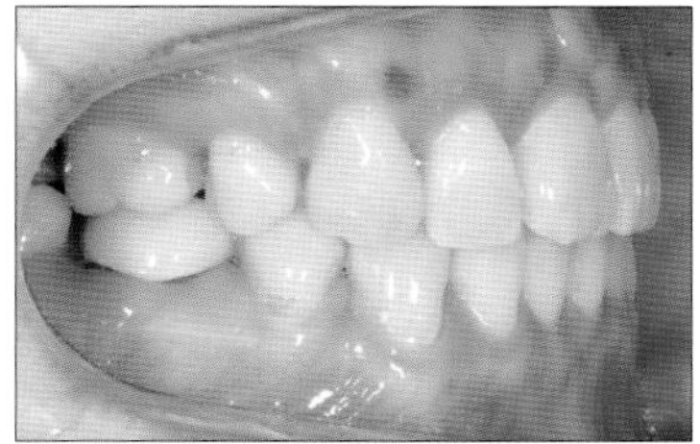
2014-02　右侧咬合像

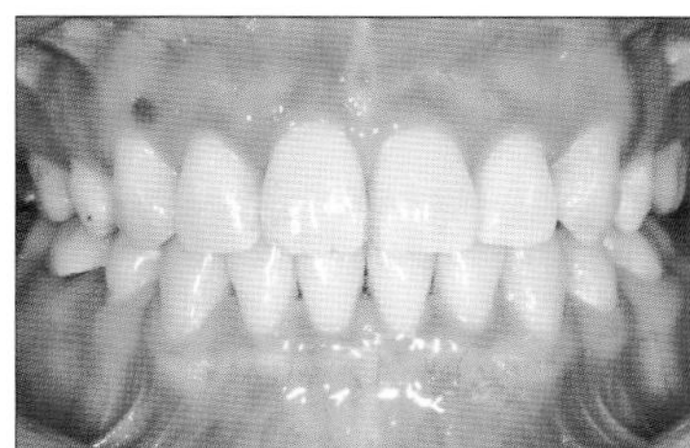
2014-02　正面咬合像

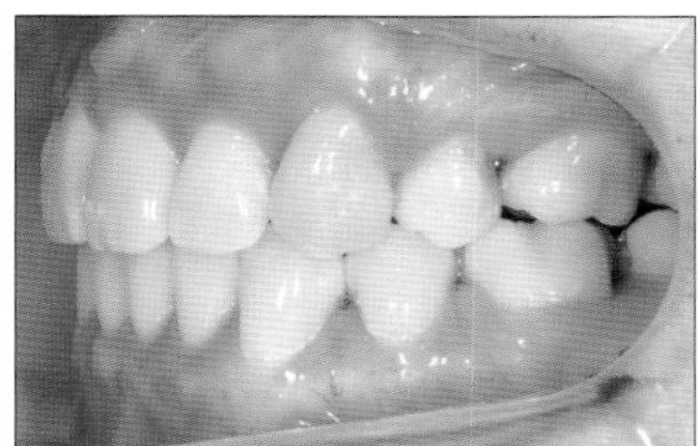
2014-02　左侧咬合像

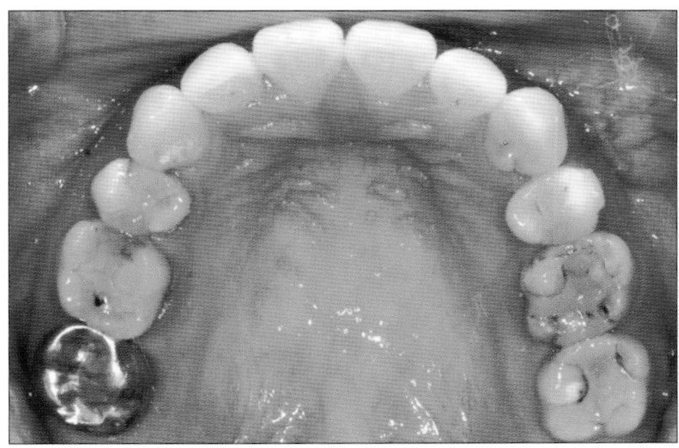
2014-02　上颌𬌗面像

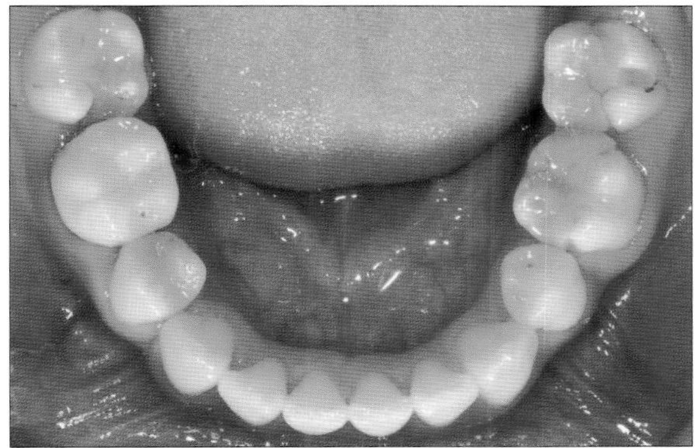
2014-02　下颌𬌗面像

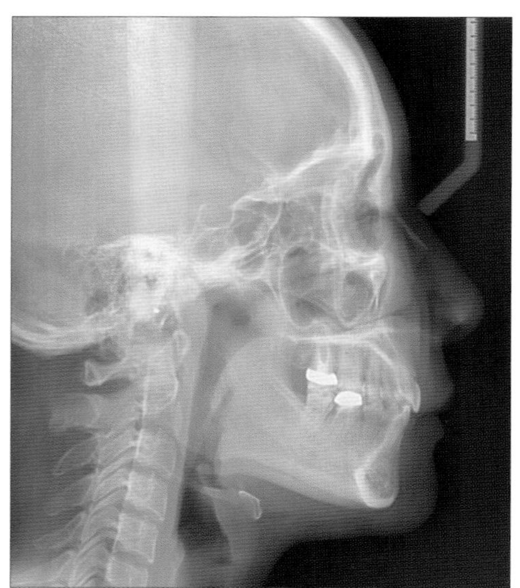
2014-02 头颅侧位片

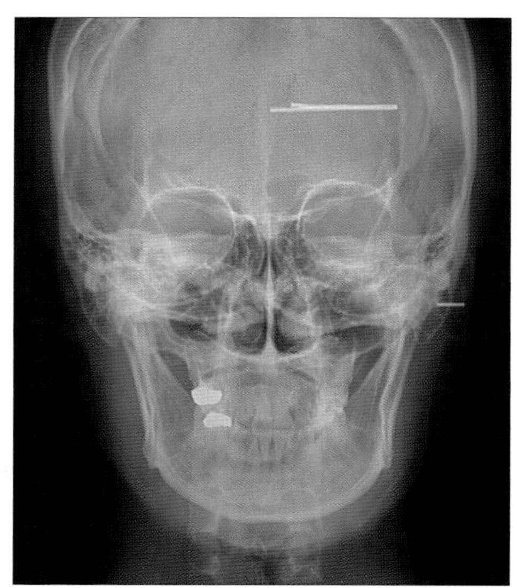
2014-02 头颅正位片

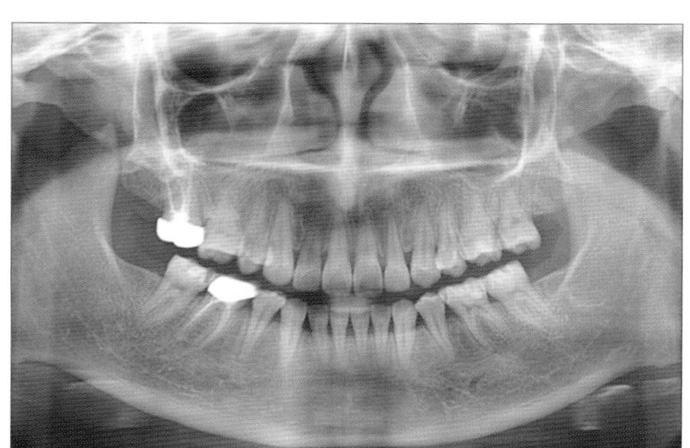
2014-02 曲面断层片

保持6个月后

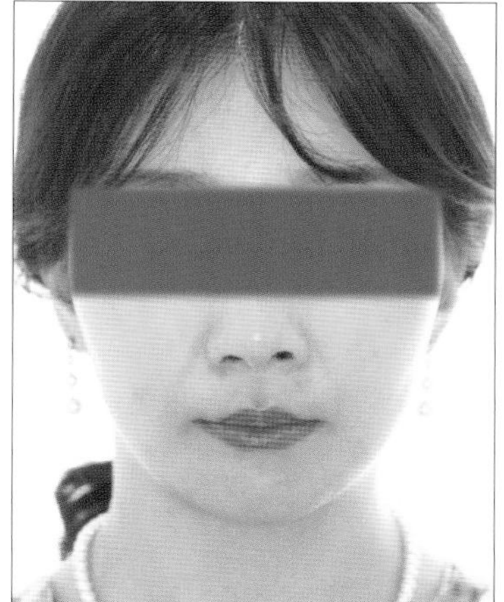
2014-09　正面像

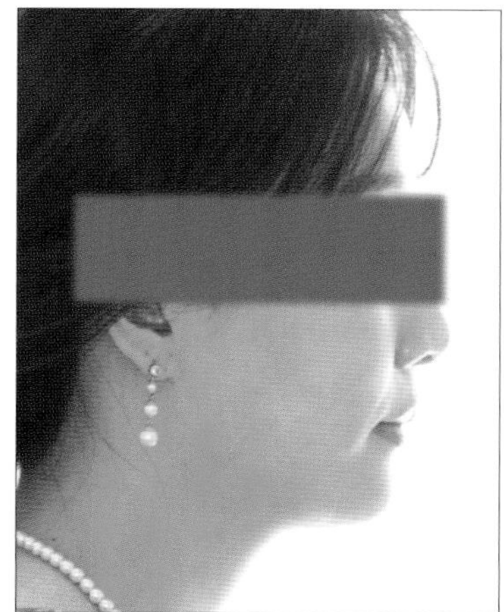
2014-09　侧面像

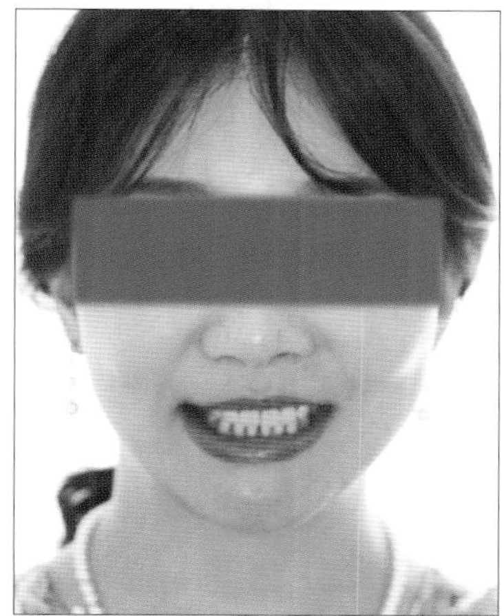
2014-09　正面微笑像

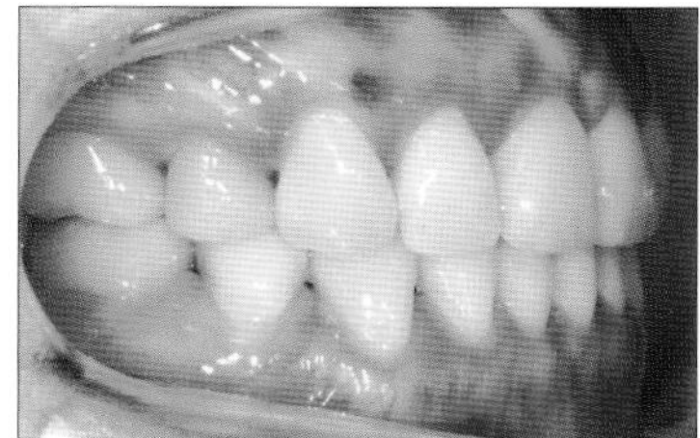
2014-09　右侧咬合像

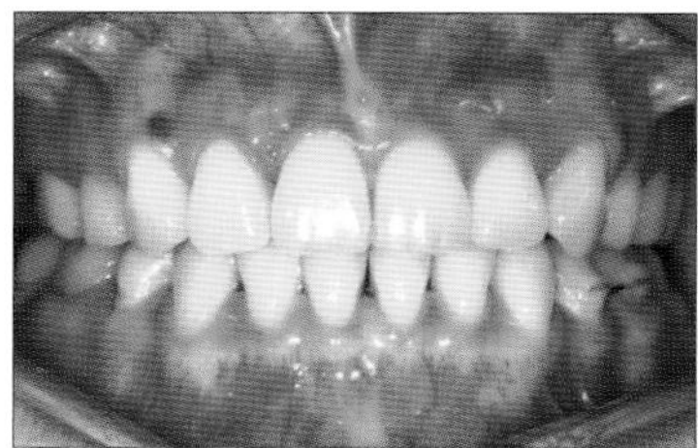
2014-09　正面咬合像

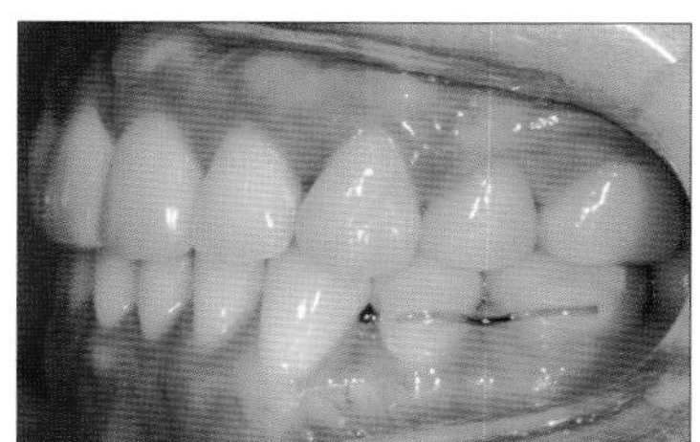
2014-09　左侧咬合像

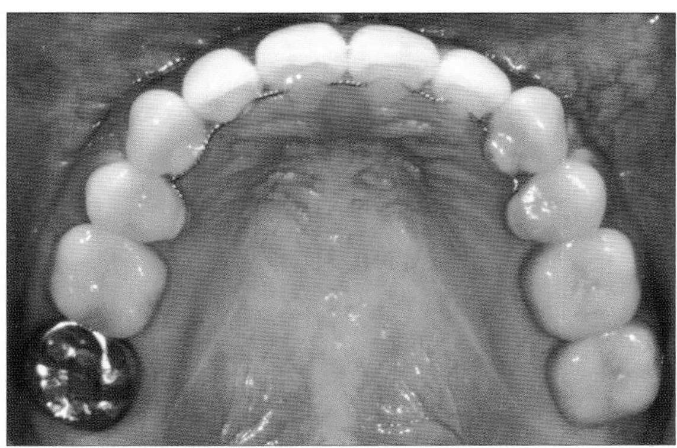
2014-09　上颌殆面像

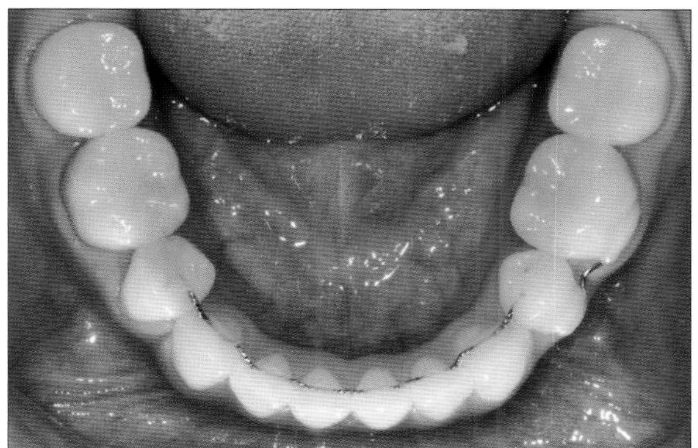
2014-09　下颌殆面像

安氏Ⅱ类；上颌拔牙矫治

- 开始日期：2010-11
- 总疗程：33个月
- 治疗计划：

  –14、24拔除，矫治前突
- 下牙列弓丝序列：

  –0.014" 超弹性镍钛弓丝

  –0.016" 超弹性镍钛弓丝

  –0.016"×0.022" 超弹性镍钛弓丝

  –0.018"×0.025" 超弹性镍钛弓丝

  –0.016"×0.024" 不锈钢弓丝

  –0.0182"×0.0182" TMA弓丝
- 上牙列弓丝序列：

  –0.014" 超弹性镍钛弓丝

  –0.016" 超弹性镍钛弓丝

  –0.016"×0.022" 超弹性镍钛弓丝

  –0.018"×0.025" 超弹性镍钛弓丝

  –0.016"×0.024" 不锈钢弓丝

  –0.0182"×0.0182" TMA弓丝

治疗前

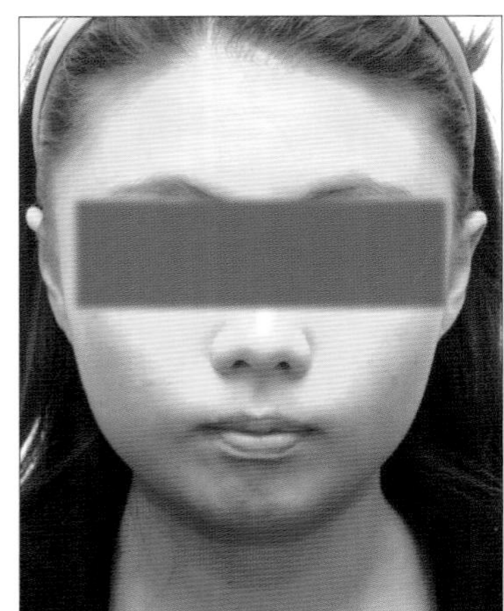
2010-11 正面像

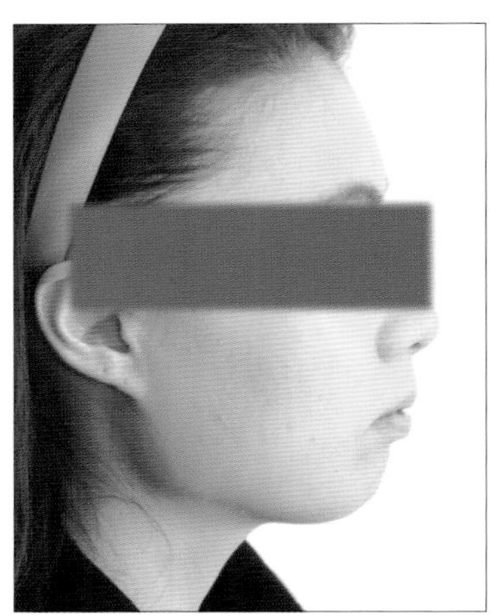
2010-11 侧面像

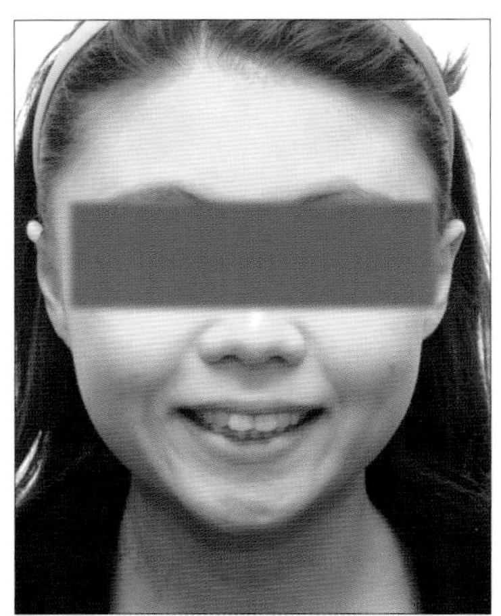
2010-11 正面微笑像

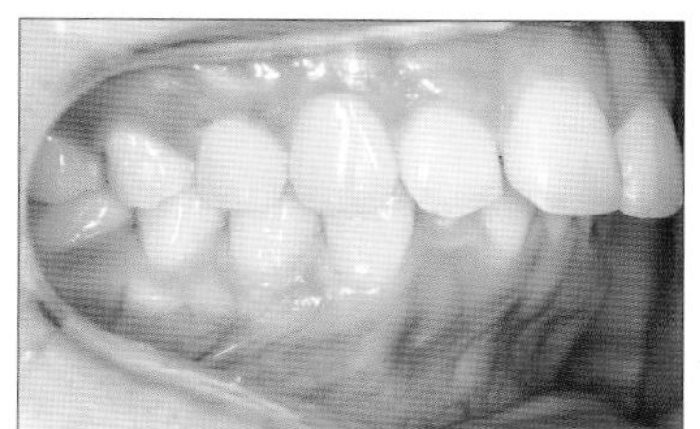
2010-11　右侧咬合像

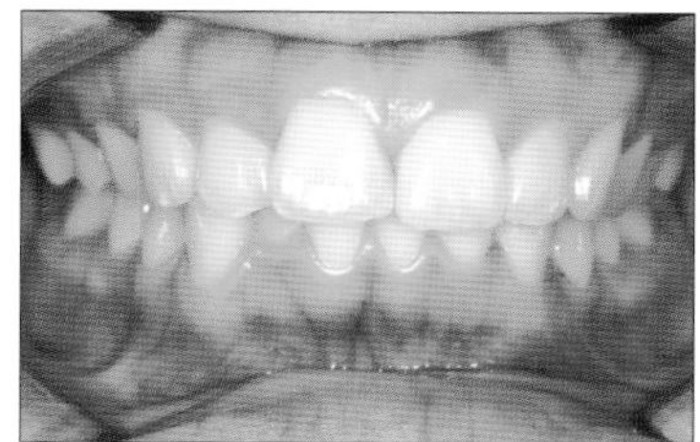
2010-11　正面咬合像

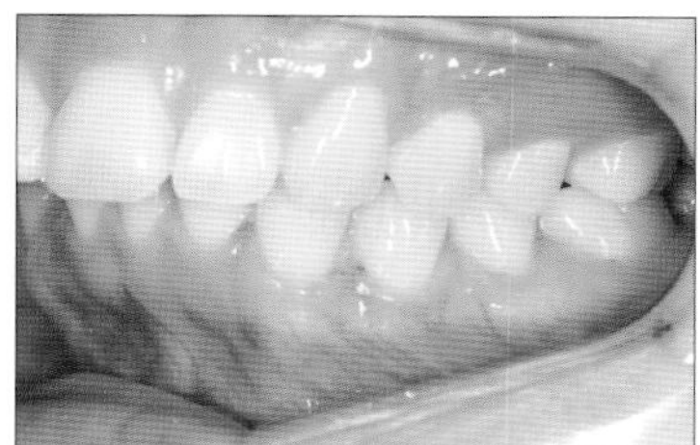
2010-11　左侧咬合像

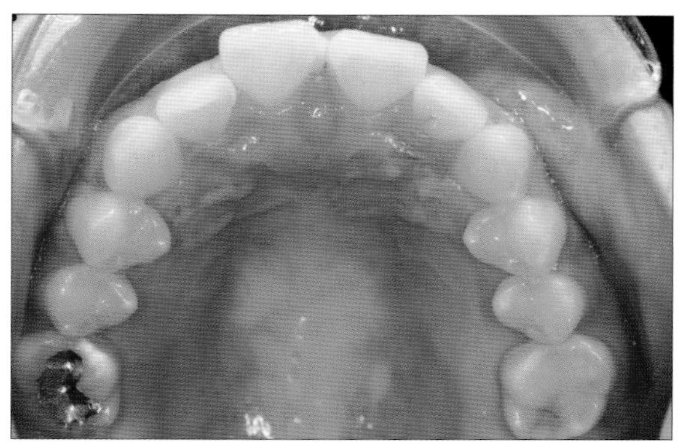
2010-11　上颌殆面像

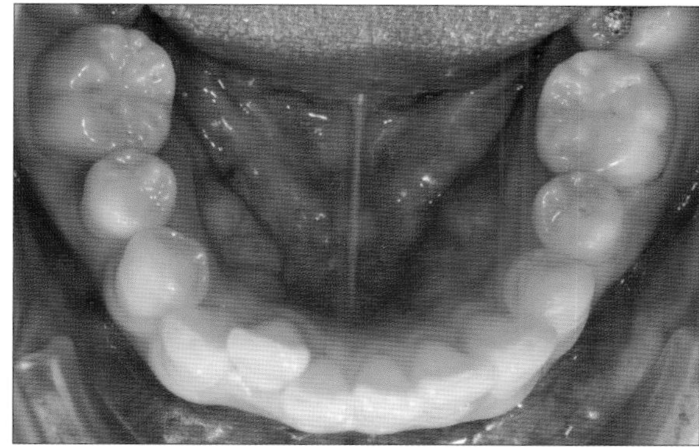
2010-11　下颌殆面像

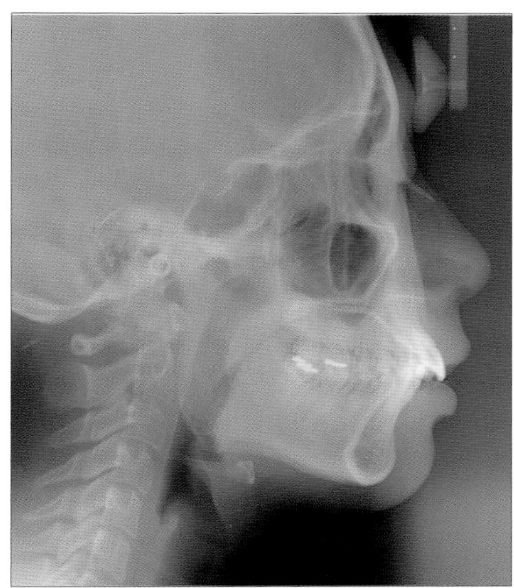
2010-11　头颅侧位片

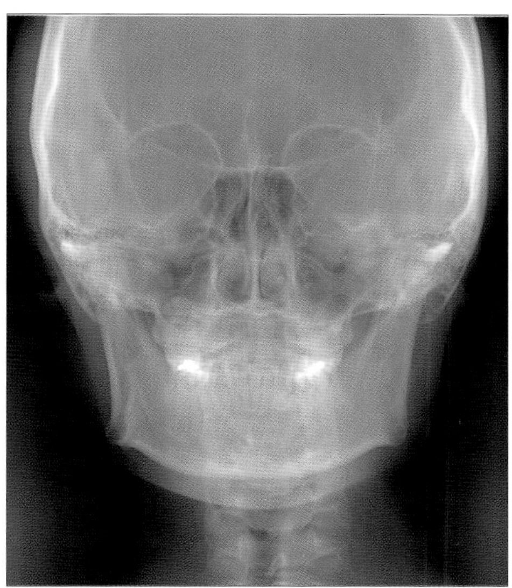
2010-11　头颅正位片

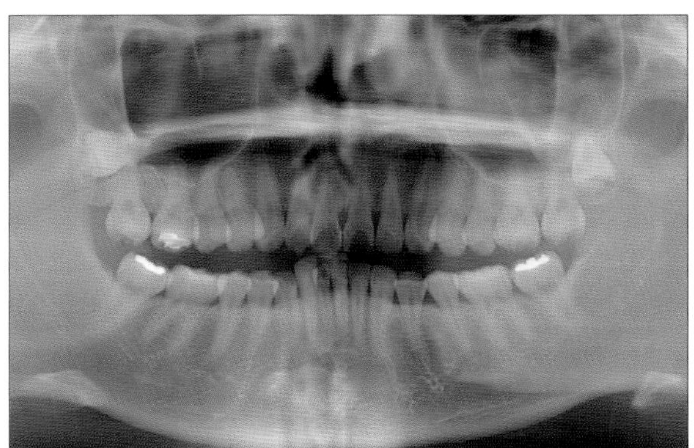
2010-11　曲面断层片

治疗中

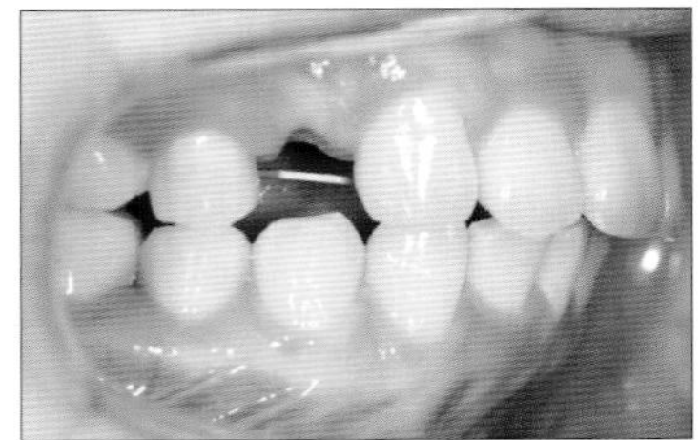

2011-07 右侧咬合像

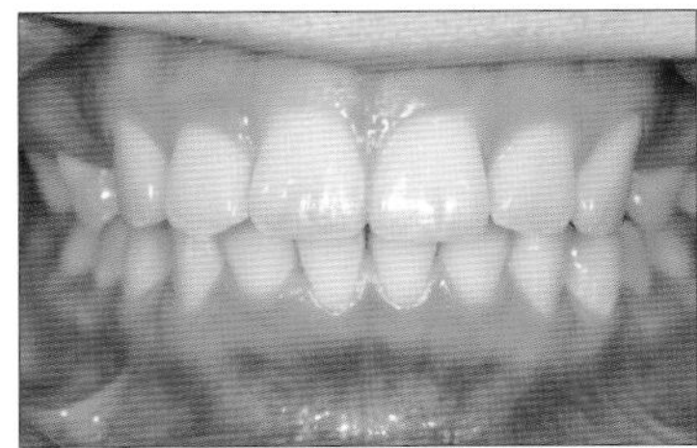

2011-07 正面咬合像

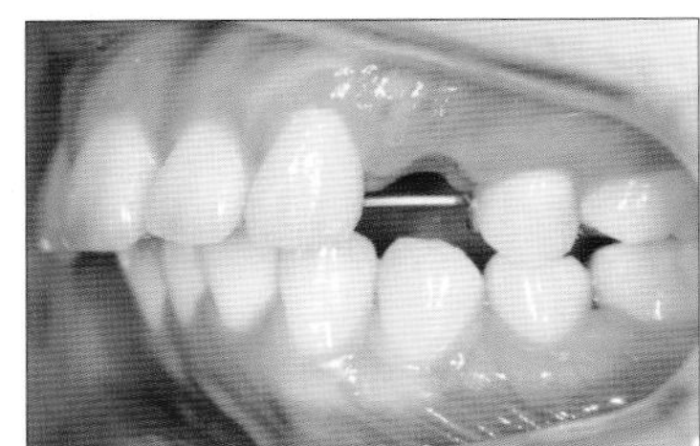

2011-07 左侧咬合像

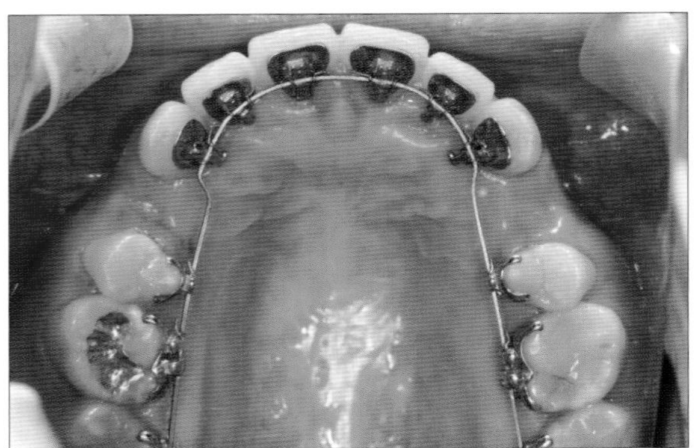

2011-07 上颌𬌗面像

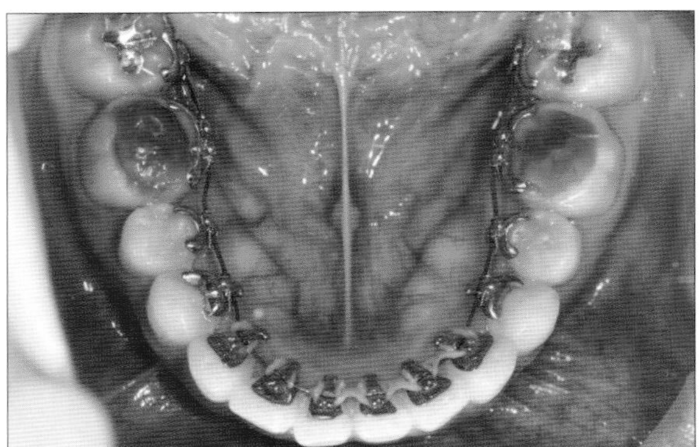

2011-07 下颌𬌗面像

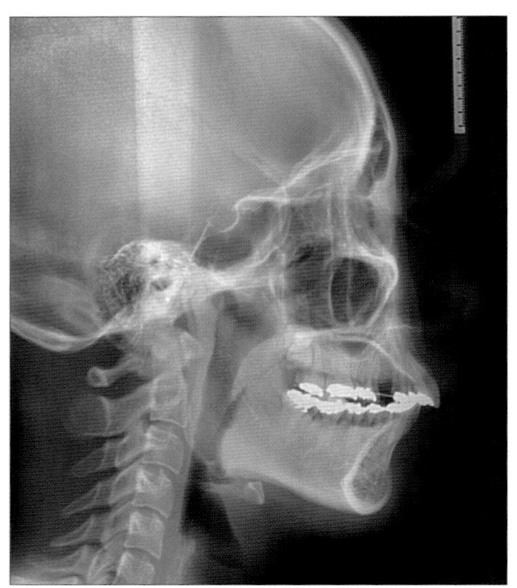

2011-08 头颅侧位片

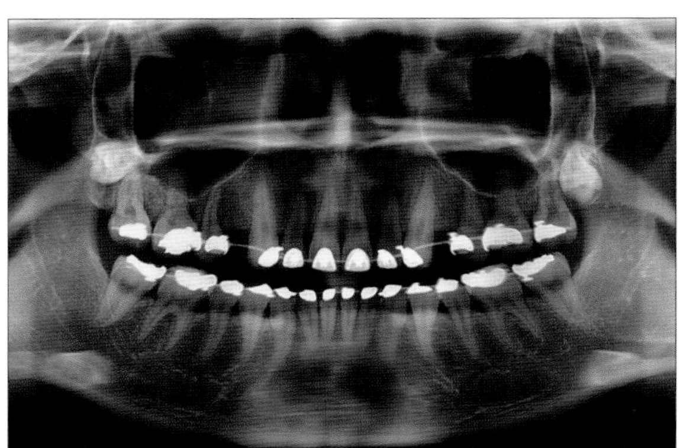

2011-08 曲面断层片

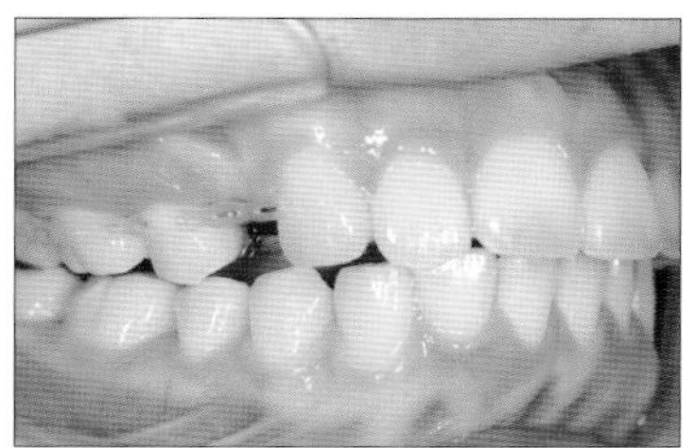
2011-09　右侧咬合像

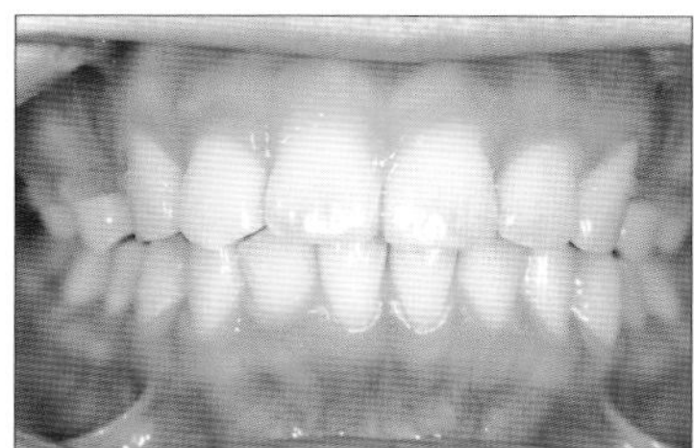
2011-09　正面咬合像

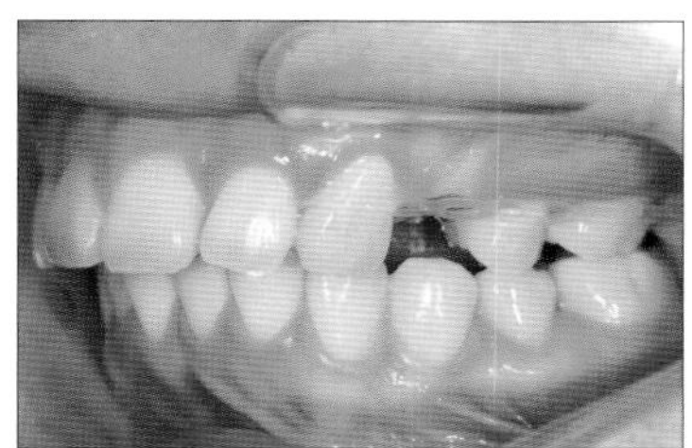
2011-09　左侧咬合像

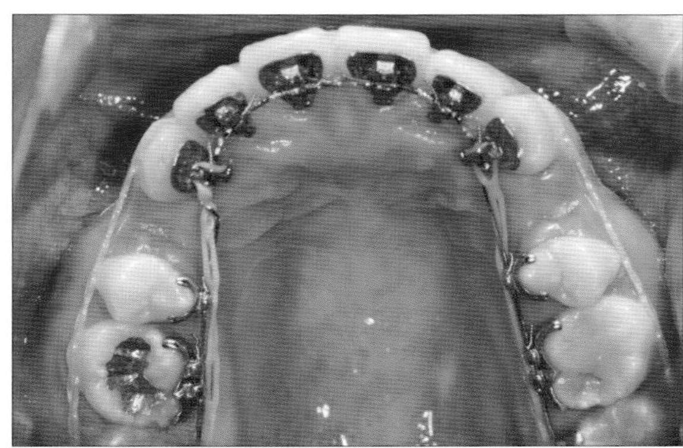
2011-09　上颌𬌗面像

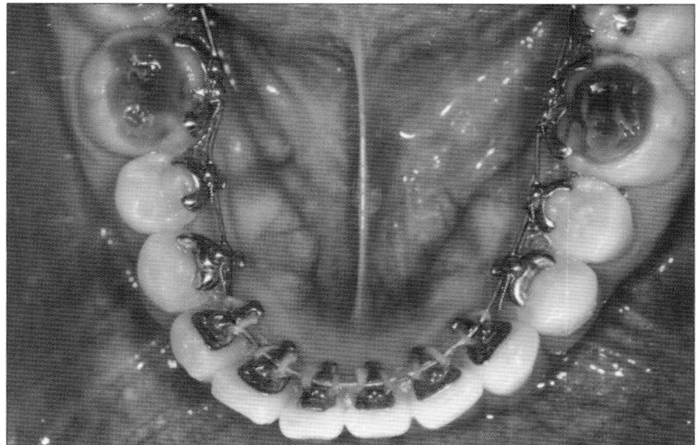
2011-09　下颌𬌗面像

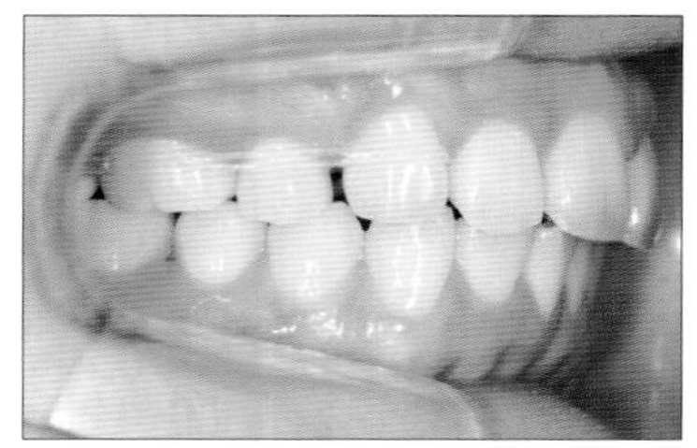
2012-08　右侧咬合像

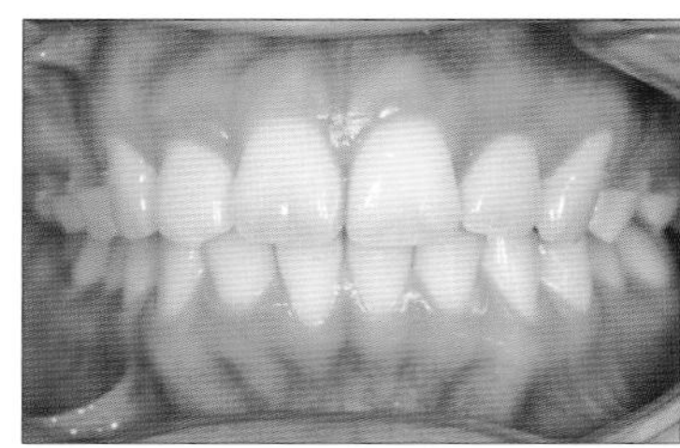
2012-08　正面咬合像

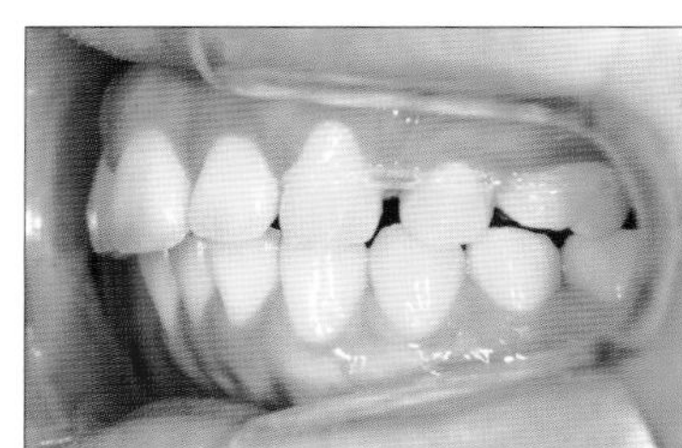
2012-08　左侧咬合像

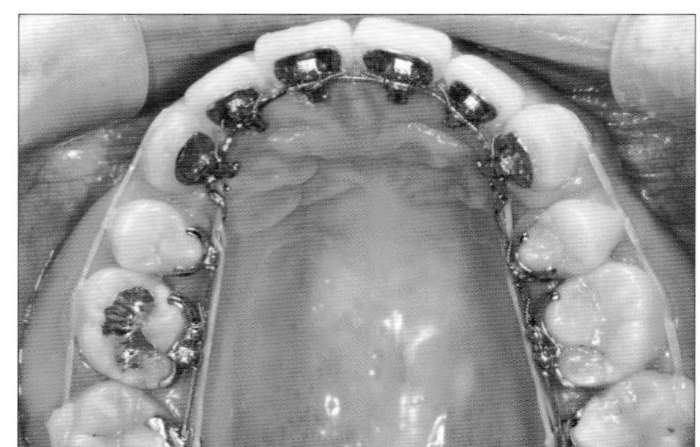
2012-08　上颌𬌗面像

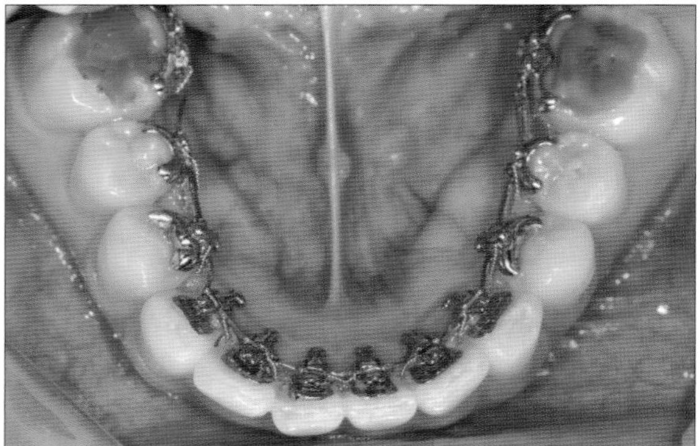
2012-08　下颌𬌗面像

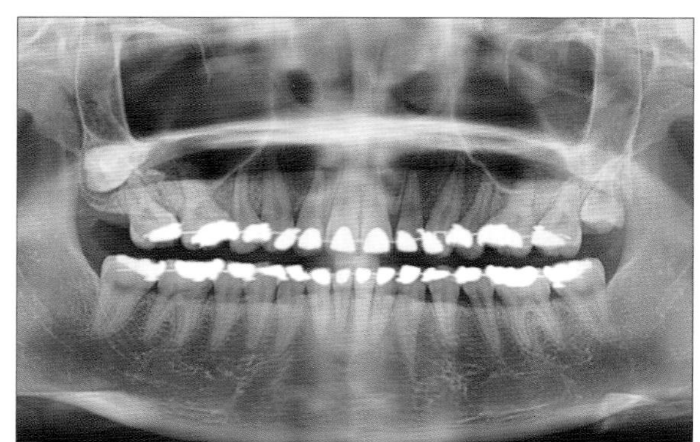
2012-11　曲面断层片

治疗后

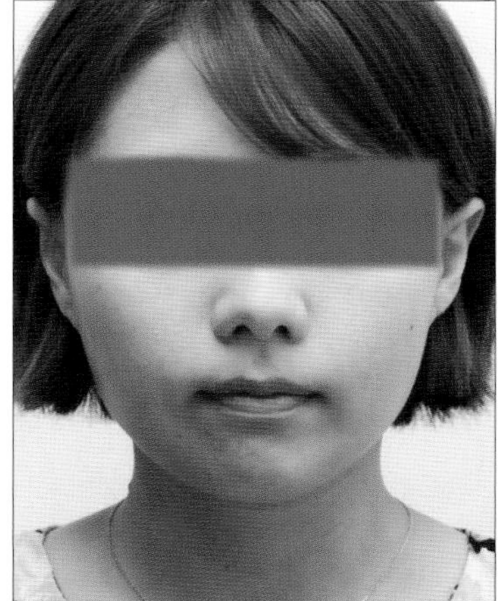
2013-08　正面像

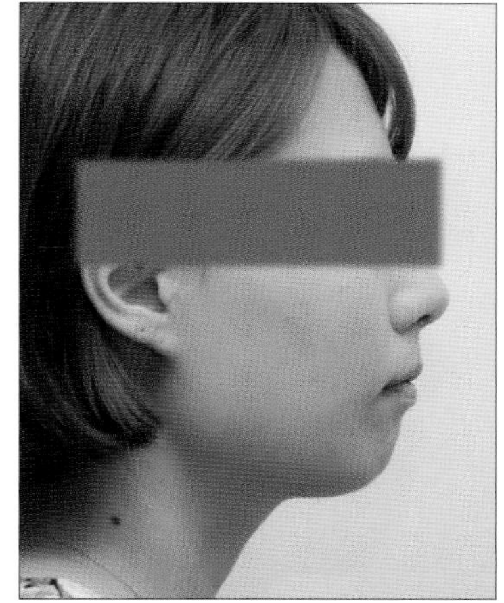
2013-08　侧面像

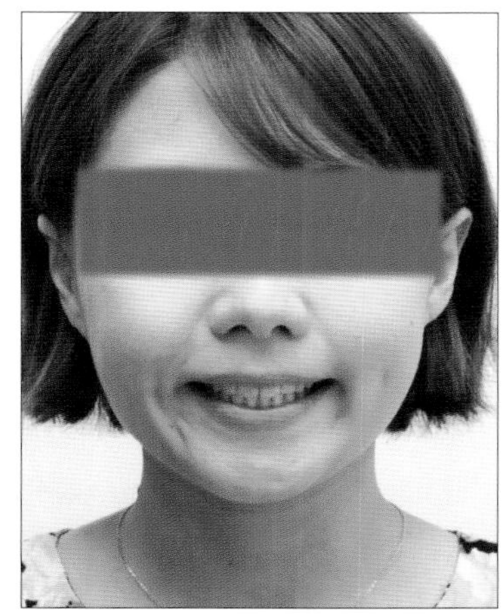
2013-08　正面微笑像

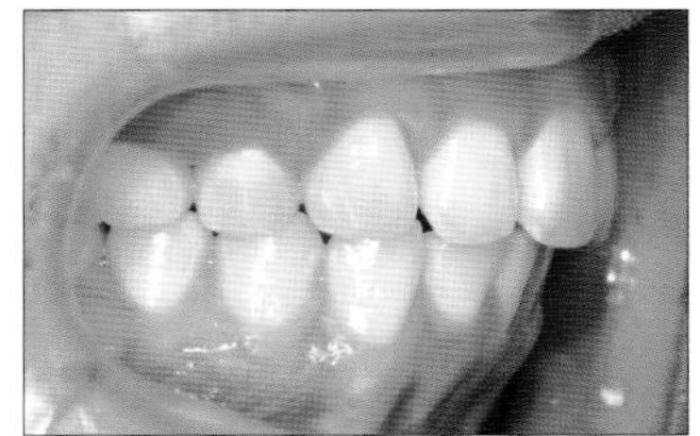
2013-08　右侧咬合像

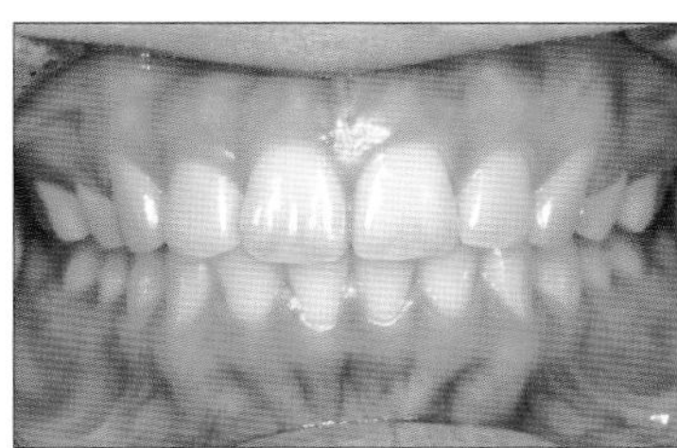
2013-08　正面咬合像

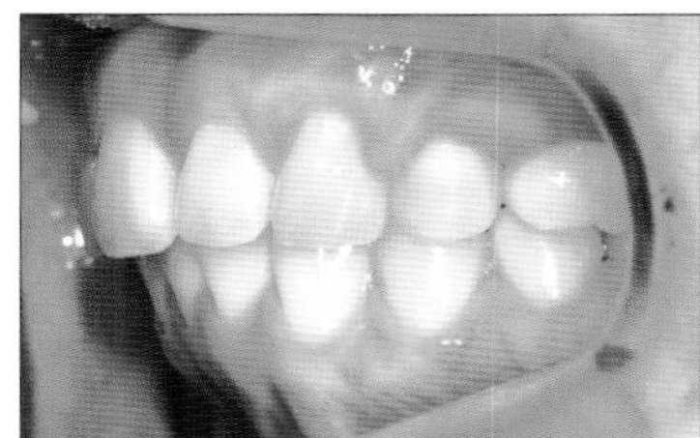
2013-08　左侧咬合像

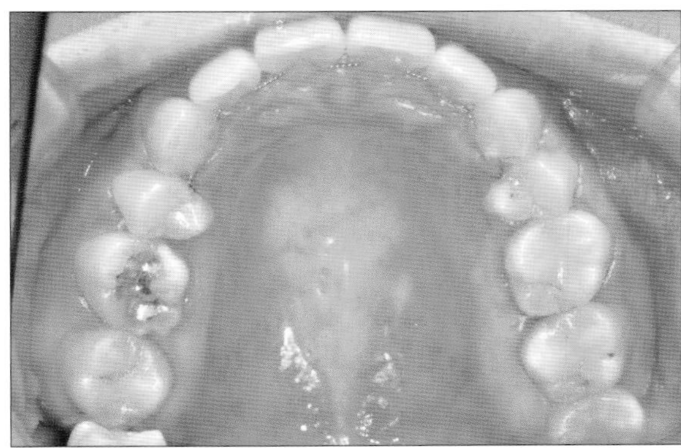
2013-08　上颌殆面像

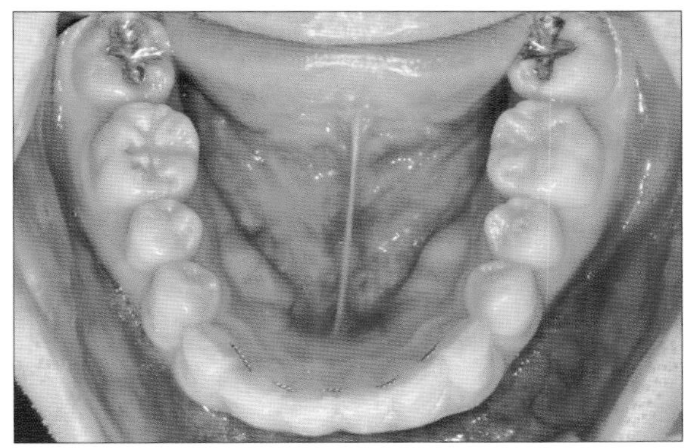
2013-08　下颌殆面像

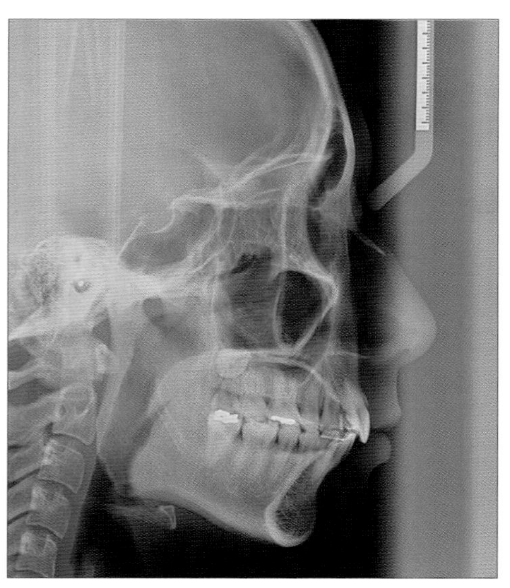

2013-08　头颅侧位片

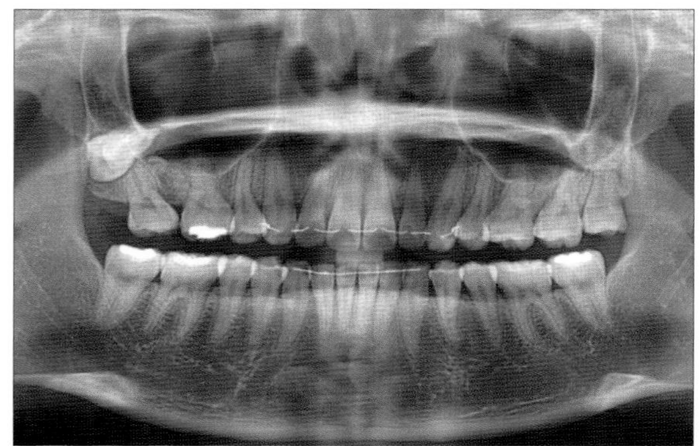

2013-08　曲面断层片

病例1　安氏Ⅲ类；拔牙矫治

- 开始日期：2010–12
- 总疗程：40个月
- 治疗计划：
  - –14、24、34、44拔除
  - –前牙回收前预设转矩
  - –强支抗
  - –调整磨牙至中性关系
- 下牙列弓丝序列：
  - –0.014" 超弹性镍钛弓丝
  - –0.016"×0.022" 超弹性镍钛弓丝
  - –0.018"×0.025" 超弹性镍钛弓丝
  - –0.016"×0.024" 不锈钢弓丝（加13°转矩）
  - –0.0182"×0.0182" TMA弓丝
- 上牙列弓丝序列：
  - –0.016" 超弹性镍钛弓丝
  - –0.016"×0.022" 超弹性镍钛弓丝
  - –0.018"×0.025" 超弹性镍钛弓丝
  - –0.016"×0.024" 不锈钢弓丝（加13°转矩）
  - –0.0182"×0.0182" TMA弓丝

治疗前

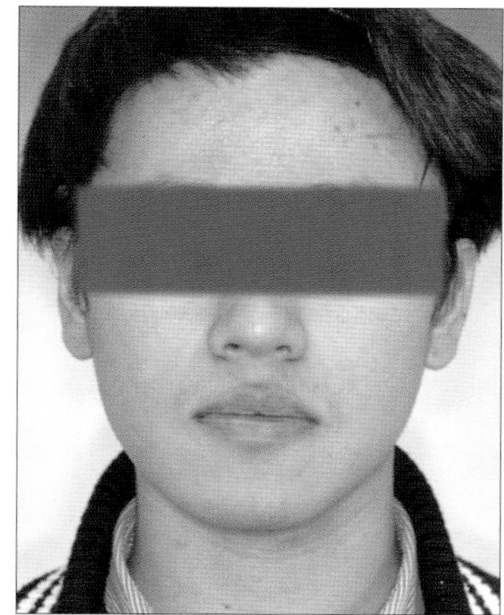

2010–12　正面像

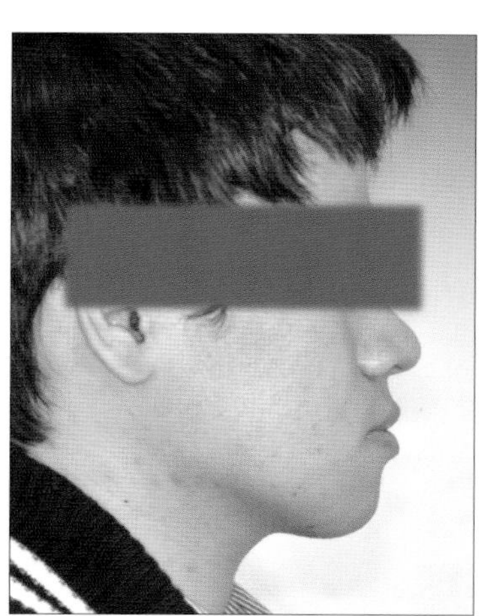

2010–12　侧面像

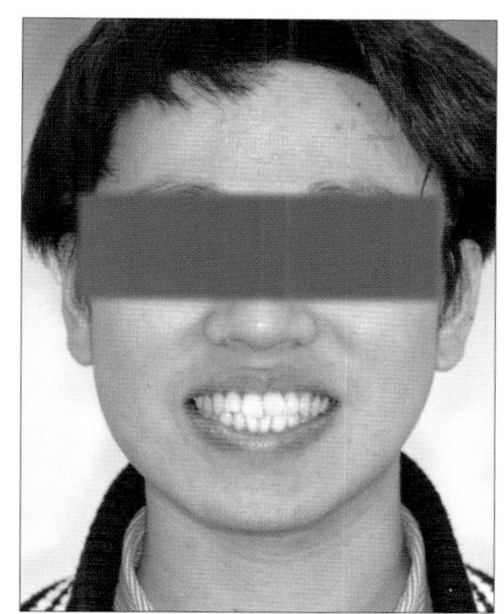

2010–12　正面微笑像

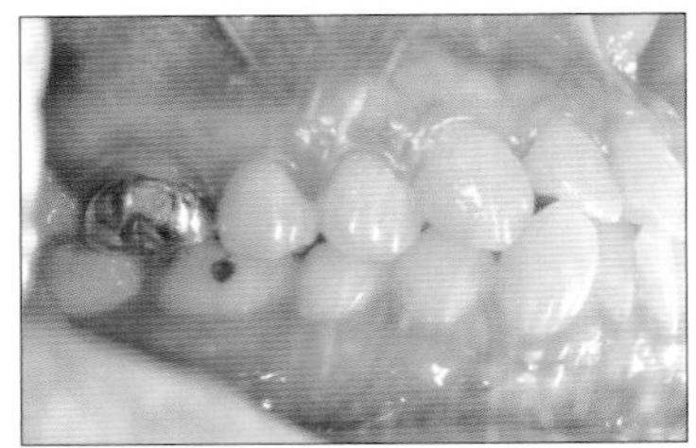
2010-12　右侧咬合像

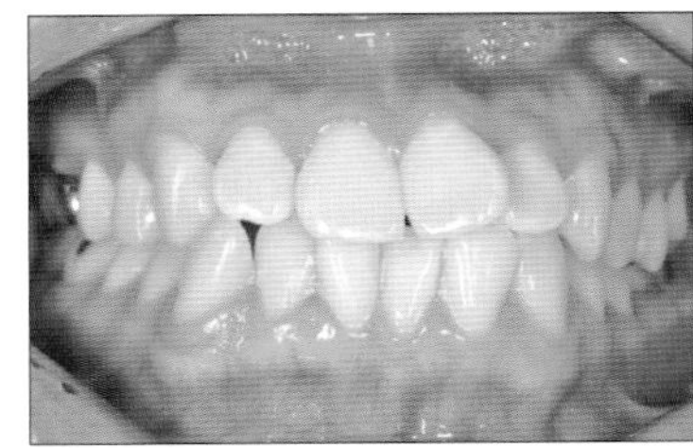
2010-12　正面咬合像

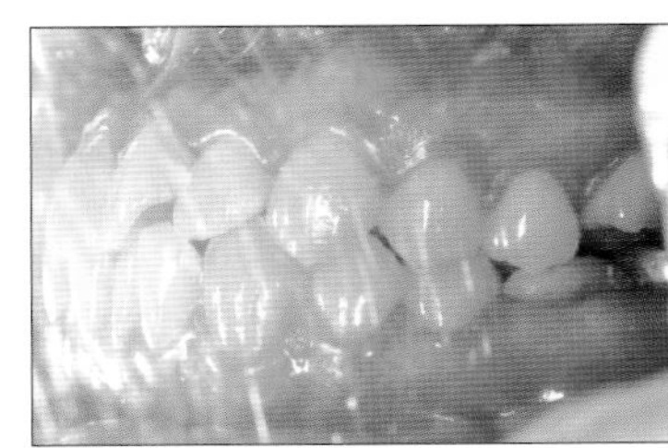
2010-12　左侧咬合像

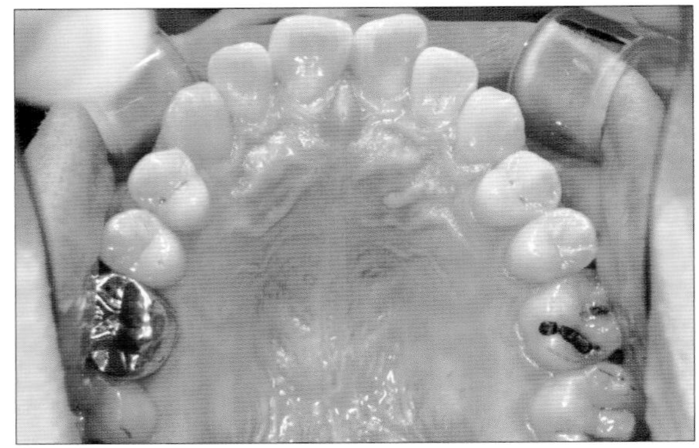
2010-12　上颌𬌗面像

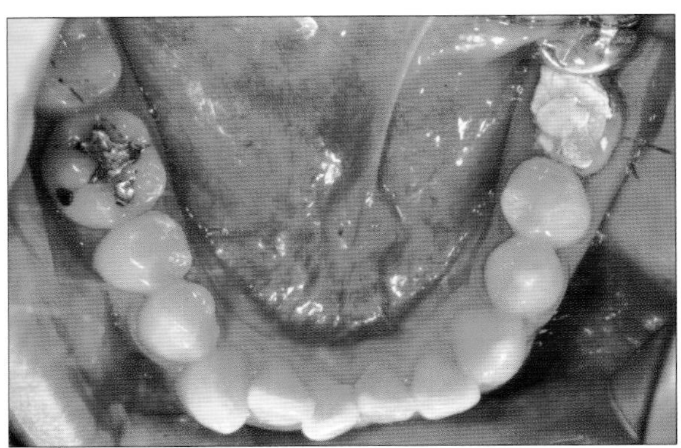
2010-12　下颌𬌗面像

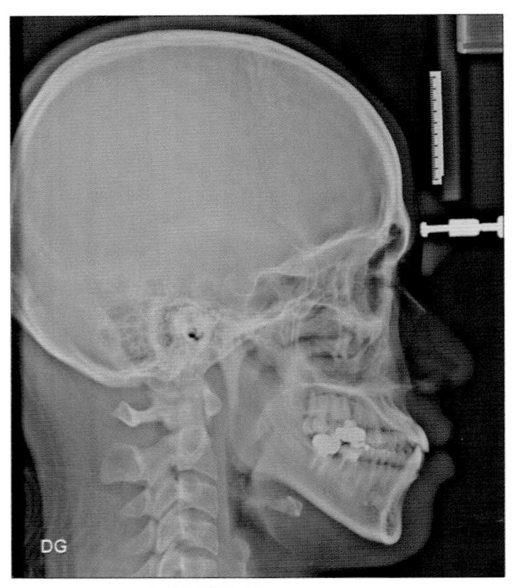

2010-12　头颅侧位片

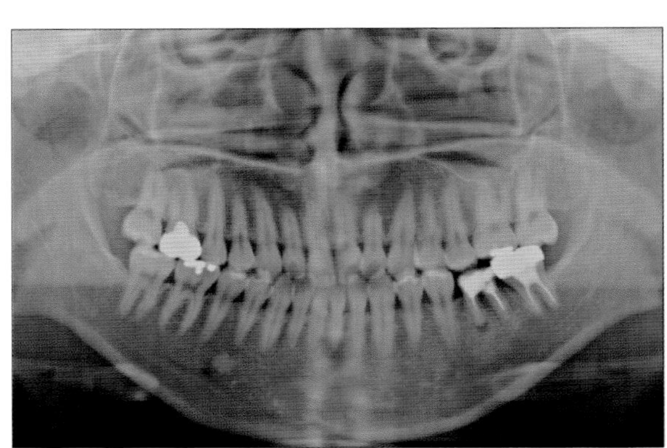
2010-12　曲面断层片

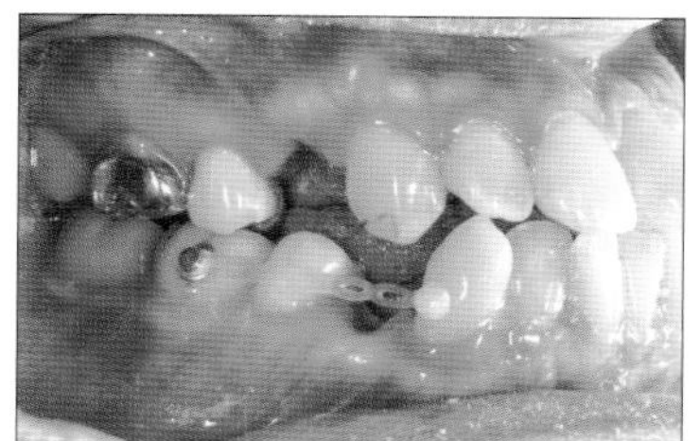
2011-03　右侧咬合像

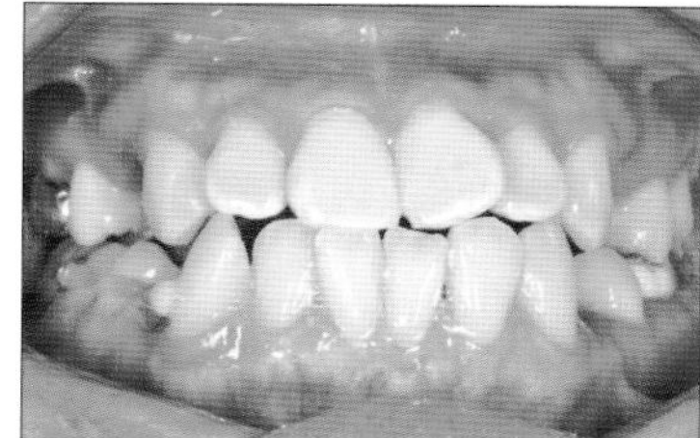
2011-03　正面咬合像

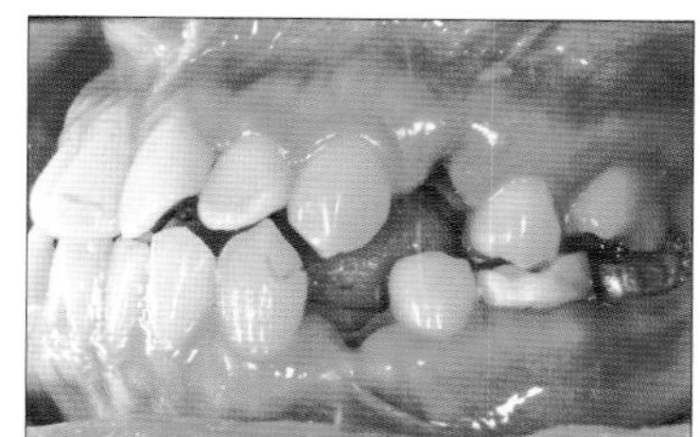
2011-03　左侧咬合像

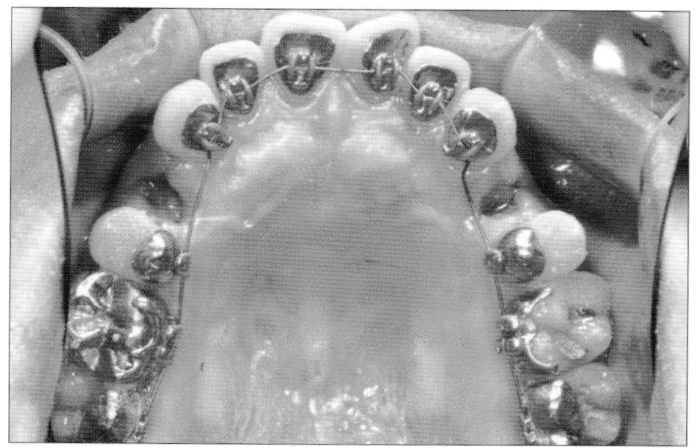
2011-03　上颌𬌗面像

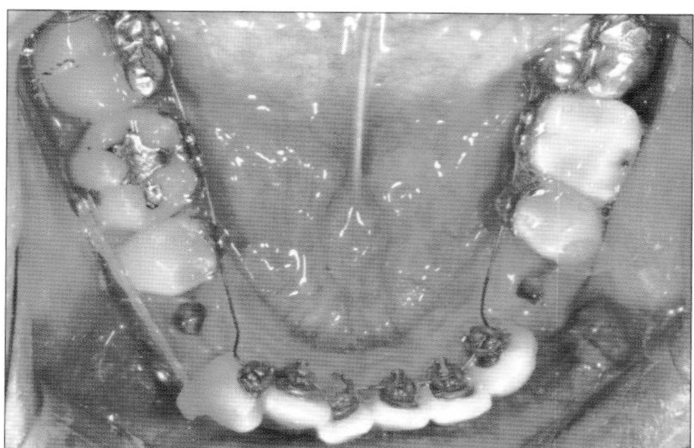
2011-03　下颌𬌗面像

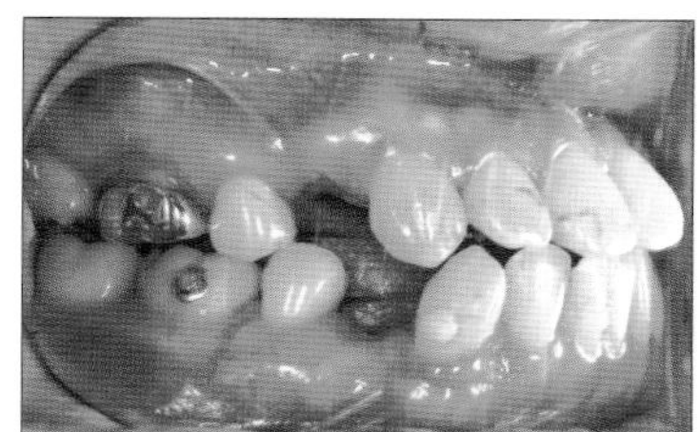
2011-05　右侧咬合像

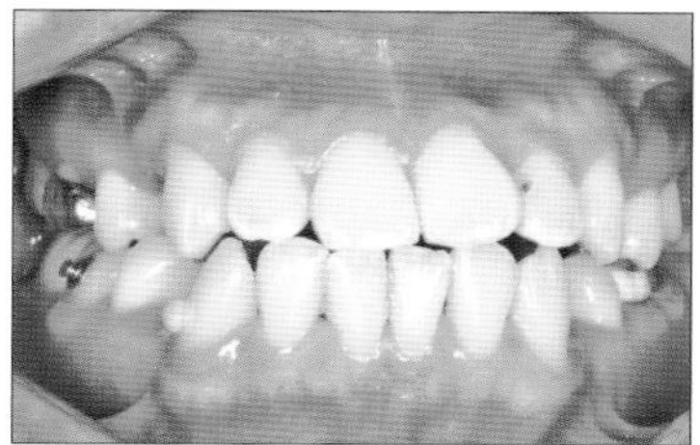
2011-05　正面咬合像

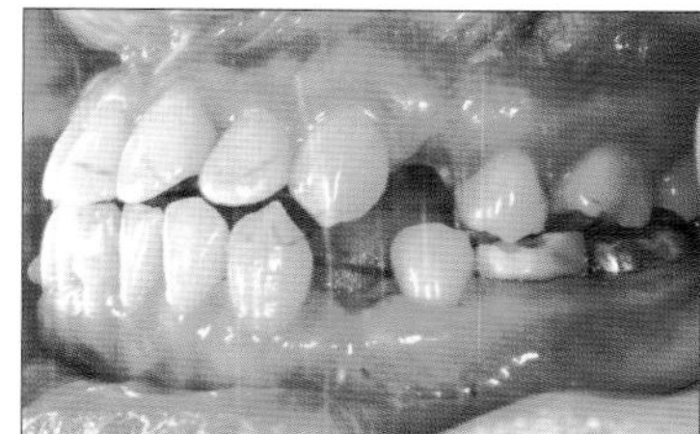
2011-05　左侧咬合像

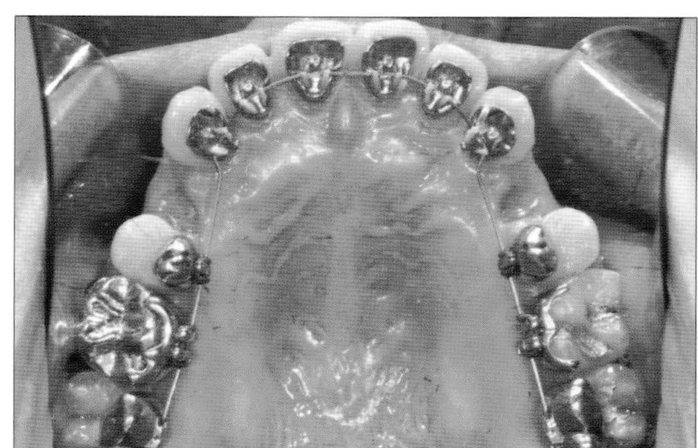
2011-05　上颌𬌗面像

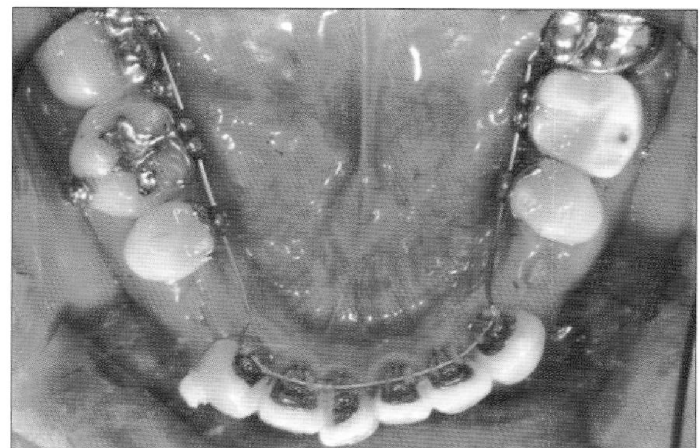
2011-05　下颌𬌗面像

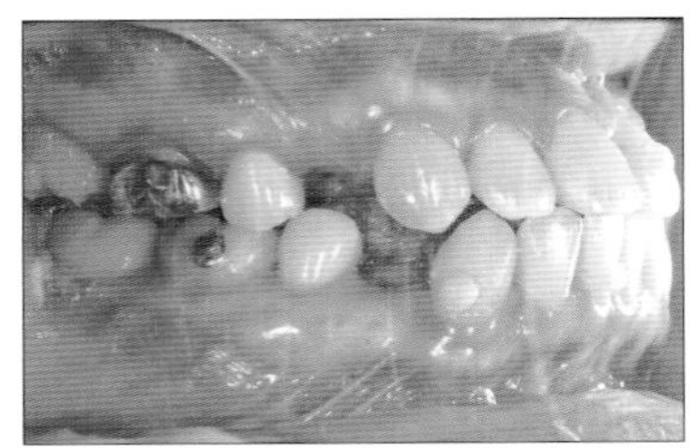
2011-07 右侧咬合像

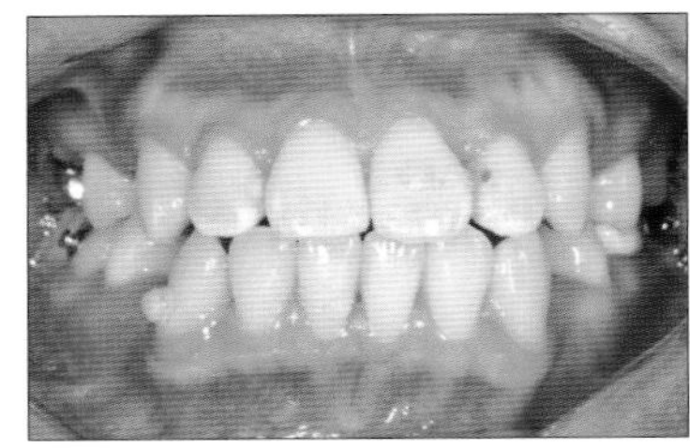
2011-07 正面咬合像

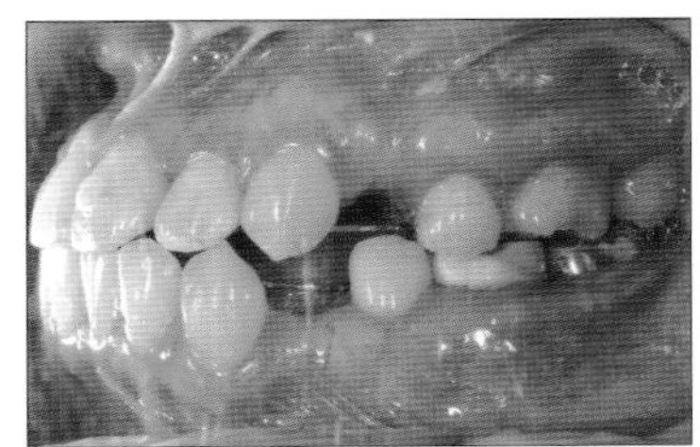
2011-07 左侧咬合像

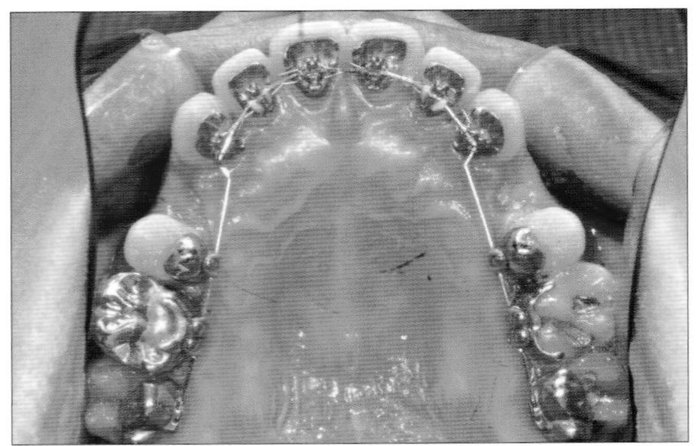
2011-07 上颌骀面像

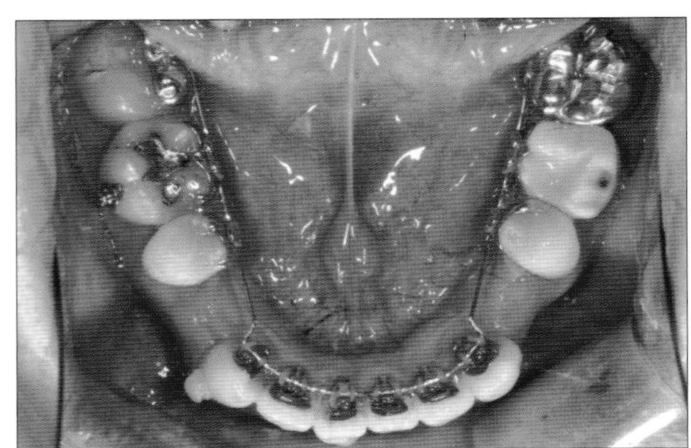
2011-07 下颌骀面像

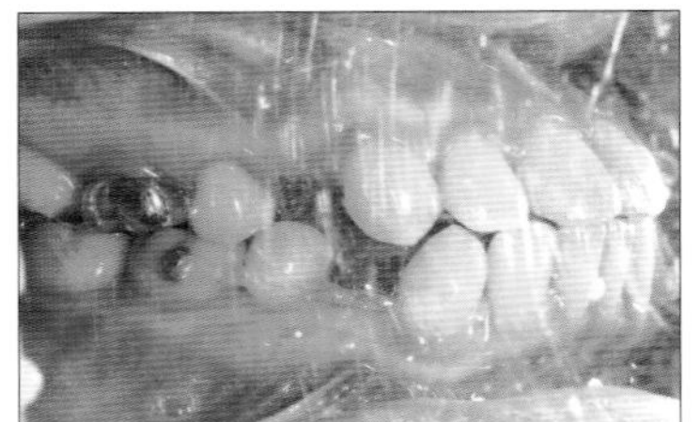
2011-08 右侧咬合像

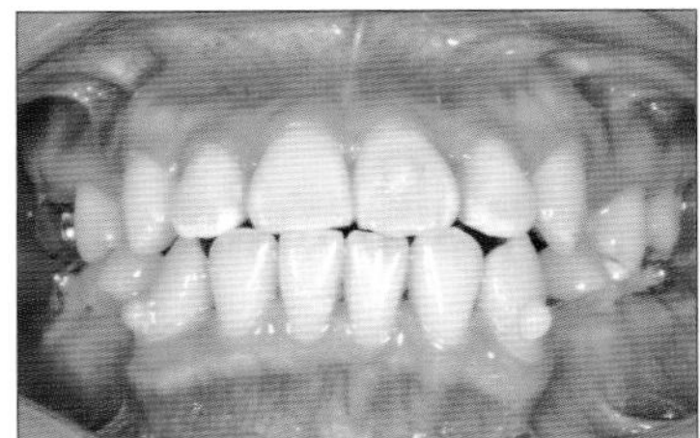
2011-08 正面咬合像

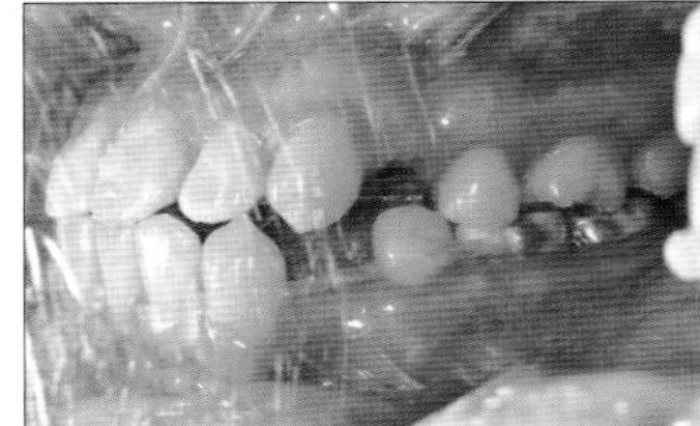
2011-08 左侧咬合像

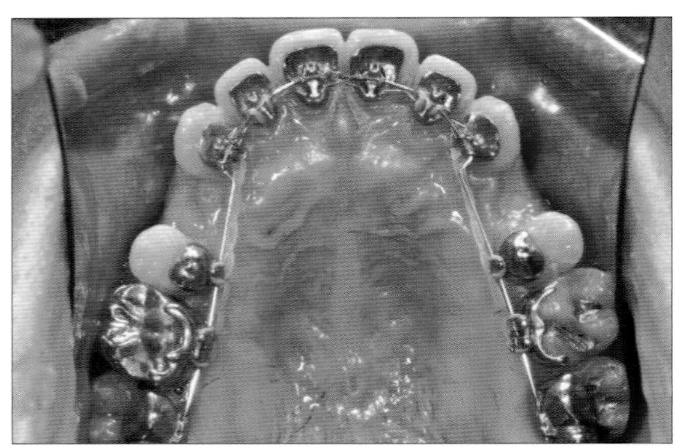
2011-08 上颌骀面像

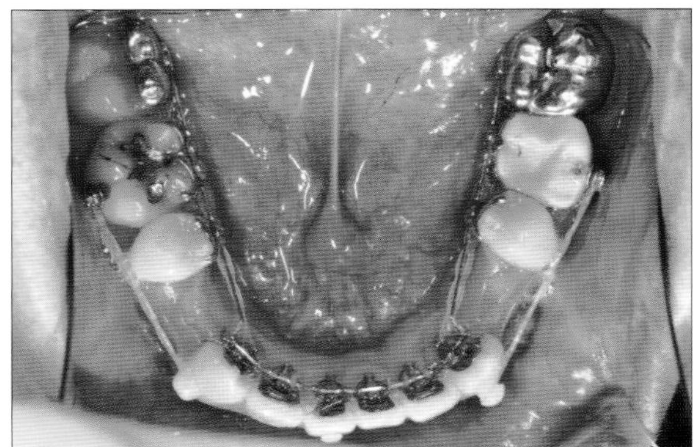
2011-08 下颌骀面像

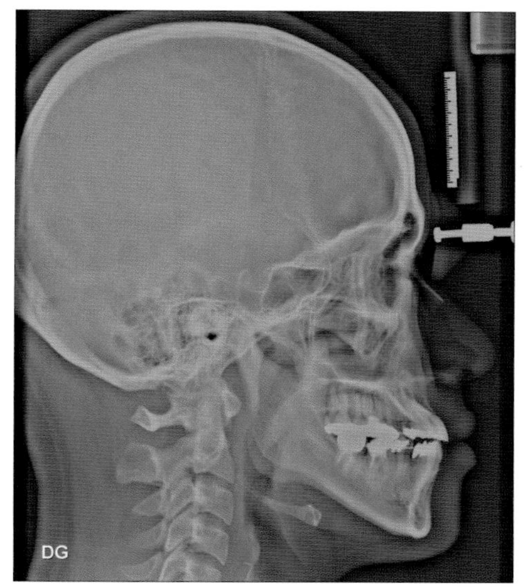

2012-03　头颅侧位片

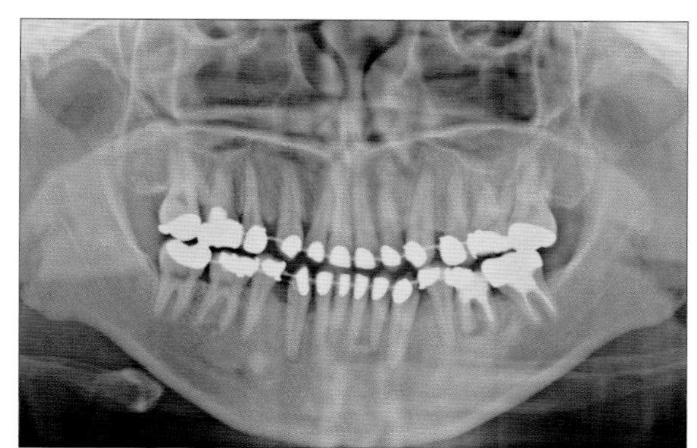
2012-03　曲面断层片

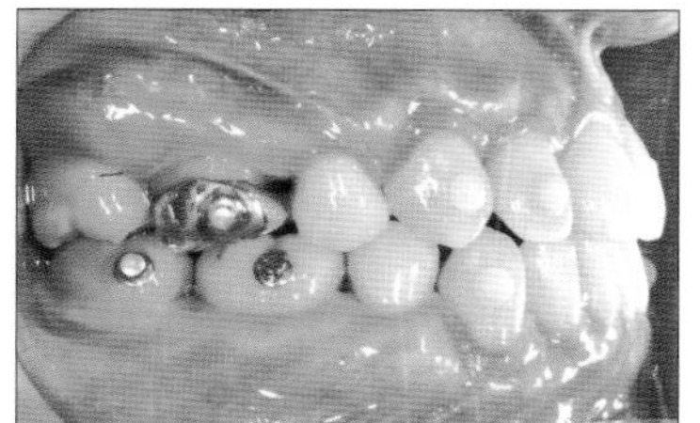
2013-11　右侧咬合像

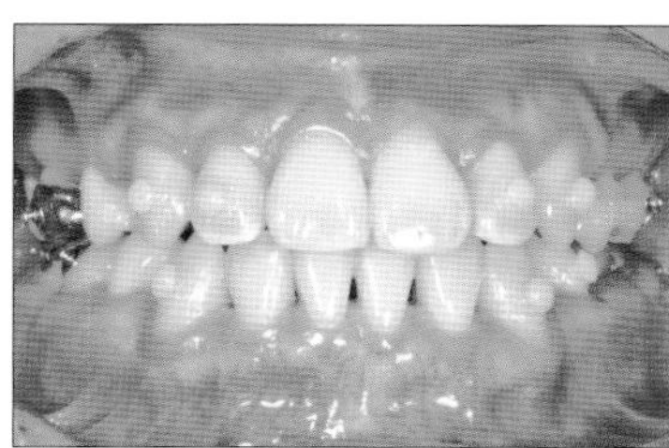
2013-11　正面咬合像

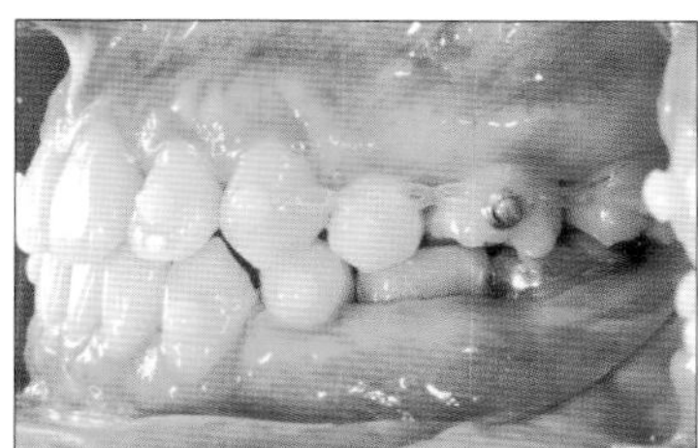
2013-11　左侧咬合像

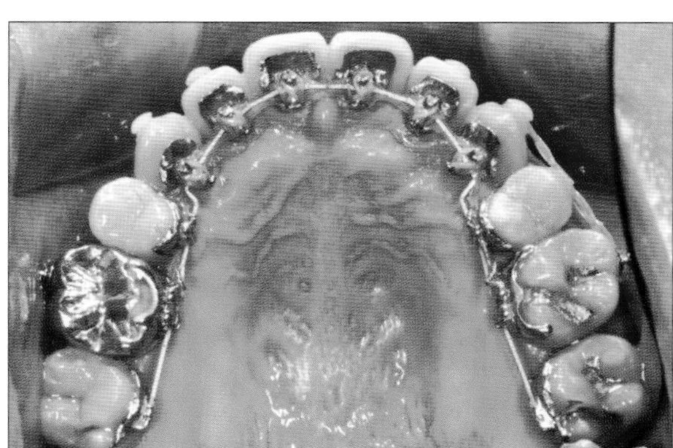
2013-11　上颌𬌗面像

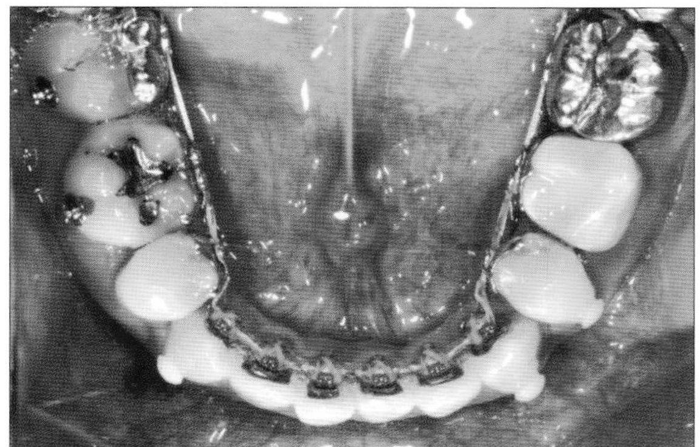
2013-11　下颌𬌗面像

治疗后

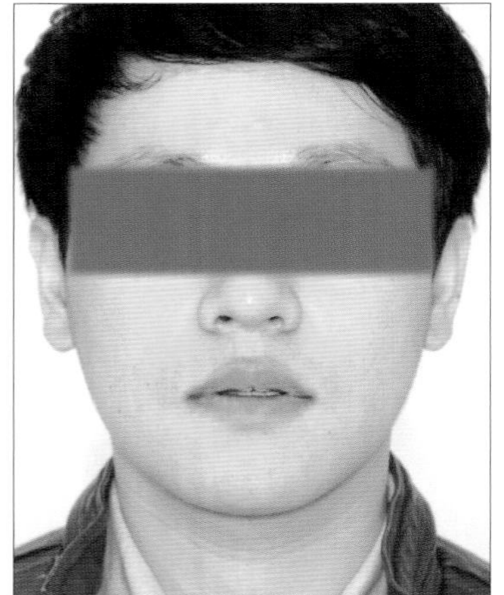
2014-04 正面像

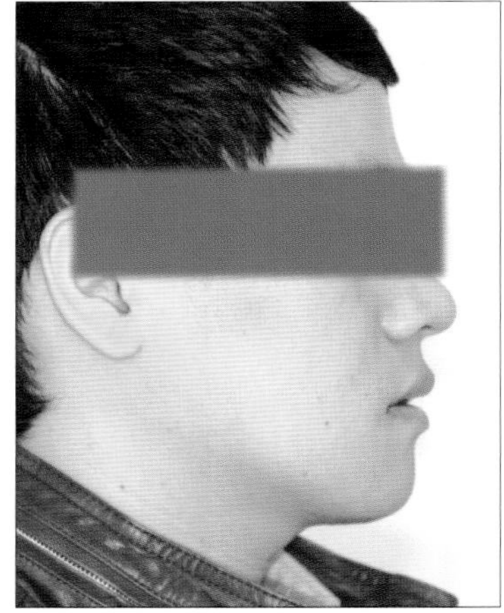
2014-04 侧面像

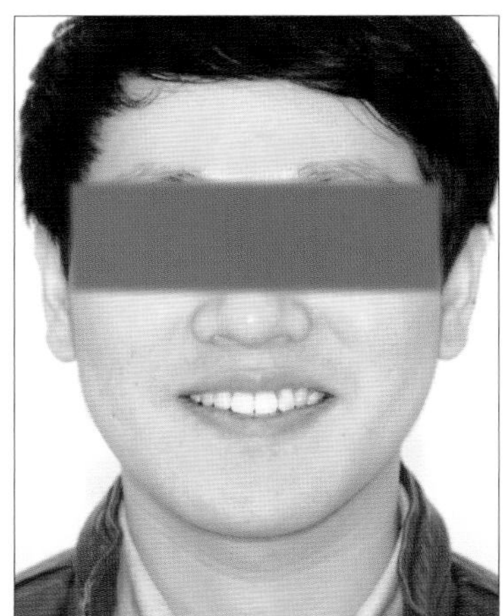
2014-04 正面微笑像

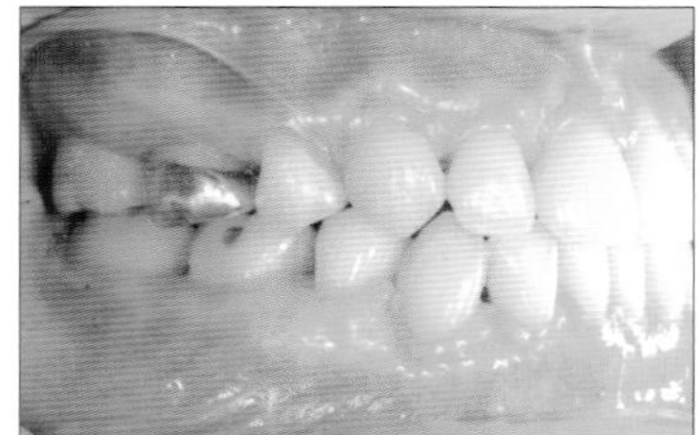
2014-04 右侧咬合像

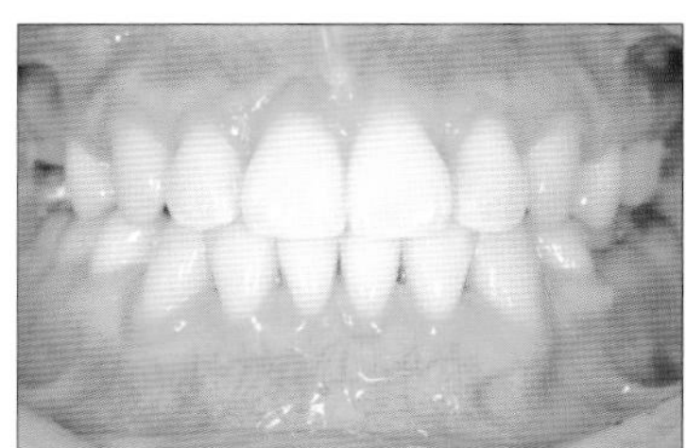
2014-04 正面咬合像

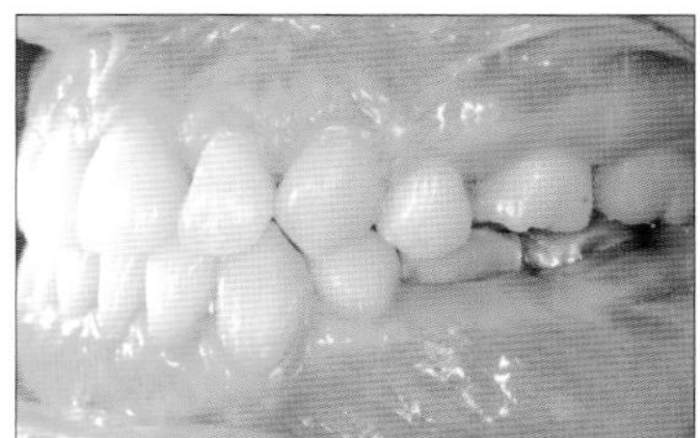
2014-04 左侧咬合像

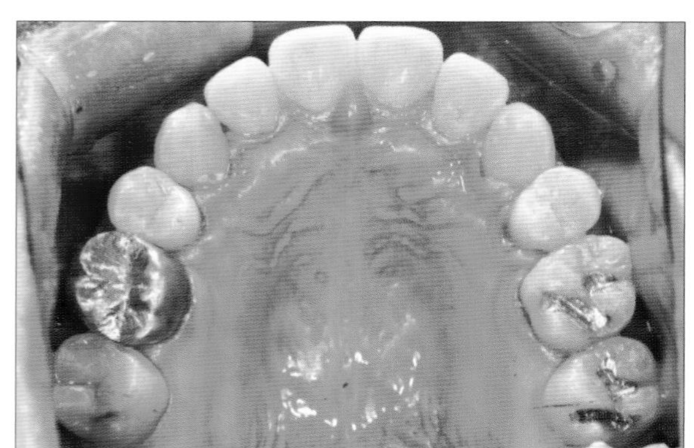
2014-04 上颌殆面像

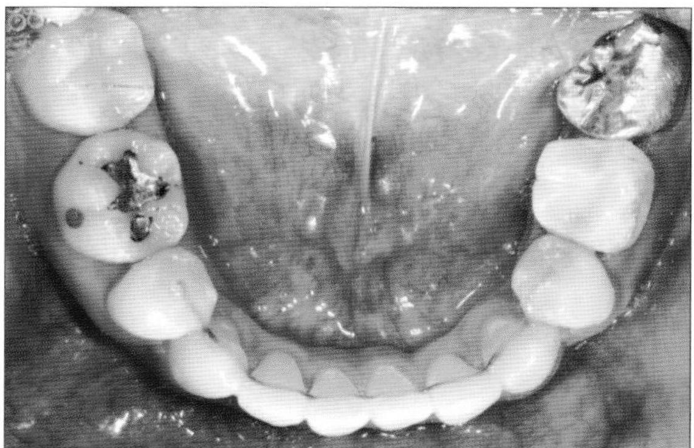
2014-04 下颌殆面像

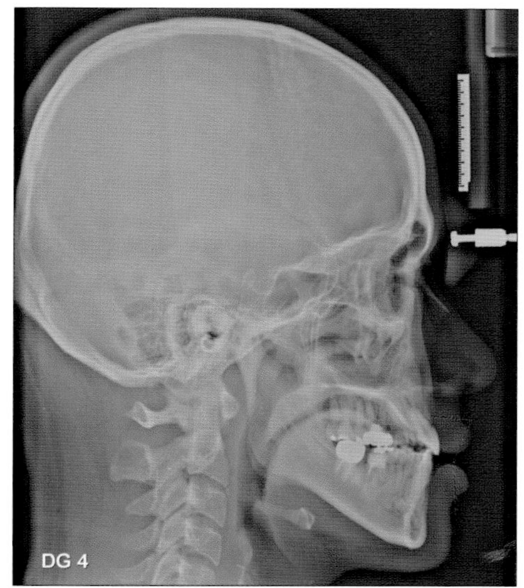

2014-04　头颅侧位片

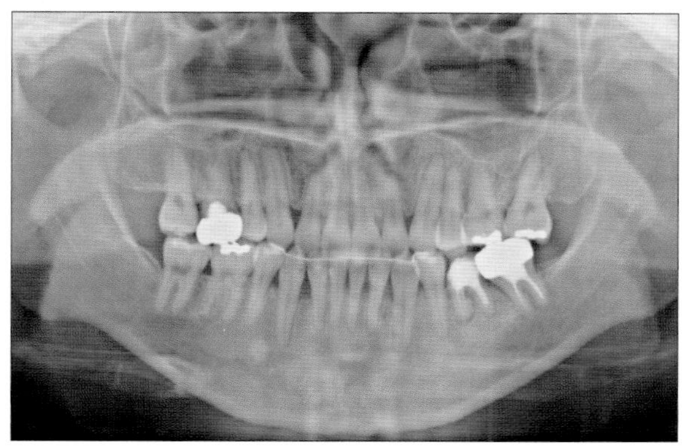
2014-04　曲面断层片

治疗前后对比

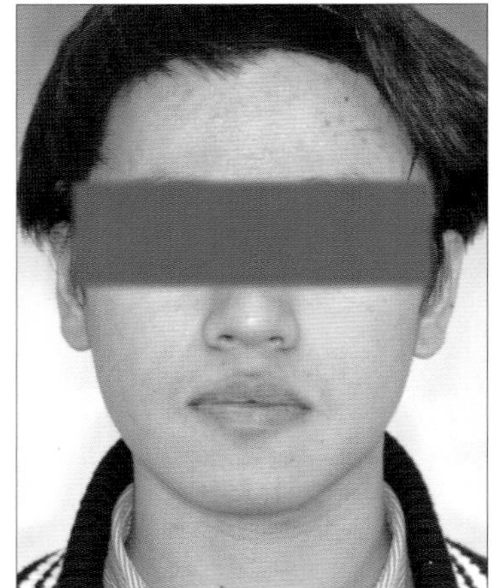
治疗前

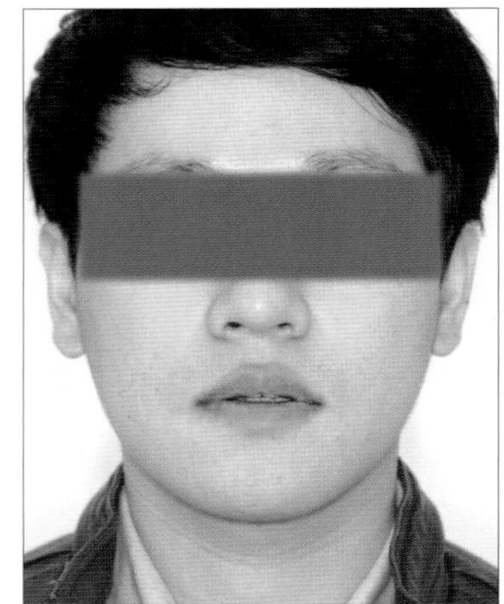
治疗后

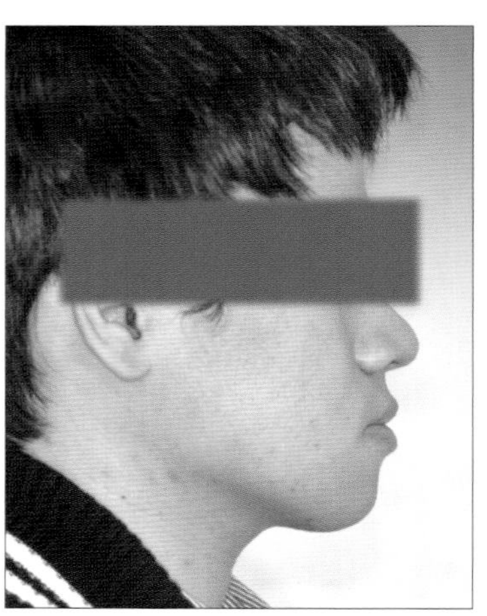
治疗前

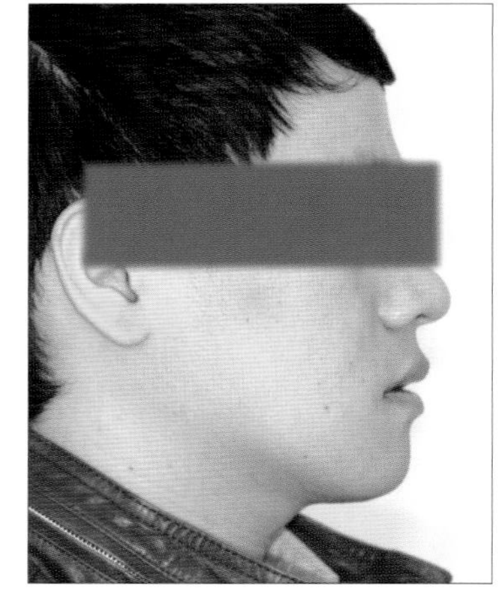
治疗后

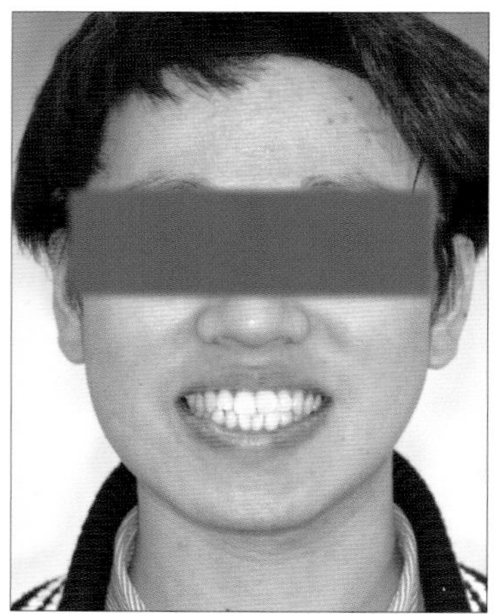
治疗前

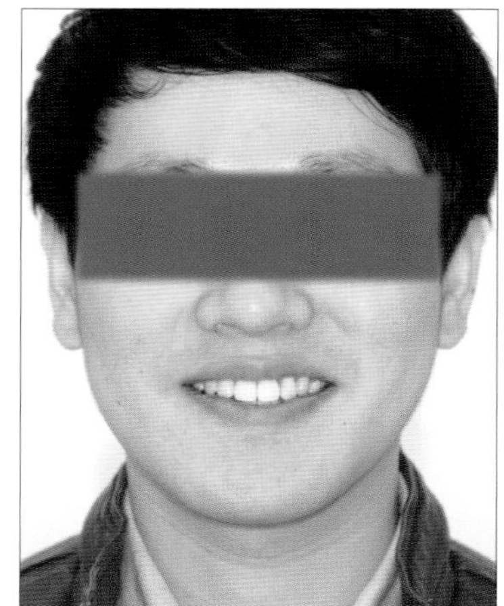
治疗后

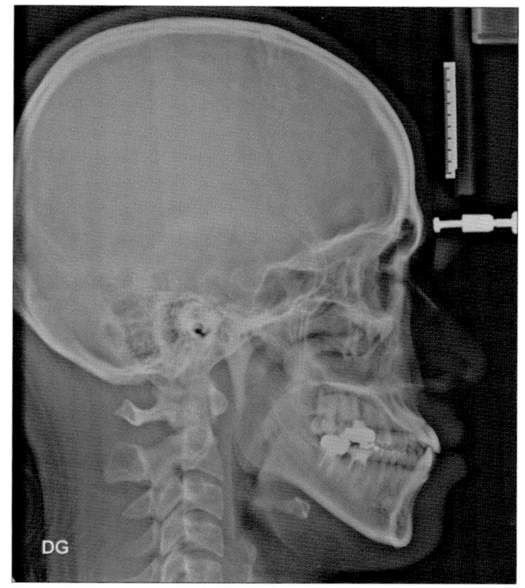

治疗前

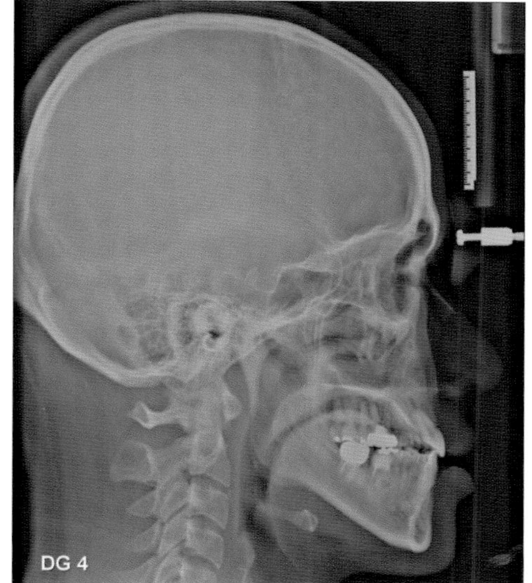

治疗后

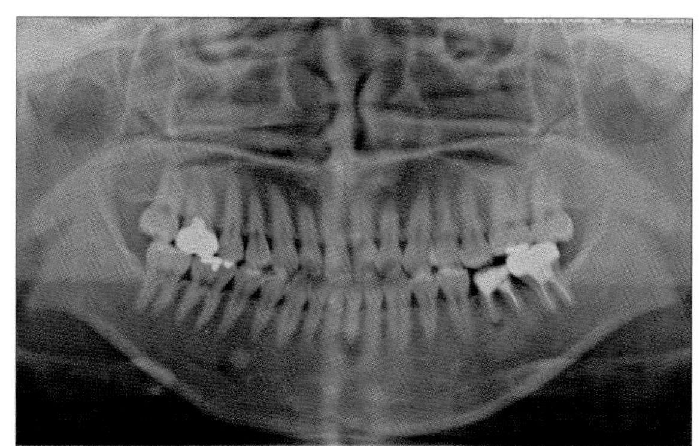
治疗前

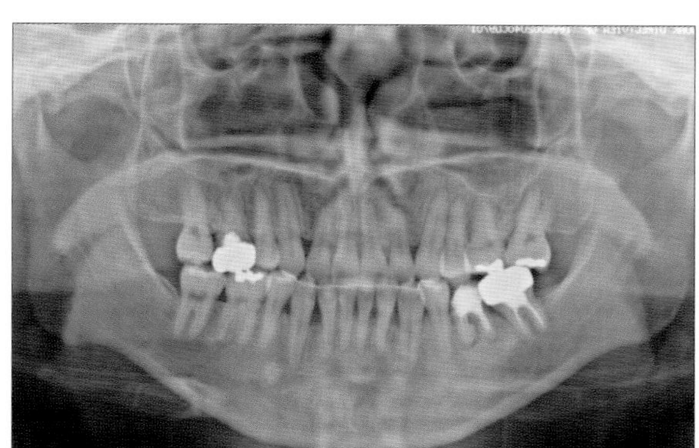
治疗后

病例2 安氏Ⅲ类；拔牙矫治

- 开始日期：2010–12
- 总疗程：30个月
- 治疗计划：
  - –14、25、35、44拔除
  - –前牙回收前预设转矩
  - –强支抗
  - –调整磨牙至中性关系
- 下牙列弓丝序列：
  - –0.014" 超弹性镍钛弓丝
  - –0.016" 超弹性镍钛弓丝
  - –0.016"×0.022" 超弹性镍钛弓丝
  - –0.018"×0.025" 超弹性镍钛弓丝
  - –0.016"×0.024" 不锈钢弓丝
  - –0.0182"×0.0182" TMA弓丝
- 上牙列弓丝序列：
  - –0.014" 超弹性镍钛弓丝
  - –0.016" 超弹性镍钛弓丝
  - –0.016"×0.022" 超弹性镍钛弓丝
  - –0.018"×0.025" 超弹性镍钛弓丝
  - –0.016"×0.024" 不锈钢弓丝
  - –0.0182"×0.0182" TMA弓丝

治疗前

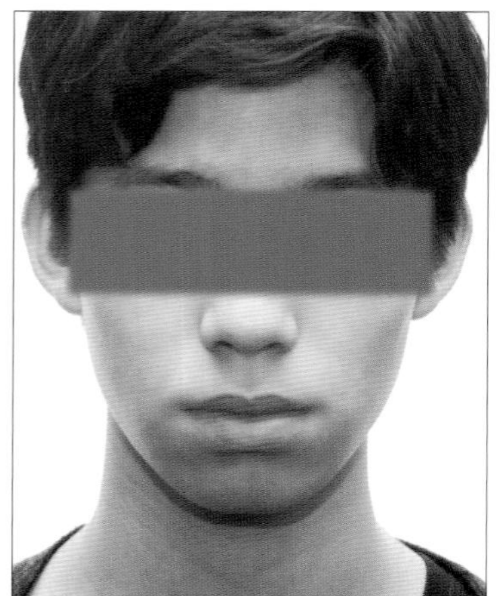
2010–12 正面像

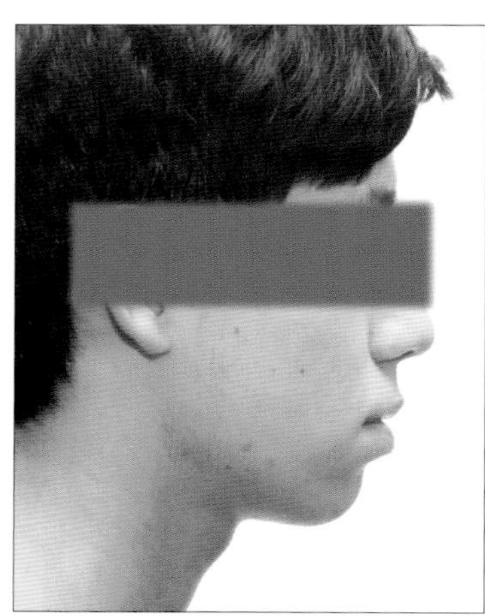
2010–12 侧面像

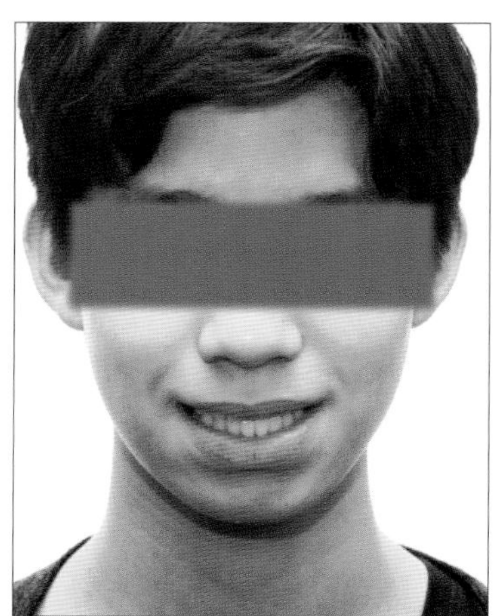
2010–12 正面微笑像

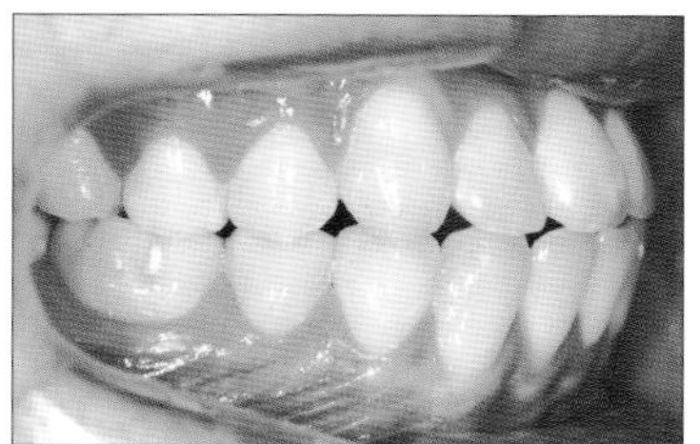
2010-12　右侧咬合像

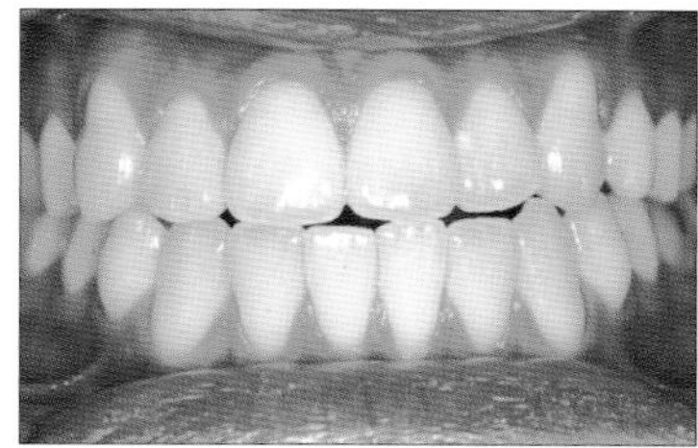
2010-12　正面咬合像

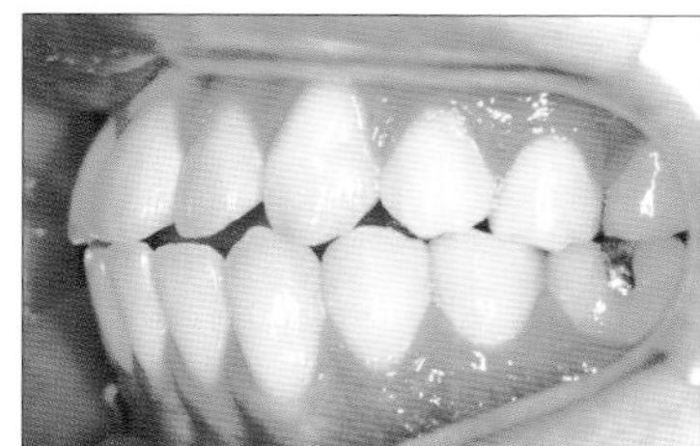
2010-12　左侧咬合像

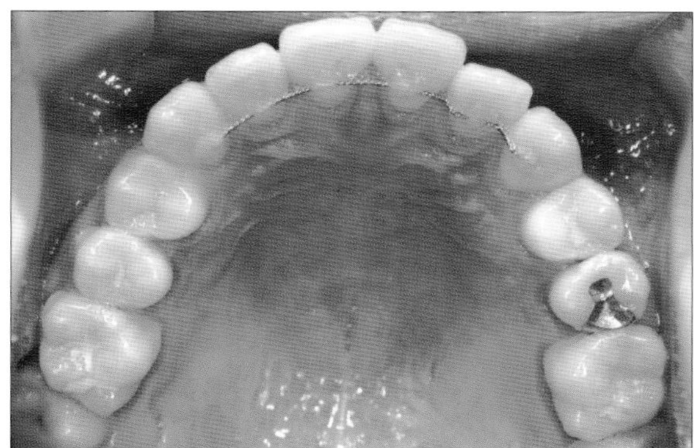
2010-12　上颌殆面像

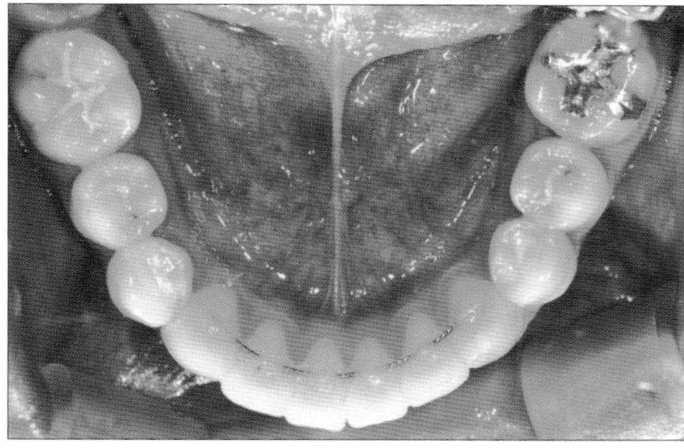
2010-12　下颌殆面像

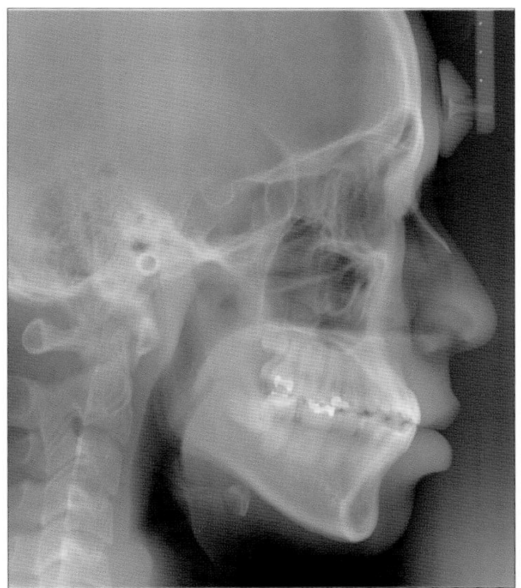
2010-12　头颅侧位片

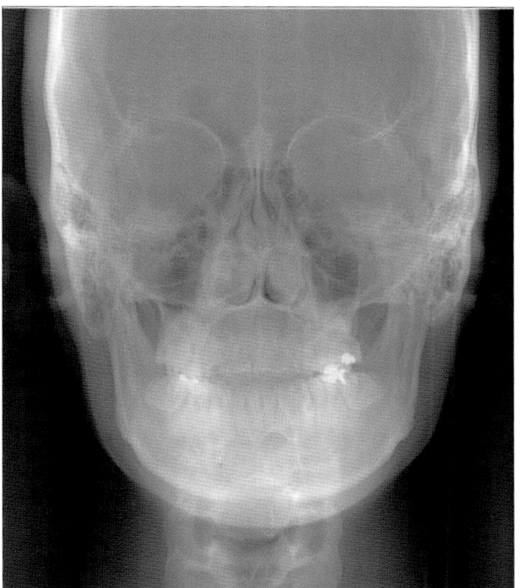
2010-12　头颅正位片

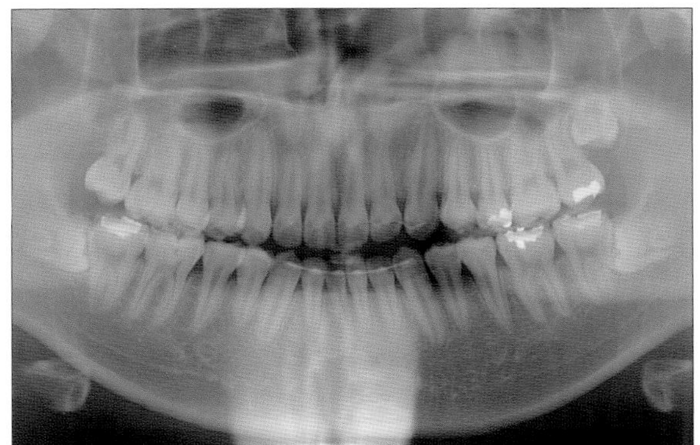
2010-12　曲面断层片

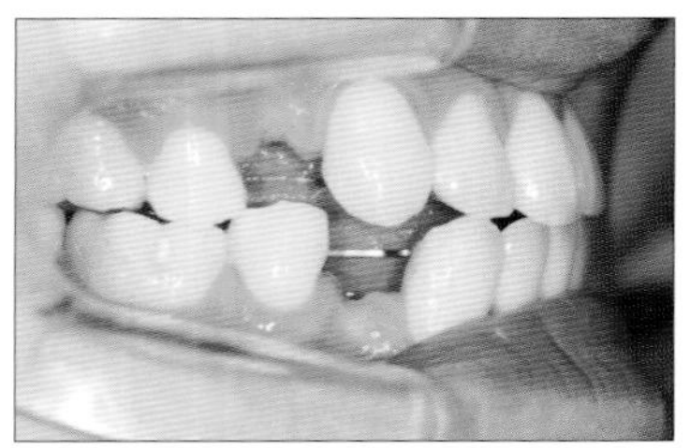
2011-08　右侧咬合像

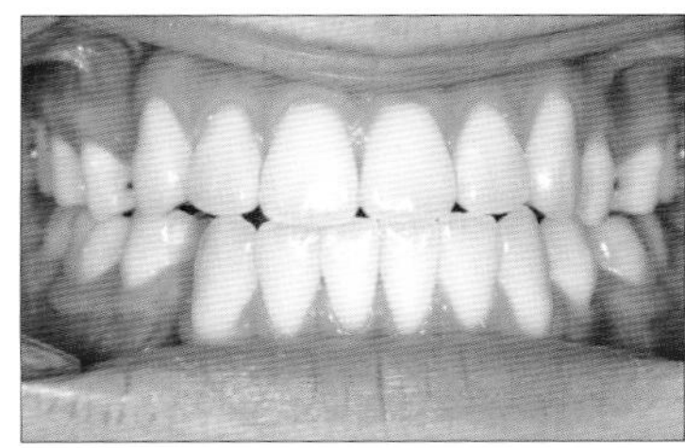
2011-08　正面咬合像

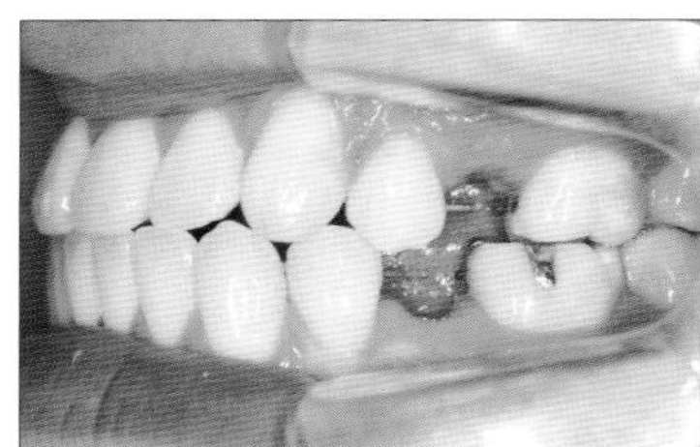
2011-08　左侧咬合像

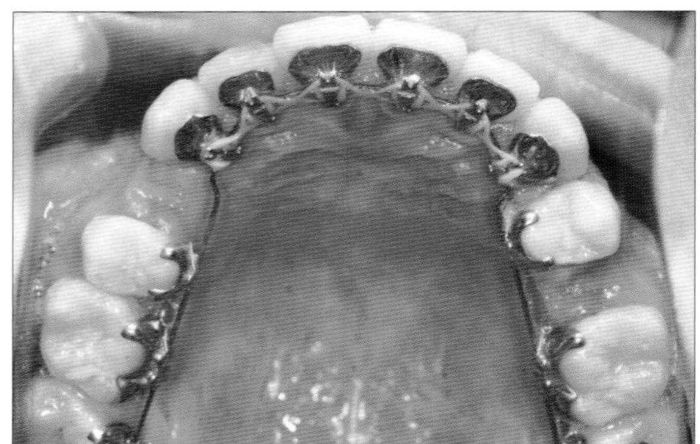
2011-08　上颌殆面像

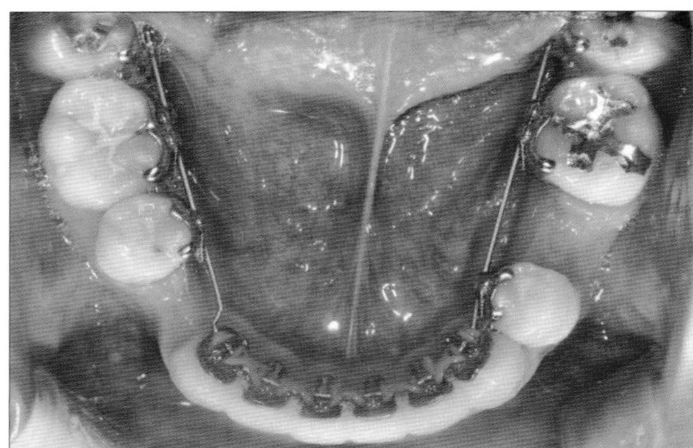
2011-08　下颌殆面像

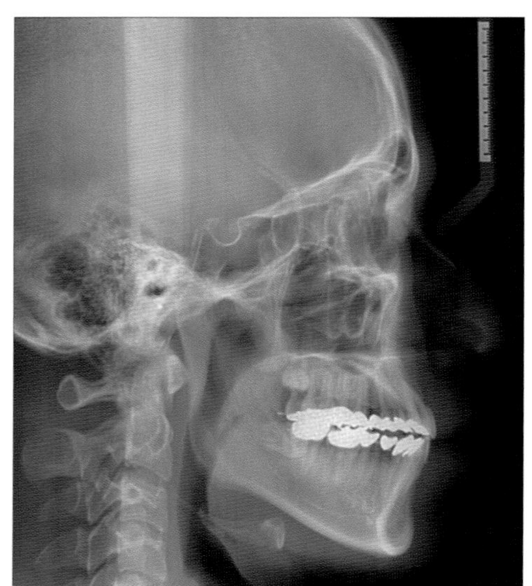
2012-04　头颅侧位片

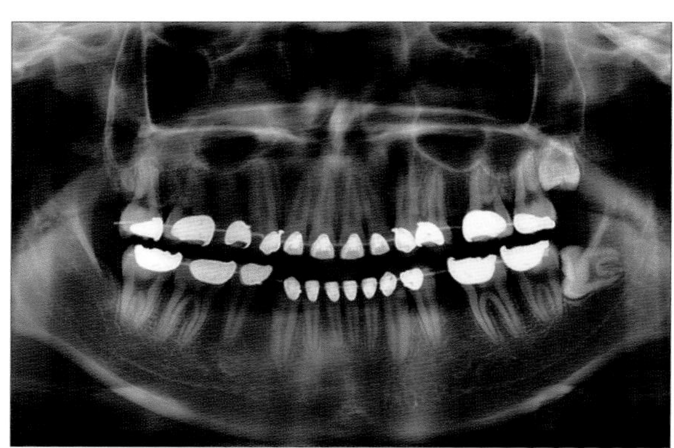
2012-04　曲面断层片

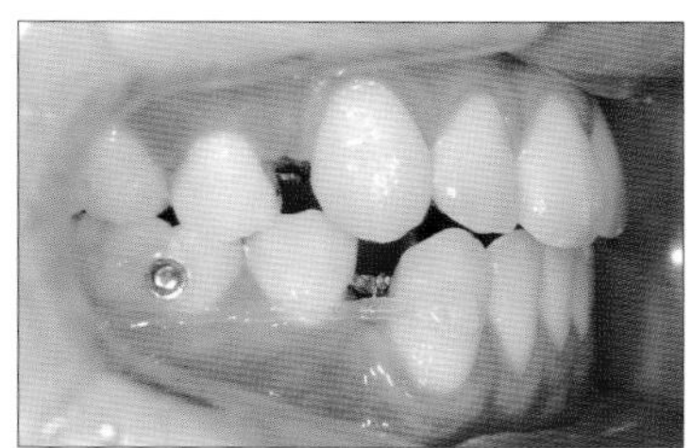
2012-06　右侧咬合像

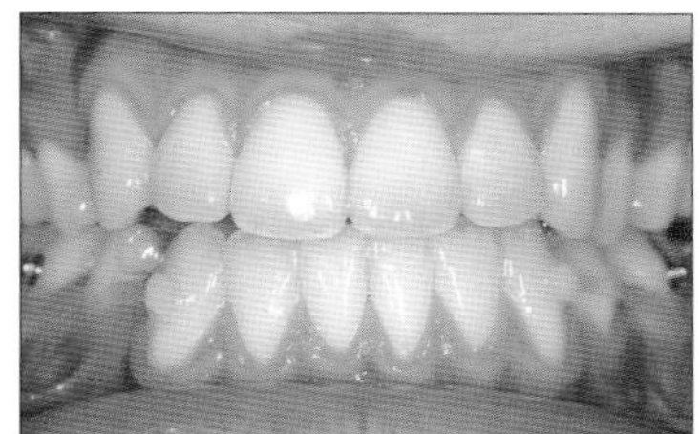
2012-06　正面咬合像

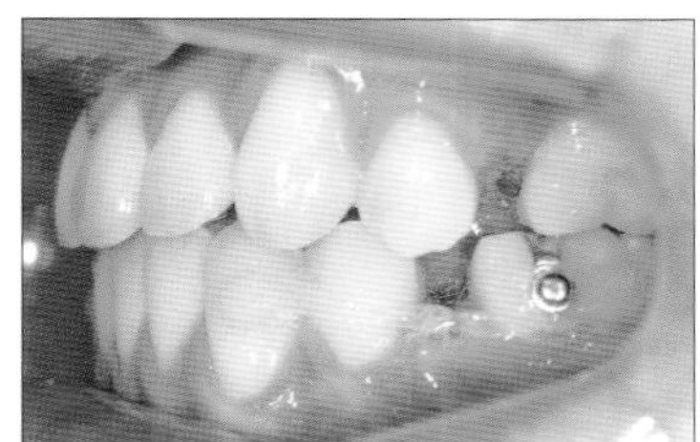
2012-06　左侧咬合像

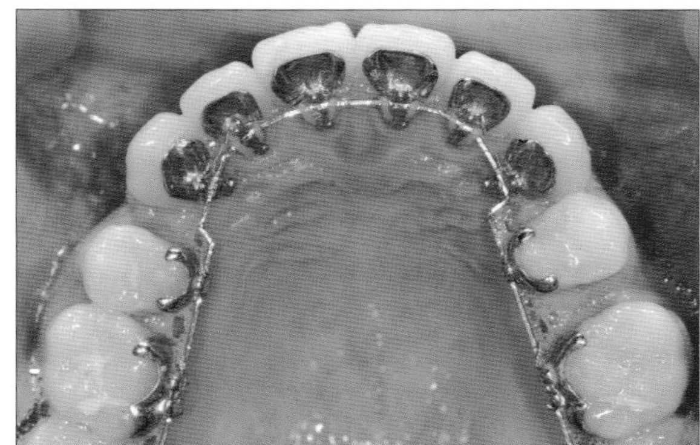
2012-06　上颌殆面像

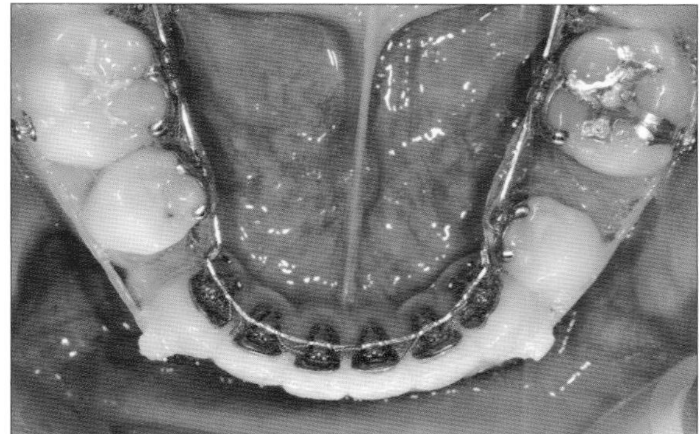
2012-06　下颌殆面像

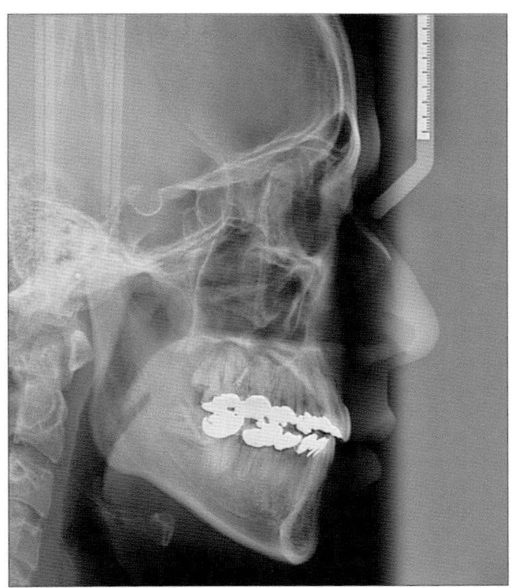
2013-10　头颅侧位片

治疗后

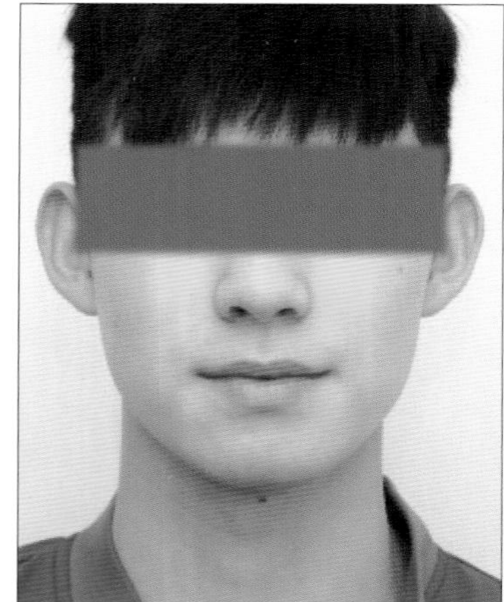
2014-12 正面像

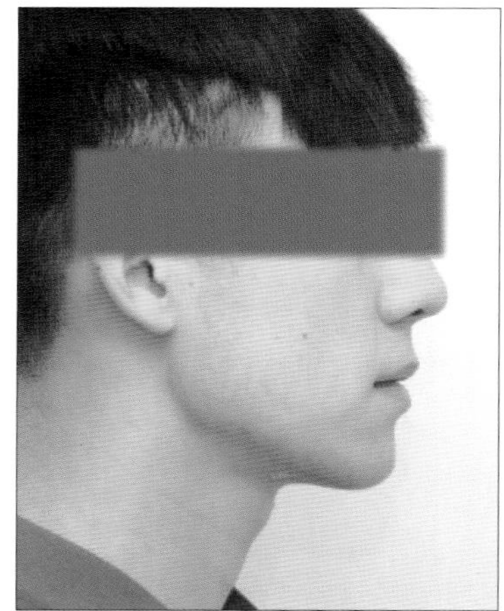
2014-12 侧面像

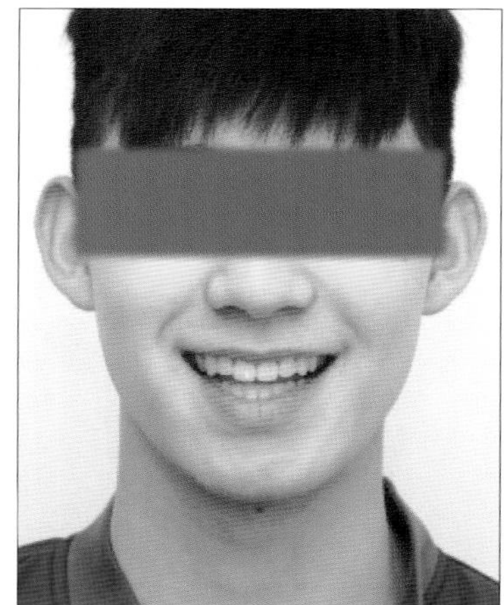
2014-12 正面微笑像

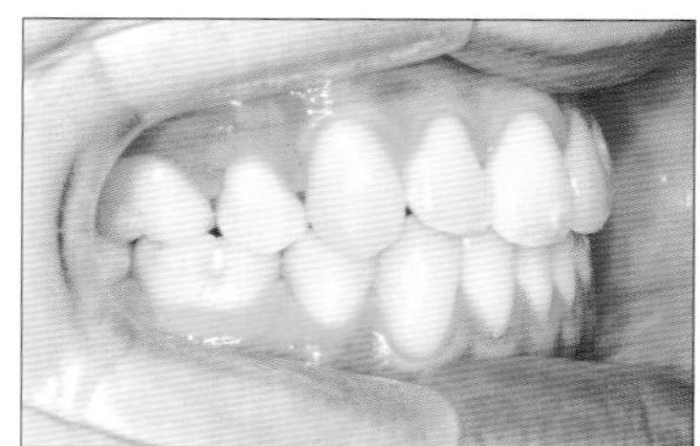
2014-12 右侧咬合像

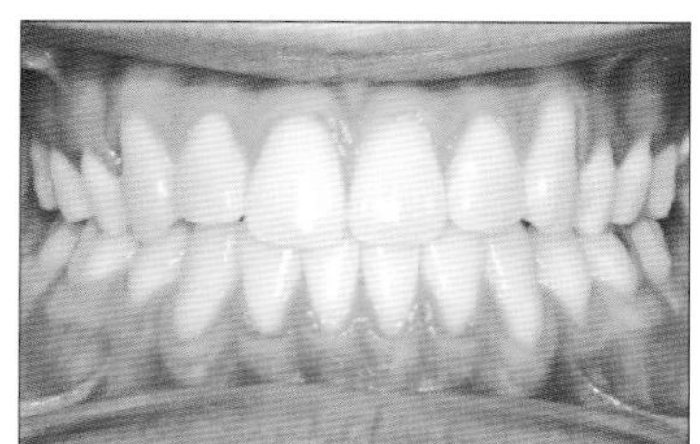
2014-12 正面咬合像

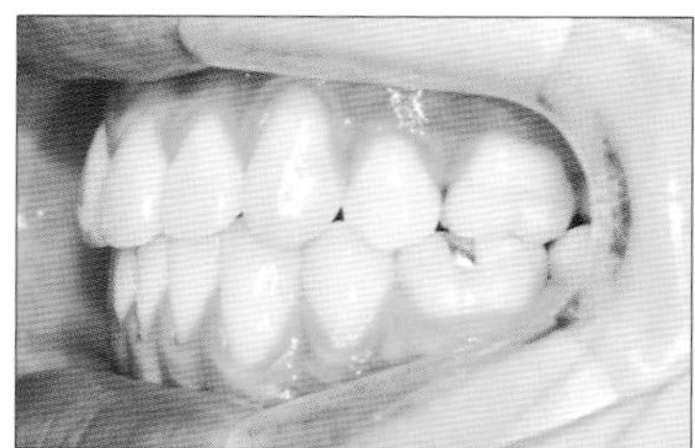
2014-12 左侧咬合像

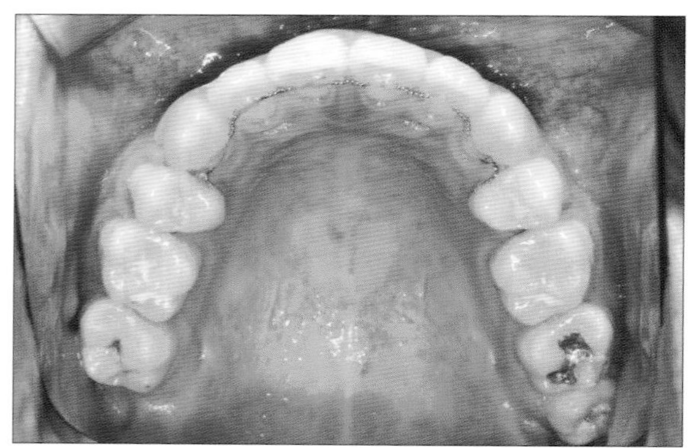
2014-12 上颌殆面像

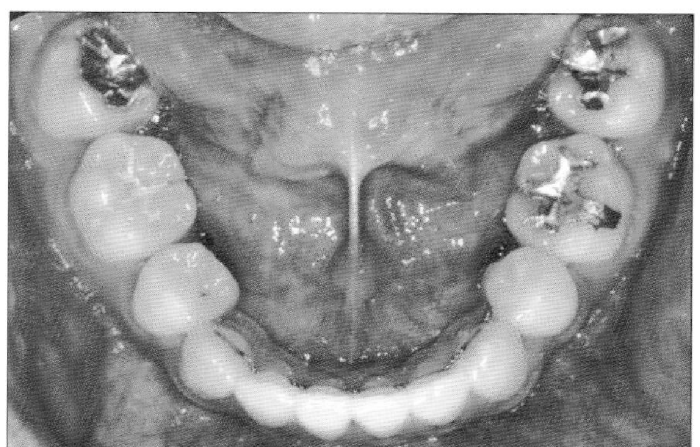
2014-12 下颌殆面像

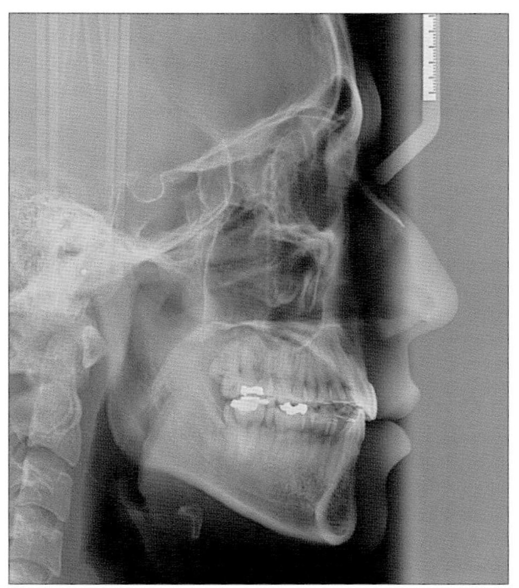

2014-12　头颅侧位片

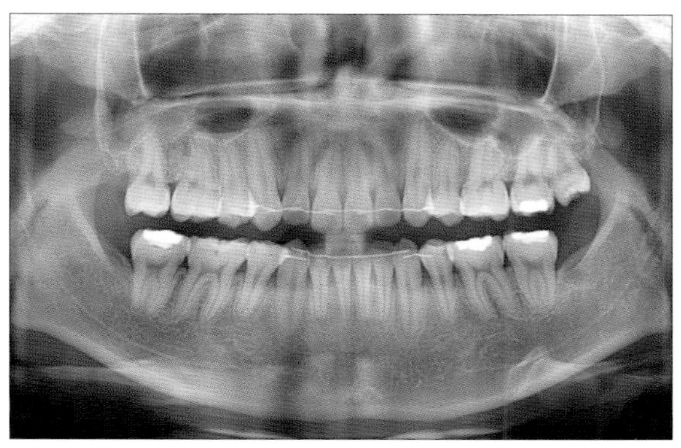

2014-12　曲面断层片

病例3 安氏Ⅲ类；拔牙矫治

- 开始日期：2010-08
- 总疗程：36个月
- 治疗计划：

  -14、24、35、45拔除
- 下牙列弓丝序列：

  -0.014" 超弹性镍钛弓丝

  -0.016"×0.022" 超弹性镍钛弓丝

  -0.016"×0.024" 不锈钢弓丝

  -0.0182"×0.0182" TMA弓丝
- 上牙列弓丝序列：

  -0.016"×0.022" 超弹性镍钛弓丝

  -0.016"×0.024" 不锈钢弓丝

  -0.0182"×0.0182" TMA弓丝

治疗前

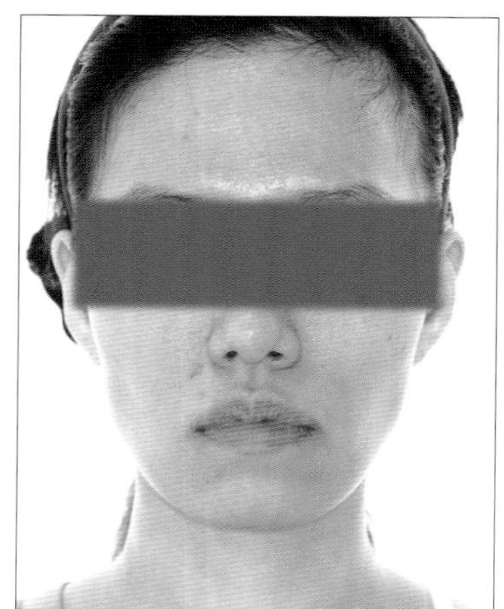

2010-08　正面像

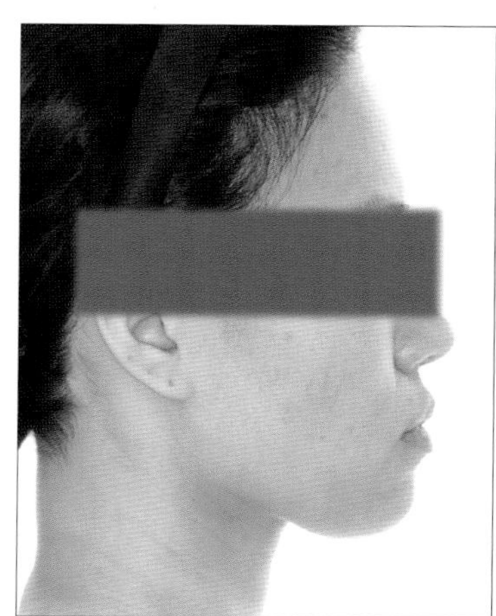

2010-08　侧面像

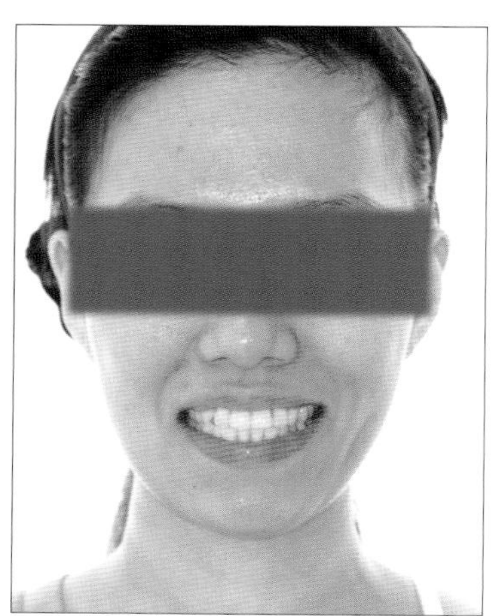

2010-08　正面微笑像

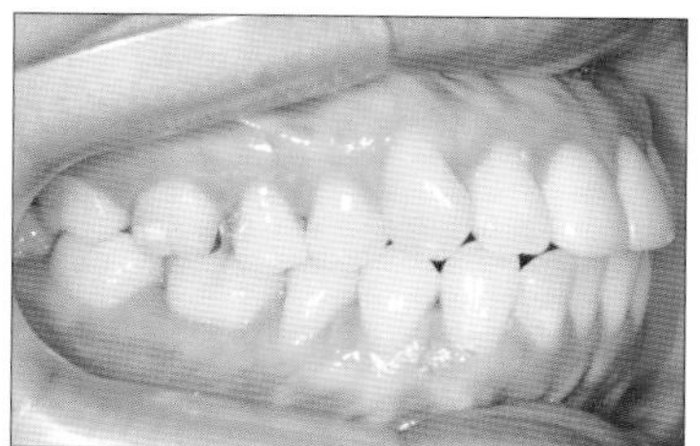
2010-08　右侧咬合像

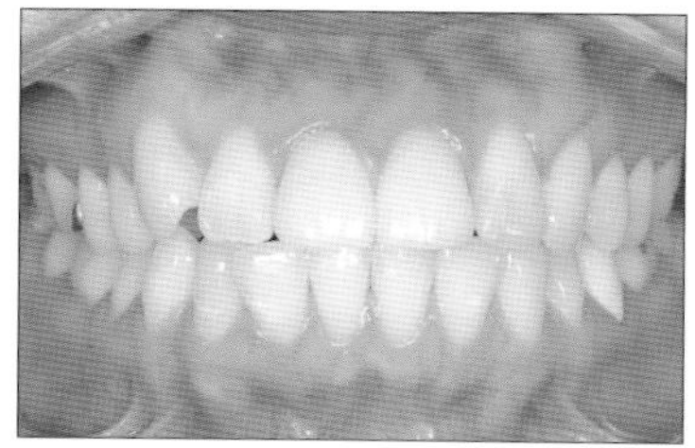
2010-08　正面咬合像

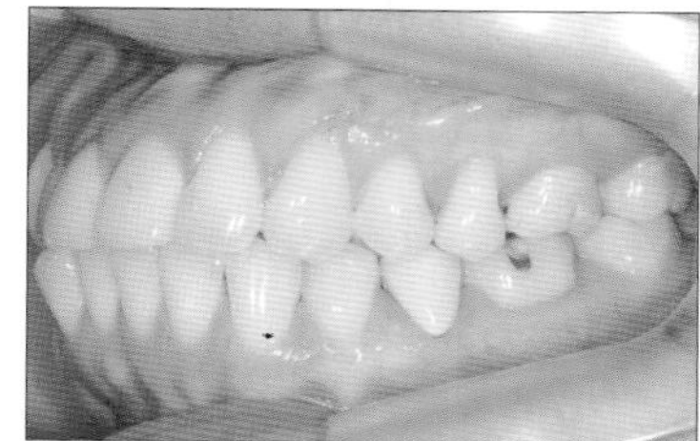
2010-08　左侧咬合像

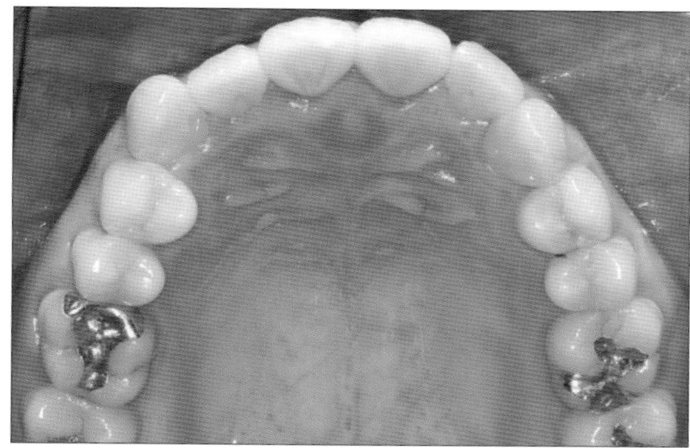
2010-08　上颌𬌗面像

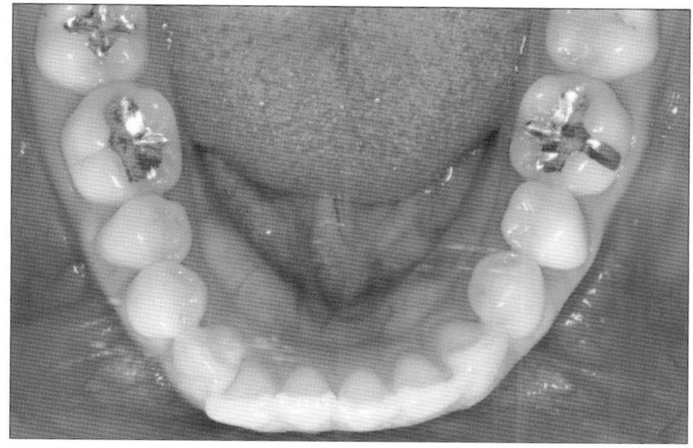
2010-08　下颌𬌗面像

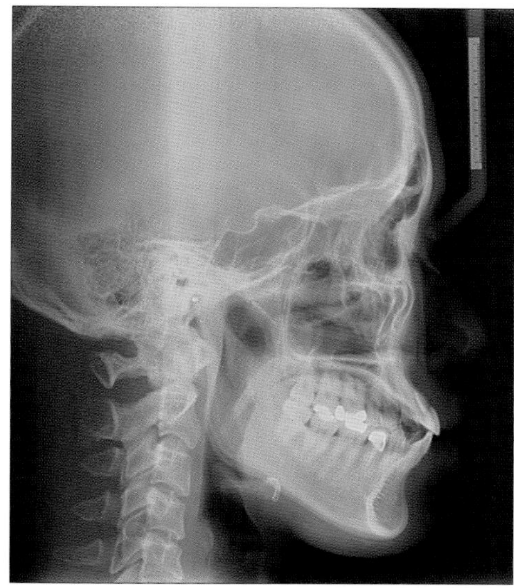
2010-08　头颅侧位片

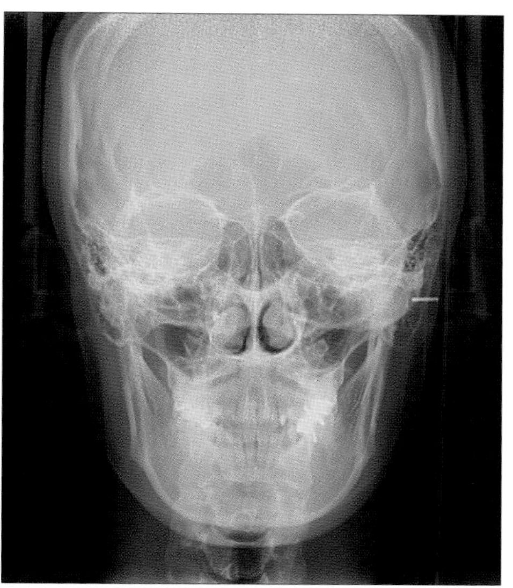
2010-08　头颅正位片

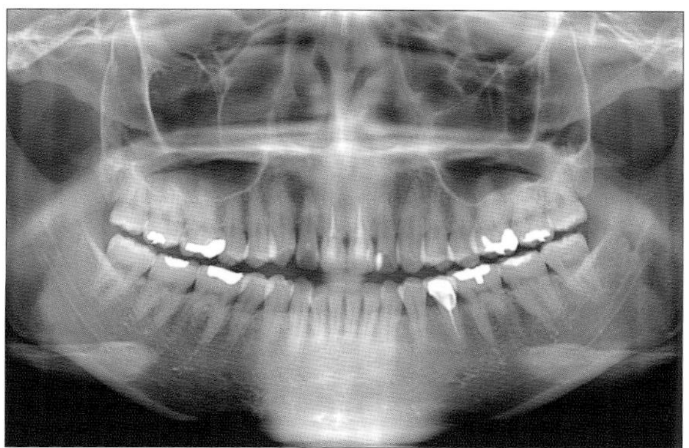
2010-08　曲面断层片

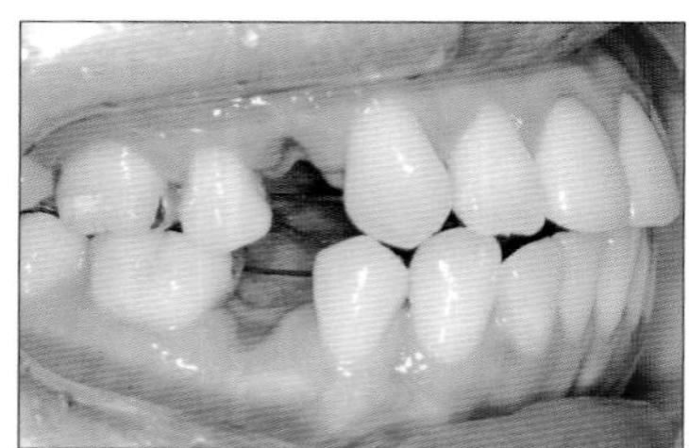
2010-09 右侧咬合像

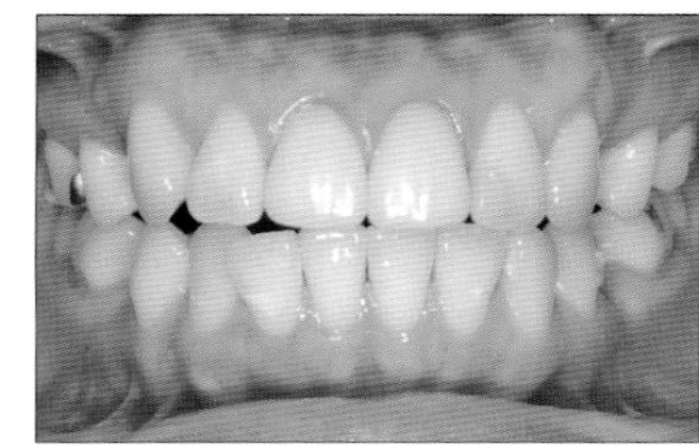
2010-09 正面咬合像

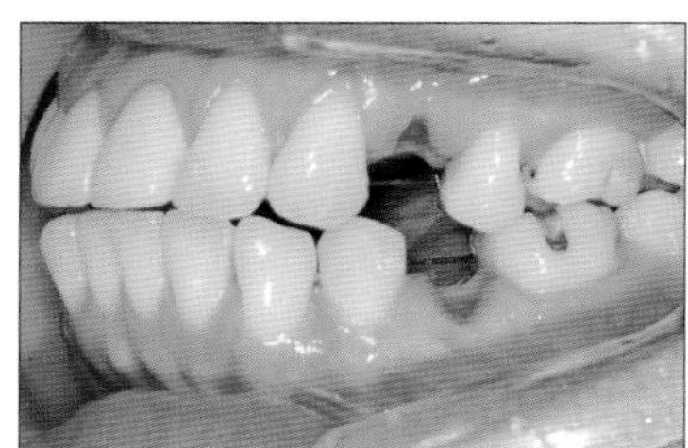
2010-09 左侧咬合像

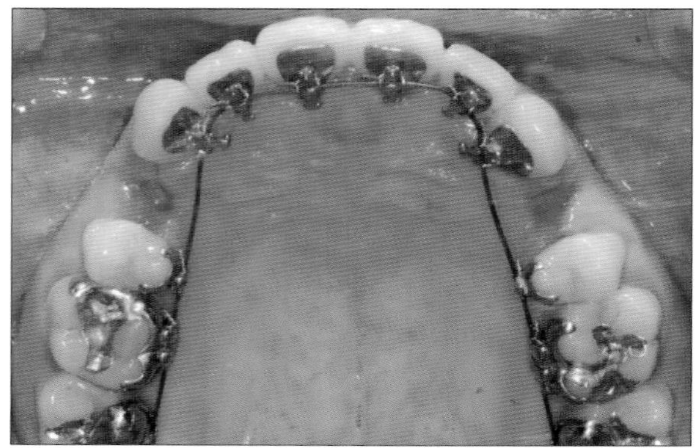
2010-09 上颌殆面像

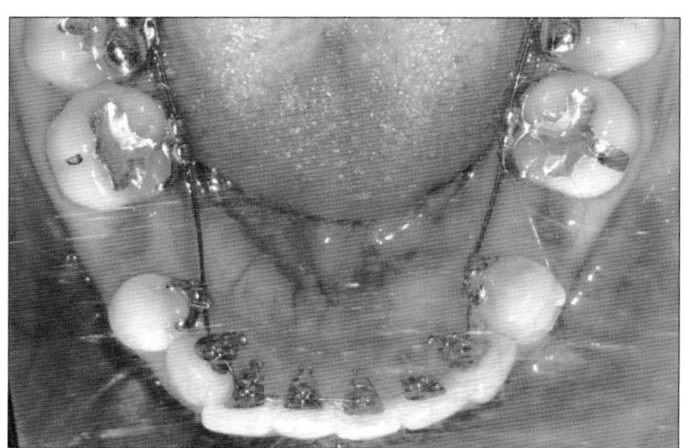
2010-09 下颌殆面像

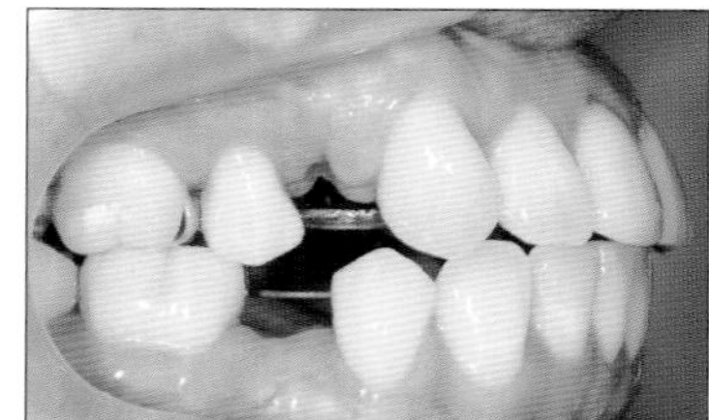
2010-12 右侧咬合像

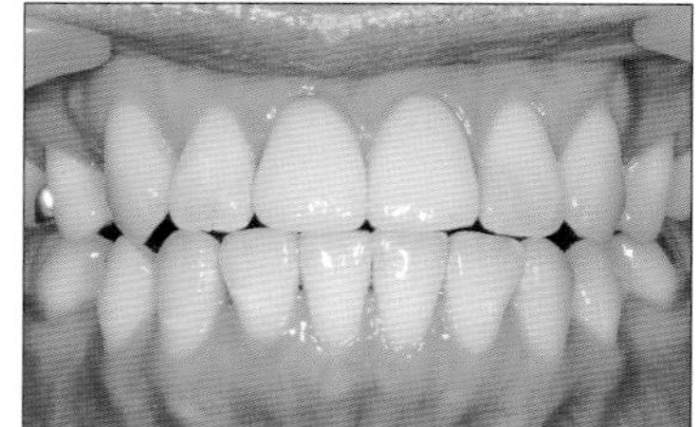
2010-12 正面咬合像

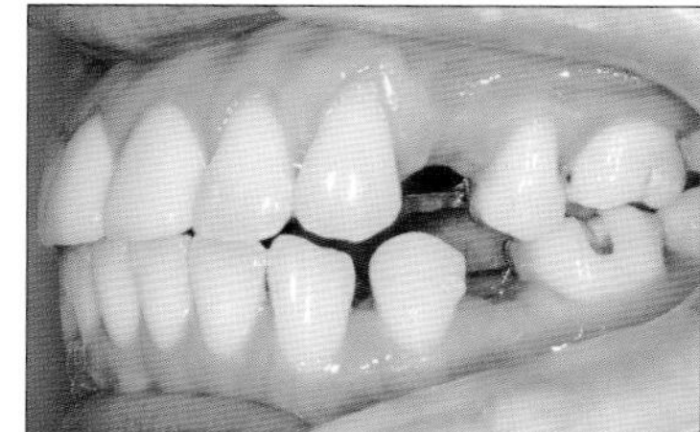
2010-12 左侧咬合像

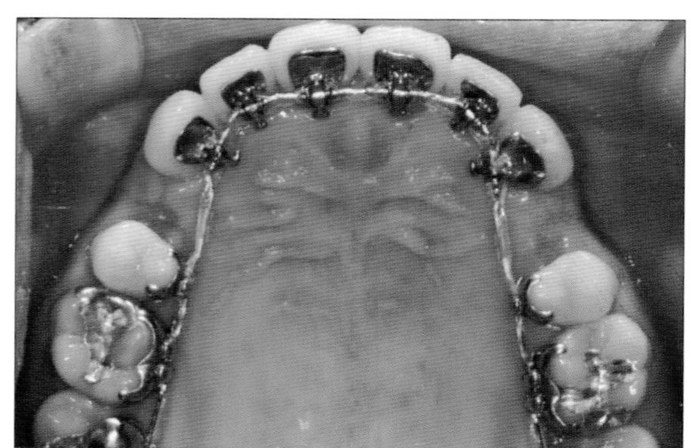
2010-12 上颌殆面像

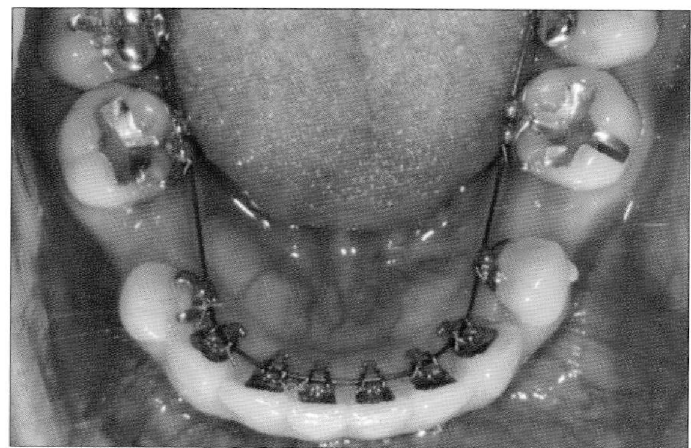
2010-12 下颌殆面像

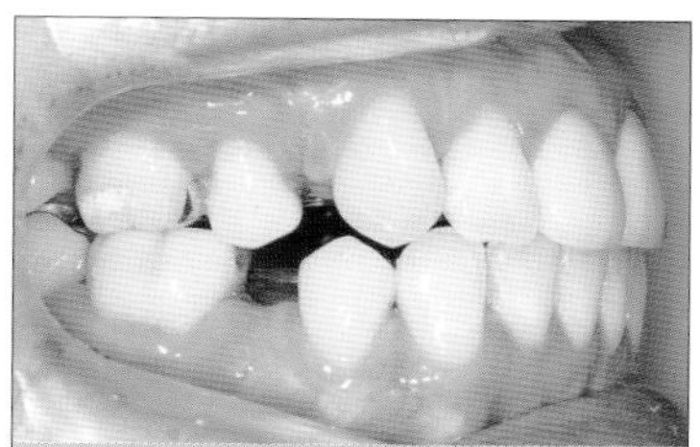
2011-03　右侧咬合像

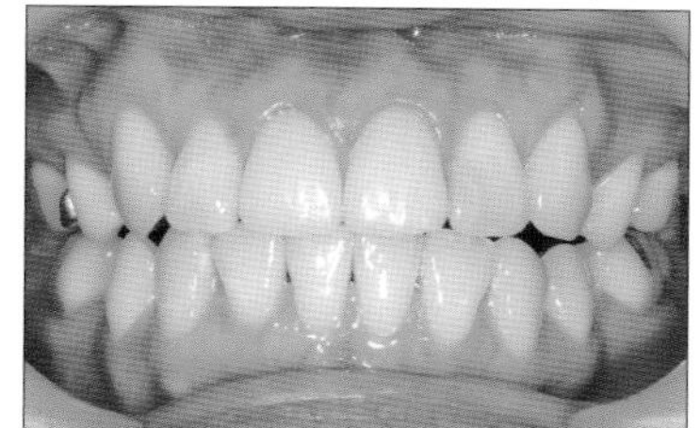
2011-03　正面咬合像

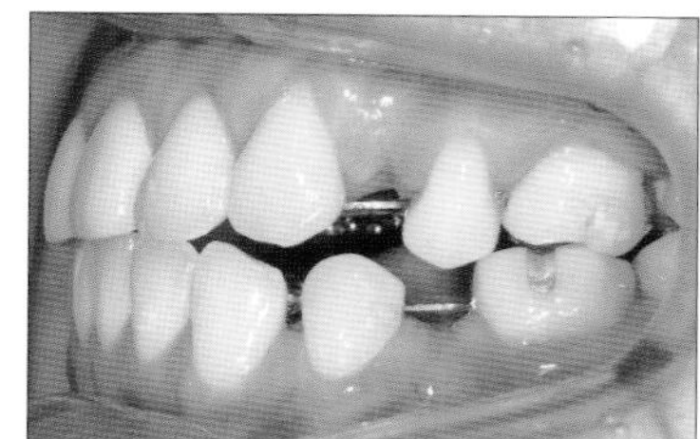
2011-03　左侧咬合像

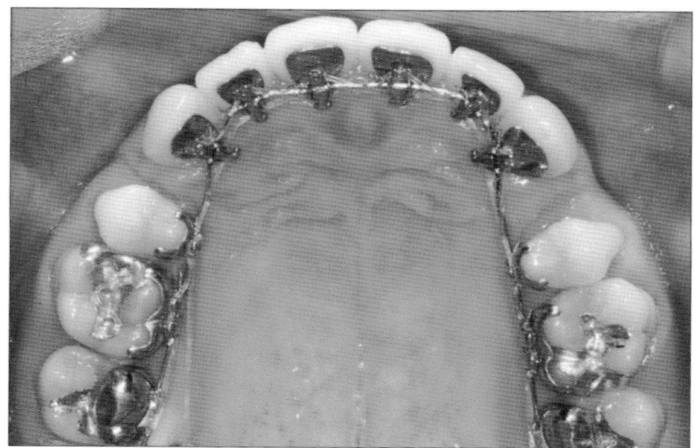
2011-03　上颌殆面像

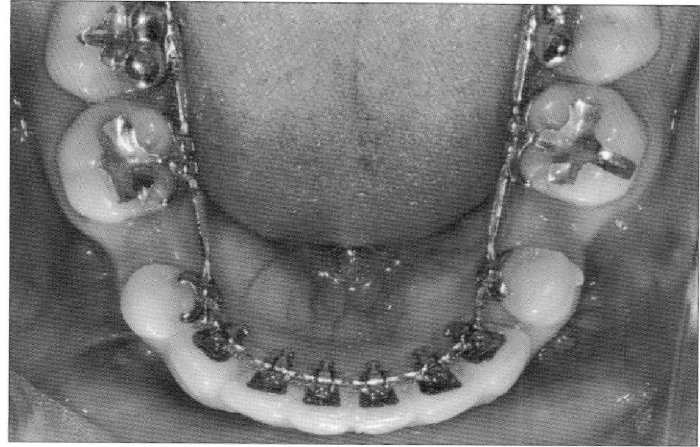
2011-03　下颌殆面像

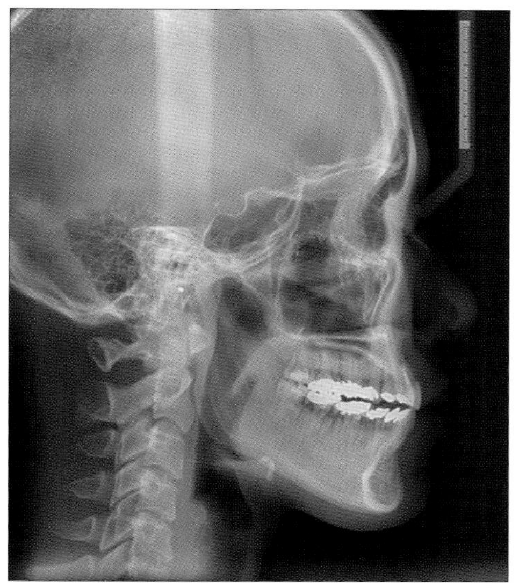
2011-09　头颅侧位片

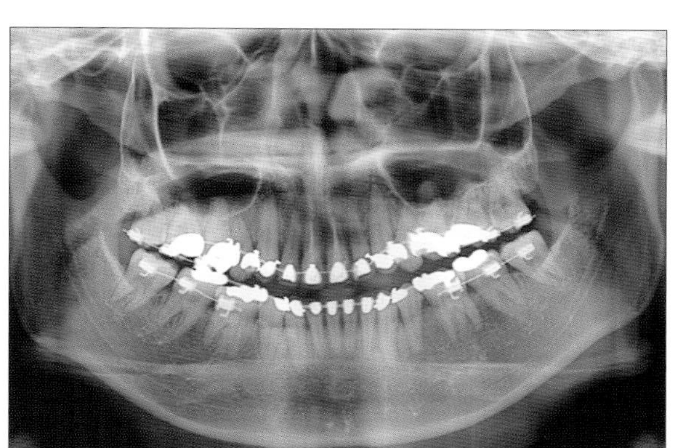
2011-09　曲面断层片

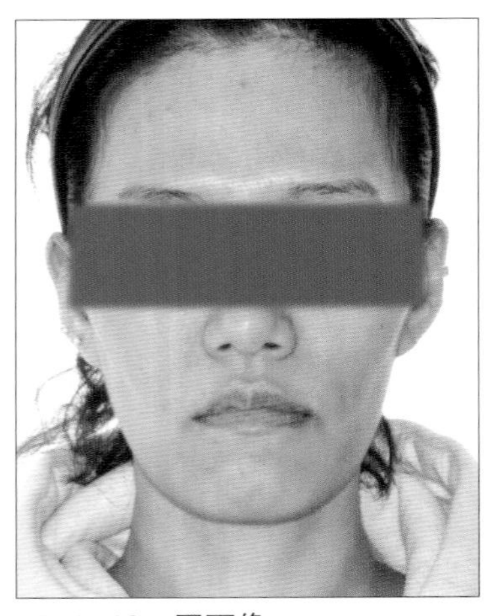
2011-10 正面像

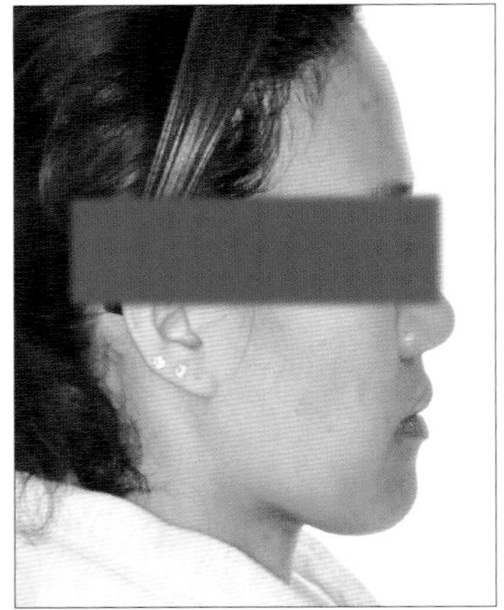
2011-10 侧面像

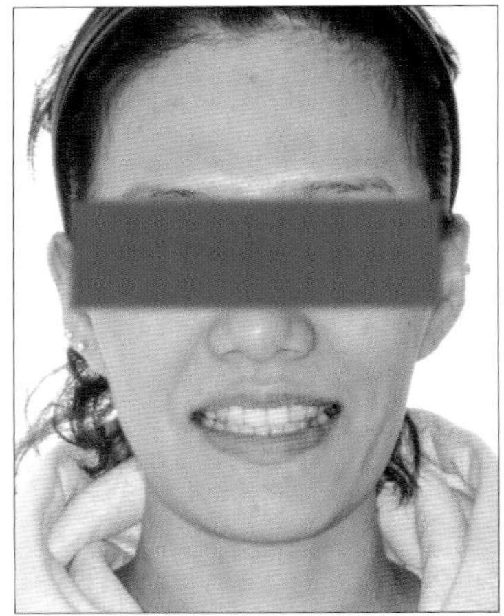
2011-10 正面微笑像

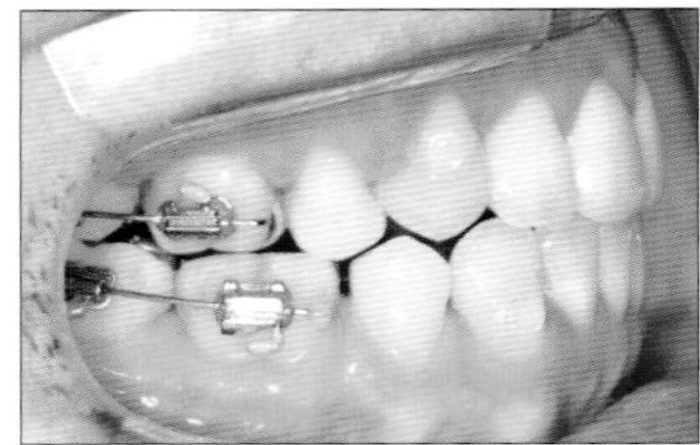
2011-10 右侧咬合像

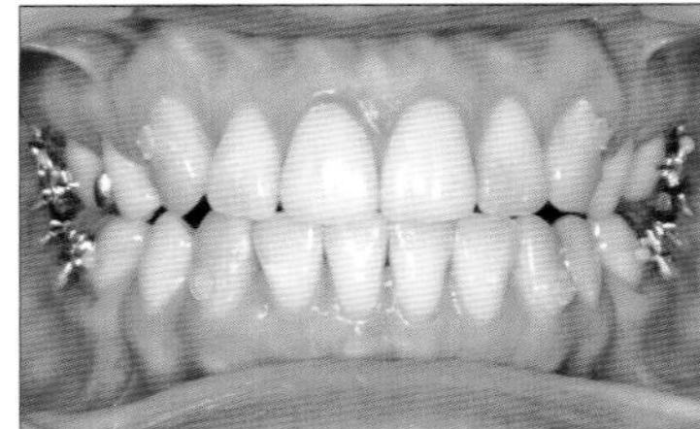
2011-10 正面咬合像

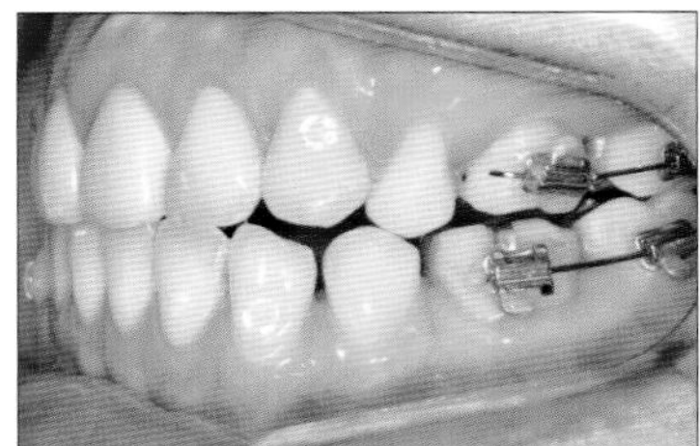
2011-10 左侧咬合像

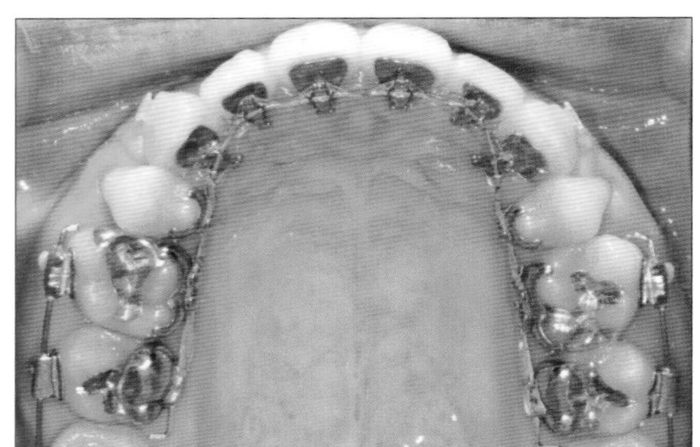
2011-10 上颌𬌗面像

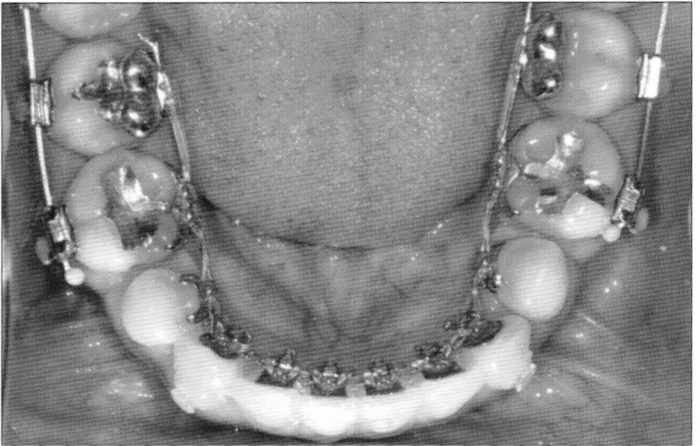
2011-10 下颌𬌗面像

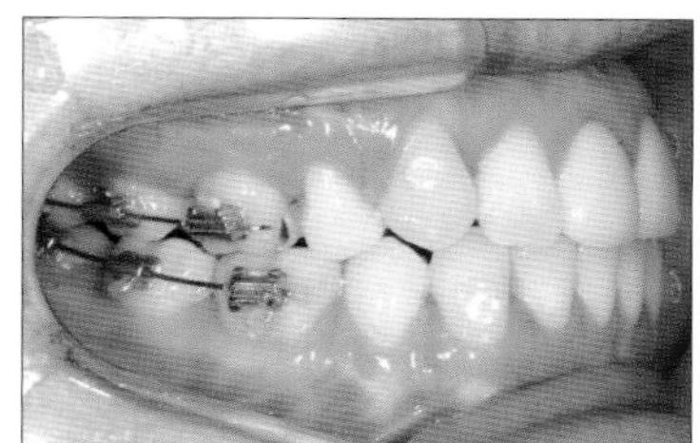
2012-01　右侧咬合像

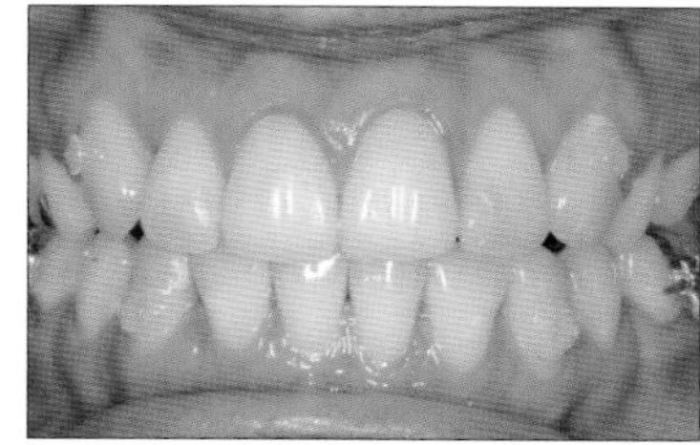
2012-01　正面咬合像

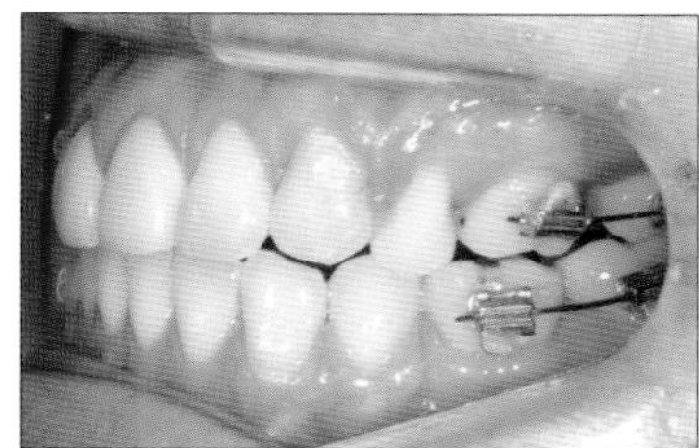
2012-01　左侧咬合像

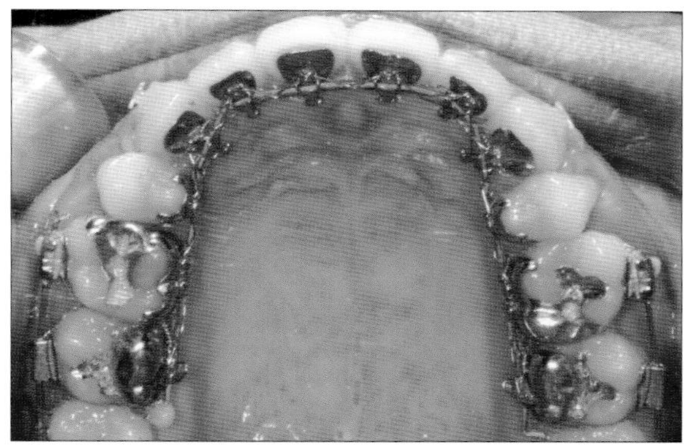
2012-01　上颌殆面像

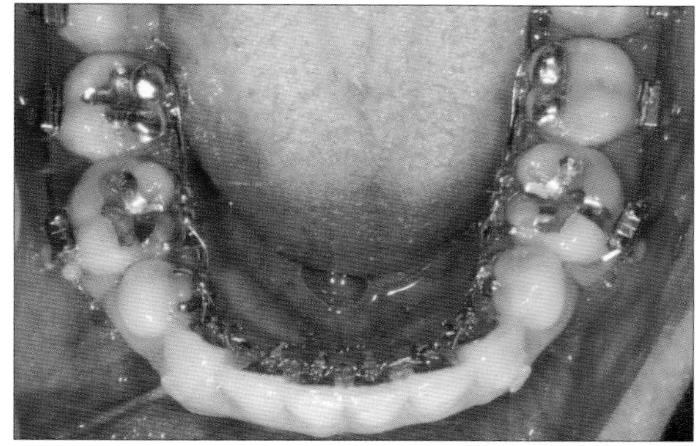
2012-01　下颌殆面像

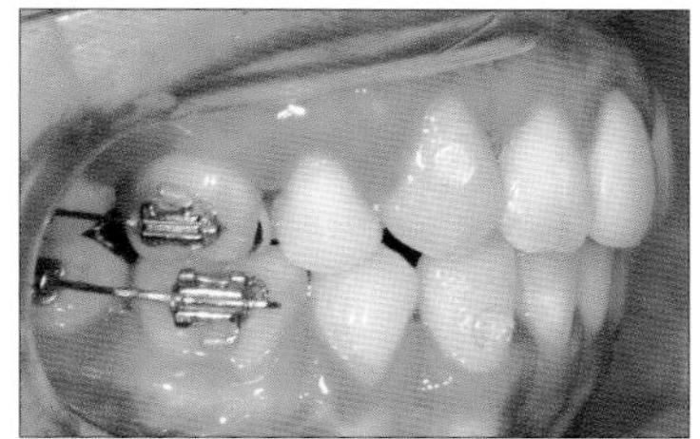
2012-04　右侧咬合像

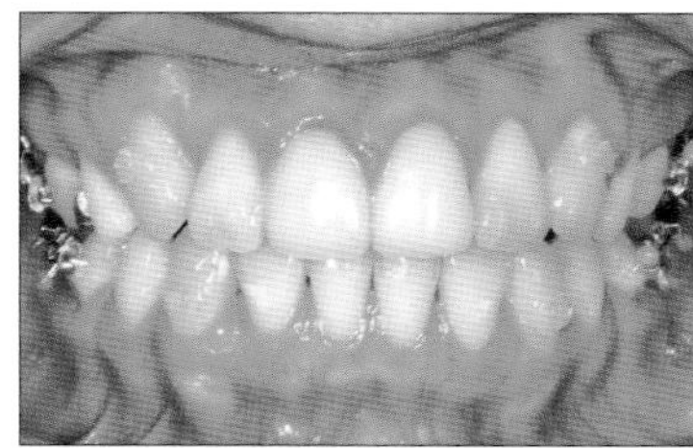
2012-04　正面咬合像

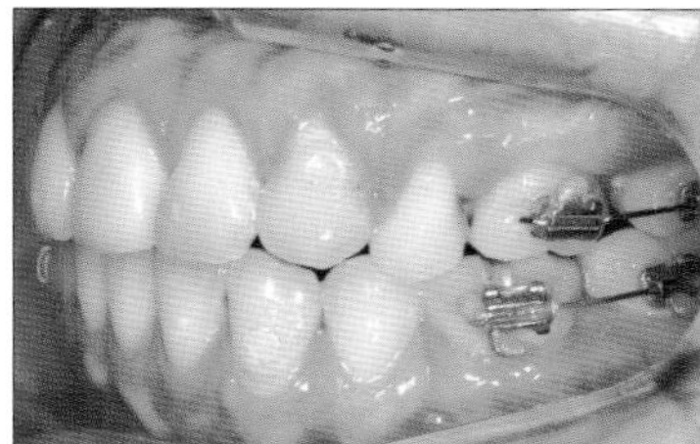
2012-04　左侧咬合像

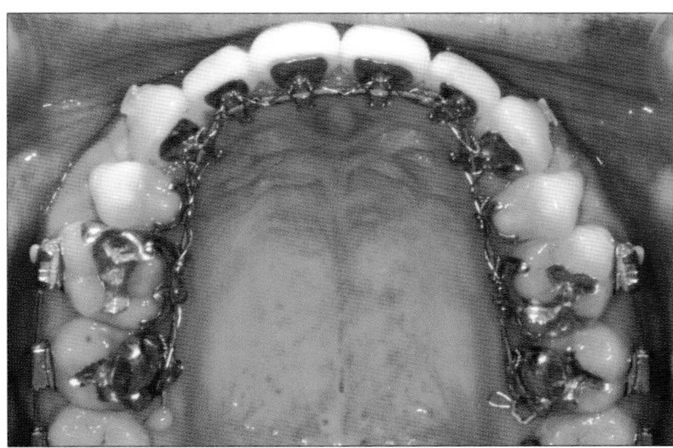
2012-04　上颌殆面像

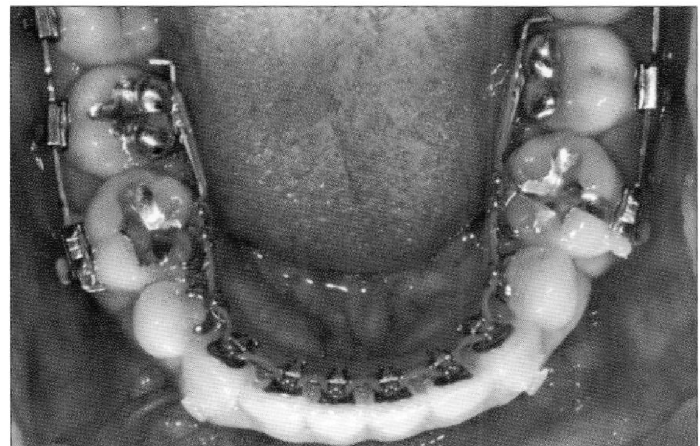
2012-04　下颌殆面像

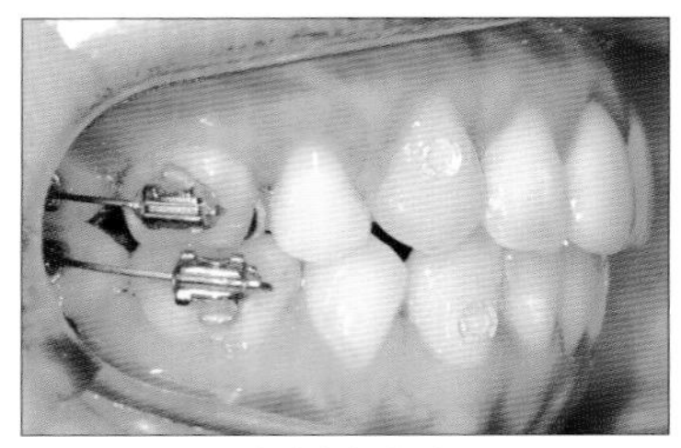
2012-07 右侧咬合像

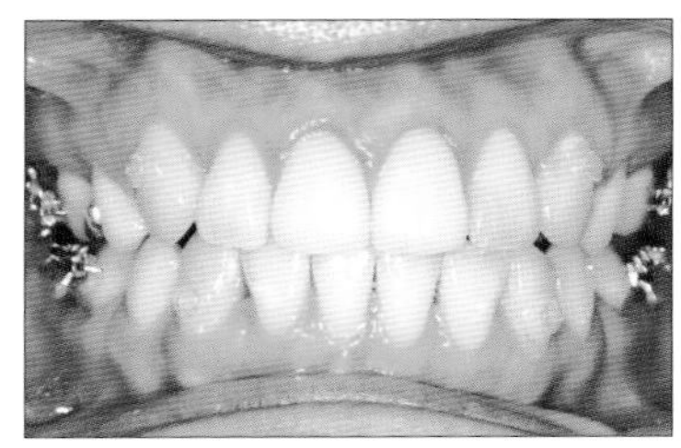
2012-07 正面咬合像

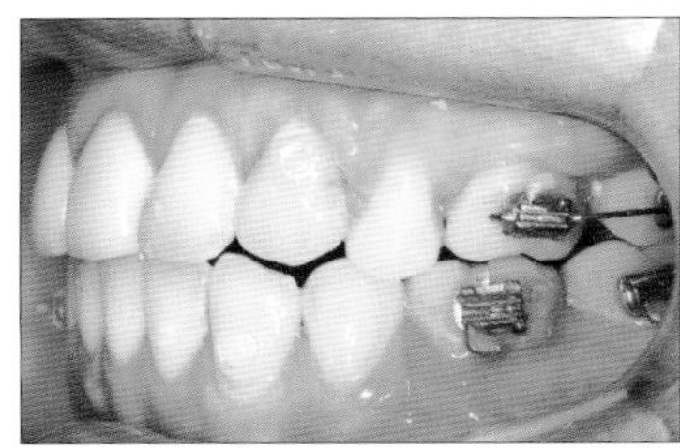
2012-07 左侧咬合像

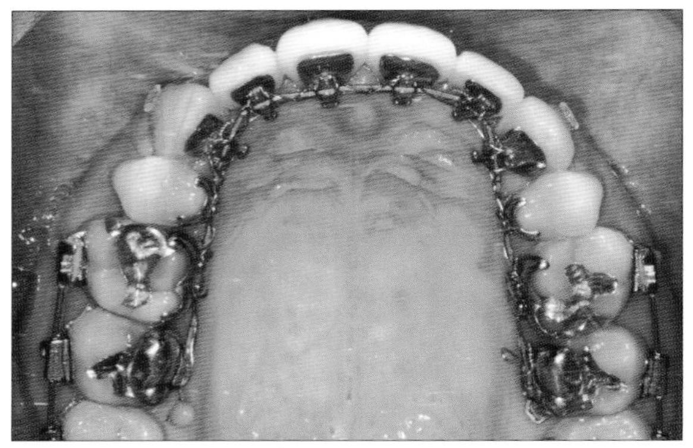
2012-07 上颌骀面像

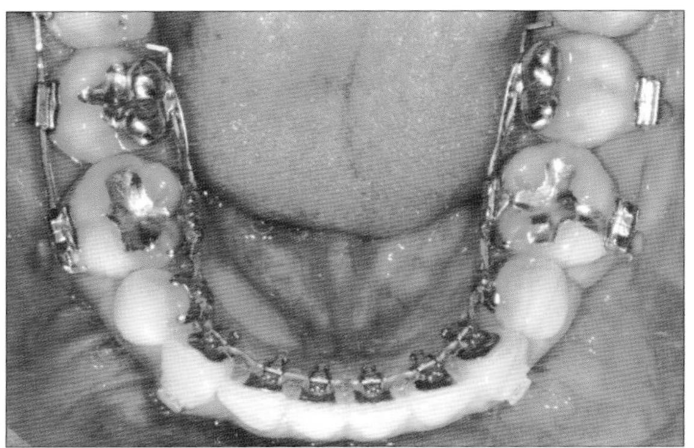
2012-07 下颌骀面像

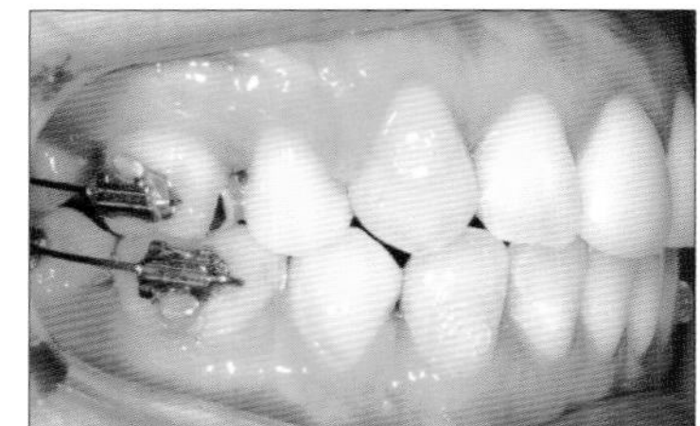
2012-11 右侧咬合像

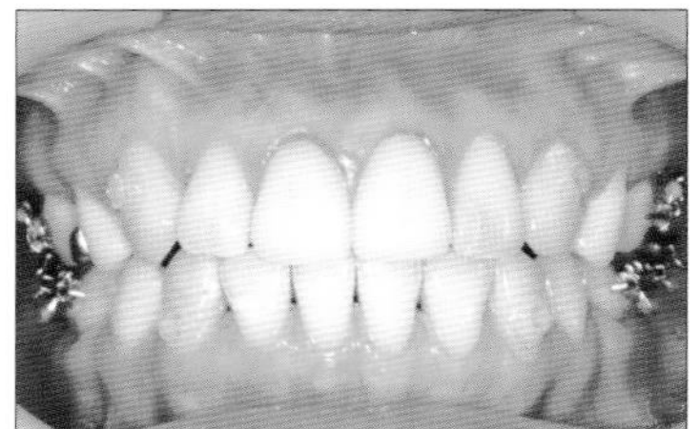
2012-11 正面咬合像

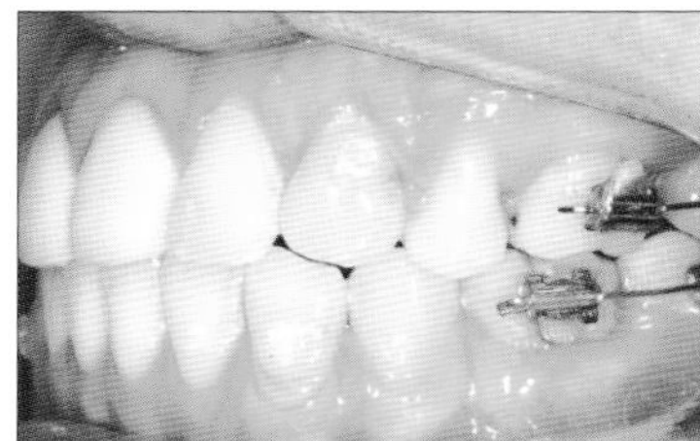
2012-11 左侧咬合像

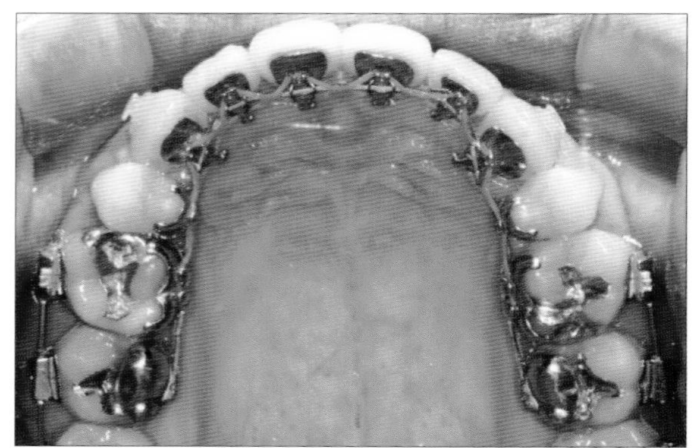
2012-11 上颌骀面像

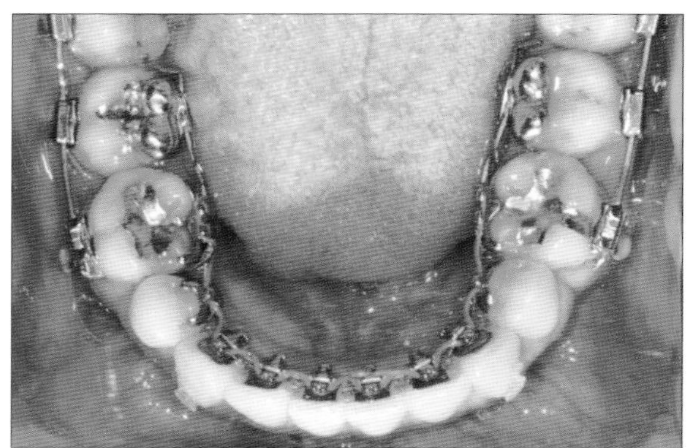
2012-11 下颌骀面像

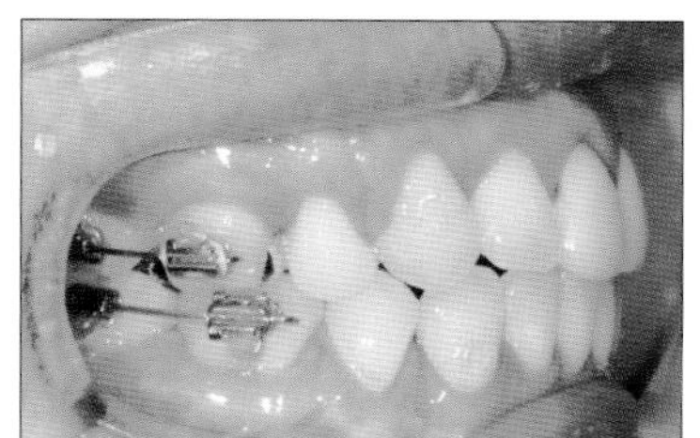
2013-03　右侧咬合像

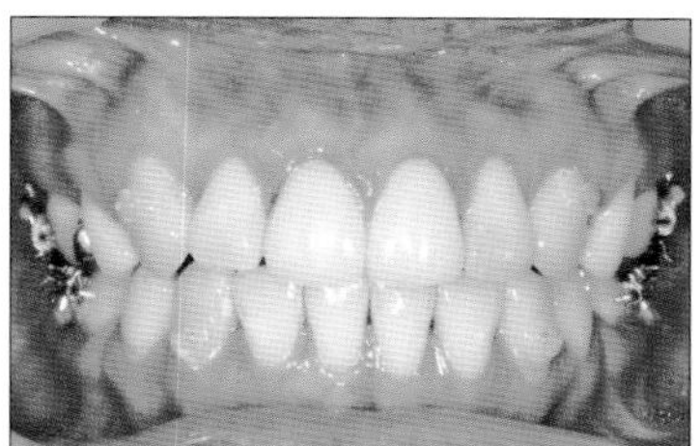
2013-03　正面咬合像

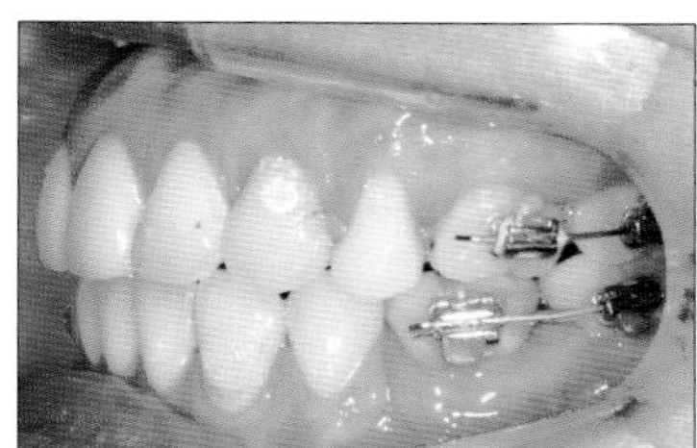
2013-03　左侧咬合像

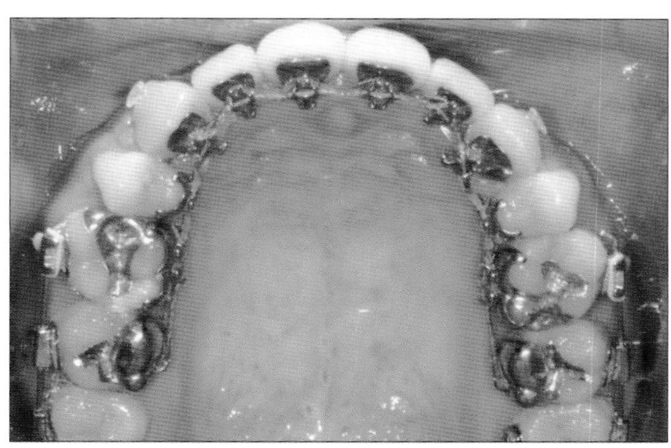
2013-03　上颌殆面像

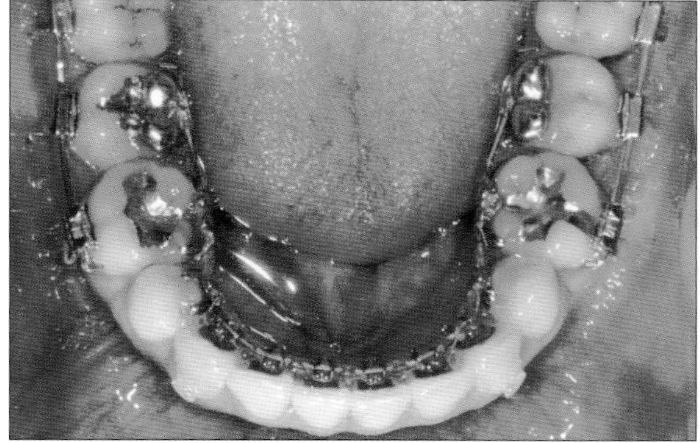
2013-03　下颌殆面像

治疗后

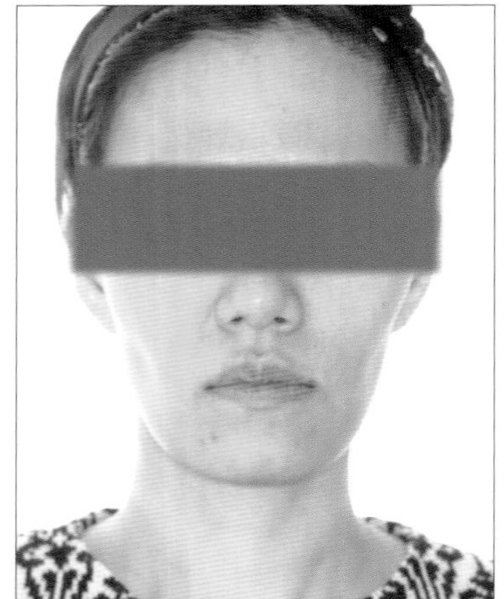
2013-12　正面像

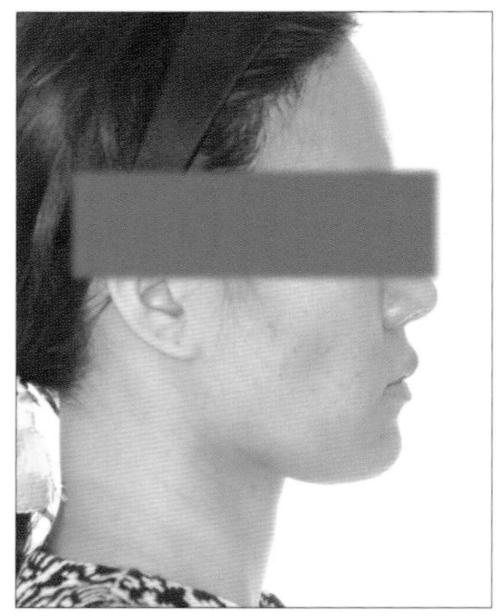
2013-12　侧面像

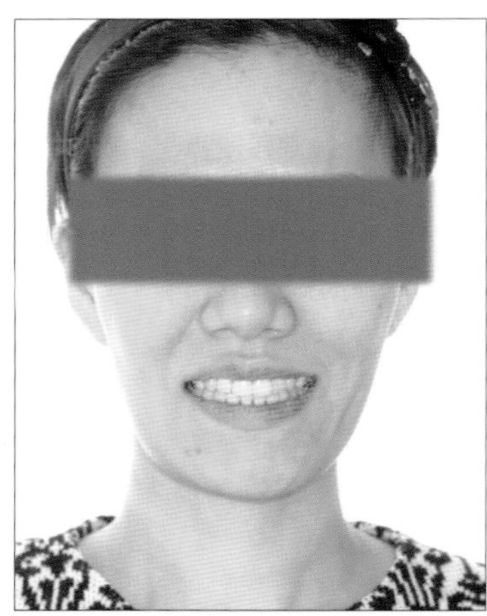
2013-12　正面微笑像

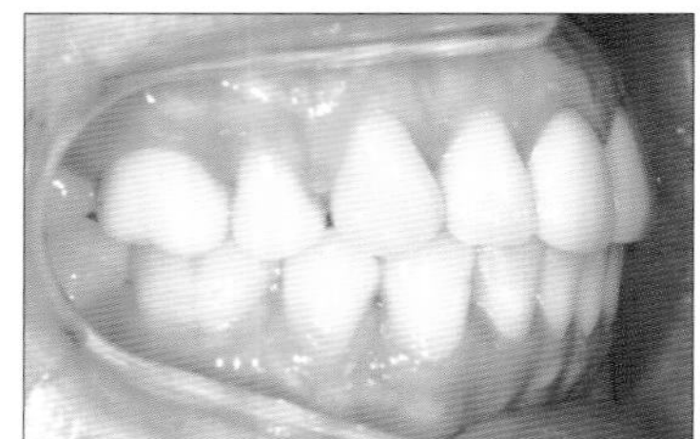
2013-12　右侧咬合像

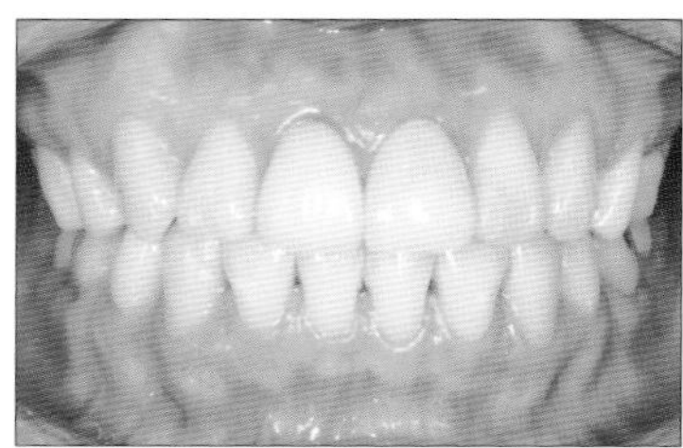
2013-12　正面咬合像

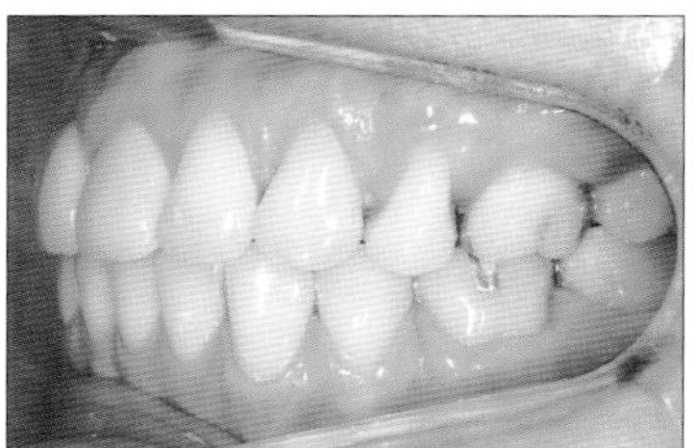
2013-12　左侧咬合像

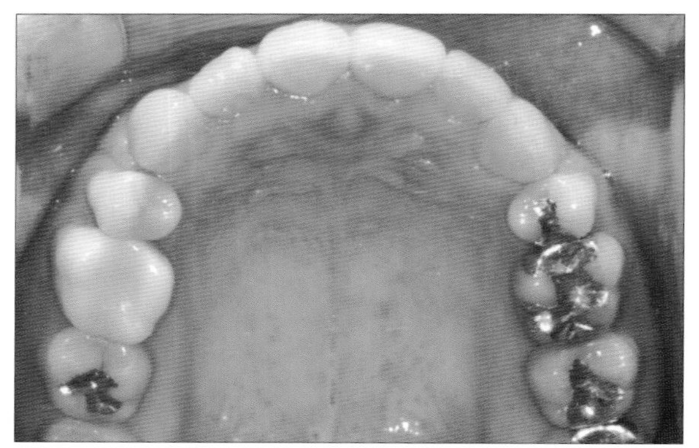
2013-12　上颌殆面像

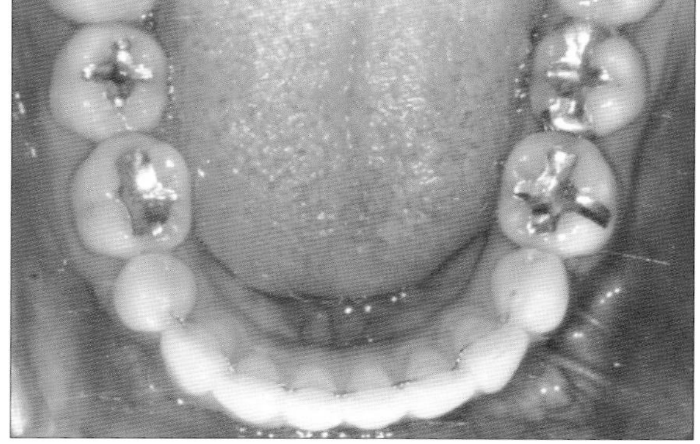
2013-12　下颌殆面像

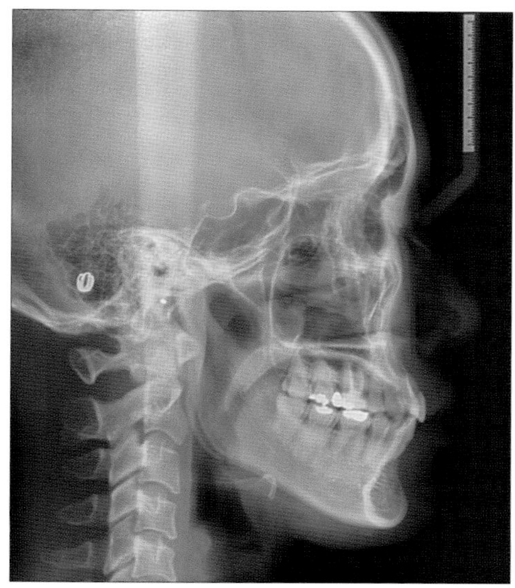

2013-12　头颅侧位片

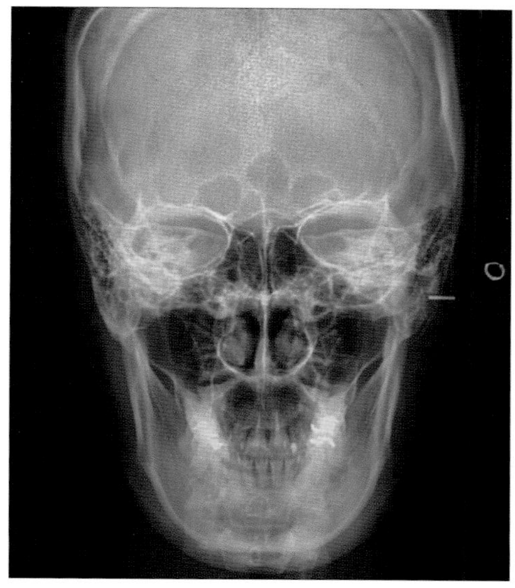

2013-12　头颅正位片

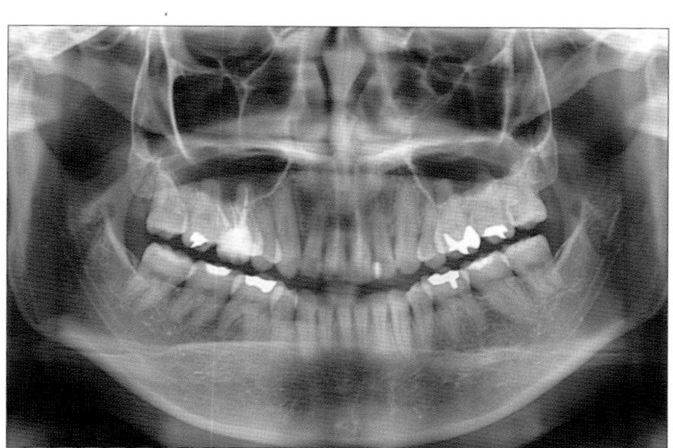

2013-12　曲面断层片

治疗前后对比

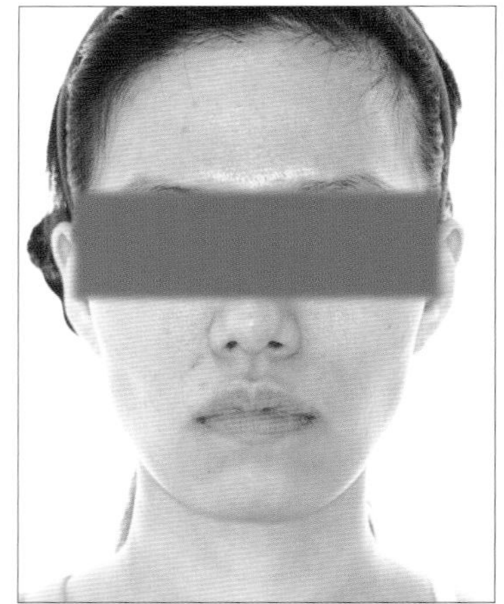
治疗前

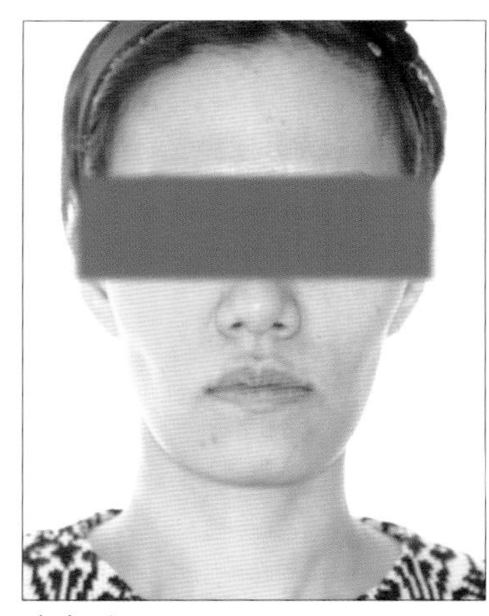
治疗后

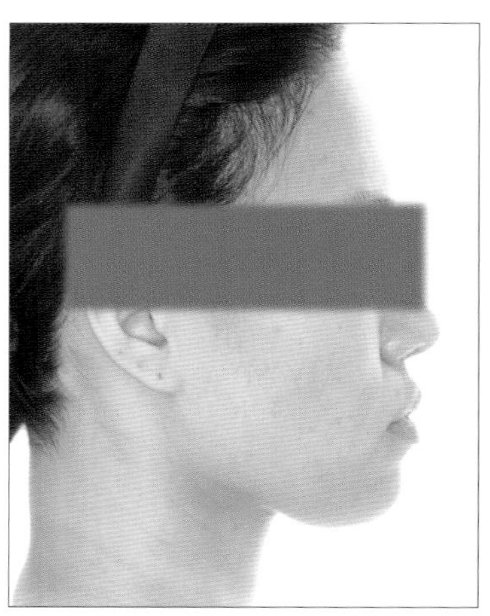
治疗前

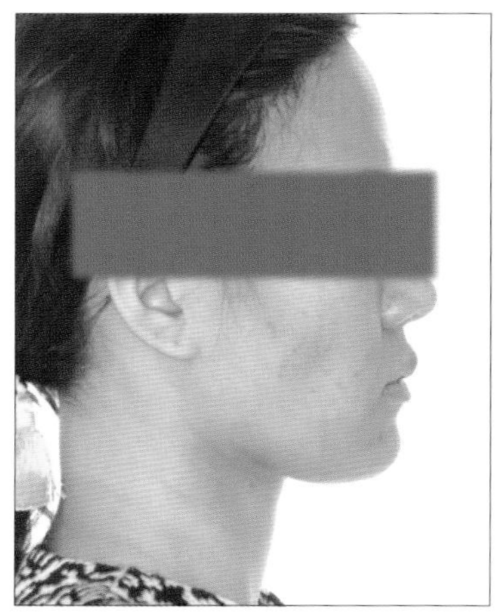
治疗后

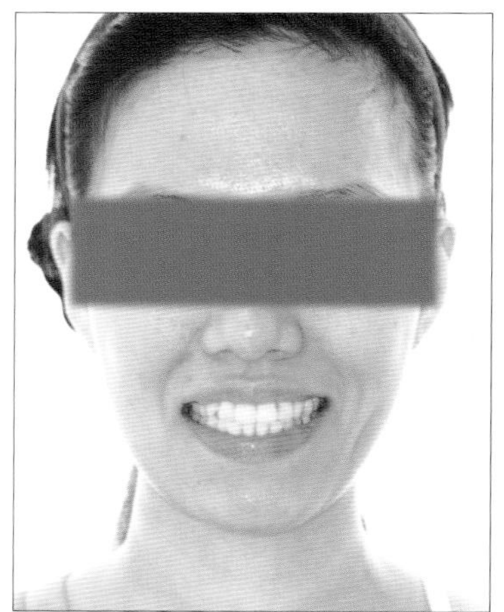
治疗前

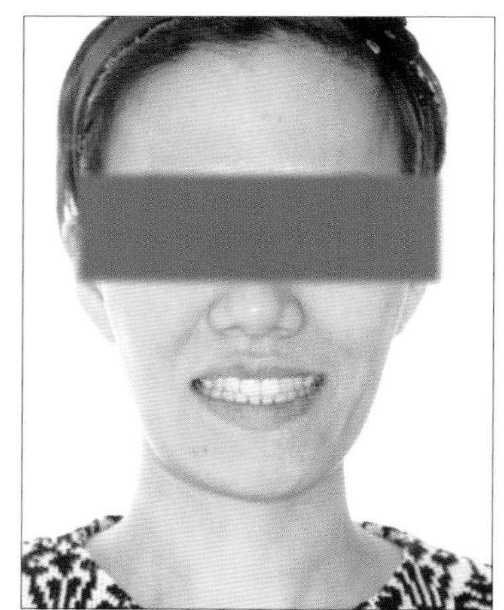
治疗后

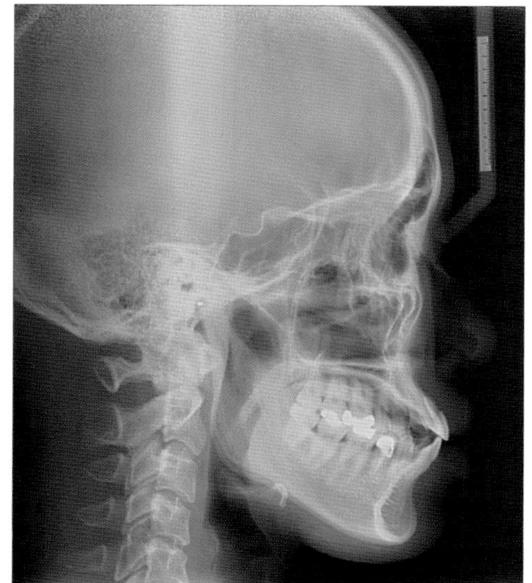
治疗前

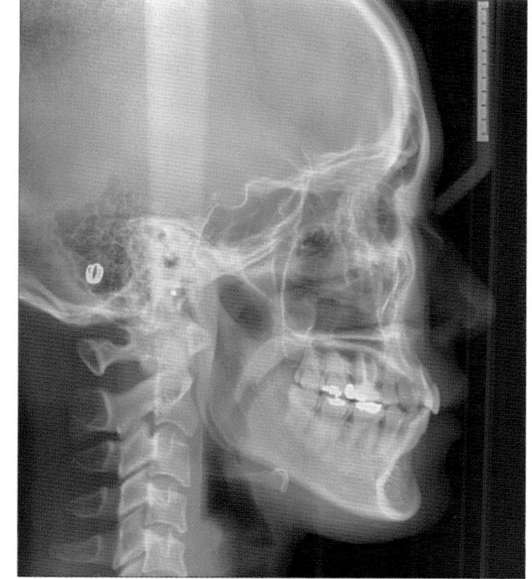
治疗后

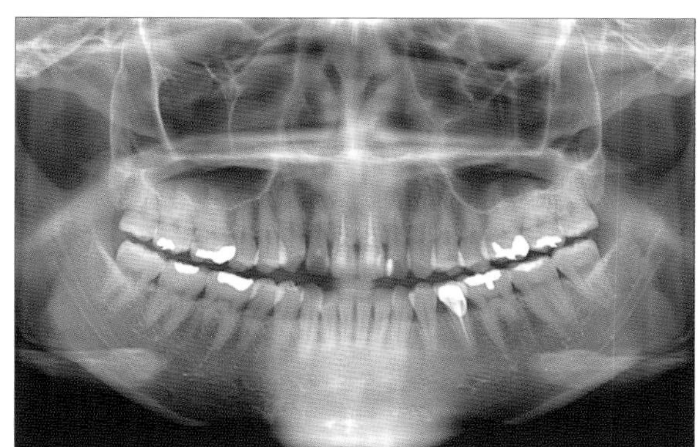
治疗前

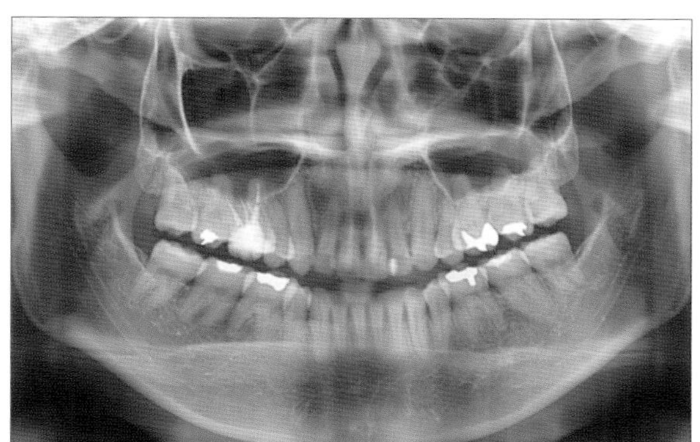
治疗后

保持16个月后

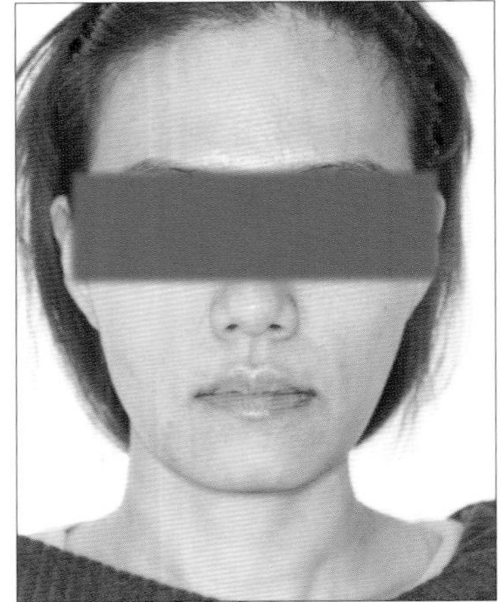
2015-03 正面像

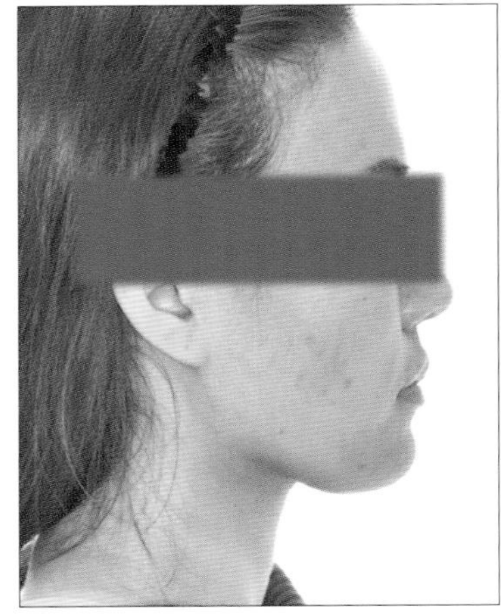
2015-03 侧面像

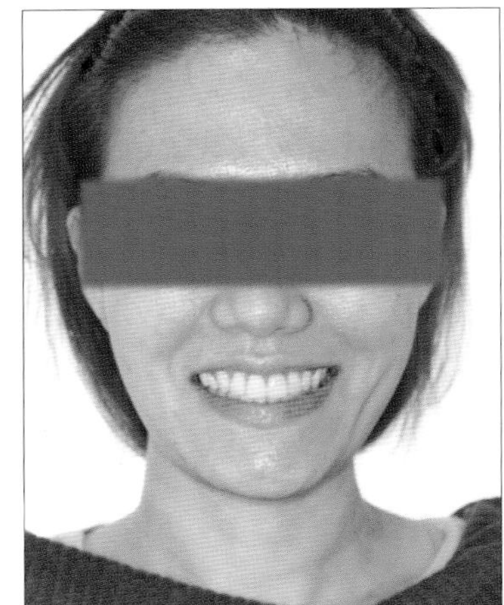
2015-03 正面微笑像

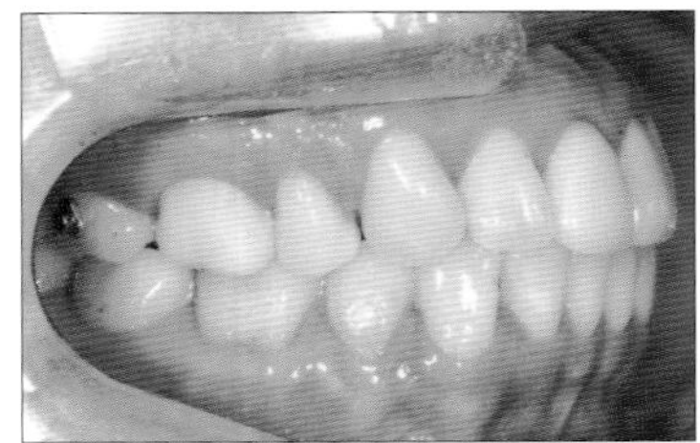
2015-03 右侧咬合像

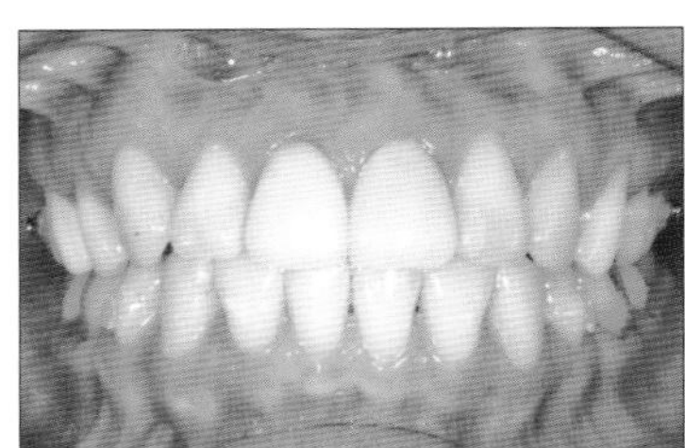
2015-03 正面咬合像

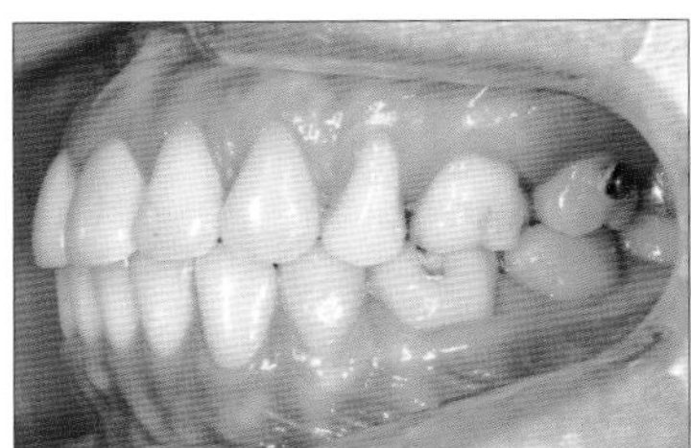
2015-03 左侧咬合像

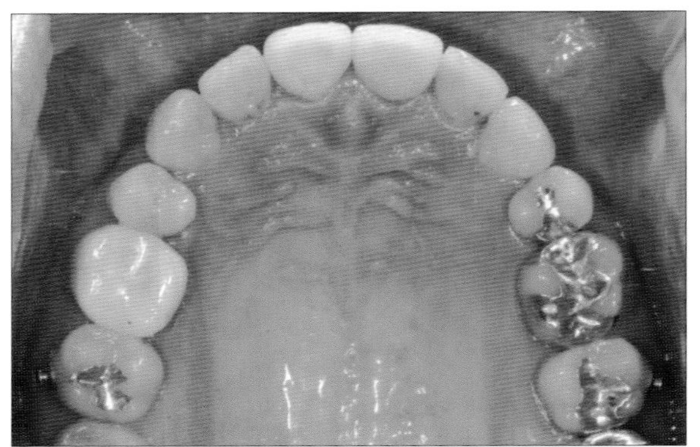
2015-03 上颌殆面像

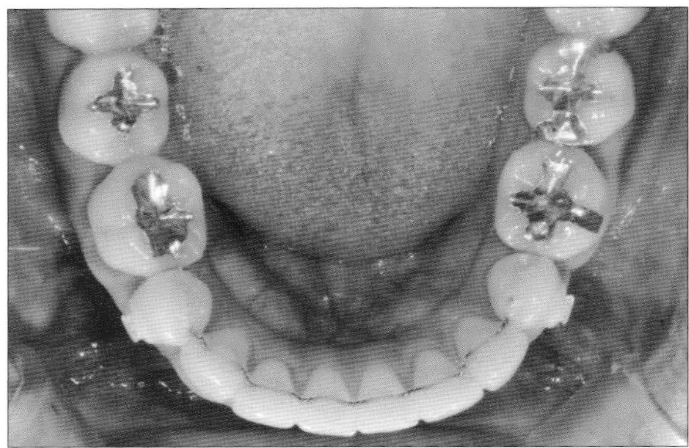
2015-03 下颌殆面像

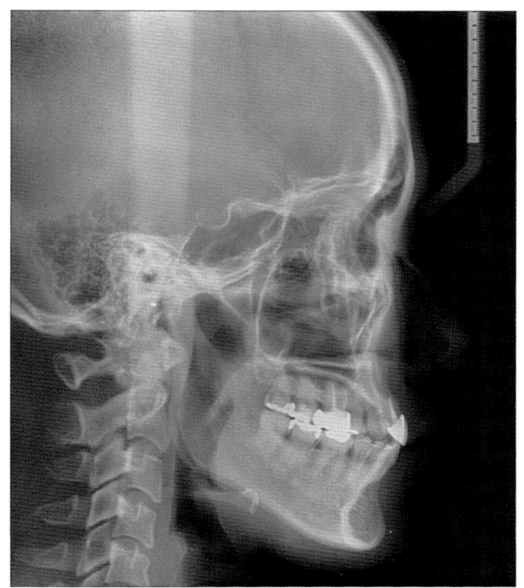
2015-03　头颅侧位片

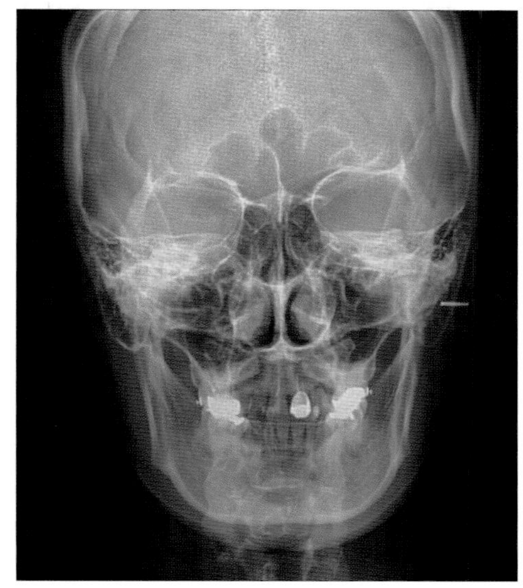
2015-03　头颅正位片

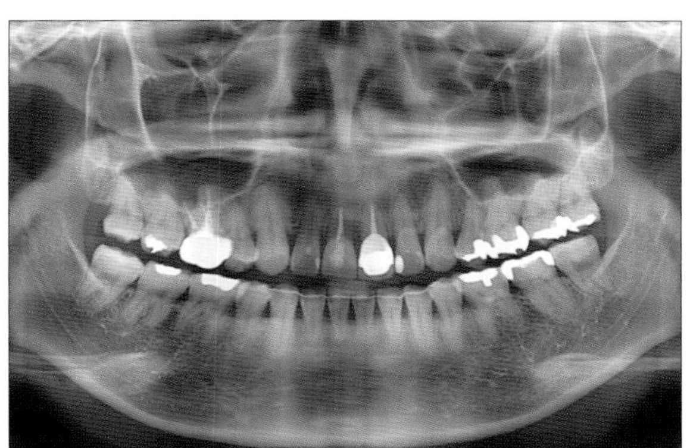
2015-03　曲面断层片

第8章

开骀与反骀

Incognito™矫治器系统排牙设计的标准是让每一位患者拥有最理想的咬合。许多病例中，在治疗之初，开骀仅通过排齐牙列就可以得到矫治，在其他情况下，需要额外的矫治方法。

由于矫治初期扩弓，患者在舌侧治疗过程中出现反骀并非少见。多数情况下，随着牙齿排齐，在没有额外矫治方法的情况下开骀就会解除。很多时候，放置全尺寸弓丝表达模拟排牙的效果后，就能解决咬合问题。

以下4个项目中的每一项都能改善开骀，可以单独或结合使用：

1. 使用全尺寸弓丝实现排牙扩弓效果。
2. 使用橡皮圈颌间牵引建立咬合。
3. 在有早接触的情况下适当调骀。
4. 使用微螺钉压低后牙。

这一章展示了开骀与反骀的矫治病例。在每个病例中，采用了轻中度的扩弓、橡皮圈颌间牵引或适当调骀等个性化处理（目标排牙），都改善了咬合关系。

开殆病例治疗前

诊断

开殆，上下牙列拥挤，伴有垂直向不调。建议在排齐和整平牙列后，进行双颌的正颌手术。患者拒绝手术，希望通过单纯正畸治疗改善，能够接受代偿性的治疗结果。

治疗方案

为预防开殆加重，模拟排牙方案是扩大上下牙列前牙区。

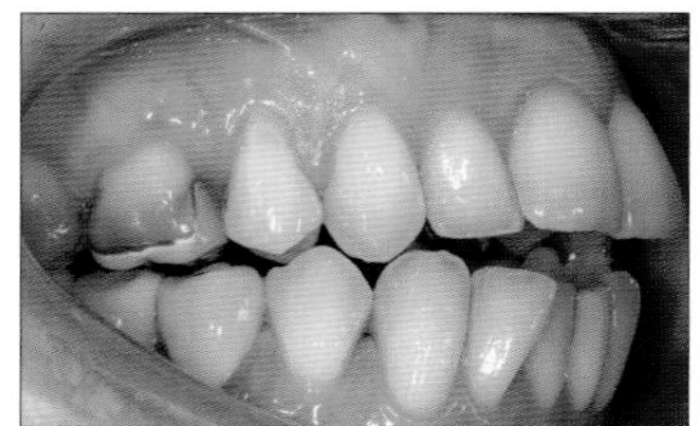
右侧咬合像

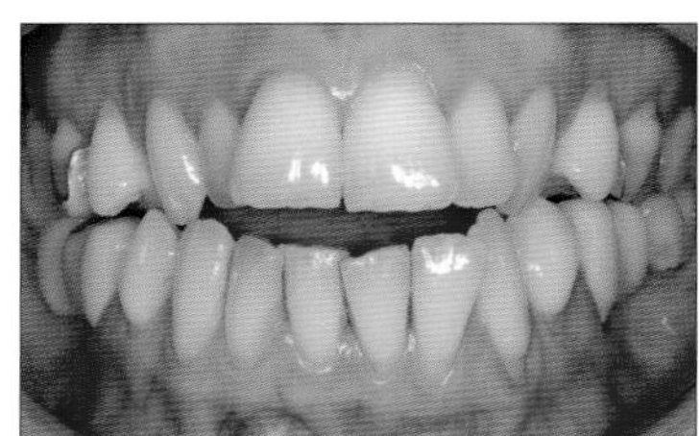
正面咬合像

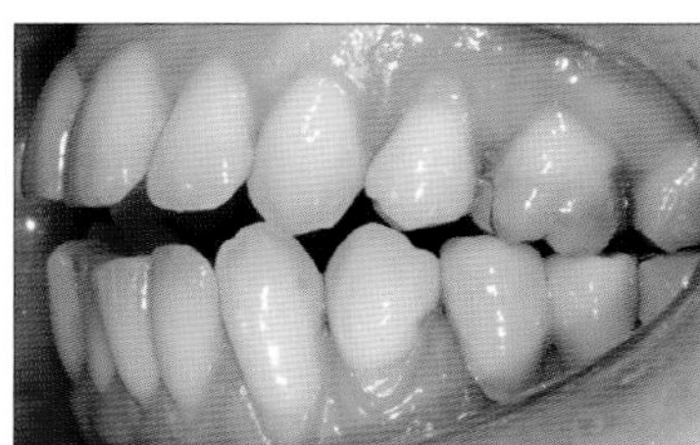
左侧咬合像

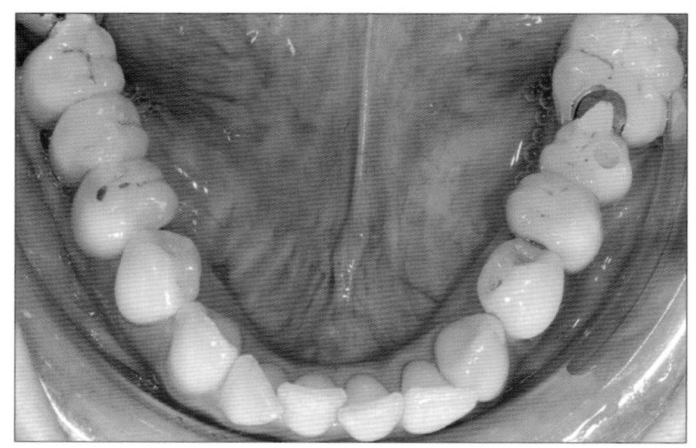
下颌殆面像

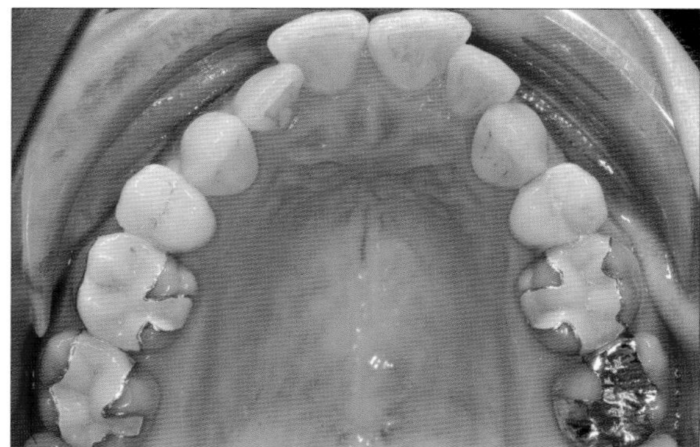
上颌殆面像

上颌𬌗面像

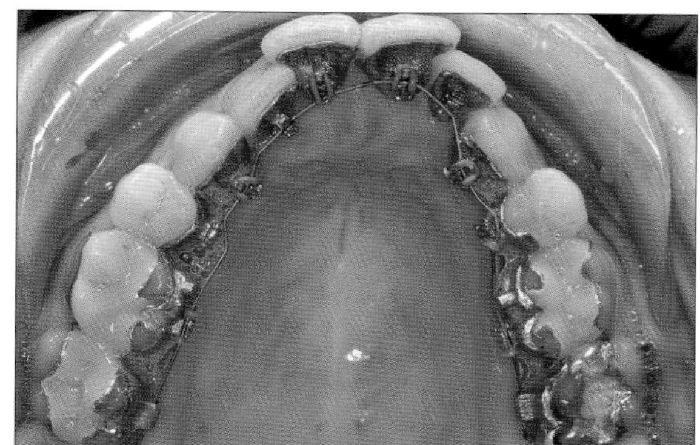

在治疗开始时使用0.016" 超弹性镍钛弓丝

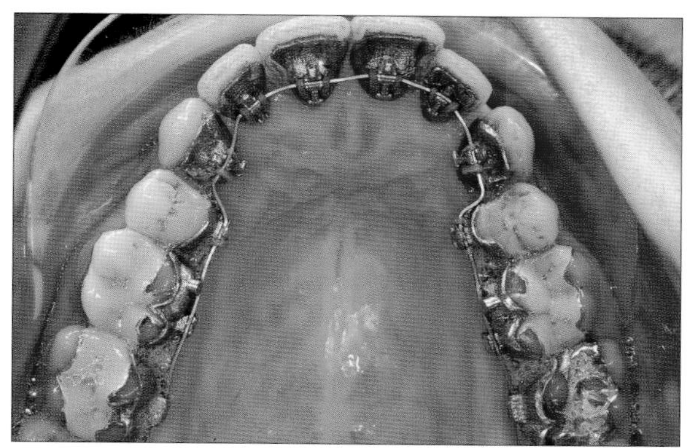

5个月后，前牙区扩弓效果明显，牙列排齐。使用0.016" × 0.022" 超弹性镍钛弓丝

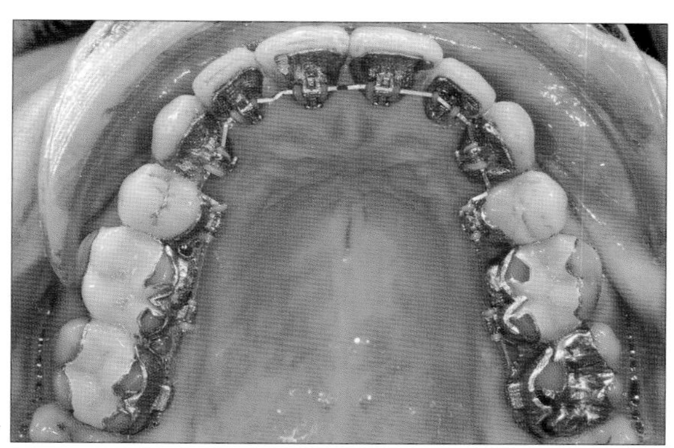

16个月后，使用全尺寸0.0182" × 0.0182" Beta Ⅲ 钛弓丝进行调整

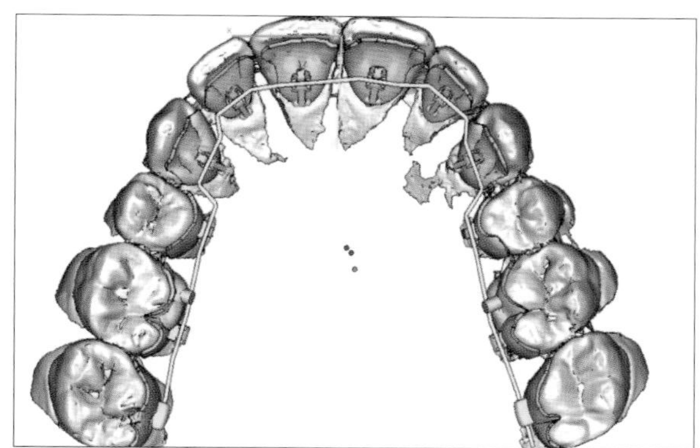

临床效果与数字化排牙矫治目标相近

下颌殆面像

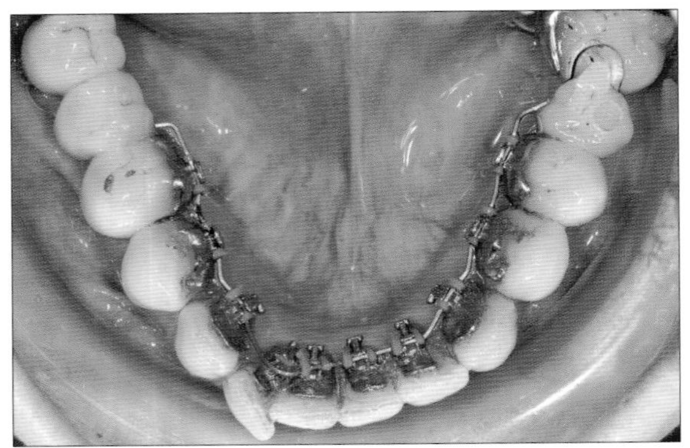

0.016" 超弹性镍钛弓丝

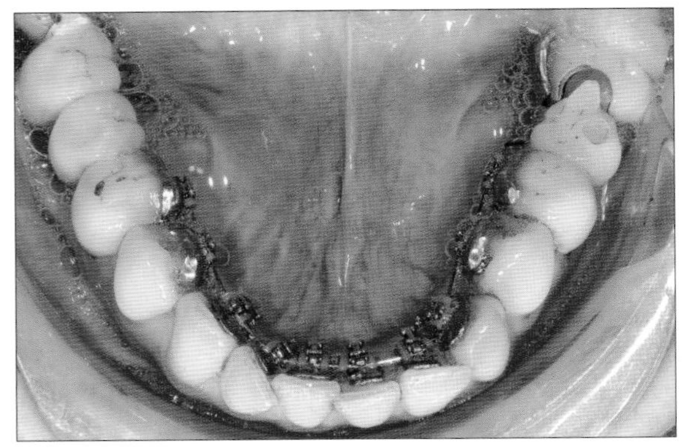

4个月后，使用0.016"×0.022" 超弹性镍钛弓丝。这根被压缩的弓丝主要用于扩弓

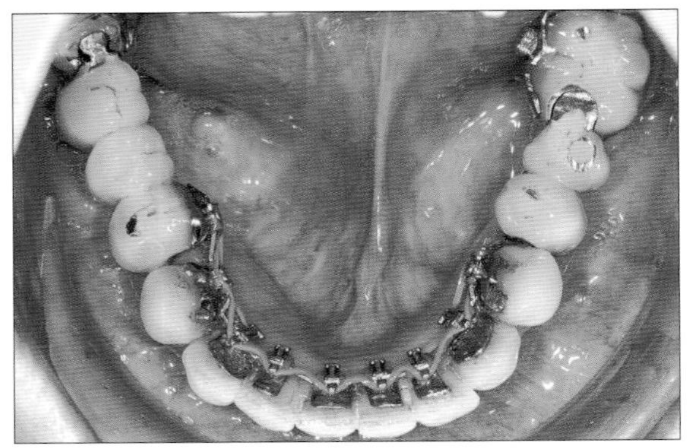

12个月后，使用全尺寸弓丝进行精细调整，0.0182"×0.0182" Beta Ⅲ 钛弓丝

使用橡皮圈进行颌间牵引6个月纠正开殆。在矫治结束时，使用橡皮圈进行交互牵引纠正横向牙弓宽度不调问题。在右下尖牙和第一前磨牙放置颊侧树脂扣，用于橡皮圈的交互牵引。

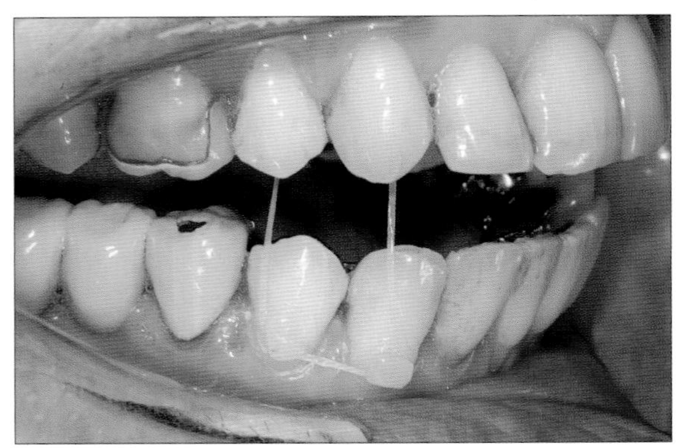

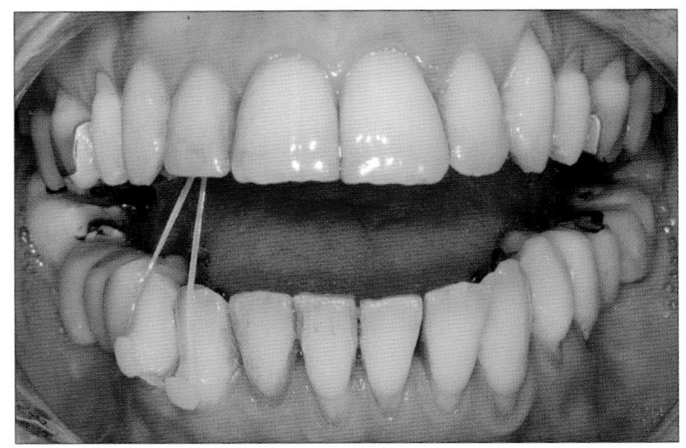

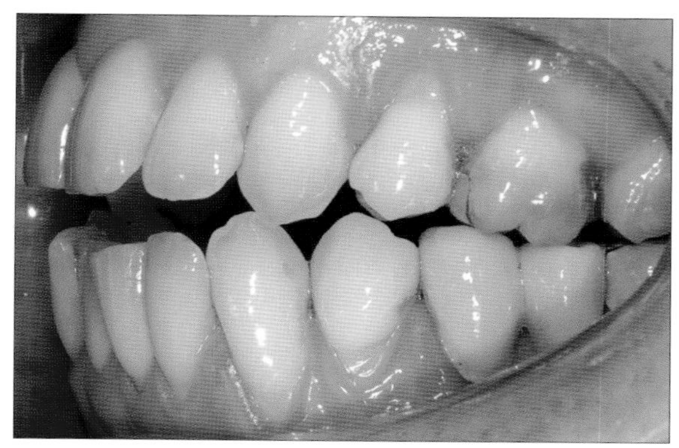

治疗前，左侧咬合像。

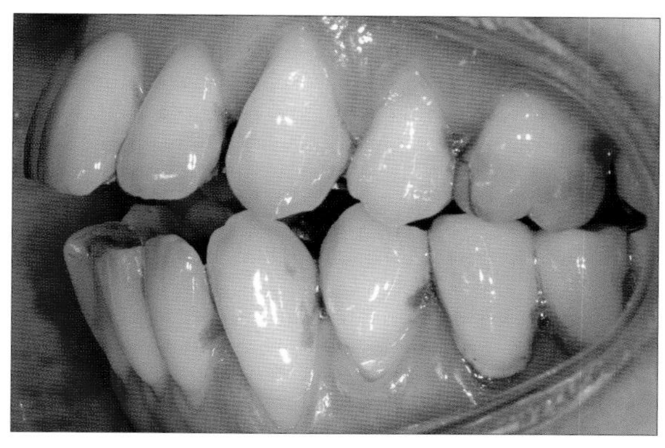

4个月后，随着扩弓，开骀加重。

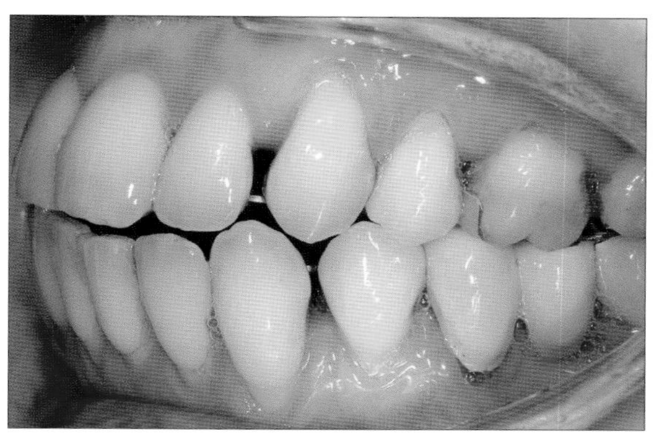

6个月后，由于牙列拥挤得到解决，开骀得到改善。

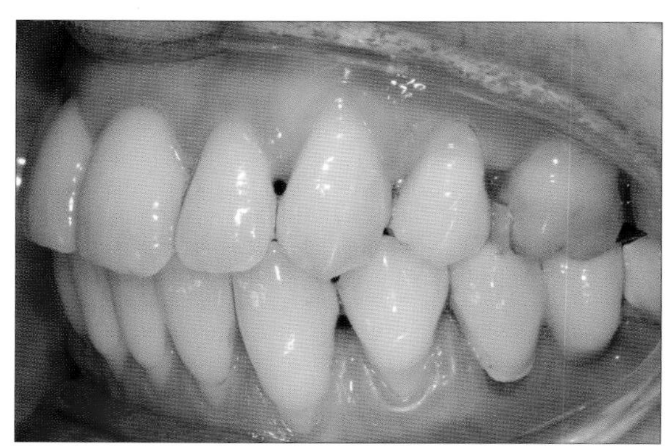

25个月后治疗结果。建立Ⅰ类尖牙关系。开骀解除，牙列拥挤得到解决。

治疗后

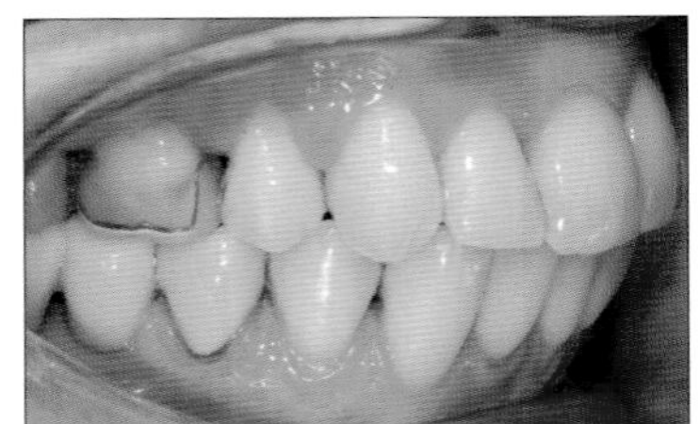
右侧咬合像

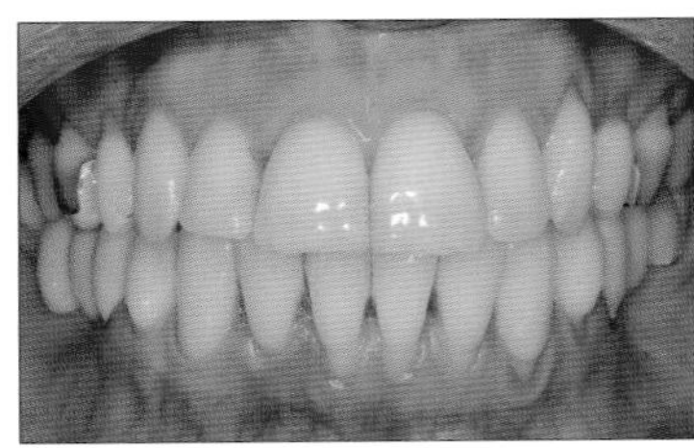
正面咬合像

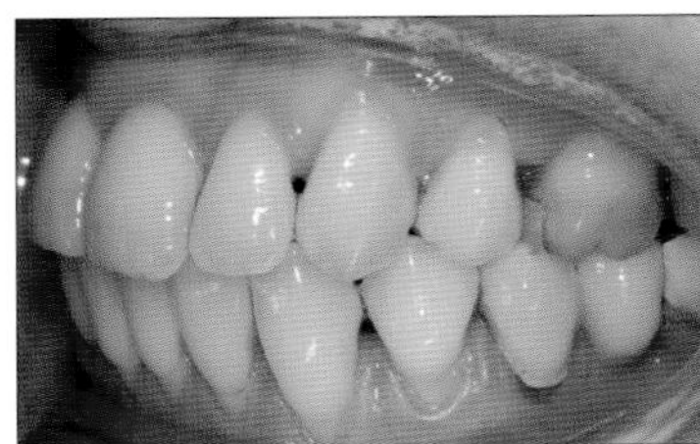
左侧咬合像

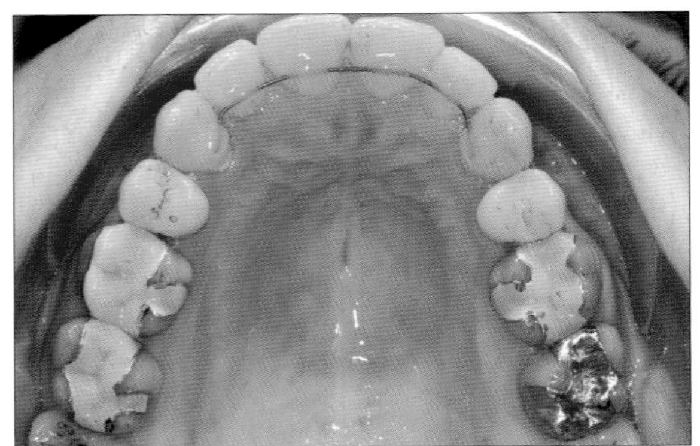
上颌殆面像

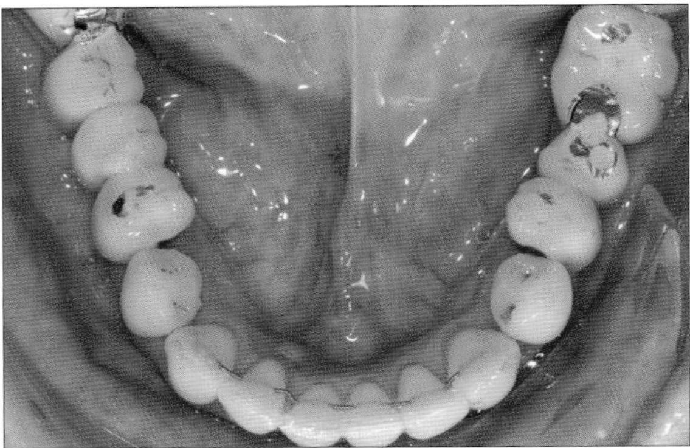
下颌殆面像

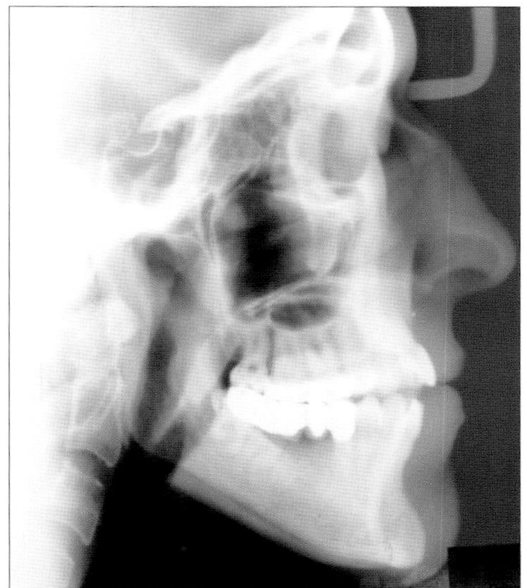
治疗前

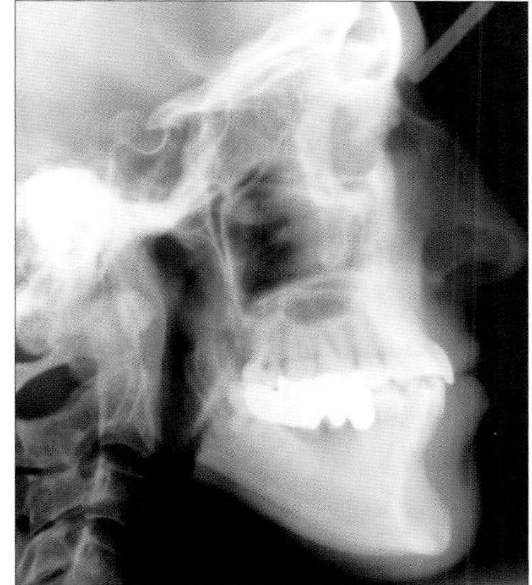
治疗后

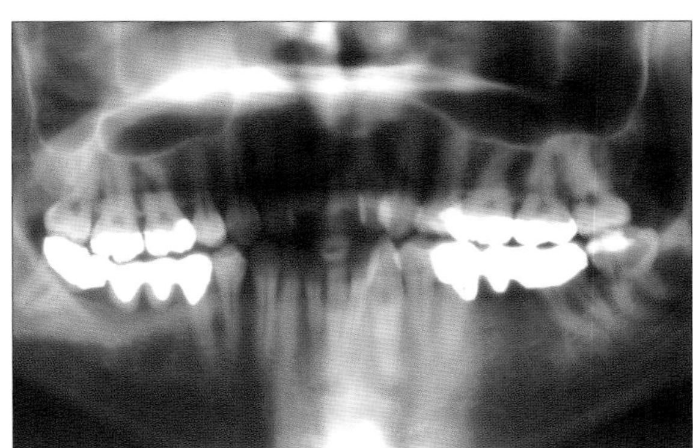
治疗前

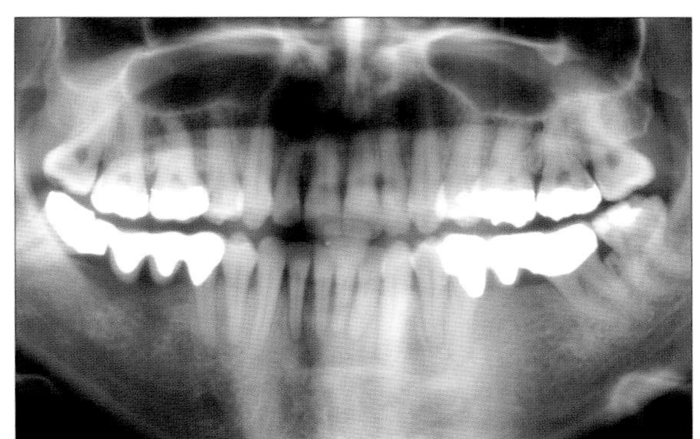
治疗后

安氏Ⅱ类，开骀；非拔牙矫治（螺钉）

- 开始日期：2010-02
- 总疗程：33个月
- 治疗计划：
  -非拔牙矫治／横腭杆、微种植钉、旋转下颌
- 下牙列弓丝序列：
  -0.014" 超弹性镍钛弓丝
  -0.016"×0.022" 超弹性镍钛弓丝
  -0.016"×0.024" 不锈钢弓丝
  -0.0182"×0.0182" TMA弓丝
- 上牙列弓丝序列：
  -0.016" 超弹性镍钛弓丝
  -0.016"×0.022" 超弹性镍钛弓丝
  -0.016"×0.024" 不锈钢弓丝
  -0.0182"×0.0182" TMA弓丝

治疗前

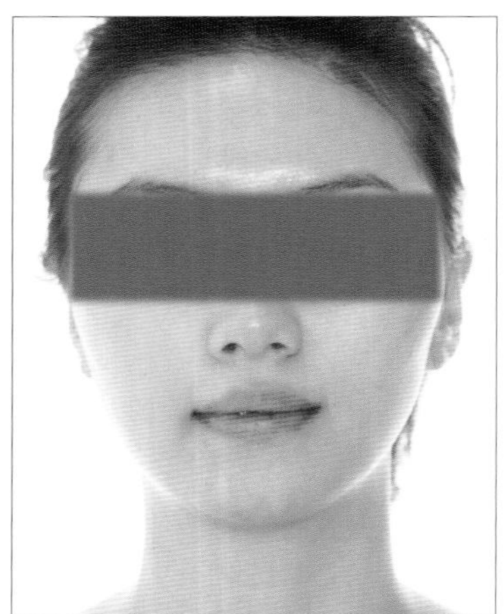
2010-02　正面像

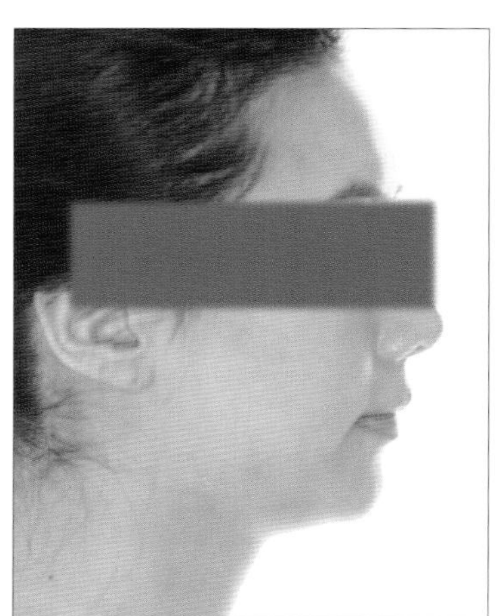
2010-02　侧面像

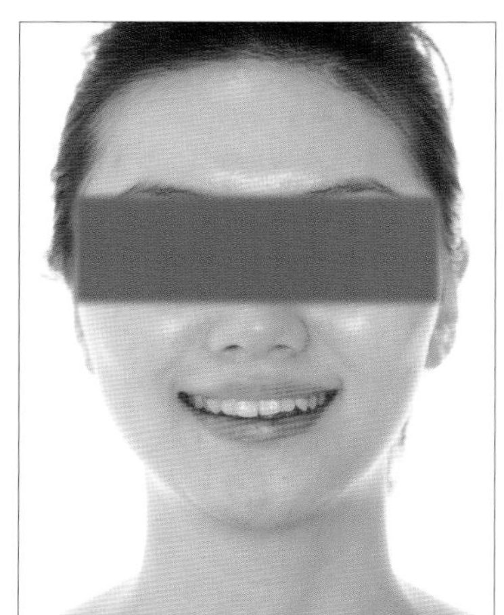
2010-02　正面微笑像

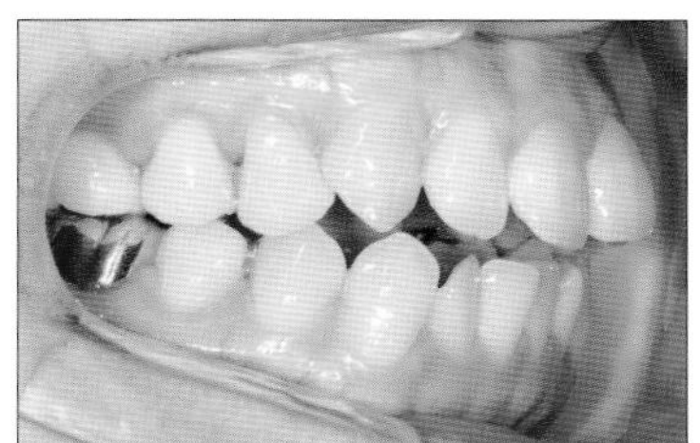
2010-02　右侧咬合像

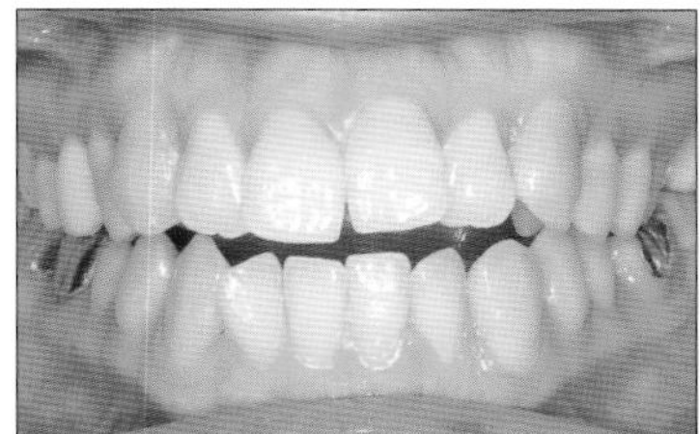
2010-02　正面咬合像

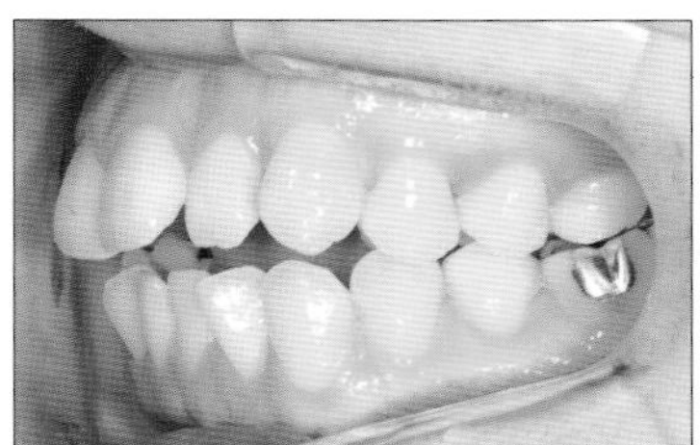
2010-02　左侧咬合像

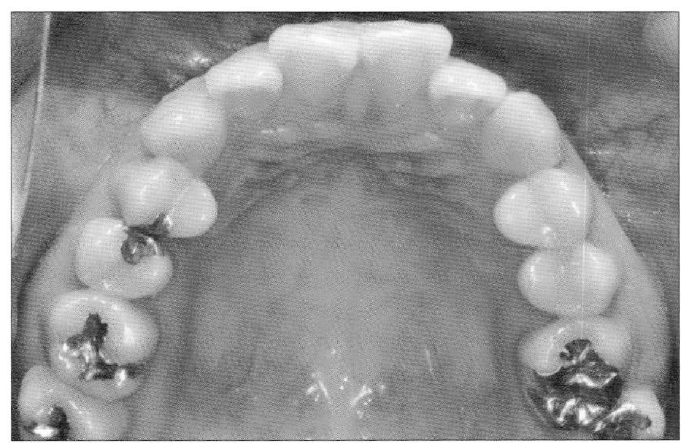
2010-02　上颌骀面像

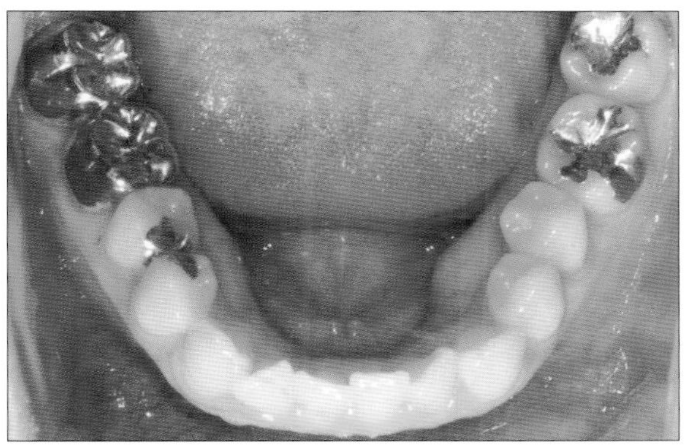
2010-02　下颌骀面像

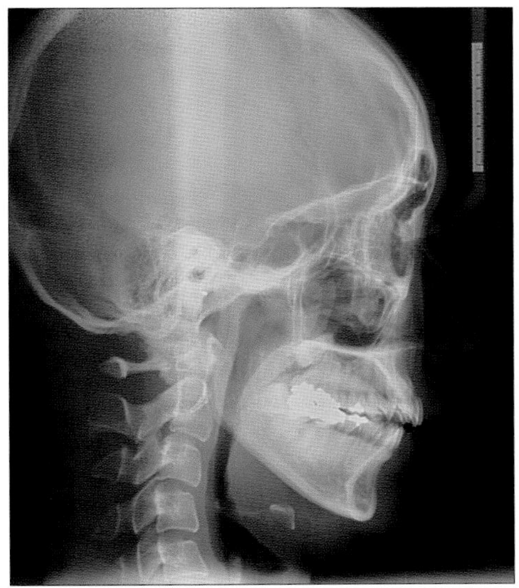
2010-02　头颅侧位片

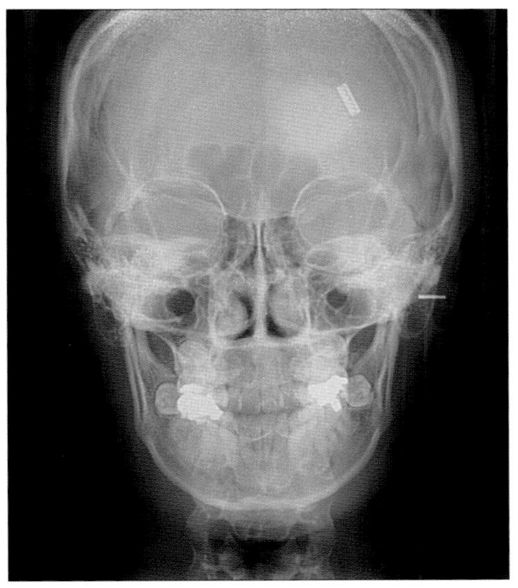
2010-02　头颅正位片

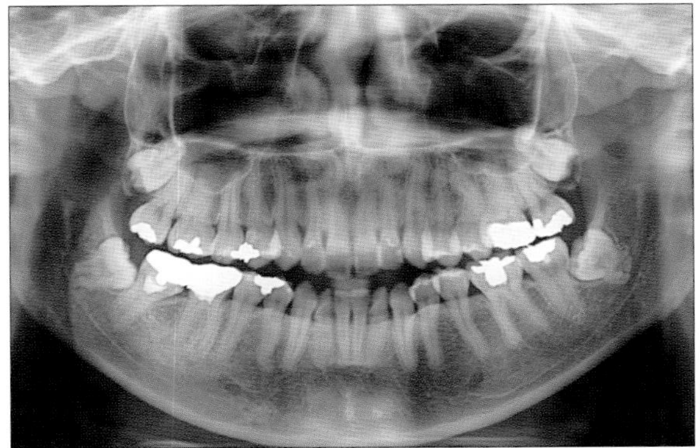
2010-02　曲面断层片

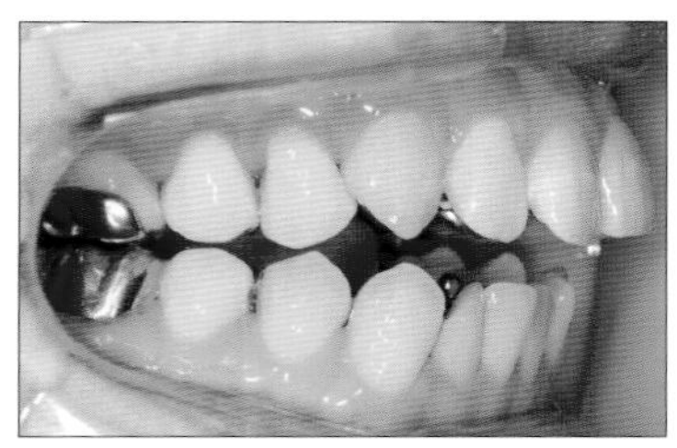
2010-06　右侧咬合像

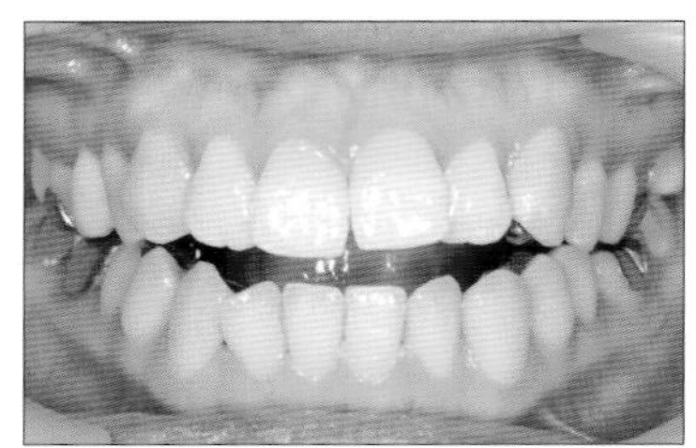
2010-06　正面咬合像

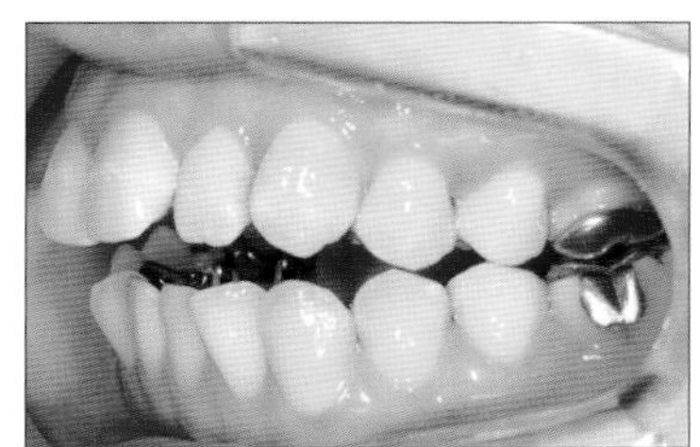
2010-06　左侧咬合像

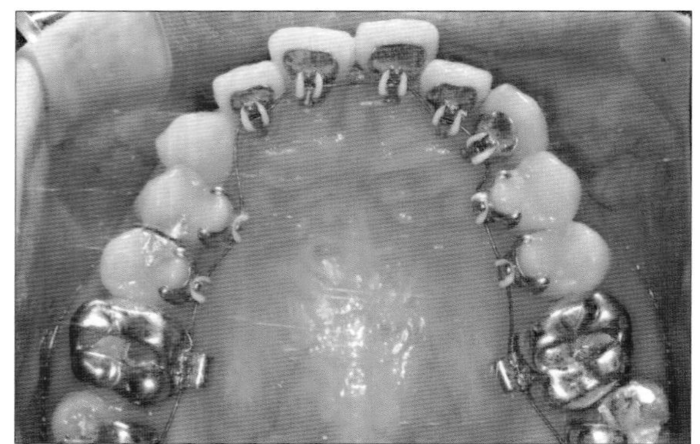
2010-06　上颌殆面像

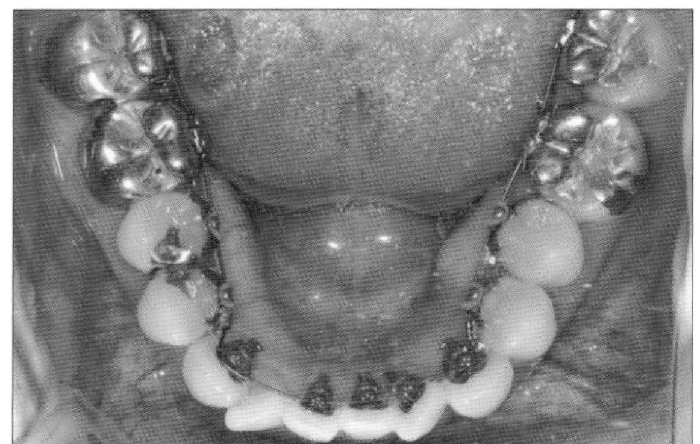
2010-06　下颌殆面像

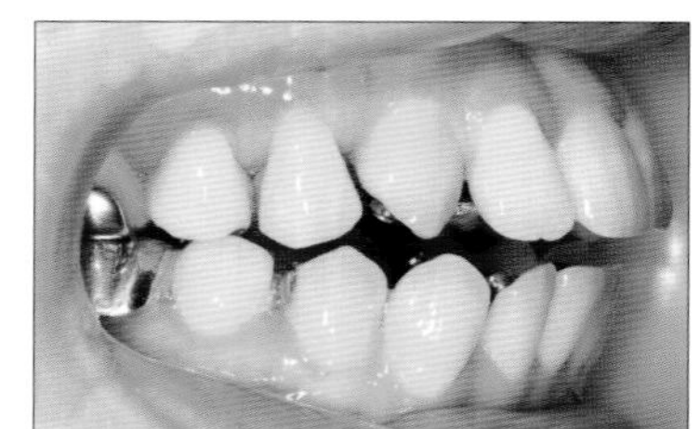
2010-09　右侧咬合像

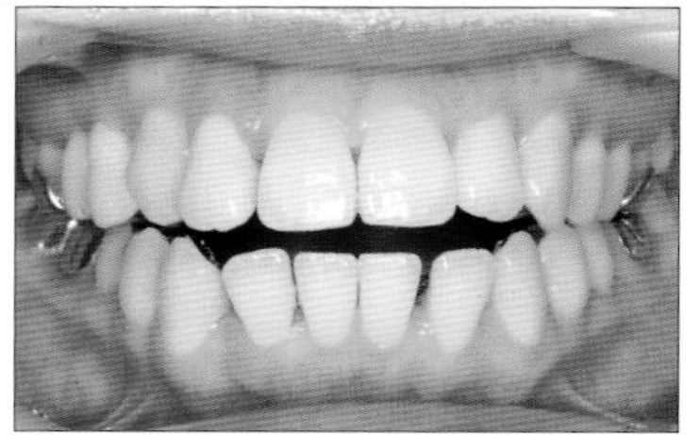
2010-09　正面咬合像

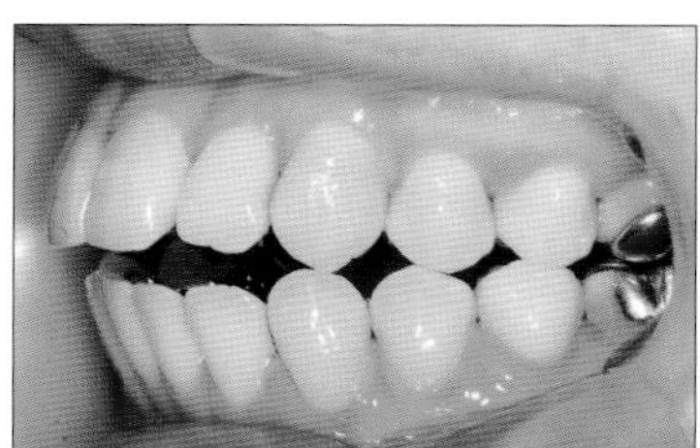
2010-09　左侧咬合像

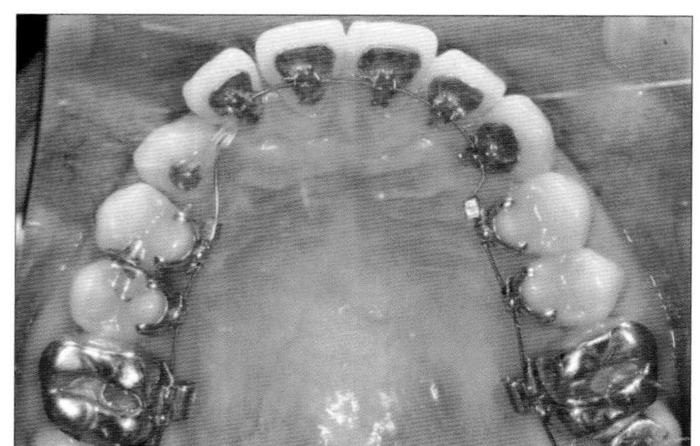
2010-09　上颌殆面像

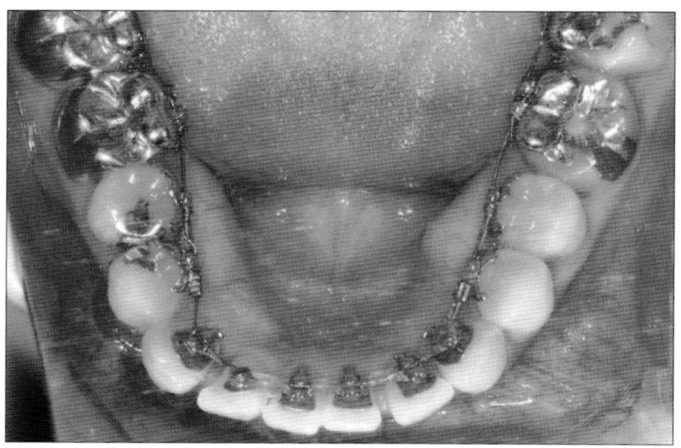
2010-09　下颌殆面像

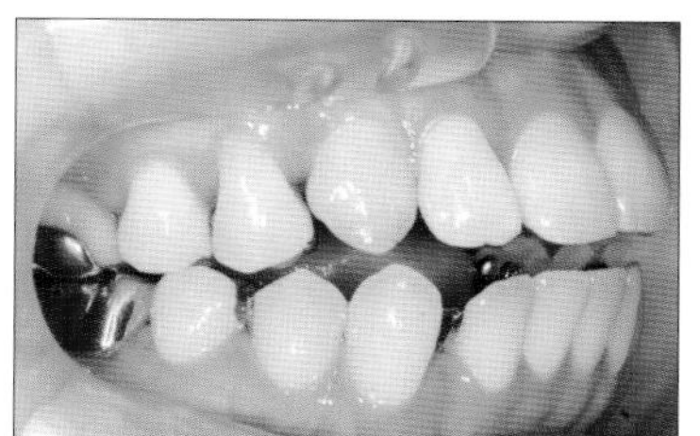
2010-10　右侧咬合像

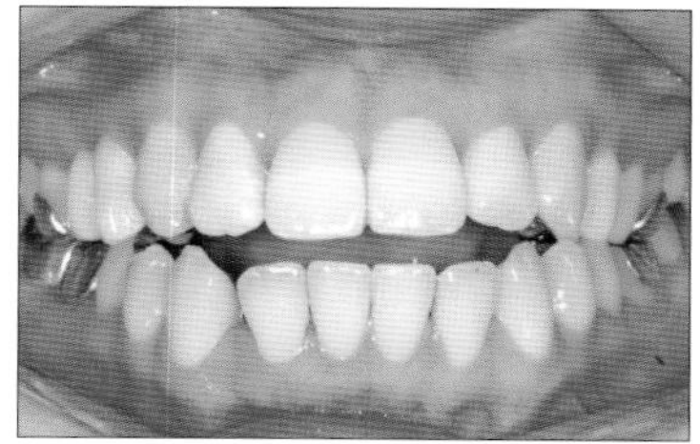
2010-10　正面咬合像

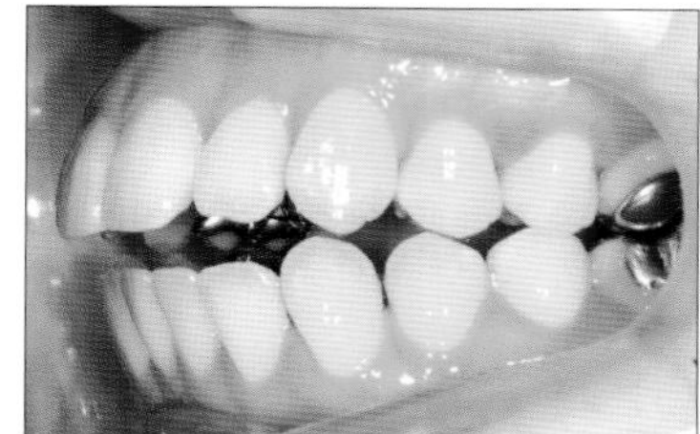
2010-10　左侧咬合像

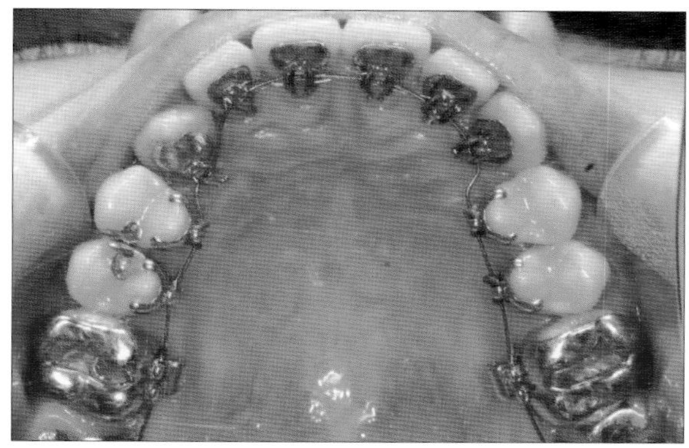
2010-10　上颌骀面像

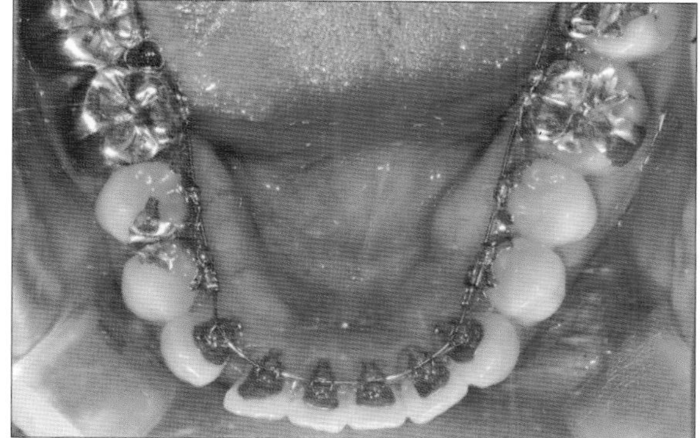
2010-10　下颌骀面像

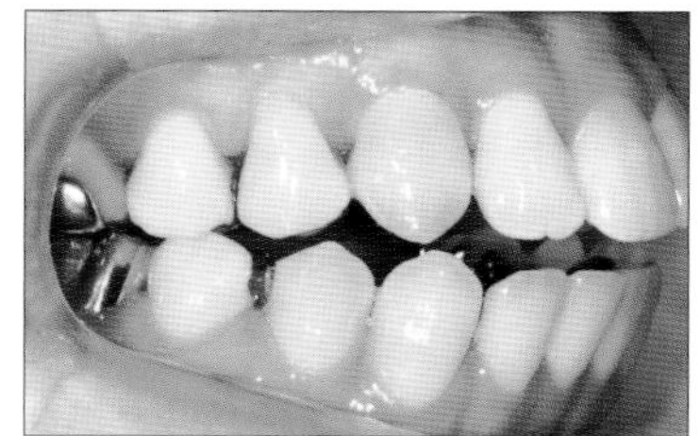
2010-11　右侧咬合像

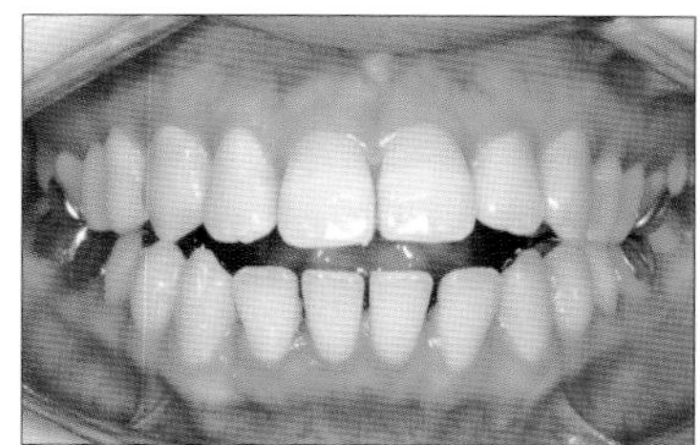
2010-11　正面咬合像

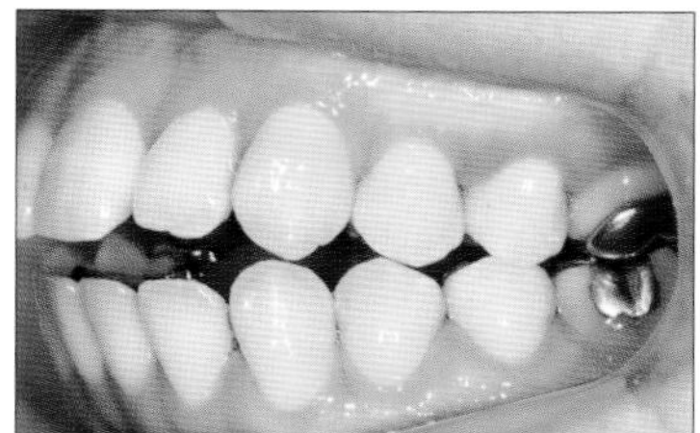
2010-11　左侧咬合像

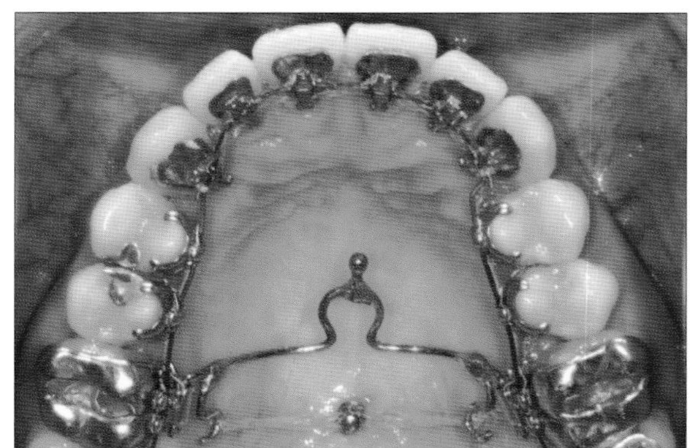
2010-11　上颌骀面像

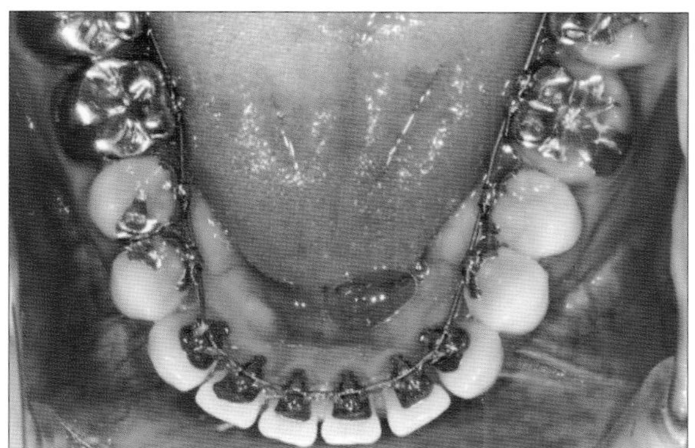
2010-11　下颌骀面像

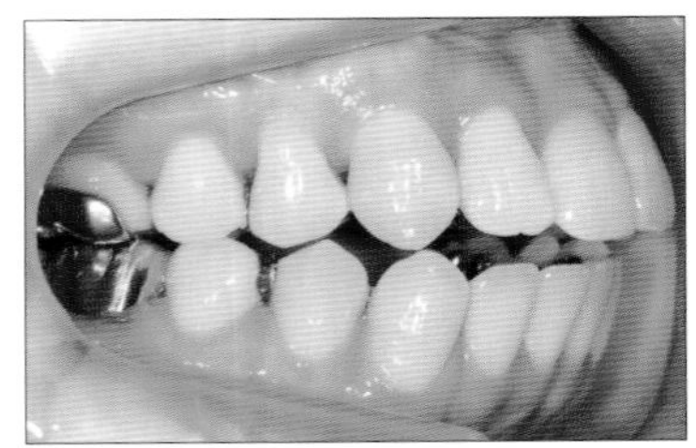
2010-12 右侧咬合像

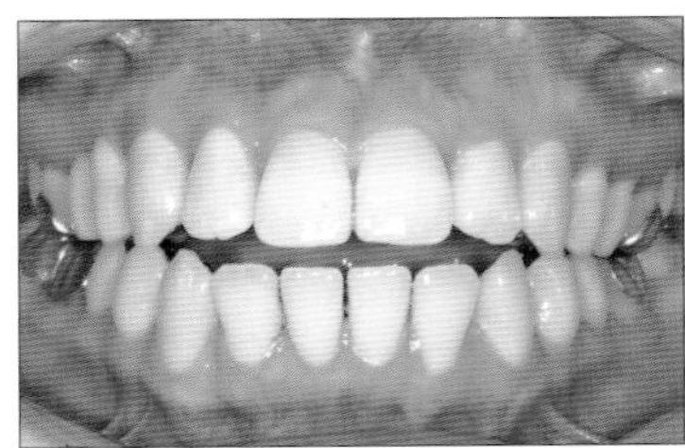
2010-12 正面咬合像

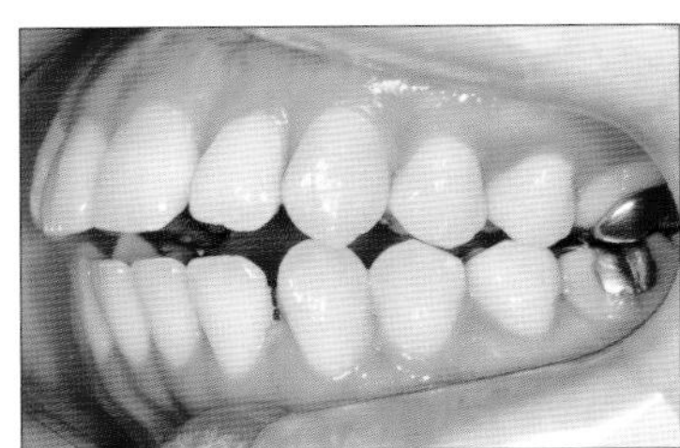
2010-12 左侧咬合像

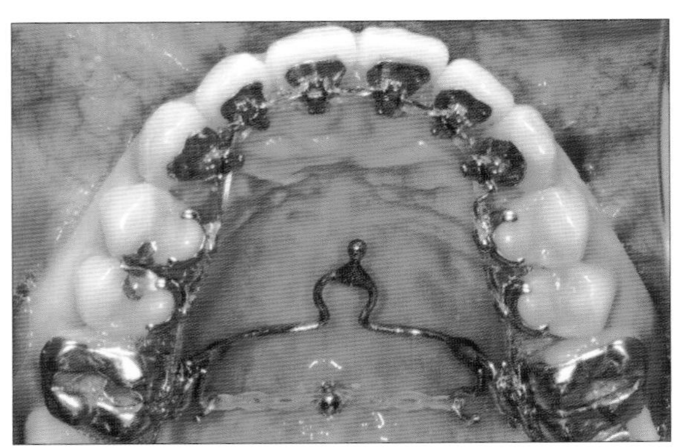
2010-12 上颌殆面像

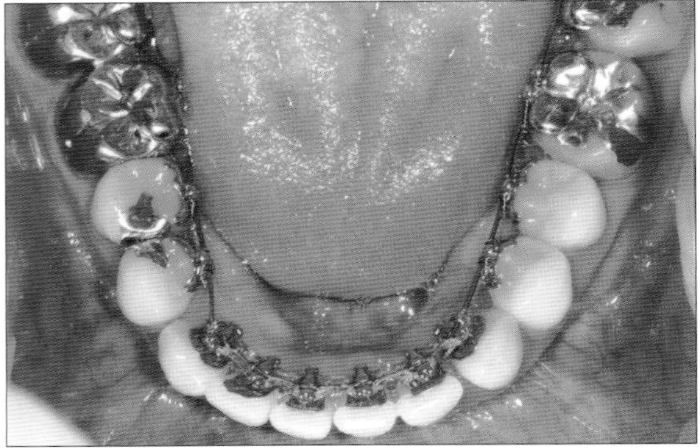
2010-12 下颌殆面像

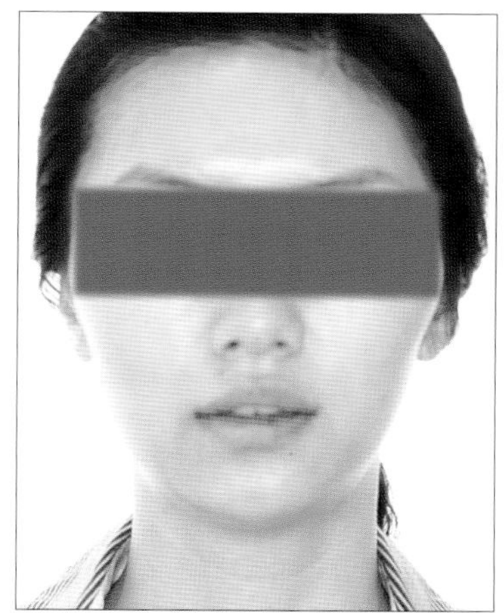
2011-04　正面像

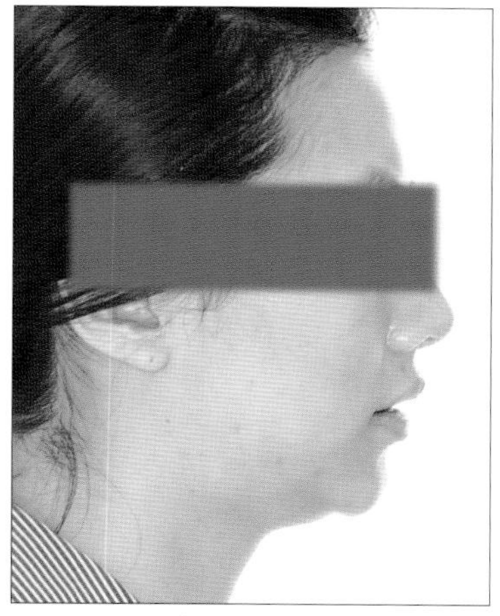
2011-04　侧面像

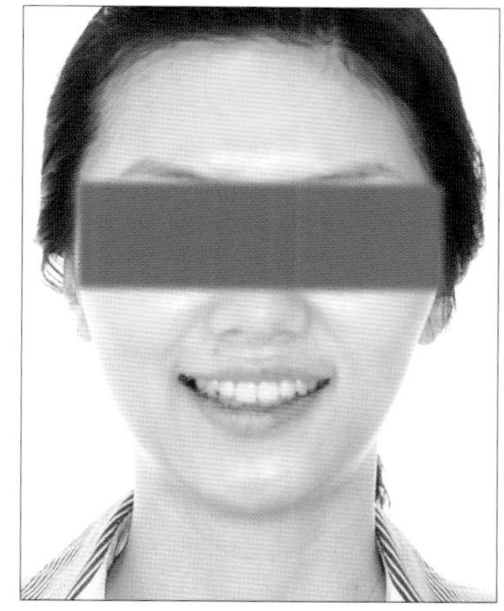
2011-04　正面微笑像

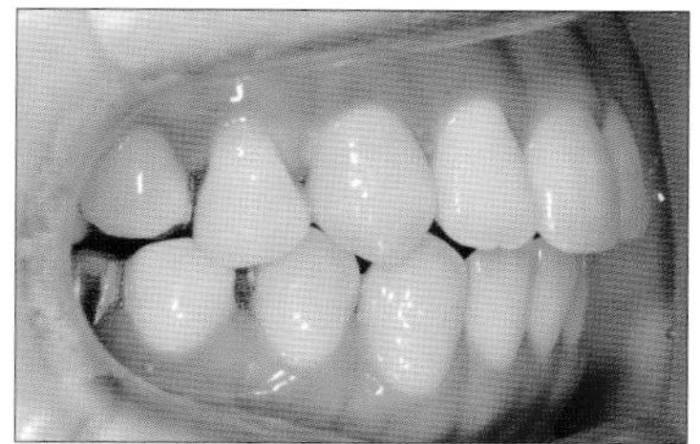
2011-04　右侧咬合像

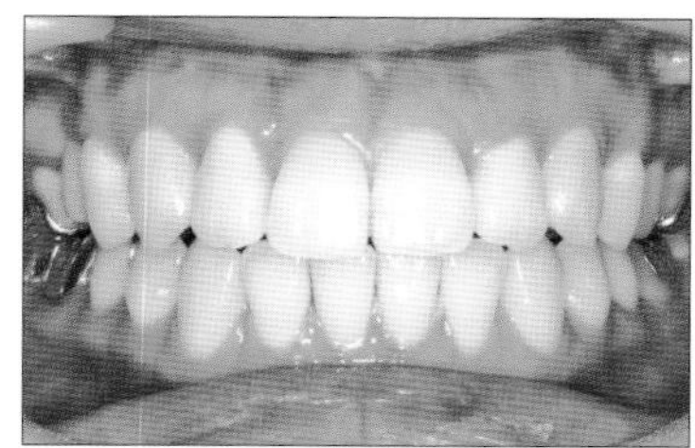
2011-04　正面咬合像

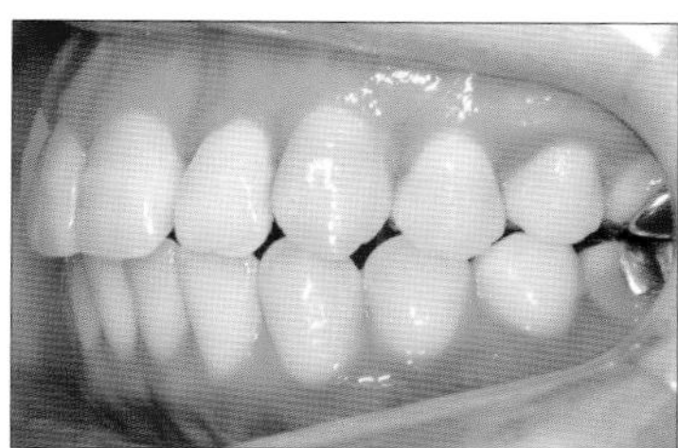
2011-04　左侧咬合像

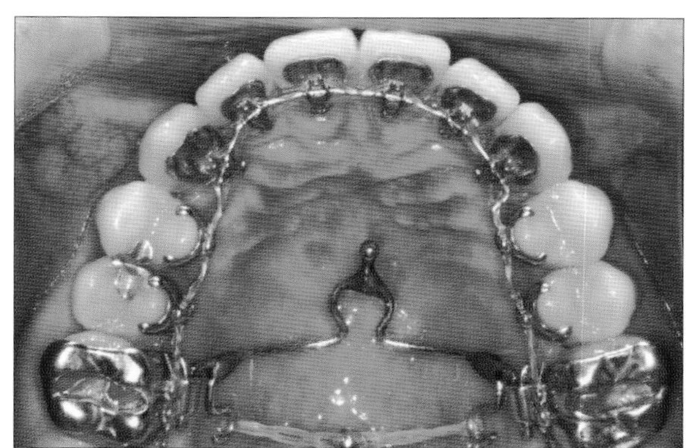
2011-04　上颌船面像

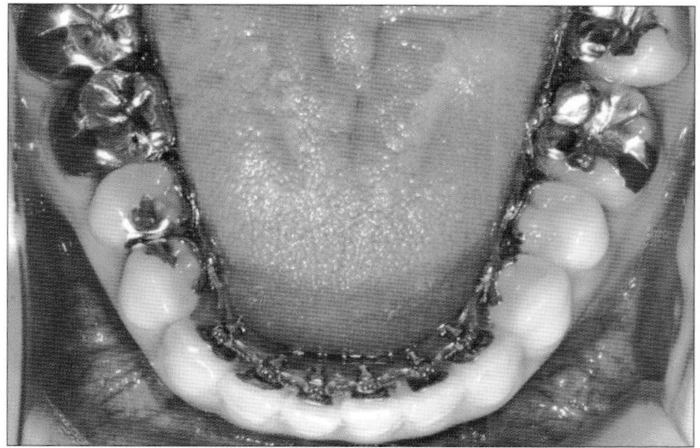
2011-04　下颌船面像

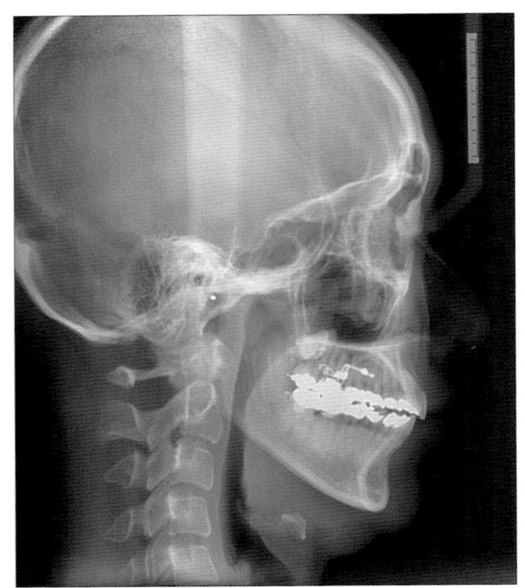
2011-04 头颅侧位片

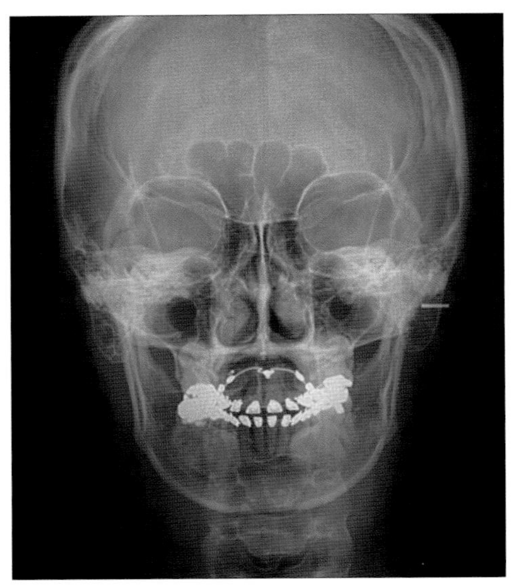
2011-04 头颅正位片

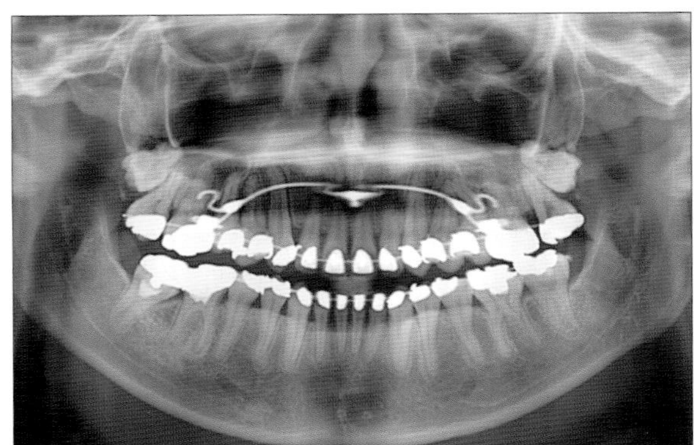
2011-04 曲面断层片

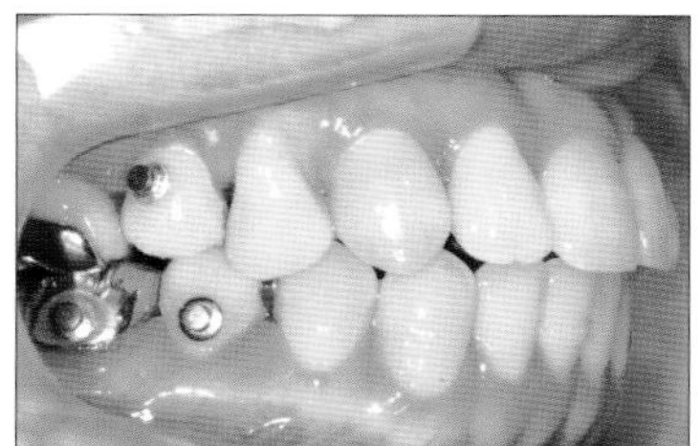
2011-08　右侧咬合像

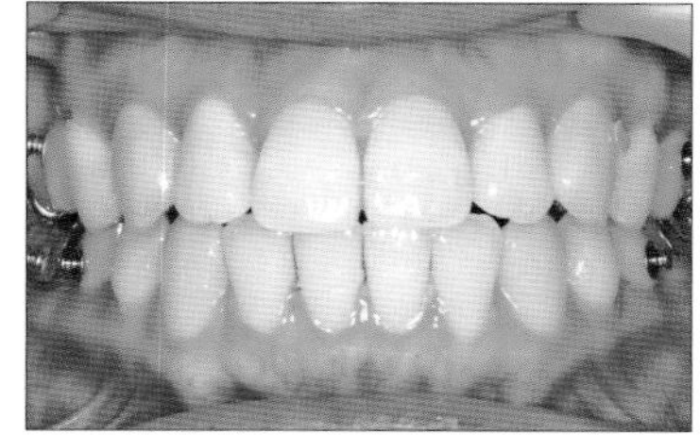
2011-08　正面咬合像

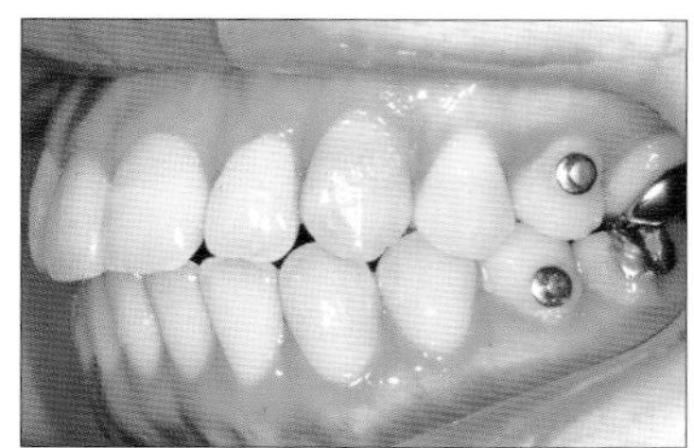
2011-08　左侧咬合像

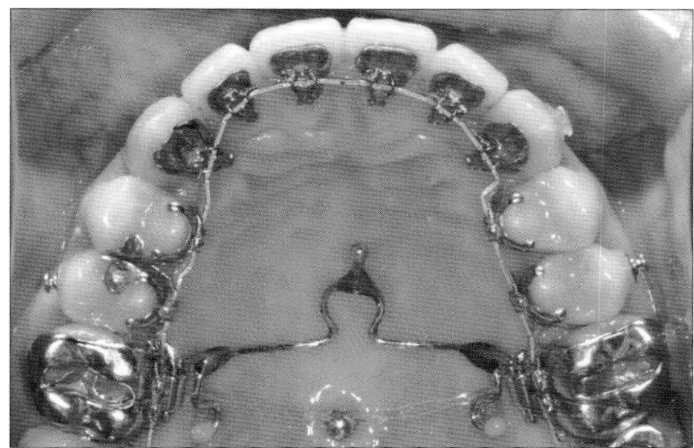
2011-08　上颌殆面像

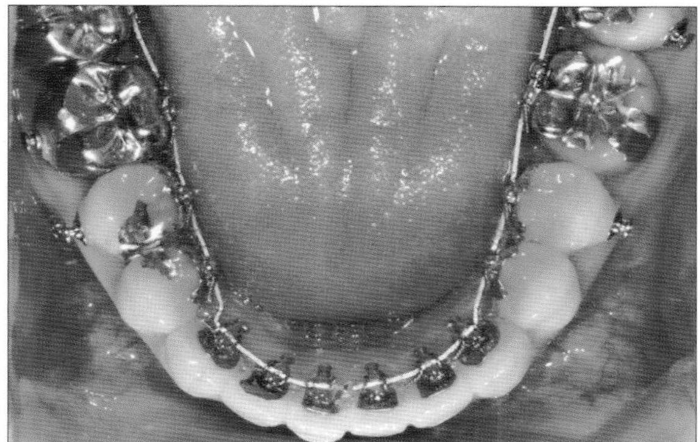
2011-08　下颌殆面像

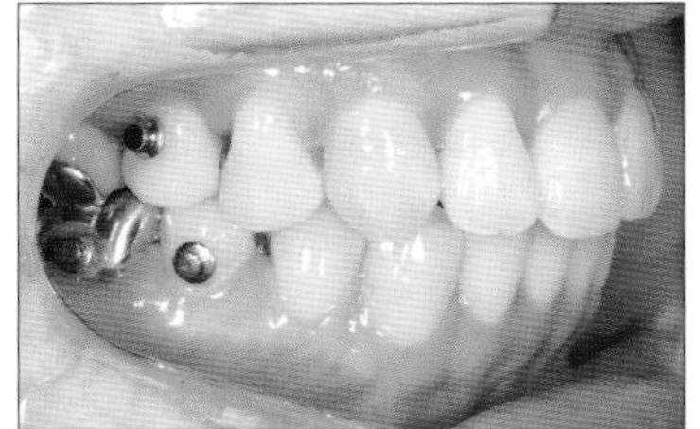
2011-10　右侧咬合像

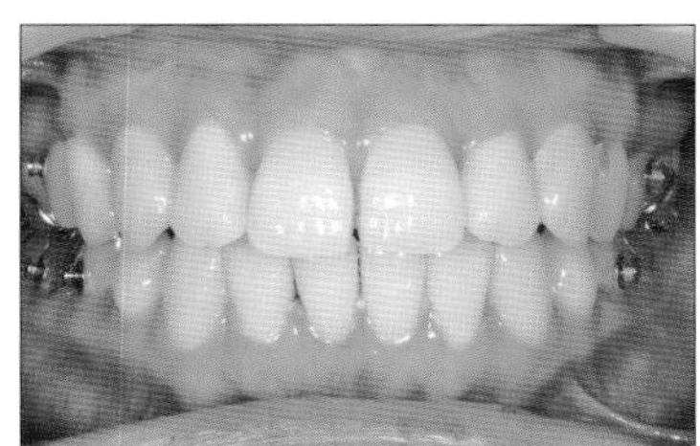
2011-10　正面咬合像

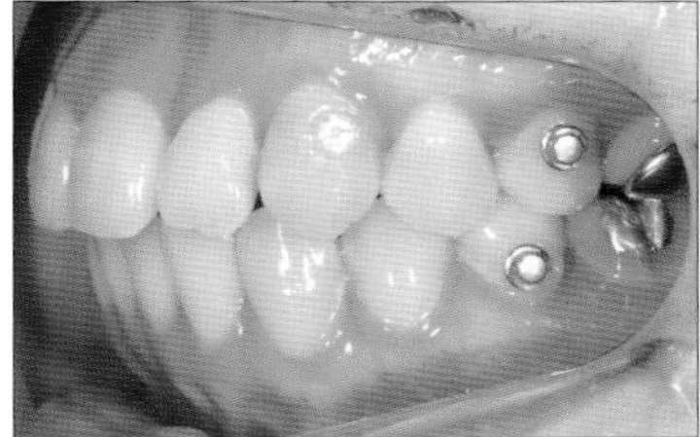
2011-10　左侧咬合像

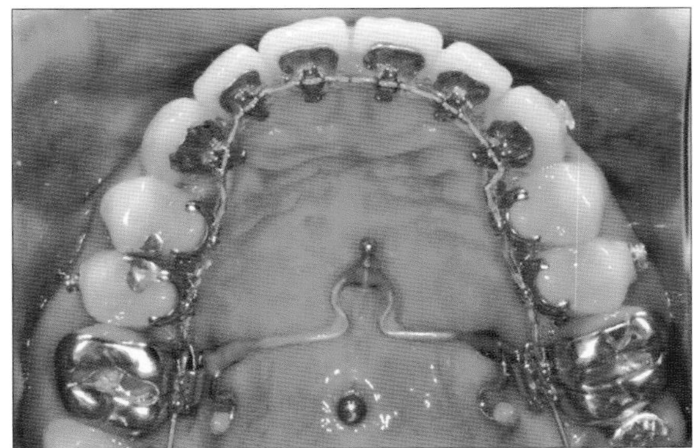
2011-10　上颌殆面像

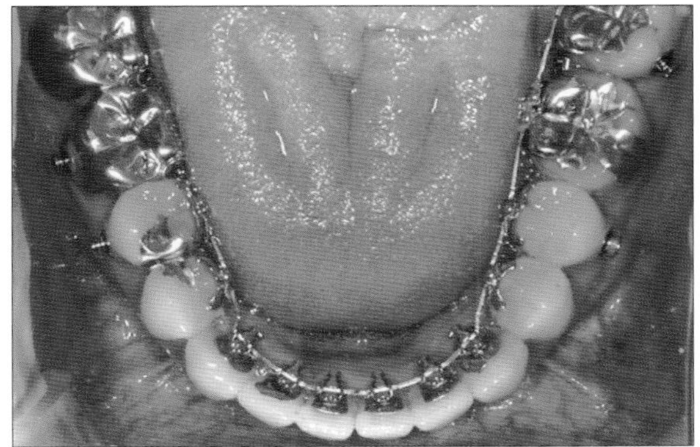
2011-10　下颌殆面像

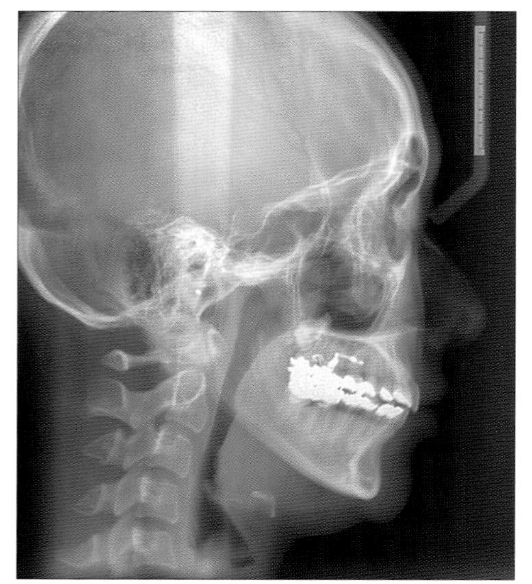
2011-12　头颅侧位片

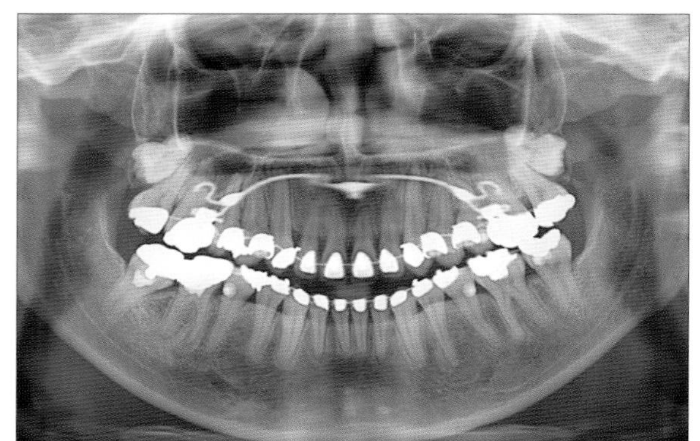
2011-12　曲面断层片

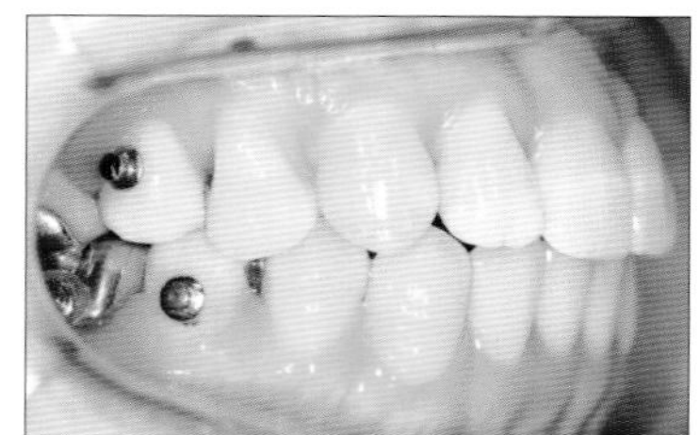
2012-01　右侧咬合像

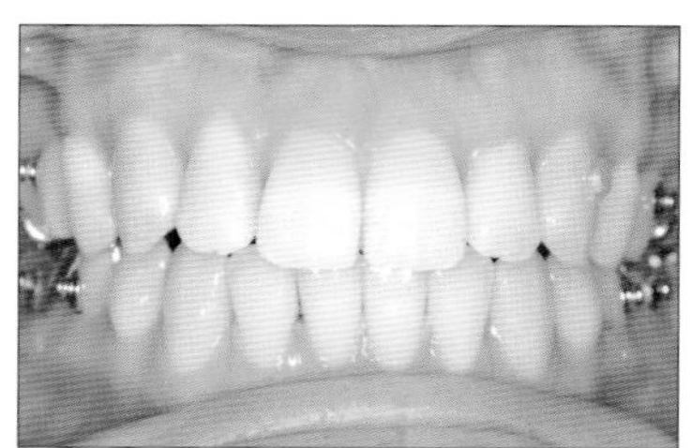
2012-01　正面咬合像

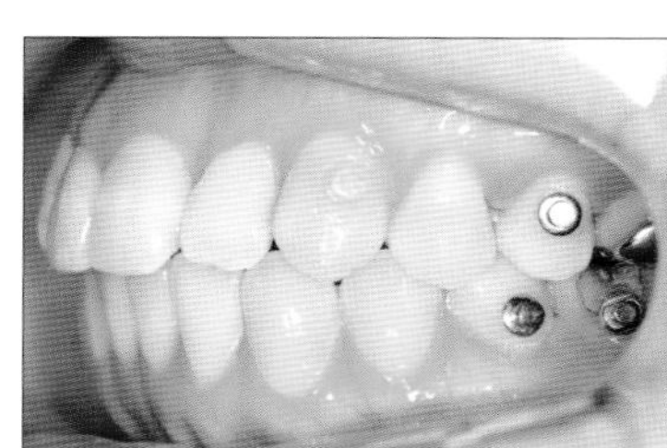
2012-01　左侧咬合像

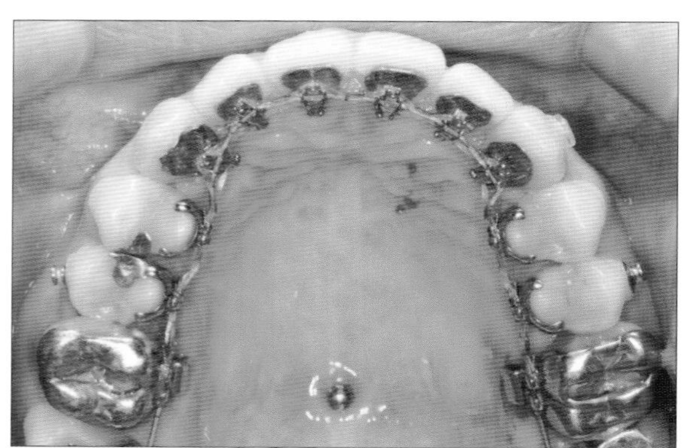
2012-01　上颌殆面像

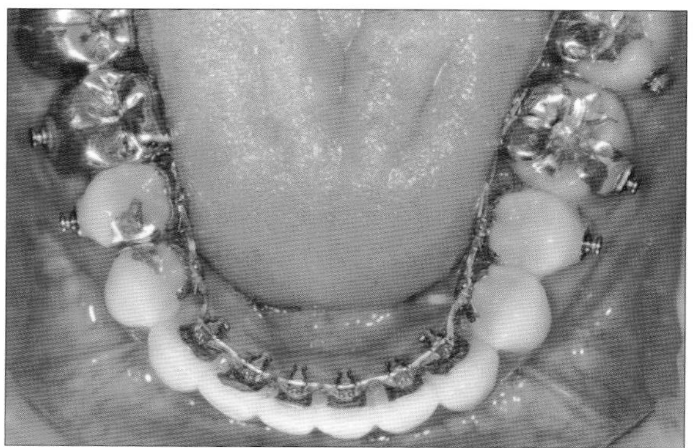
2012-01　下颌殆面像

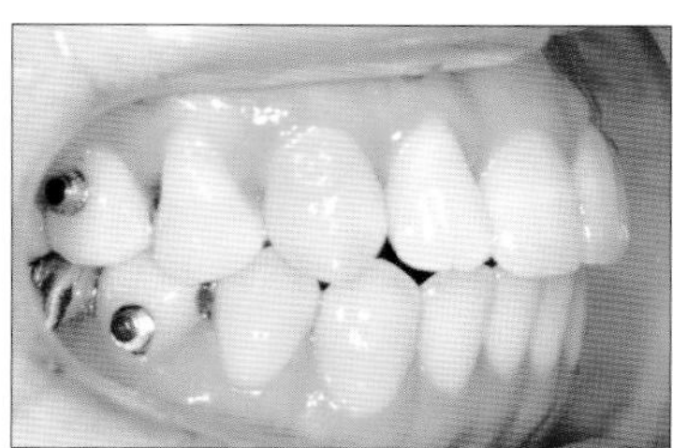
2012-04　右侧咬合像

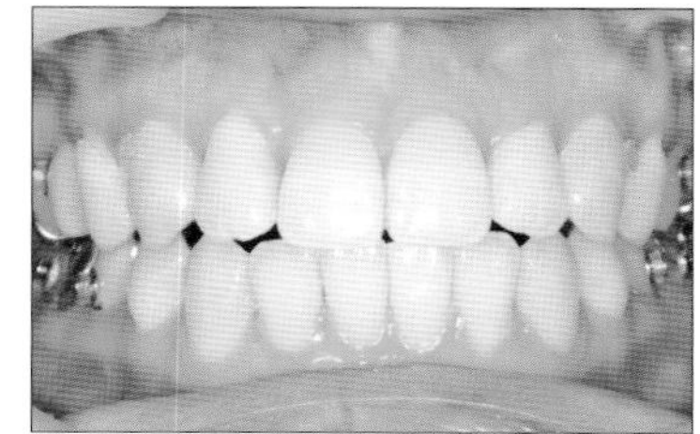
2012-04　正面咬合像

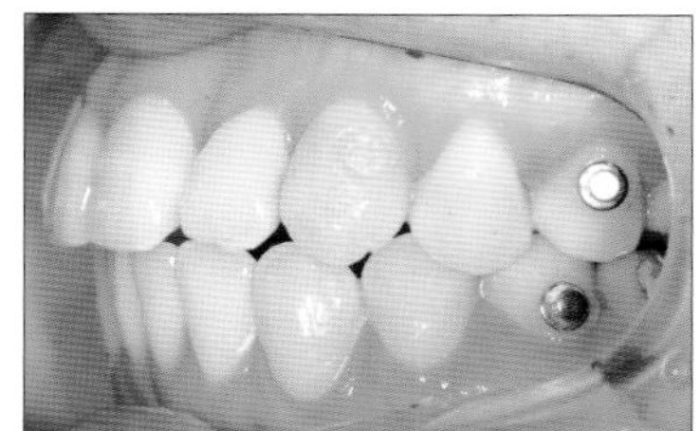
2012-04　左侧咬合像

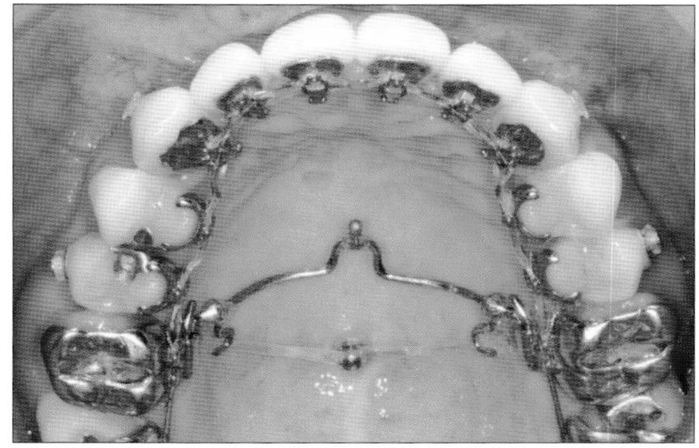
2012-04　上颌船面像

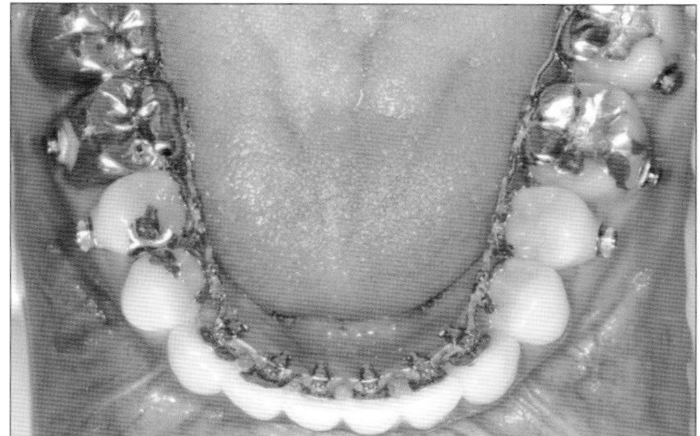
2012-04　下颌船面像

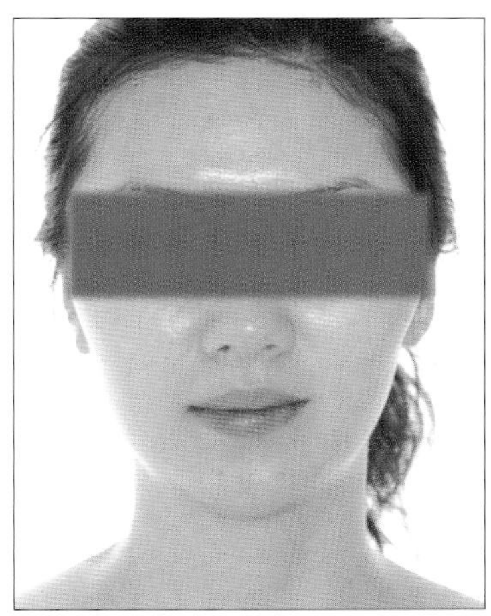
2012-08　正面像

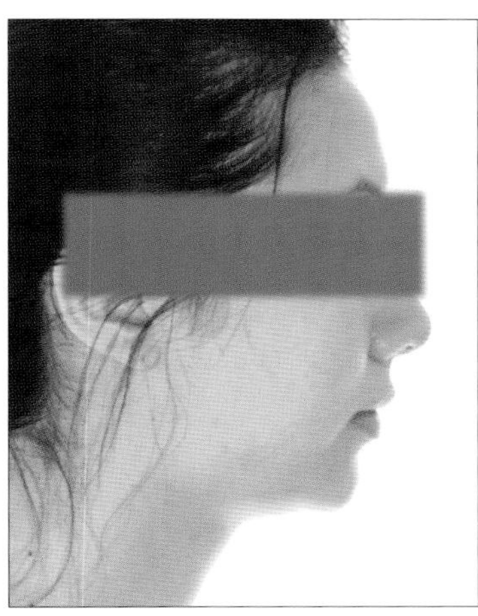
2012-08　侧面像

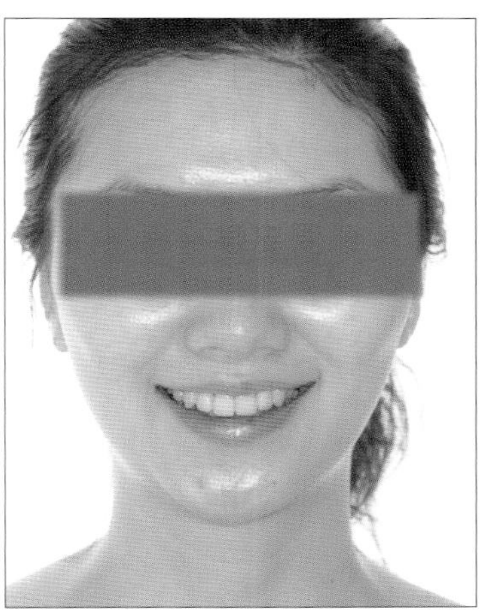
2012-08　正面微笑像

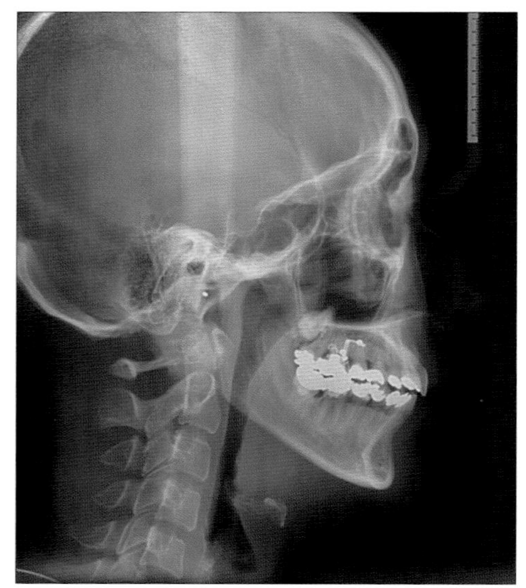
2012-09 头颅侧位片

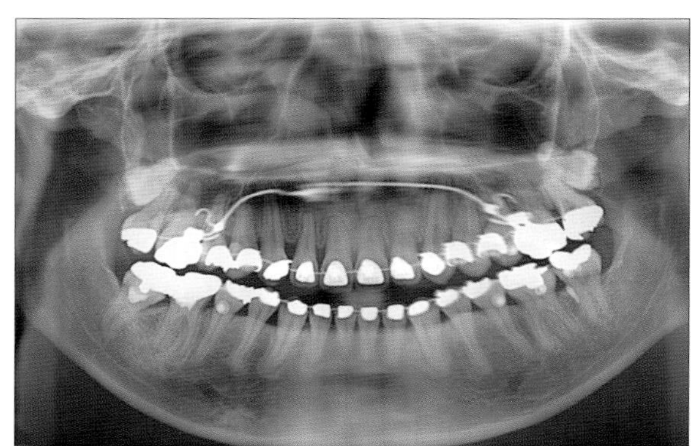
2012-09 曲面断层片

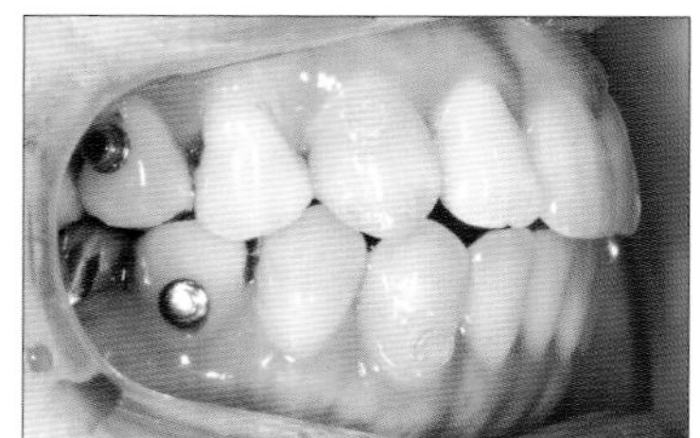
2012-10 右侧咬合像

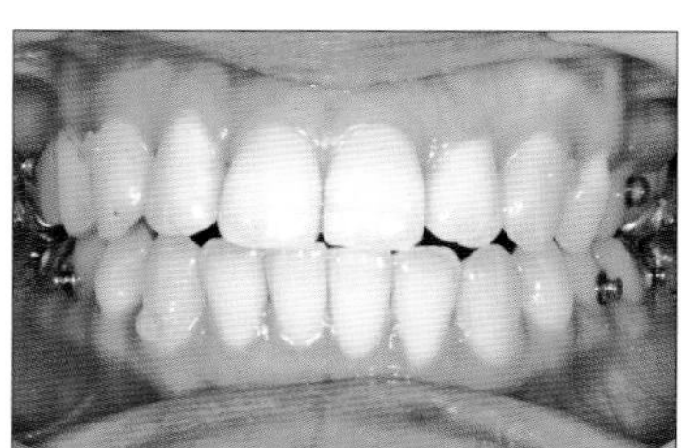
2012-10 正面咬合像

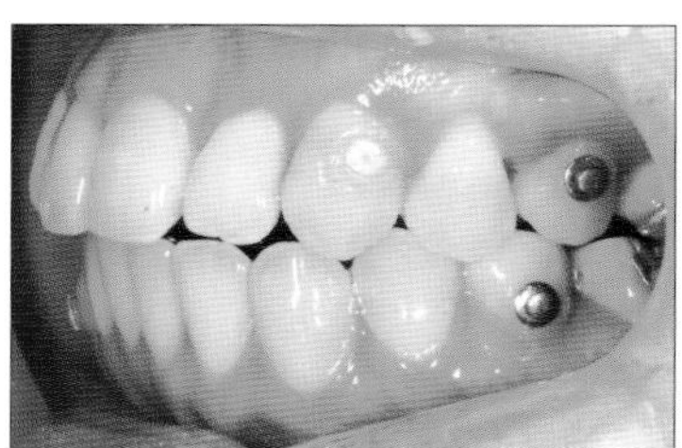
2012-10 左侧咬合像

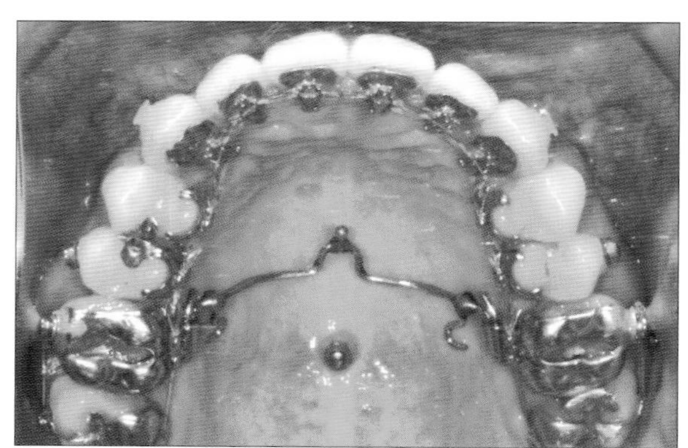
2012-10 上颌殆面像

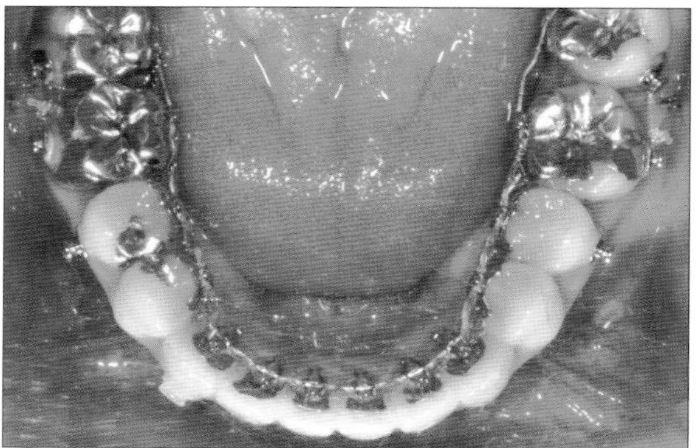
2012-10 下颌殆面像

治疗后

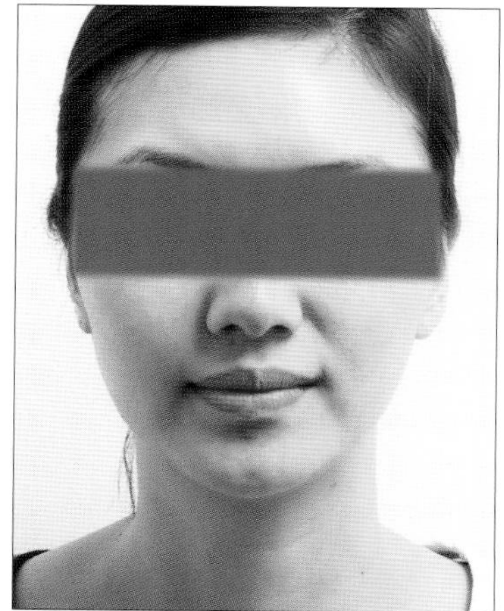
2013-03　正面像

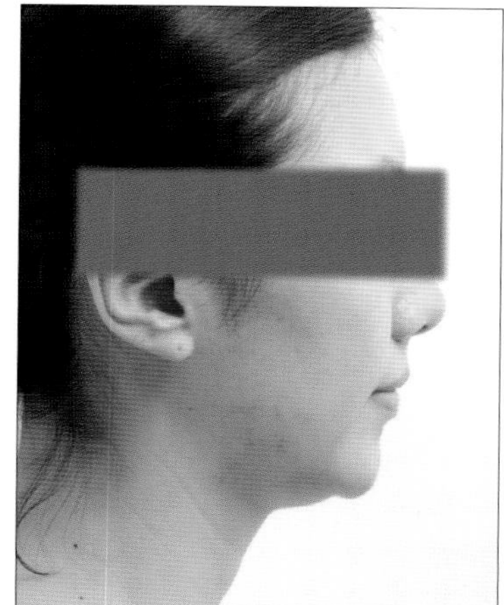
2013-03　侧面像

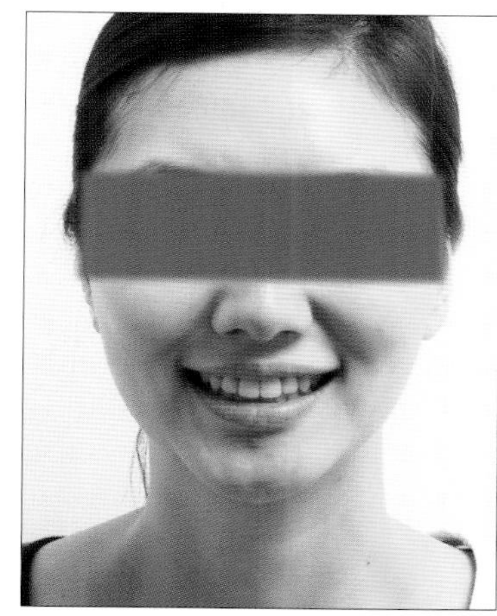
2013-03　正面微笑像

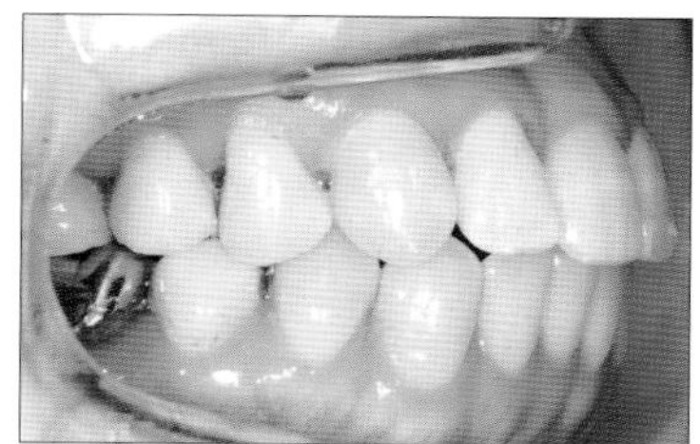
2013-03　右侧咬合像

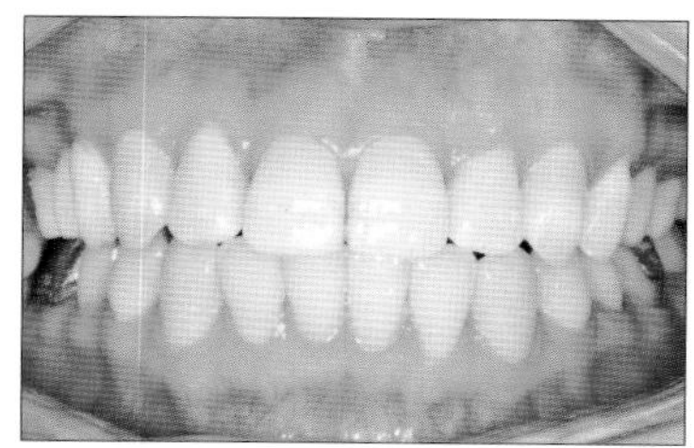
2013-03　正面咬合像

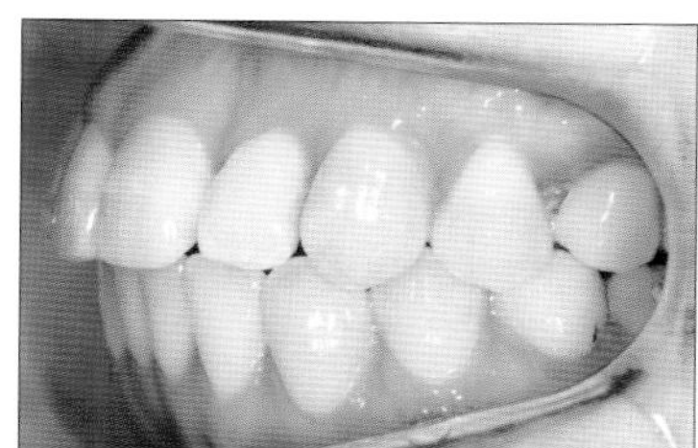
2013-03　左侧咬合像

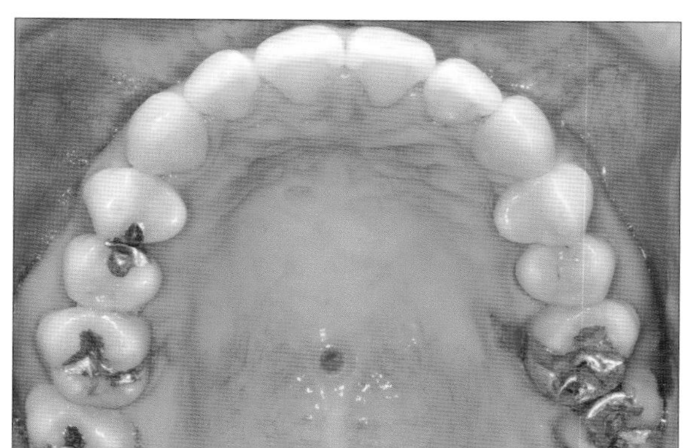
2013-03　上颌骀面像

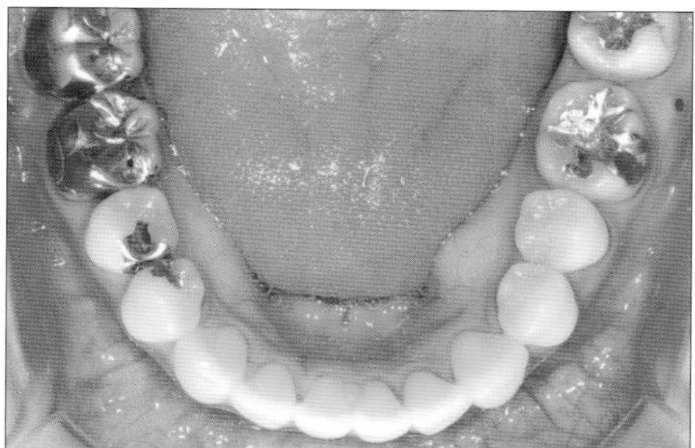
2013-03　下颌骀面像

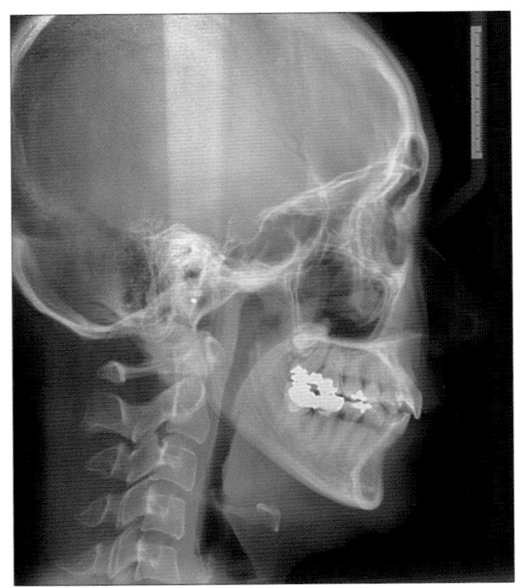
2013-03　头颅侧位片

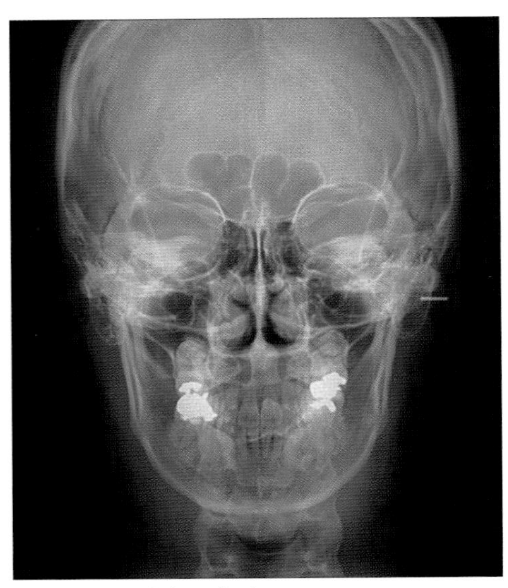
2013-03　头颅正位片

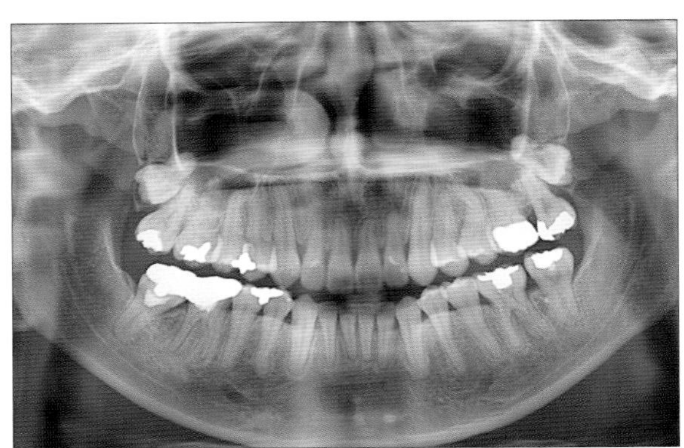
2013-03　曲面断层片

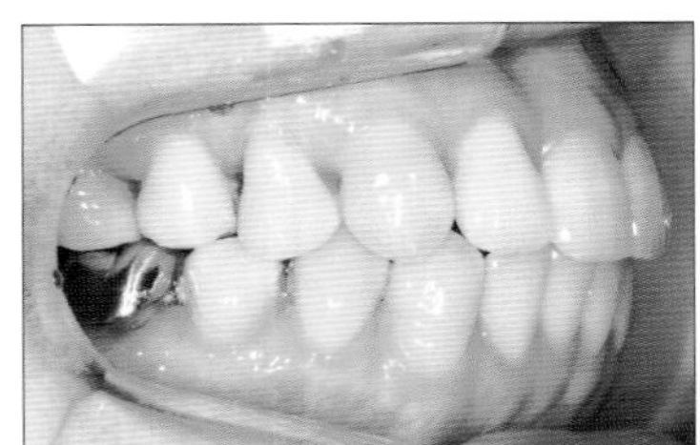
2013-05　右侧咬合像

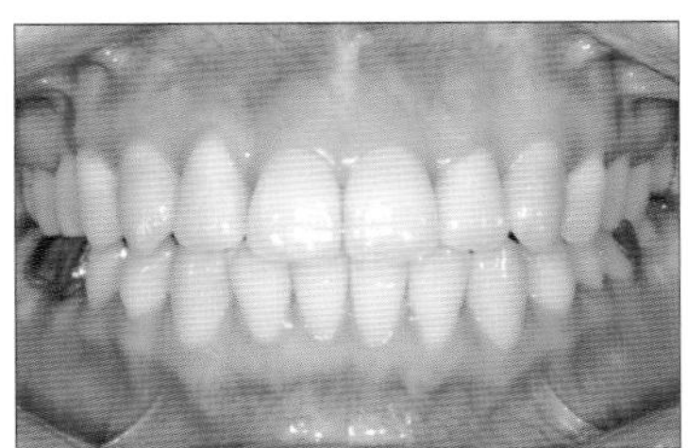
2013-05　正面咬合像

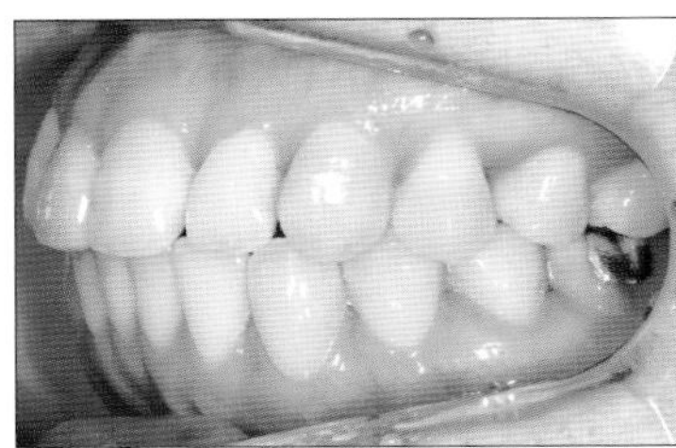
2013-05　左侧咬合像

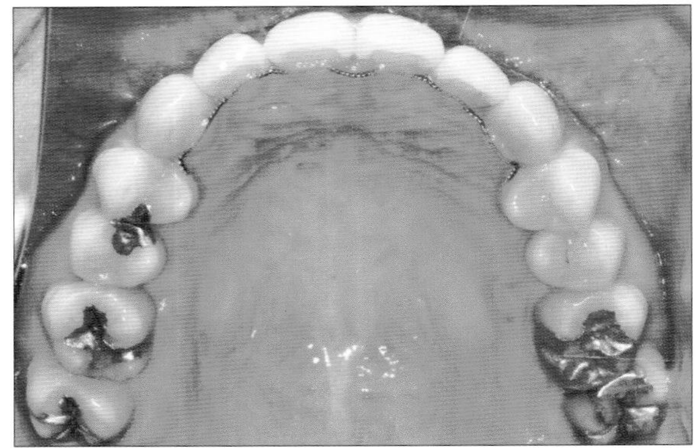
2013-05　上颌殆面像

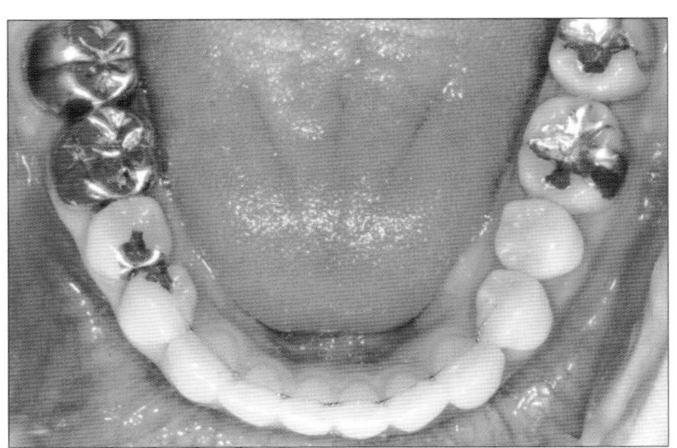
2013-05　下颌殆面像

快速扩弓器矫治反殆

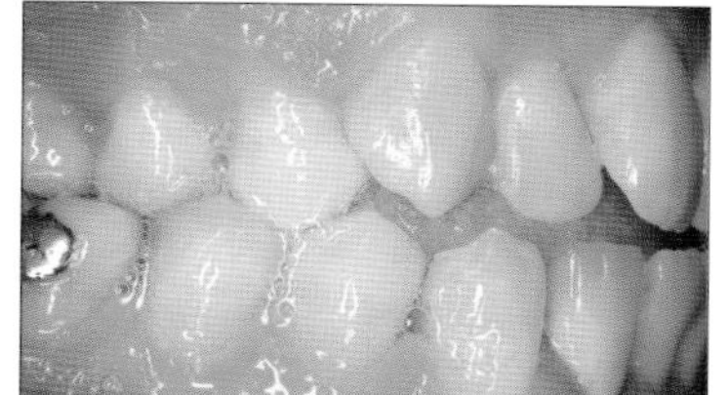
右侧咬合像

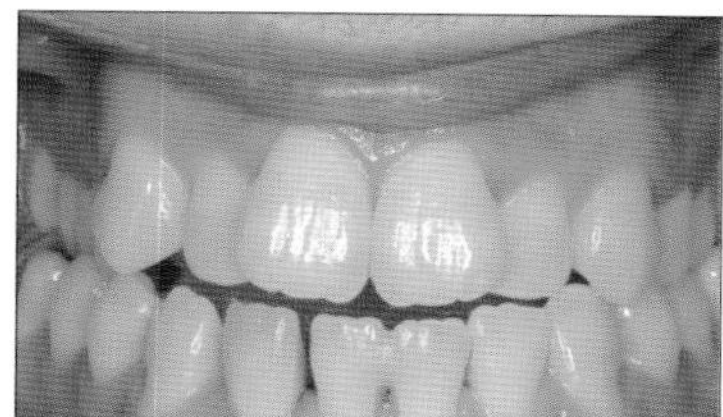
正面咬合像

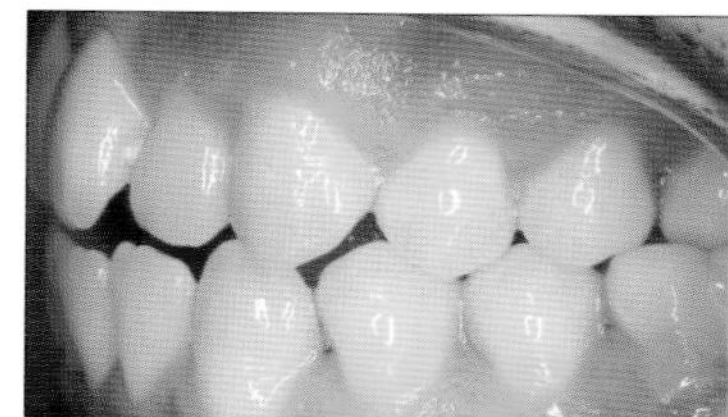
左侧咬合像

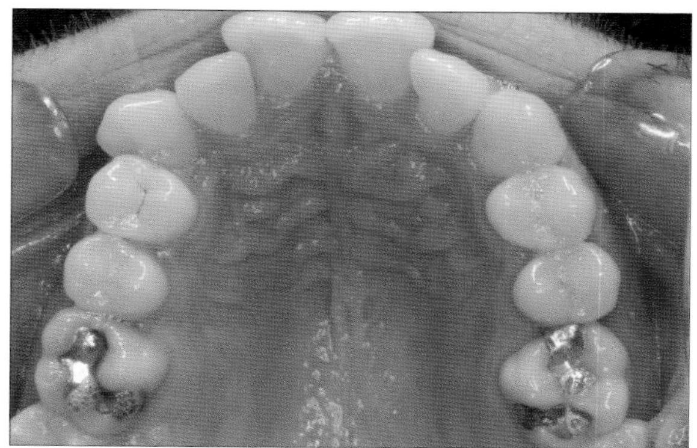
上颌殆面像

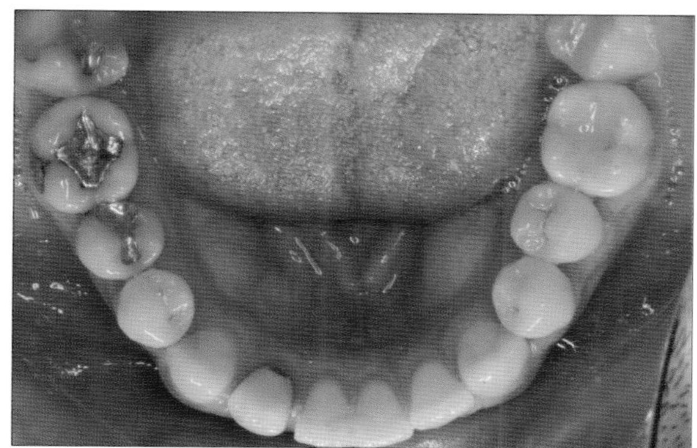
下颌殆面像

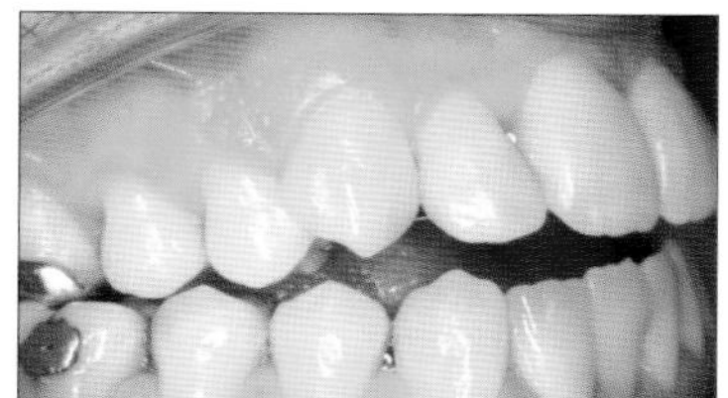
右侧咬合像

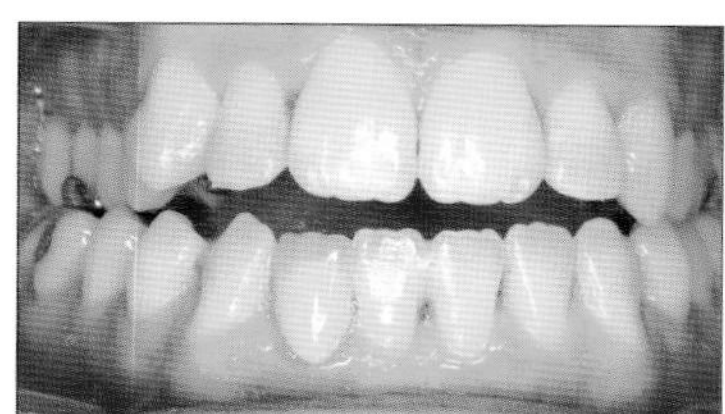
正面咬合像

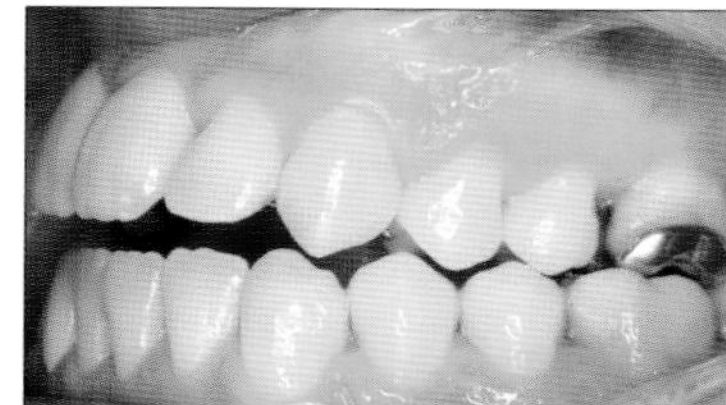
左侧咬合像

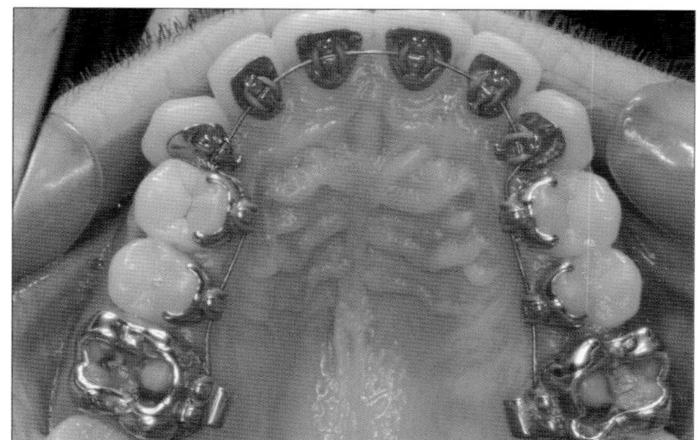
上颌殆面像

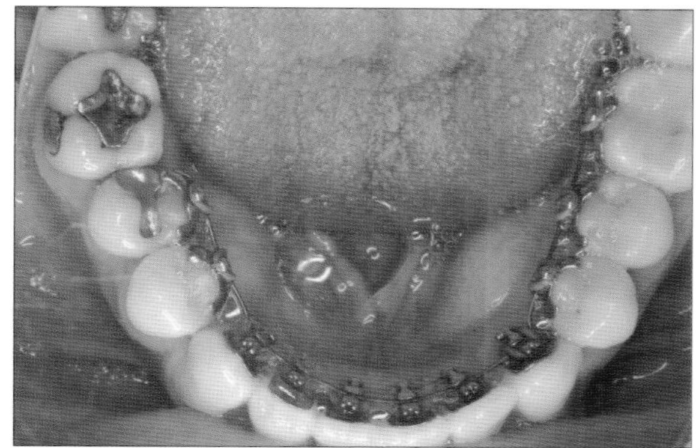
下颌殆面像

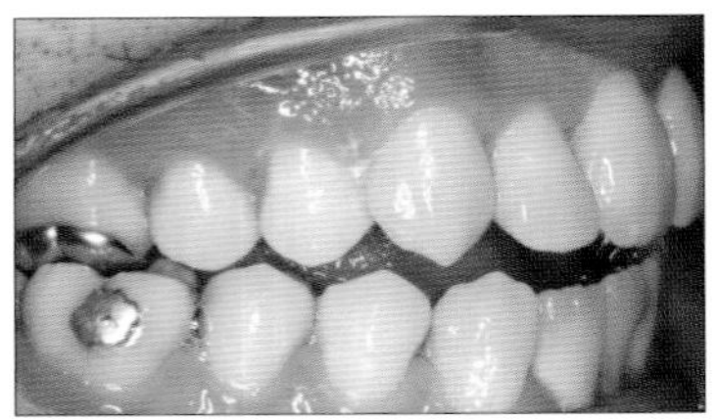
右侧咬合像

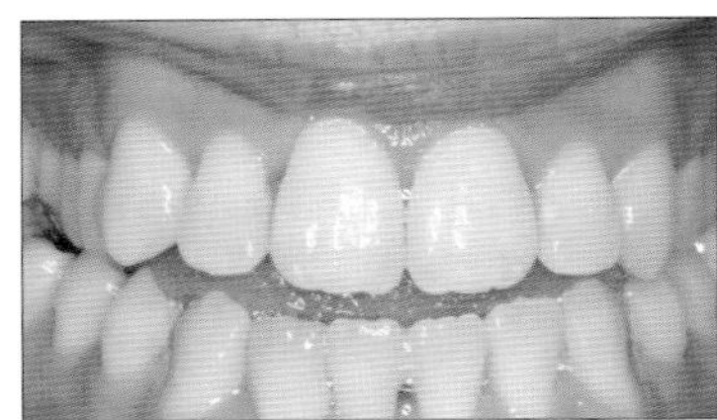
正面咬合像

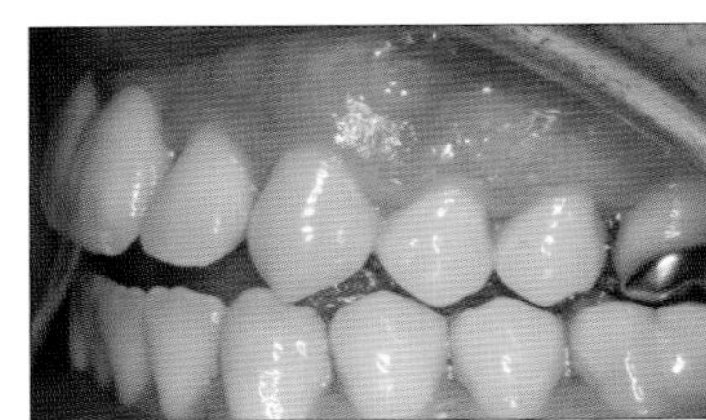
左侧咬合像

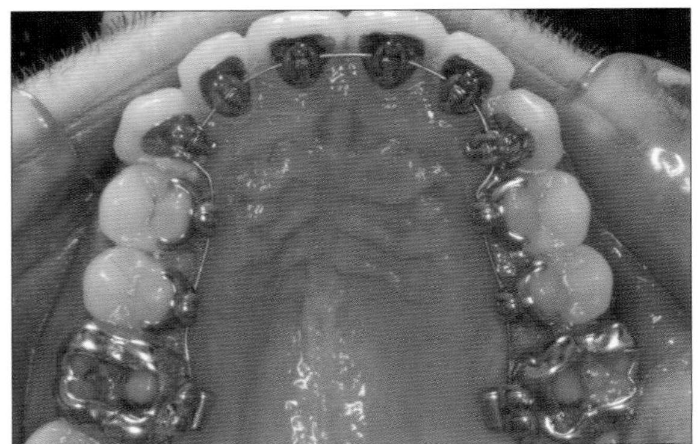
上颌殆面像

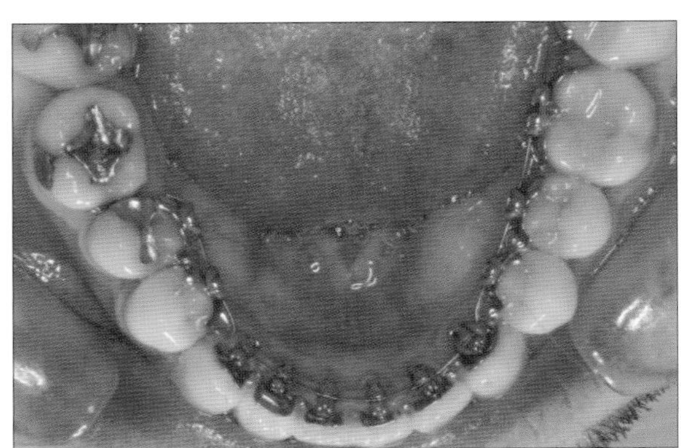
下颌殆面像

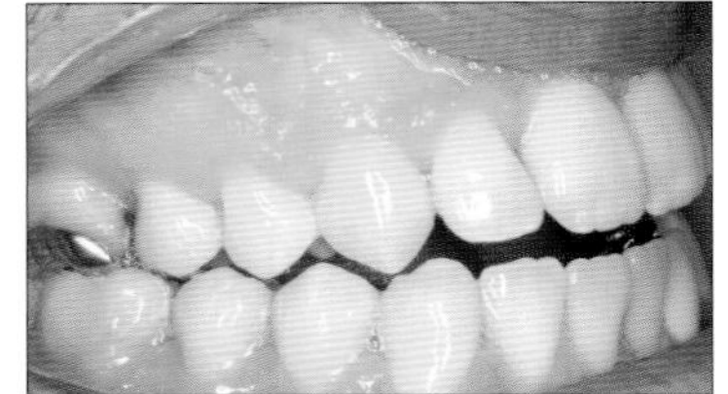
右侧咬合像

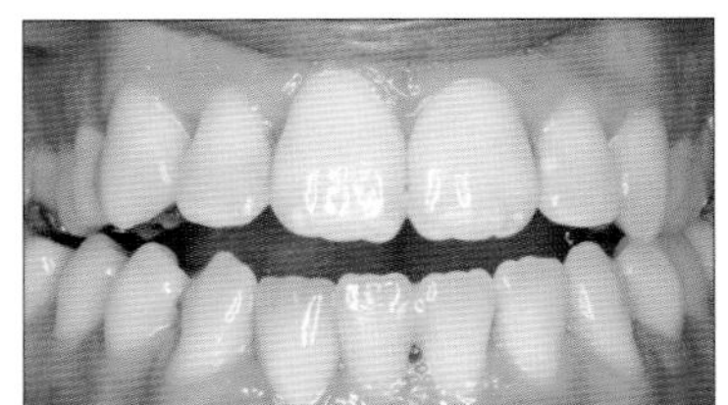
正面咬合像

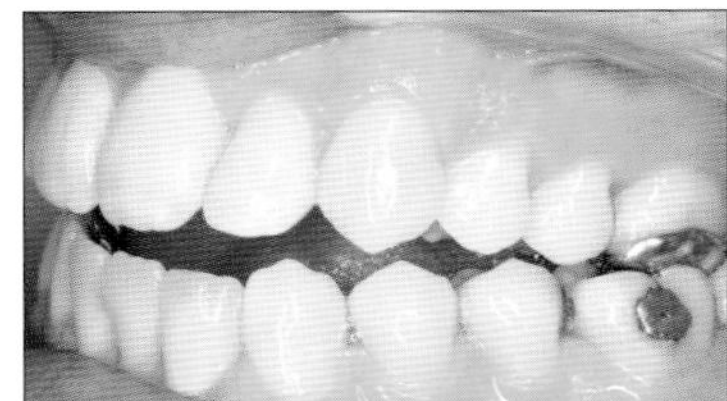
左侧咬合像

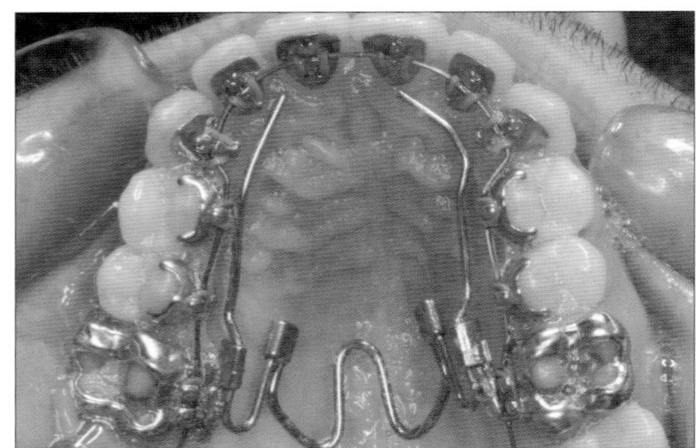
上颌殆面像

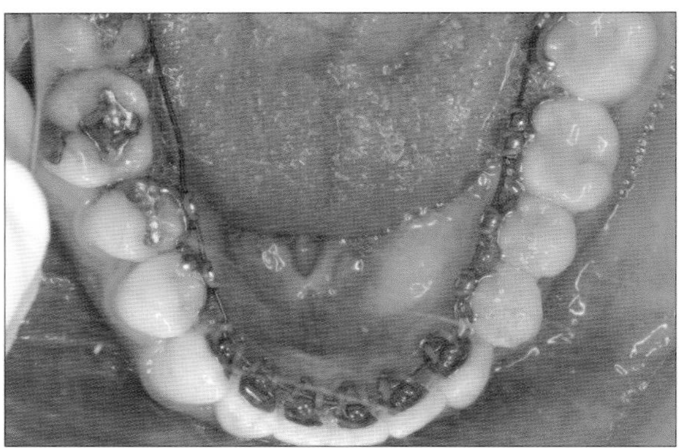
下颌殆面像

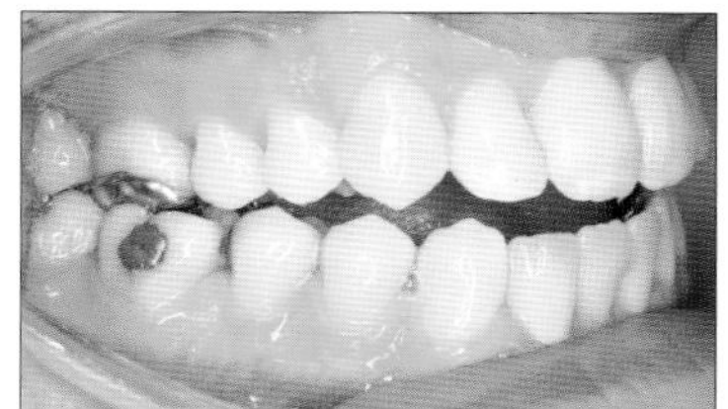
右侧咬合像

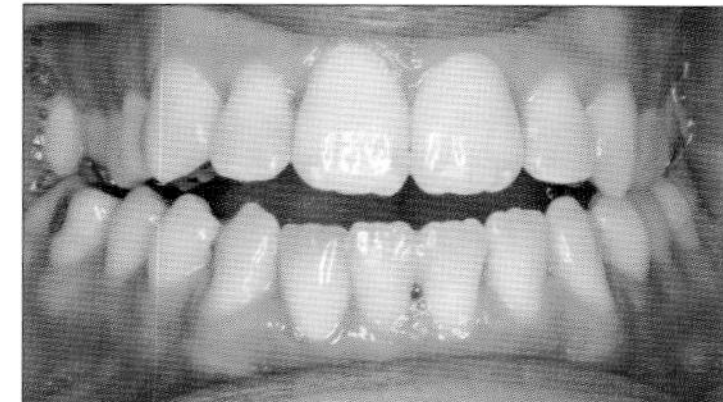
正面咬合像

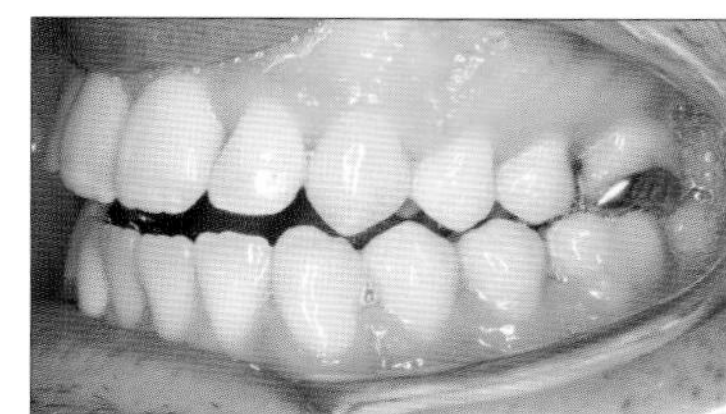
左侧咬合像

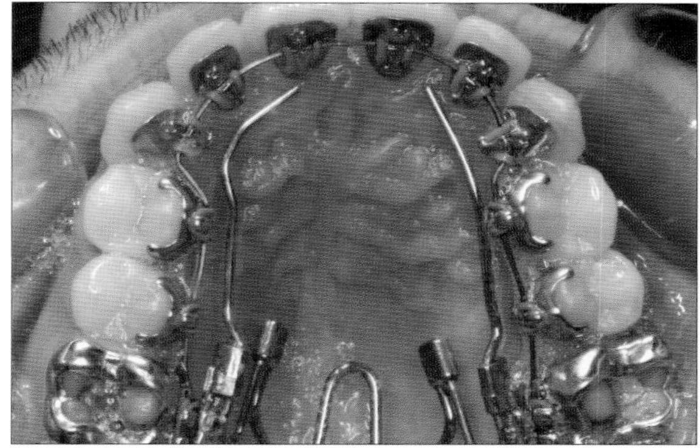
上颌骀面像

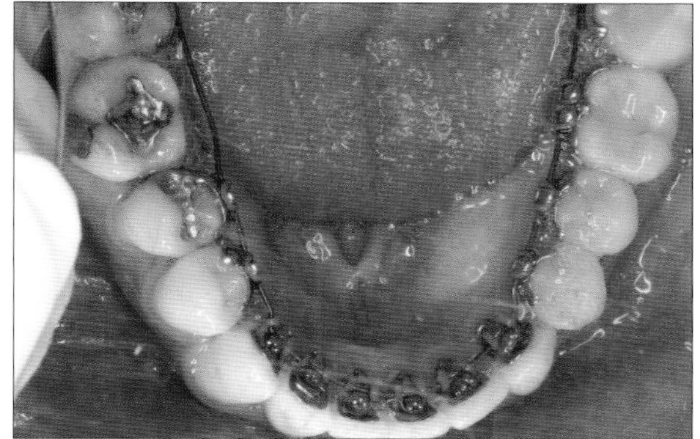
下颌骀面像

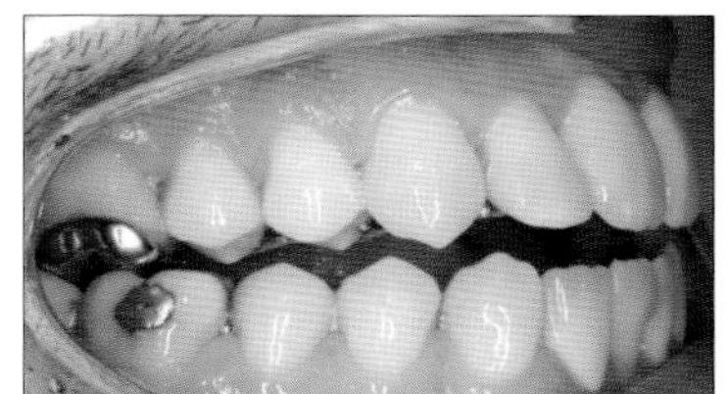
右侧咬合像

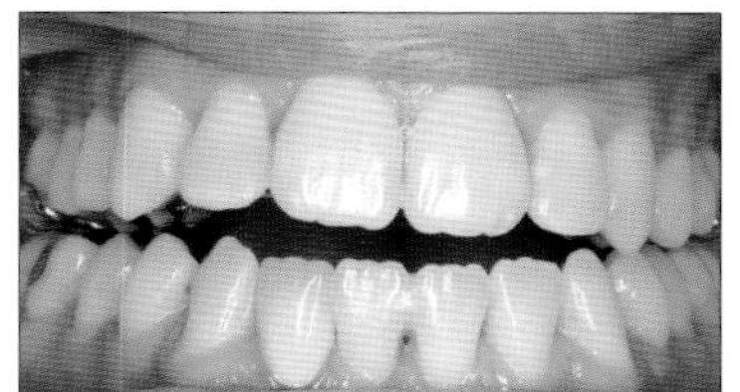
正面咬合像

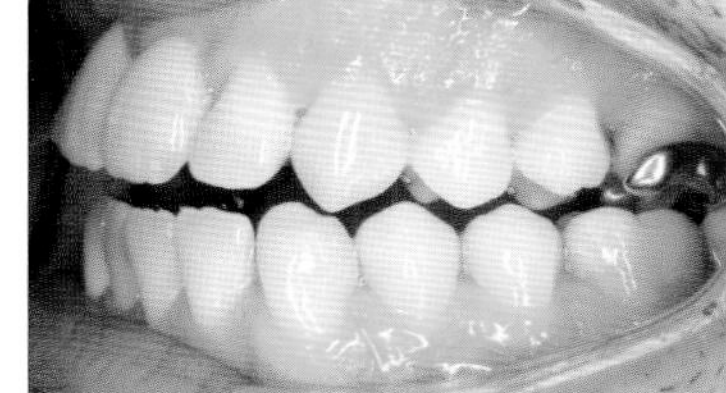
左侧咬合像

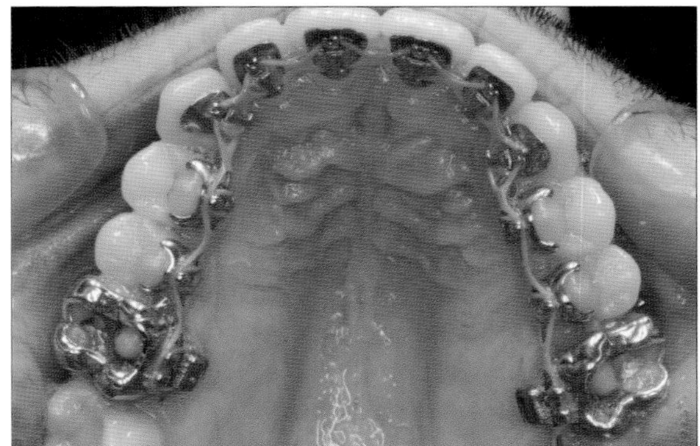
上颌骀面像

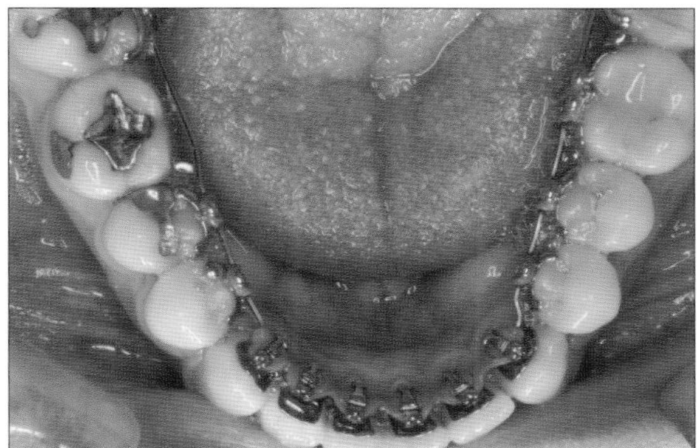
下颌骀面像

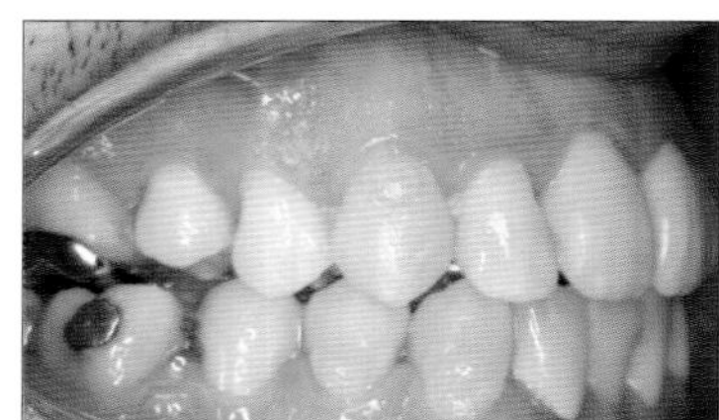
右侧咬合像

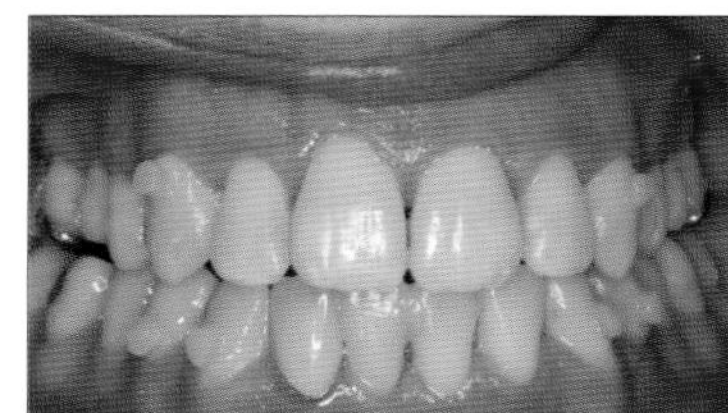
正面咬合像

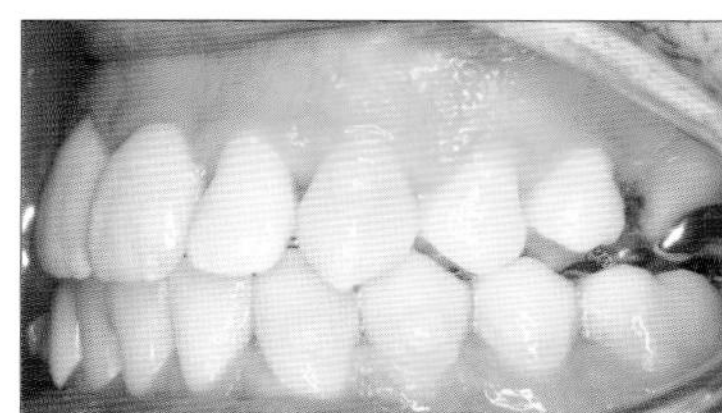
左侧咬合像

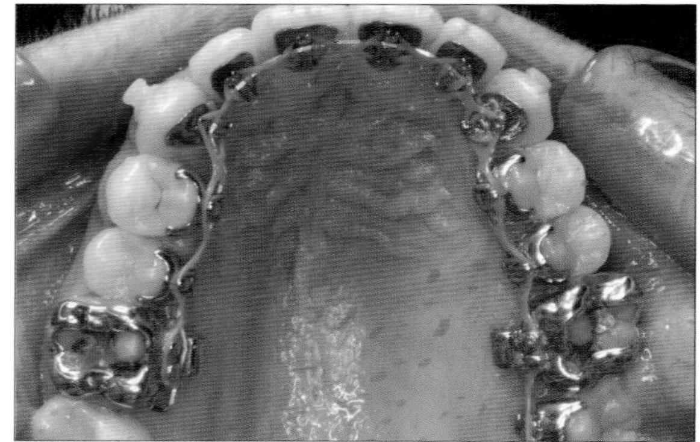
上颌骀面像

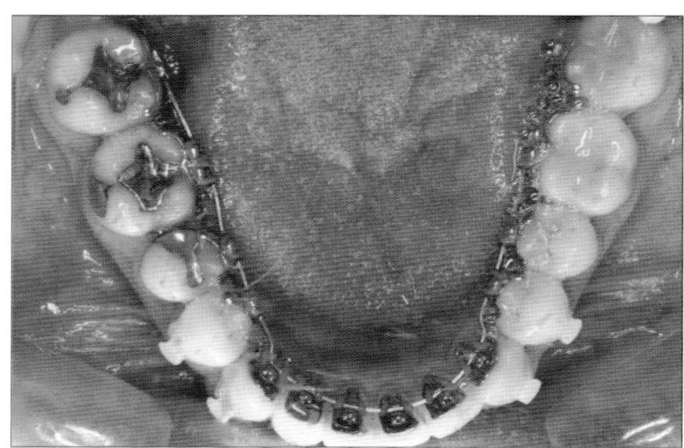
下颌骀面像

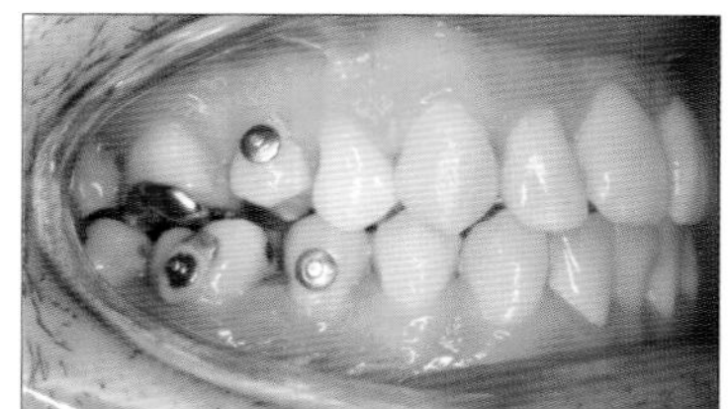
右侧咬合像

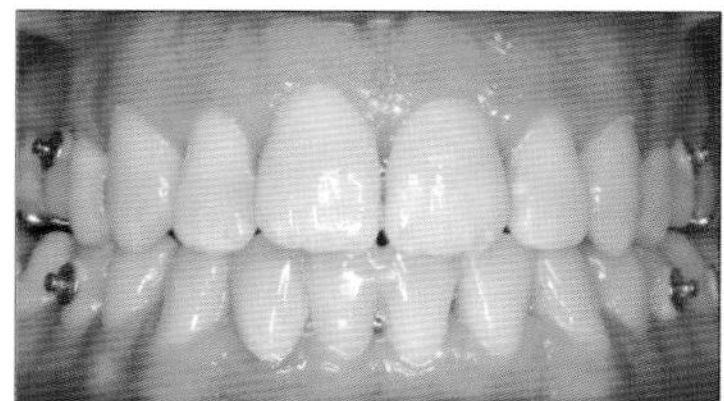
正面咬合像

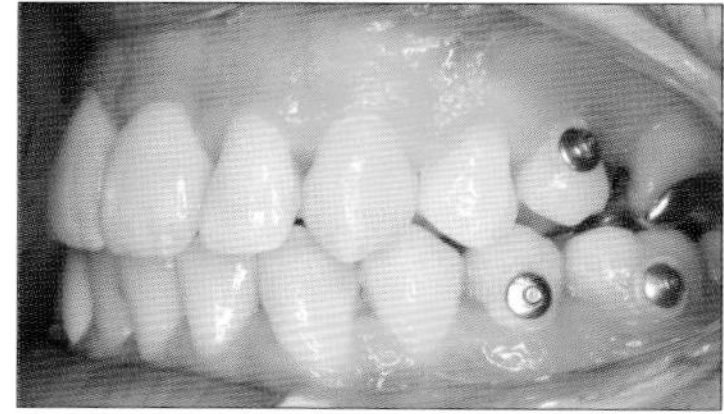
左侧咬合像

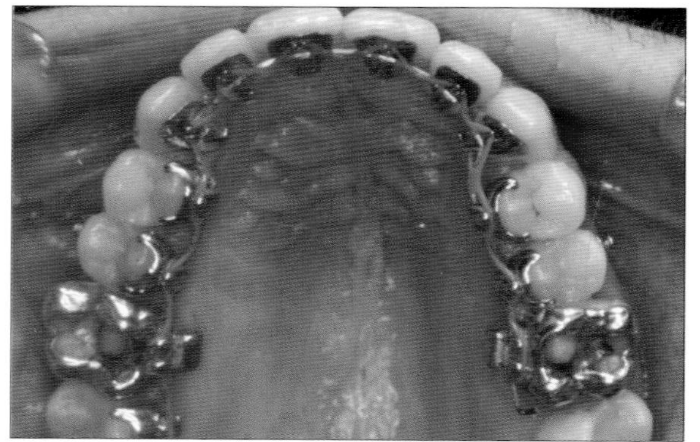
上颌骀面像

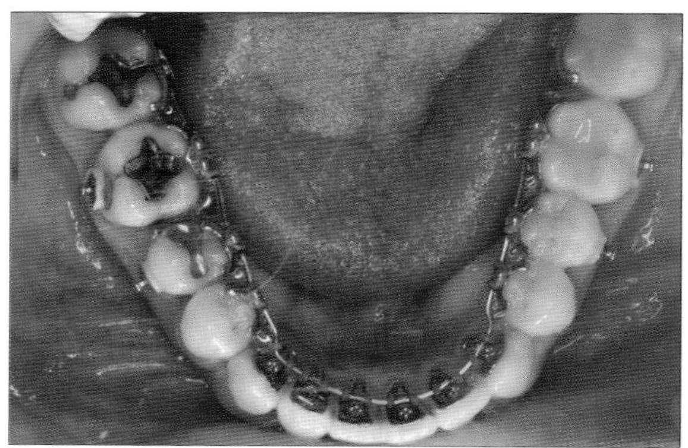
下颌骀面像

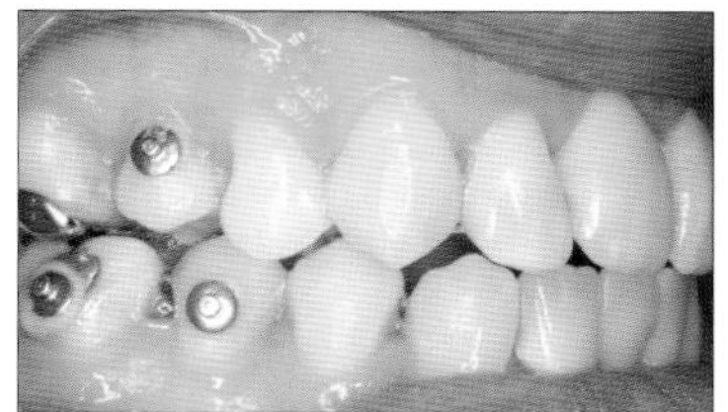
右侧咬合像

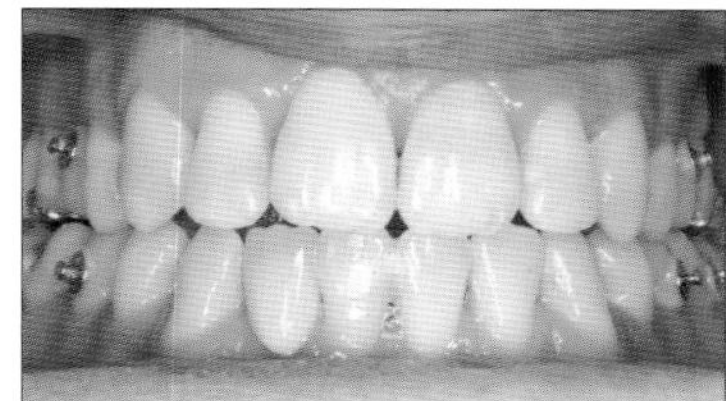
正面咬合像

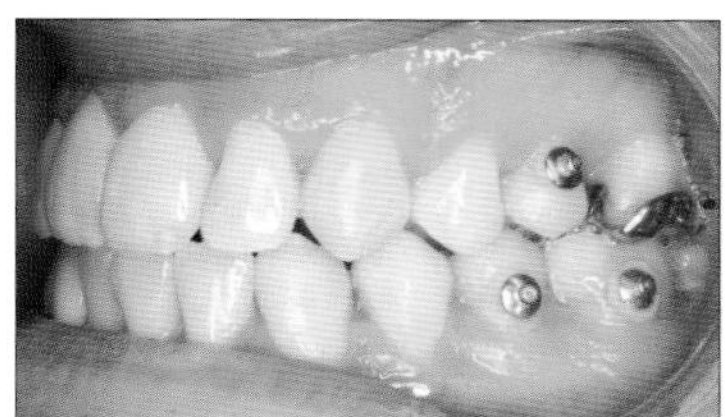
左侧咬合像

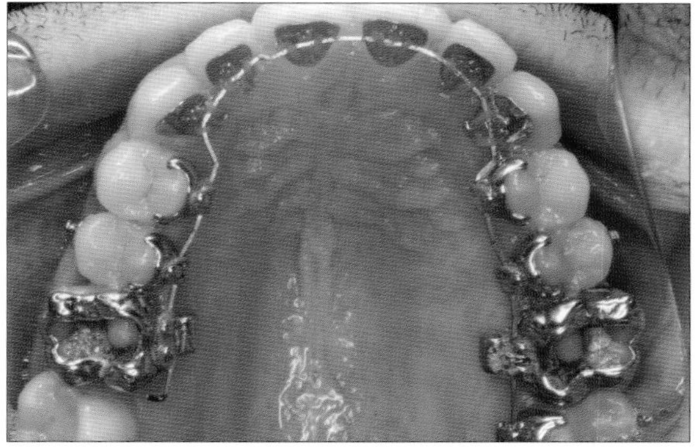
上颌骀面像

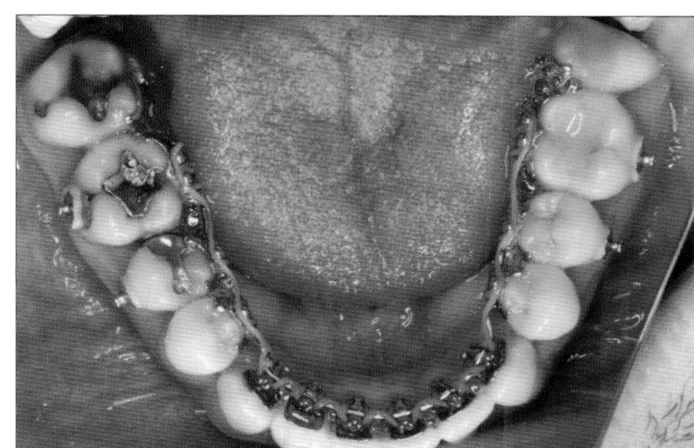
下颌骀面像

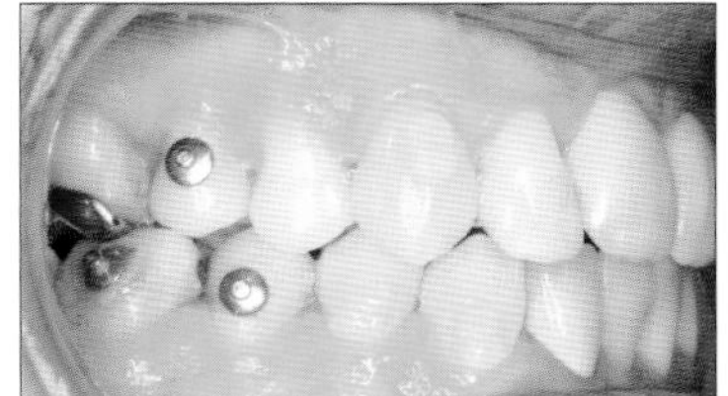
右侧咬合像

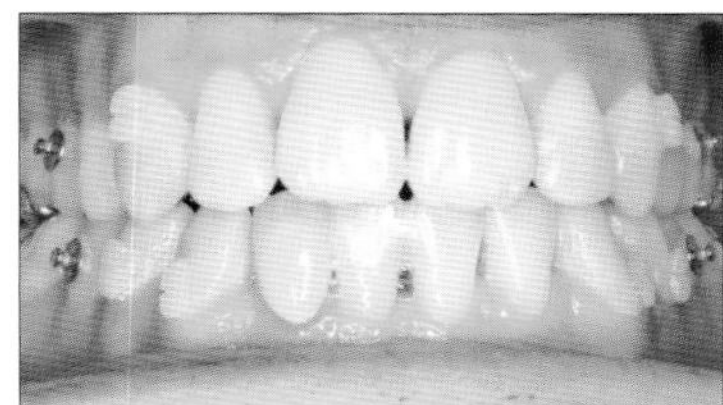
正面咬合像

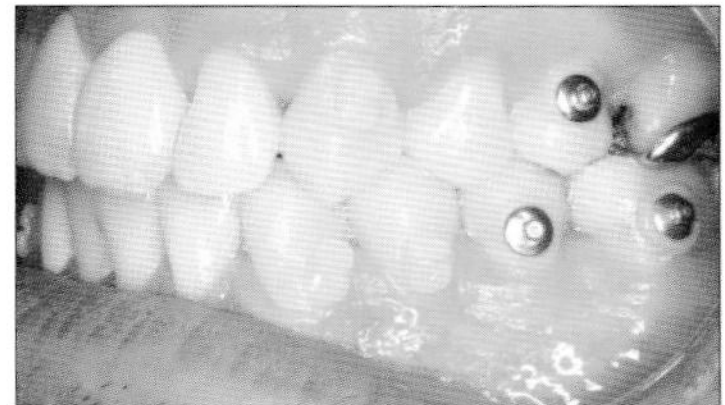
左侧咬合像

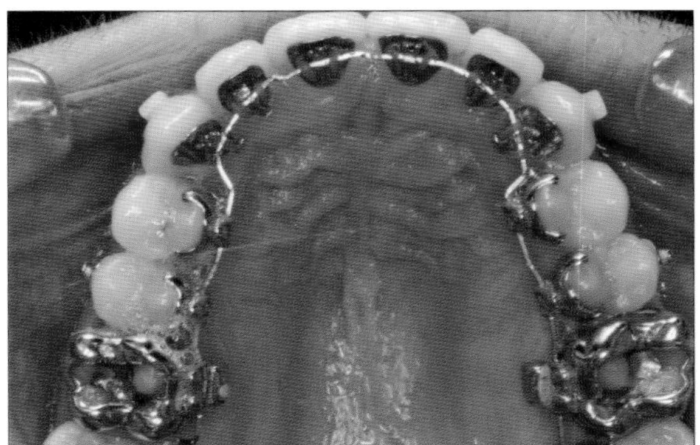
上颌骀面像

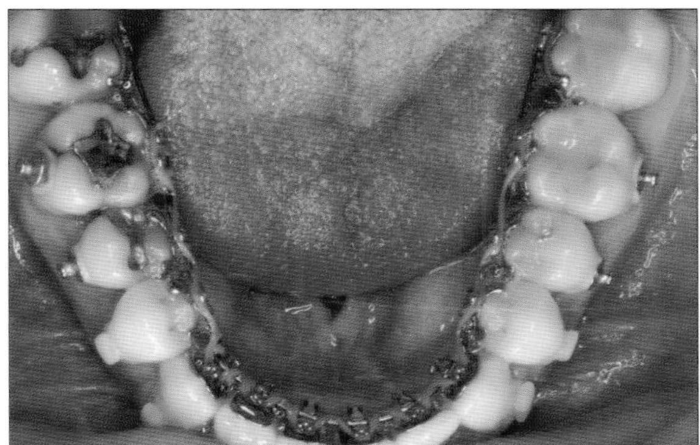
下颌骀面像

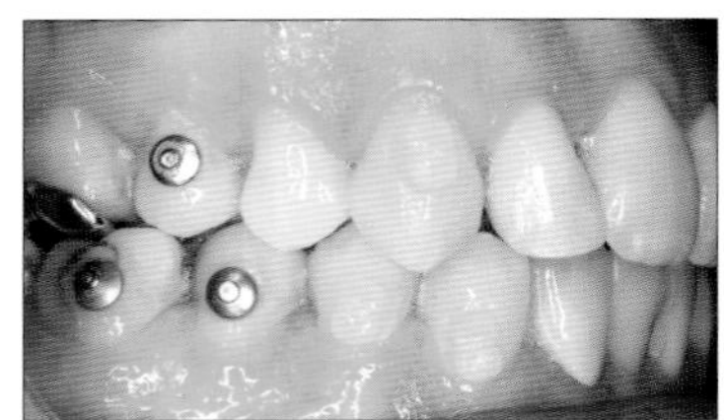
右侧咬合像

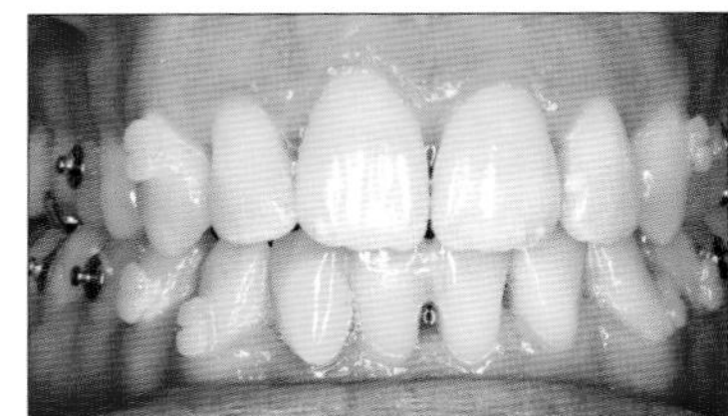
正面咬合像

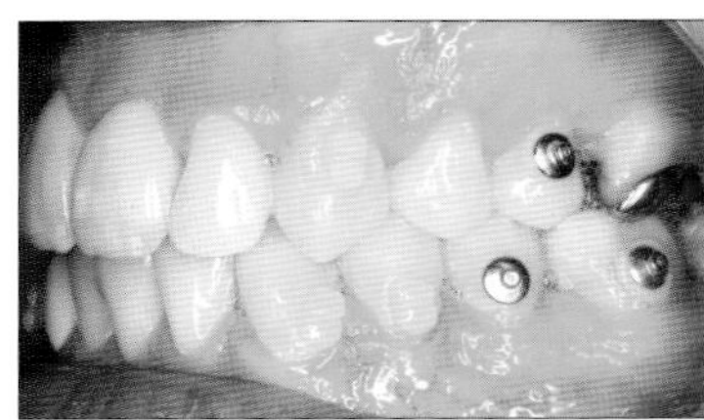
左侧咬合像

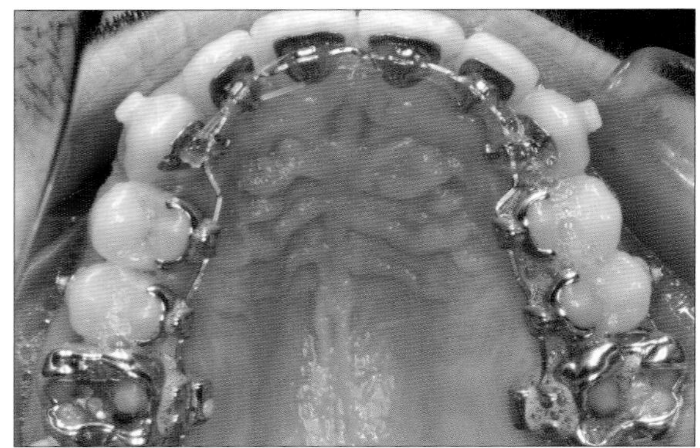
上颌𬌗面像

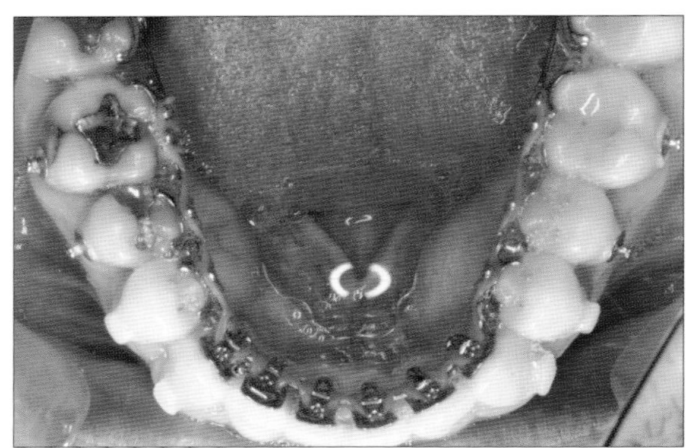
下颌𬌗面像

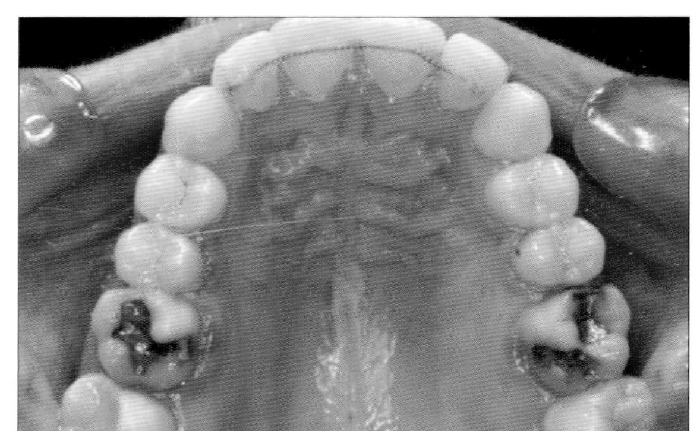
上颌𬌗面像

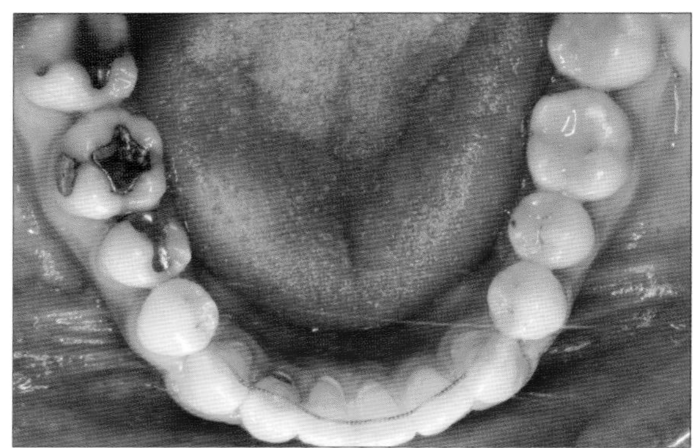
下颌𬌗面像

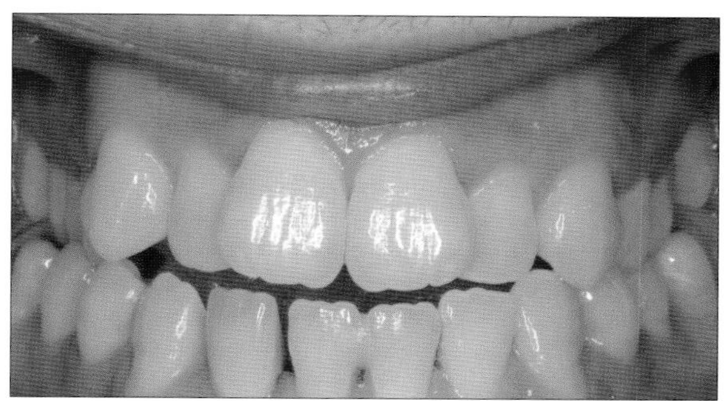
治疗前

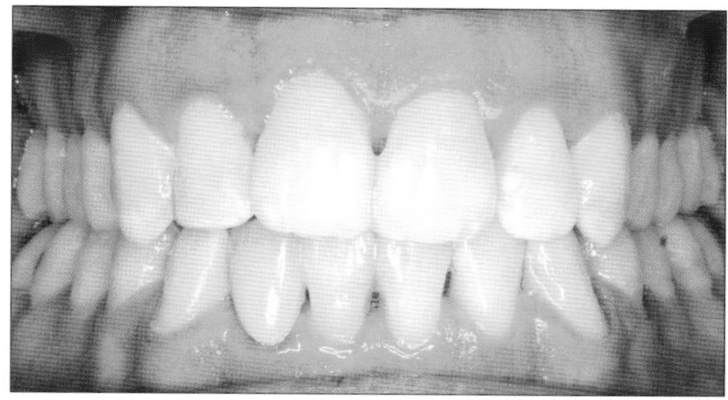
治疗后

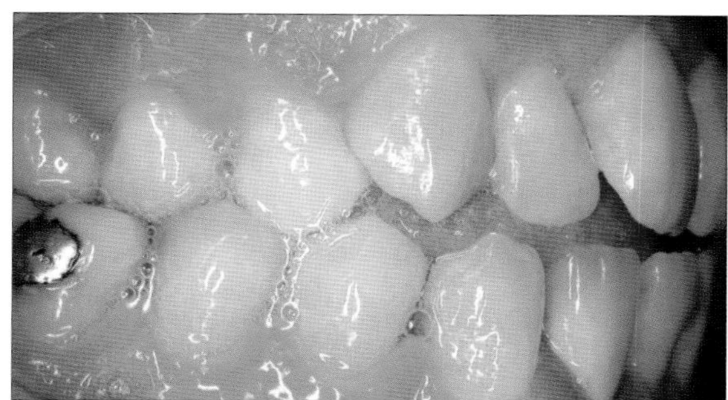
治疗前

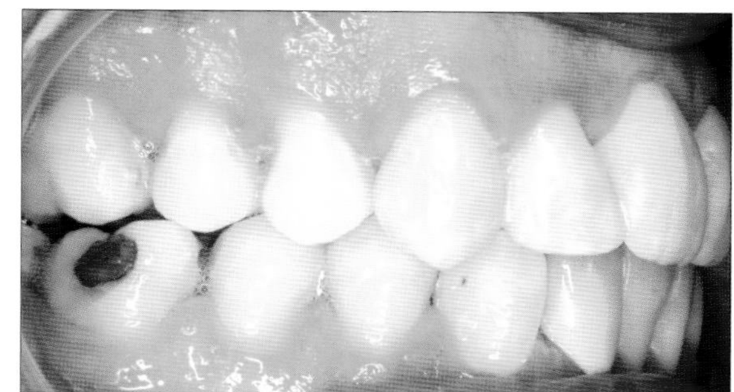
治疗后

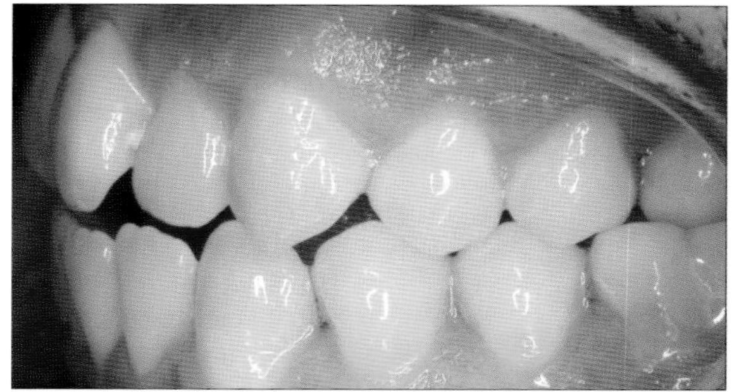
治疗前

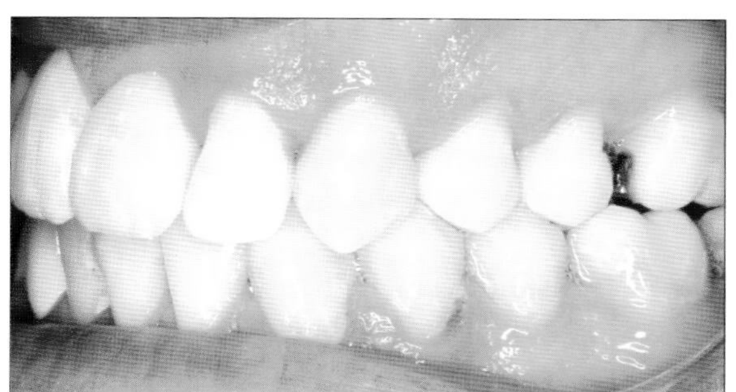
治疗后

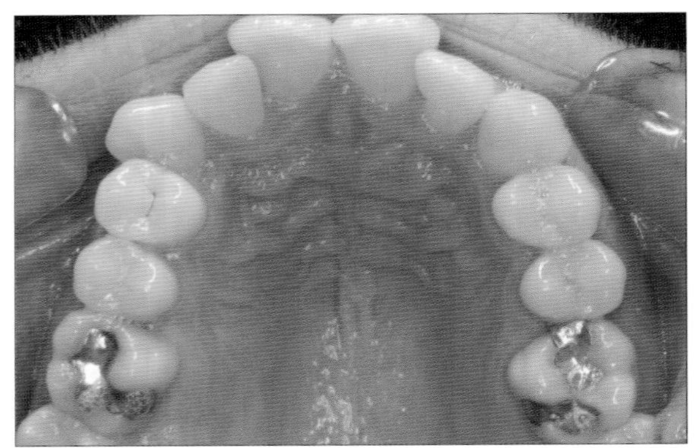
治疗前

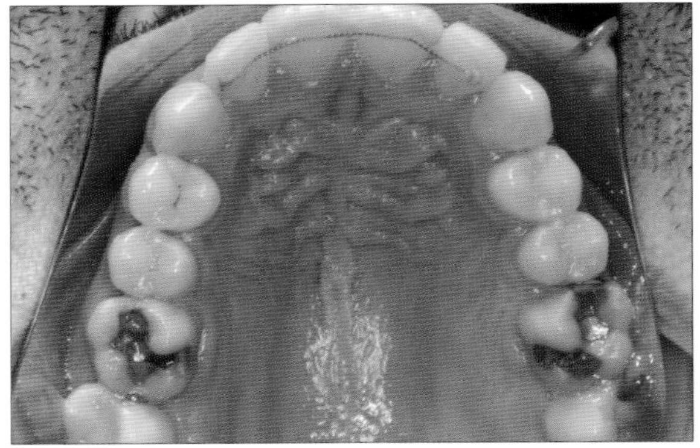
治疗后

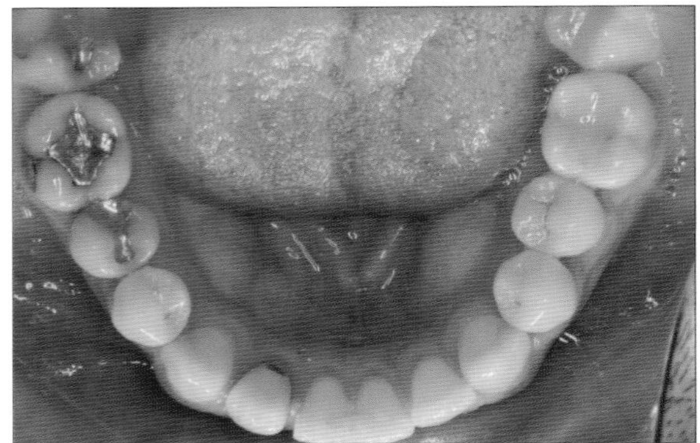
治疗前

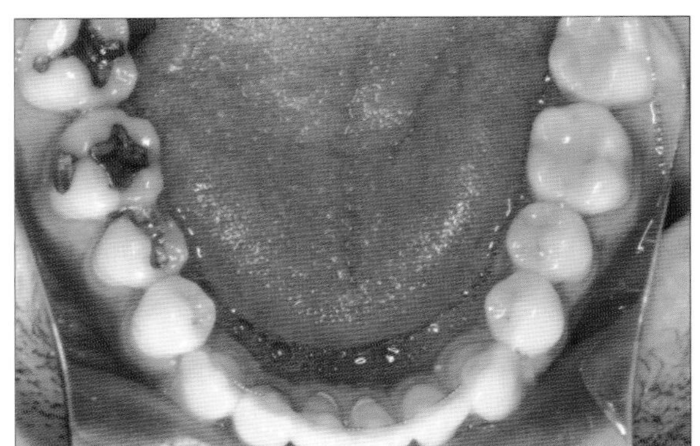
治疗后

前牙反骀

- 开始日期：2008–10
- 总疗程：30个月
- 治疗计划：
  - –调整下颌Spee曲线
  - –排牙43
  - –前牙以龈缘为参考排齐，以树脂修复上颌中切牙外形
- 弓丝序列：
  - –0.014" 超弹性镍钛弓丝
  - –0.016" × 0.022" 超弹性镍钛弓丝
  - –0.016" × 0.024" 不锈钢弓丝
  - –0.0182" × 0.0182" Beta Ⅲ 钛弓丝

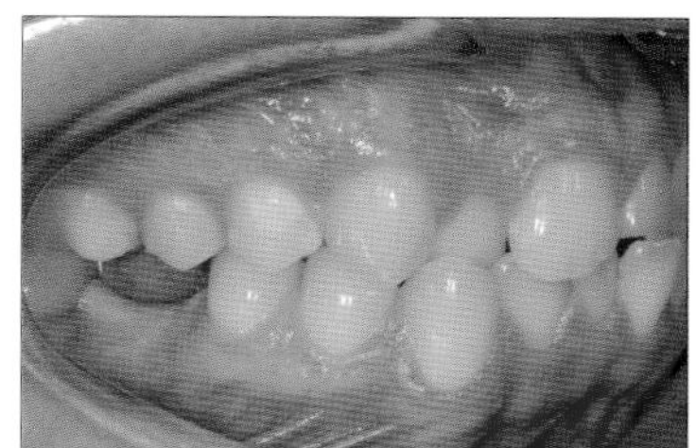
2008–10　右侧咬合像

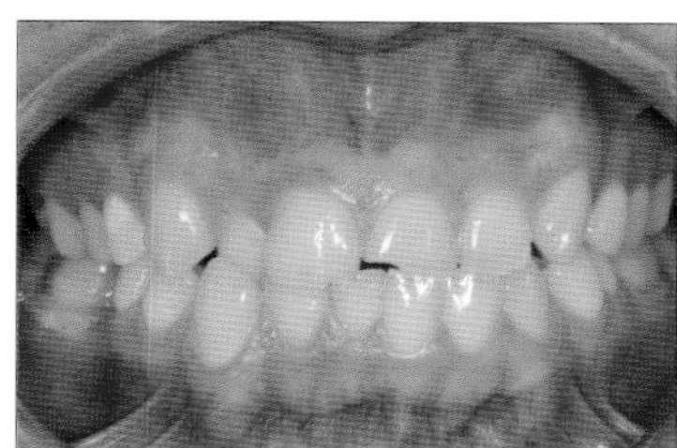
2008–10　正面咬合像

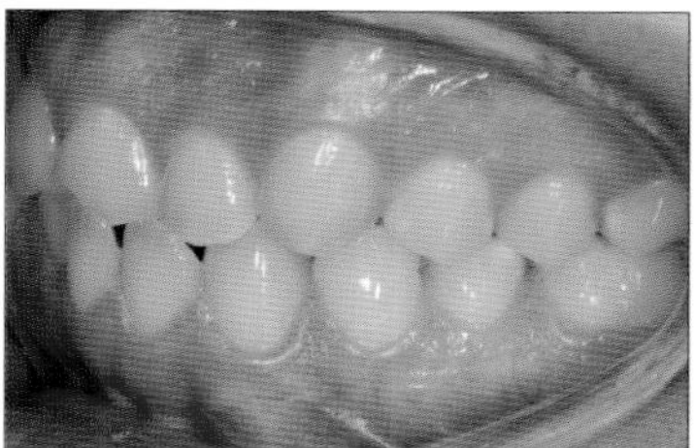
2008–10　左侧咬合像

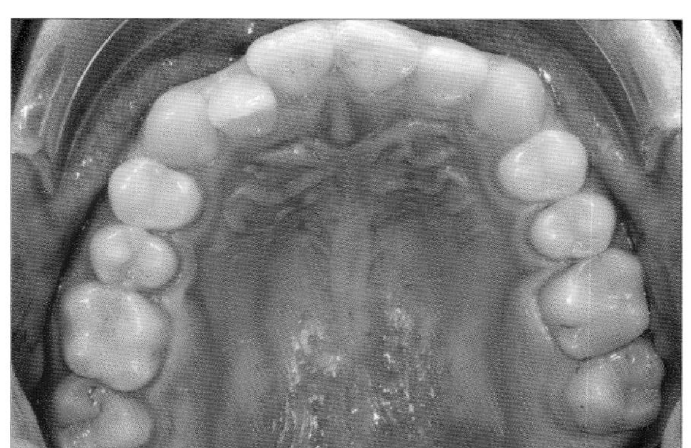
2008–10　上颌骀面像

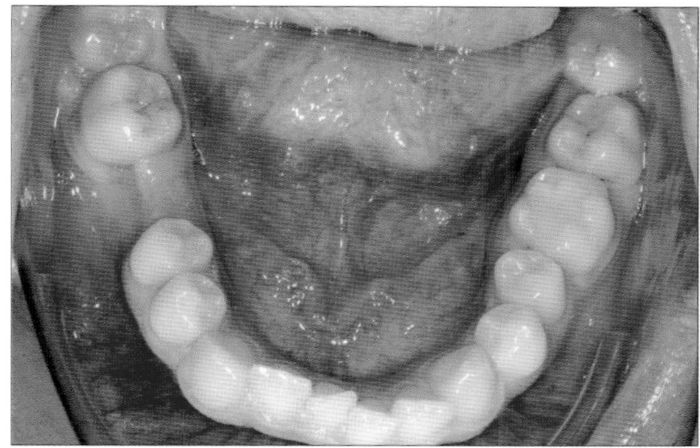
2008–10　下颌骀面像

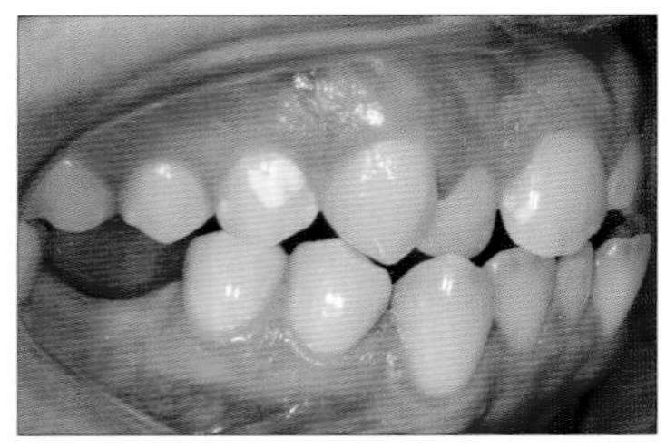
2008-12 右侧咬合像

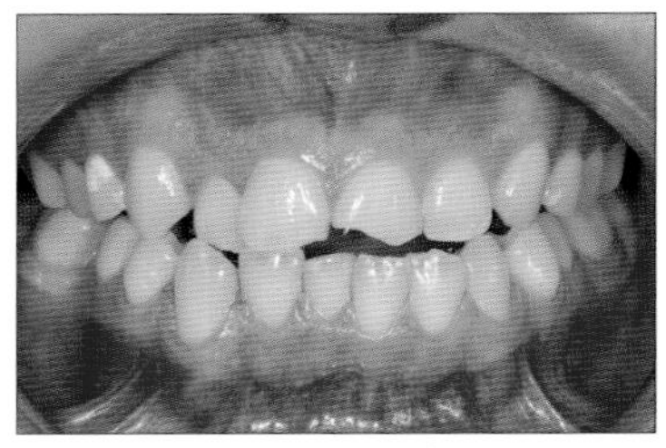
2008-12 正面咬合像

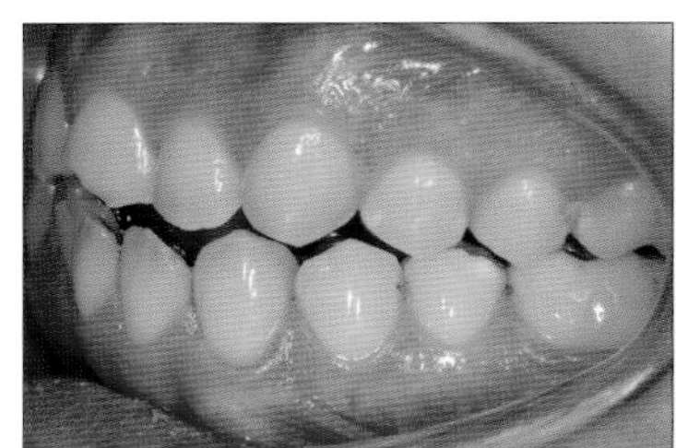
2008-12 左侧咬合像

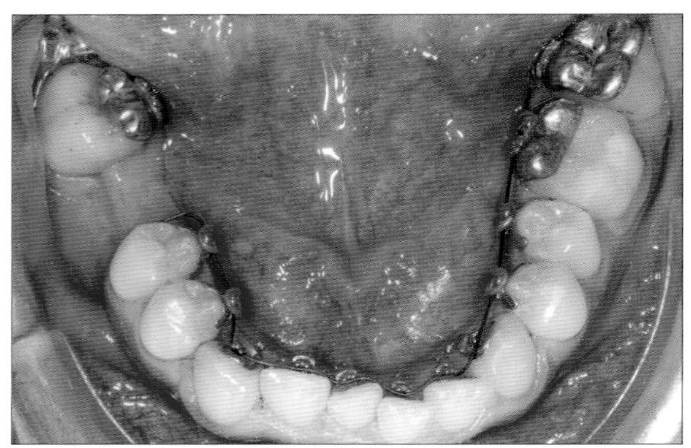
2008-12 下颌㓋面像

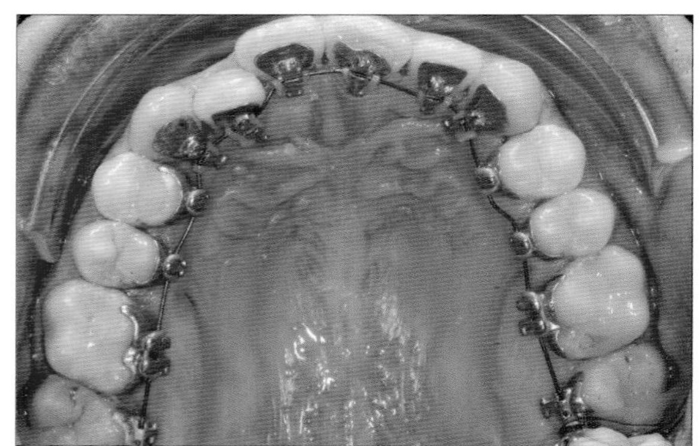
2009-01 上颌㓋面像

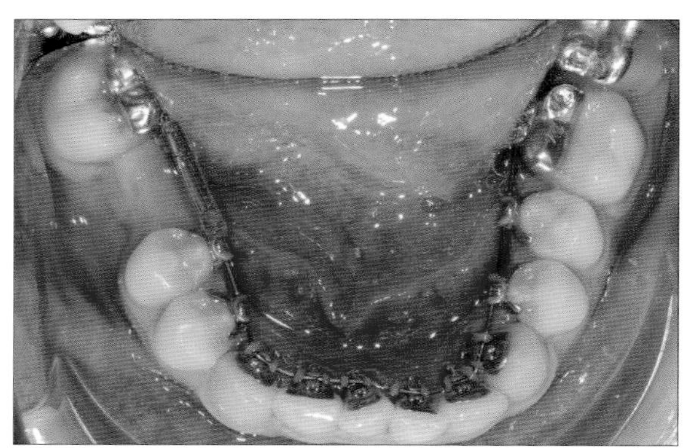
2009-01 下颌㓋面像

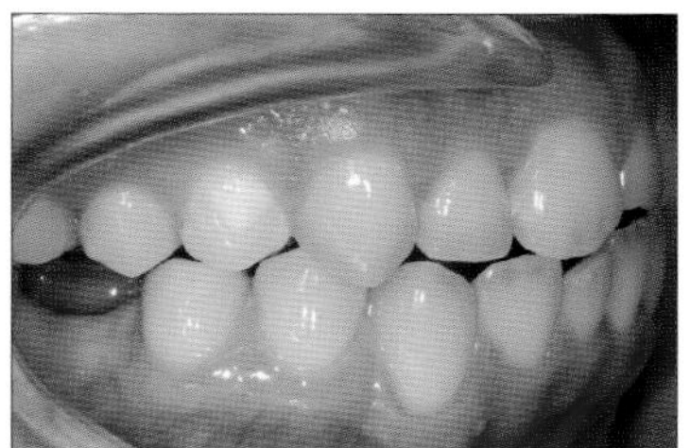
2009-04 右侧咬合像

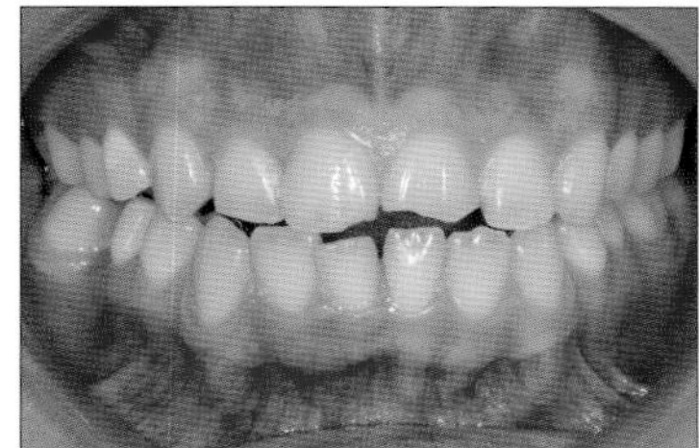
2009-04 正面咬合像

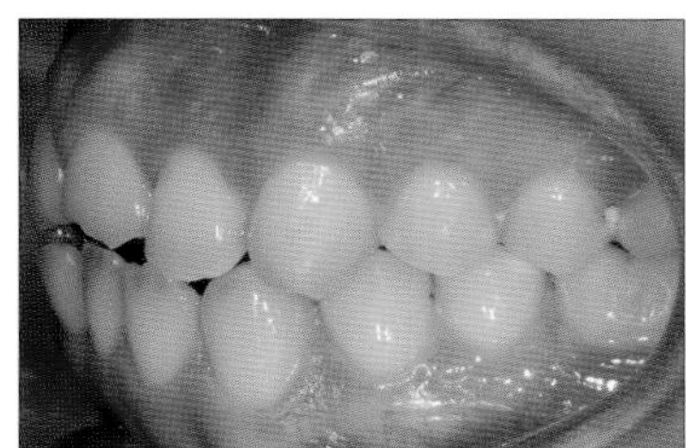
2009-04 左侧咬合像

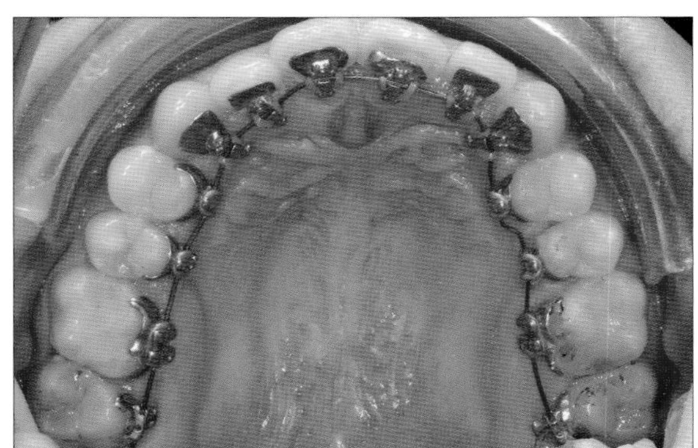
2009-04 上颌骀面像

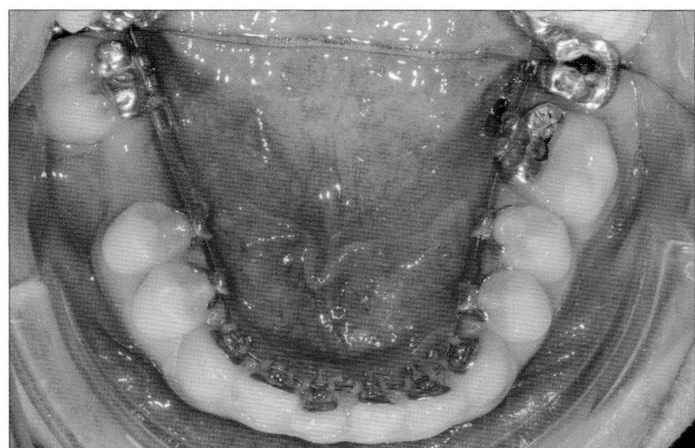
2009-04 下颌骀面像

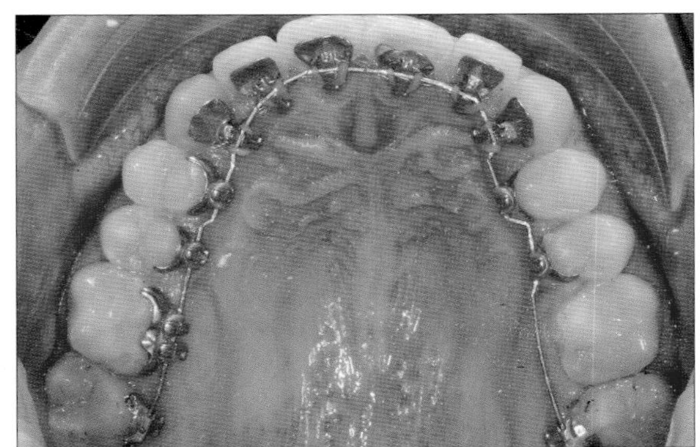
2009-05 上颌骀面像

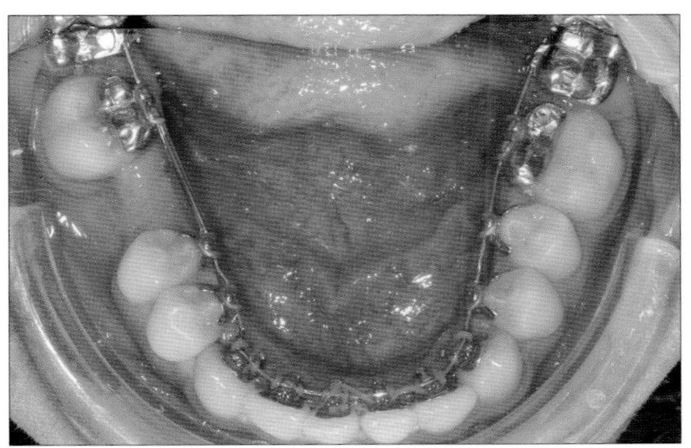
2009-05 下颌骀面像

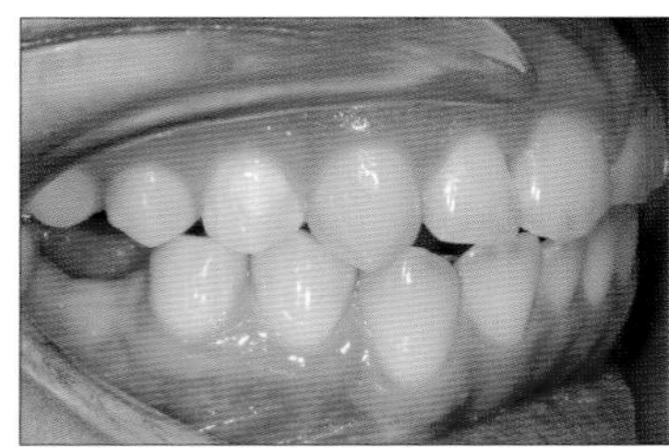
2009-07 右侧咬合像

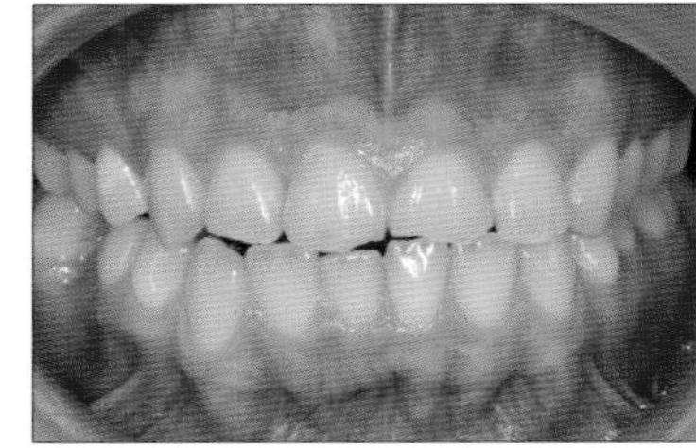
2009-07 正面咬合像

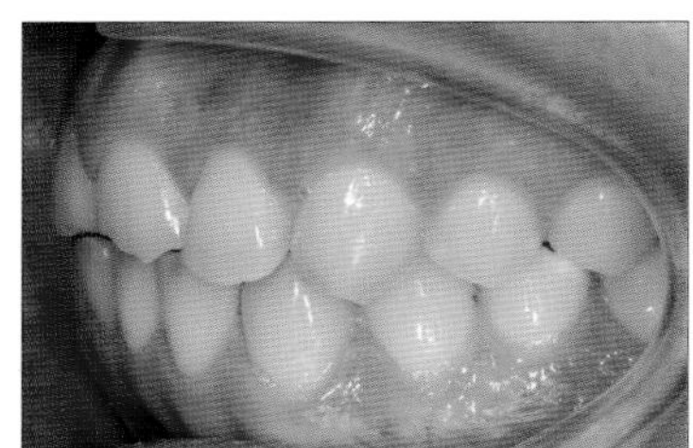
2009-07 左侧咬合像

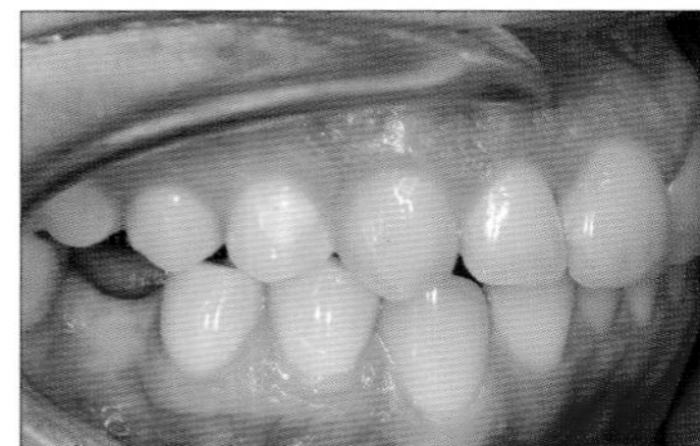
2010-02 右侧咬合像

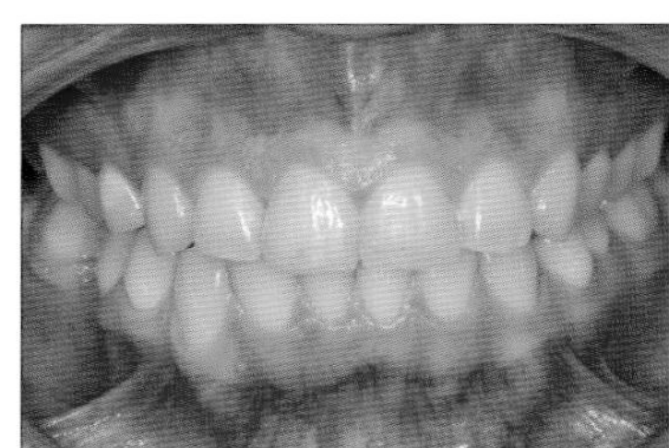
2010-02 正面咬合像

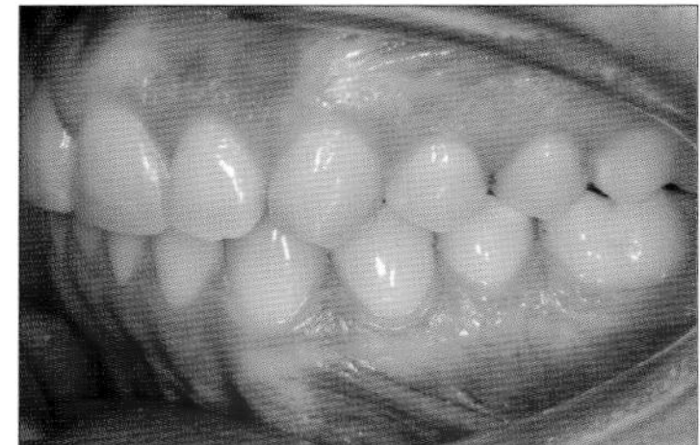
2010-02 左侧咬合像

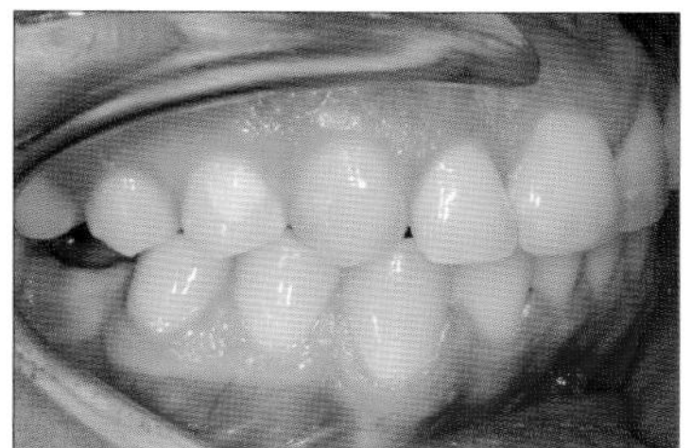
2011-06　右侧咬合像

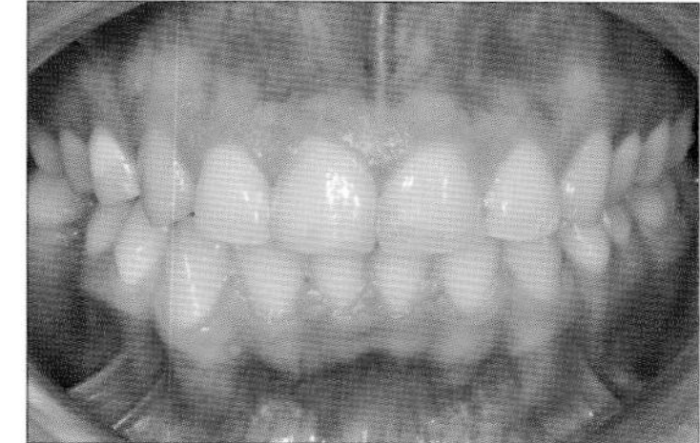
2011-06　正面咬合像

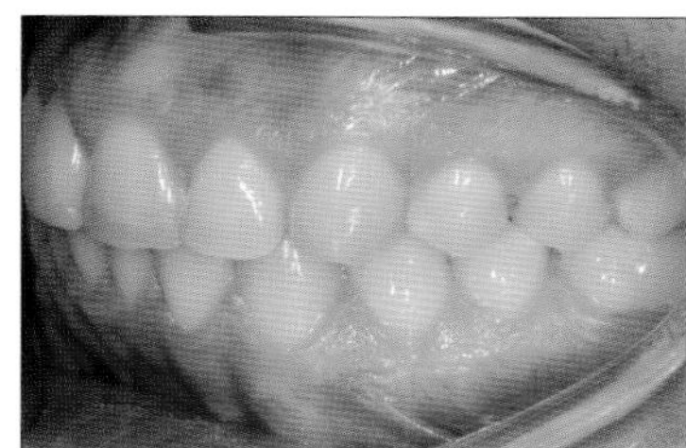
2011-06　左侧咬合像

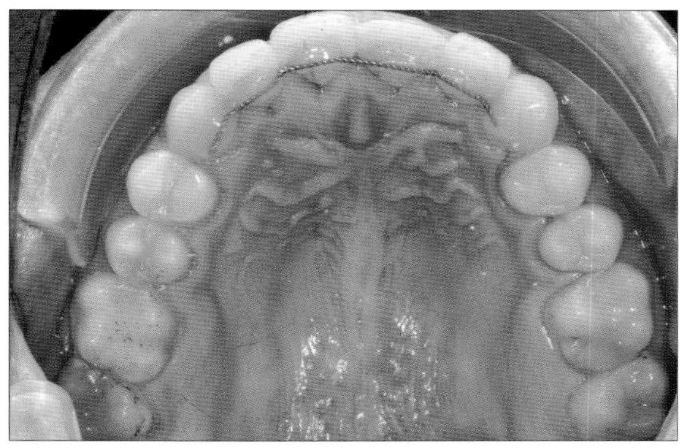
2011-06　上颌骀面像

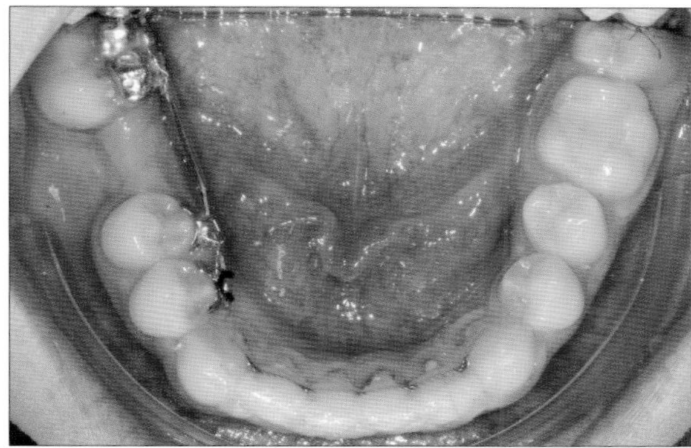
2011-06　下颌骀面像

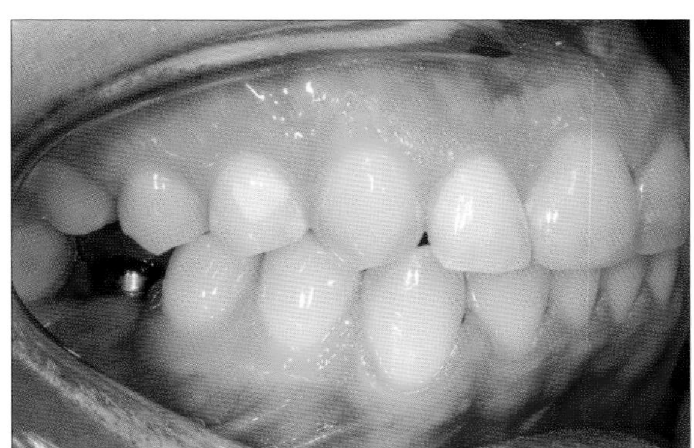
2011-11　右侧咬合像

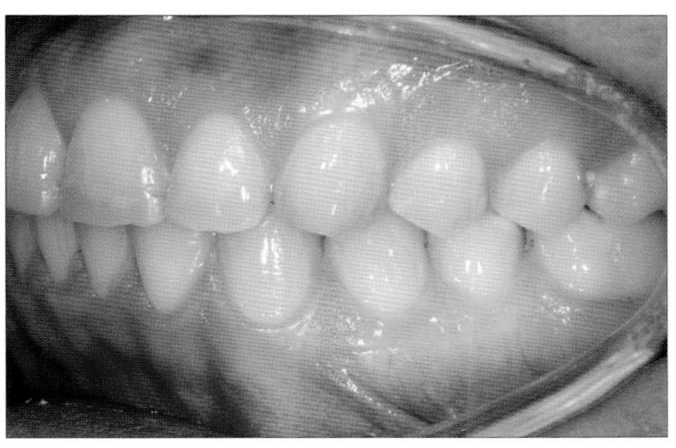
2011-11　左侧咬合像

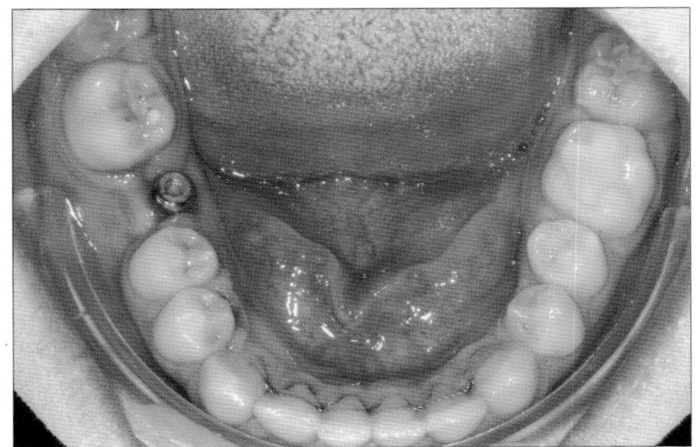
2011-11　下颌骀面像

安氏Ⅲ类；非拔牙矫治（螺钉）

- 开始日期：2011–12
- 总疗程：39个月
- 治疗计划：

  –非拔牙矫治，47远中微种植钉
- 下牙列弓丝序列：

  –0.014" 超弹性镍钛弓丝

  –0.016" × 0.022" 超弹性镍钛弓丝

  –0.018" × 0.025" 超弹性镍钛弓丝

  –0.016" × 0.024" 不锈钢弓丝

  –0.0182" × 0.0182" TMA弓丝
- 上牙列弓丝序列：

  –0.016" 超弹性镍钛弓丝

  –0.016" × 0.022" 超弹性镍钛弓丝

  –0.016" × 0.024" 不锈钢弓丝

  –0.0182" × 0.0182" TMA弓丝

治疗前

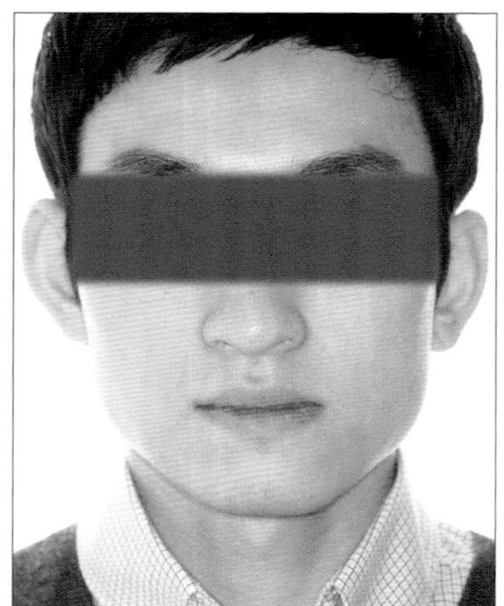

2011–12　正面像

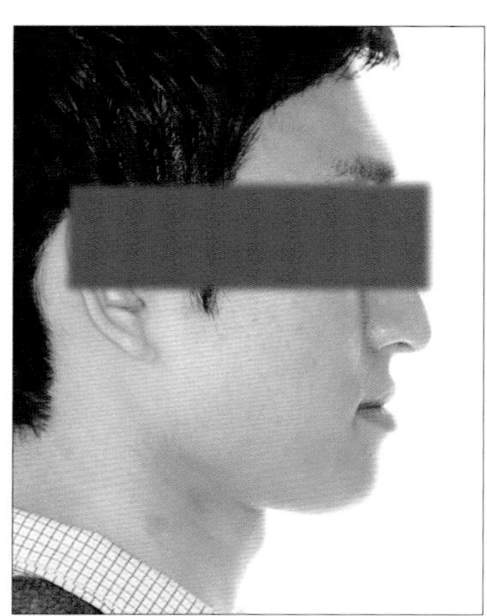

2011–12　侧面像

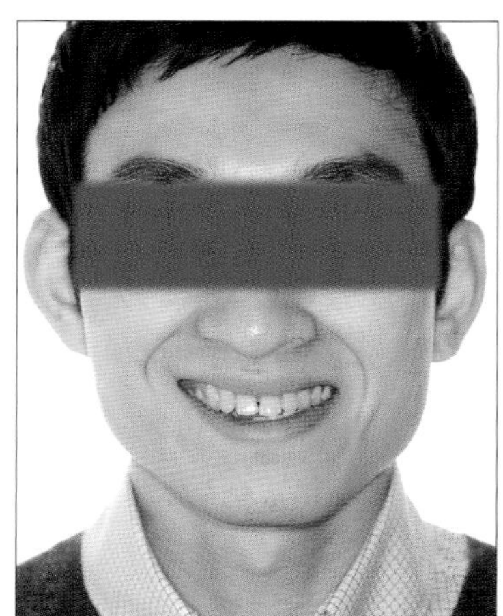

2011–12　正面微笑像

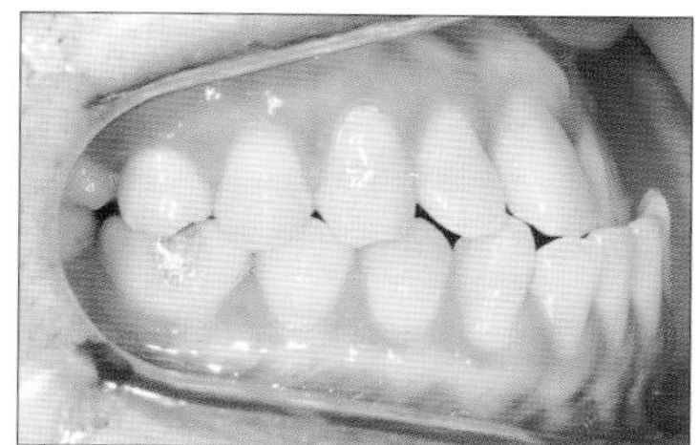
2011-12　右侧咬合像

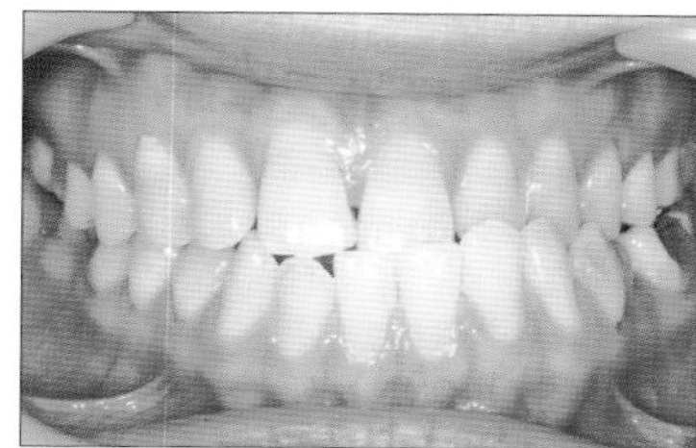
2011-12　正面咬合像

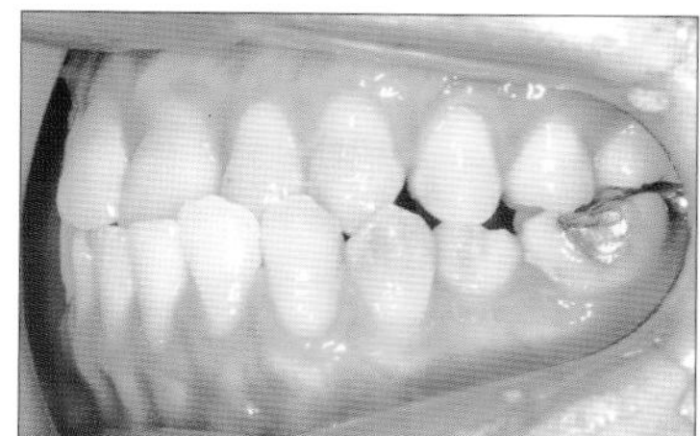
2011-12　左侧咬合像

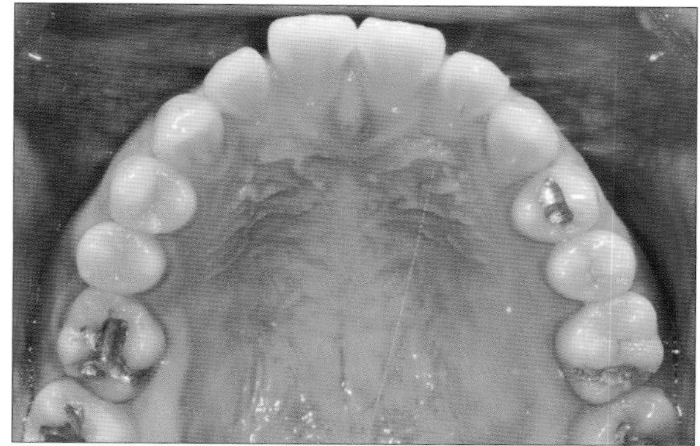
2011-12　上颌骀面像

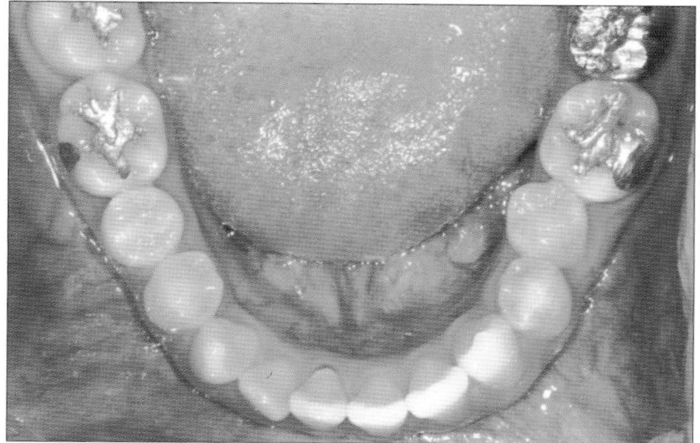
2011-12　下颌骀面像

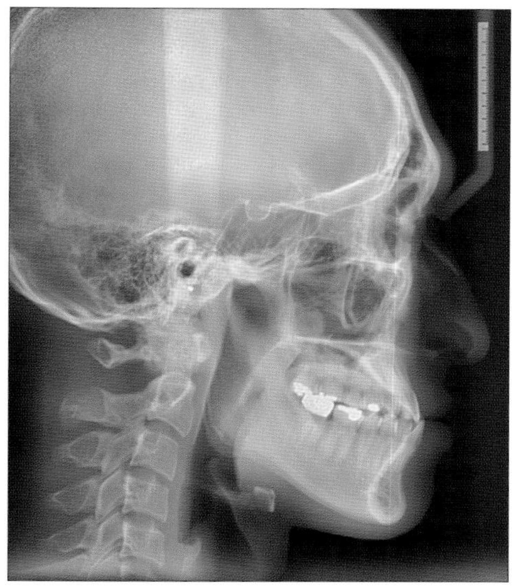
2011-12　头颅侧位片

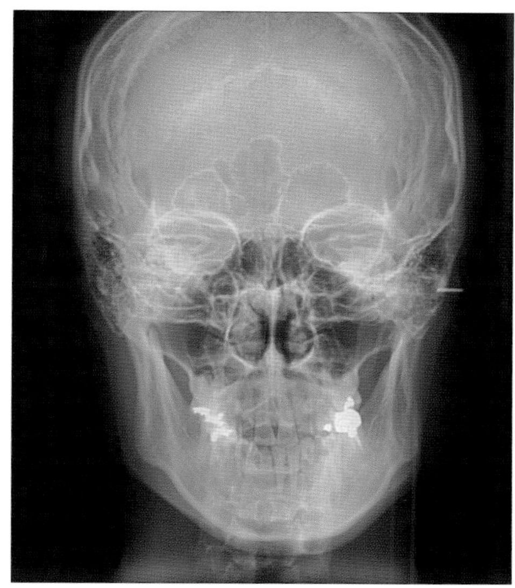
2011-12　头颅正位片

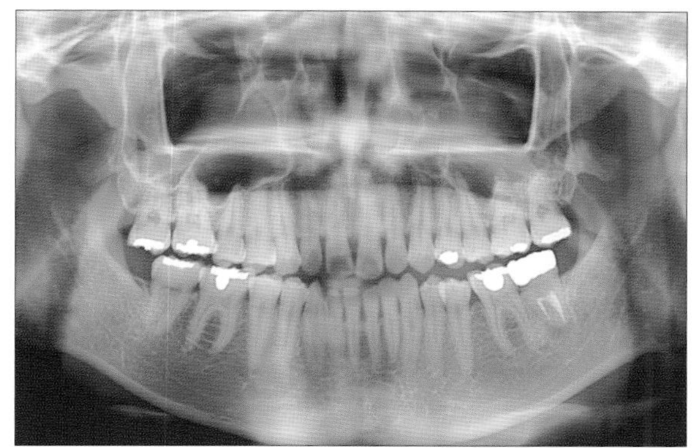
2011-12　曲面断层片

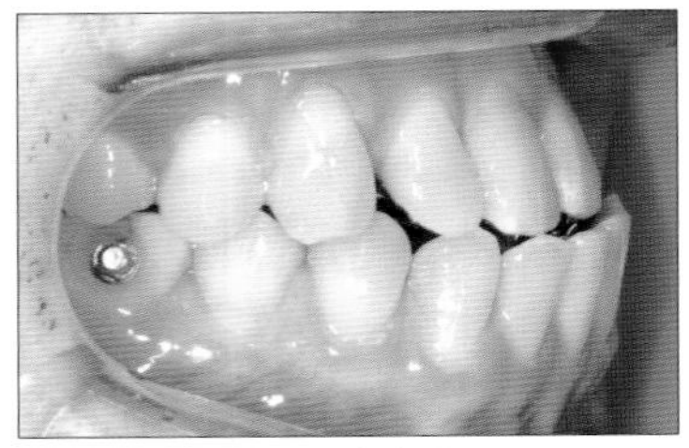
2012-03　右侧咬合像

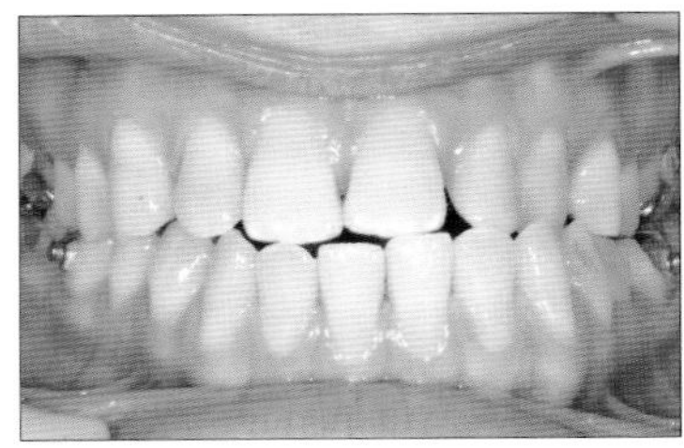
2012-03　正面咬合像

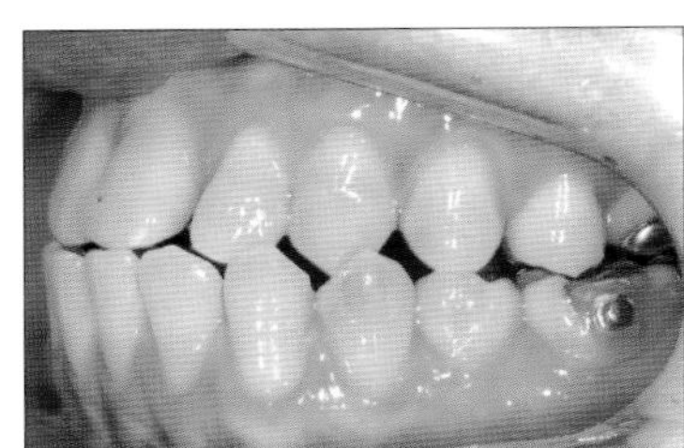
2012-03　左侧咬合像

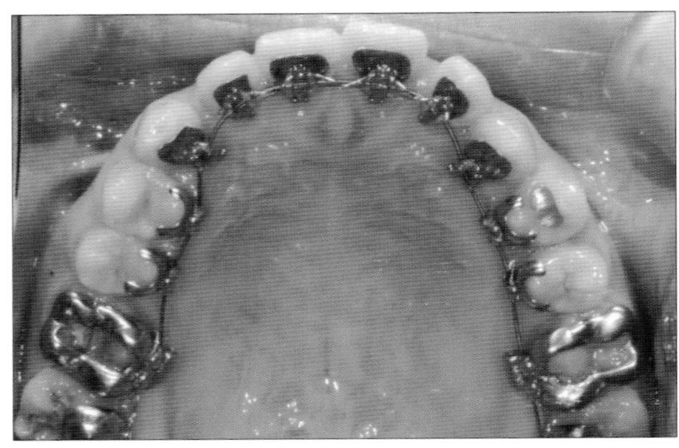
2012-03　上颌殆面像

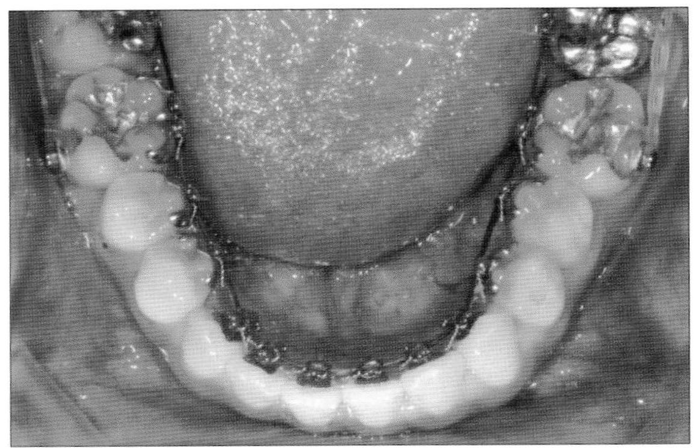
2012-03　下颌殆面像

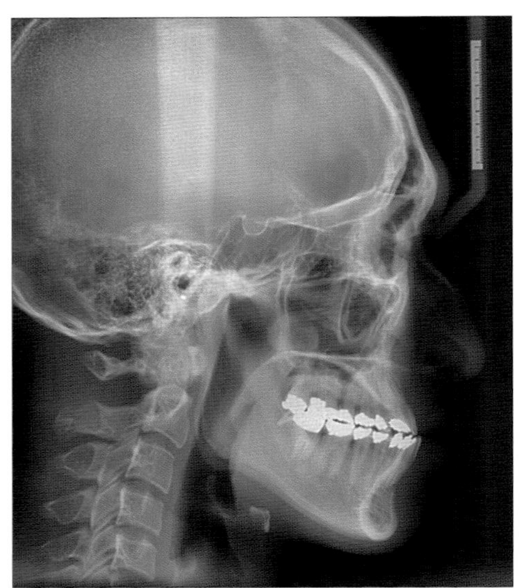
2012-03　头颅侧位片

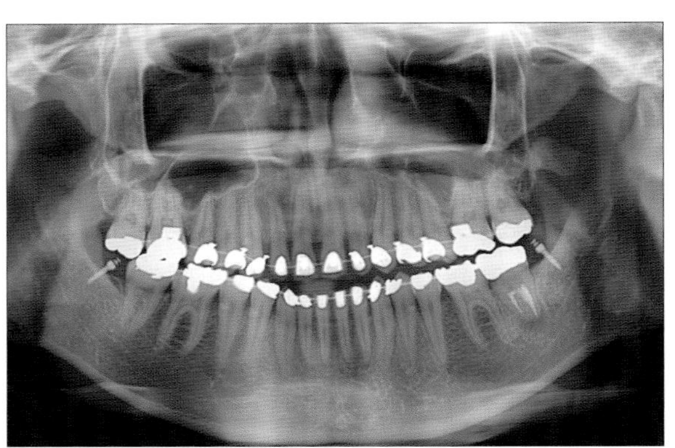
2012-03　曲面断层片

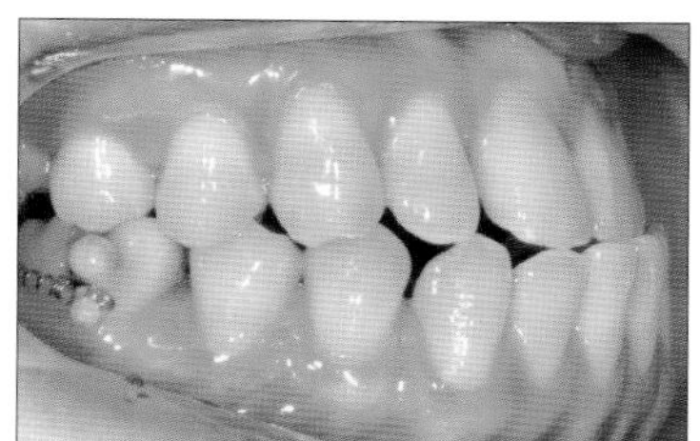
2012-07　右侧咬合像

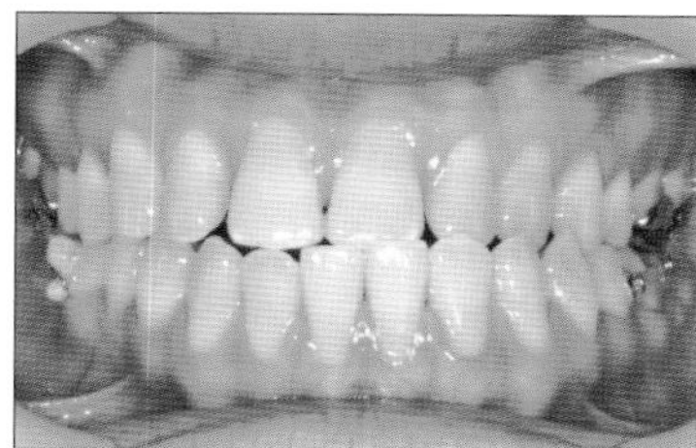
2012-07　正面咬合像

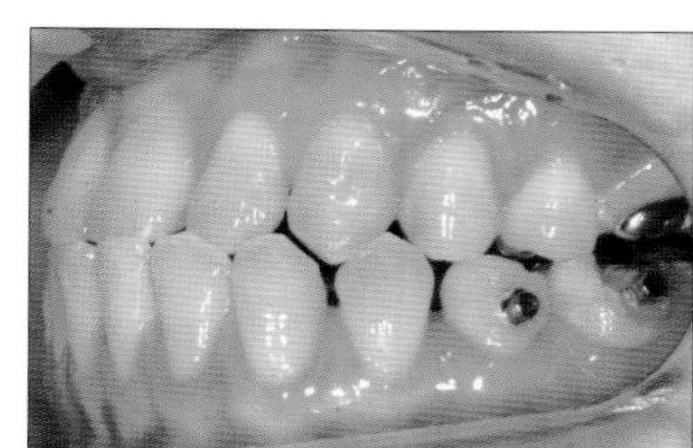
2012-07　左侧咬合像

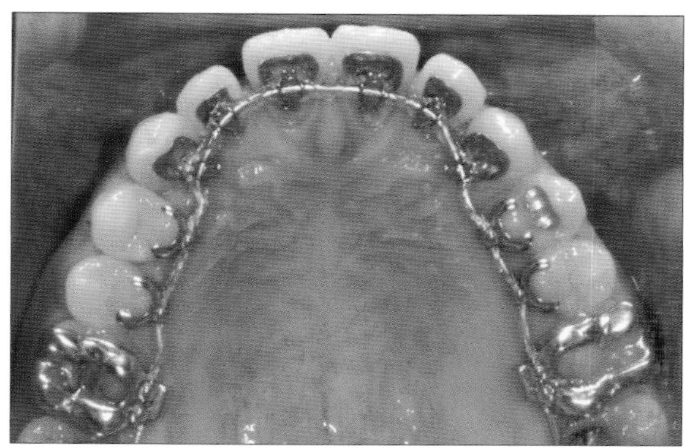
2012-07　上颌骀面像

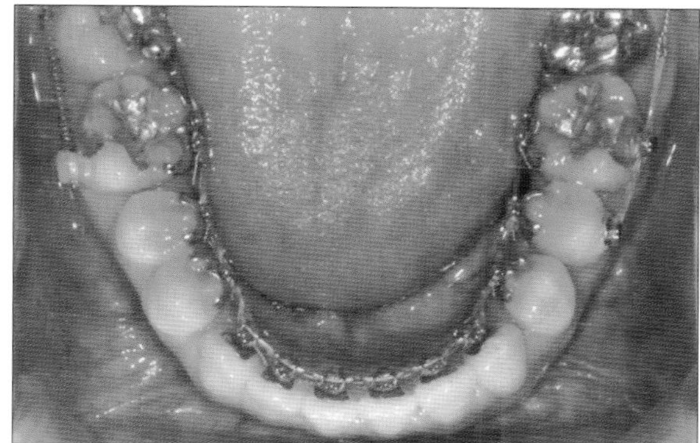
2012-07　下颌骀面像

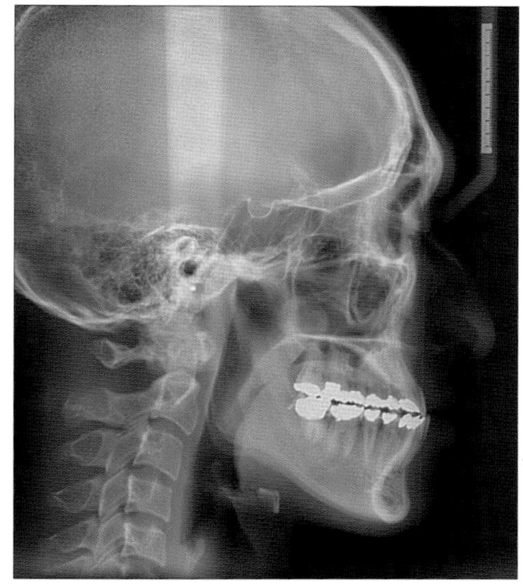
2012-08　头颅侧位片

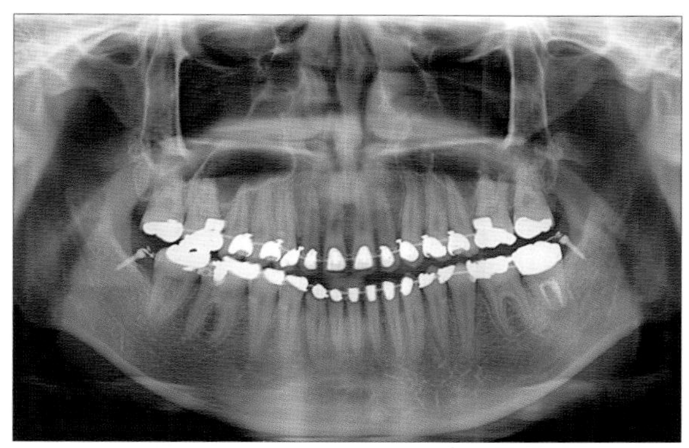
2012-08　曲面断层片

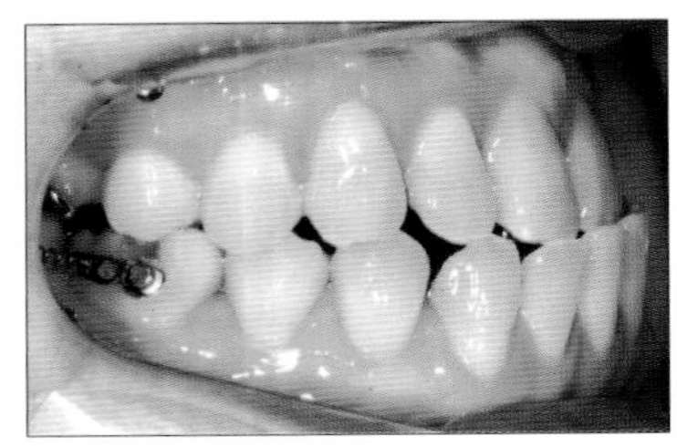
2012-10 右侧咬合像

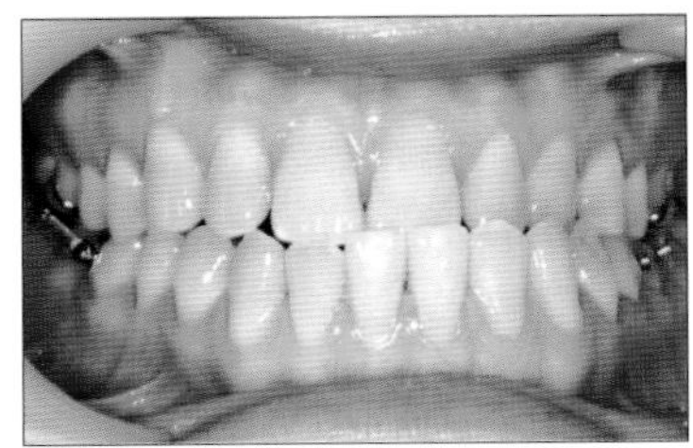
2012-10 正面咬合像

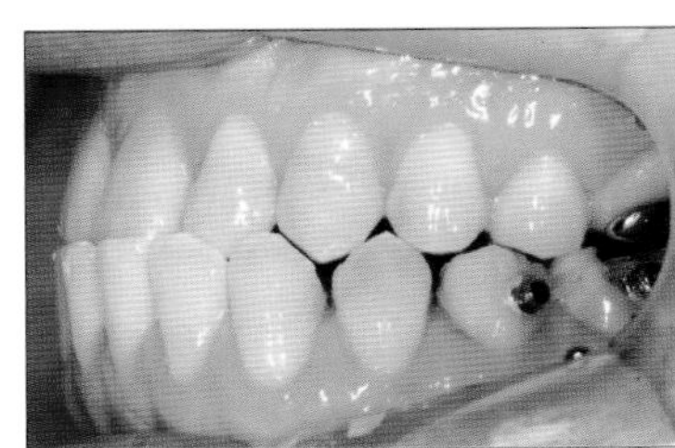
2012-10 左侧咬合像

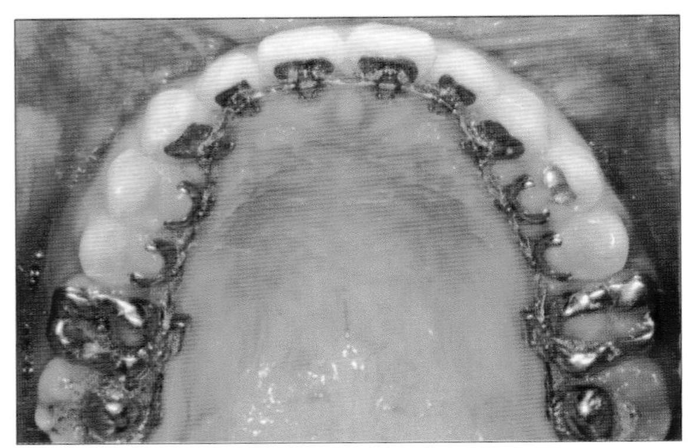
2012-10 上颌殆面像

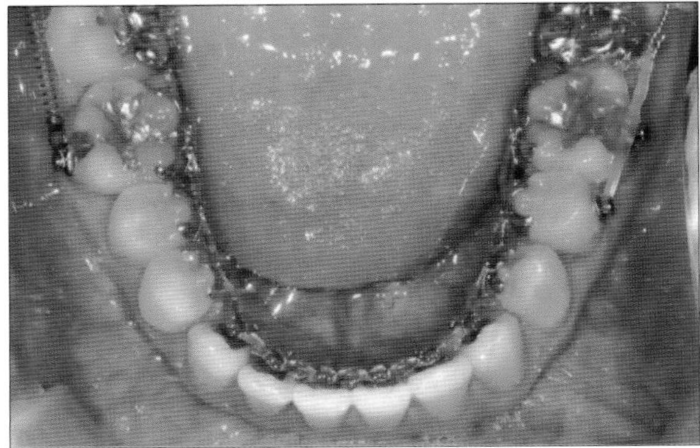
2012-10 下颌殆面像

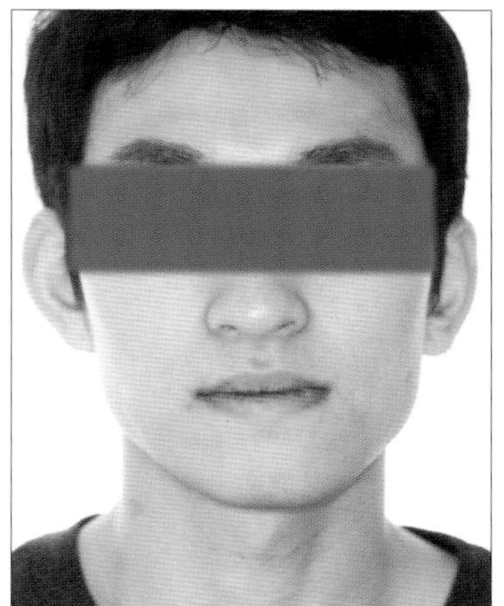
2013-02　正面像

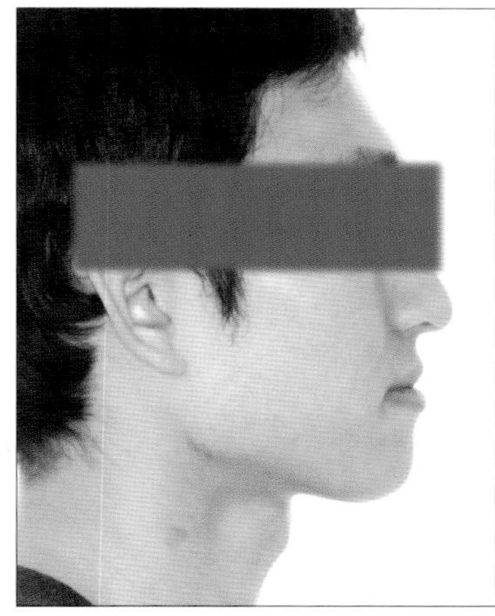
2013-02　侧面像

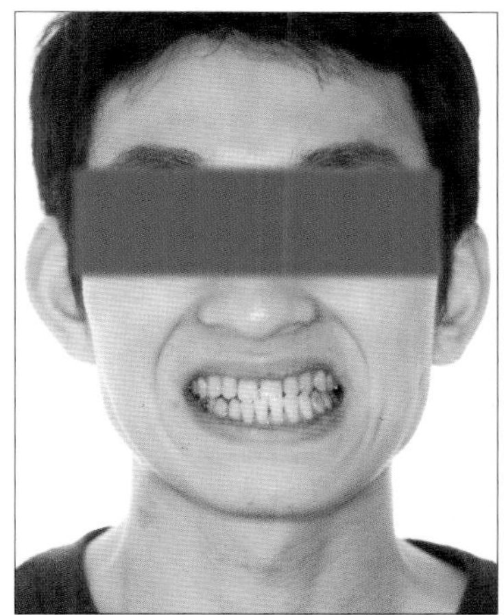
2013-02　正面微笑像

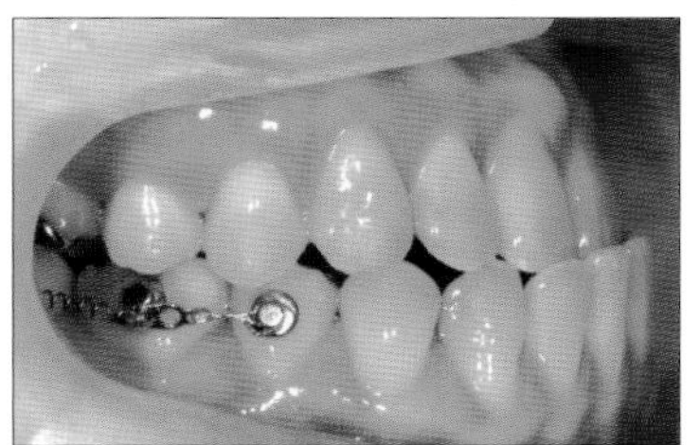
2013-02　右侧咬合像

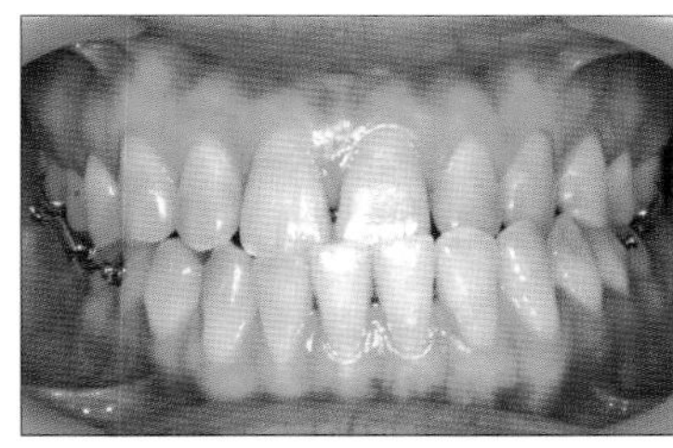
2013-02　正面咬合像

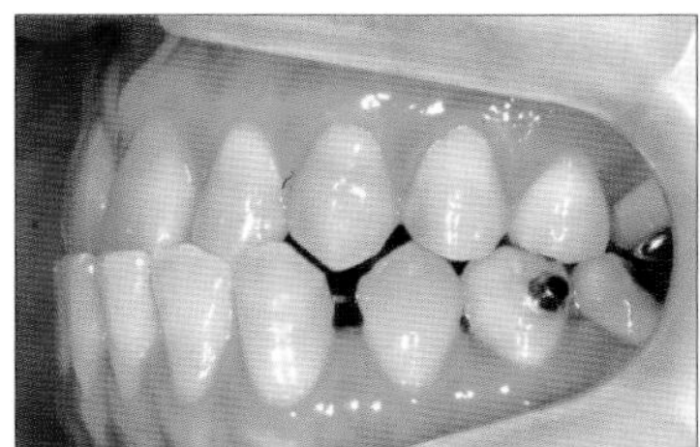
2013-02　左侧咬合像

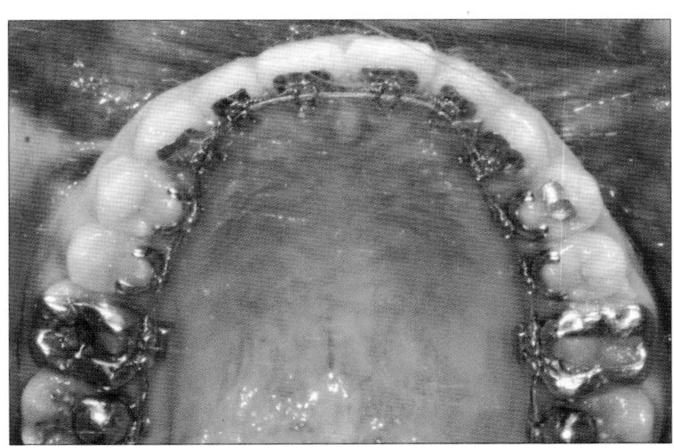
2013-02　上颌骀面像

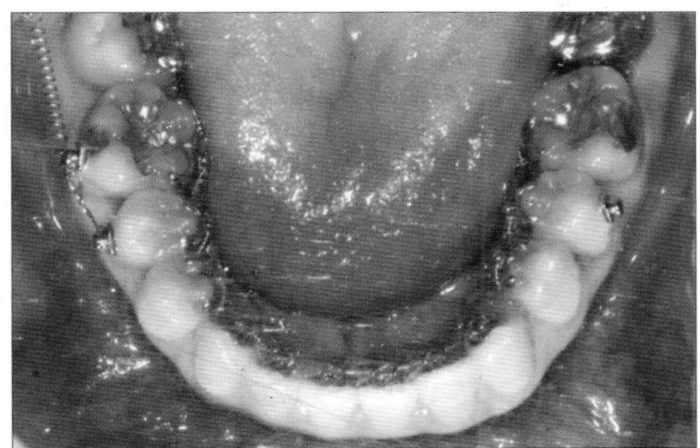
2013-02　下颌骀面像

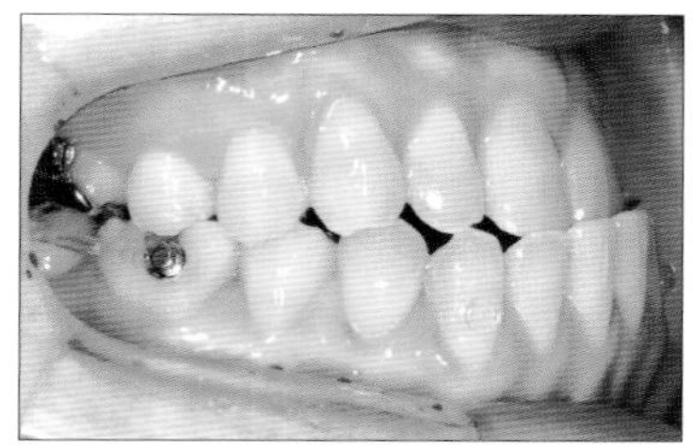
2013-06　右侧咬合像

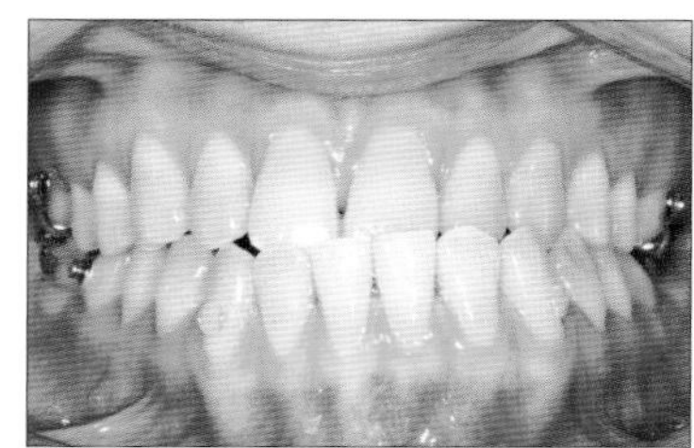
2013-06　正面咬合像

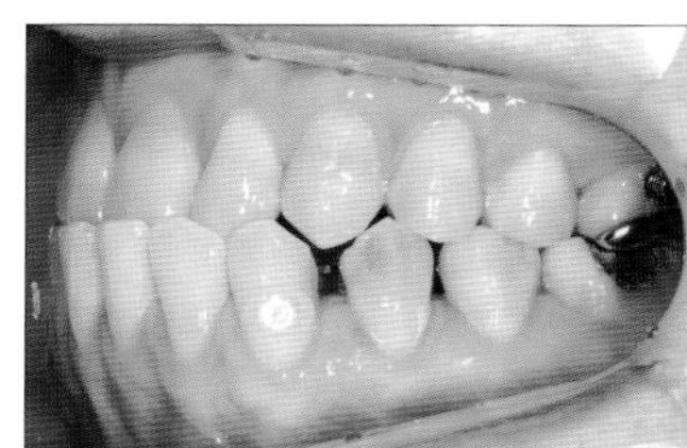
2013-06　左侧咬合像

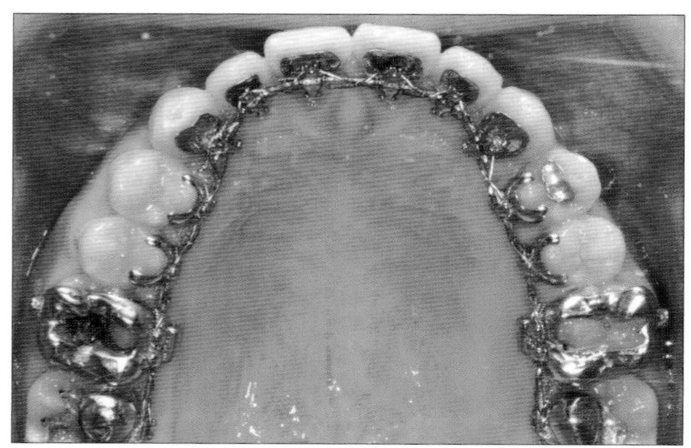
2013-06　上颌殆面像

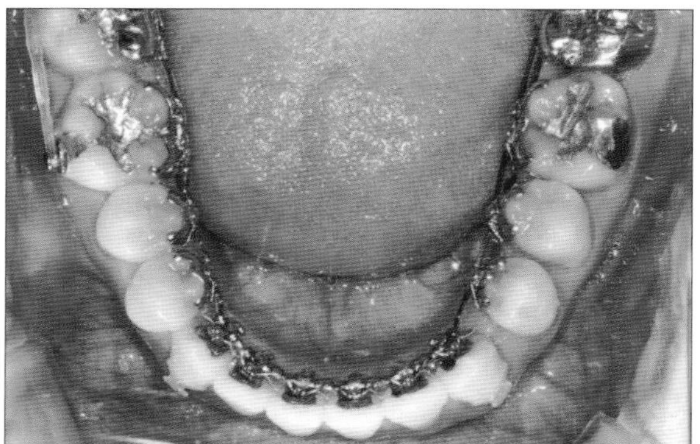
2013-06　下颌殆面像

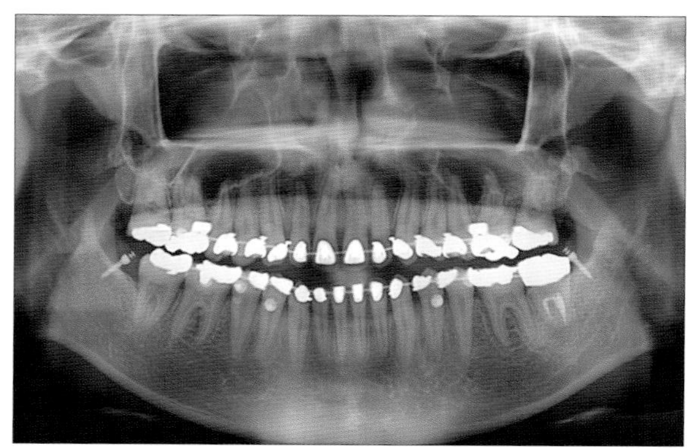
2013-06　曲面断层片

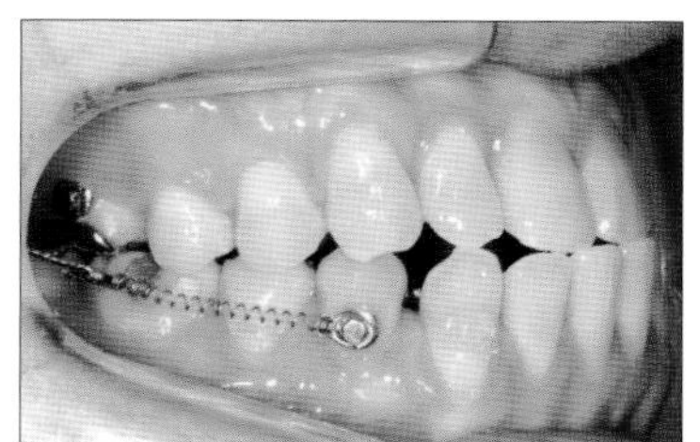
2013-11　右侧咬合像

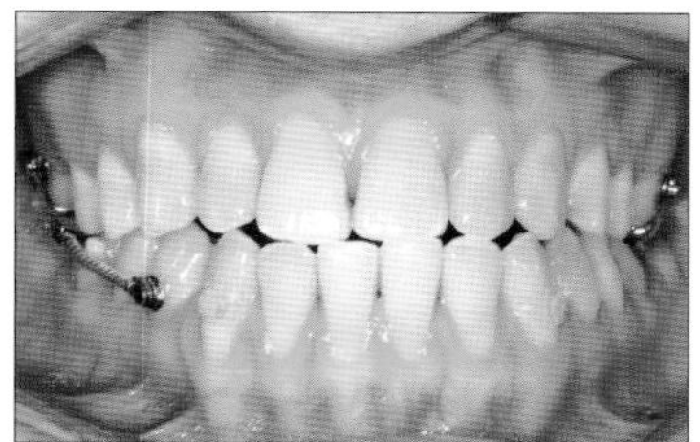
2013-11　正面咬合像

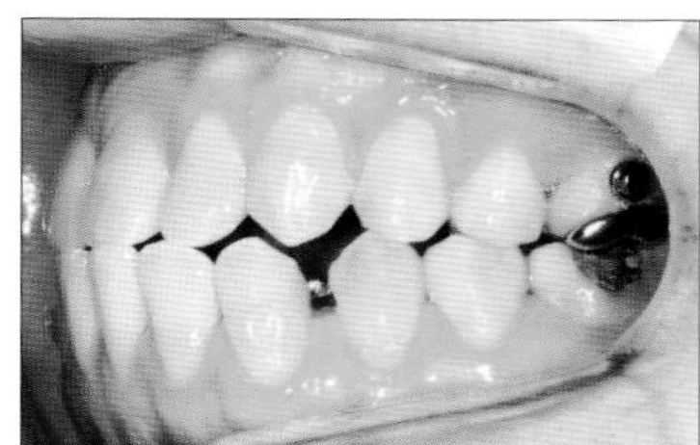
2013-11　左侧咬合像

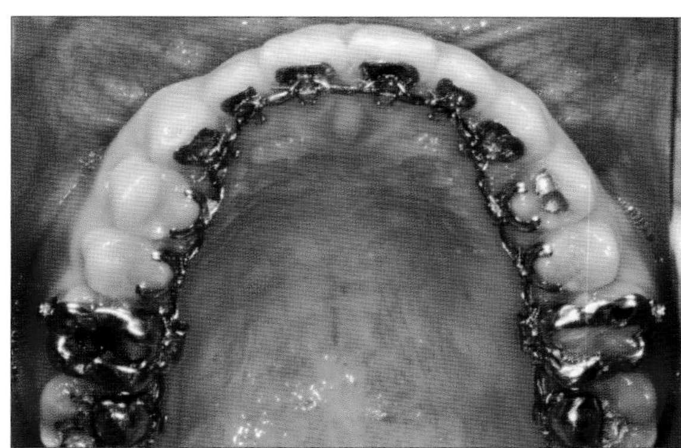
2013-11　上颌骀面像

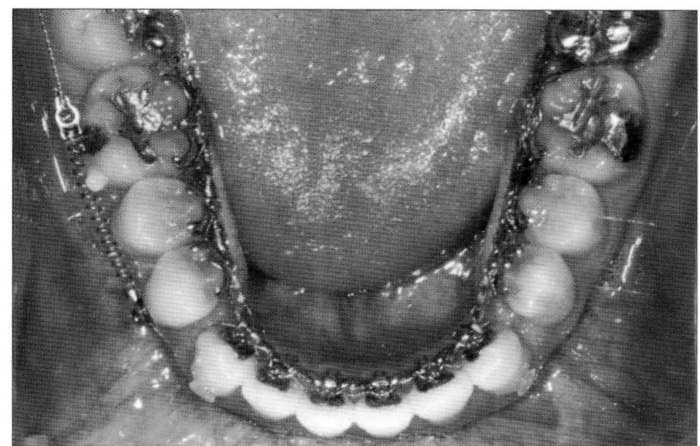
2013-11　下颌骀面像

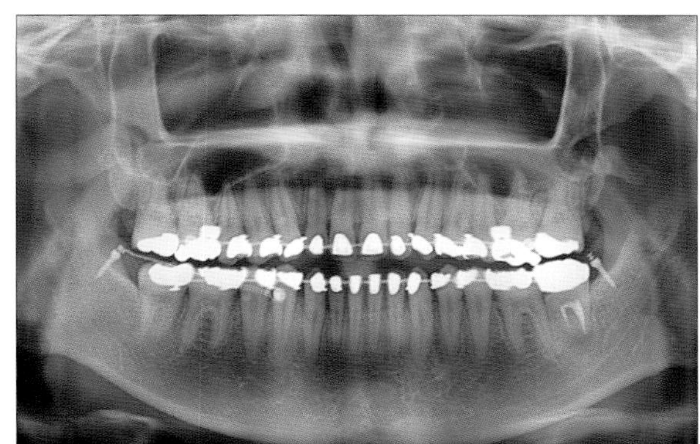
2013-11　曲面断层片

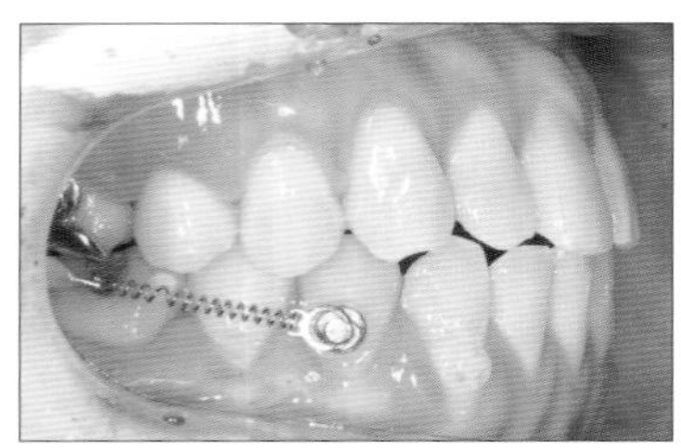
2014-03 右侧咬合像

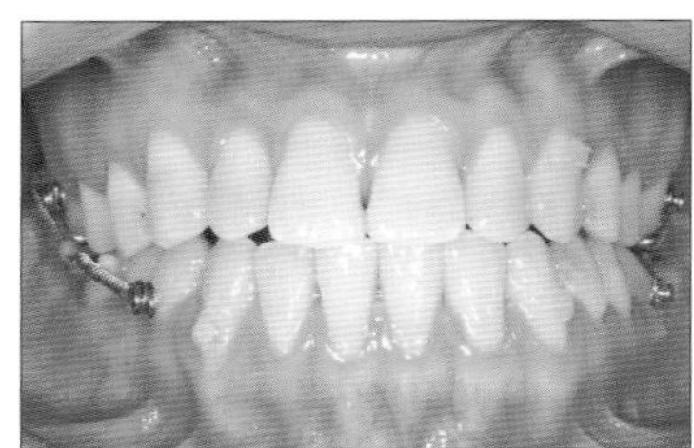
2014-03 正面咬合像

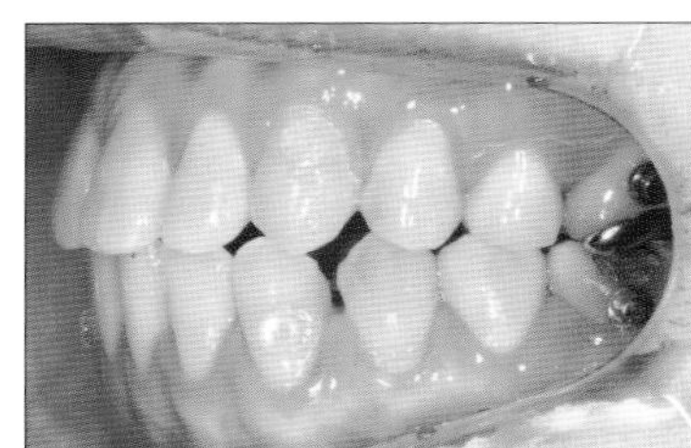
2014-03 左侧咬合像

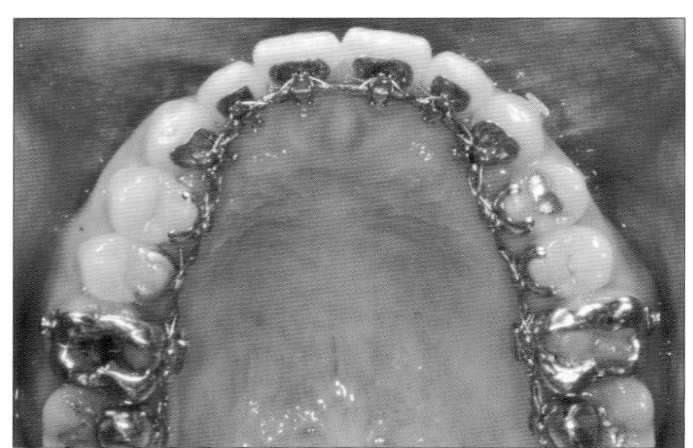
2014-03 上颌殆面像

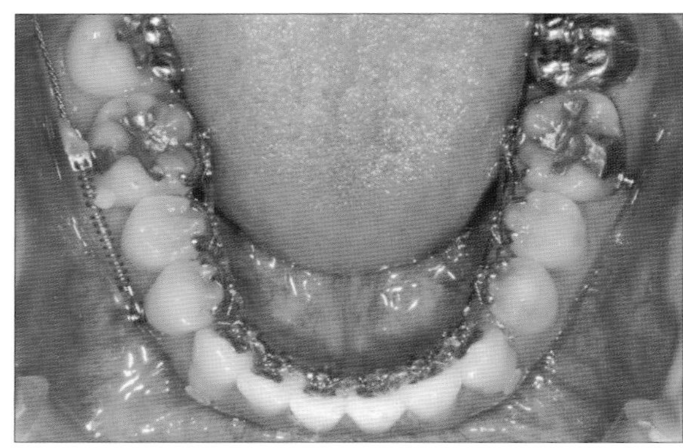
2014-03 下颌殆面像

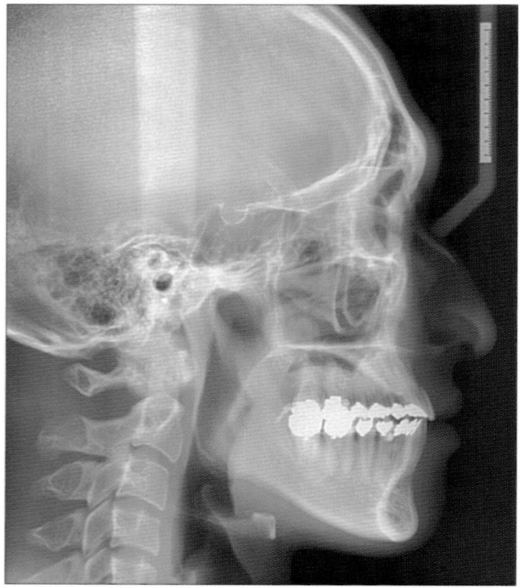
2014-05 头颅侧位片

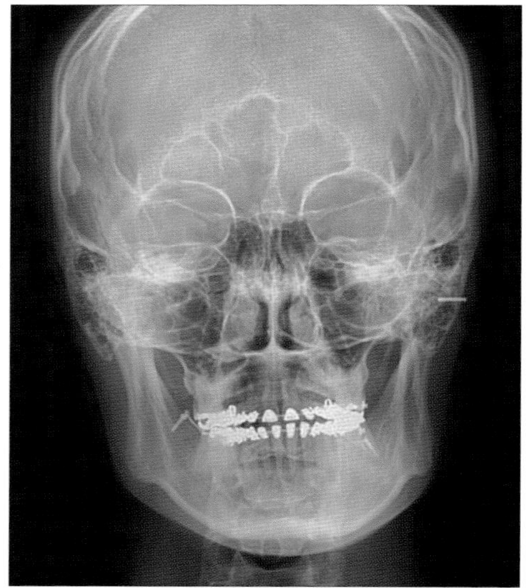
2014-05 头颅正位片

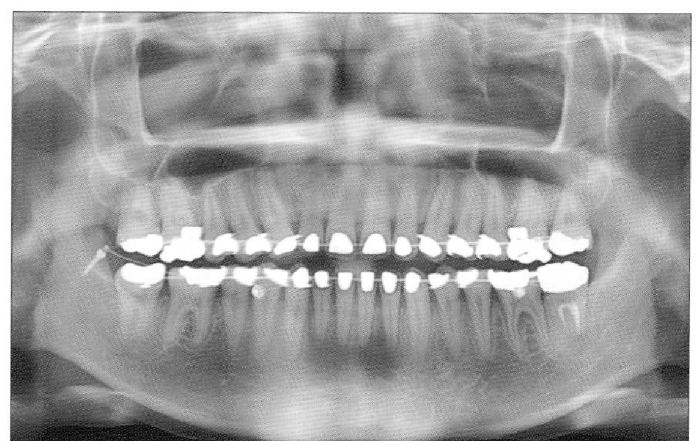
2014-09 曲面断层片

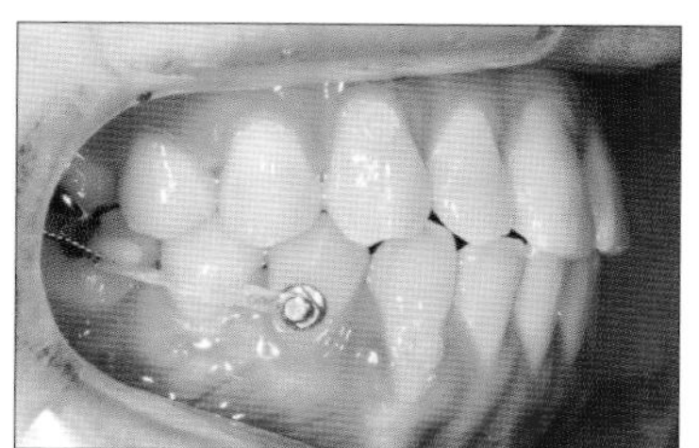
2014-10　右侧咬合像

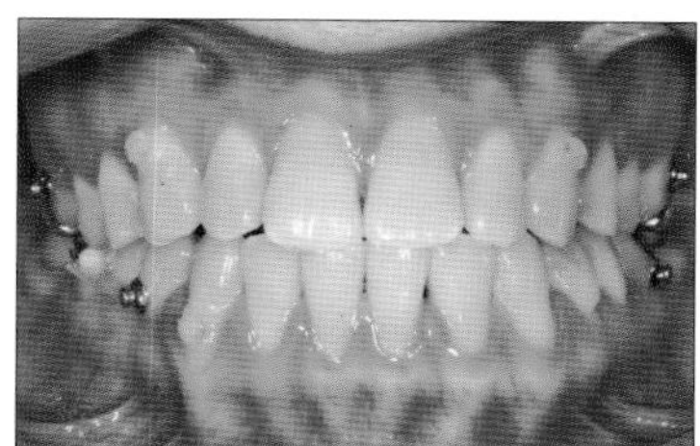
2014-10　正面咬合像

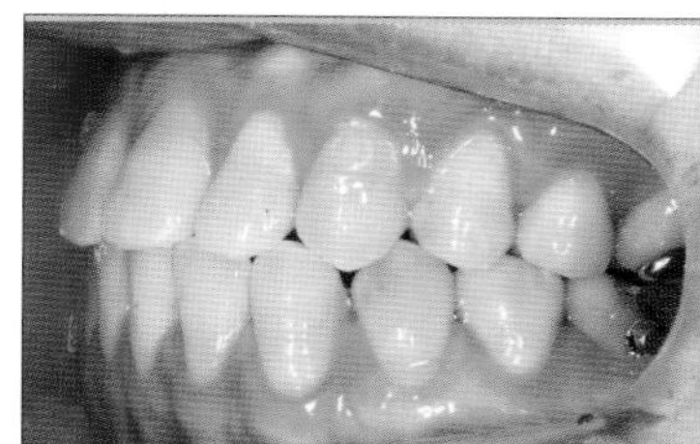
2014-10　左侧咬合像

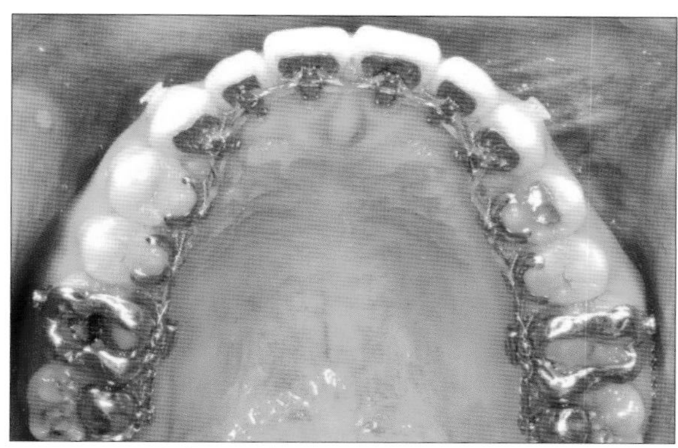
2014-10　上颌骀面像

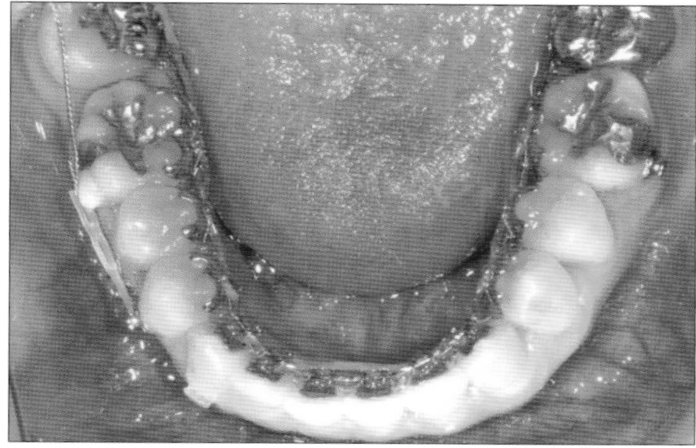
2014-10　下颌骀面像

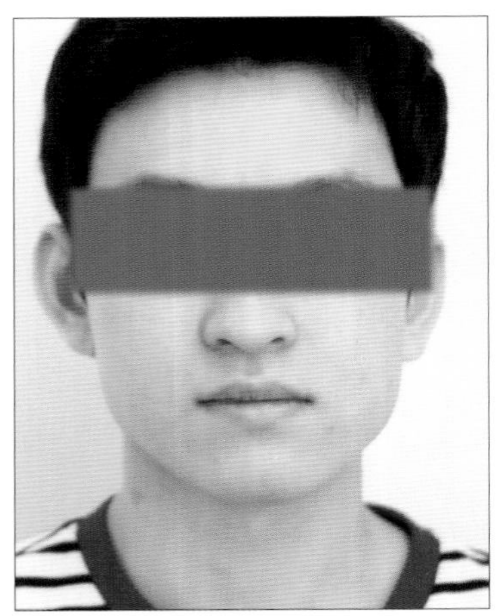
2015-02　正面像

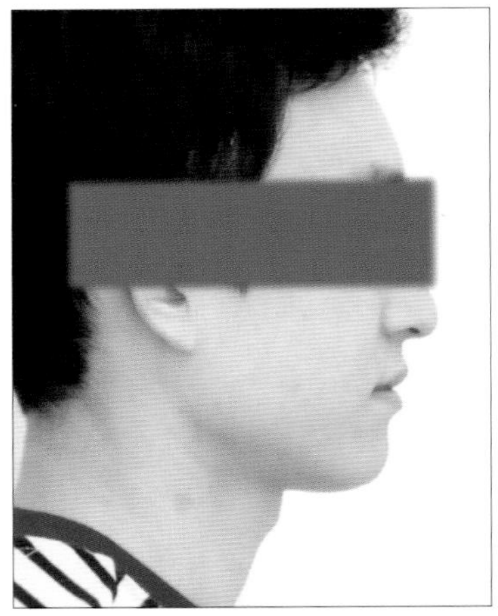
2015-02　侧面像

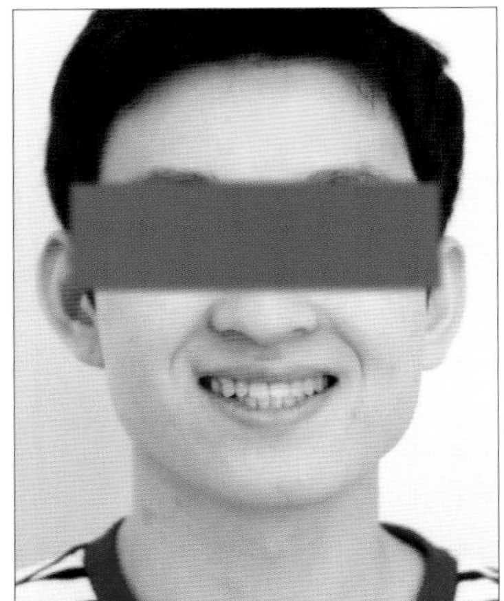
2015-02　正面微笑像

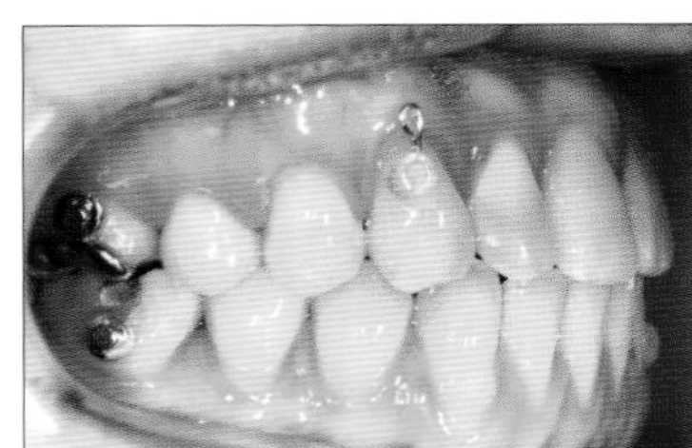
2015-02　右侧咬合像

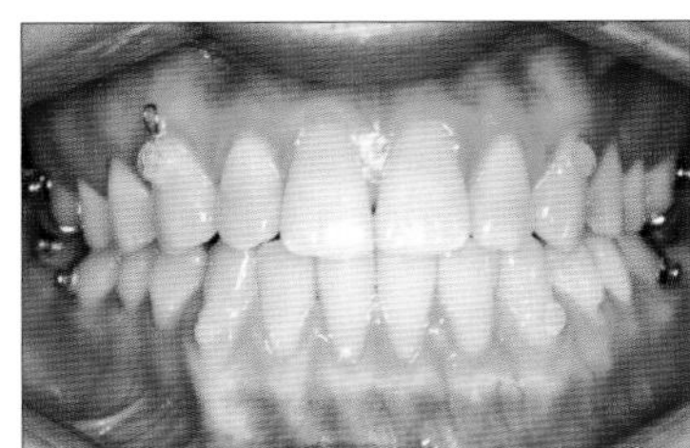
2015-02　正面咬合像

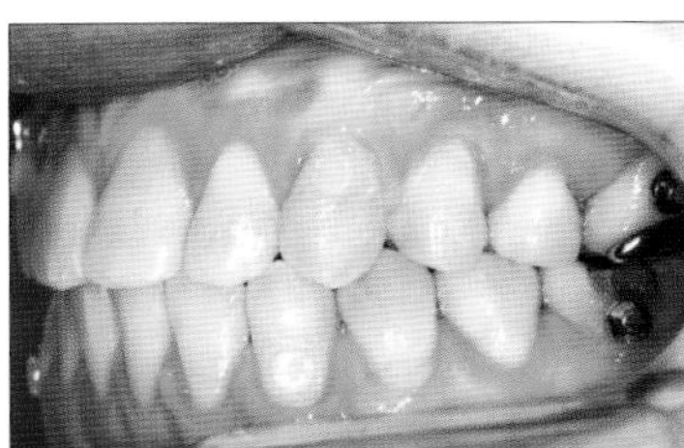
2015-02　左侧咬合像

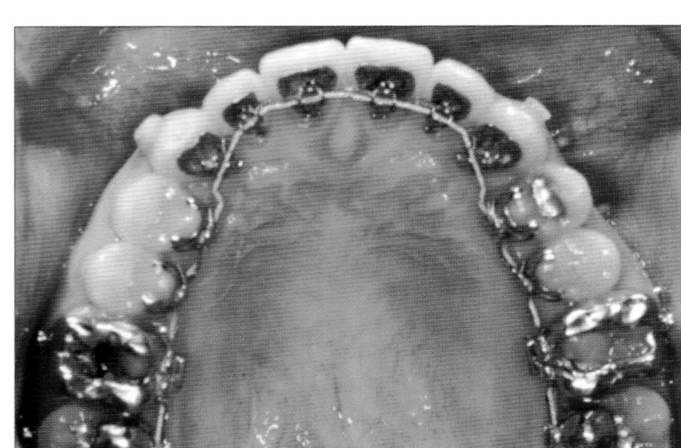
2015-02　上颌殆面像

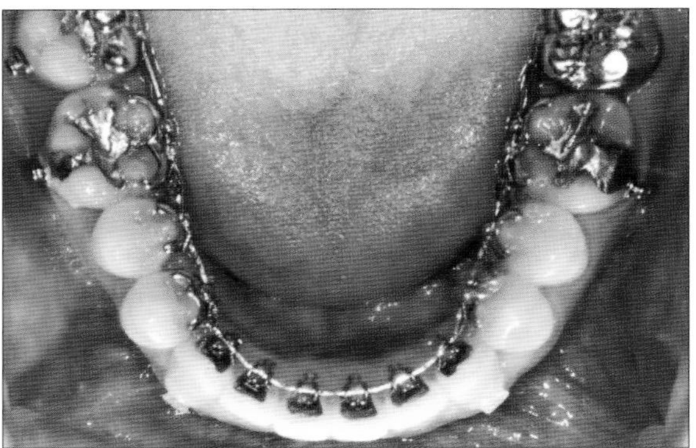
2015-02　下颌殆面像

治疗后

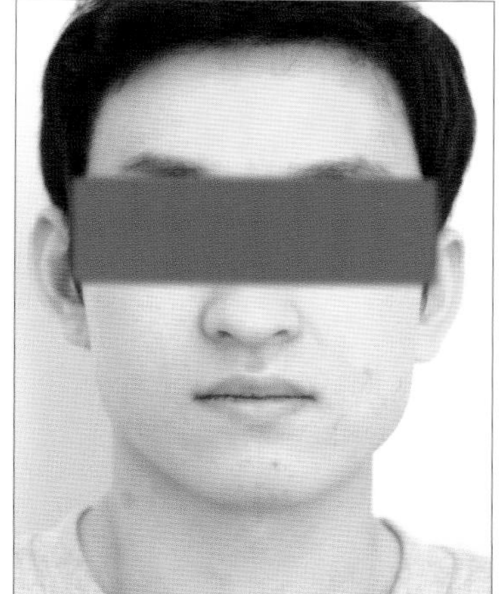
2015-03　正面像

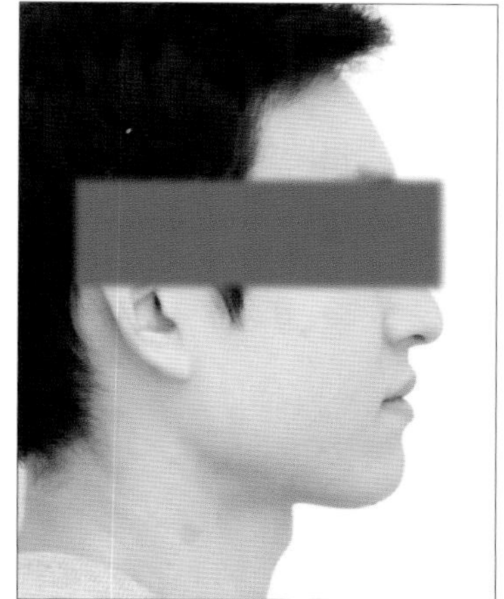
2015-03　侧面像

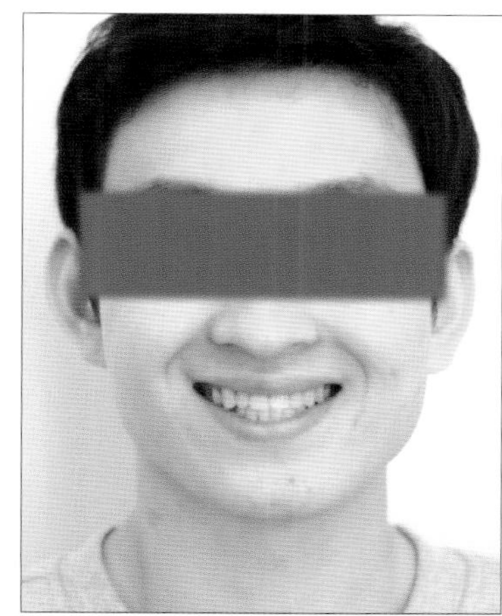
2015-03　正面微笑像

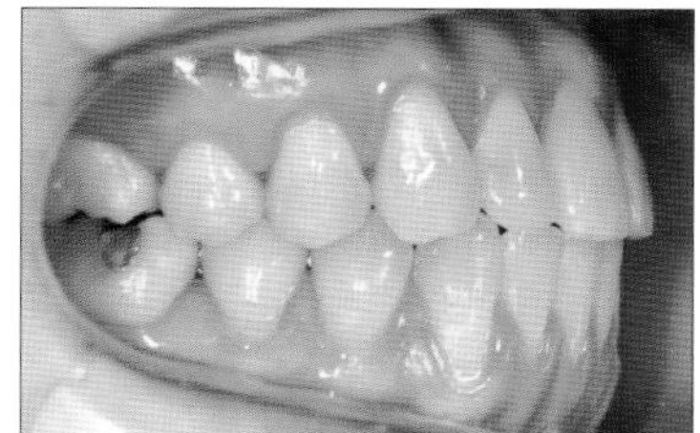
2015-03　右侧咬合像

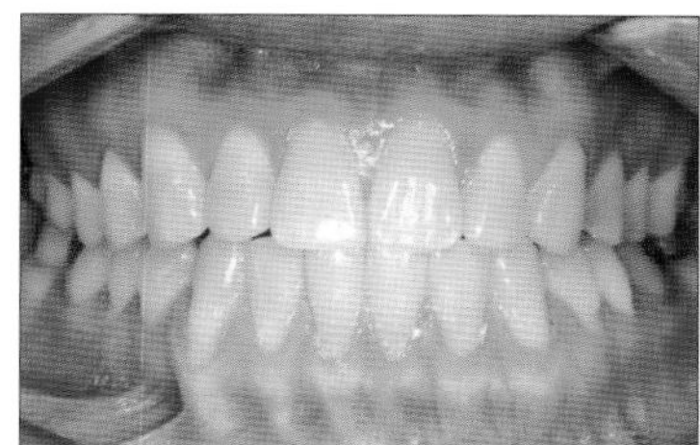
2015-03　正面咬合像

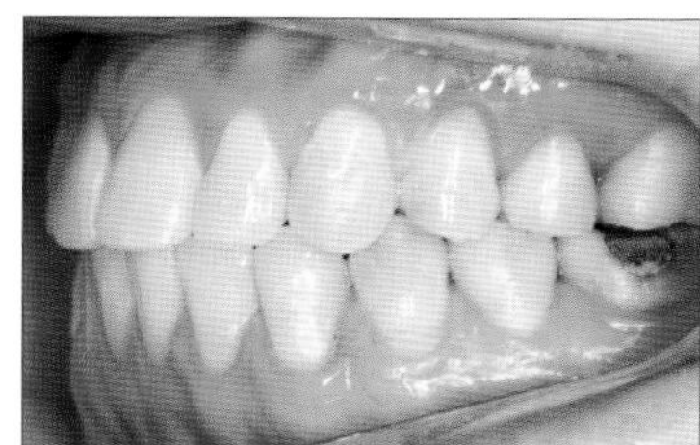
2015-03　左侧咬合像

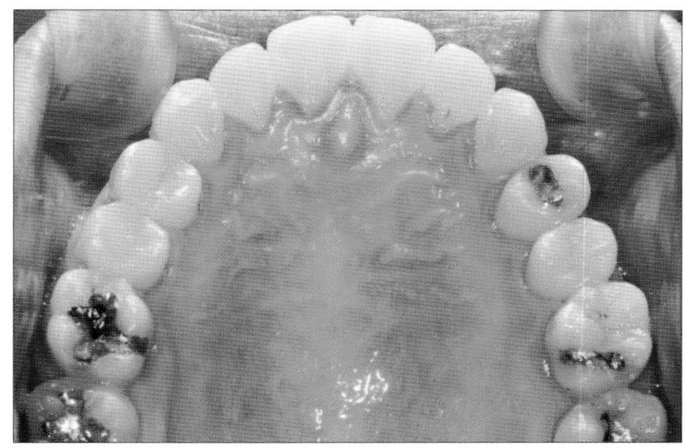
2015-03　上颌殆面像

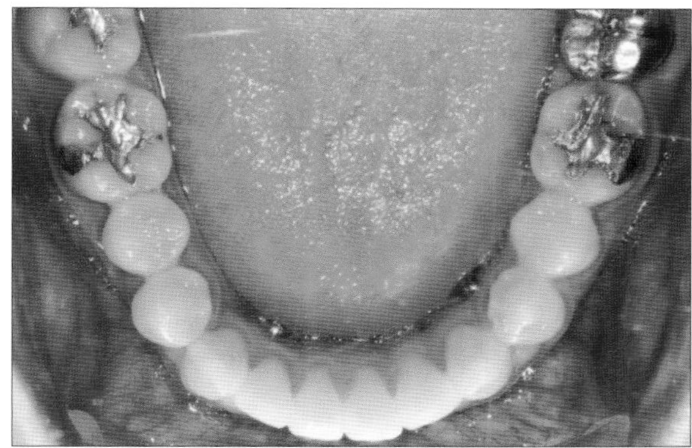
2015-03　下颌殆面像

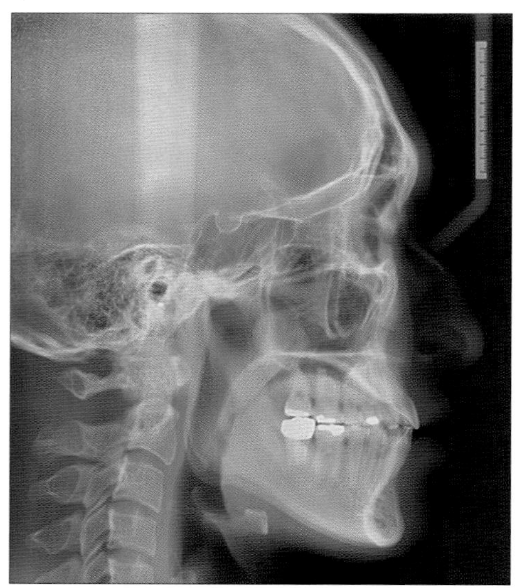
2015-03 头颅侧位片

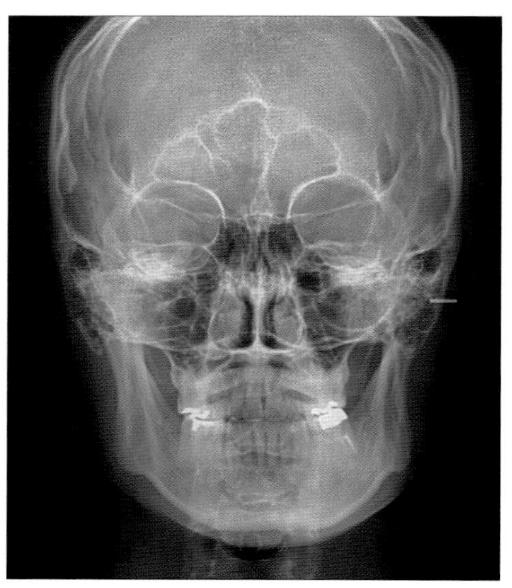
2015-03 头颅正位片

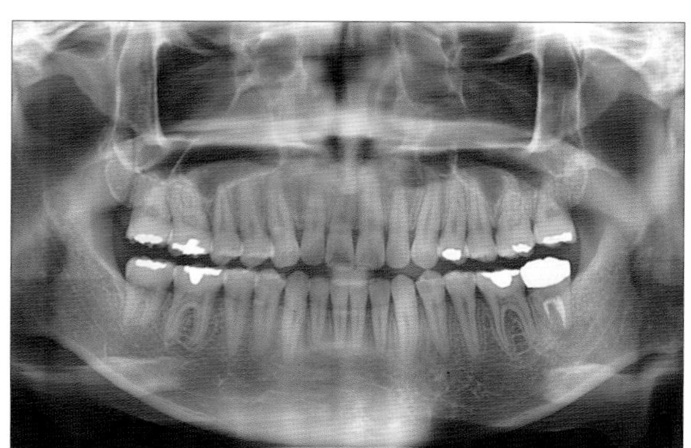
2015-03 曲面断层片

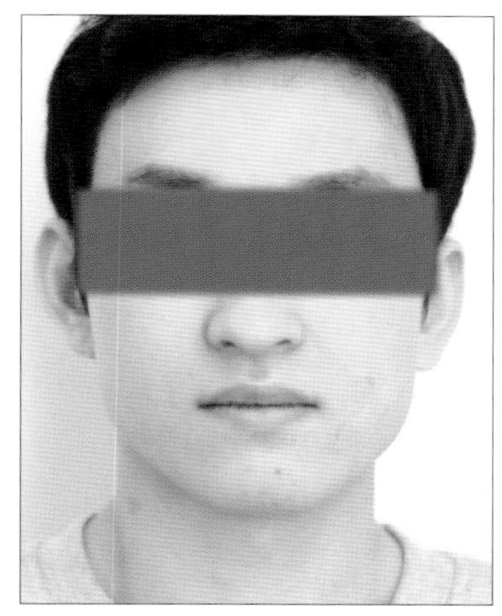

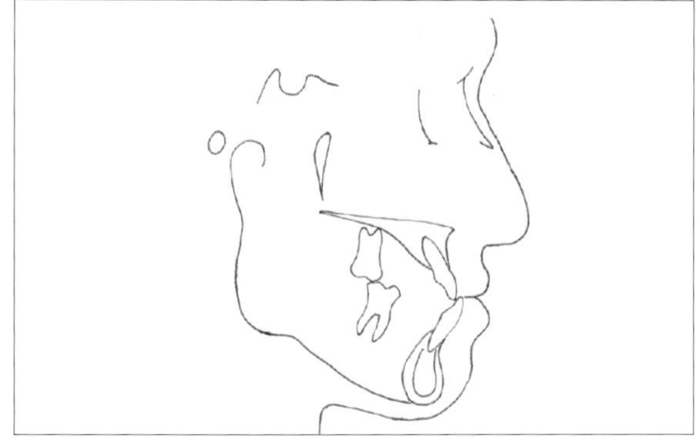

治疗前

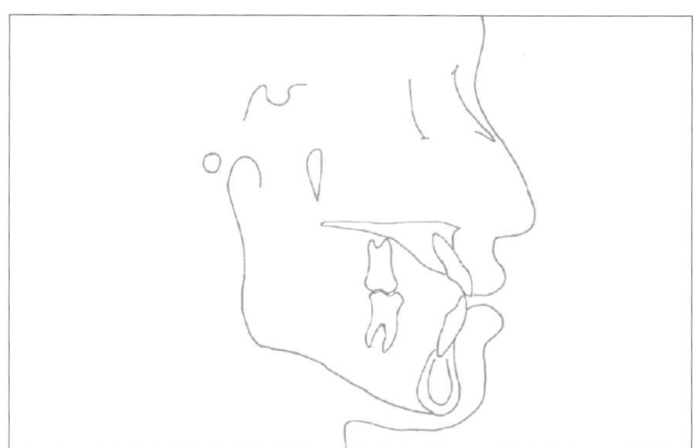

治疗后

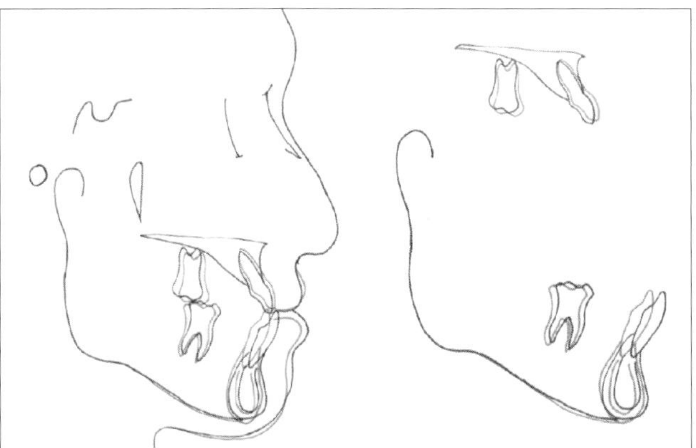

治疗前后对比

第9章
正颌外科

安氏Ⅰ类，面部不对称；手术，非拔牙矫治

- 开始日期：2012-01
- 总疗程：17个月
- 治疗计划：
  - –非拔牙矫治
  - –上颌尖牙宽度扩张联合螺钉远移后牙，解决前牙拥挤
  - –双颌手术，外科手术前在牙齿唇侧用美观弓丝（Esthetic Surgical Wire）（0.019"×0.025" 不锈钢弓丝）
    - ◦上颌：Le Fort Ⅰ型截骨术矫正殆平面倾斜
    - ◦下颌：下颌升支矢状劈开截骨术（BSSRO）与颏成形术，矫正偏斜与不对称
  - –结束时牙齿呈Ⅰ类咬合关系
- 下牙列弓丝序列：
  - –0.014" 超弹性镍钛弓丝
  - –0.016"×0.022" 超弹性镍钛弓丝
  - –0.018"×0.025" 超弹性镍钛弓丝
  - –0.016"×0.024" 不锈钢弓丝
  - –0.0182"×0.0182" TMA弓丝
- 上牙列弓丝序列：
  - –0.012" 超弹性镍钛弓丝
  - –0.014" 超弹性镍钛弓丝
  - –0.016"×0.022" 超弹性镍钛弓丝
  - –0.018"×0.025" 超弹性镍钛弓丝
  - –0.016"×0.024" 不锈钢弓丝
  - –0.0182"×0.0182" TMA弓丝

治疗前

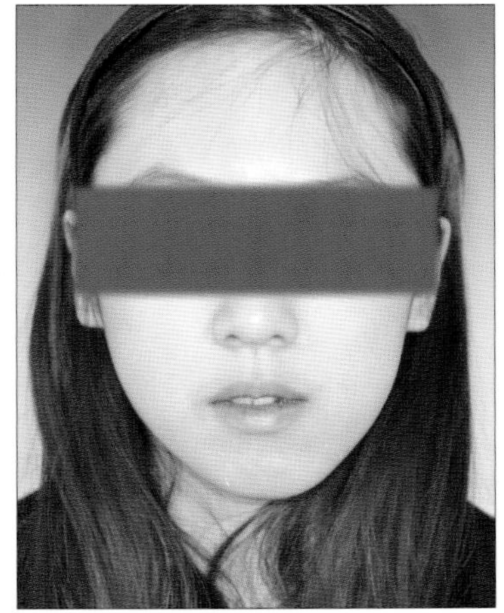
2012-01　正面像

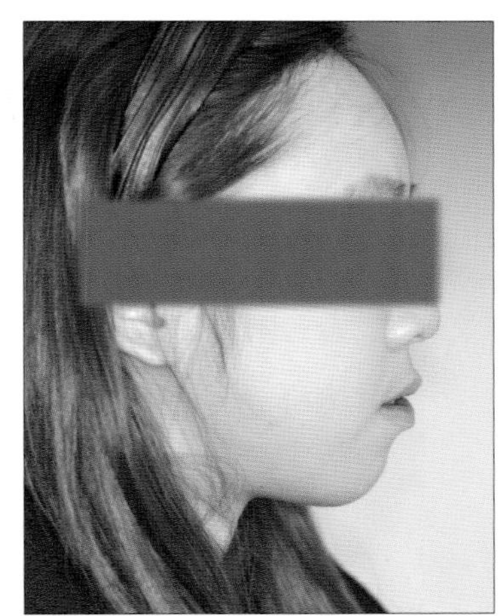
2012-01　侧面像

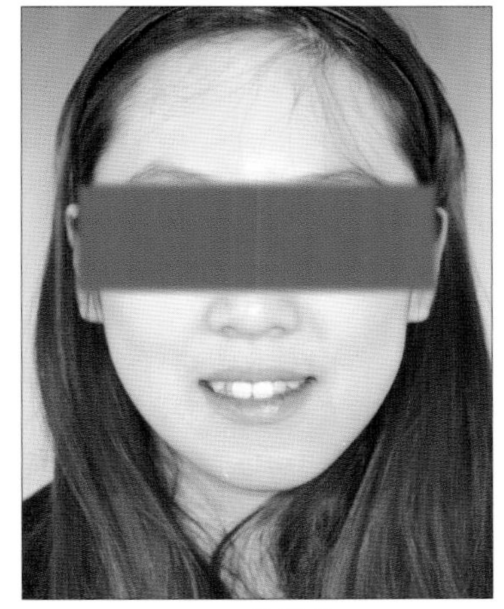
2012-01　正面微笑像

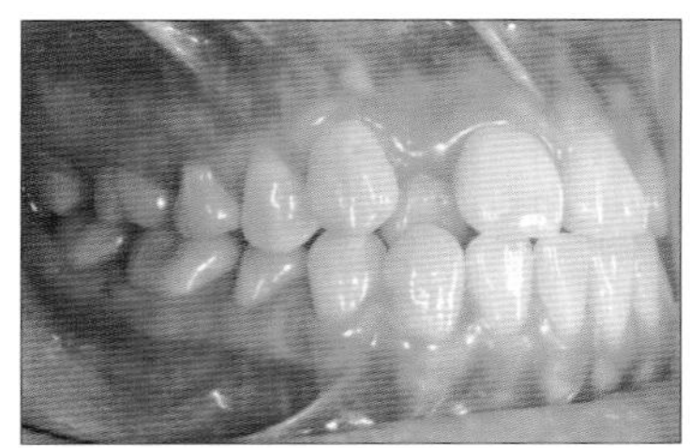
2012-01 右侧咬合像

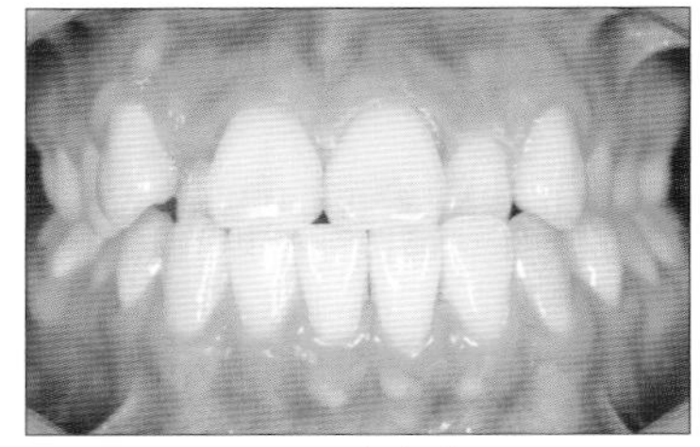
2012-01 正面咬合像

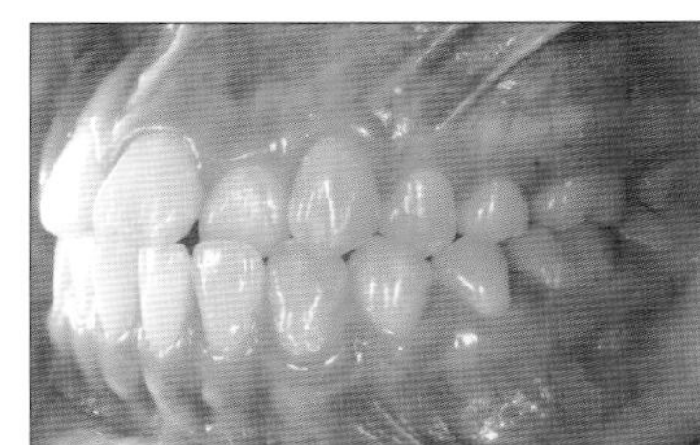
2012-01 左侧咬合像

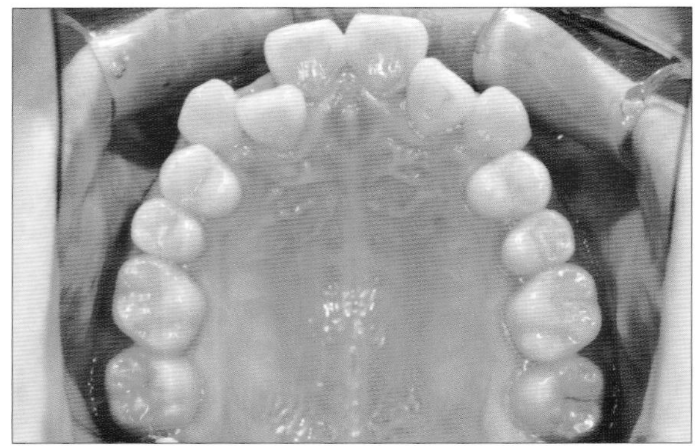
2012-01 上颌殆面像

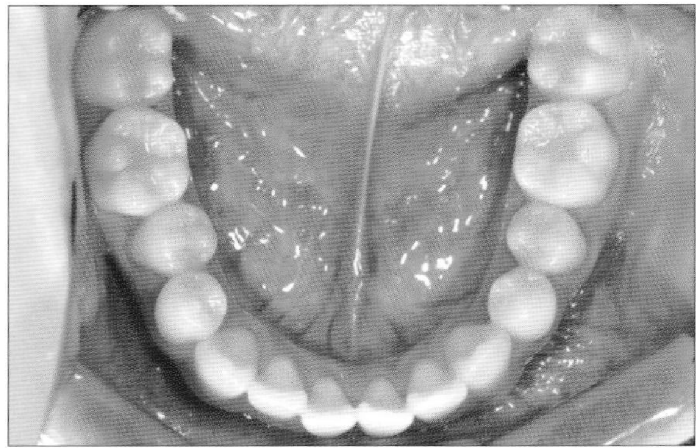
2012-01 下颌殆面像

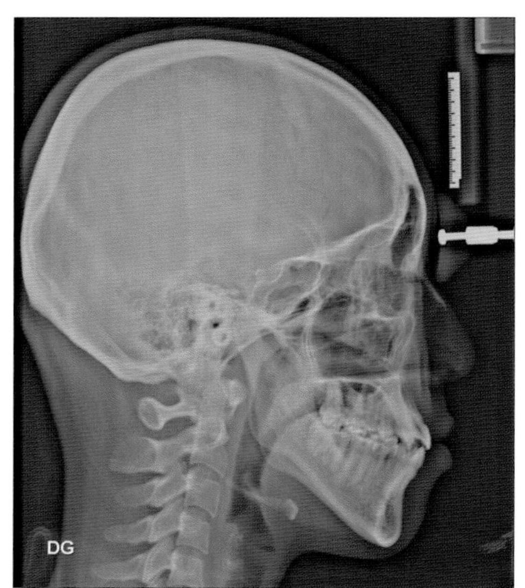

2012-01 头颅侧位片

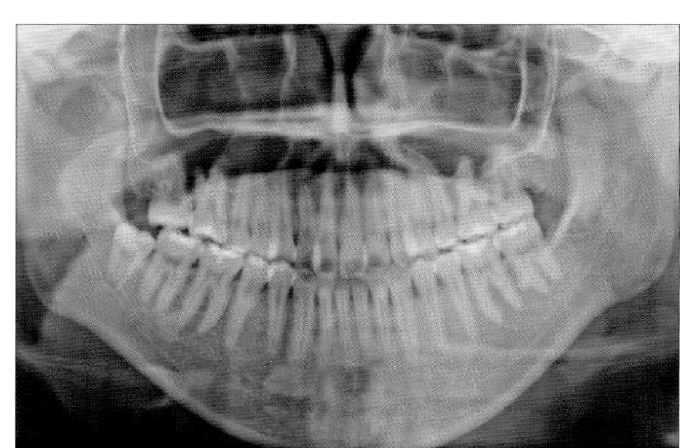
2012-01 曲面断层片

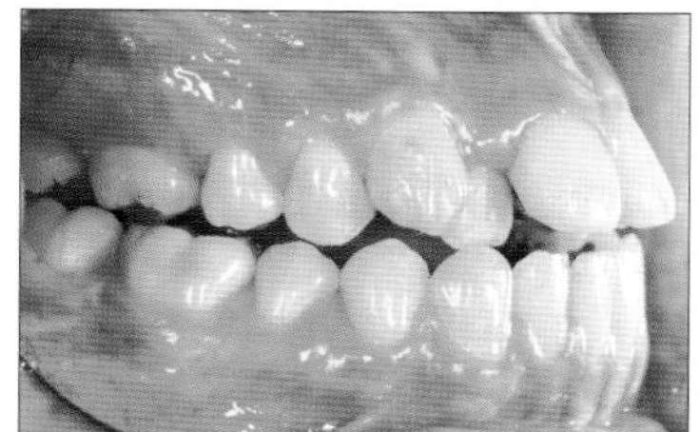
2012-03　右侧咬合像

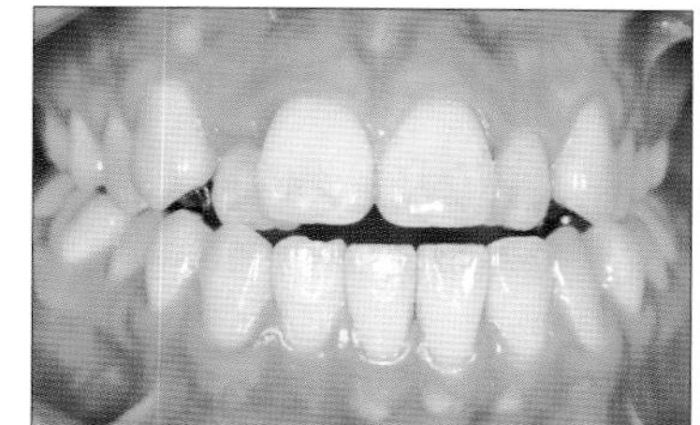
2012-03　正面咬合像

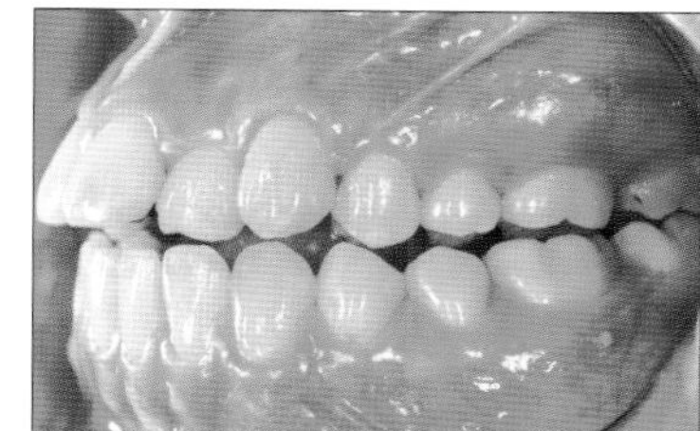
2012-03　左侧咬合像

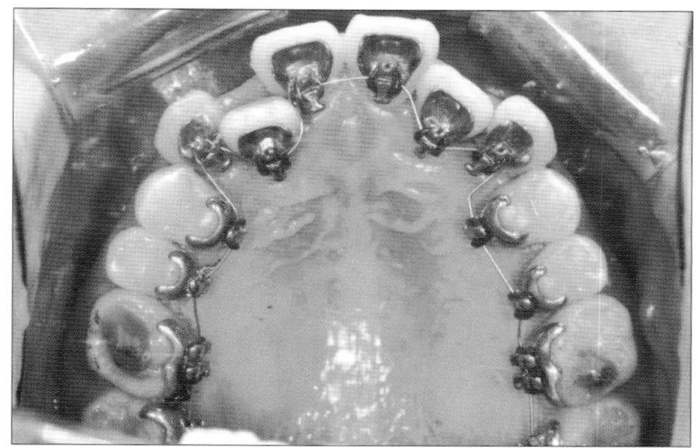
2012-03　上颌殆面像

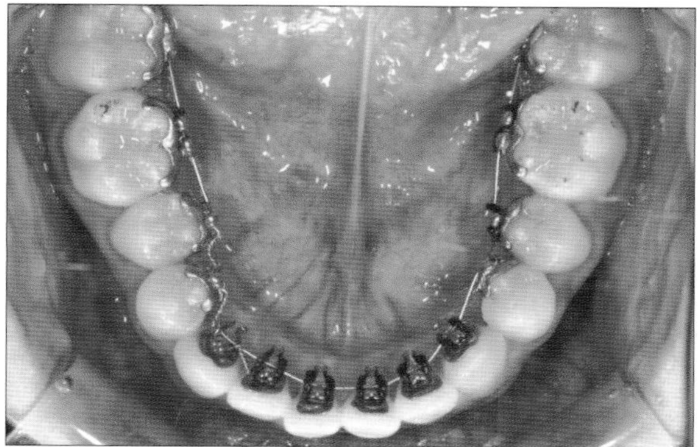
2012-03　下颌殆面像

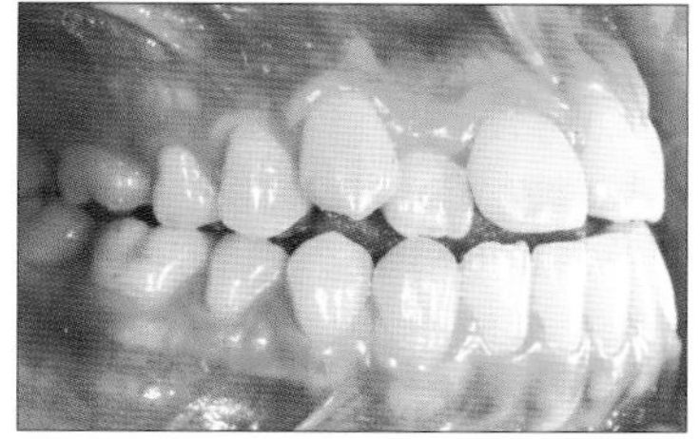
2012-05　右侧咬合像

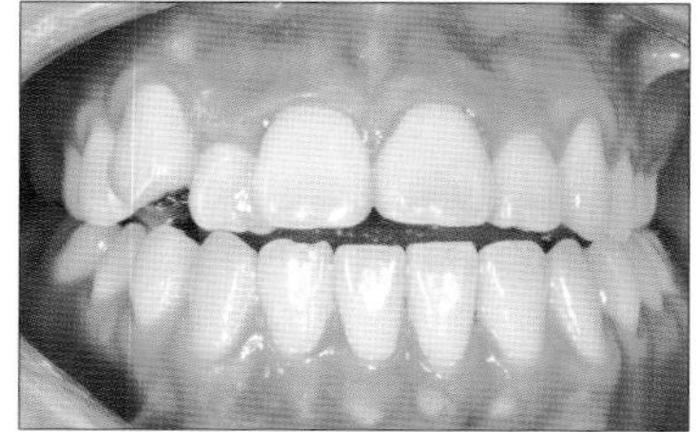
2012-05　正面咬合像

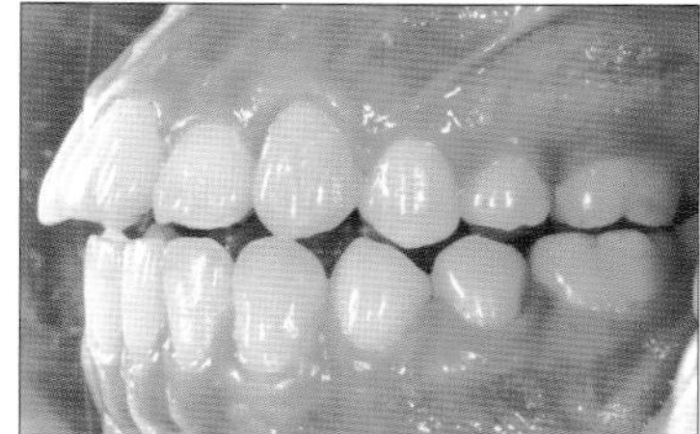
2012-05　左侧咬合像

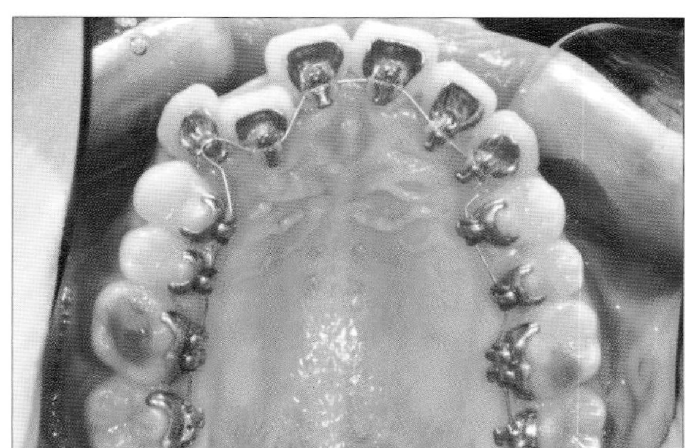
2012-05　上颌殆面像

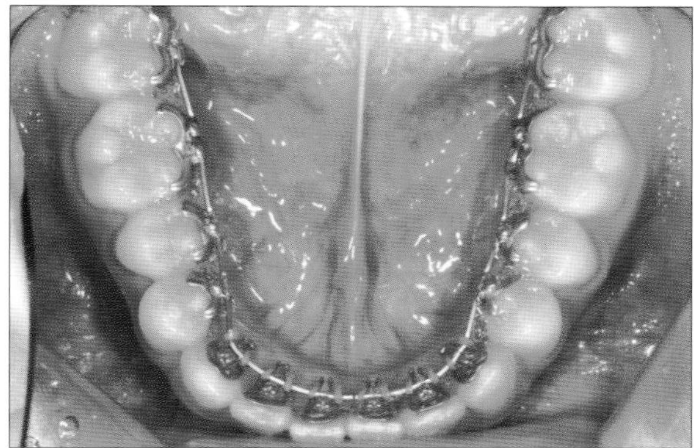
2012-05　下颌殆面像

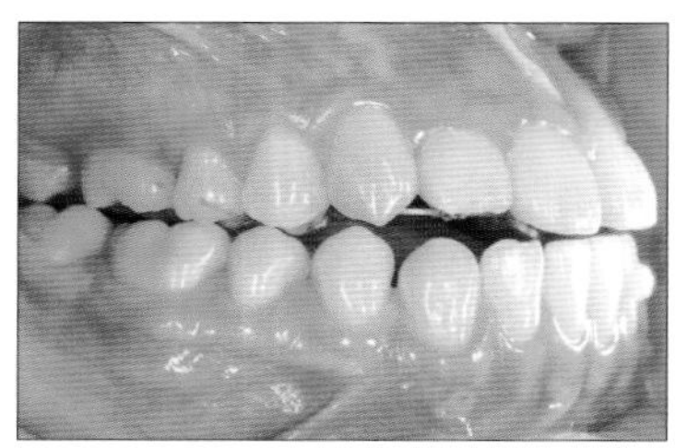
2012-07 右侧咬合像

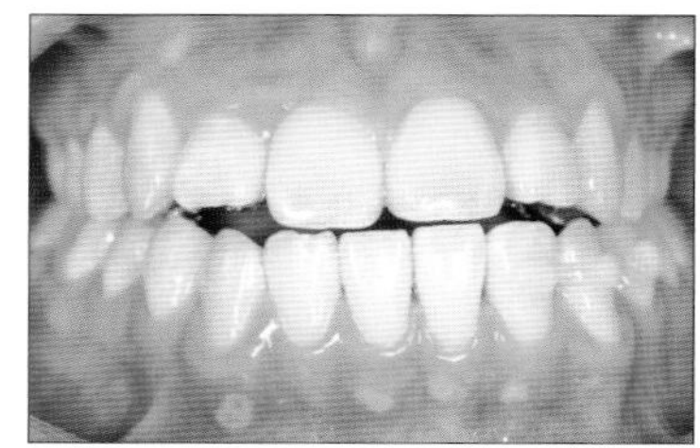
2012-07 正面咬合像

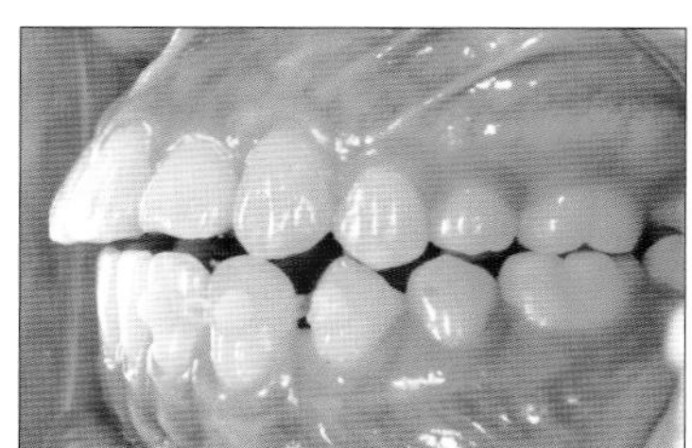
2012-07 左侧咬合像

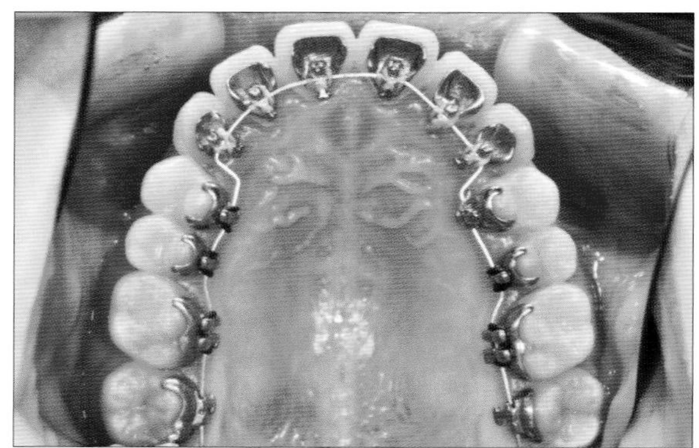
2012-07 上颌殆面像

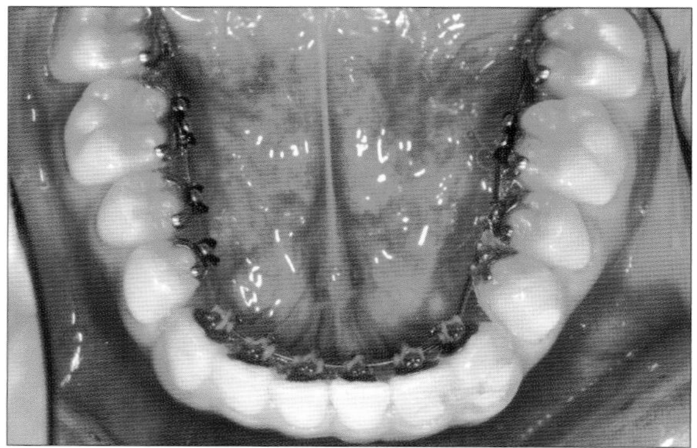
2012-07 下颌殆面像

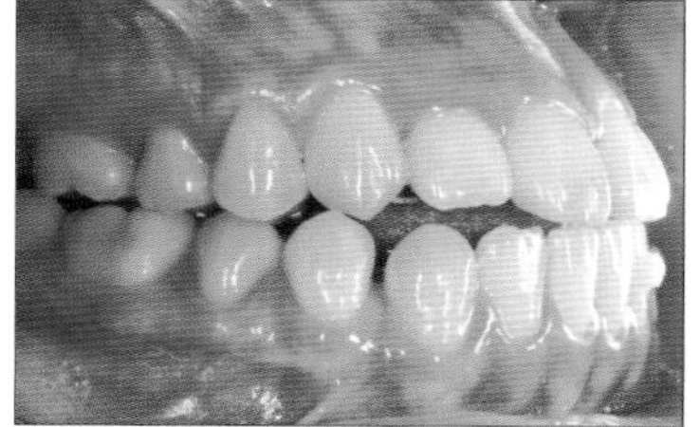
2012-09 右侧咬合像

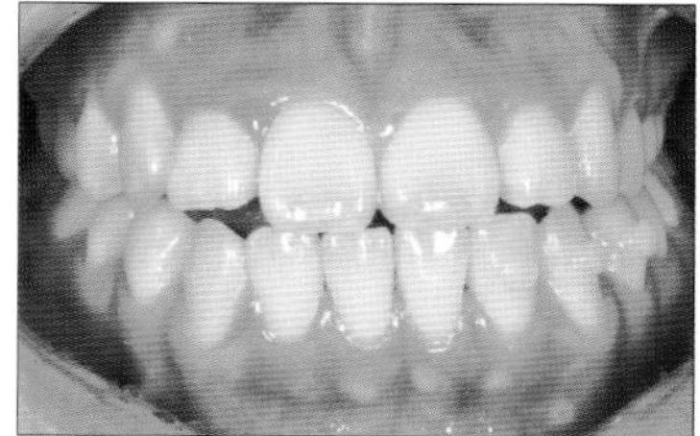
2012-09 正面咬合像

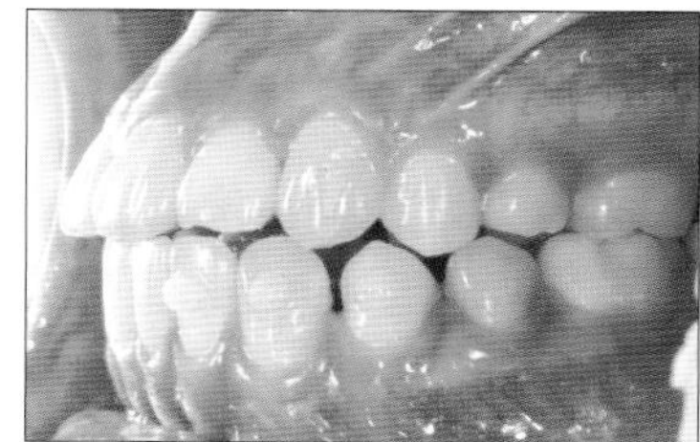
2012-09 左侧咬合像

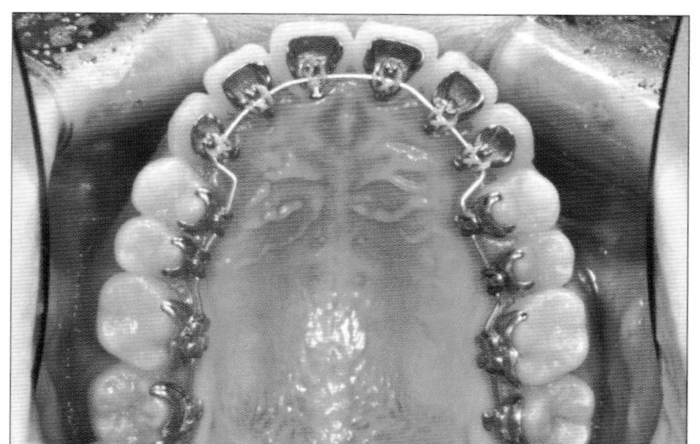
2012-09 上颌殆面像

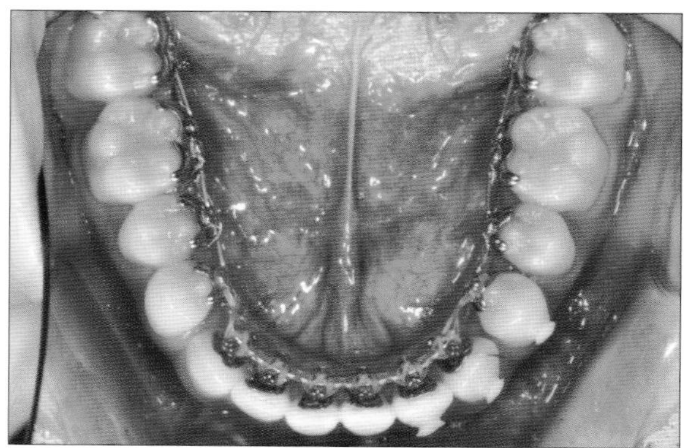
2012-09 下颌殆面像

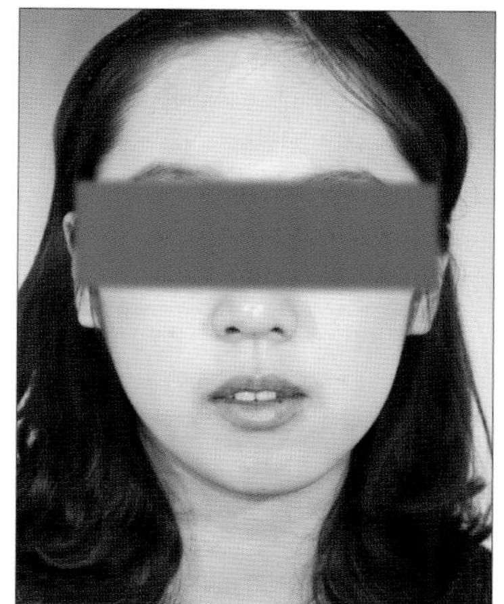
2013-01　正面像

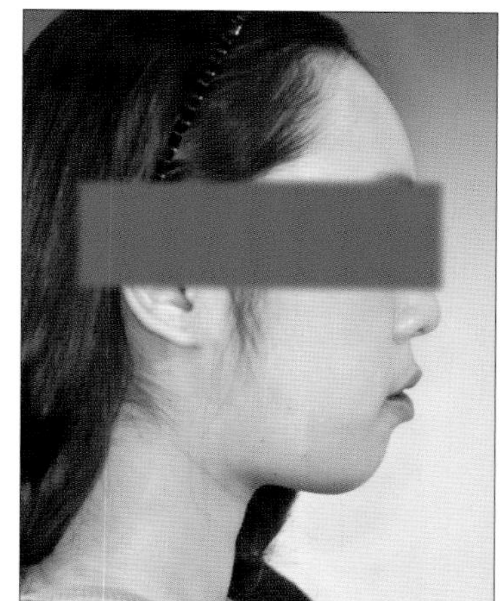
2013-01　侧面像

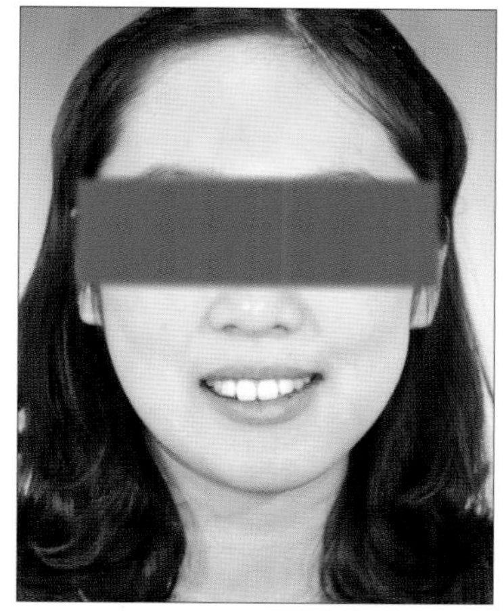
2013-01　正面微笑像

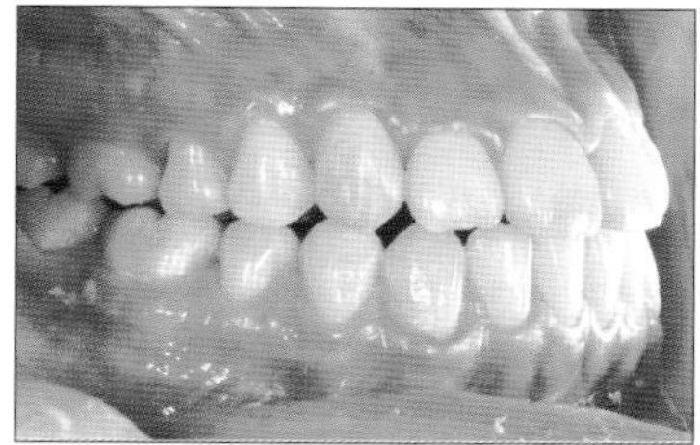
2013-01　右侧咬合像

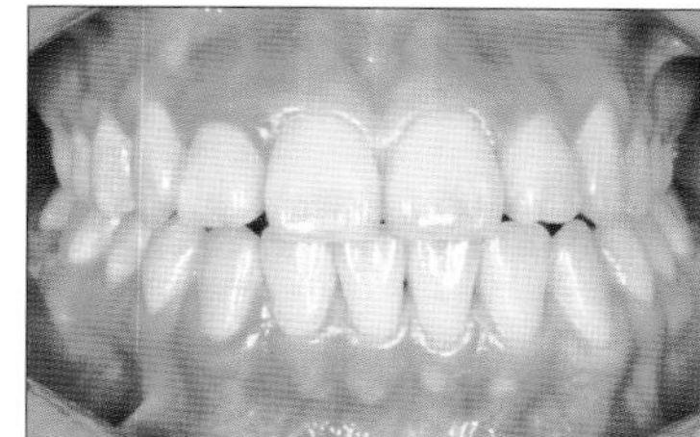
2013-01　正面咬合像

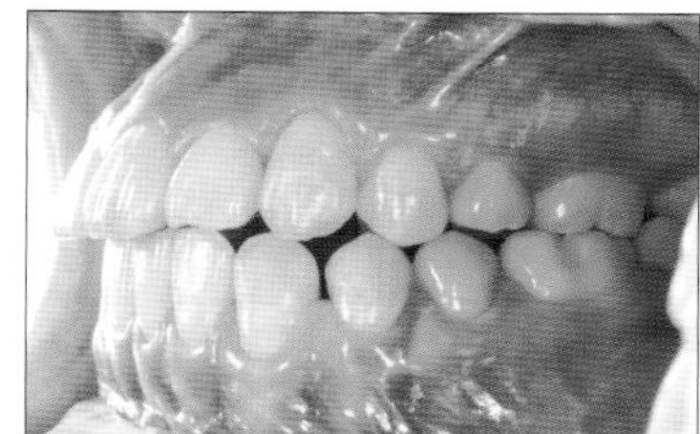
2013-01　左侧咬合像

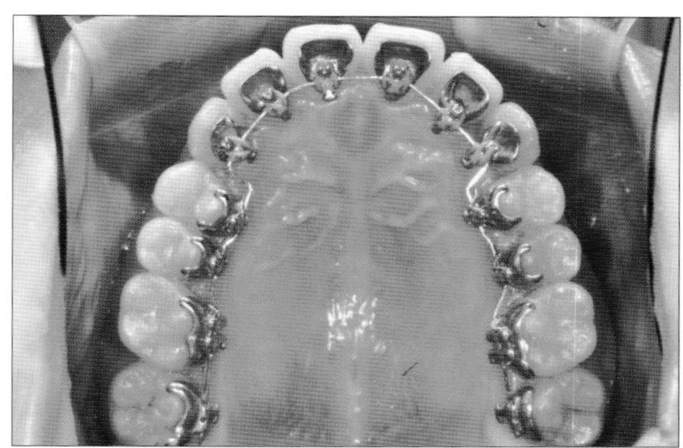
2013-01　上颌骀面像

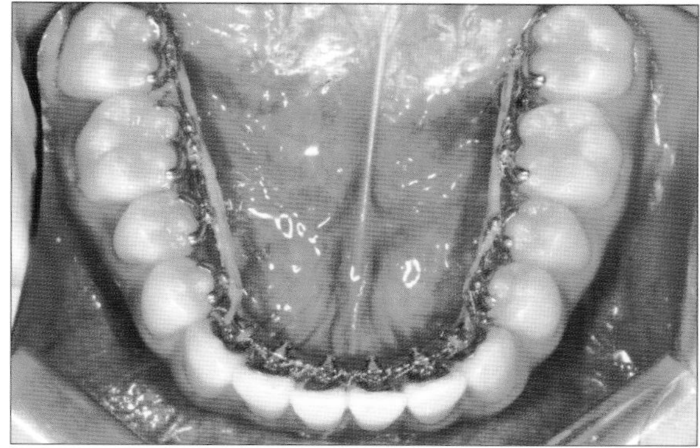
2013-01　下颌骀面像

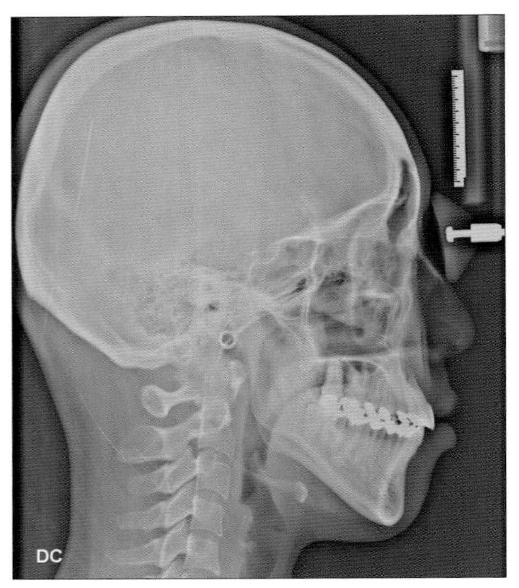

2013-01 头颅侧位片

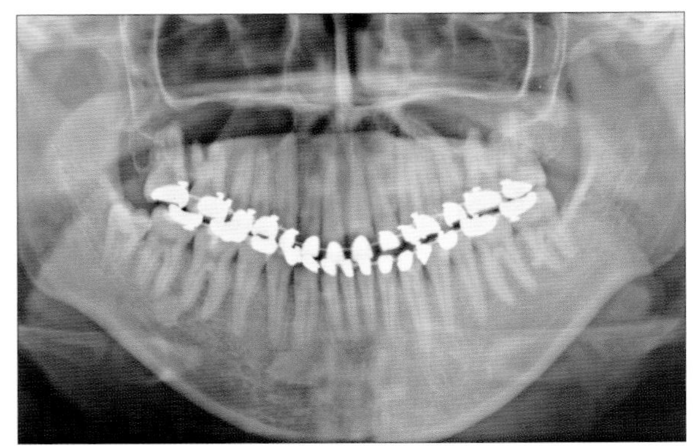

2013-01 曲面断层片

手术后

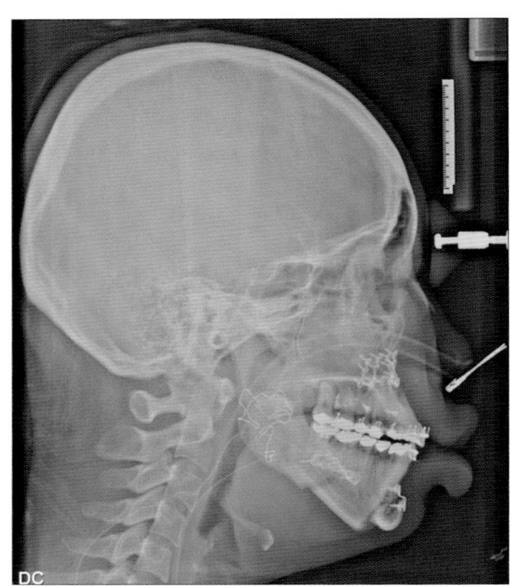

2013-01 头颅侧位片

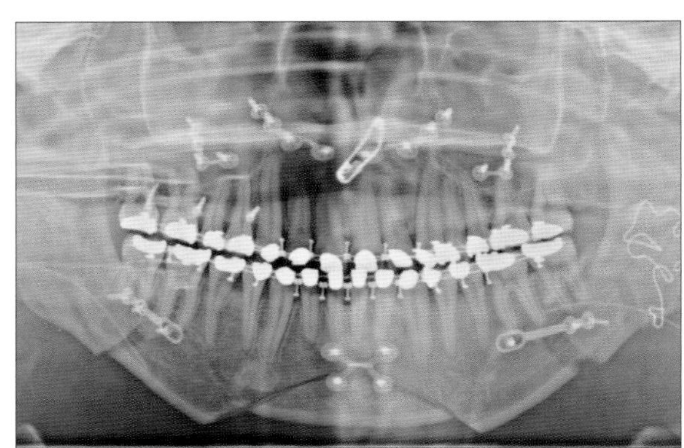

2013-01 曲面断层片

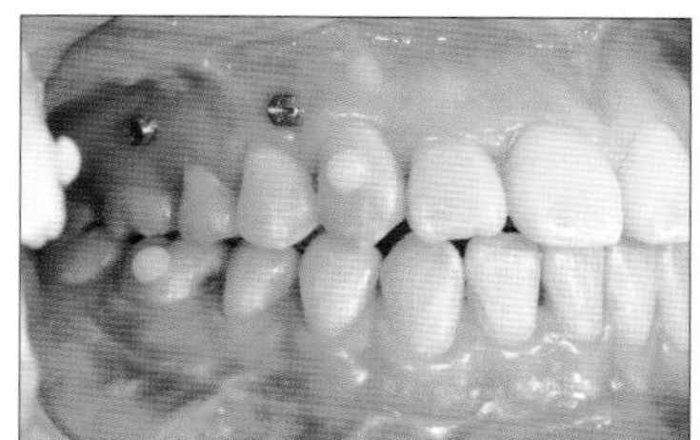
2013-03　右侧咬合像

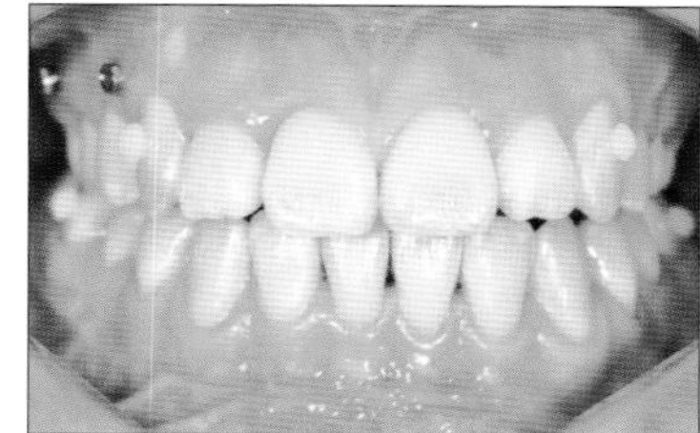
2013-03　正面咬合像

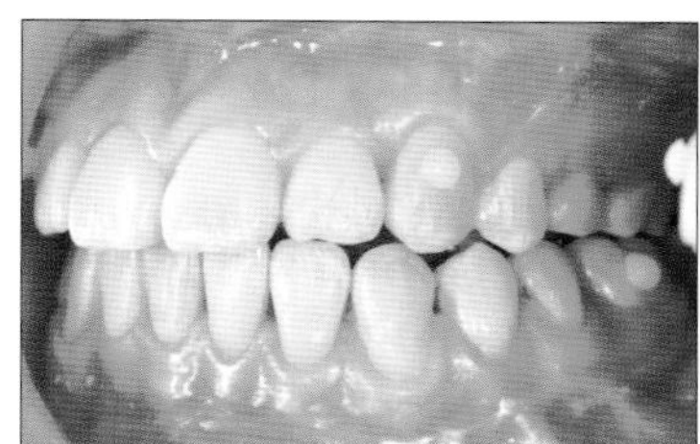
2013-03　左侧咬合像

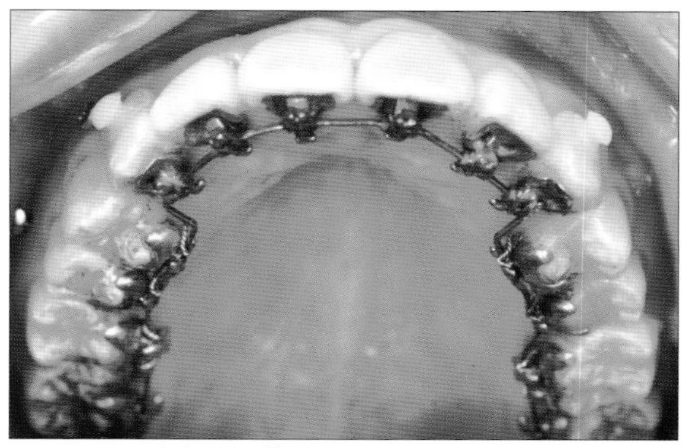
2013-03　上颌𬌗面像

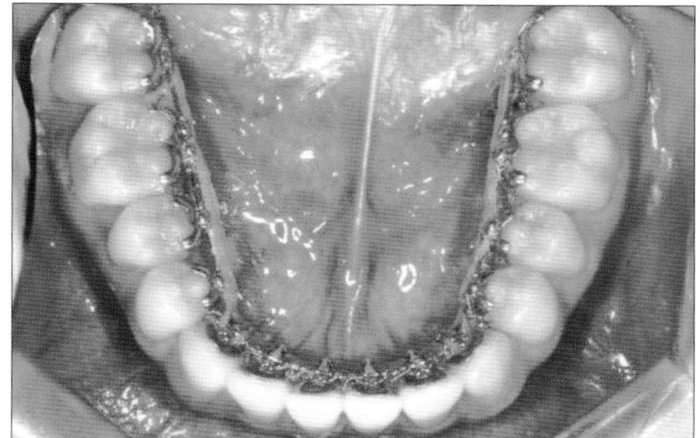
2013-03　下颌𬌗面像

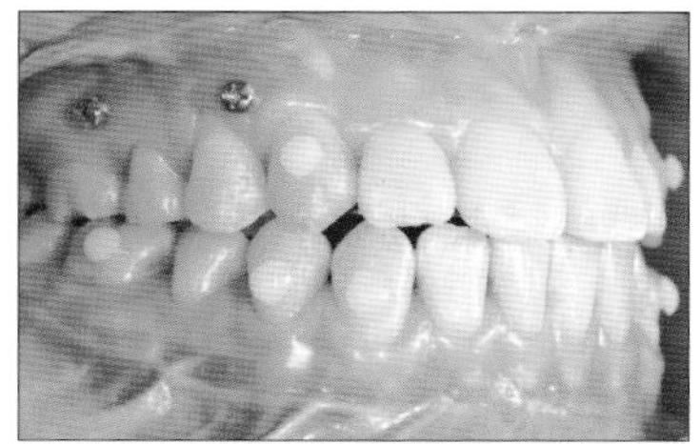
2013-04　右侧咬合像

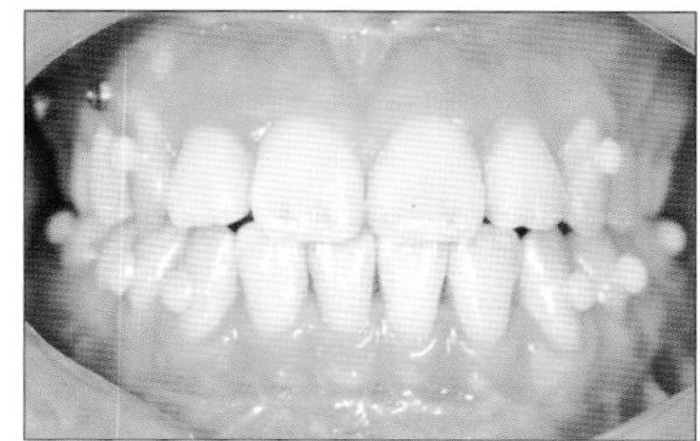
2013-04　正面咬合像

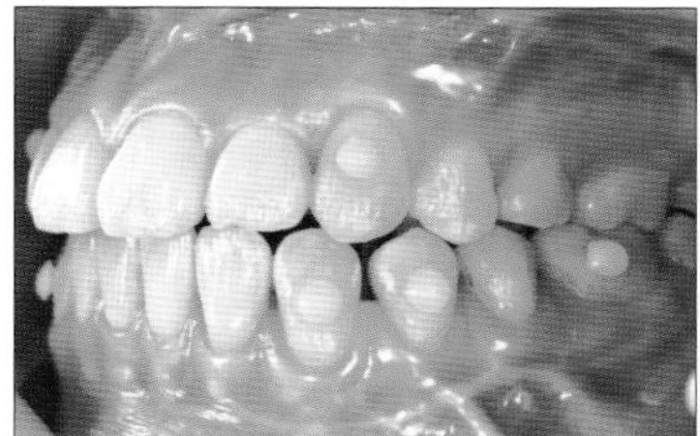
2013-04　左侧咬合像

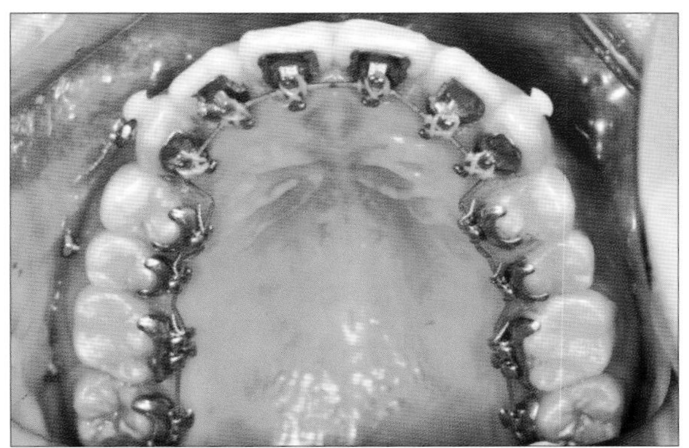
2013-04　上颌𬌗面像

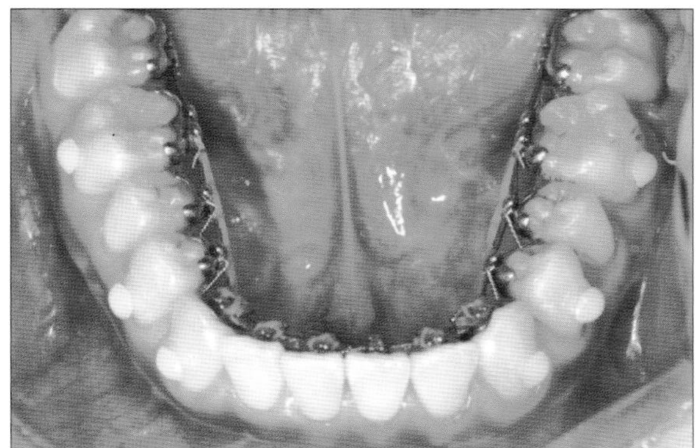
2013-04　下颌𬌗面像

治疗后

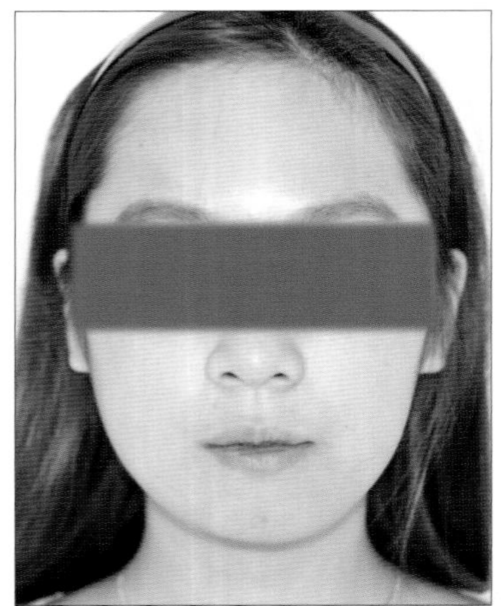
2013-08　正面像

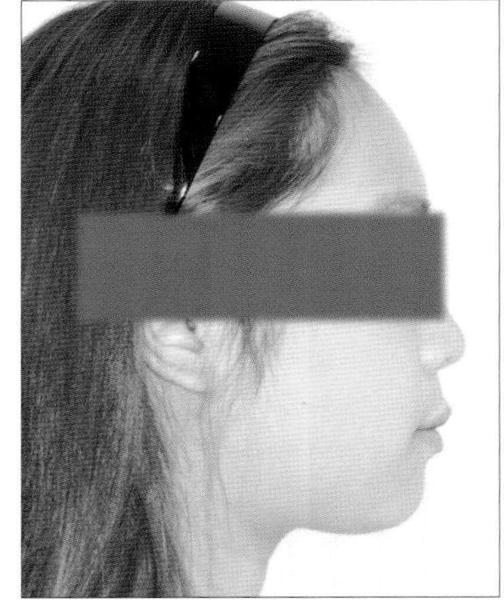
2013-08　侧面像

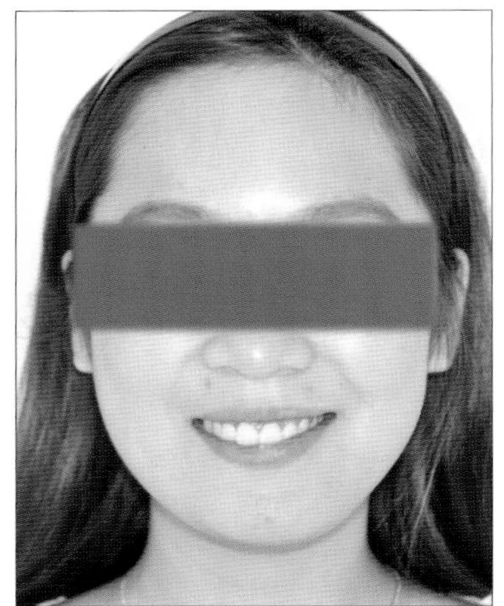
2013-08　正面微笑像

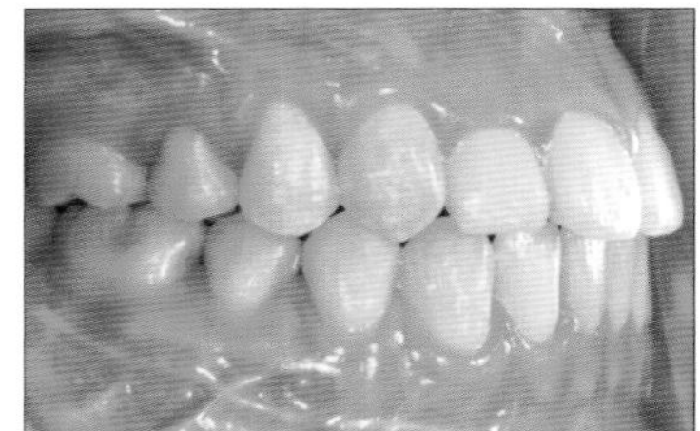
2013-08　右侧咬合像

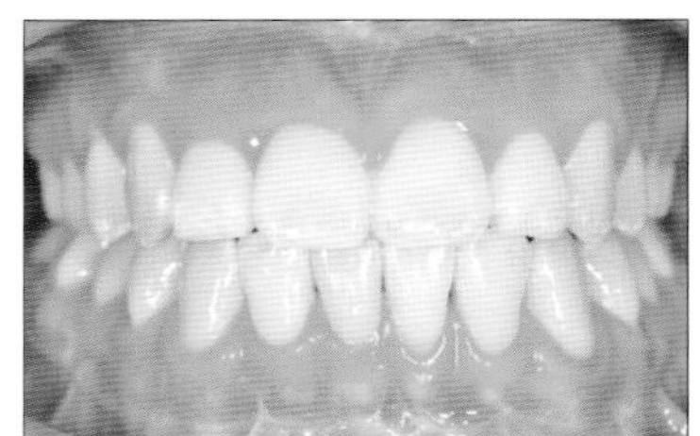
2013-08　正面咬合像

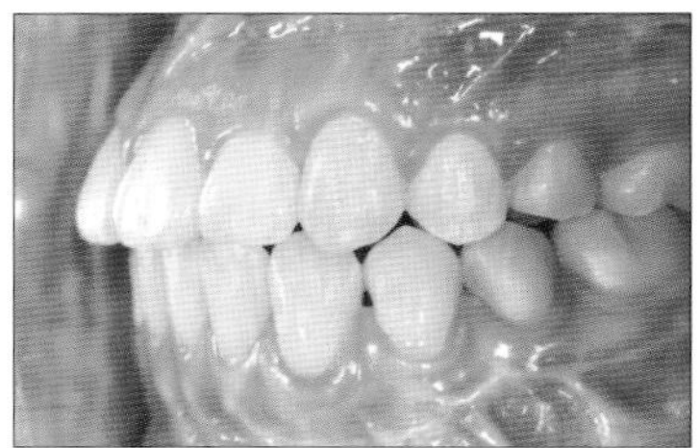
2013-08　左侧咬合像

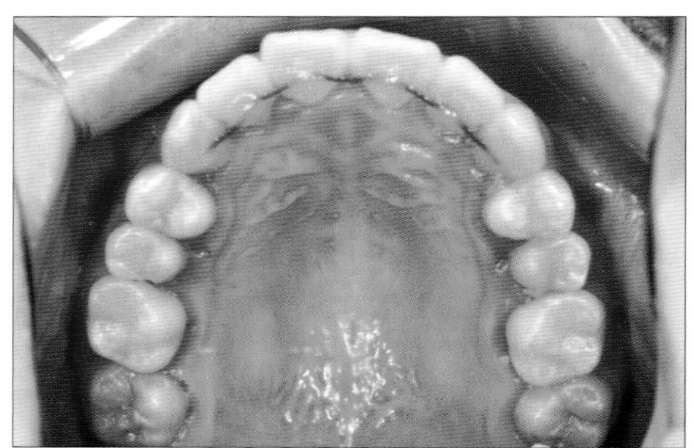
2013-08　上颌𬌗面像

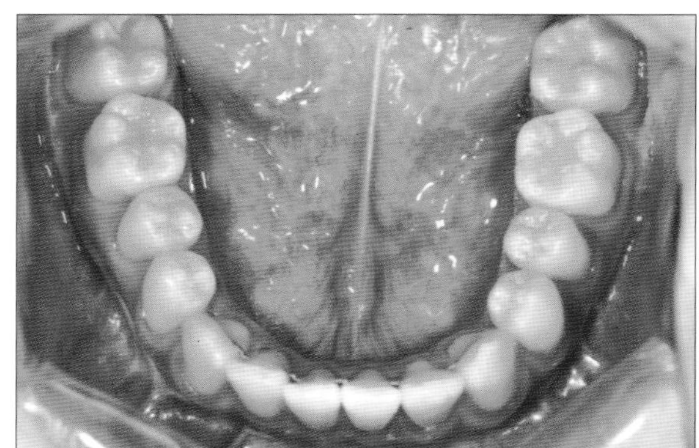
2013-08　下颌𬌗面像

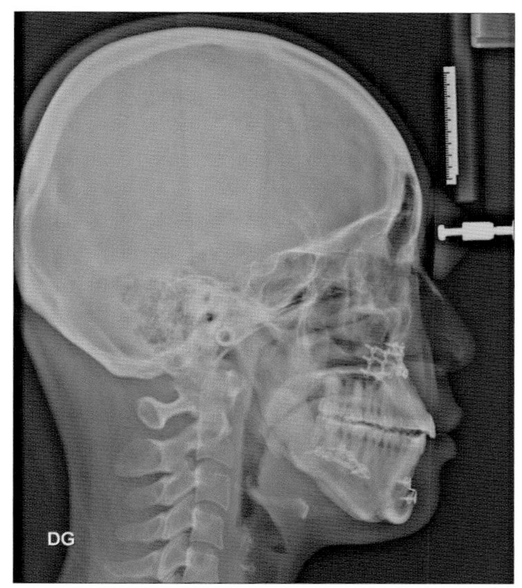

2013-08　头颅侧位片

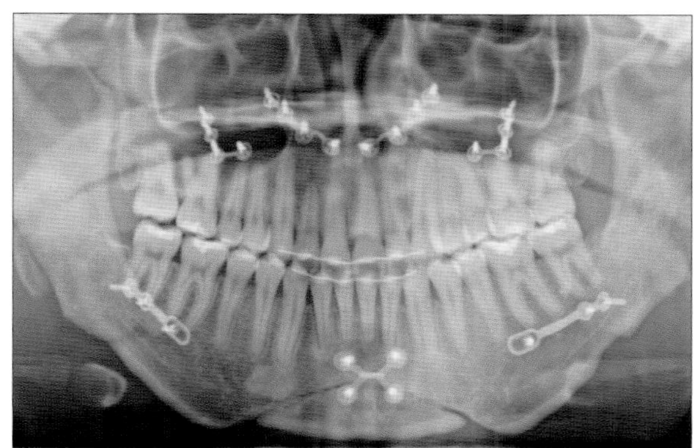
2013-08　曲面断层片

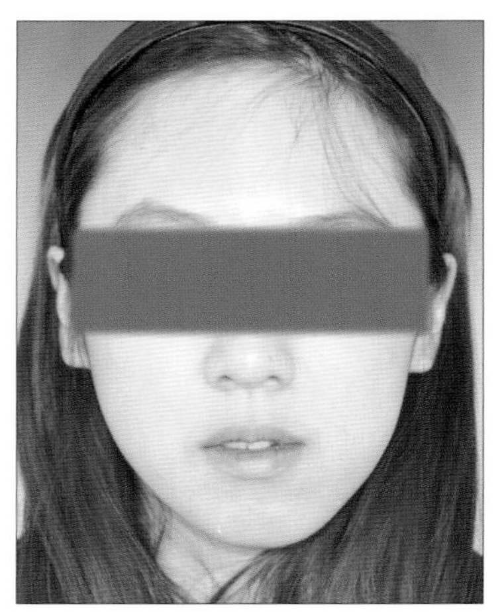
治疗前

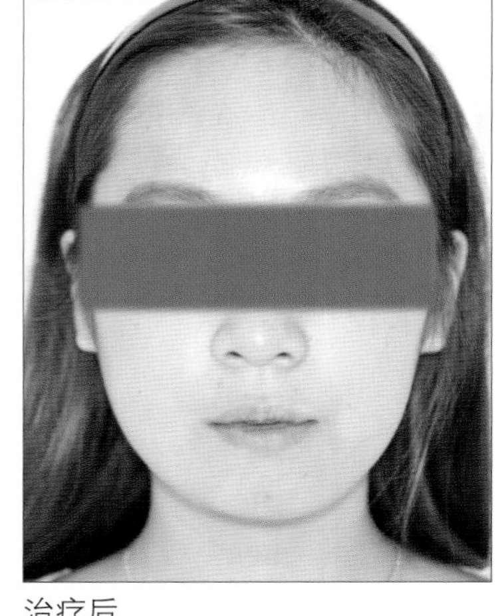
治疗后

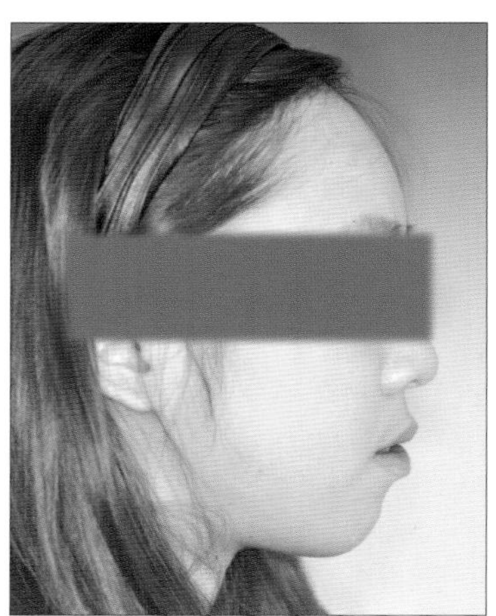
治疗前

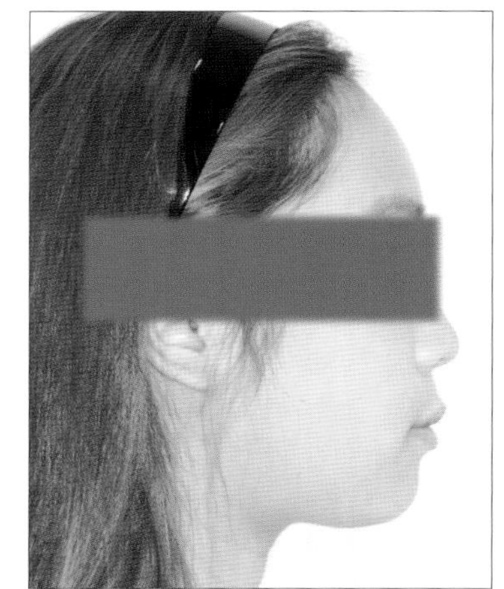
治疗后

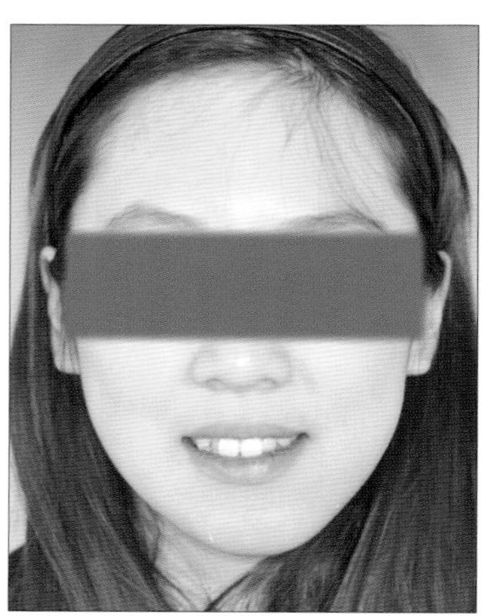
治疗前

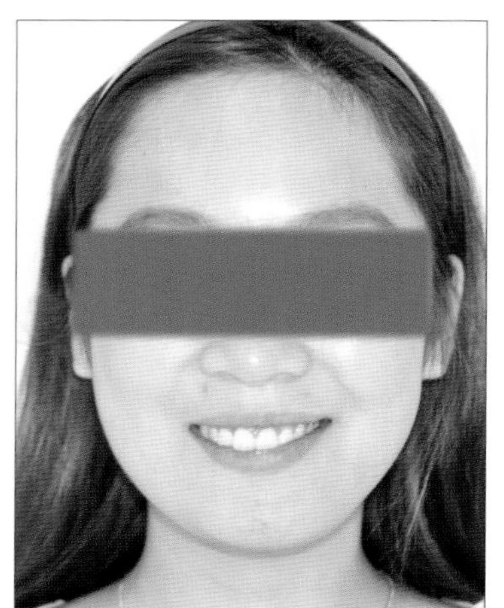
治疗后

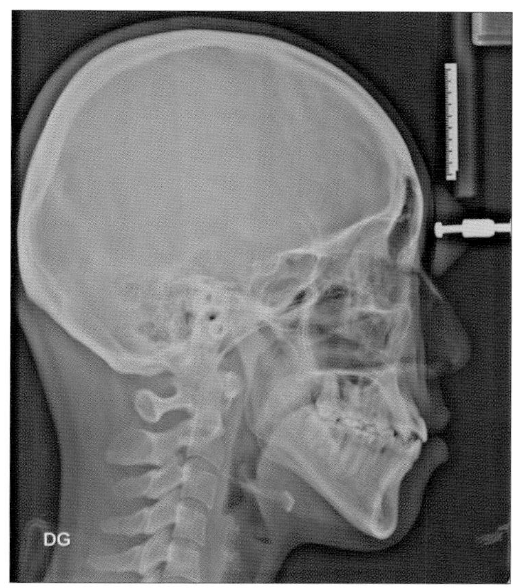

治疗前

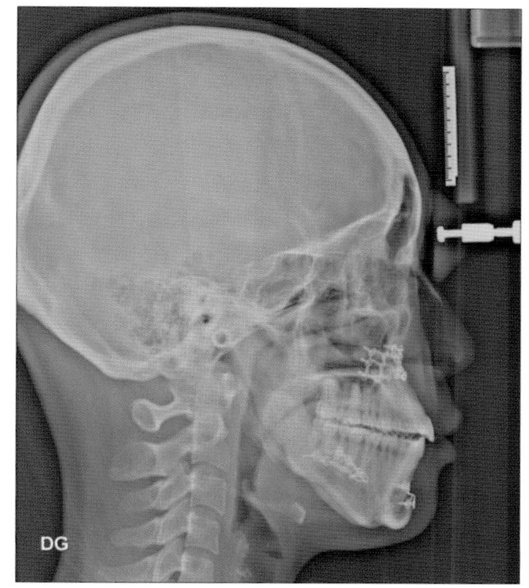

治疗后

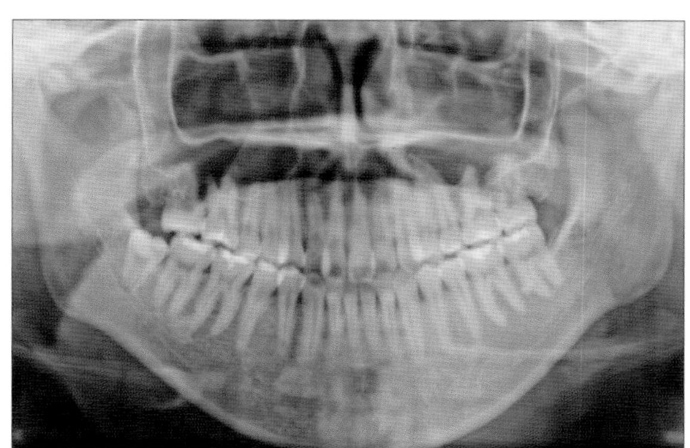
治疗前

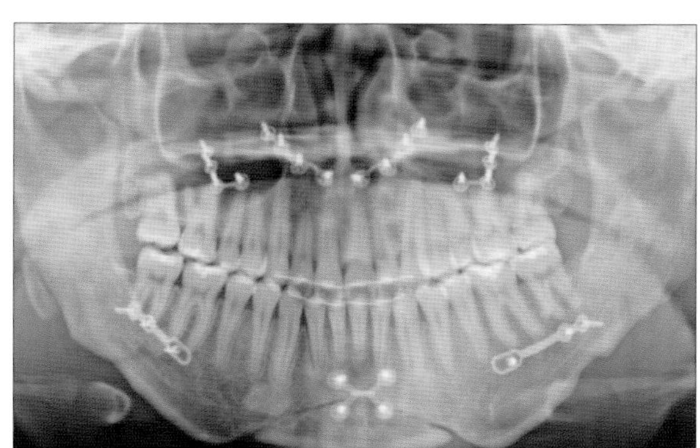
治疗后

保持10个月后

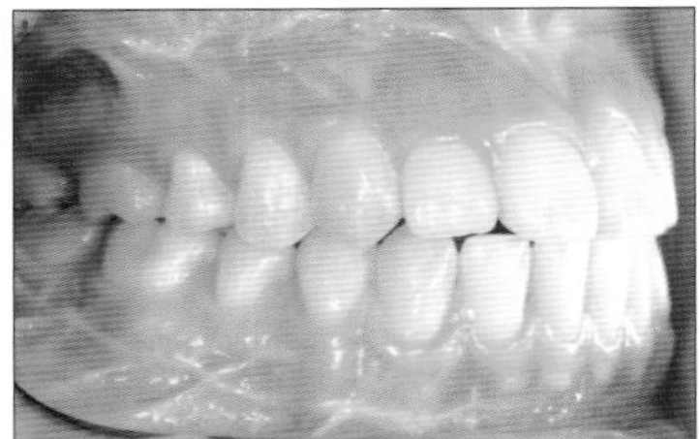
2014-06 右侧咬合像

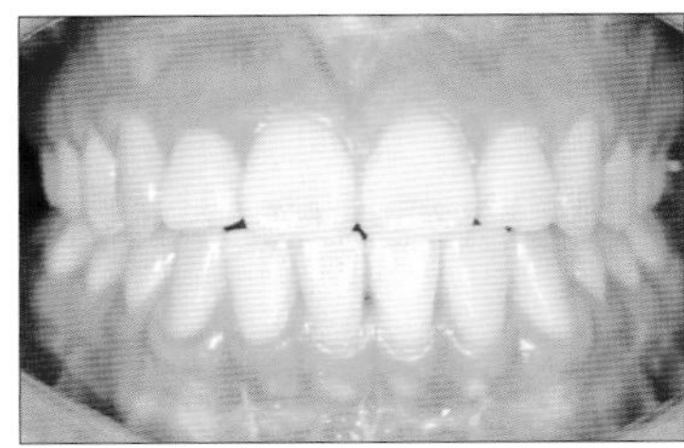
2014-06 正面咬合像

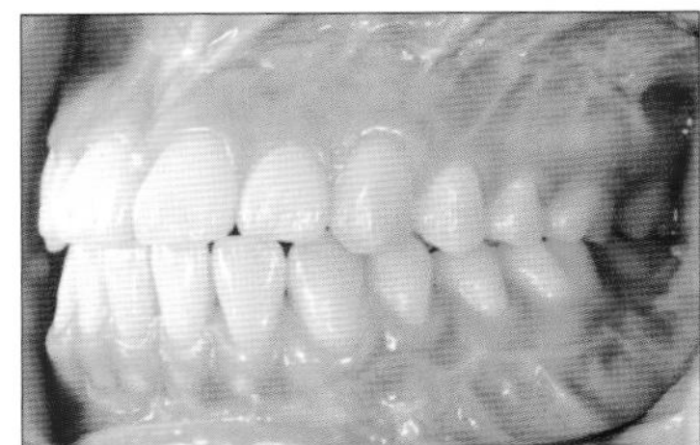
2014-06 左侧咬合像

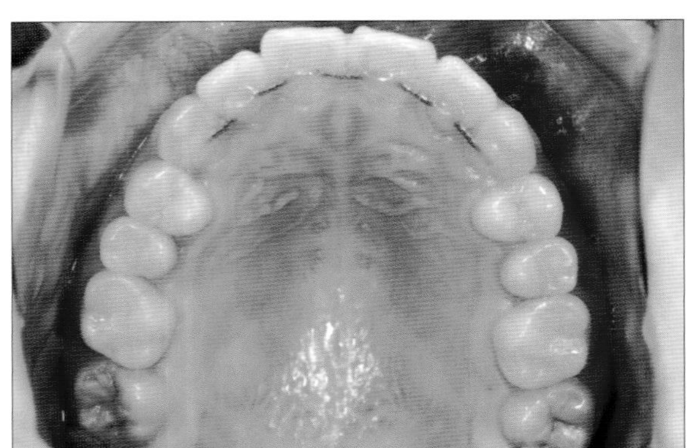
2014-06 上颌𬌗面像

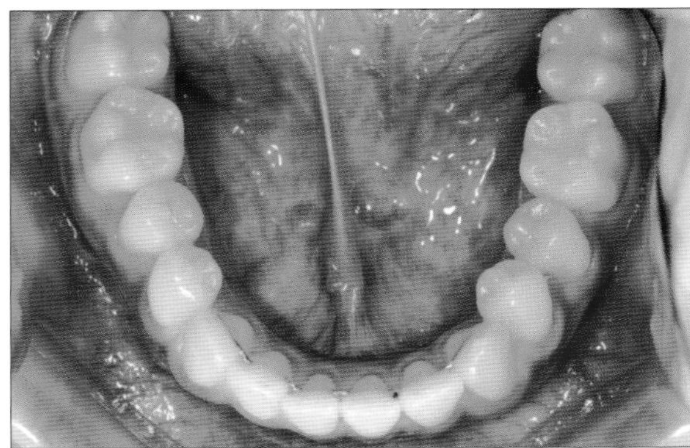
2014-06 下颌𬌗面像

保持16个月后

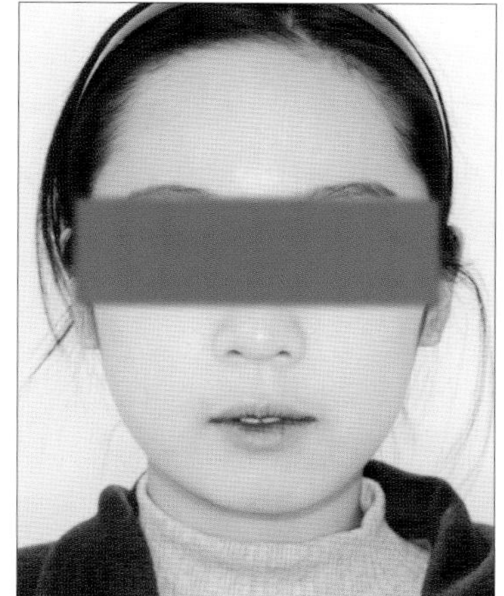
2014-12　正面像

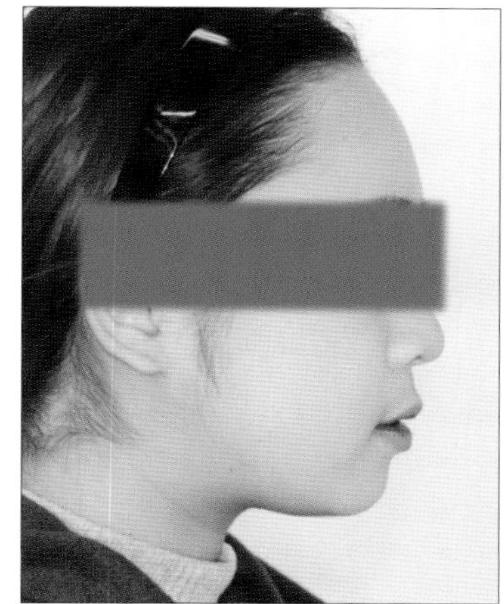
2014-12　侧面像

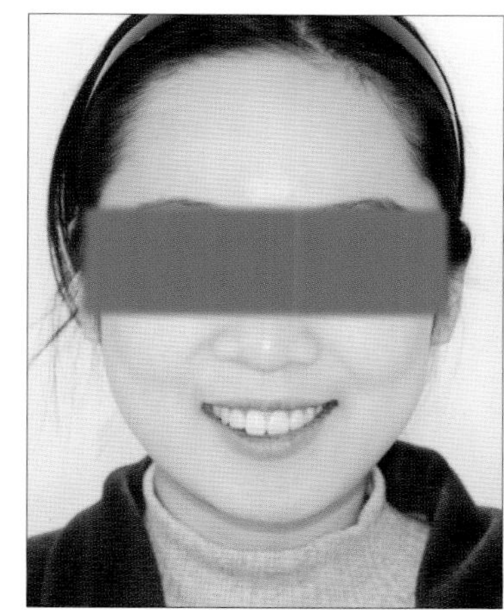
2014-12　正面微笑像

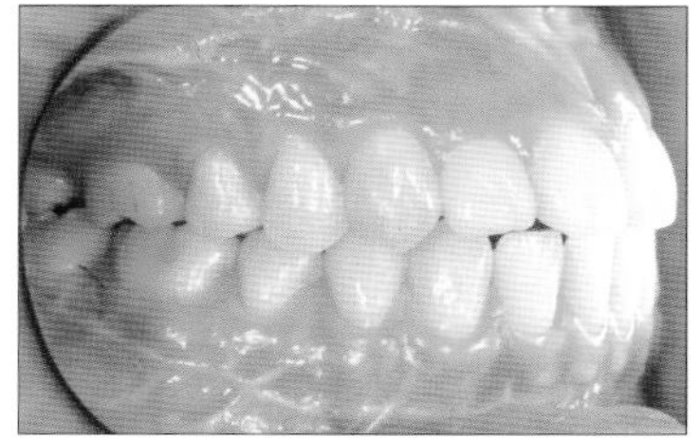
2014-12　右侧咬合像

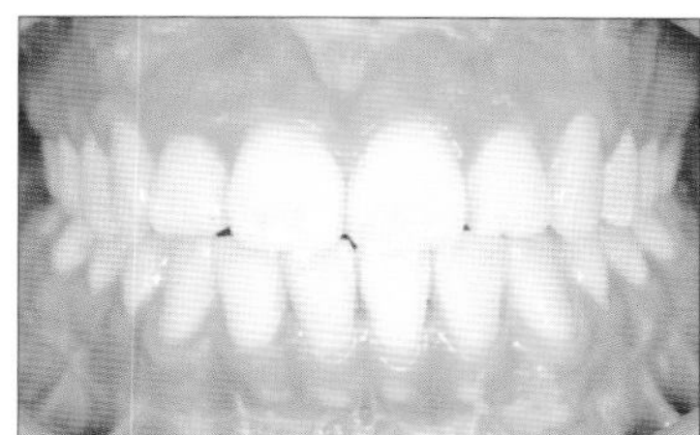
2014-12　正面咬合像

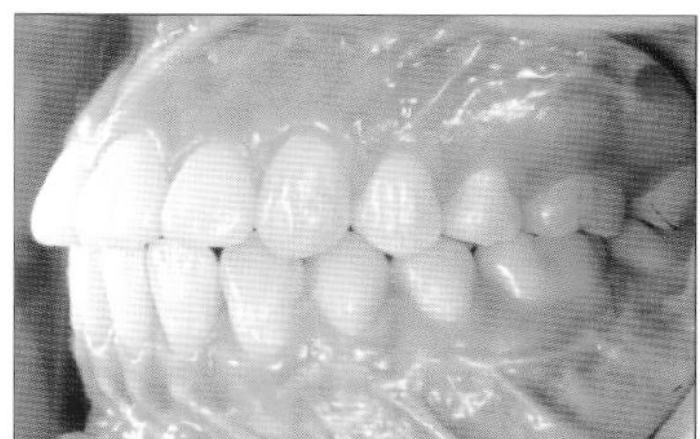
2014-12　左侧咬合像

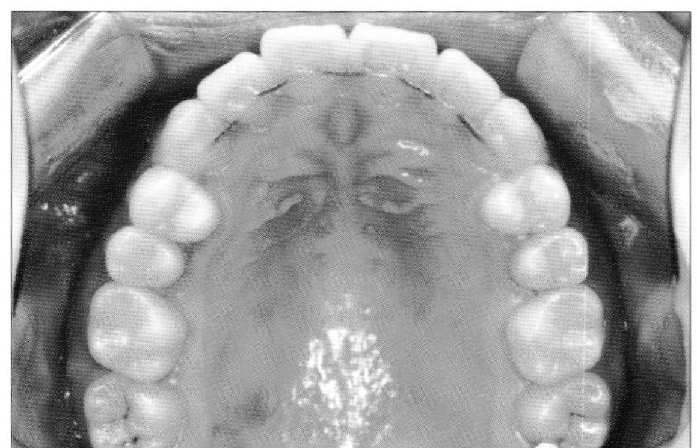
2014-12　上颌殆面像

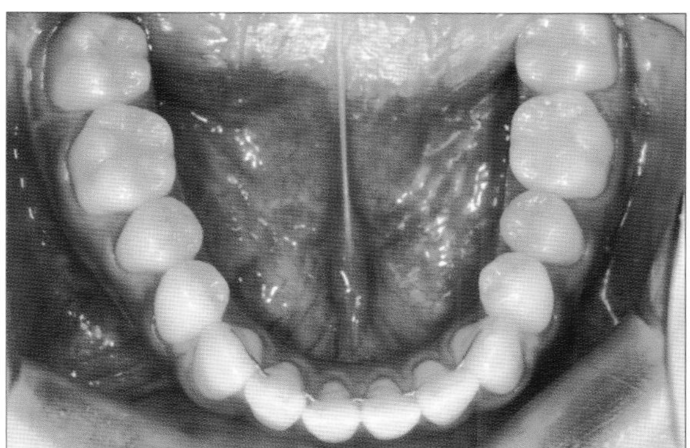
2014-12　下颌殆面像

安氏Ⅲ类，面部不对称；手术，上颌拔牙矫治

- 开始日期：2010-12
- 总疗程：21个月
- 治疗计划：
  - –拔除14、24
  - –上颌牙弓缩窄，以及矫正前牙区唇倾
  - –单颌手术，在手术前牙齿唇侧面使用美观弓丝（Esthetic Surgical Wire）（0.019"×0.025" 不锈钢弓丝）
    - ◦下颌：下颌升支矢状劈开截骨术（BSSRO），矫正不对称与后缩下颌
  - –磨牙呈Ⅱ类关系
- 下牙列弓丝序列：
  - –0.016" 超弹性镍钛弓丝
  - –0.016"×0.022" 超弹性镍钛弓丝
  - –0.016"×0.024" 不锈钢弓丝
  - –0.0182"×0.0182" TMA弓丝
- 上牙列弓丝序列：
  - –0.016" 超弹性镍钛弓丝
  - –0.016"×0.022" 超弹性镍钛弓丝
  - –0.016"×0.024" 不锈钢弓丝
  - –0.0182"×0.0182" TMA弓丝

治疗前

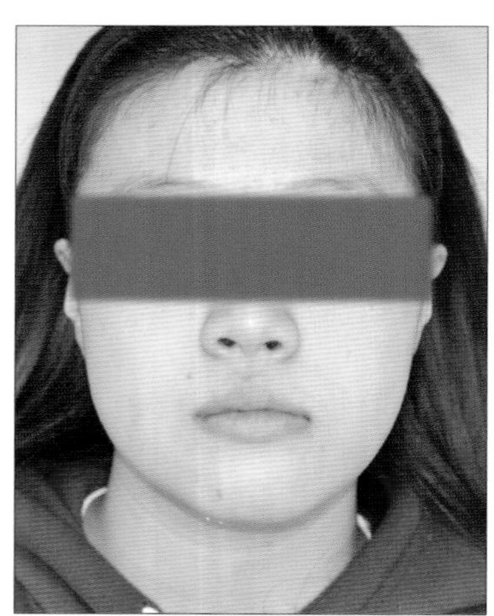
2010-12 正面像

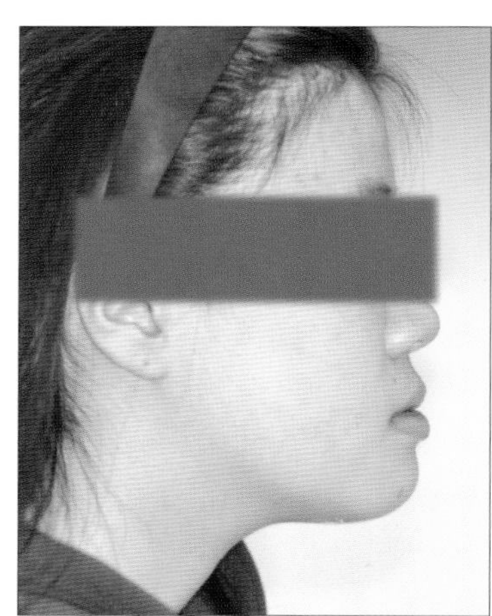
2010-12 侧面像

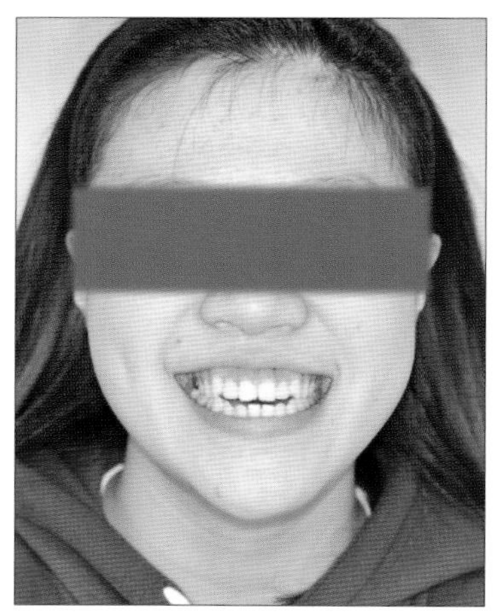
2010-12 正面微笑像

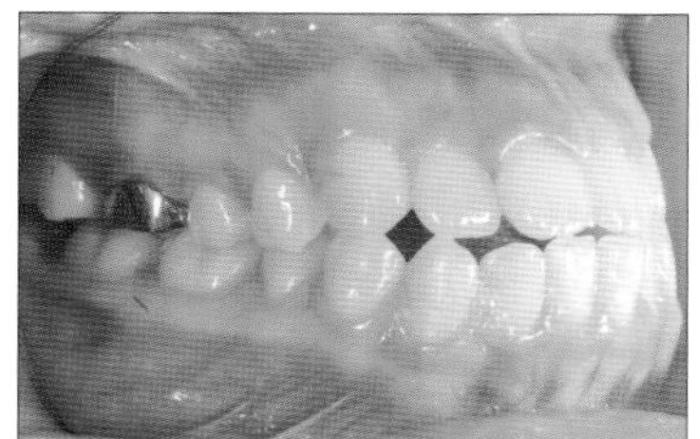
2010-12　右侧咬合像

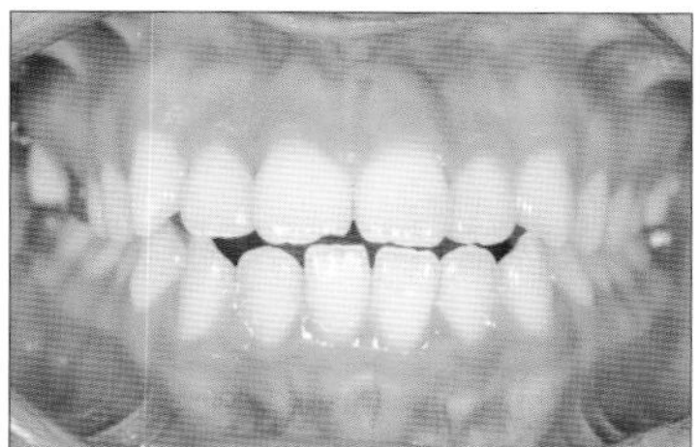
2010-12　正面咬合像

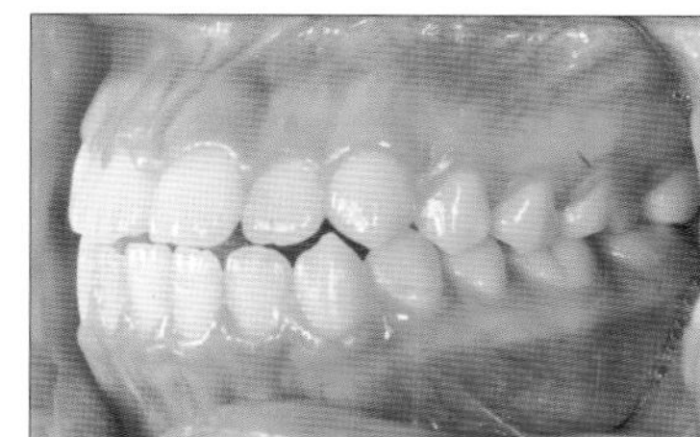
2010-12　左侧咬合像

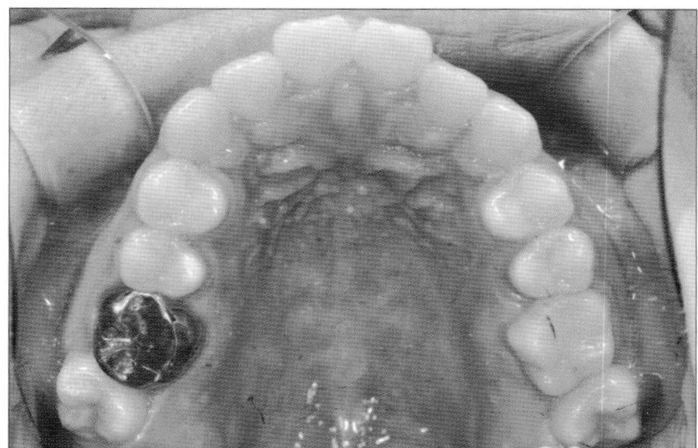
2010-12　上颌殆面像

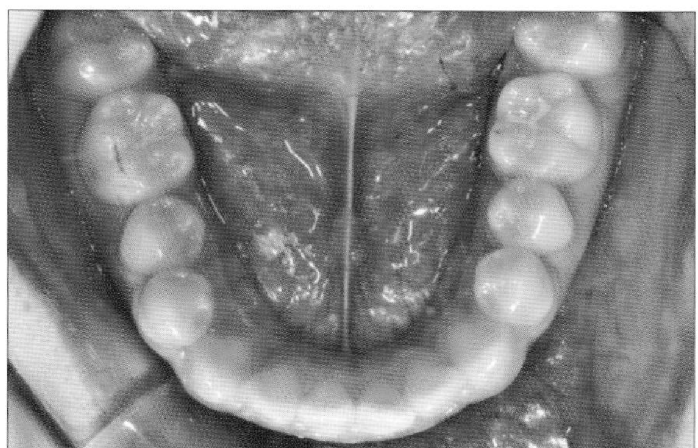
2010-12　下颌殆面像

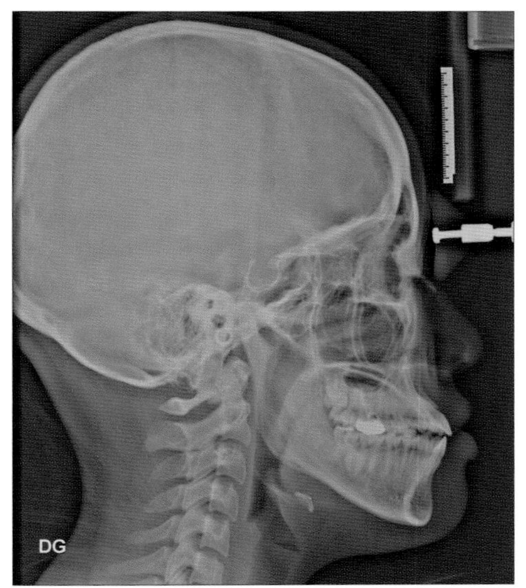

2010-12　头颅侧位片

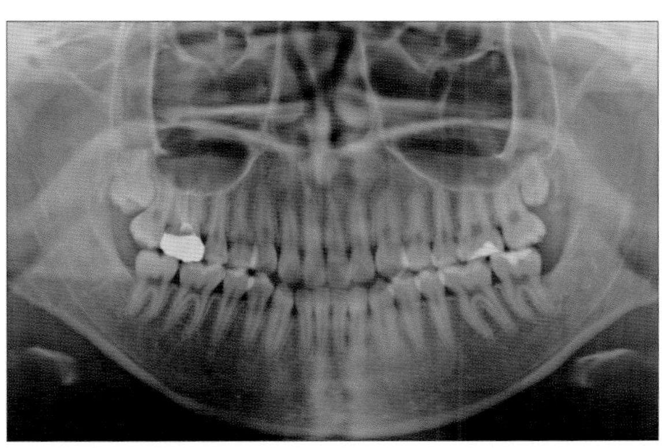
2010-12　曲面断层片

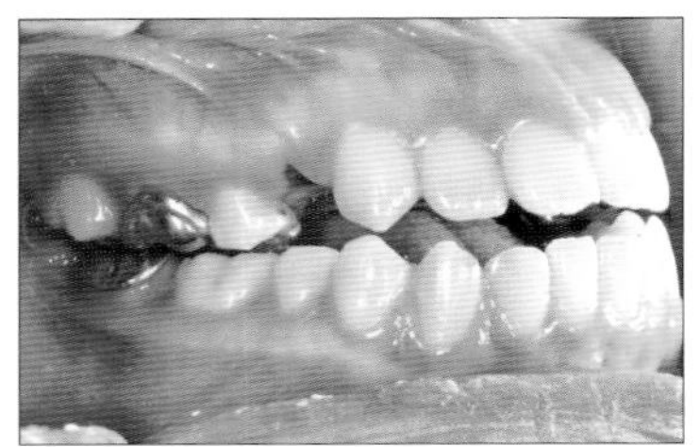
2011-03 右侧咬合像

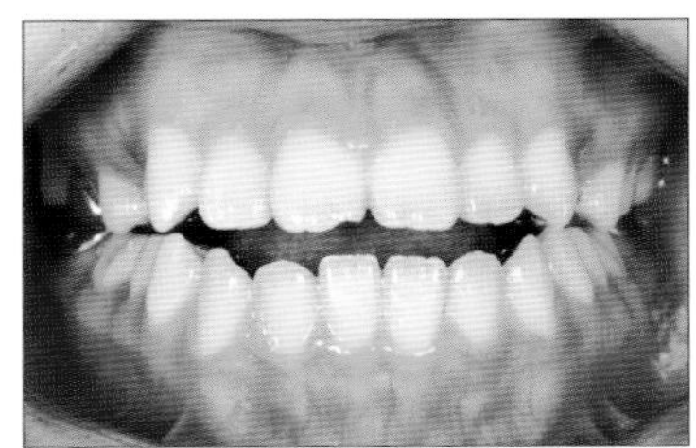
2011-03 正面咬合像

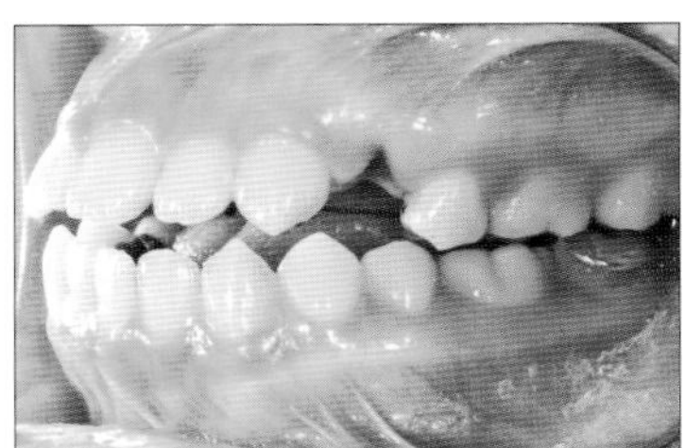
2011-03 左侧咬合像

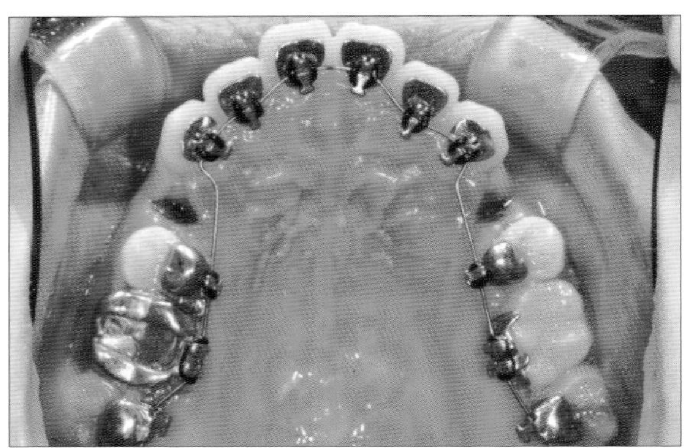
2011-03 上颌殆面像

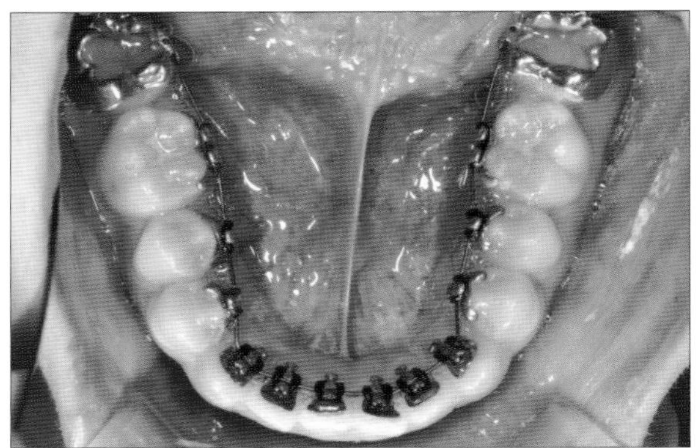
2011-03 下颌殆面像

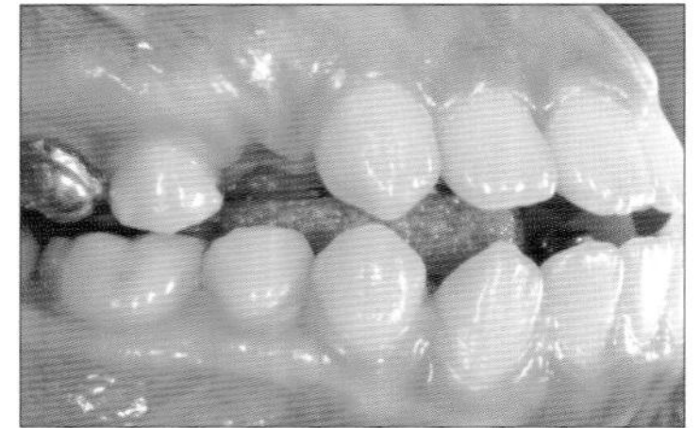
2011-06 右侧咬合像

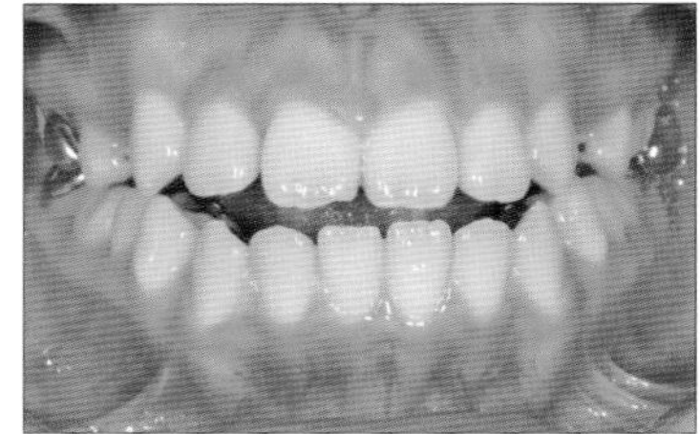
2011-06 正面咬合像

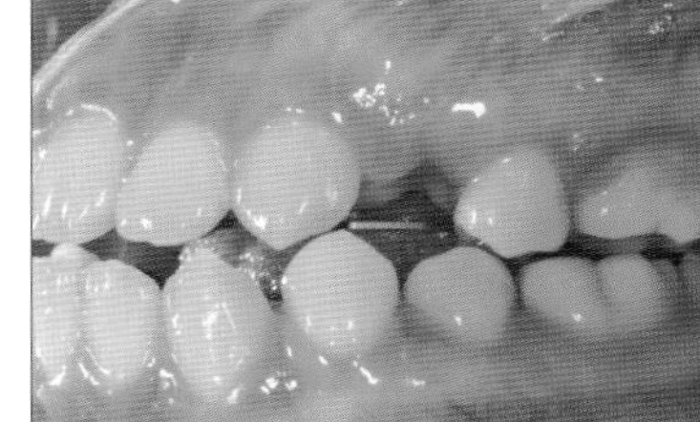
2011-06 左侧咬合像

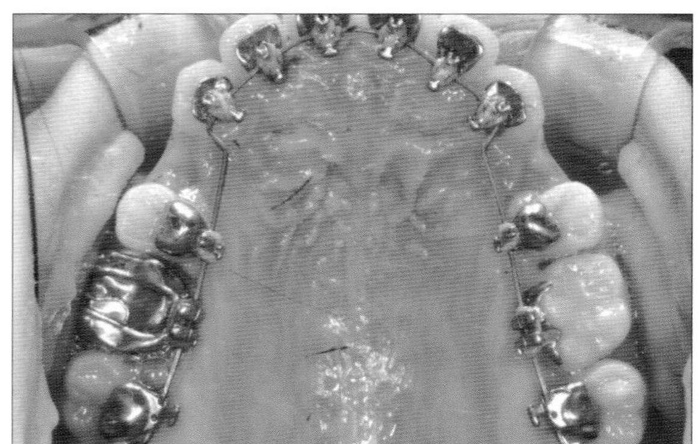
2011-06 上颌殆面像

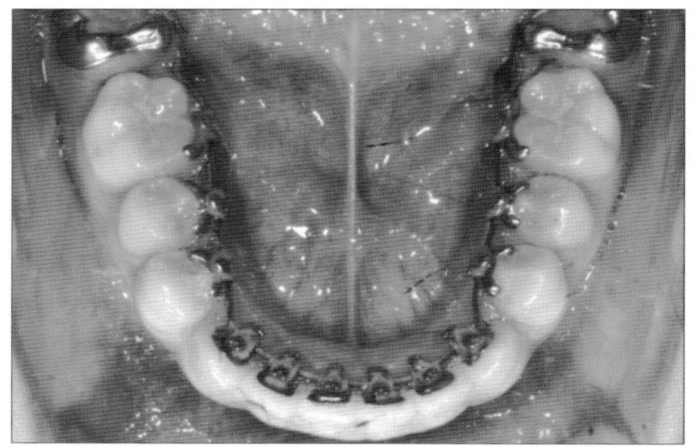
2011-06 下颌殆面像

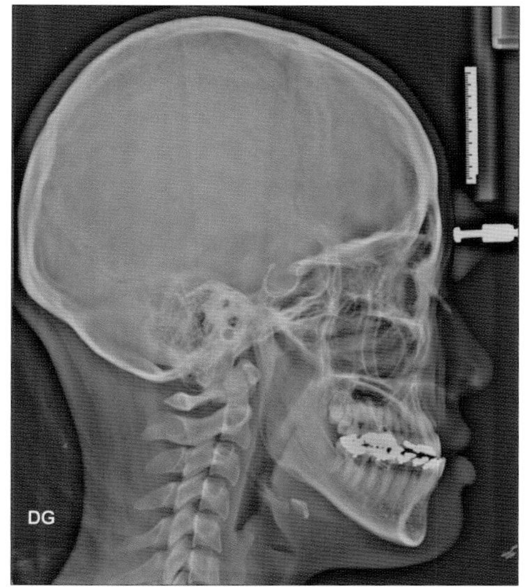

2011-12　头颅侧位片

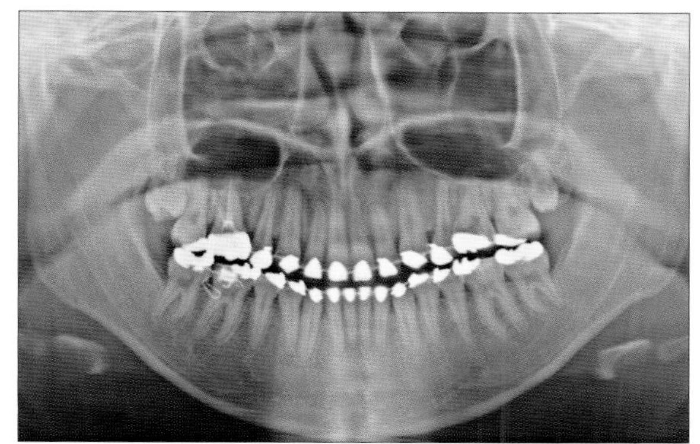
2011-12　曲面断层片

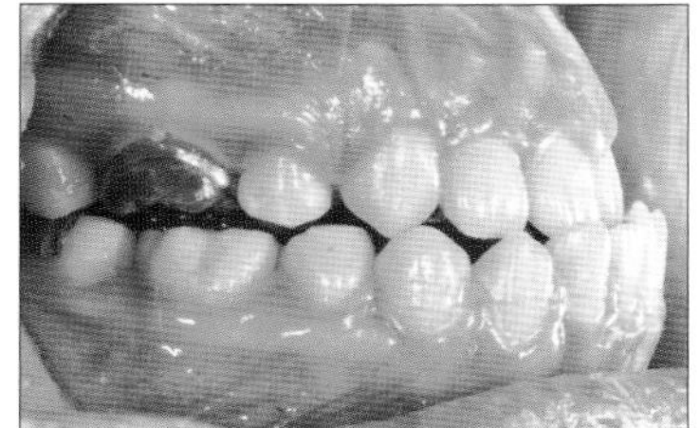
2012-01　右侧咬合像

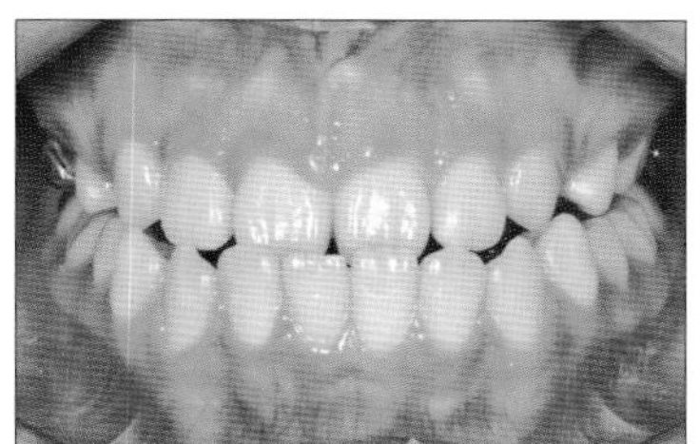
2012-01　正面咬合像

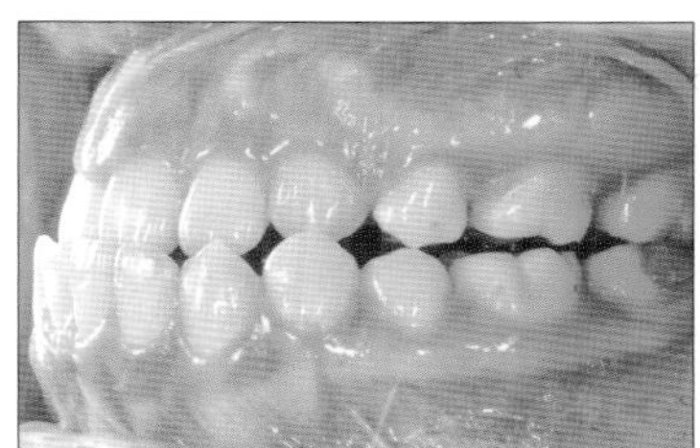
2012-01　左侧咬合像

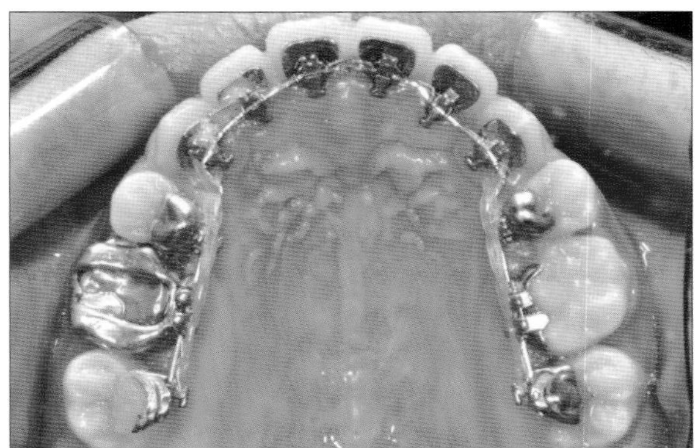
2012-01　上颌𬌗面像

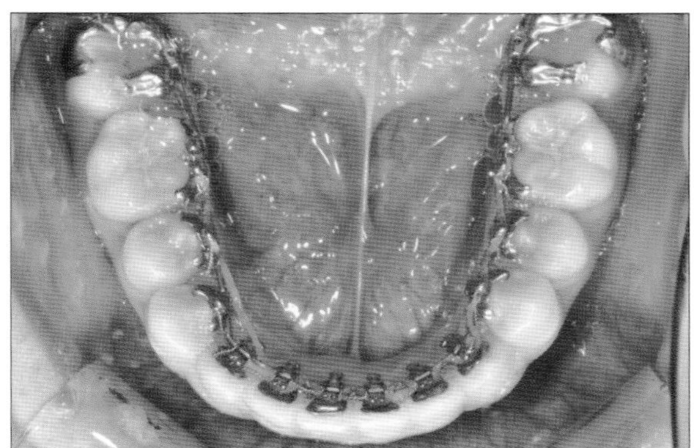
2012-01　下颌𬌗面像

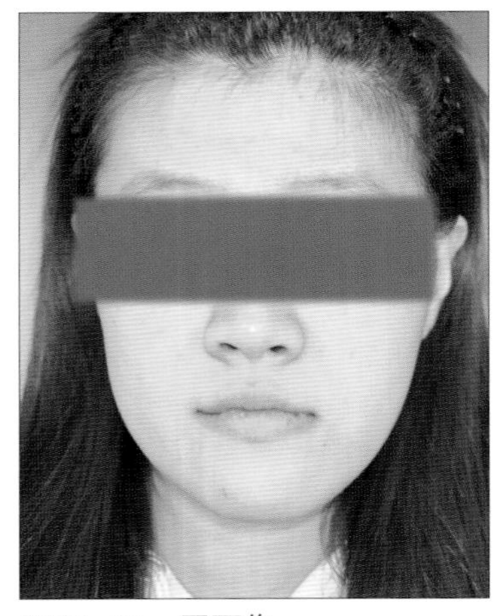
2012-01　正面像

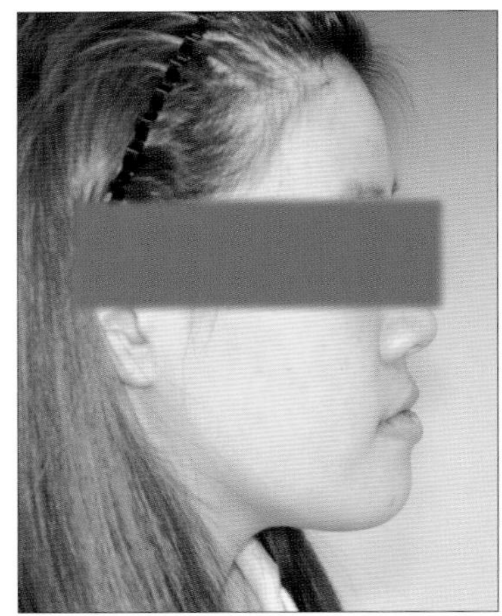
2012-01　侧面像

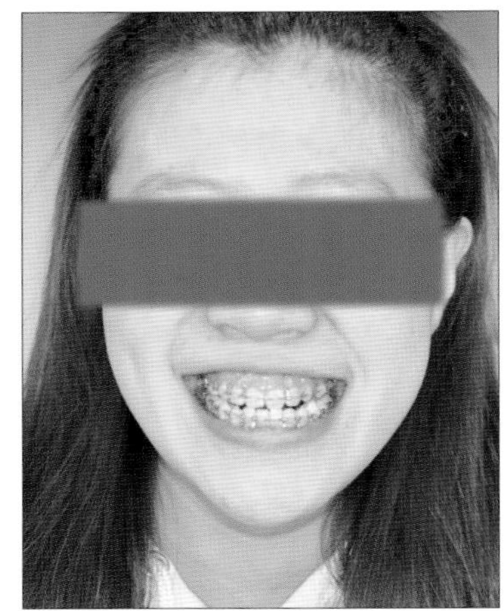
2012-01　正面微笑像

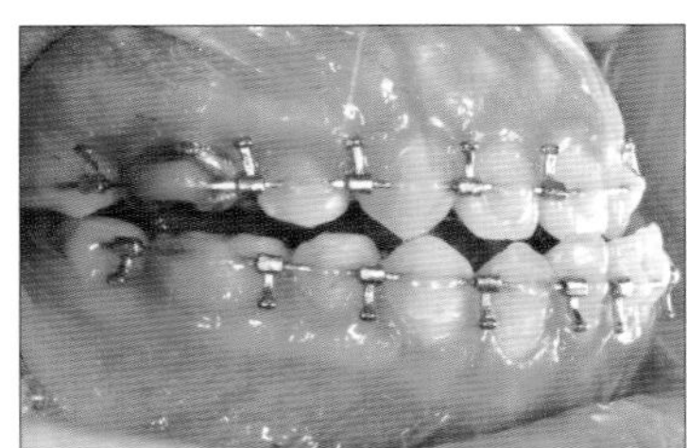
2012-01　右侧咬合像

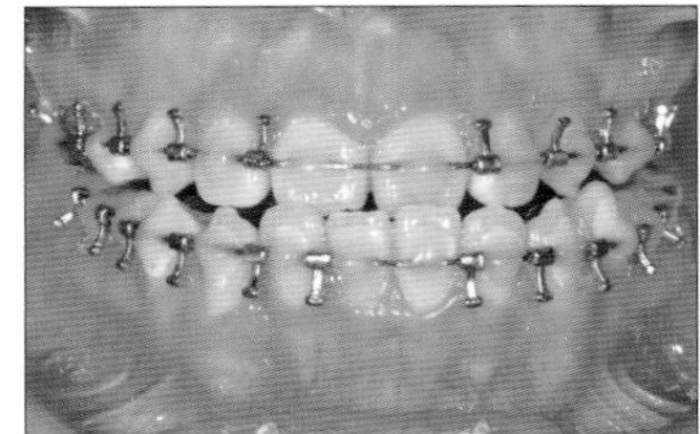
2012-01　正面咬合像

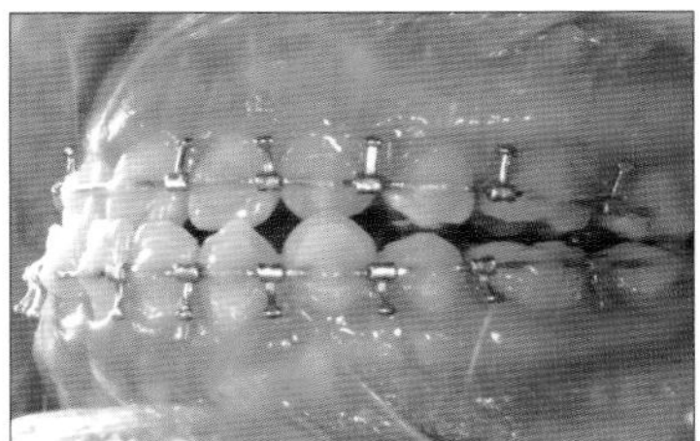
2012-01　左侧咬合像

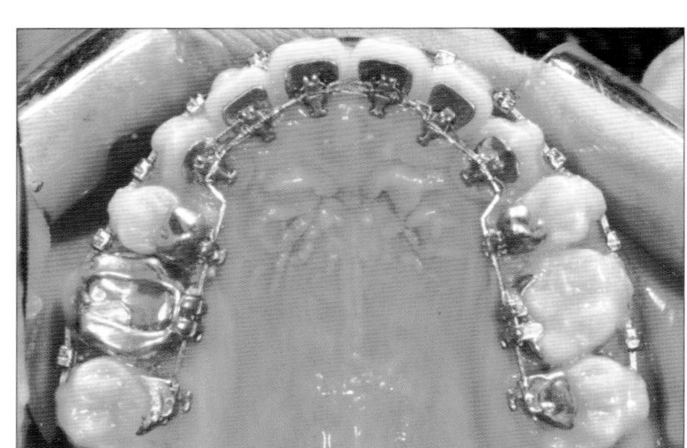
2012-01　上颌𬌗面像

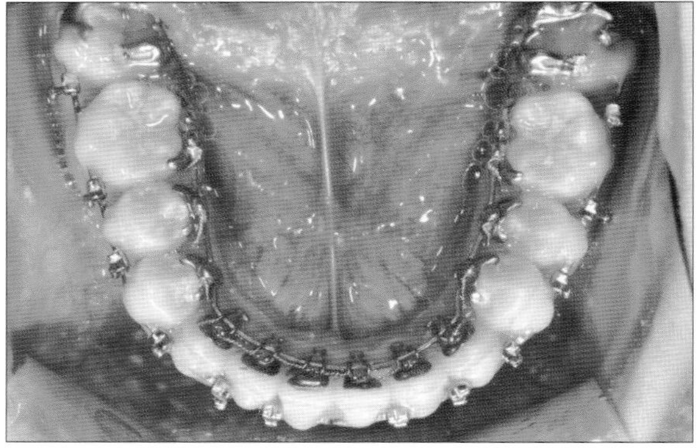
2012-01　下颌𬌗面像

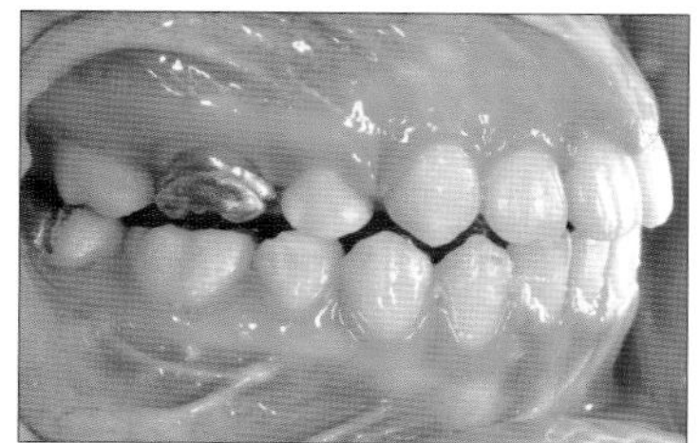
2012-03　右侧咬合像

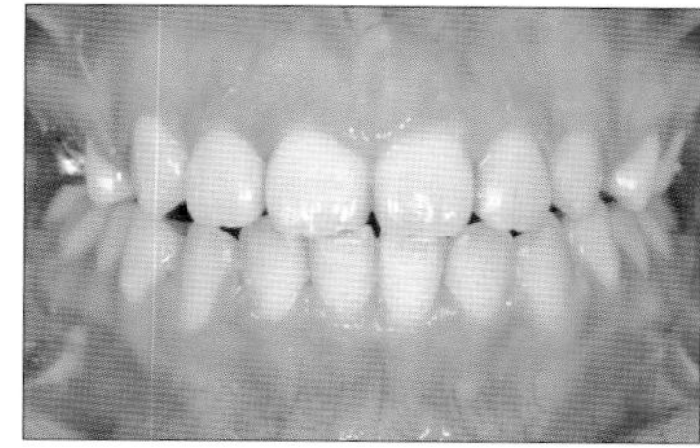
2012-03　正面咬合像

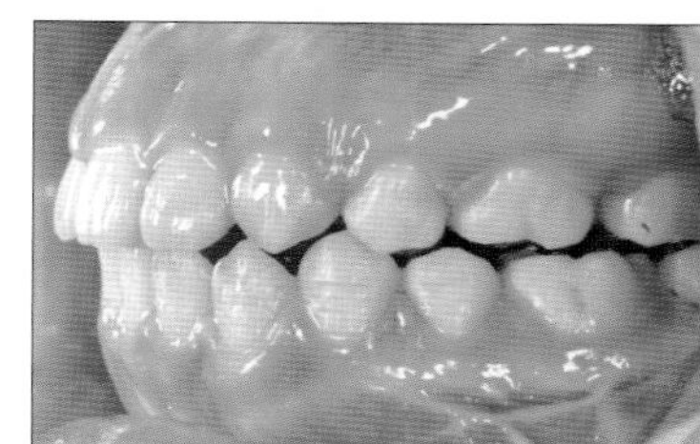
2012-03　左侧咬合像

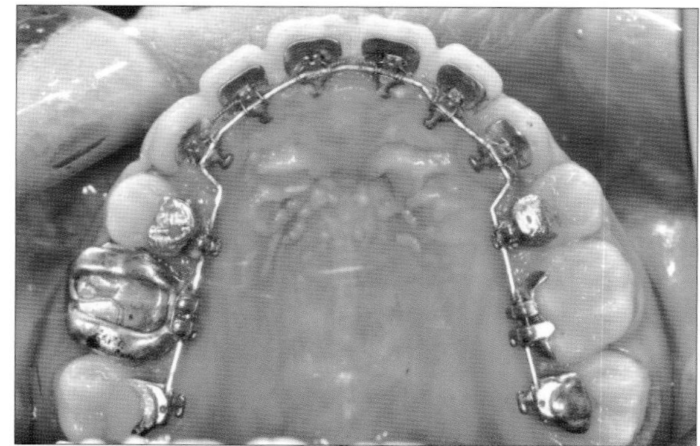
2012-03　上颌𬌗面像

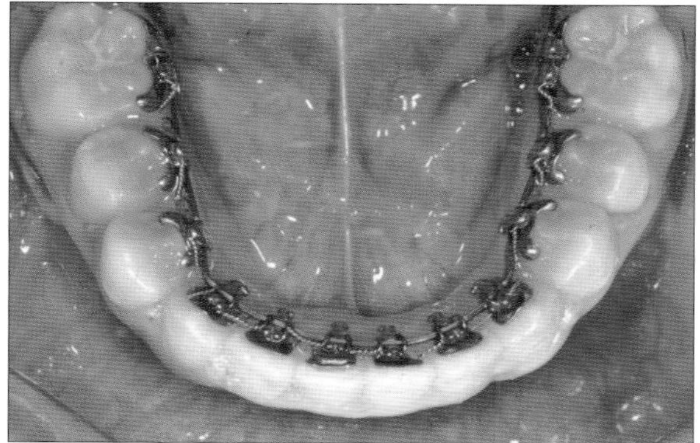
2012-03　下颌𬌗面像

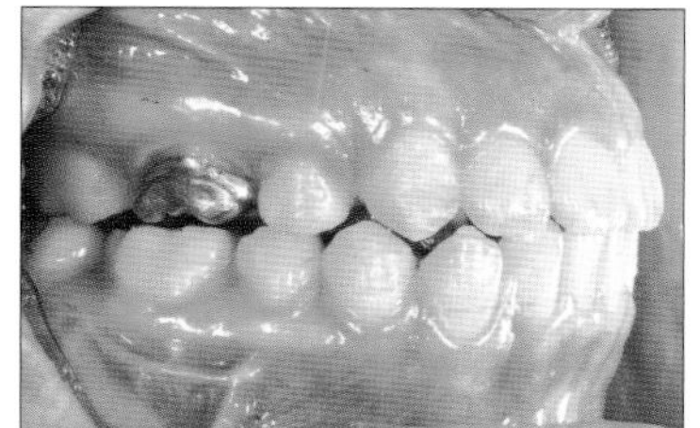
2012-03　右侧咬合像

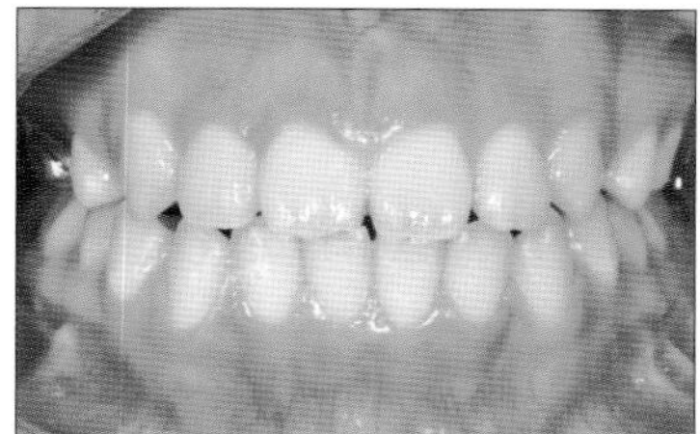
2012-03　正面咬合像

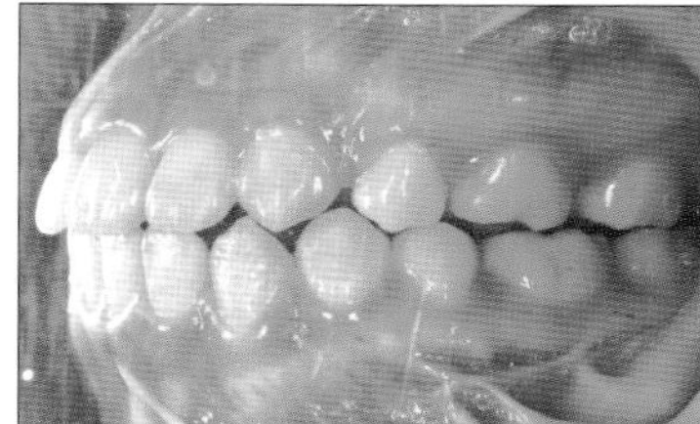
2012-03　左侧咬合像

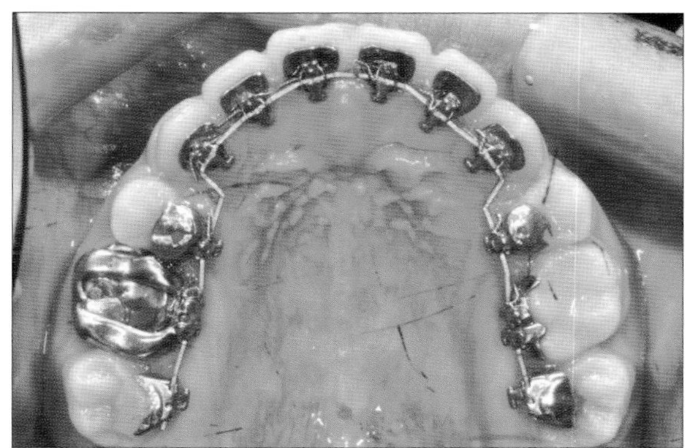
2012-03　上颌𬌗面像

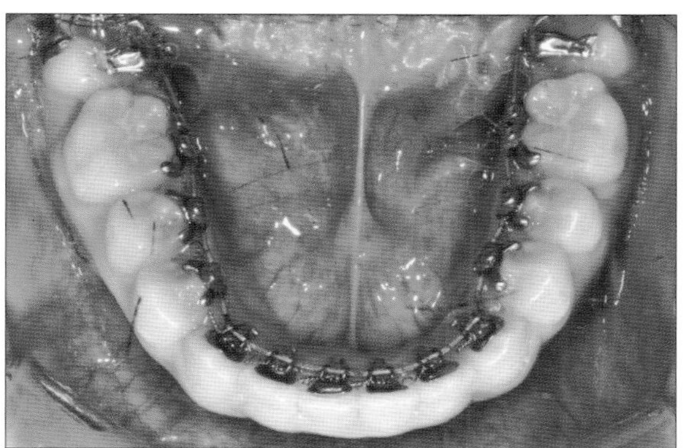
2012-03　下颌𬌗面像

治疗后

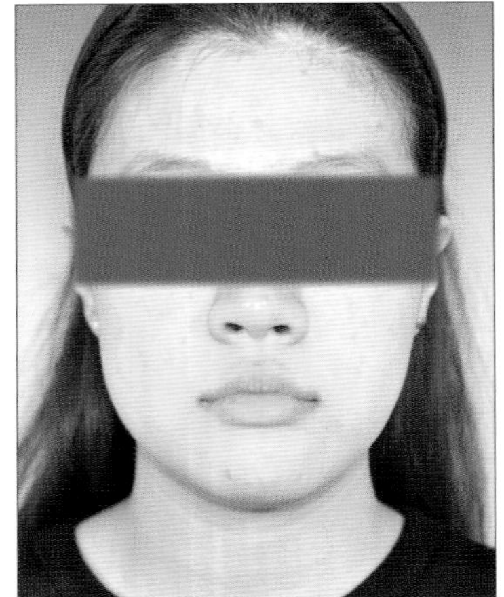
2012-09 正面像

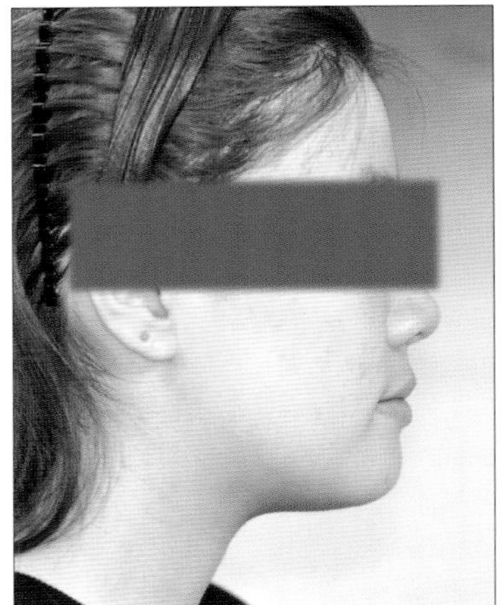
2012-09 侧面像

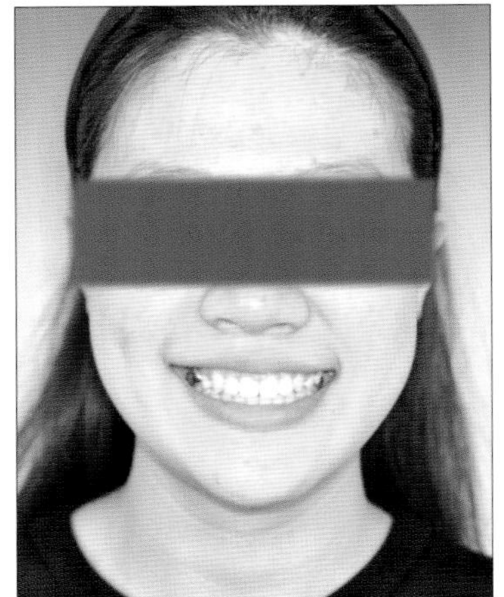
2012-09 正面微笑像

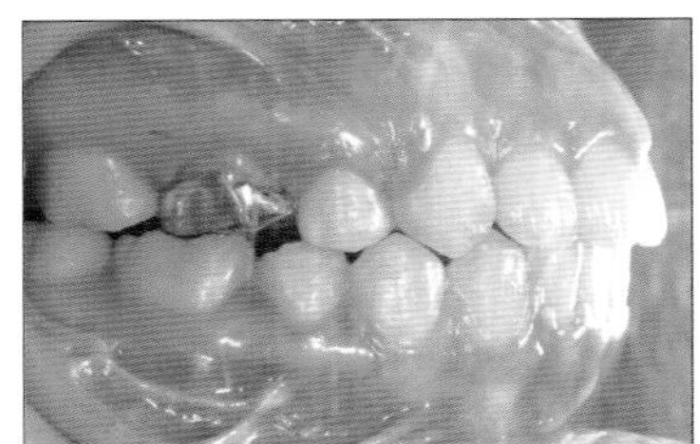
2012-09 右侧咬合像

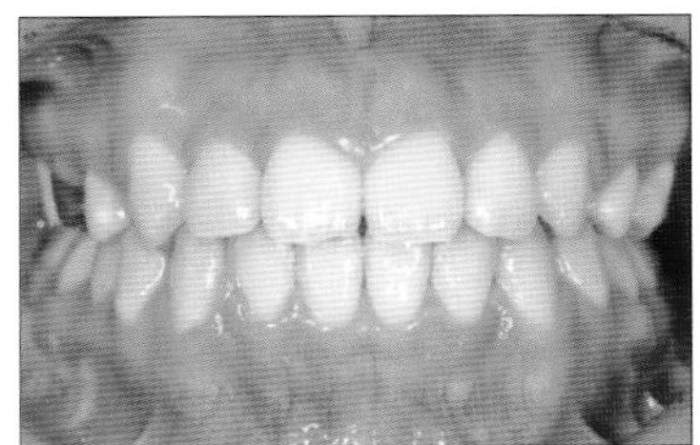
2012-09 正面咬合像

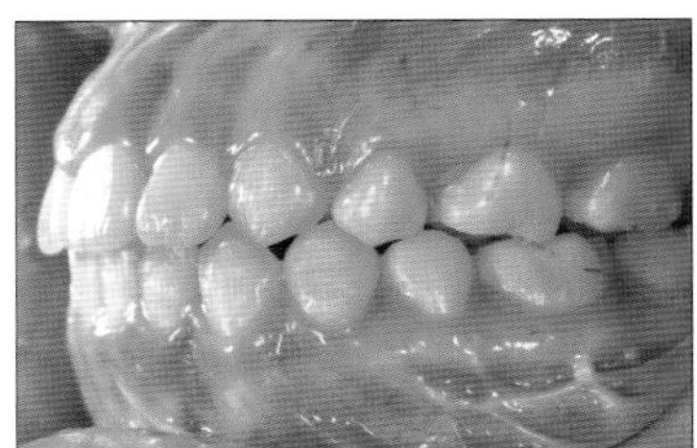
2012-09 左侧咬合像

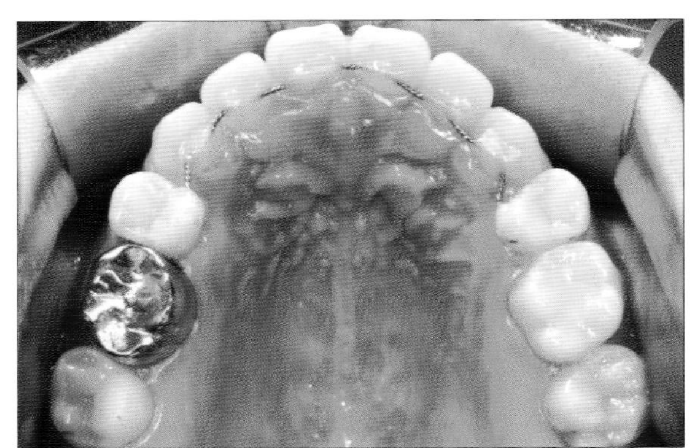
2012-09 上颌殆面像

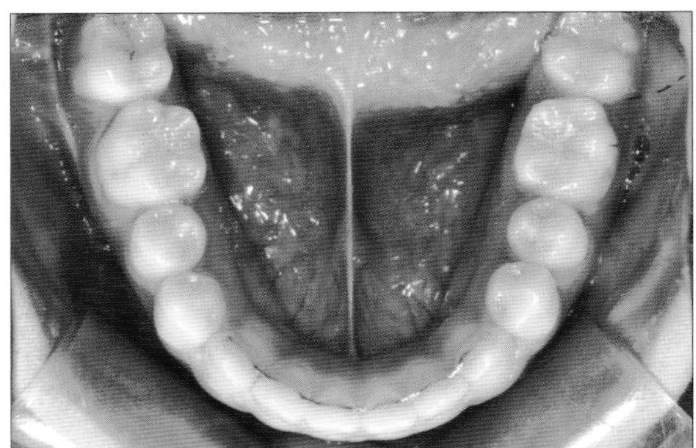
2012-09 下颌殆面像

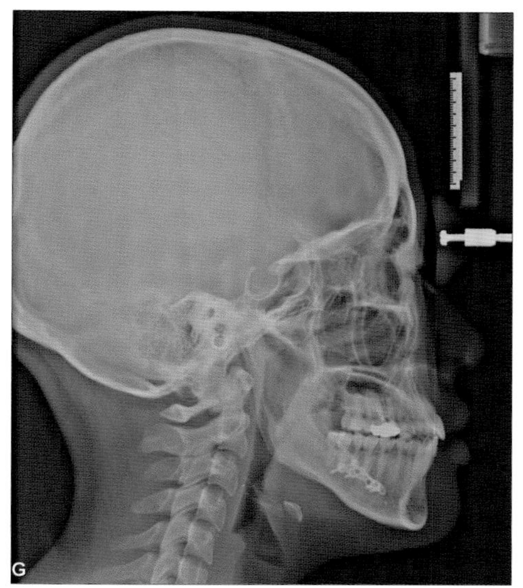

2012-09　头颅侧位片

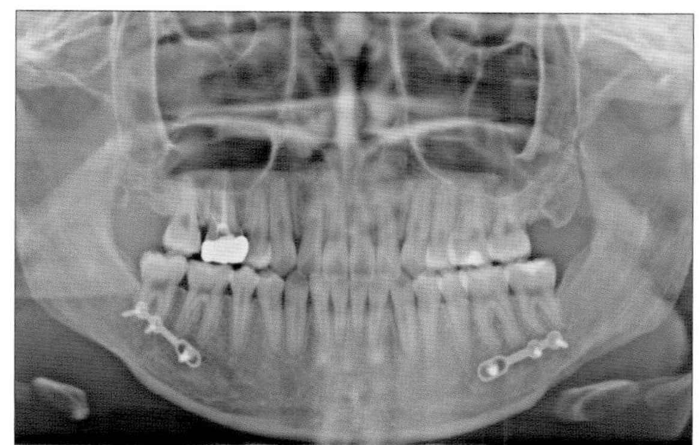
2012-09　曲面断层片

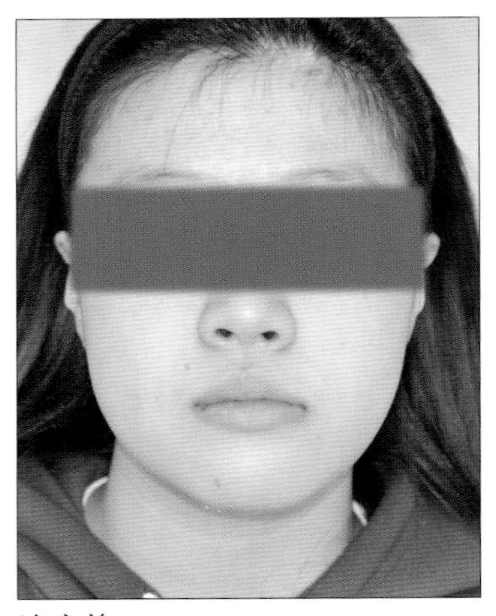
治疗前

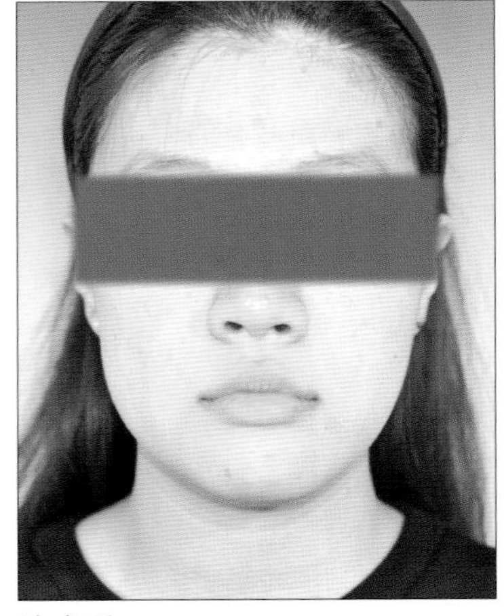
治疗后

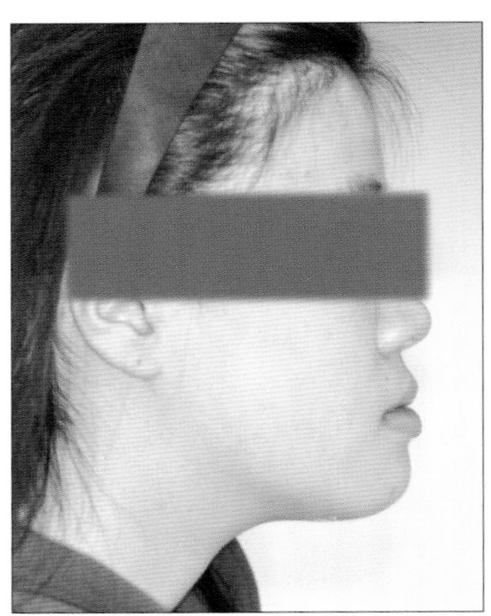
治疗前

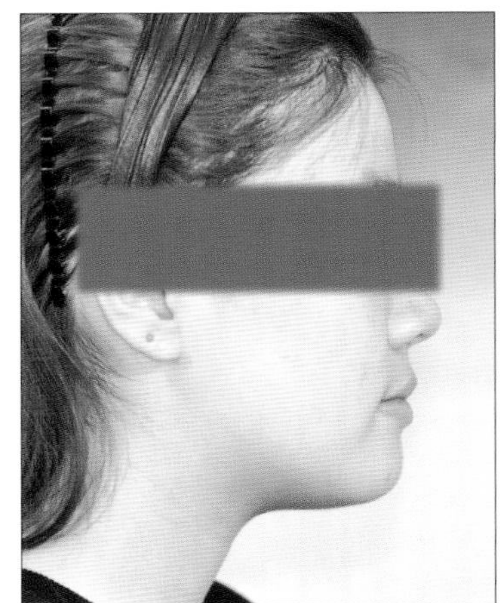
治疗后

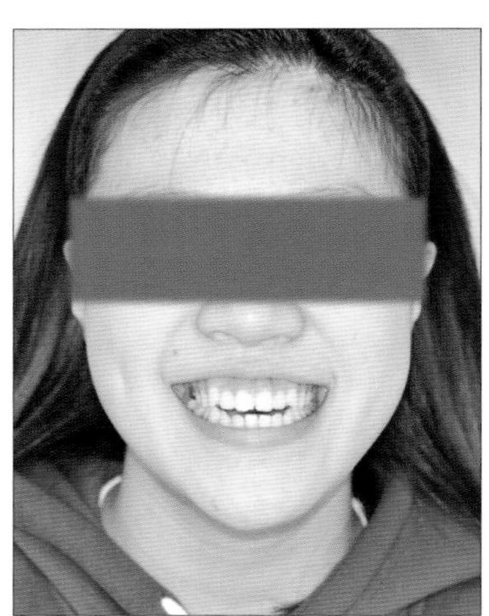
治疗前

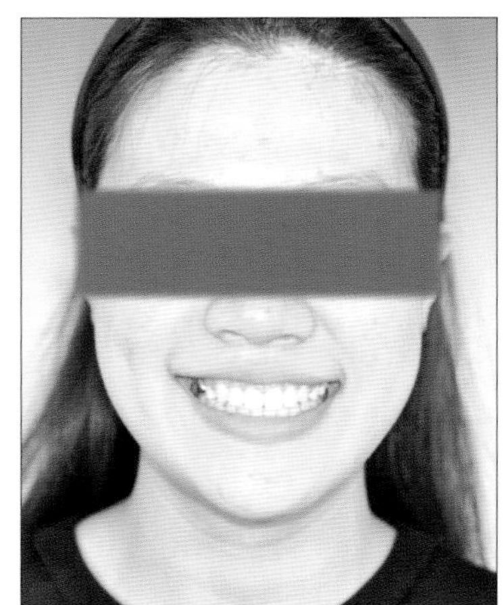
治疗后

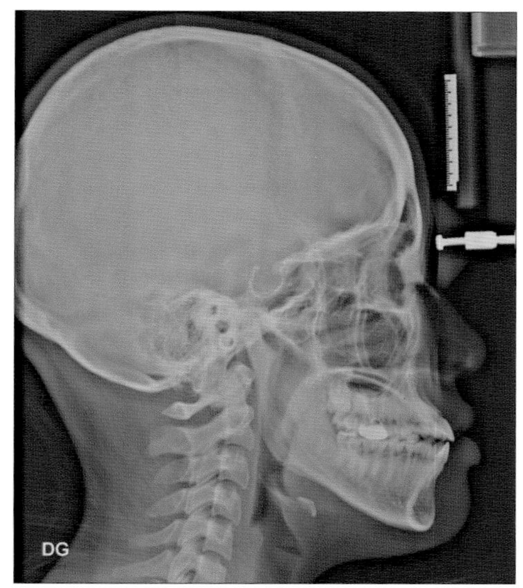

治疗前

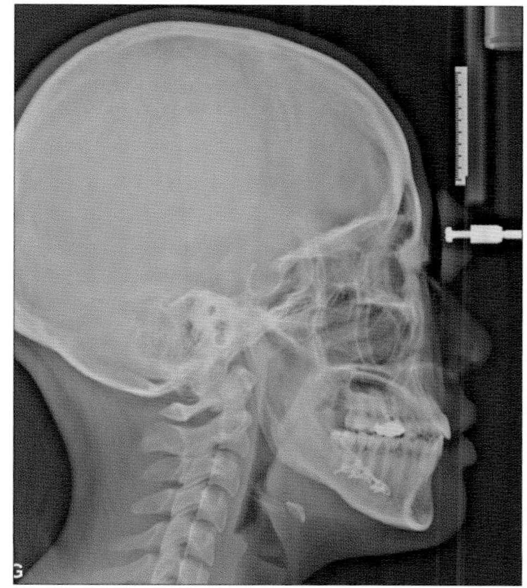
治疗后

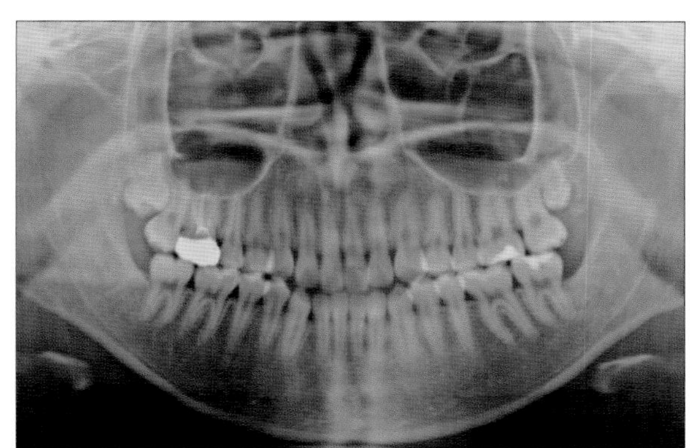
治疗前

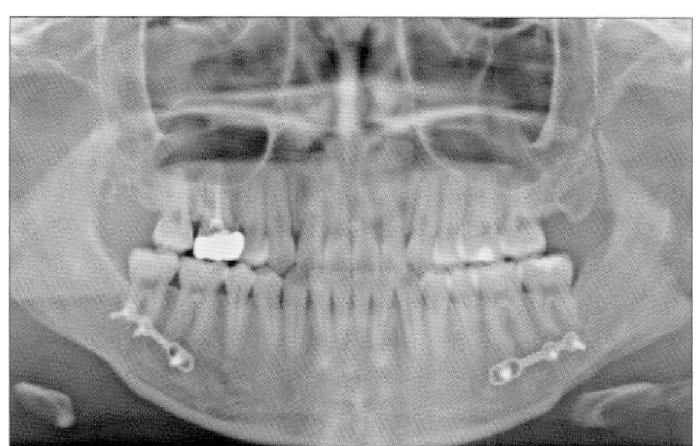
治疗后

保持6个月后

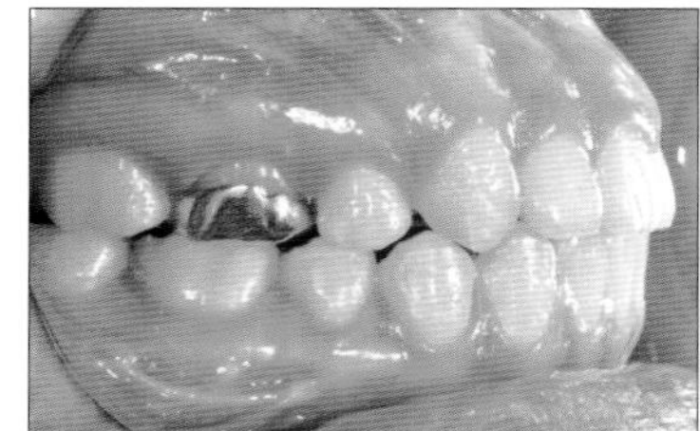
2013-03　右侧咬合像

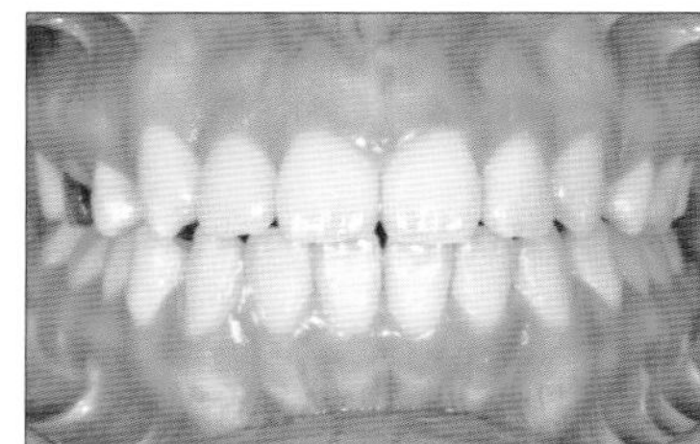
2013-03　正面咬合像

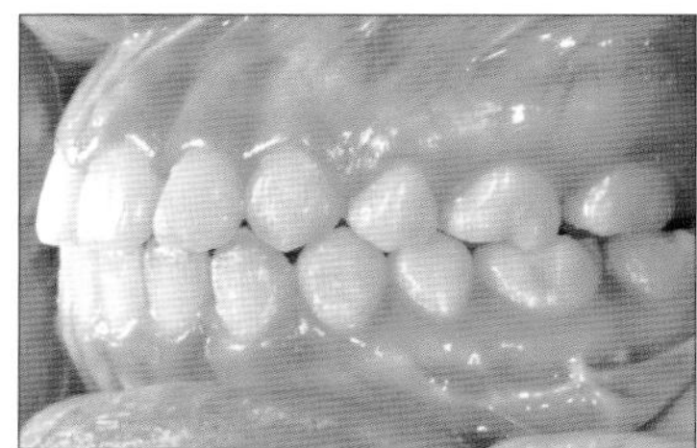
2013-03　左侧咬合像

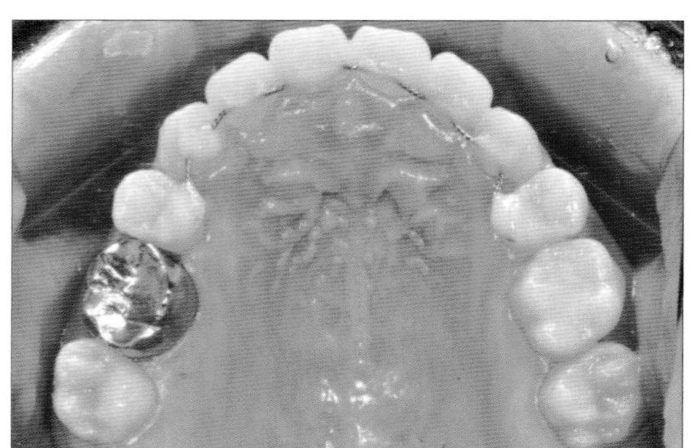
2013-03　上颌船面像

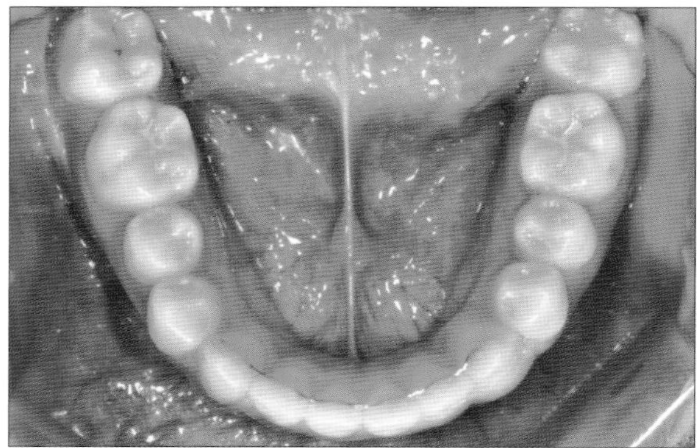
2013-03　下颌船面像

保持18个月后

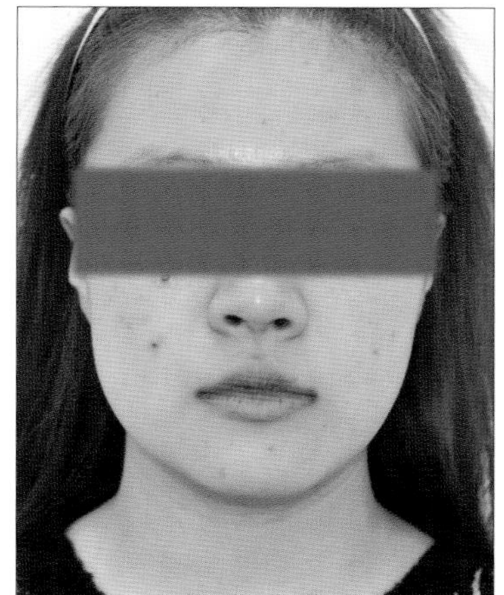
2014-02　正面像

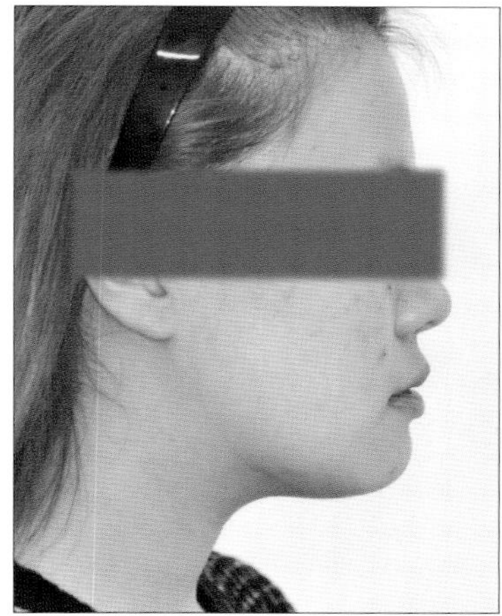
2014-02　侧面像

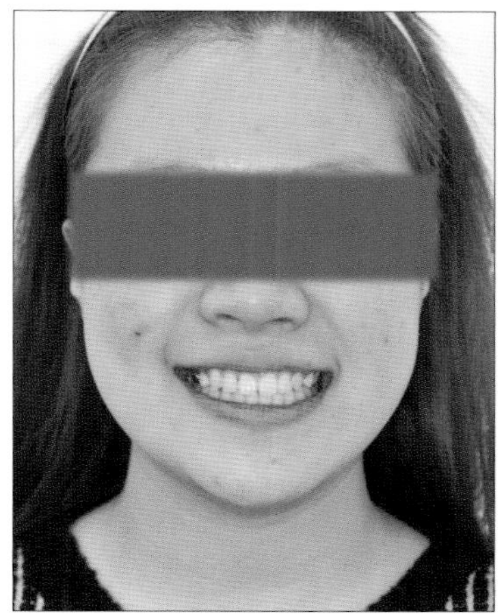
2014-02　正面微笑像

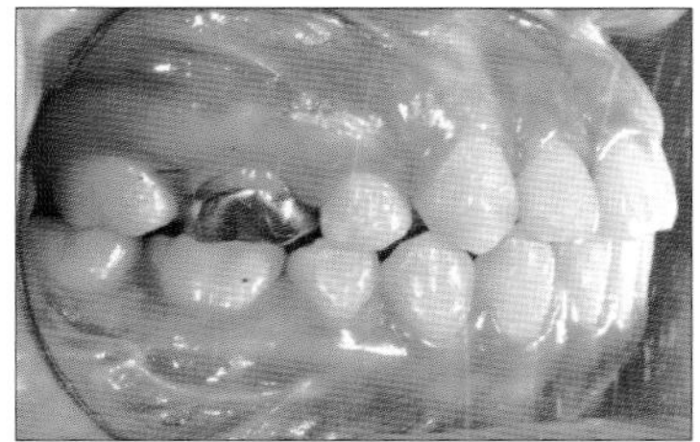
2014-02　右侧咬合像

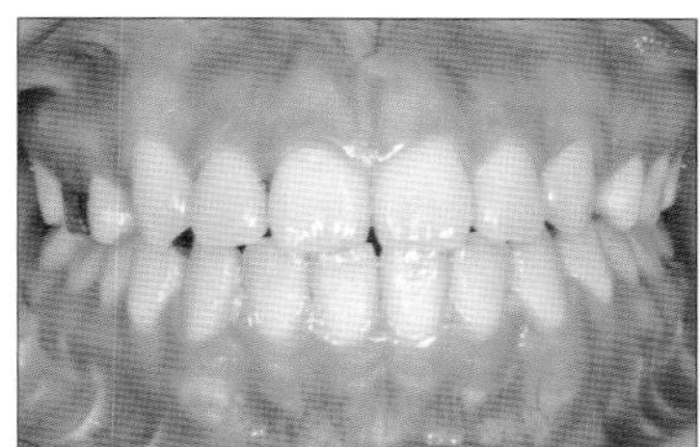
2014-02　正面咬合像

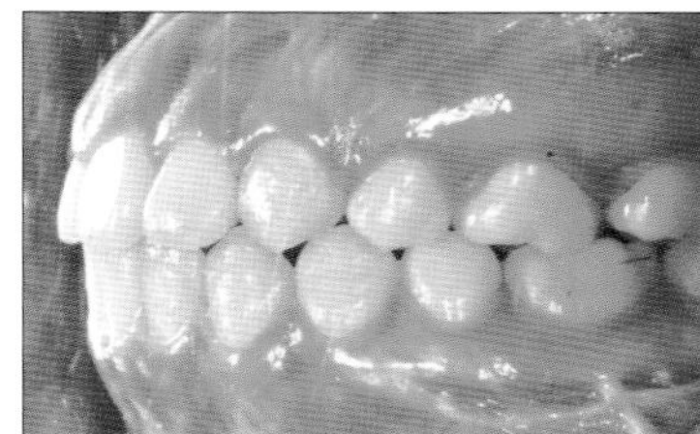
2014-02　左侧咬合像

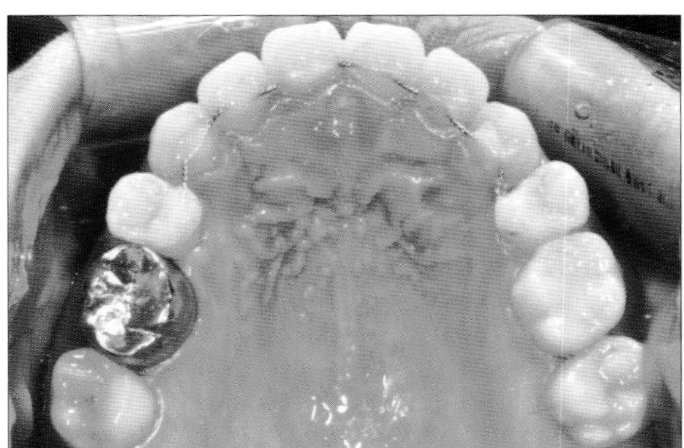
2014-02　上颌𬌗面像

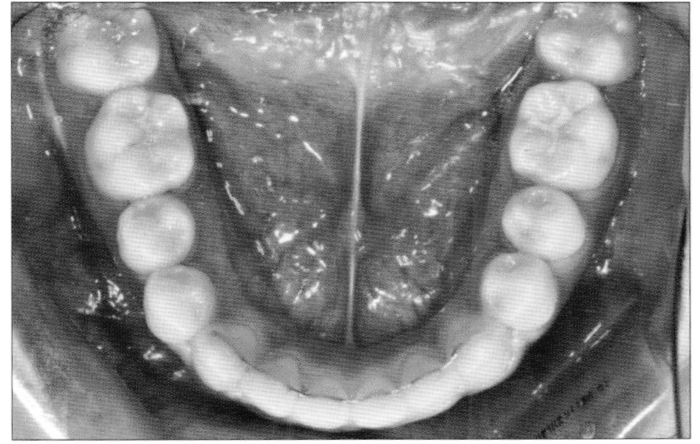
2014-02　下颌𬌗面像

保持30个月后

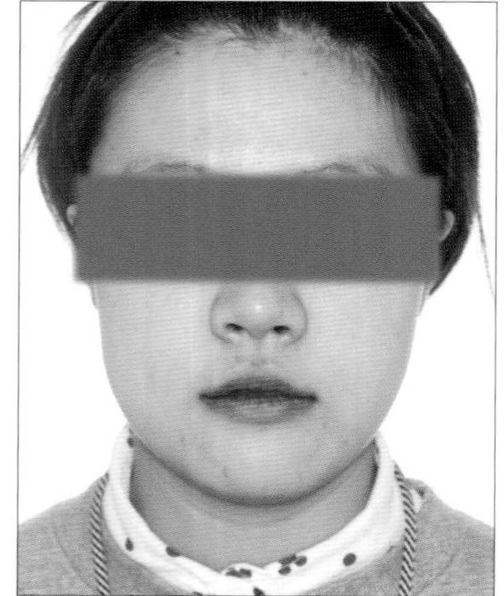
2015-02 正面像

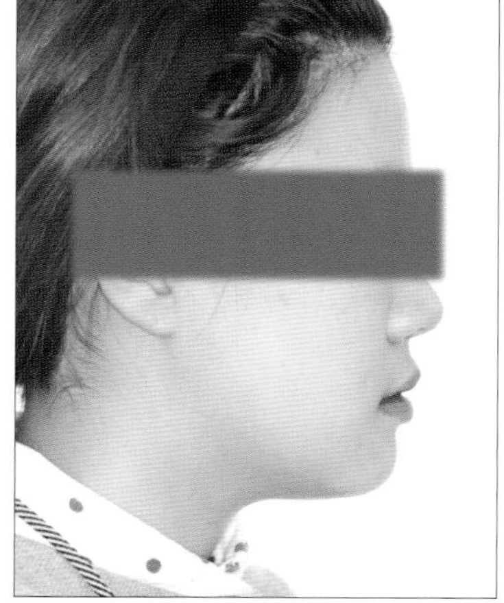
2015-02 侧面像

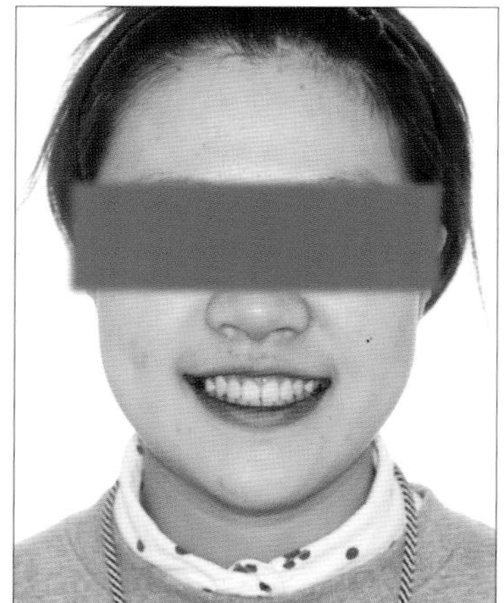
2015-02 正面微笑像

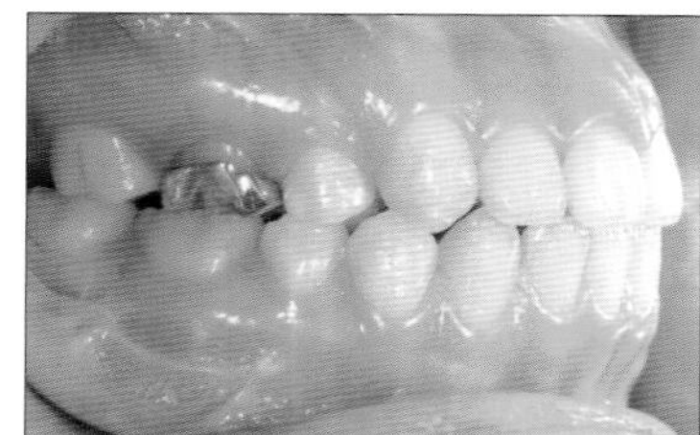
2015-02 右侧咬合像

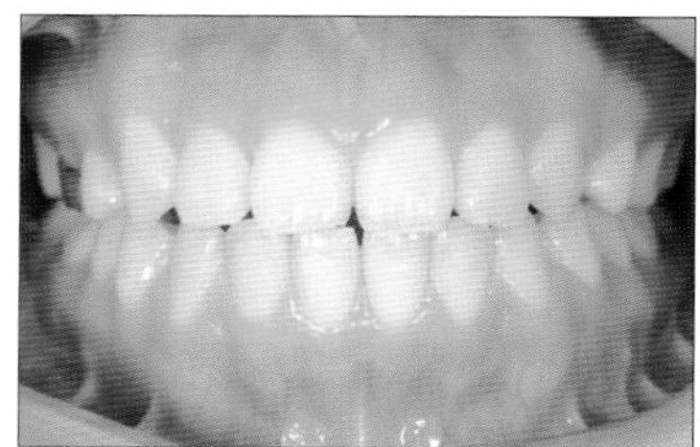
2015-02 正面咬合像

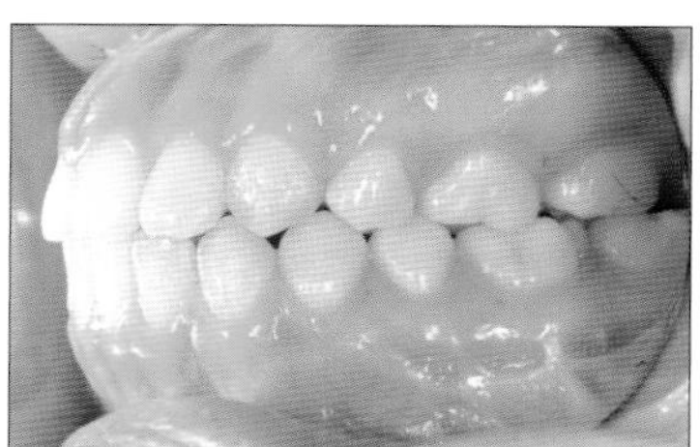
2015-02 左侧咬合像

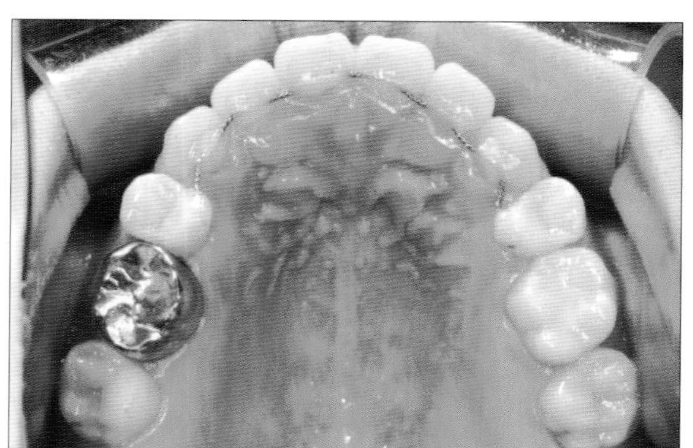
2015-02 上颌殆面像

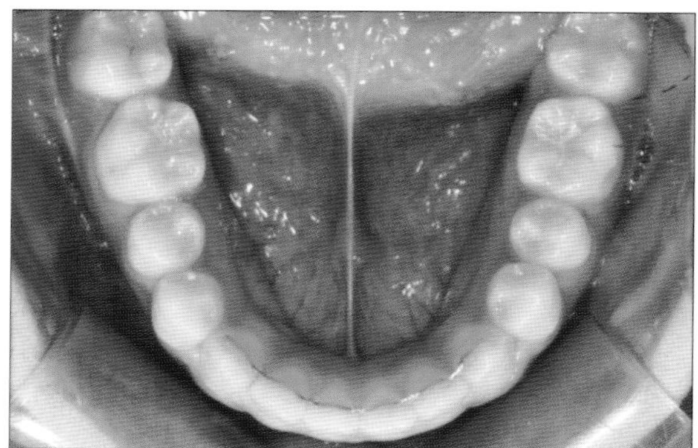
2015-02 下颌殆面像

第10章
临床提示

提示

1. 定制弓丝标出了中线，确保弓丝朝向正确。将弓丝从模板上取下之前，黑色标记点清晰可见。确保中线标记朝向殆面。
2. 如果患者的前牙有牙龈退缩，则选择较细的初始弓丝。同时要避免牙齿唇倾。
3. 在每次就诊时用咬合纸检查咬合，确保患者没有咬在后牙托槽上。如果托槽脱落，重新粘接后，需要再用咬合纸检查咬合，避免早接触。
4. 牙齿咬在前牙托槽上，通常不会出现问题。然而，如果患者咬在后牙托槽上（最常见的是磨牙），就需要在第二磨牙做树脂垫，也可以定制半咬合垫辅助打开咬合。
5. 在粘接后检查所有牙齿邻面，确保牙齿可以自由移动。
6. 如果牙齿排列整齐，可以从0.014" 超弹性镍钛弓丝直接换成0.016"×0.022" 超弹性镍钛弓丝。
7. 如果尖牙比较倾斜，需要在第一根弓丝入槽后，使用加力结扎。由于尖牙根较长，矫正尖牙倾斜需要较长的时间。
8. 对于安氏Ⅱ类牙冠较短的患者，建议定制有颊侧扣的带环，以利于患者佩戴橡皮圈。

在治疗过程中出现开殆

9. 注意在放置第一根弓丝时可能出现开殆。如果出现这种情况，可以如图所示通过使用橡皮圈颌间牵引建立前牙咬合。

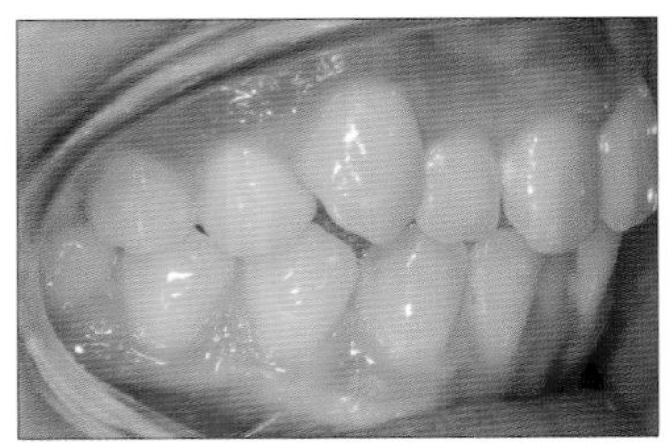
2006-10　右侧咬合像

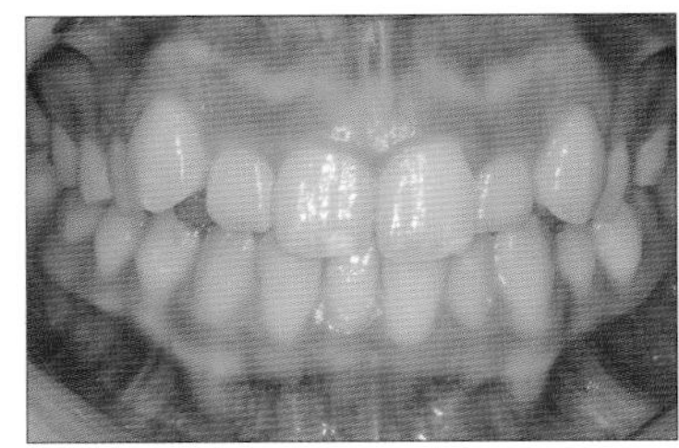
2006-10　正面咬合像

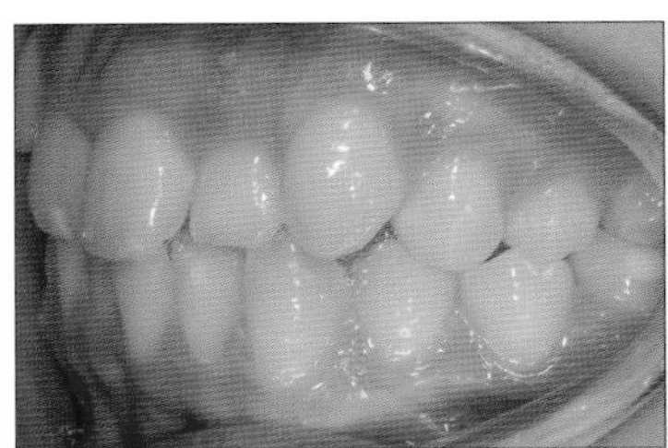
2006-10　左侧咬合像

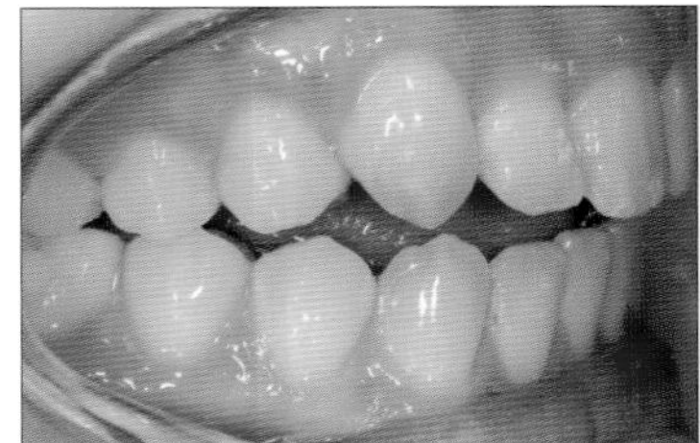
2007-01　右侧咬合像

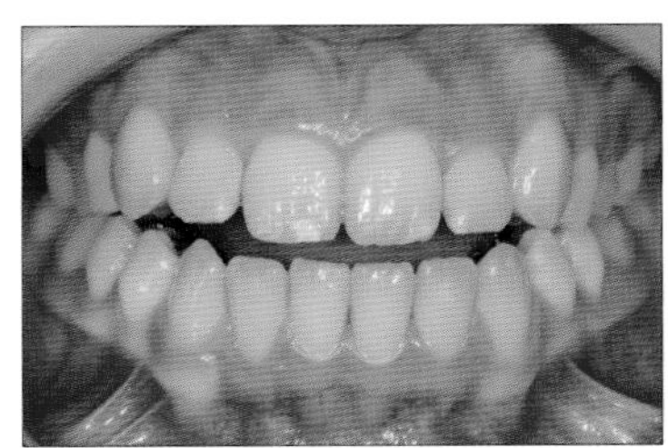
2007-01　正面咬合像

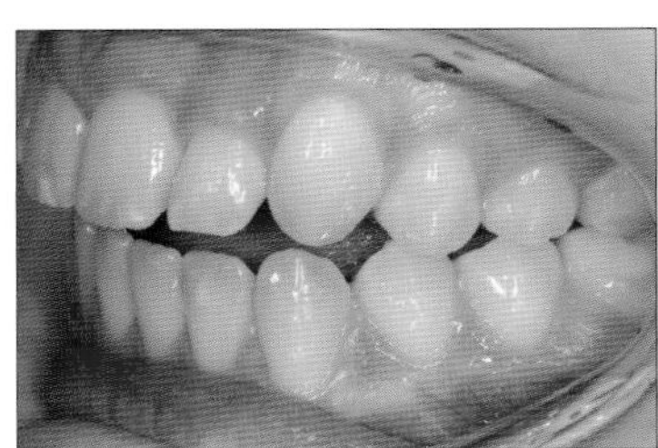
2007-01　左侧咬合像

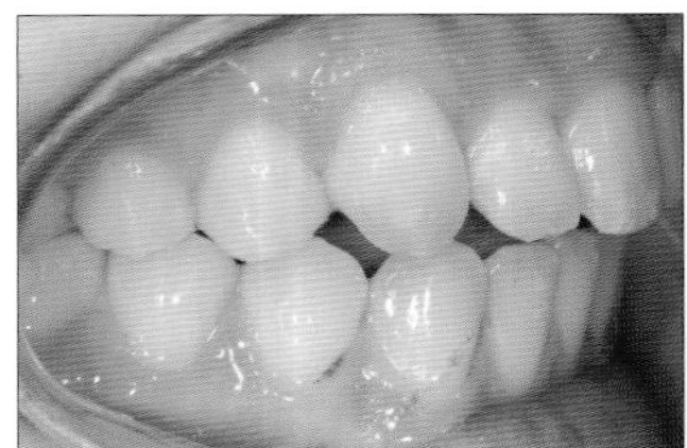
2007-02　右侧咬合像

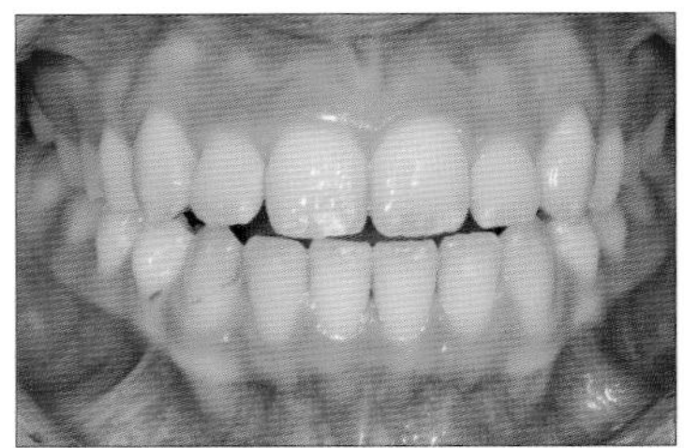
2007-02　正面咬合像

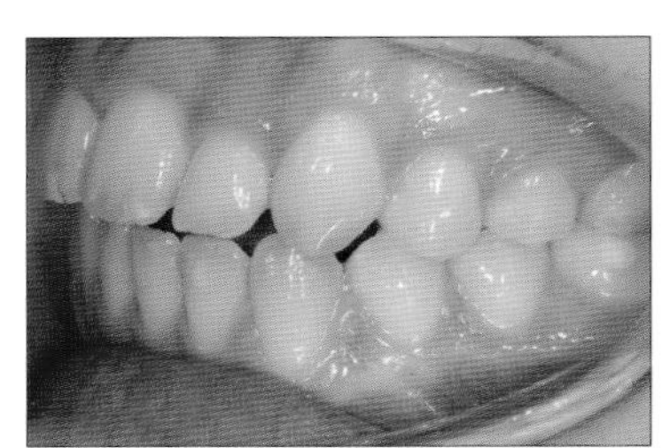
2007-02　左侧咬合像

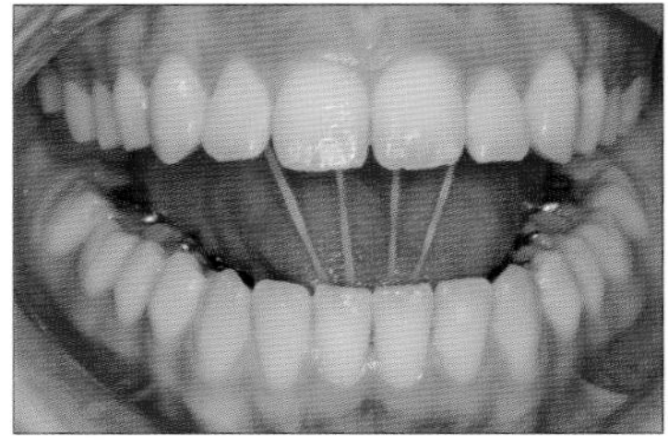
2007-04　颌间牵引

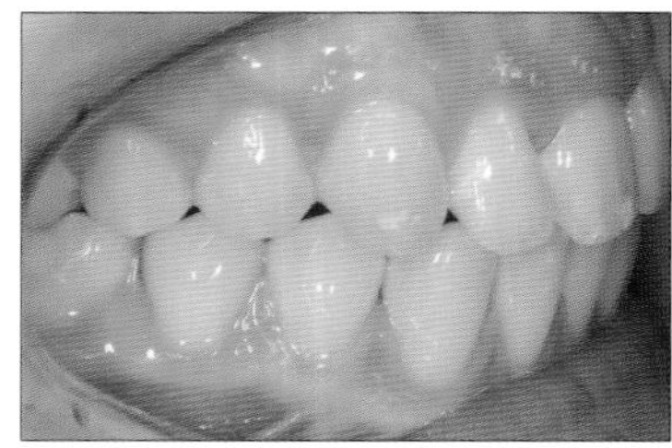
2007-12　右侧咬合像

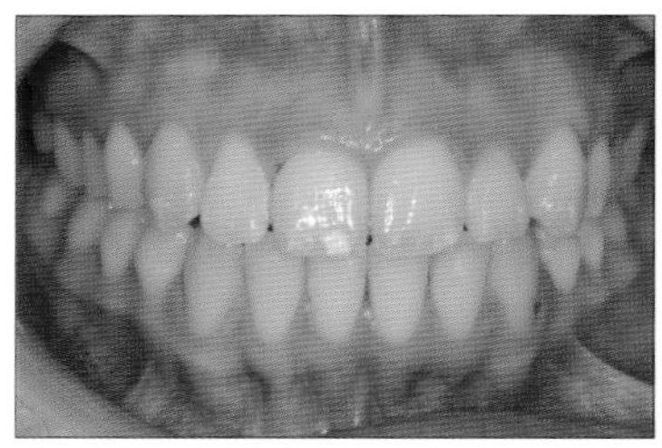
2007-12　正面咬合像

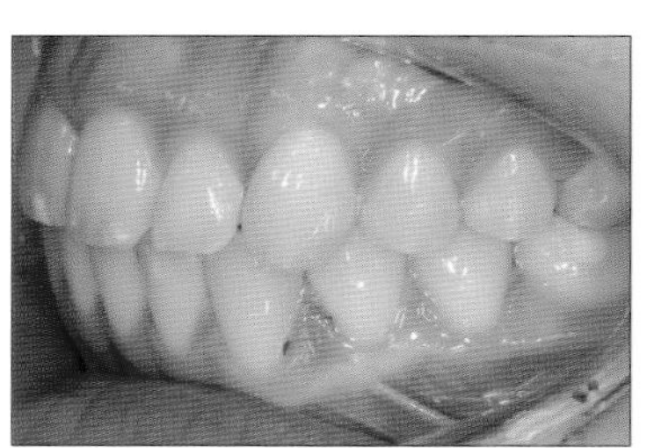
2007-12　左侧咬合像

反殆矫正过程中出现的开殆

在矫治反殆的过程中，可能出现开殆。此时可使用橡皮圈颌间牵引辅助建立前牙咬合。

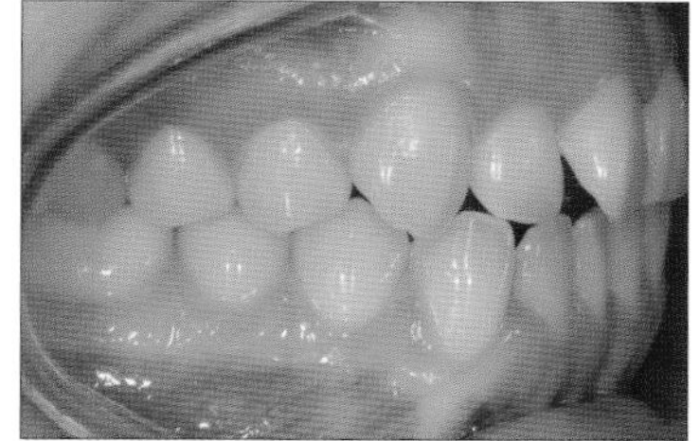
2007-07　右侧咬合像

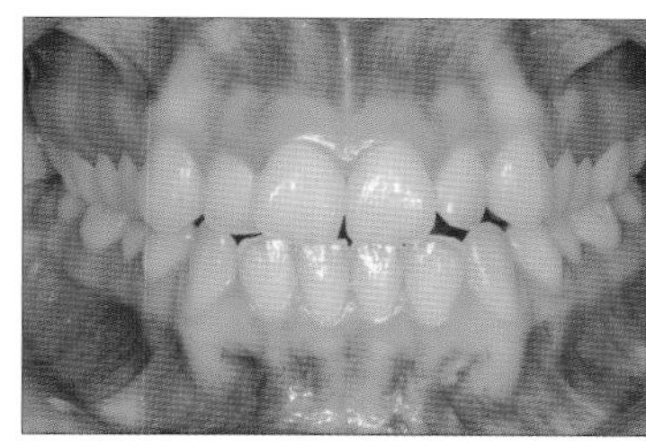
2007-07　正面咬合像

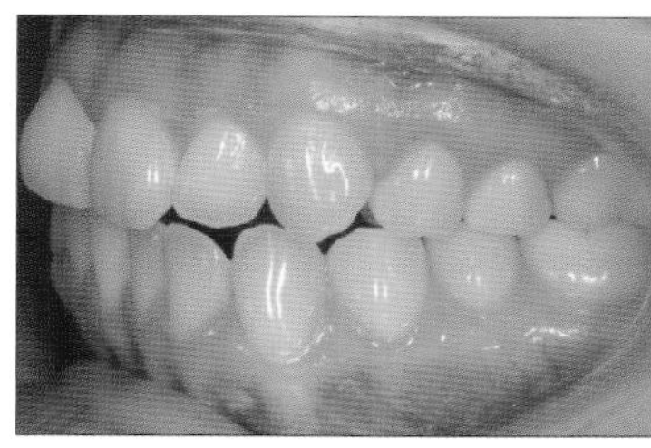
2007-07　左侧咬合像

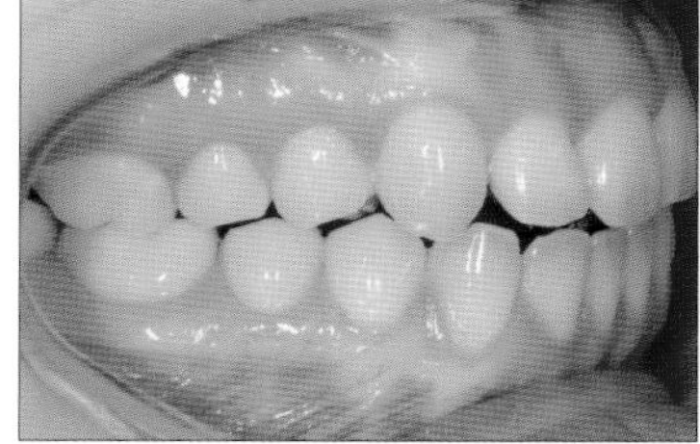
2007-12　右侧咬合像

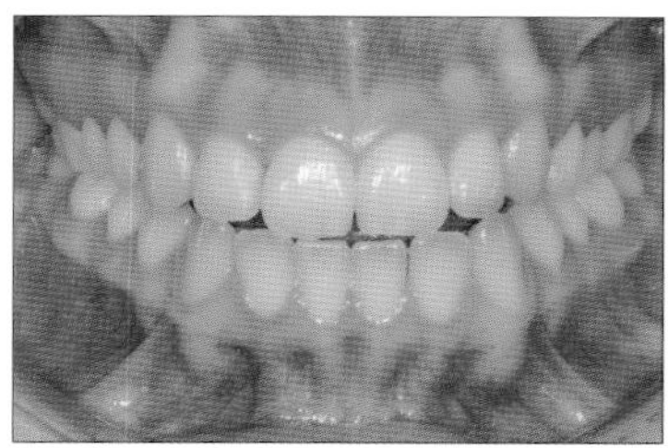
2007-12　正面咬合像

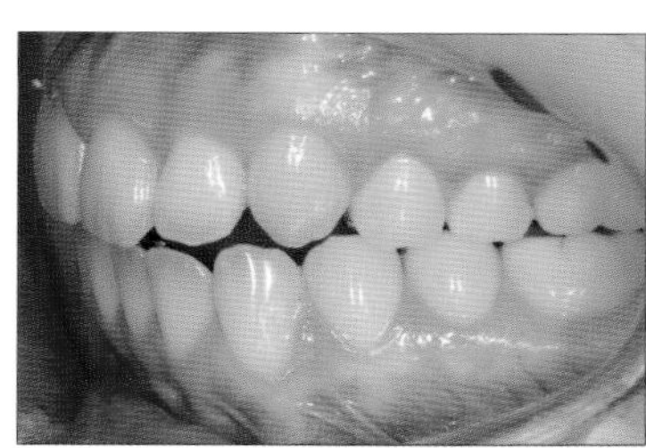
2007-12　左侧咬合像

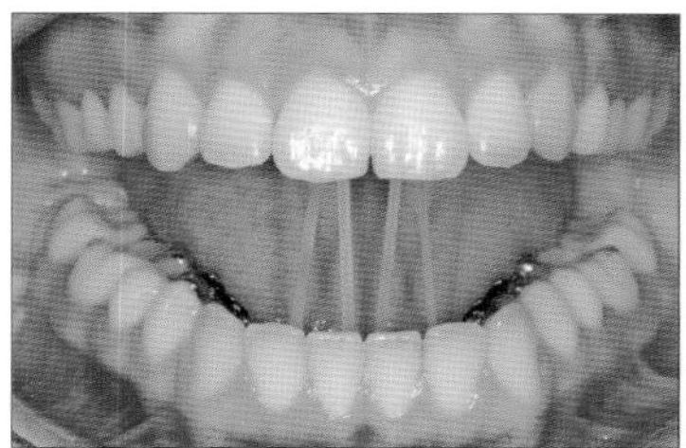
2008-03　颌间牵引

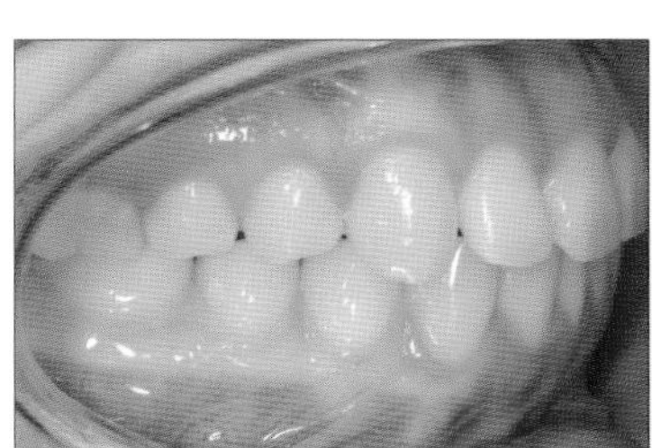
2008-06　右侧咬合像

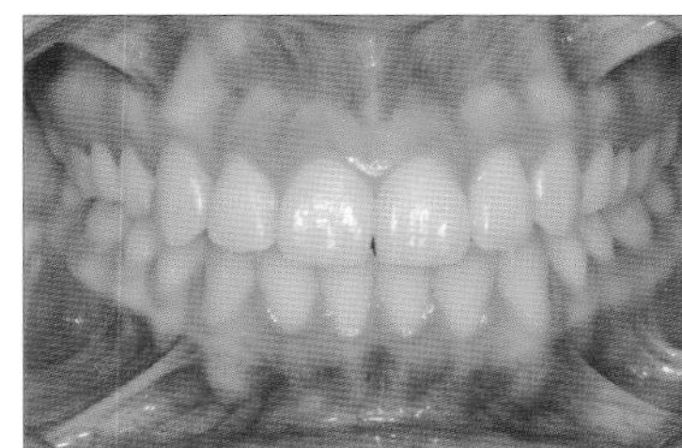
2008-06　正面咬合像

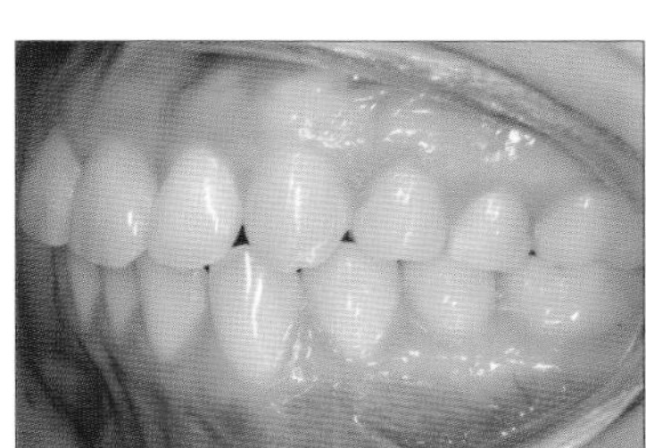
2008-06　左侧咬合像

矩形弓丝的临床提示

目标：进一步排齐牙列，牙弓形态矫正，整平纵殆（Spee）曲线，为下一步更换不锈钢方丝或Beta Ⅲ 钛弓丝做准备。关闭所有的散在间隙，矫正所有牙齿的扭转（弹力链）。

10. 不要过早使用方丝。在放置方丝前，一定要确保严重扭转的牙齿都得到了纠正，上一根弓丝完全就位于所有托槽槽沟。
11. 3-3进行对折结扎，从4-7用O形结扎圈结扎（对折结扎法说明见第2章）。
12. 使用末端回弯钳在末端牙齿远中充分回弯。
13. 舌侧正畸中转矩失控会导致垂直向不调。

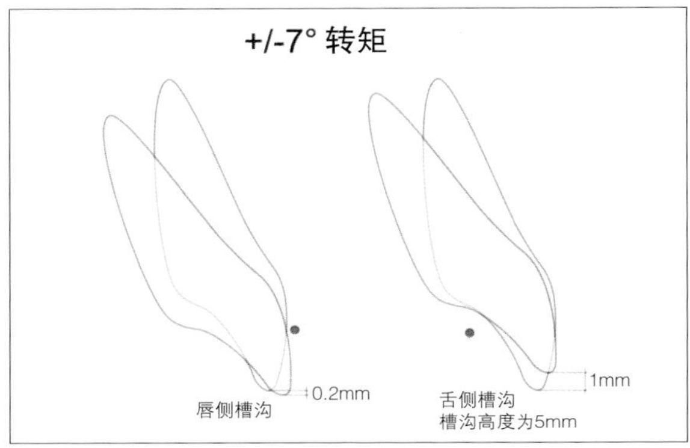

+/- 7° 的转矩差异可导致多达2.7mm的垂直向差异。因为在Incognito™矫治器系统中，只有全尺寸的弓丝完全入槽才能充分表达转矩，并且垂直向问题也得到了很好的解决。

可以在治疗初期就使用加力结扎法，对尺寸较小的弓丝进行更好的转矩控制。前牙转矩有较大异常的患者可以采取这种方式。

14. 如果某一颗前牙明显倾斜或者某一颗切牙明显唇倾，与邻近的牙齿不协调时，从矫正初期就采用不锈钢结扎丝进行力量结扎或对折结扎法，加强对倾斜和转矩的控制。

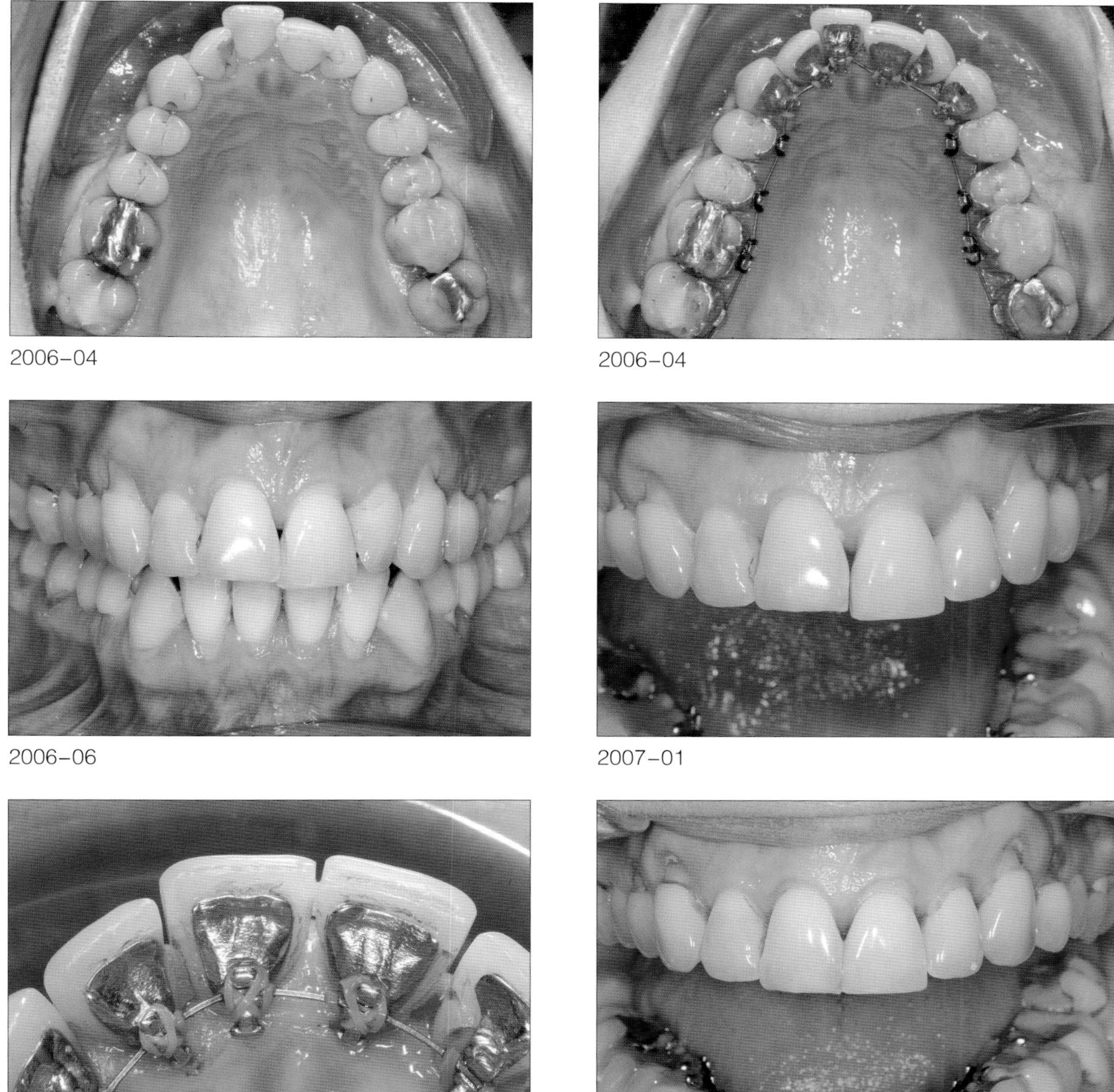

2006-04　2006-04

2006-06　2007-01

2007-01　2007-07

15. 定期检查并更换弹力链。如果有卫生方面的担忧，或者想消除复诊时置换弹力链的麻烦，建议使用不锈钢结扎丝对折结扎法。

16. 只有更换到全尺寸弓丝时，才能实现模拟排牙所显示的牙位。在最后一根弓丝完全入槽前，不要做弓丝的调整性弯制。

第三根弓丝的临床提示

第三根弓丝可以用作精细调整或为精细调整做准备。如果牙齿排列较为整齐，没有矢状向或横向的问题，后牙的轴倾正确，就可以使用0.0182" Beta Ⅲ 钛方丝。

有必要使用一根充满槽沟的全尺寸弓丝，实现模拟排牙所反映的牙位。

第三根弓丝的选项

- 0.018"×0.025" 超弹性镍钛弓丝，用于矫正横向问题。
- 0.016"×0.022" 不锈钢弓丝，用于矫正矢状向问题。
- 0.016"×0.024" 不锈钢弓丝带额外转矩，用于配合安氏 Ⅱ 类1分类橡皮圈进行颌间牵引。
- 0.017"×0.025" Beta Ⅲ 钛弓丝，用于直立后牙。
- 0.0182" Beta Ⅲ 钛方丝，用于精细调整。

17. 在定制附有额外正轴弯曲的弓丝时，应选用0.0175" Beta Ⅲ 钛方丝。
18. 矫正轻微的轴倾问题，若加力结扎的力量不足以矫正轴倾，建议弯制轴倾弯。
19. 如果在治疗后期做精细调整的弓丝难以完全入槽，需要确保槽沟很清洁、光滑。一些患者的槽沟中会形成牙垢，尤其是在下前牙位置，可以用非研磨材料清洁槽沟。建议使用登士柏（Dentsply）气动喷砂洁牙机或用医迈斯（EMS）气动抛光机。
20. 如果不清楚如何定制精细调整的弓丝，可以联系客服人员。

第三序列的控制

需要重点注意的是，只有当全尺寸弓丝入槽后才能完成第三序列控制。进行第三序列控制需要弓丝与托槽的槽沟完全匹配。确保无转矩余隙。只有精确的槽沟尺寸结合精确的全尺寸弓丝，是保证第三序列控制的有效方法。

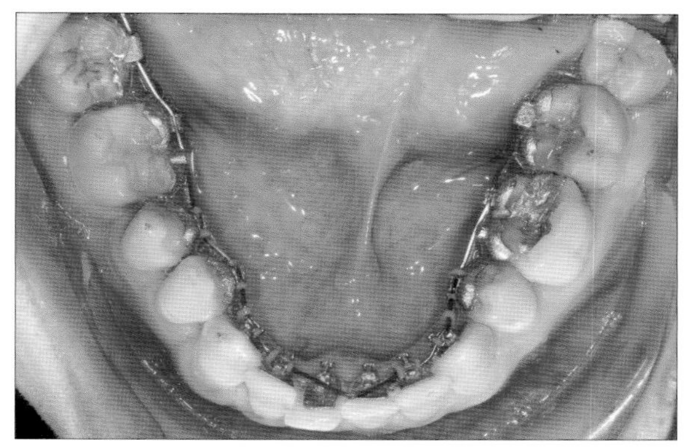

示例1

存在第三序列问题，及下前牙区牙列拥挤。

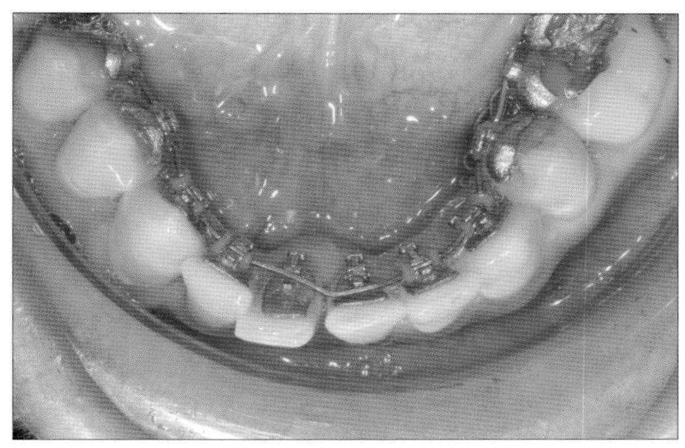

右下中切牙根舌向转矩太大。在矫正转矩问题前，需要用弓丝扩弓创造间隙。

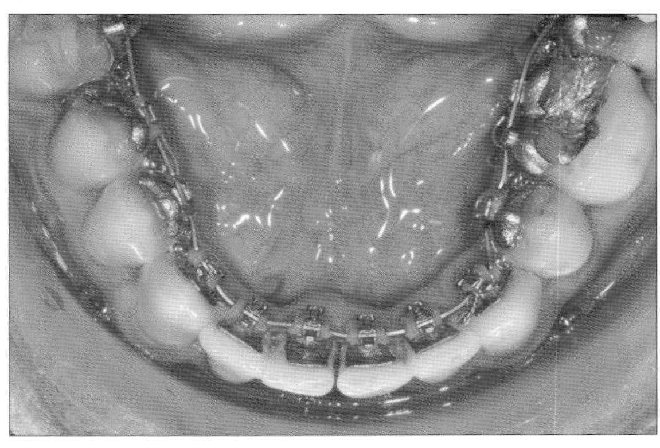

在创造间隙后，用0.016" × 0.022" 超弹性镍钛弓丝排齐切牙。

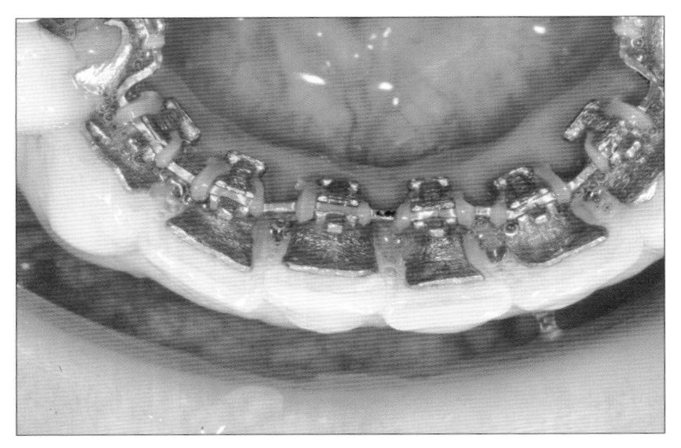

示例2

患者处于精细调整阶段，右下中切牙有第三序列问题，同时第三序列问题也导致了垂直向问题，可使用0.0182" Beta Ⅲ 钛方丝矫正这一问题。该弓丝没有预设过校正值，通过很少量的邻面去釉创造一点间隙。

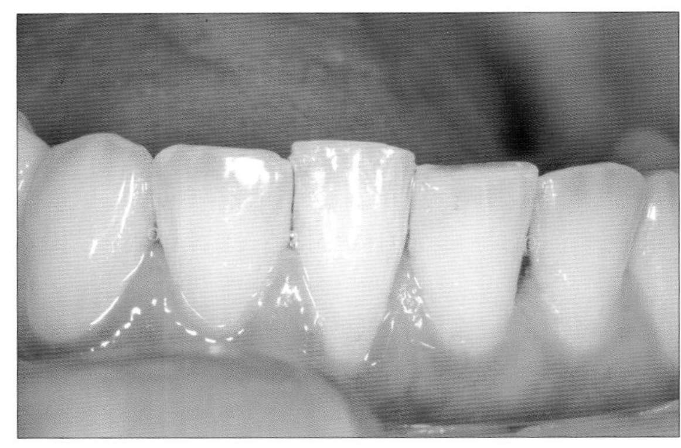

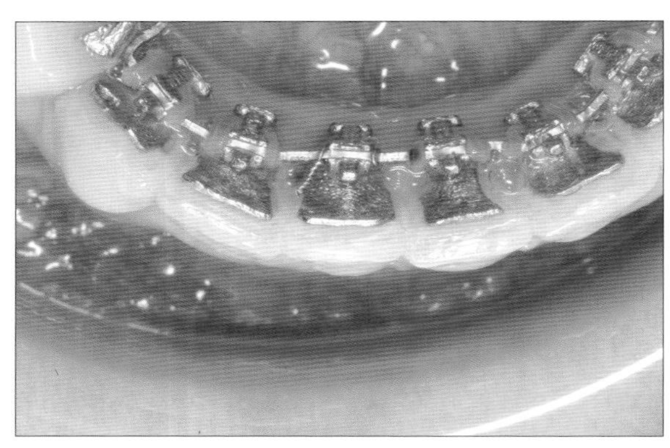

在第二次复诊时，用不锈钢结扎丝对右下中切牙进行对折结扎，改善第三序列的控制。

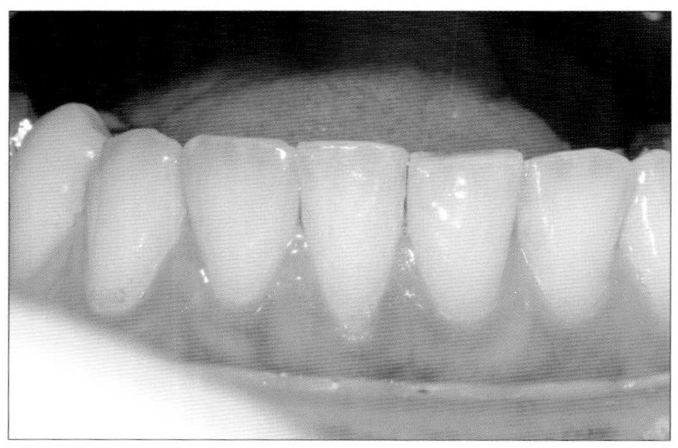

这是使用全尺寸Beta Ⅲ 钛方丝6周后的情况，不需要通过额外的弯曲获得精细调整。

扩大与关闭间隙

螺旋弹簧

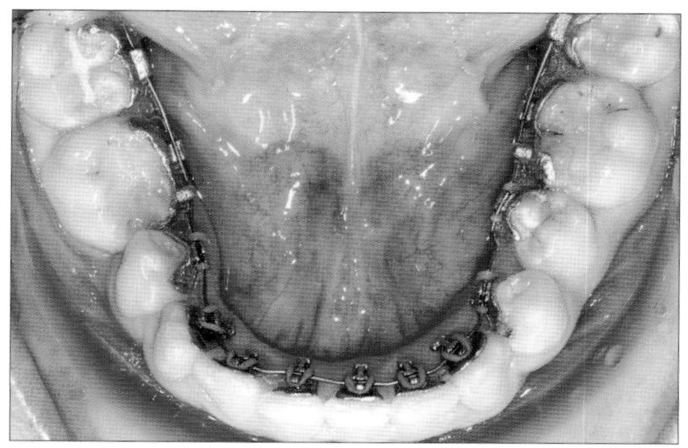

示例1

殆面观

患者右下第二前磨牙阻生。

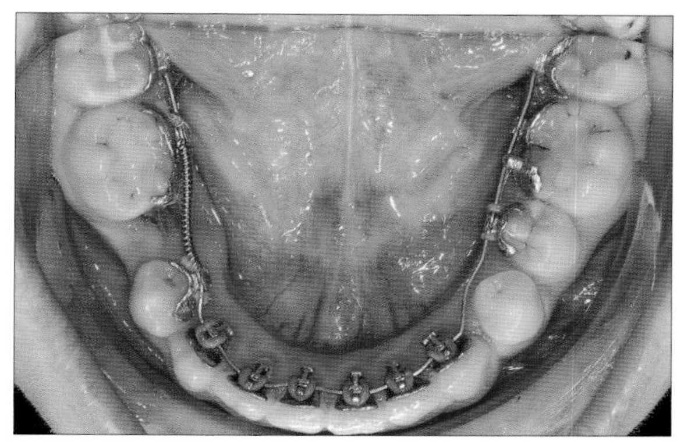

用弓丝将第一磨牙直立，然后用螺旋弹簧扩大间隙。

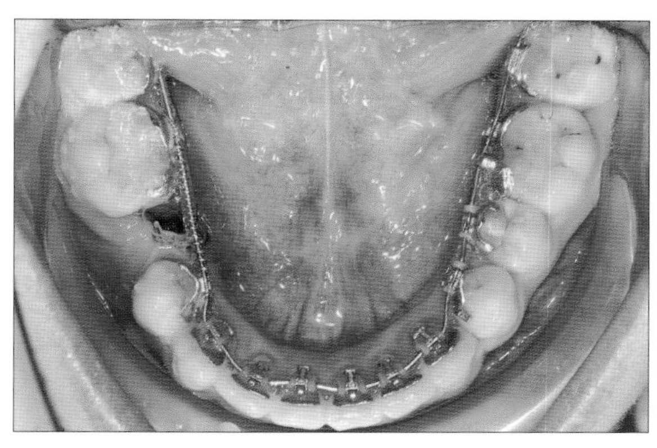

对第二前磨牙进行手术开窗，在舌侧面粘接舌侧扣。

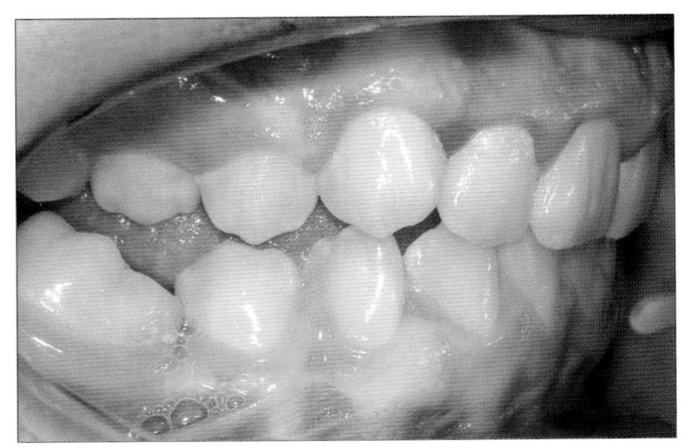

示例2

右侧咬合

在治疗开始时，右下第一磨牙占据右下第二前磨牙位置，并且牙冠向近中方向倾斜。

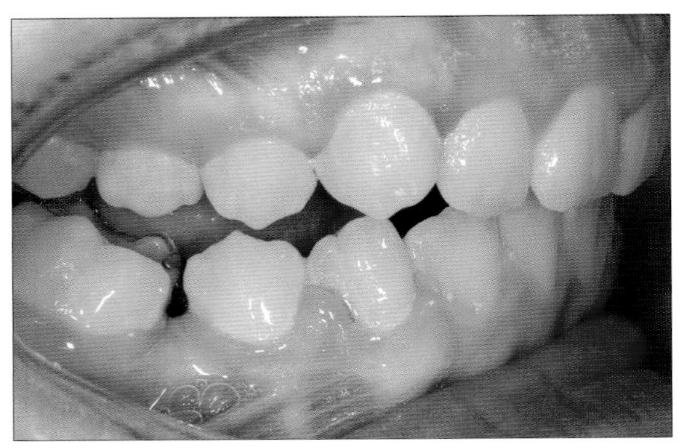

随着右下第一磨牙的直立，为右下第二前磨牙创造了空间，在进行了11个月的舌侧正畸治疗后，扩出了间隙。

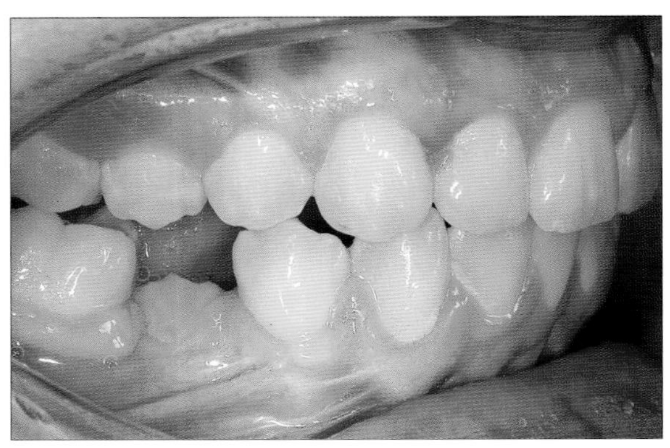

最终，第二前磨牙排入了牙弓。

Locatelli弹簧

可以使用Locatelli弹簧整体移动牙齿，扩大间隙。Incognito™矫治器系统，可以在0.014" 超弹性镍钛弓丝带螺旋弹簧，并可以在牙齿颊侧粘接复合材料或托槽。

参考文献

[1]Locateli R, Bedner J, Dietz VS, et al. Molar distalization with superelastic NiTi wire[J]. J Clin Orthod, 1992, 26(5):277-279.

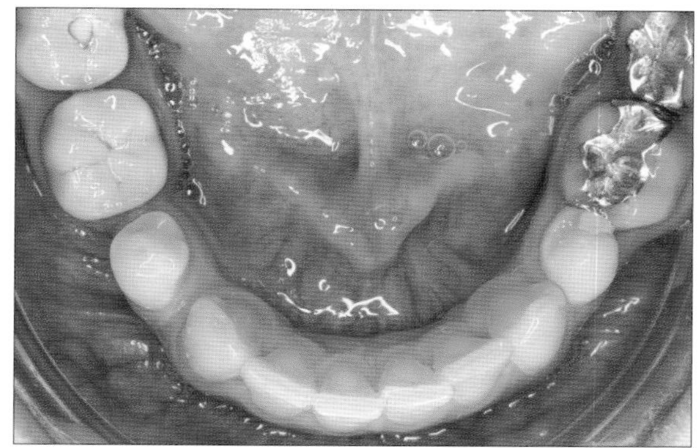

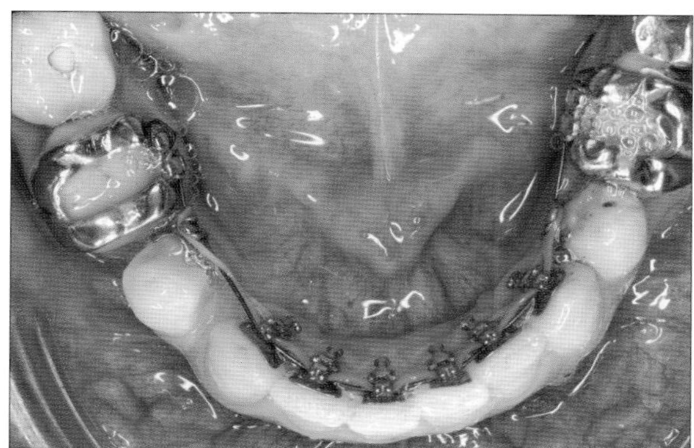

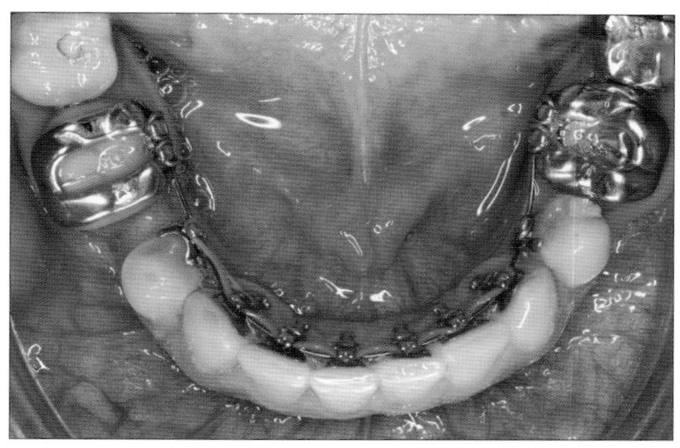

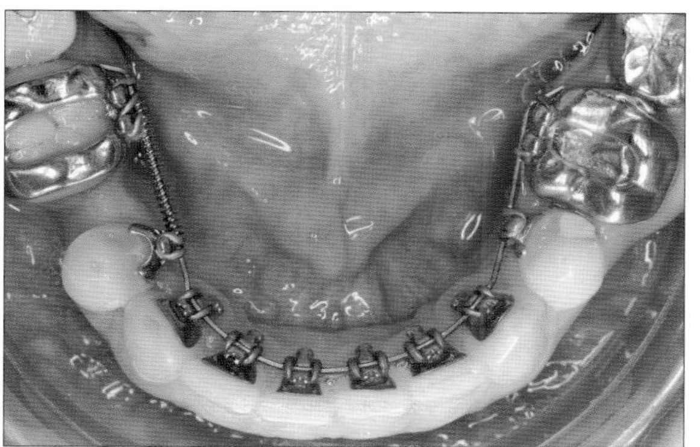

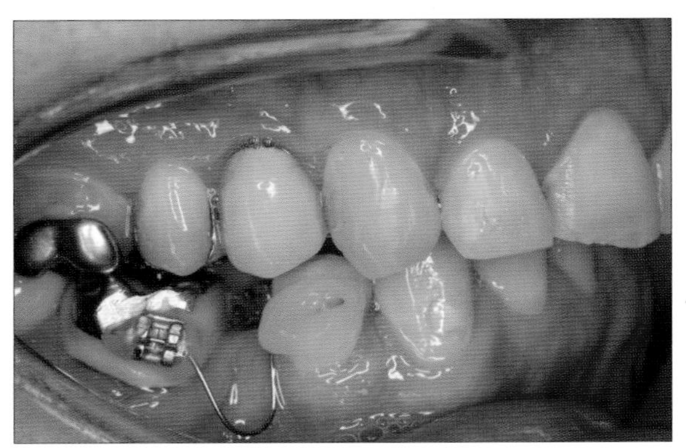

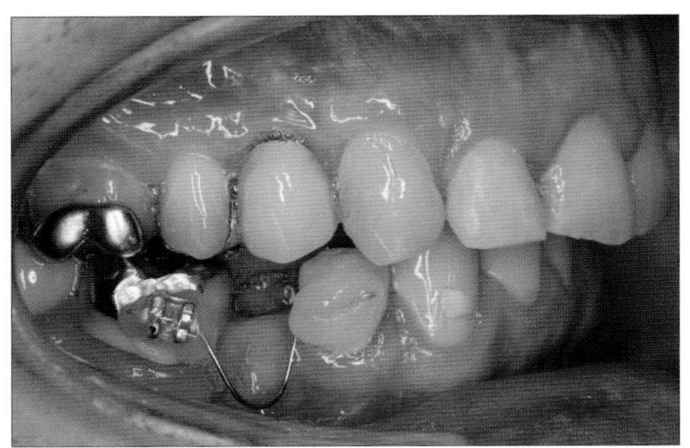

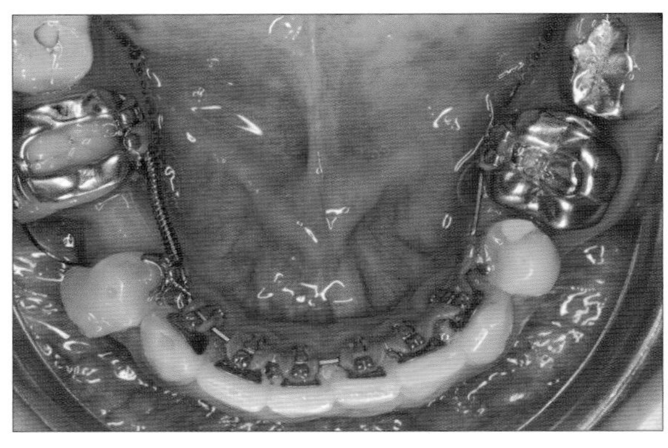

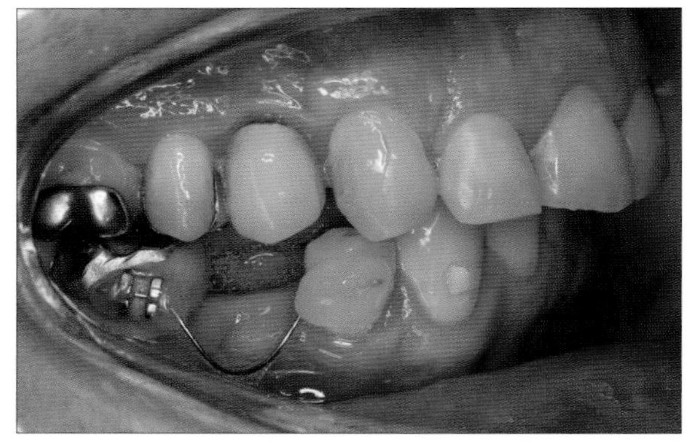

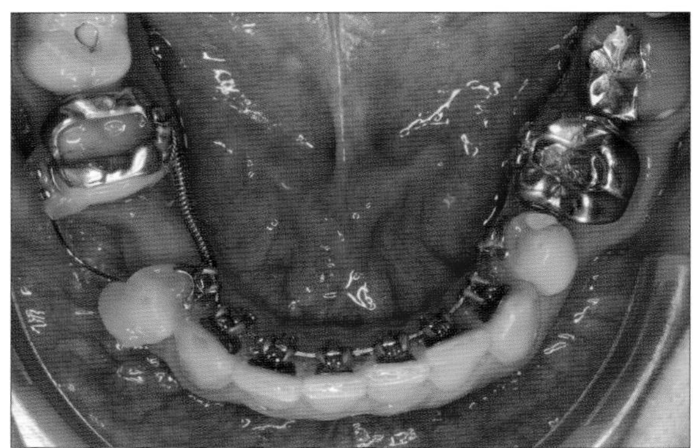

埋伏牙

涉及埋伏牙的3种常见情况

1. 第二磨牙萌出不足。在这种情况下，有时殆面可用作粘接面。
2. 一侧尖牙阻生。当尖牙完全阻生时，技术人员可以根据对侧的尖牙，制作镜像托槽，一旦牙齿萌出就可以放置在阻生牙上。
3. 两侧尖牙都阻生。在两侧尖牙都阻生的情况下，有必要在开窗手术后制取尖牙整个舌侧面的藻酸盐印模，灌制石膏模型，将石膏模型送去技工室加工。

埋伏磨牙

针对萌出不足的磨牙，设计半覆盖殆面的咬合板以克服牙冠高度的不足。这种殆面托槽可在整个治疗过程中使用。

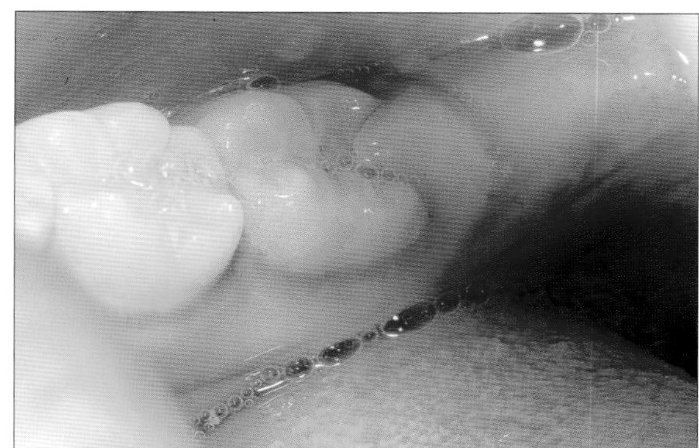
初始情况，患者牙冠高度不足

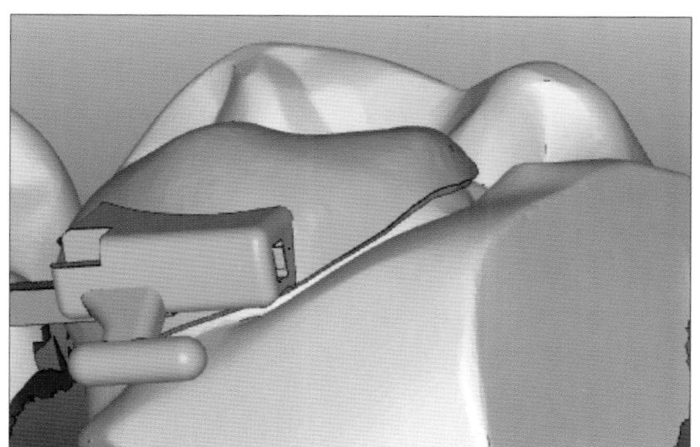
设计殆面托槽

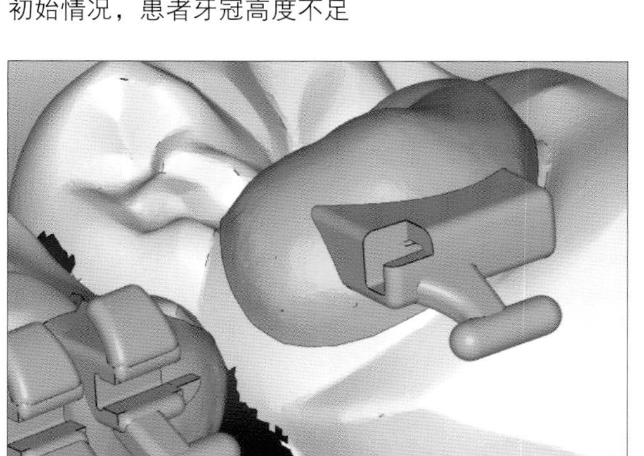
设计殆面托槽

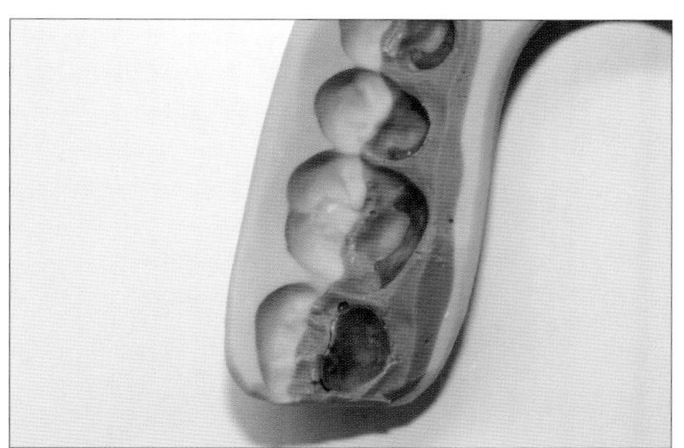
放在间接粘接模板上的殆面托槽，等待与其余的托槽一起粘接

尖牙阻生

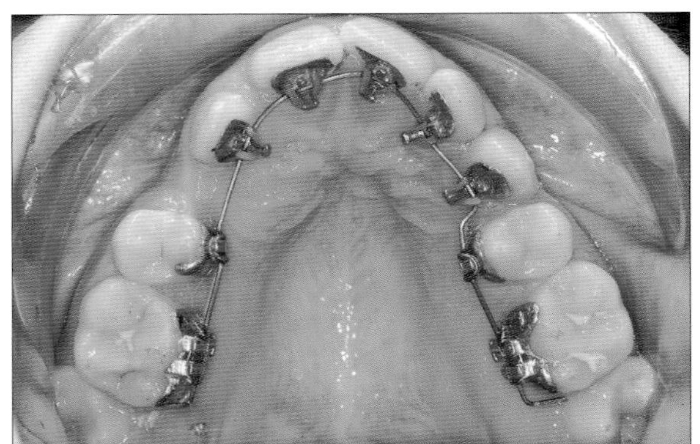

右上尖牙阻生

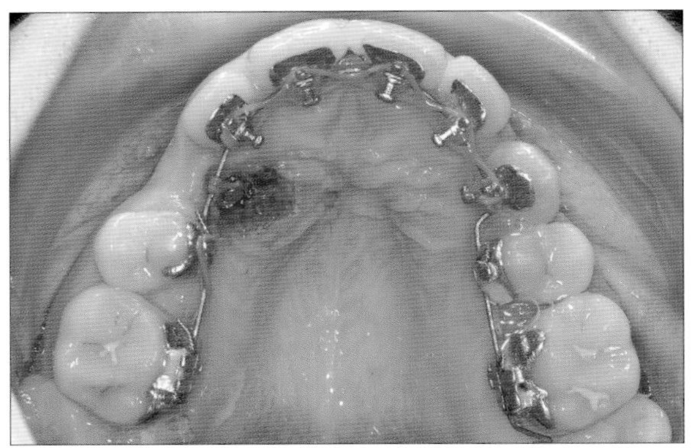

对尖牙进行手术开窗，将一舌侧扣粘接到尖牙上，与弓丝结扎

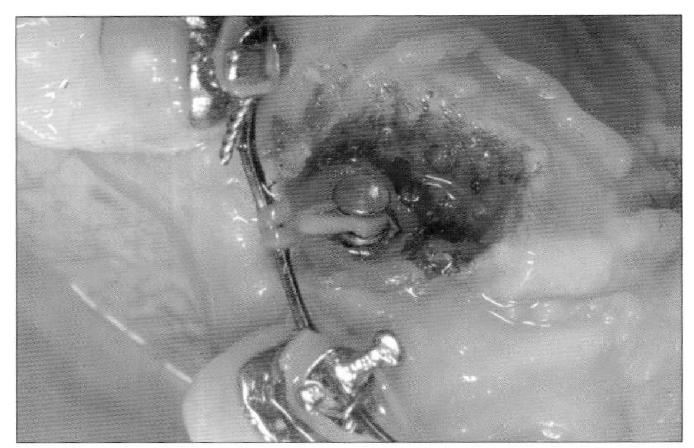

使用O形套索结扎法，用弹力链将舌侧扣结扎到弓丝上

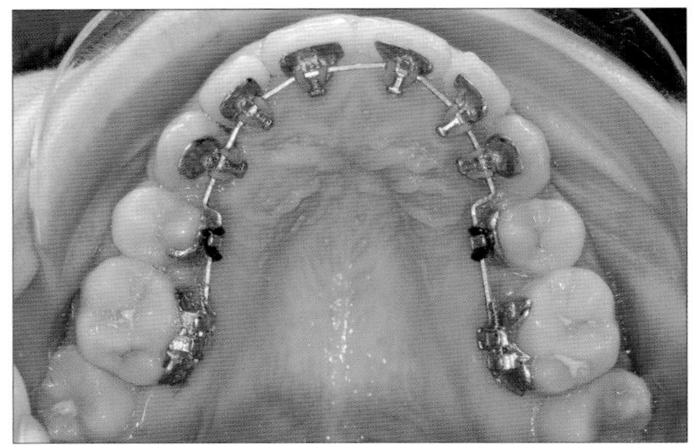

一旦尖牙完全萌出，更换根据对侧尖牙制作的托槽，继续进行治疗

倾斜问题

遇到倾斜问题时，首先进行检查，确保槽沟清洁，没有牙垢。牙垢会在槽沟中积累，使弓丝无法与槽沟完全吻合，此情况在下前牙托槽尤为常见。

当前牙区存在倾斜问题时：

1. 治疗开始：

- 当使用弹性弓丝时，对弓丝进行充分结扎，使用钢结扎丝进行对折结扎，或用弹力链进行对折或加力结扎。为达到矫正倾斜的最佳效果，进行加力结扎。请注意，加力结扎会妨碍滑动。如果最初的排齐和整平还没有完成，不应该使用加力结扎。
- 在使用垂直槽沟的托槽时，用普通O形圈或者普通钢结扎丝结扎可以矫正倾斜问题。

2. 治疗结束：

- 如果患者在使用全尺寸Beta Ⅲ 钛方丝，有必要使用弹性结扎。要注意，像Beta Ⅲ 钛方丝这样的硬弓丝用钢结扎丝结扎时不具备足够的弹性，难以矫正倾斜问题。因为槽沟中弓丝的应力不足以使牙齿扶正。
- 为创造足够的正轴力，有必要使用弹性结扎。在这种情况下加力结扎是最佳结扎方法。
- 如果在尝试加力结扎后倾斜问题没有得到纠正，考虑通过弓丝弯曲或定制带轴倾弯曲的弓丝。

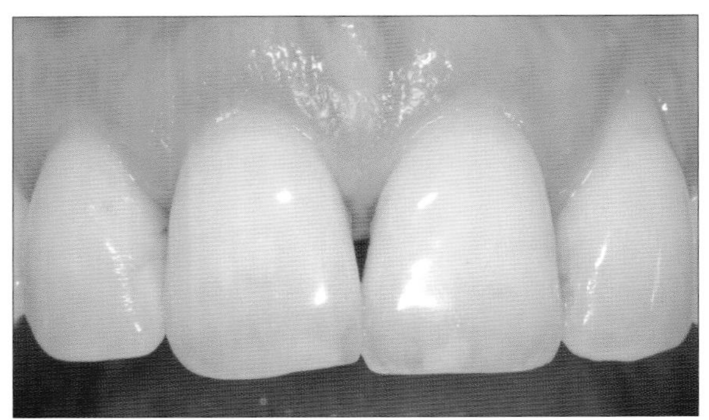

示例1

患者右上中切牙倾斜。

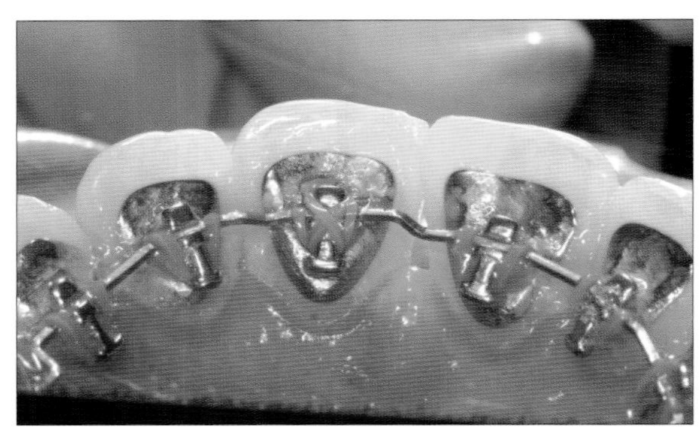

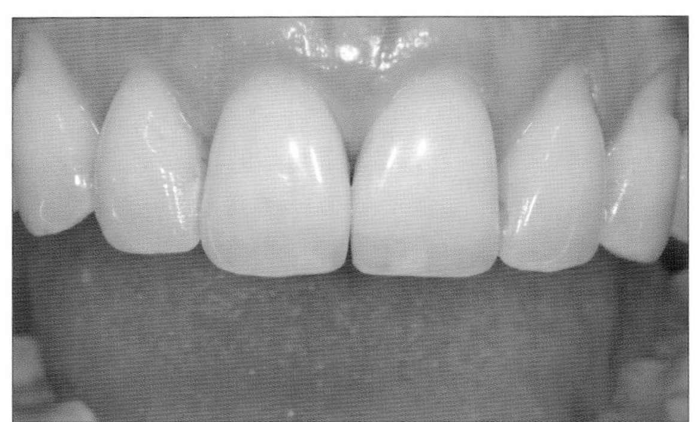

用Masel正畸钳在弓丝上弯制轴倾曲。对弓丝进行加力结扎。4个月后，倾斜问题得到矫正。

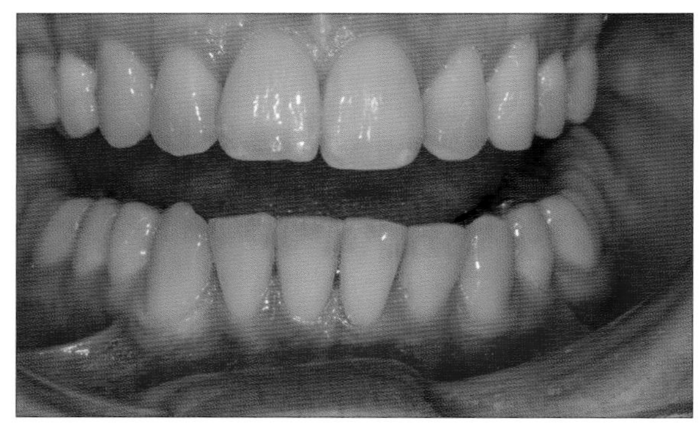

示例2

患者下前牙有倾斜问题。

右下中切牙牙冠近中倾斜12°。

右下侧切牙牙冠远中倾斜12°。

左下中切牙牙冠远中倾斜12°。

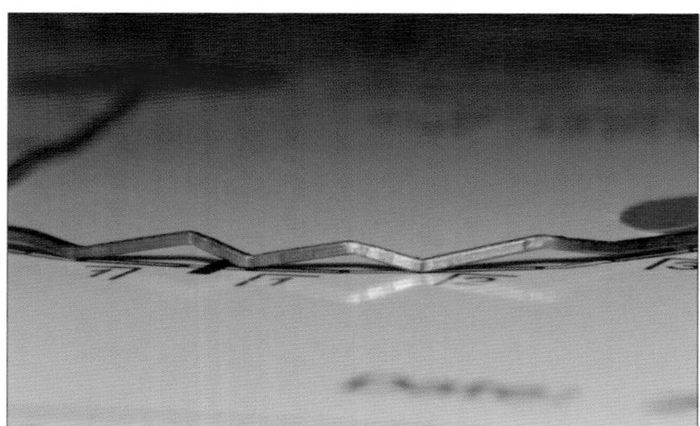

拔牙病例关闭间隙过程中控制倾斜的病例

尖牙

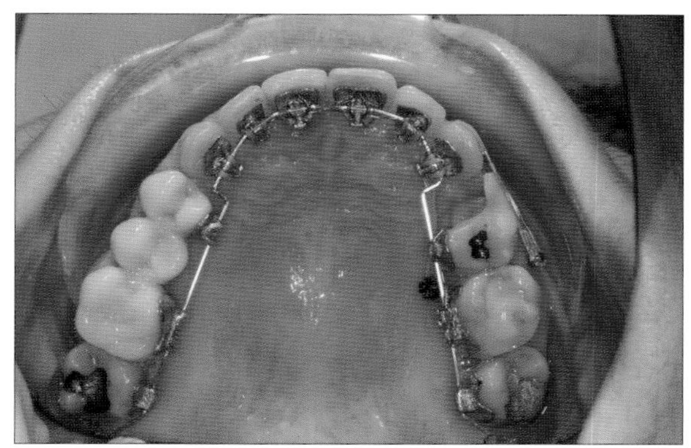

在使用微螺钉整体内收的过程中，尖牙没有使用钢结扎丝对折结扎法结扎，只进行了普通的结扎。

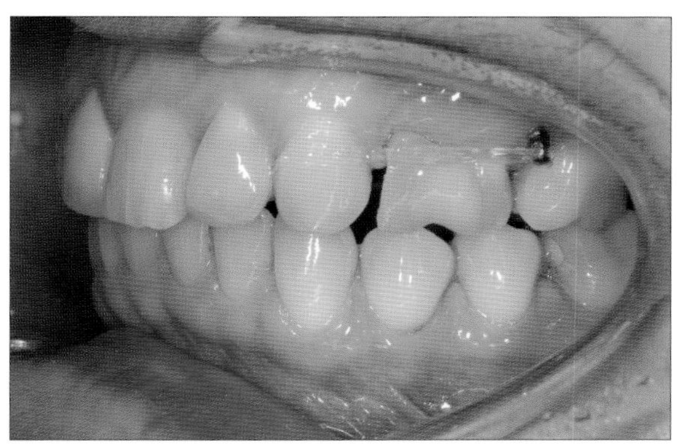

注意在整体内收初期，尖牙的倾斜度基本正常。

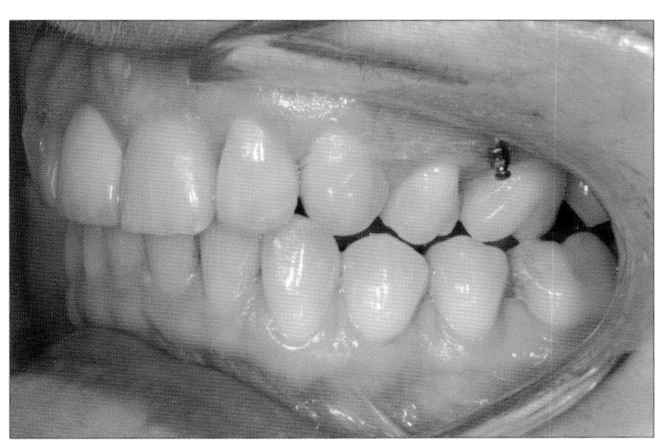

4个月后，尖牙牙冠远中倾斜，这一情况本可以通过用钢结扎丝对折结扎法结扎进行预防。

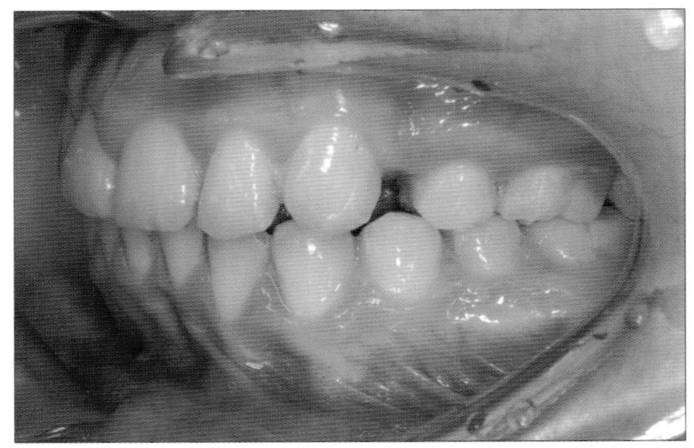

正确的方法

开始整体内收。

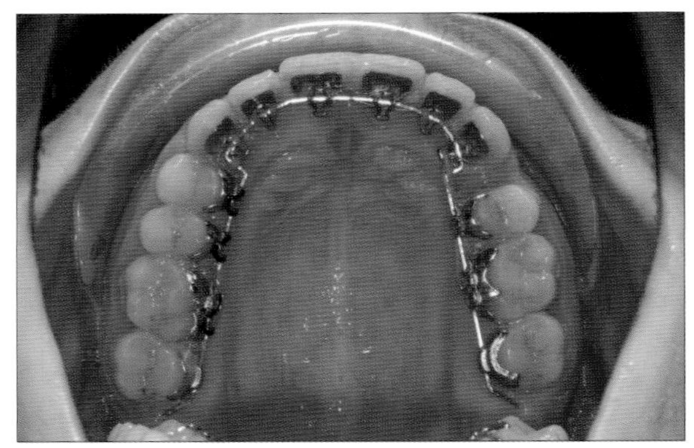

对左上尖牙用钢结扎丝进行对折结扎。

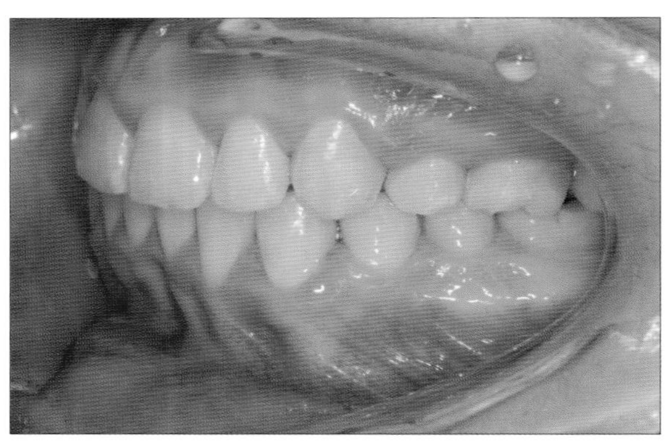

整体内收结束时的倾斜度。

侧切牙

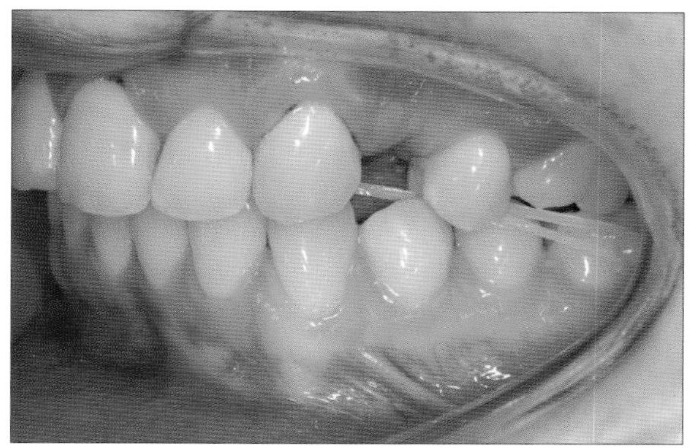

在整体内收开始时，使用 II 类橡皮圈颌间牵引辅助关闭间隙。

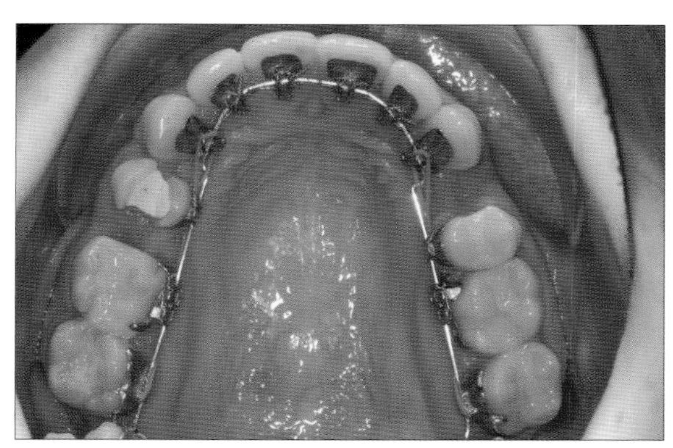

为实现倾斜控制，对0.016"×0.024" 不锈钢弓丝的双侧上颌尖牙处用钢结扎丝做对折结扎。使用0.016"×0.024" 不锈钢弓丝的目的是在整体内收期间，对前磨牙和磨牙进行更好的倾斜控制。

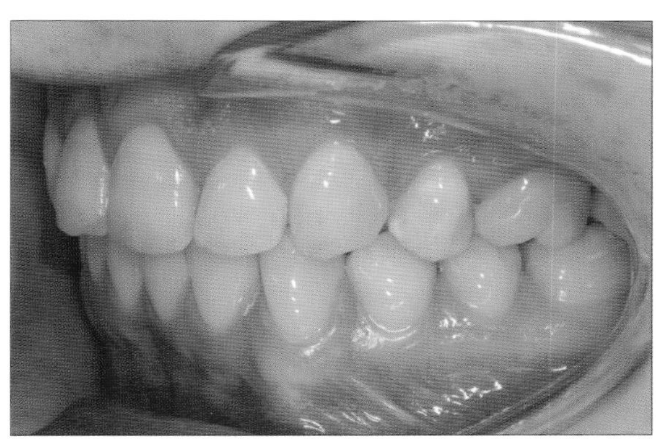

注意左上第一磨牙的倾斜改善。

精细调整的提示

如果托槽脱落，而且二次粘接不准确，或者技工室定位不准，或者排牙的牙位不理想，需要做精细调整。多数使用Incognito™矫治器系统的病例在精细调整时，不需要改变初始弓丝的几何结构。然而，在某些情况下，需要新的弓丝，或者在最后的弓丝上进行手工弯制。可以通过手工弯制或者Incognito™系统计算机控制的弯丝机械手在弓丝上进行弯制。定制机械手弯制一根新的弓丝能保证最准确的结果。

口内弓丝弯制

示例1

针对外展或内收的微小调整，可以使用结扎引导器在弓丝上制作第一序列弯曲。此时建议使用的弓丝是0.0175"×0.0175" Beta Ⅲ 钛弓丝。也可以在全槽沟尺寸的0.0182"×0.0182" Beta Ⅲ 钛弓丝上弯制。

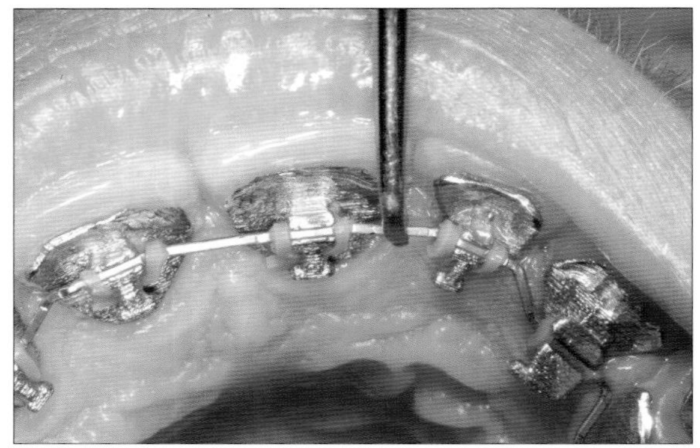

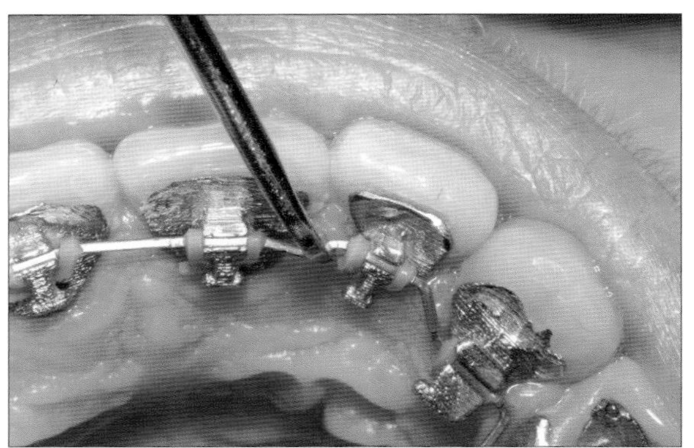

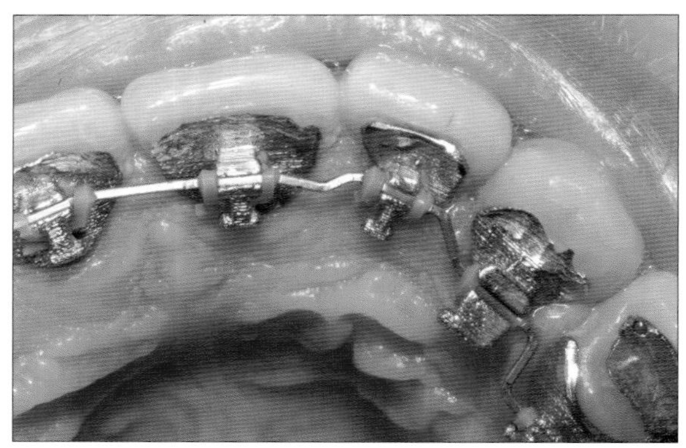

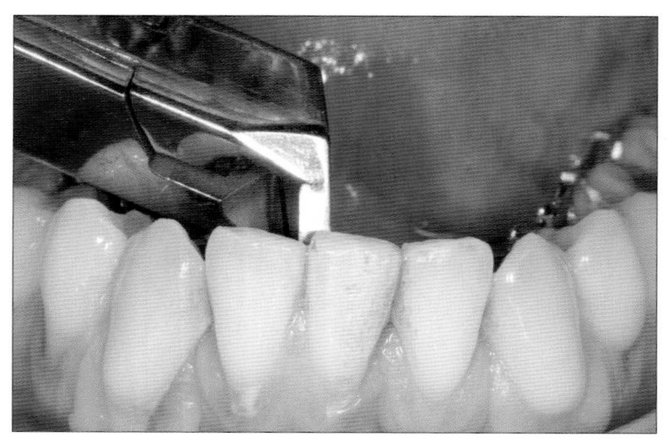

示例2

尽管托槽间距很小，可以使用Masel口内弓丝弯制钳（#643左与#644右）弯制很小的弯曲。

在这一病例中，Masel正畸钳用于下中切牙的近中和远中面，在弓丝上制作轴倾曲以矫正中切牙的倾斜问题。

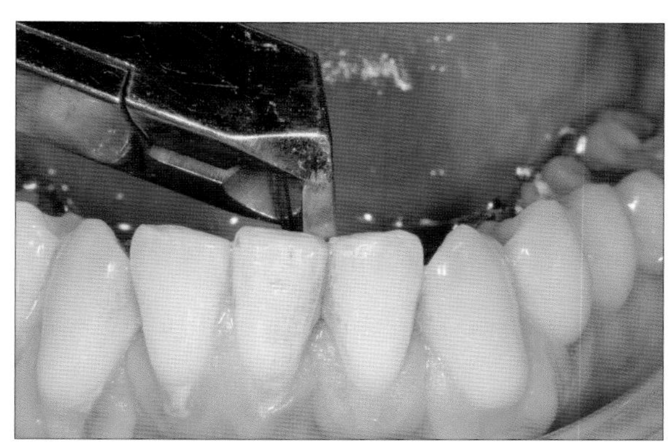

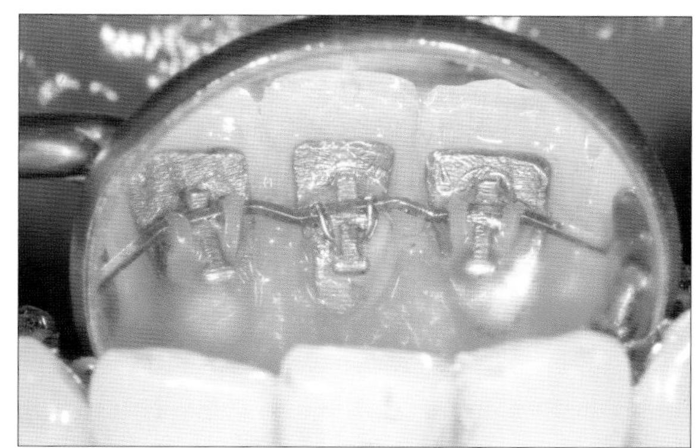

升级版弓丝

示例1

患者在治疗结束时切缘磨损，右上中切牙略短，磨损的左上中切牙在修整外形前需要大幅度𬌗向伸长，左上侧切牙应略微压低，可以使用机械手弯制的0.0175"×0.0175" Beta Ⅲ 钛弓丝来矫正这一问题。

在技工室设计单上，要求为右上中切牙与左上中切牙分别制作0.2mm与1.4mm的𬌗向牵引弯曲，要求为左上侧切牙制作0.5mm的压低弯曲。

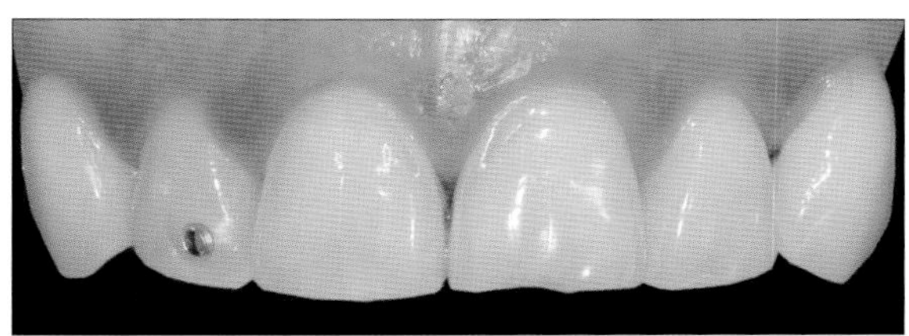

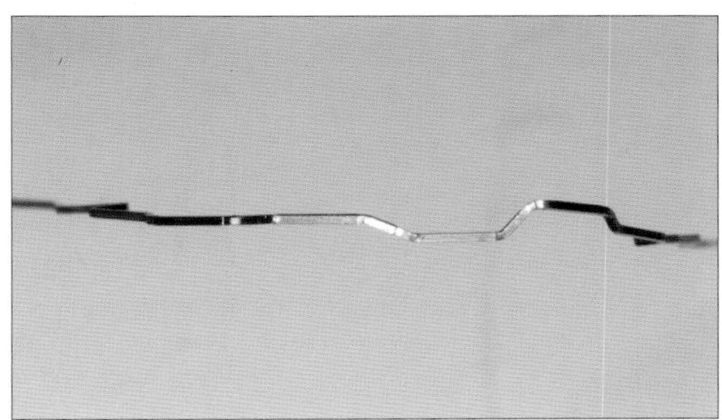

使用机械手弯制的0.0175" Beta Ⅲ 钛方丝矫正该问题。

记录特殊说明
与定制的精制弓丝处方有关。

上颌0.0175" Beta Ⅲ 钛方丝，带以下校正值：

右上中切牙伸长0.2mm
左上中切牙伸长1.4mm
左上侧切牙压低0.5mm

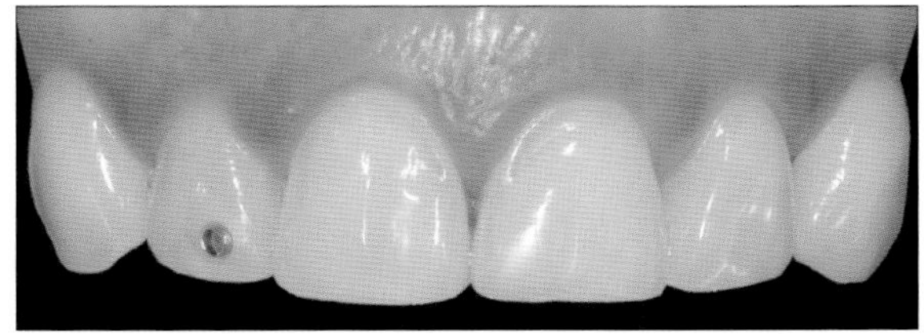

中切牙修整后的最终结果，左上中切牙的腭侧必须进行调磨才能进行𬌗向伸长。

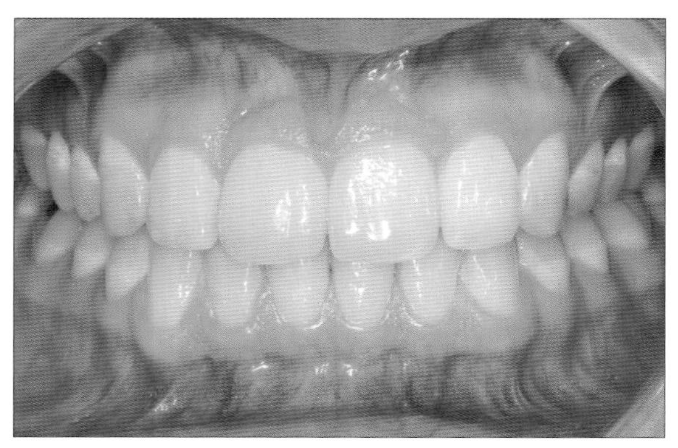

示例2

患者右上中切牙有远中倾斜问题，排牙模型显示存在明显的类似倾斜问题。

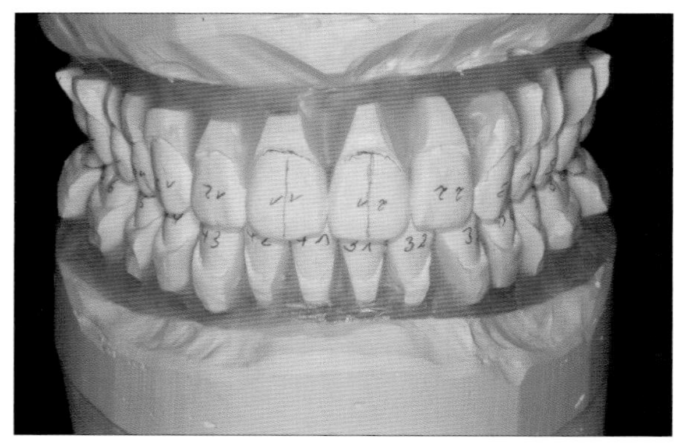

排牙模型显示右上中切牙倾斜。

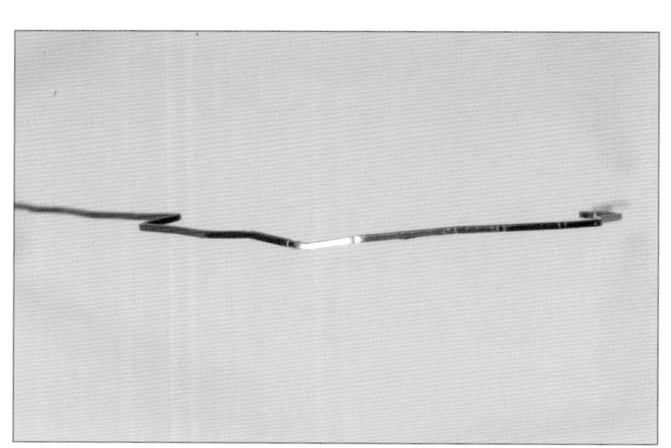

使用机械手弯制的0.0175" Beta Ⅲ 钛方丝纠正倾斜。此弓丝有针对右上中切牙的7° 冠近中倾斜弯曲与0.5mm的𬌗向伸长。

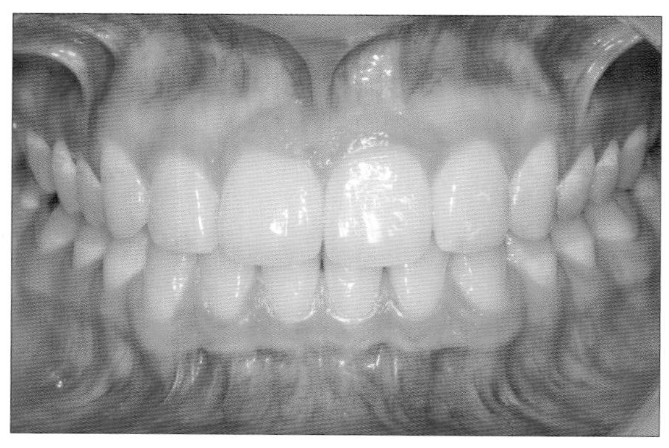

最后，矫正完成，治疗结束时完成切缘调磨。

第11章
Incognito™精简版矫治器系统

导读

Incognito™精简版矫治器系统是特别针对简单的3-3错殆畸形的专用产品，所提供的美观和定制效果与Incognito™矫治器系统相同。Incognito™精简版：

- 为仅需要前牙略微移动的患者或成人复发病例提供理想治疗选择。
- 如果需要种植支抗，只需放置3-3或4-4托槽，使患者的舒适度最大化。多数患者比全牙弓治疗适应更快。
- 100%的数字化排牙，是Incognito™系统家族中第一类使用这种3M专利技术的产品，向数字化工作流程迈出一步。

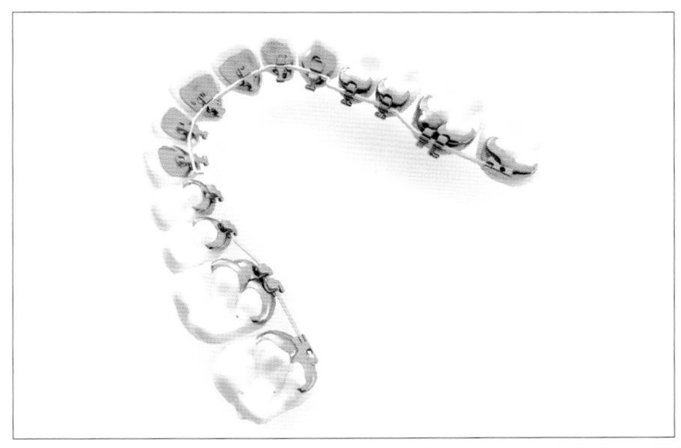

经过验证的Incognito™矫治器系统适用于各种类型的牙颌畸形

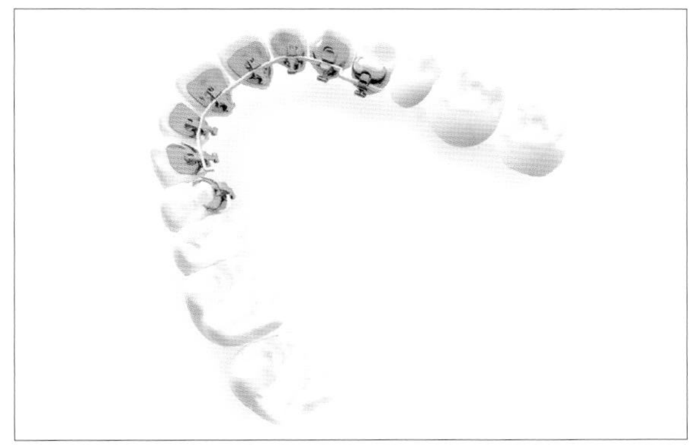

全新的Incognito™精简版矫治器系统用于前牙区6颗牙齿的轻度至中度牙列拥挤矫治

什么是Incognito™精简版矫治器系统——总结一览

Incognito™精简版矫治器与Incognito™矫治器系统对比表

为所有病例提供定制
解决方案

	Incognito™ 精简版矫治器系统	Incognito™ 矫治器系统
适应证	·轻度至中度前牙牙列拥挤 ·复发病例 只治疗前牙，在需要种植支抗的病例中有第四托槽	所有病例
全定制矫治器	√	√ 选择范围广泛，满足个案需求
间接粘接（间接托盘）	√	√
弓丝序列	3种预定弓丝： 0.014" 超弹性镍钛弓丝 0.016"×0.022" 超弹性镍钛弓丝 0.0182"×0.0182" Beta Ⅲ 钛弓丝	由医师选择
排牙	数字化排牙 将错聆畸形与治疗目标的排牙进行对比	手工制作排牙模型 随每一病例发送供参考

图左侧为精简版

	Incognito™ 精简版矫治器系统	Incognito™ 矫治器系统
平面导板（不选用）	—	√
舌面管	√*	√
颊侧附件（不选用）	—	√
带环（不选用）	—	√

* 可用于前磨牙，但不推荐

Incognito™精简版矫治器系统的设计单

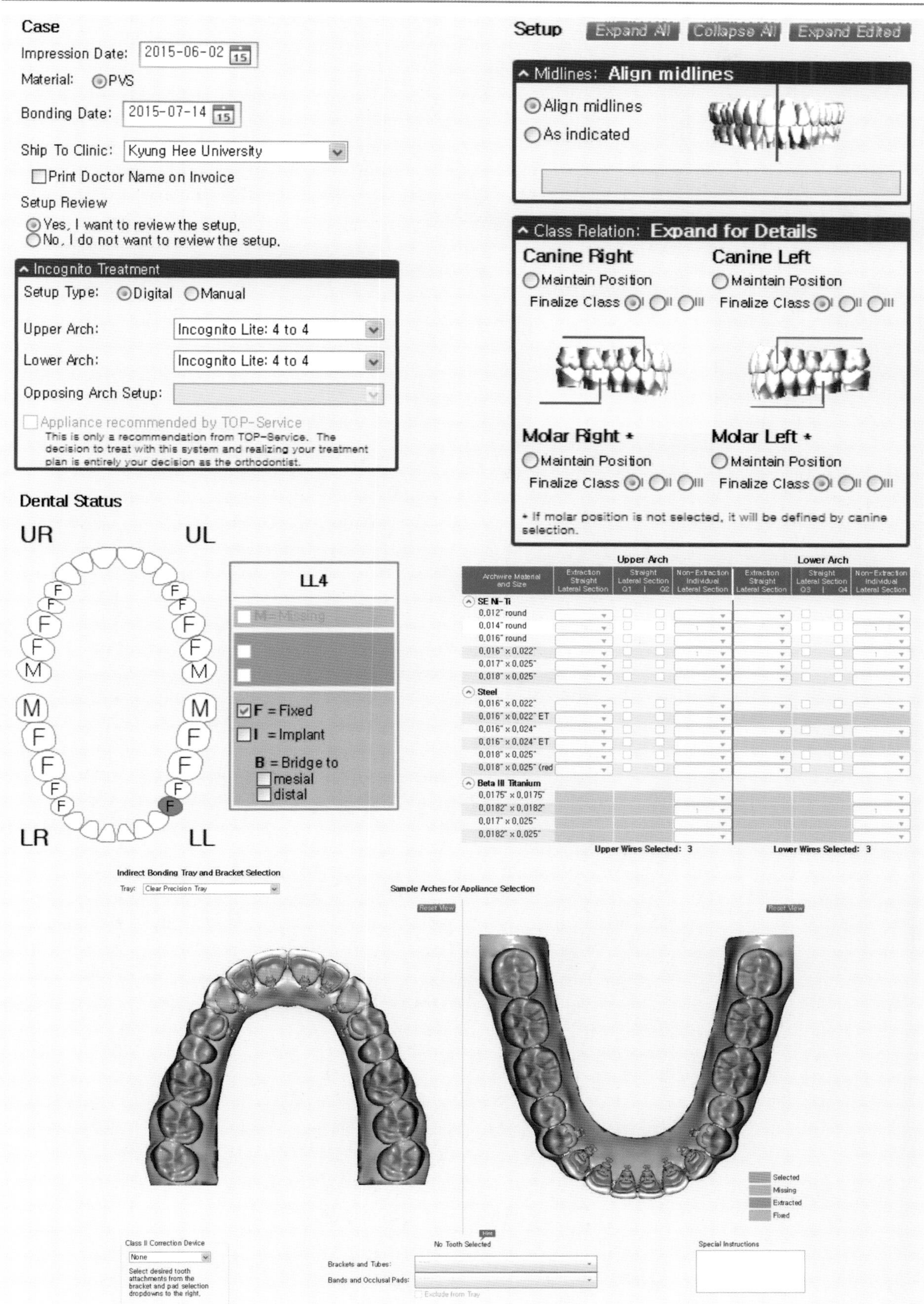

Case

Impression Date: 2015-06-02

Material: PVS

Bonding Date: 2015-07-14

Ship To Clinic: Kyung Hee University

Print Doctor Name on Invoice

Setup Review

Yes, I want to review the setup.

No, I do not want to review the setup.

Incognito Treatment

Setup Type: Digital　Manual

Upper Arch: Incognito Lite: 4 to 4

Lower Arch: Incognito Lite: 4 to 4

Opposing Arch Setup:

Appliance recommended by TOP-Service

This is only a recommendation from TOP-Service. The decision to treat with this system and realizing your treatment plan is entirely your decision as the orthodontist.

Dental Status

UR　UL　LR　LL

LL4

M = Missing

F = Fixed

I = Implant

B = Bridge to

mesial

distal

Setup　Expand All　Collapse All　Expand Edited

Midlines: Align midlines

Align midlines

As indicated

Class Relation: Expand for Details

Canine Right	Canine Left
Maintain Position	Maintain Position
Finalize Class I II III	Finalize Class I II III

Molar Right *	Molar Left *
Maintain Position	Maintain Position
Finalize Class I II III	Finalize Class I II III

* If molar position is not selected, it will be defined by canine selection.

Archwire Material and Size	Upper Arch: Extraction Straight Lateral Section	Upper Arch: Straight Lateral Section Q1	Q2	Upper Arch: Non-Extraction Individual Lateral Section	Lower Arch: Extraction Straight Lateral Section	Lower Arch: Straight Lateral Section Q3	Q4	Lower Arch: Non-Extraction Individual Lateral Section
SE Ni-Ti								
0.012" round								
0.014" round				1				1
0.016" round								
0.016"×0.022"				1				1
0.017"×0.025"								
0.018"×0.025"								
Steel								
0.016"×0.022"								
0.016"×0.022" ET								
0.016"×0.024"								
0.016"×0.024" ET								
0.018"×0.025"								
0.018"×0.025" (red								
Beta III Titanium								
0.0175"×0.0175"								
0.0182"×0.0182"				1				1
0.017"×0.025"								
0.0182"×0.025"								

Upper Wires Selected: 3　Lower Wires Selected: 3

Indirect Bonding Tray and Bracket Selection

Tray: Clear Precision Tray

Sample Arches for Appliance Selection

Reset View　Reset View

Selected

Missing

Extracted

Fixed

Class II Correction Device

None

Select desired tooth attachments from the bracket and pad selection dropdowns to the right.

No Tooth Selected

Brackets and Tubes:

Bands and Occlusal Pads:

Exclude from Tray

Special Instructions

病例1（3–3治疗）

矫治轻度至中度前牙拥挤

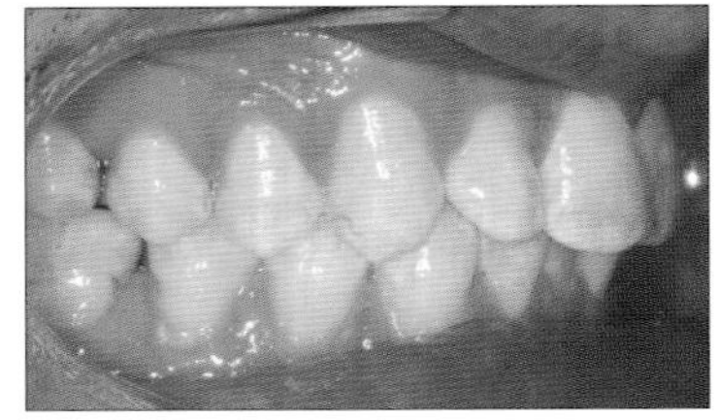
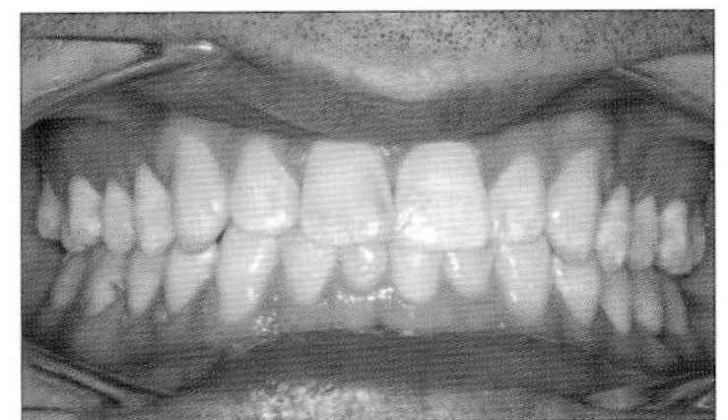
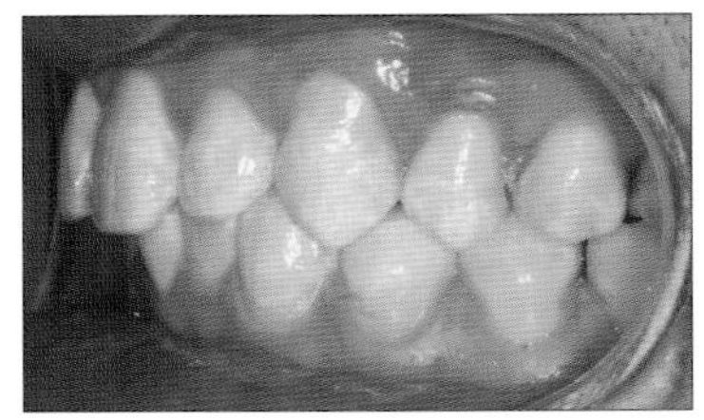
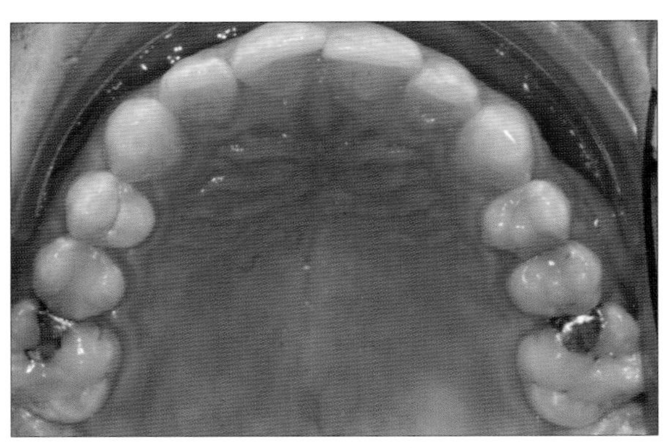
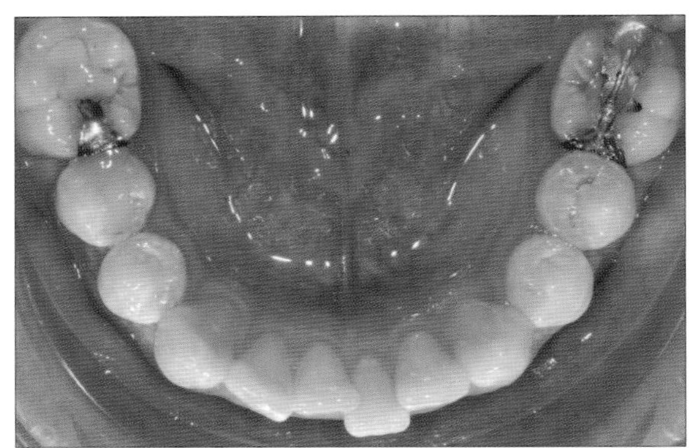

患者需要进行上下前牙拥挤矫治，有理想的后牙Ⅰ类尖窝咬合，下切牙需要转矩控制

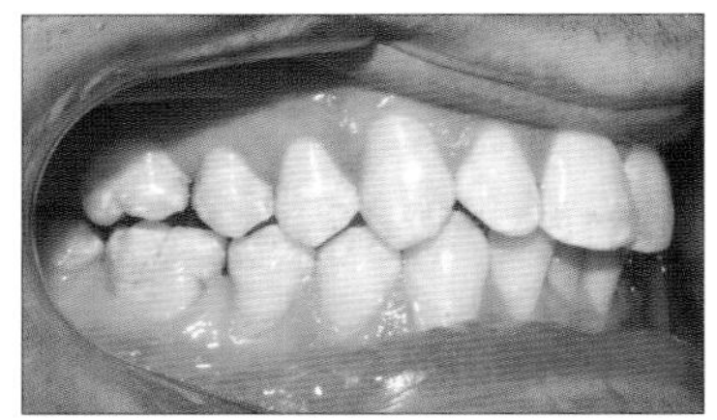
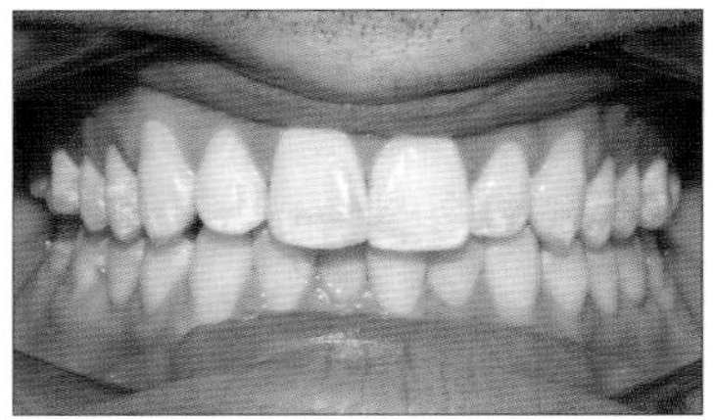
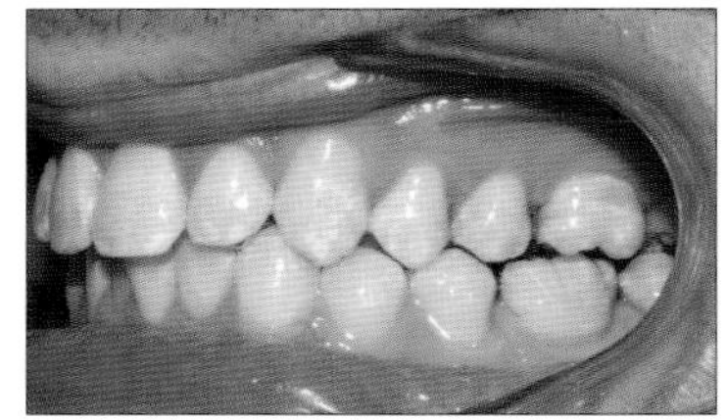
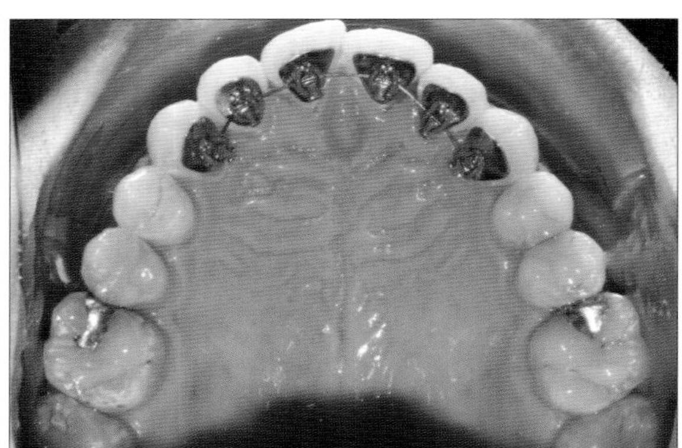
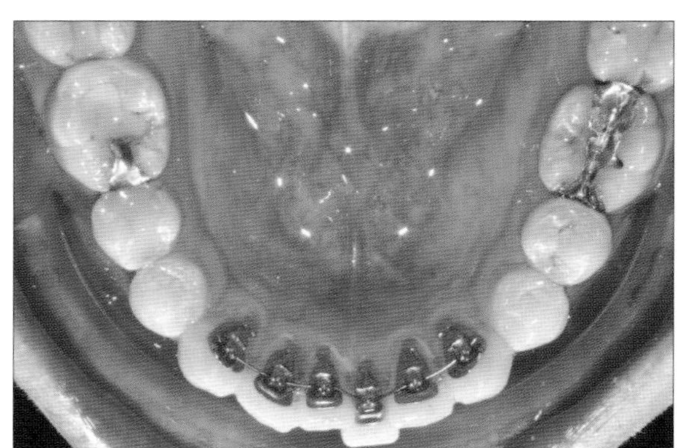

我们为患者粘接了Incognito™系统3–3托槽，粘接时间为45分钟，下颌0.014" 超弹性镍钛弓丝固定于结扎翼之后，这样增加了托槽间距，排齐效率更高，上颌牙列的托槽槽沟与0.014" 超弹性镍钛弓丝紧密结扎

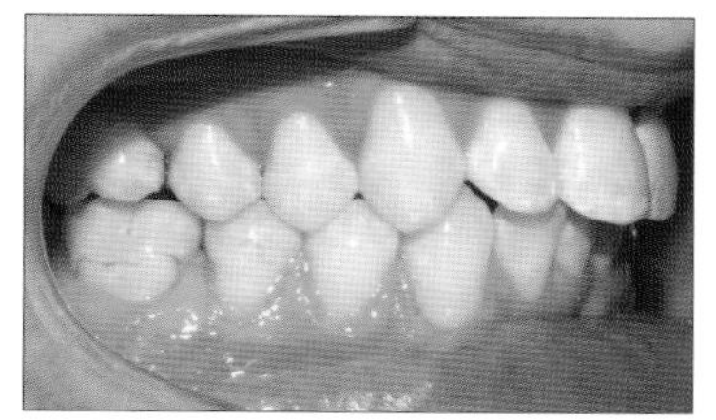
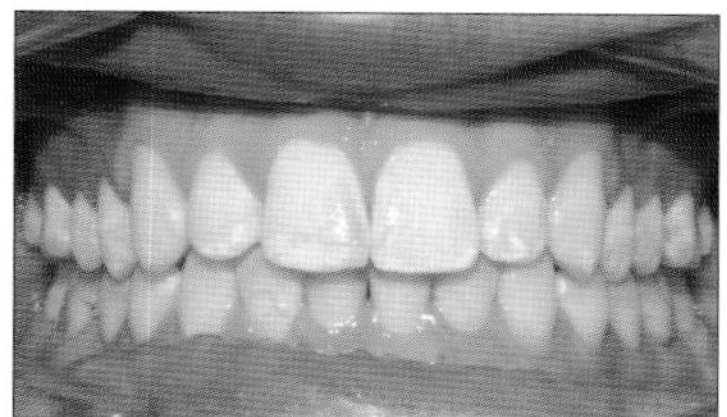
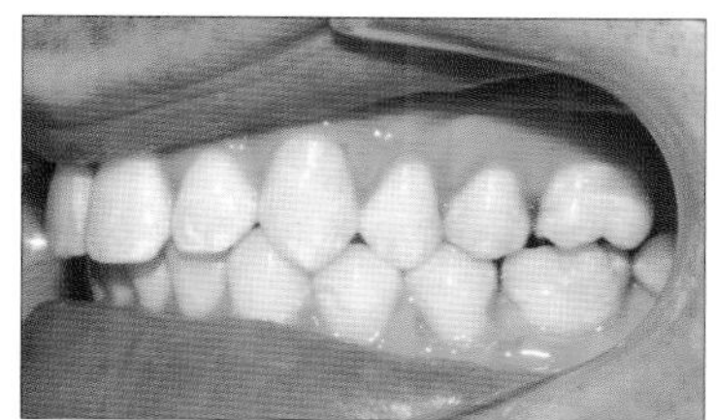
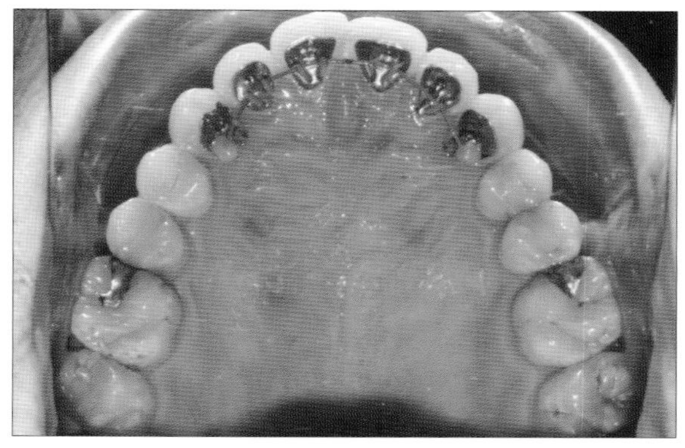
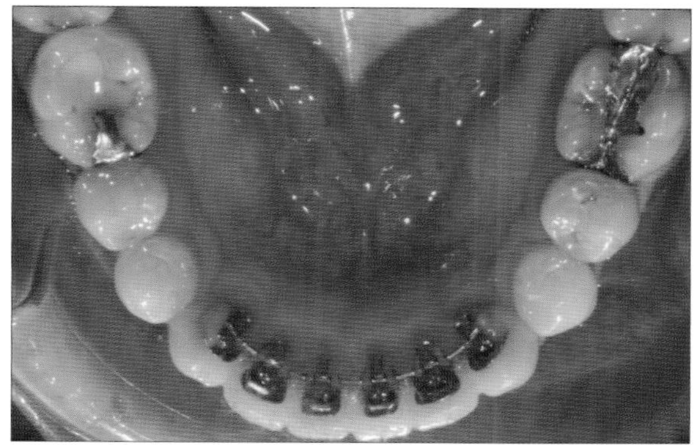

粘接4周后，切牙排齐结果很好，我们直接在上下颌放置了0.016" × 0.022" 超弹性镍钛弓丝，开始转矩控制

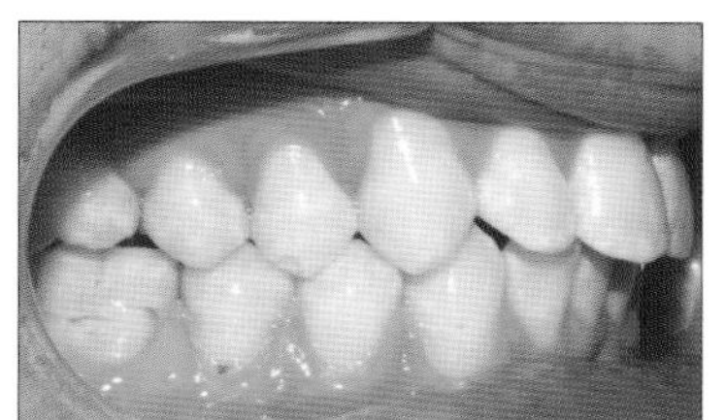
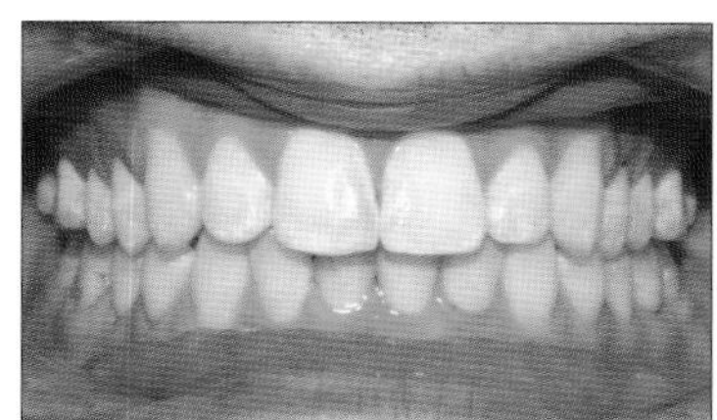
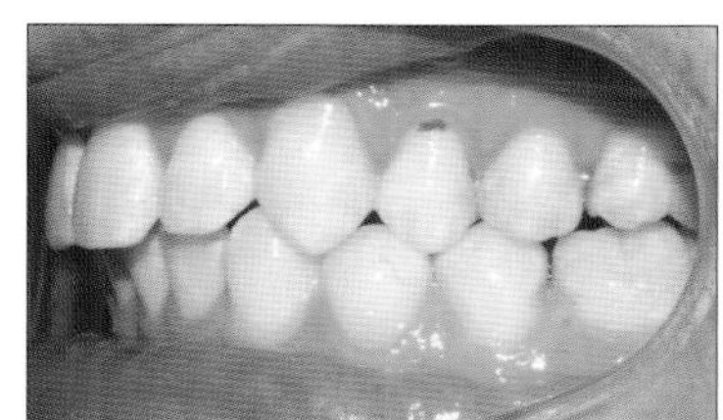
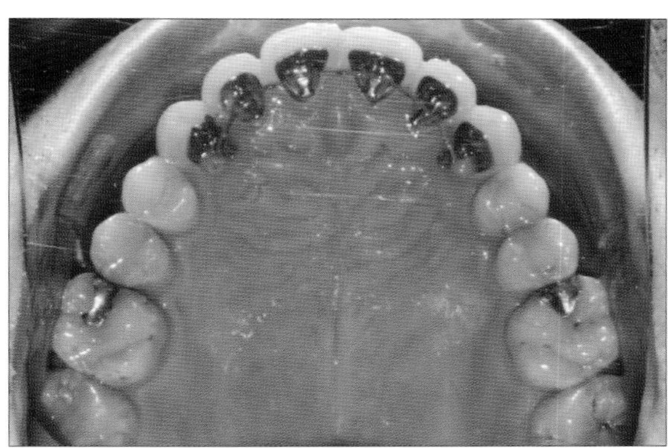
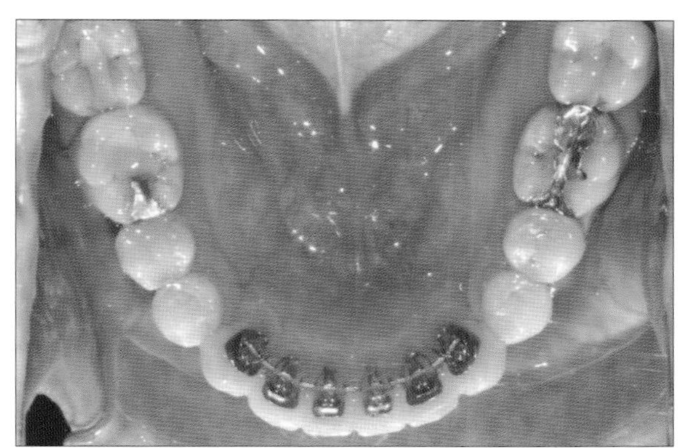

最后，使用0.0182" × 0.0182" Beta Ⅲ 钛弓丝进行全尺寸弓丝转矩控制

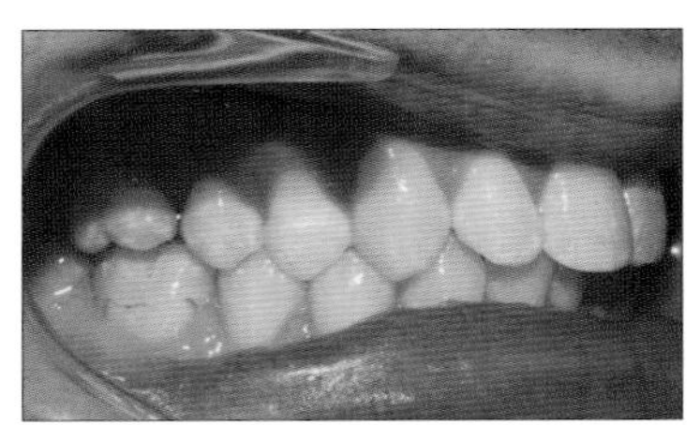
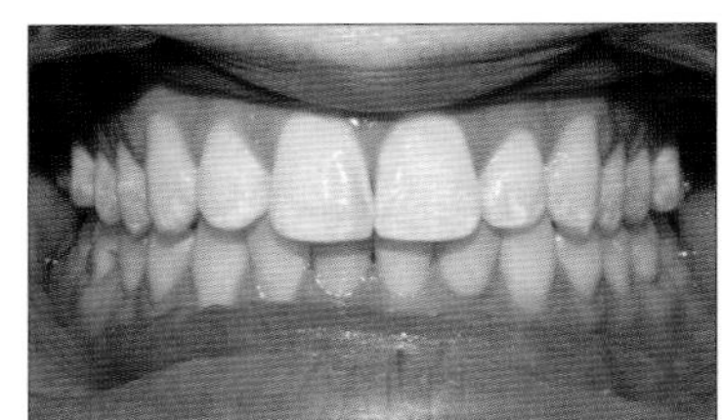
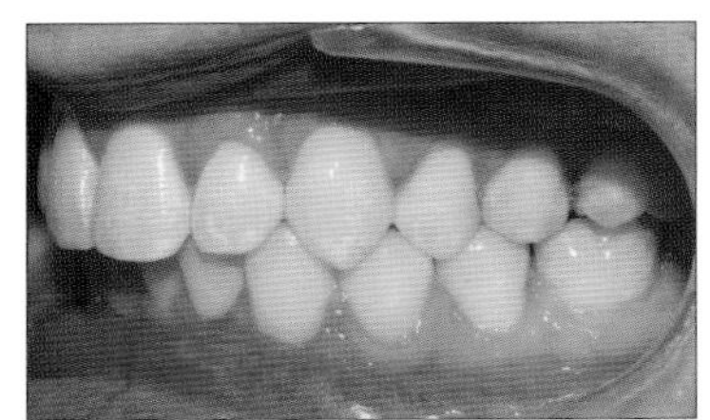
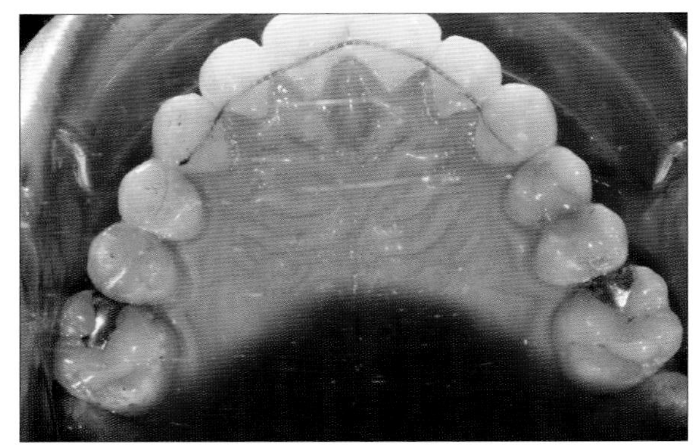
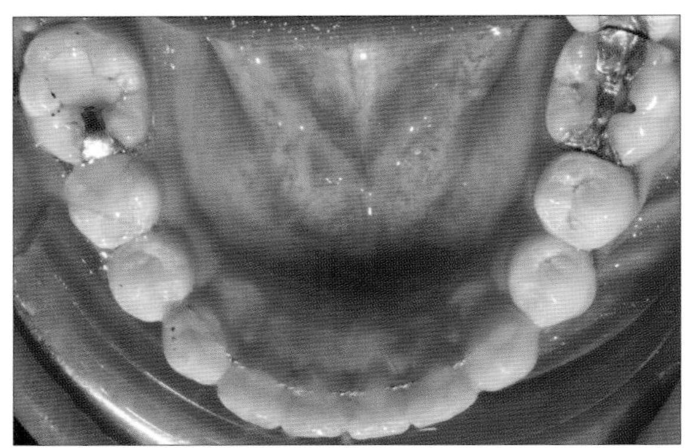

治疗总疗程15周，可看牙齿排列整齐、转矩控制到位，安氏Ⅰ类磨牙与尖牙关系非常稳定

病例2（4-4治疗）

矫治轻度至中度前牙拥挤

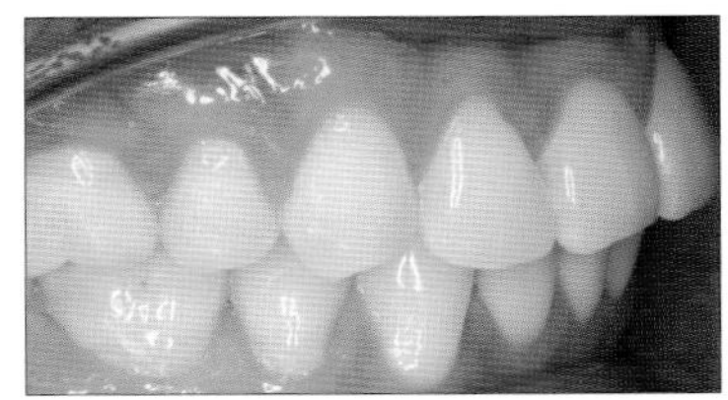
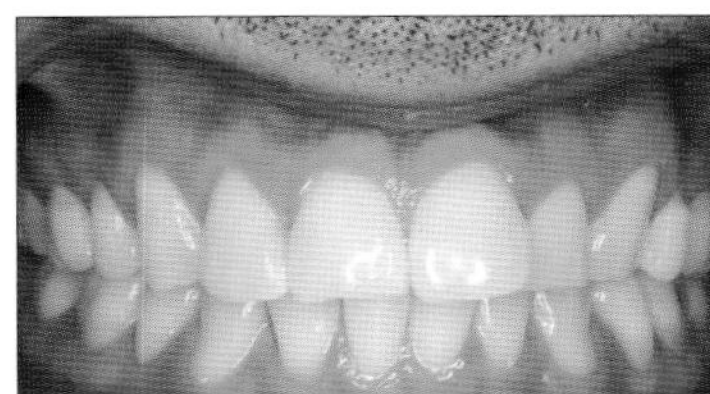
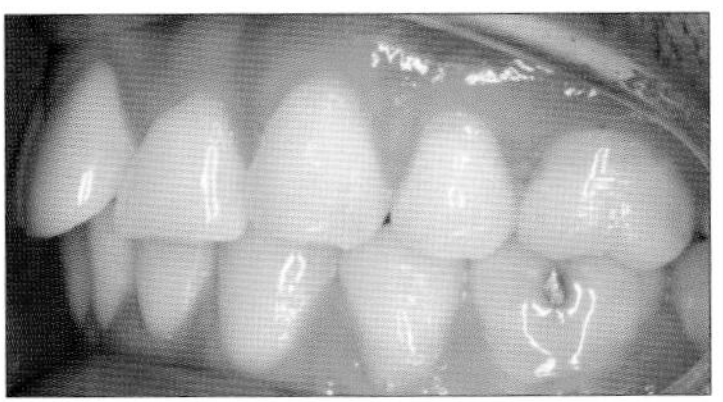
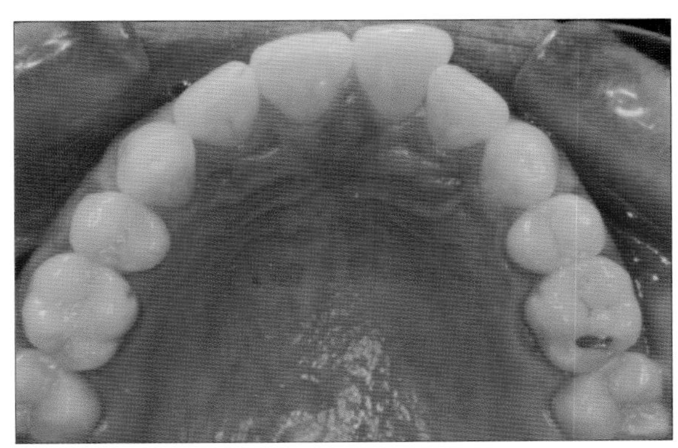
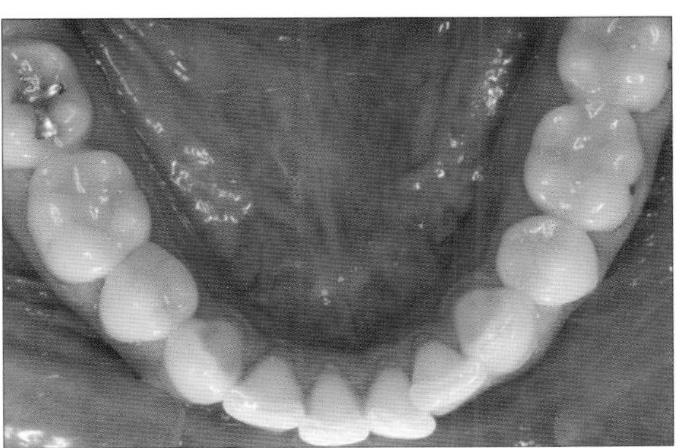

患者有正畸史，4颗前磨牙已经拔除，主诉为前牙拥挤以及“牙齿向左侧倾斜”

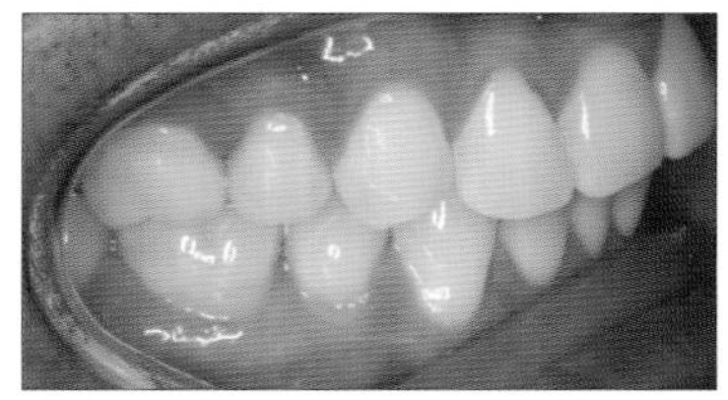
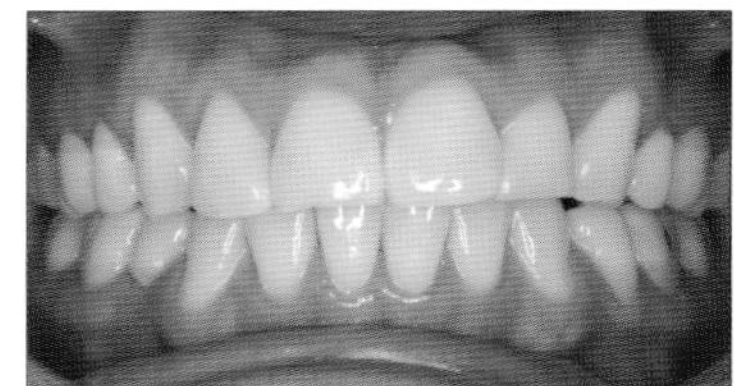
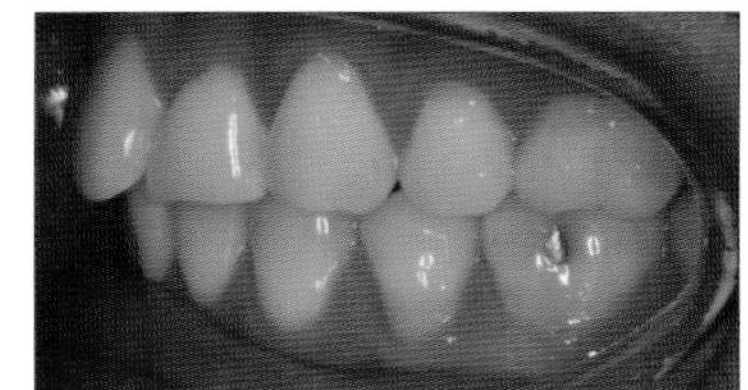
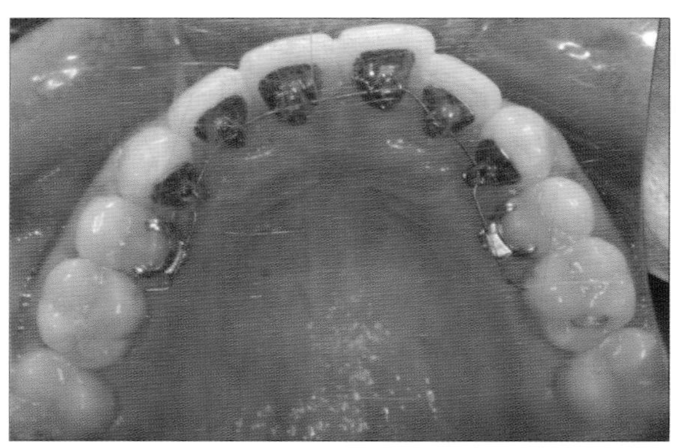
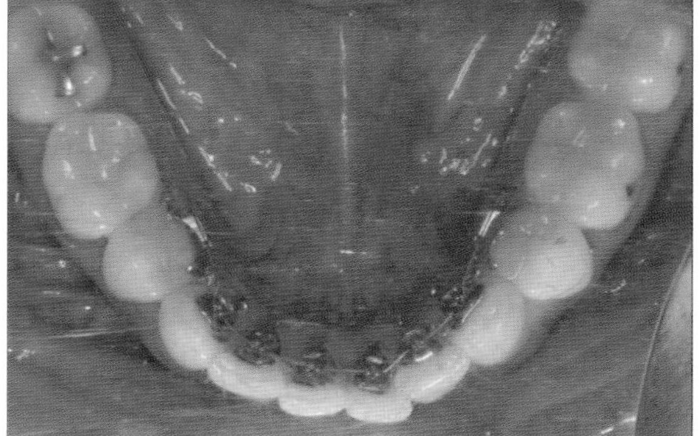

由于尖牙扭转，我们粘接了Incognito™系统4-4托槽

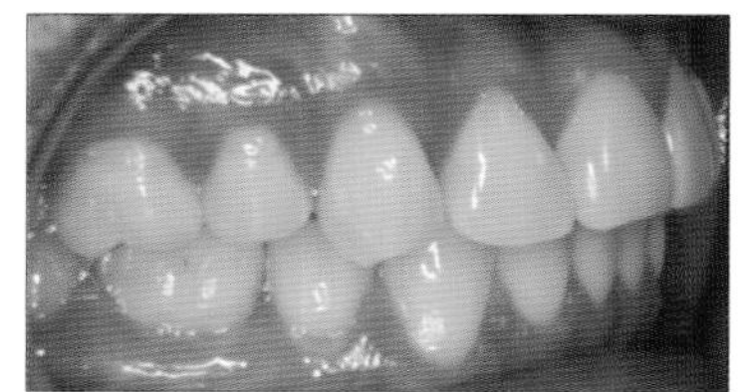
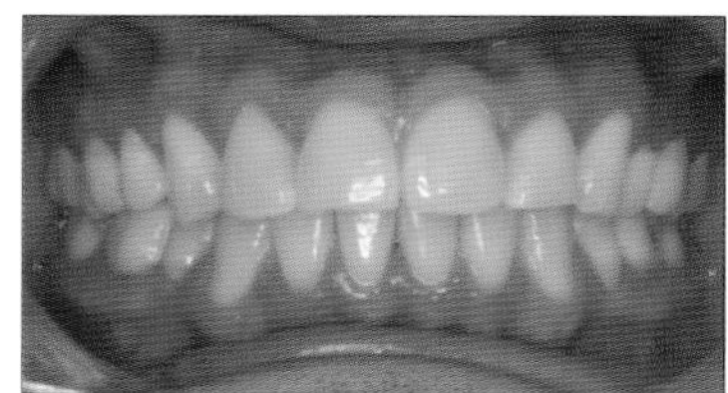
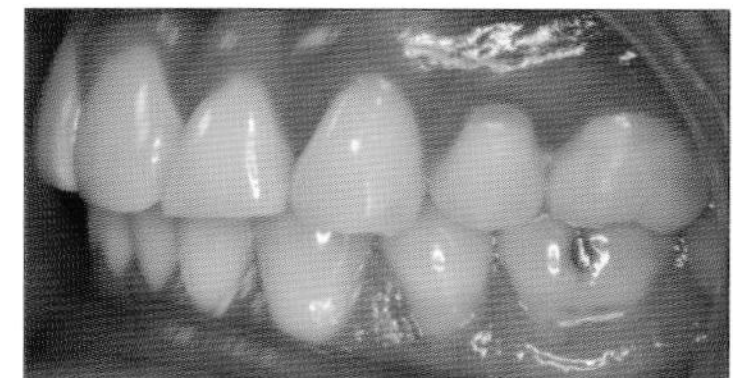
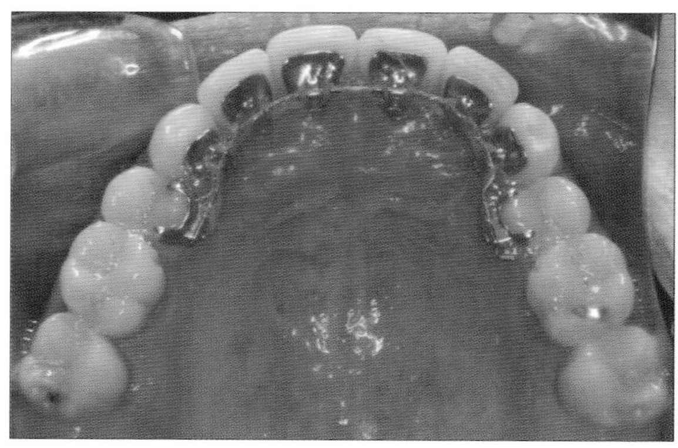
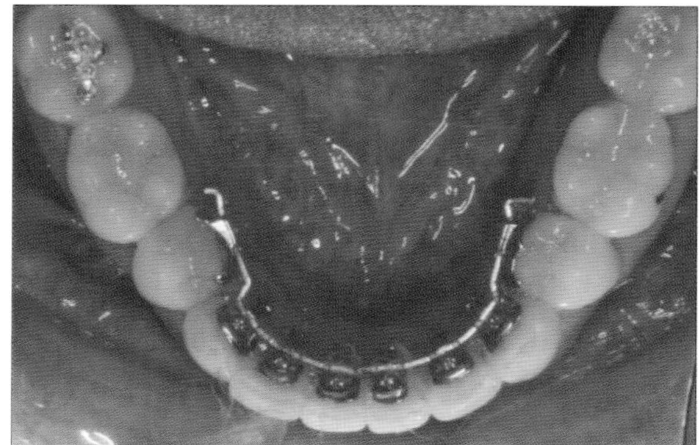

0.0182" × 0.0182" Beta Ⅲ 钛弓丝

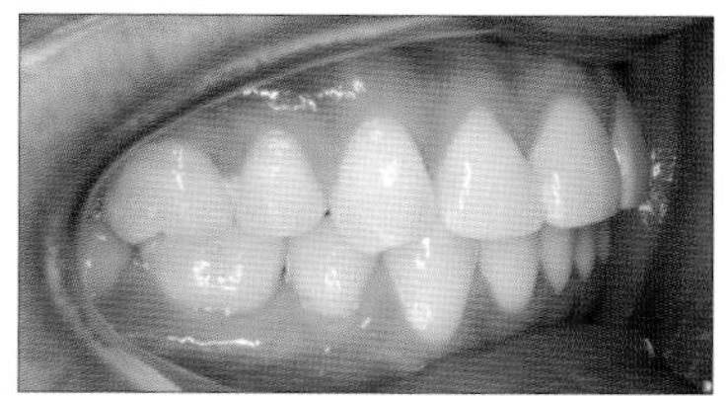
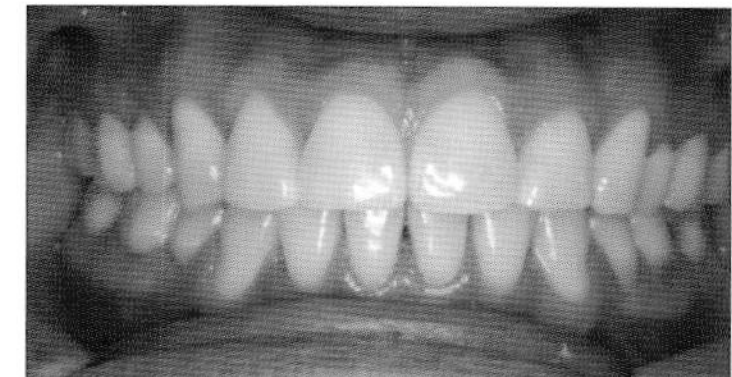
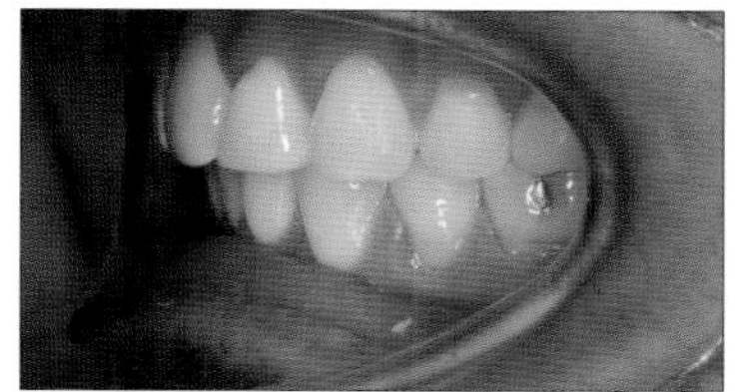

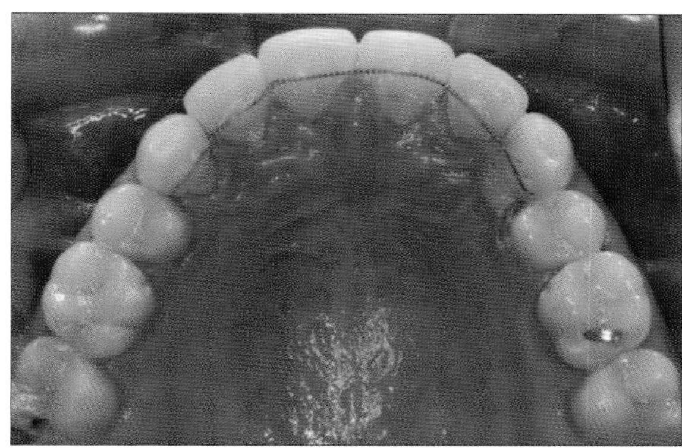
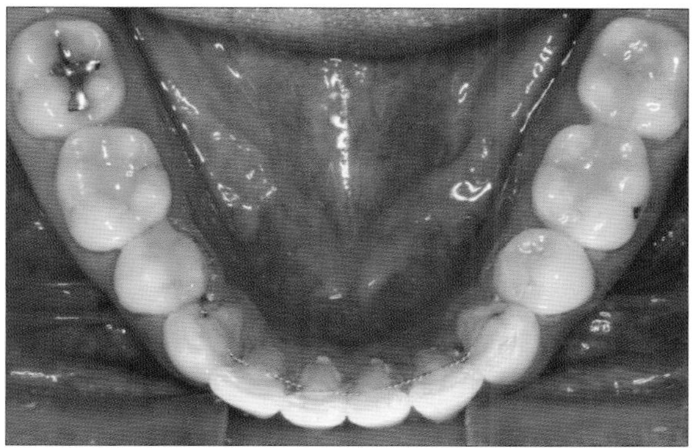

治疗总疗程23周，患者非常满意，感激我们所实现的“倾斜控制”

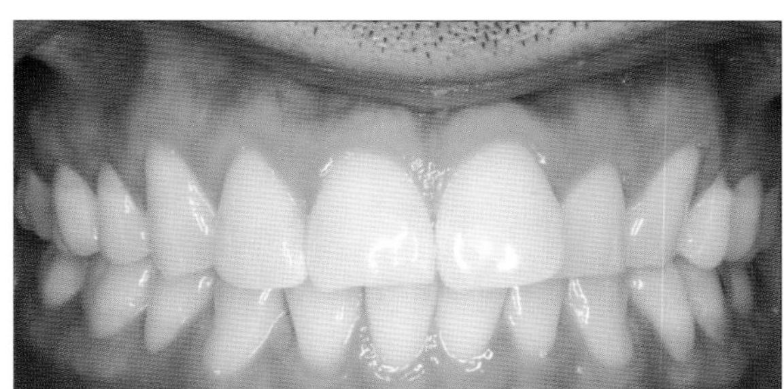
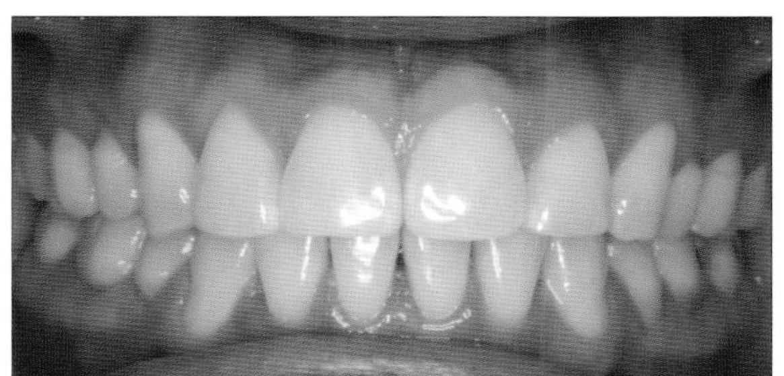

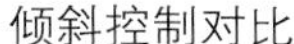

倾斜控制对比

病例3（4-4治疗）

非拔牙病例

- 开始日期：2014-07
- 总疗程：5个月
- 治疗计划：
  -非拔牙矫治
- 下牙列弓丝序列：
  -0.014" 超弹性镍钛弓丝
  -0.016" × 0.022" 超弹性镍钛弓丝
  -0.0182" × 0.0182" TMA弓丝
- 上牙列弓丝序列：
  -0.014" 超弹性镍钛弓丝
  -0.016" × 0.022" 超弹性镍钛弓丝
  -0.0182" × 0.0182" TMA弓丝

治疗前

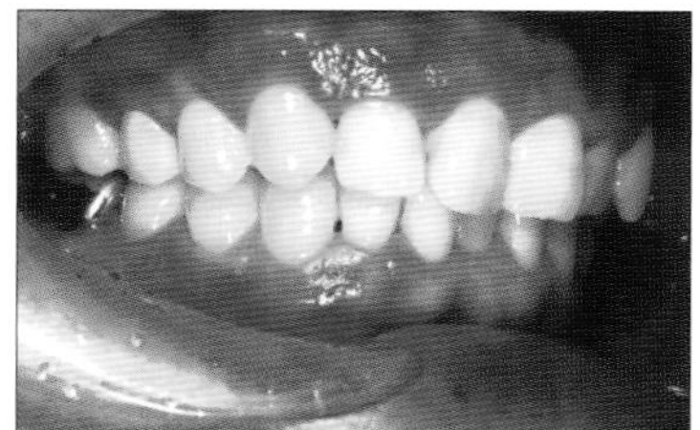
2014-07 右侧咬合像

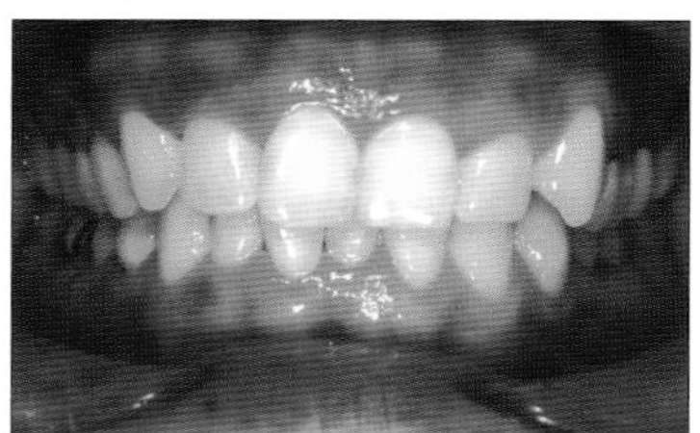
2014-07 正面咬合像

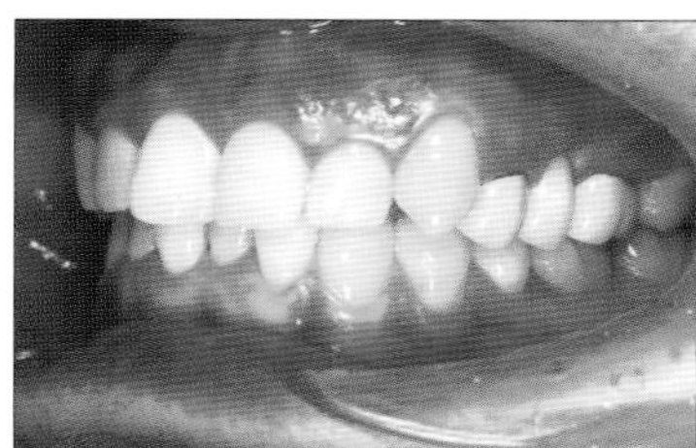
2014-07 左侧咬合像

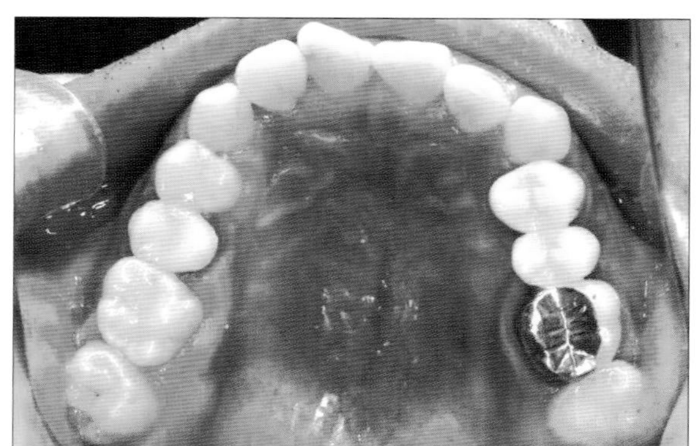
2014-07 上颌𬌗面像

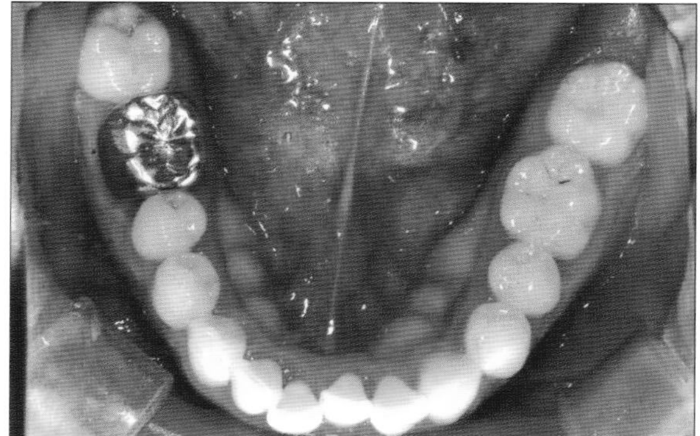
2014-07 下颌𬌗面像

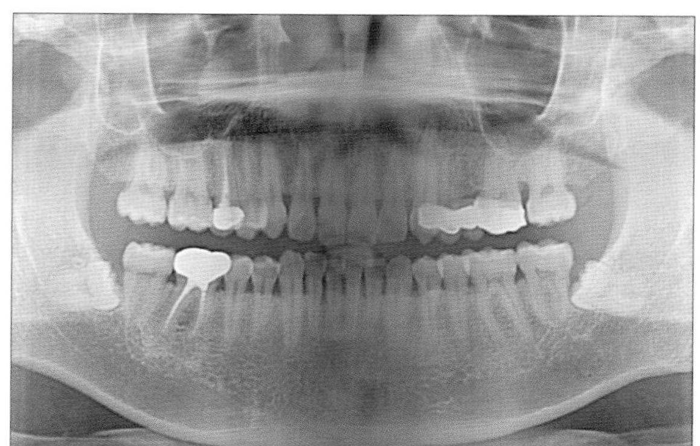
2014-7 曲面断层片

上颌：0.014" 超弹性镍钛弓丝

下颌：0.014" 超弹性镍钛弓丝

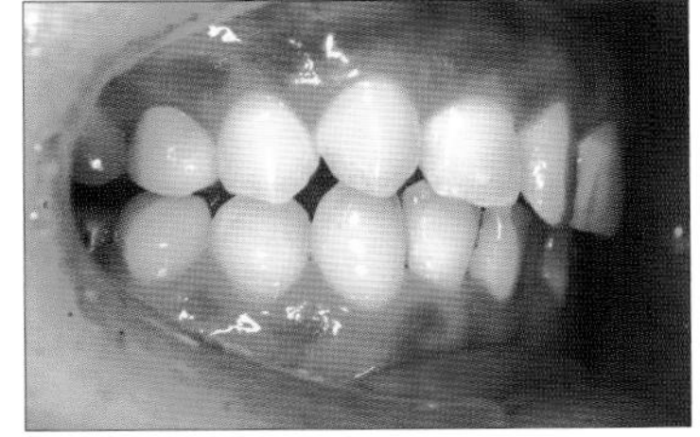
2014-09 右侧咬合像

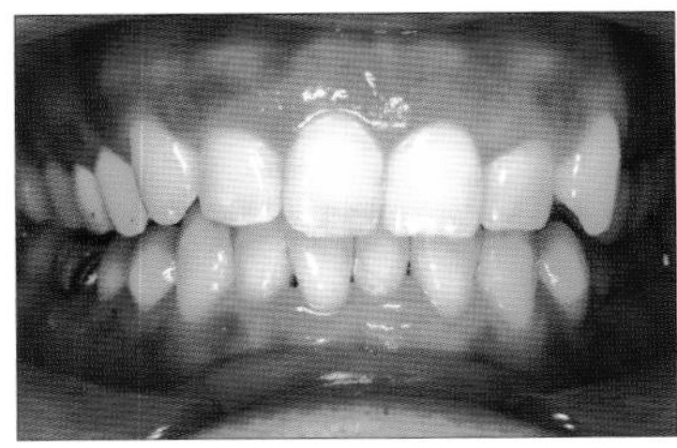
2014-09 正面咬合像

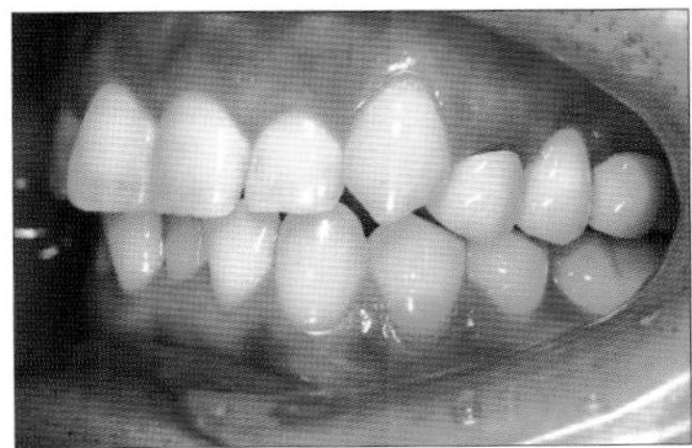
2014-09 左侧咬合像

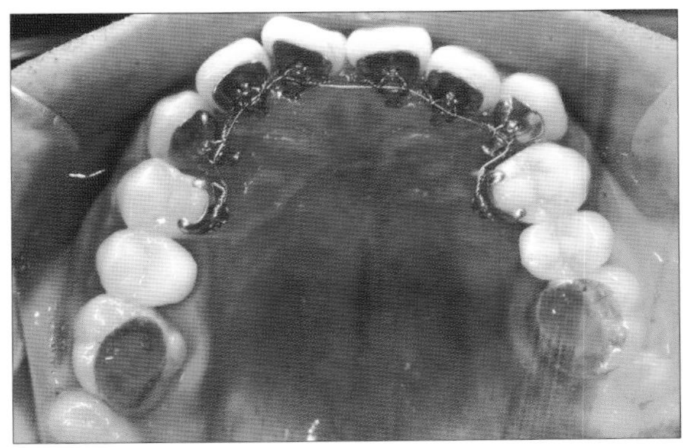
2014-09 上颌𬌗面像

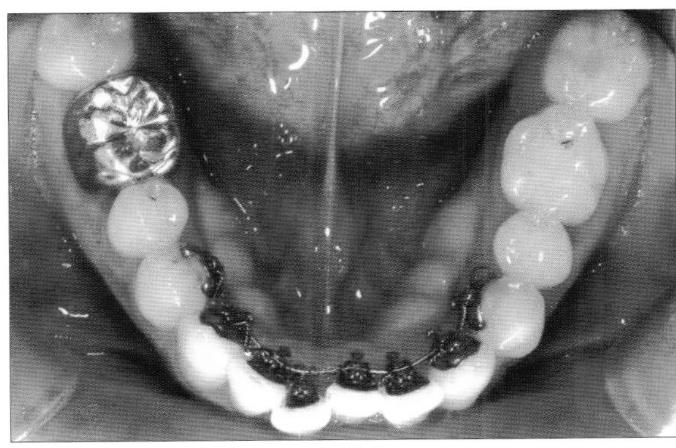
2014-09 下颌𬌗面像

上颌：0.014" 超弹性镍钛弓丝

下颌：0.014" 超弹性镍钛弓丝

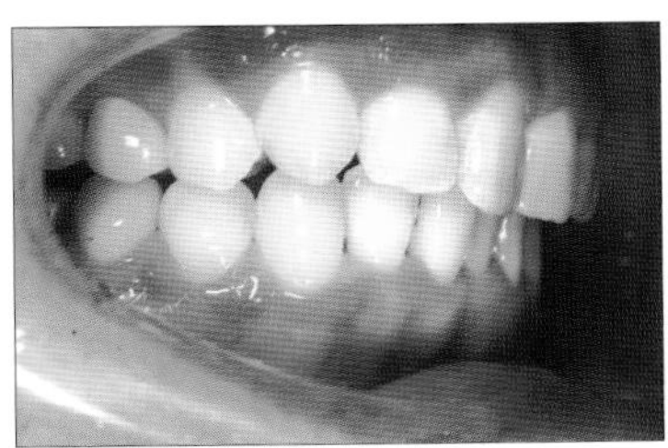
2014-10 右侧咬合像

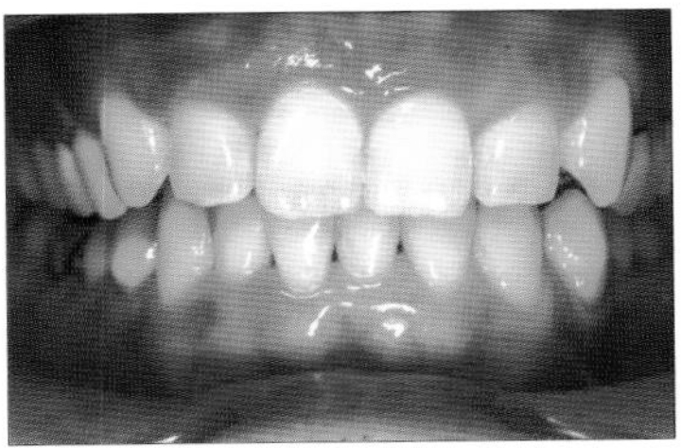
2014-10 正面咬合像

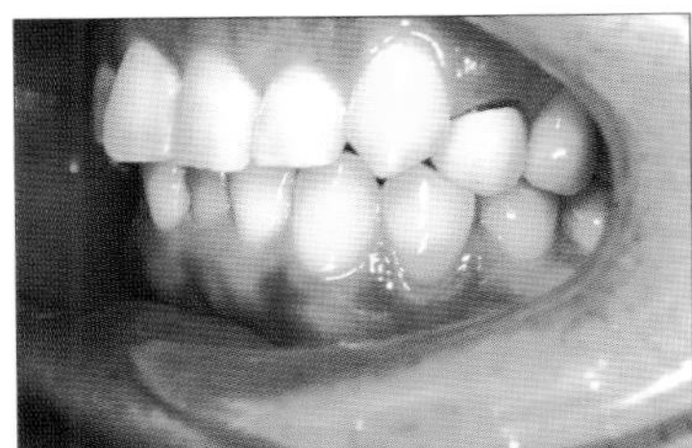
2014-10 左侧咬合像

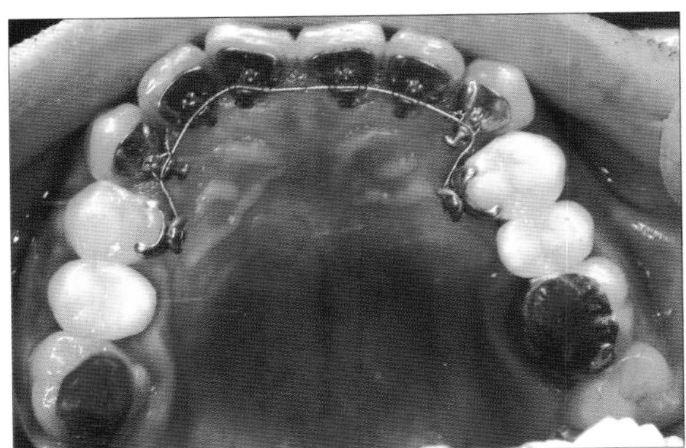
2014-10 上颌𬌗面像

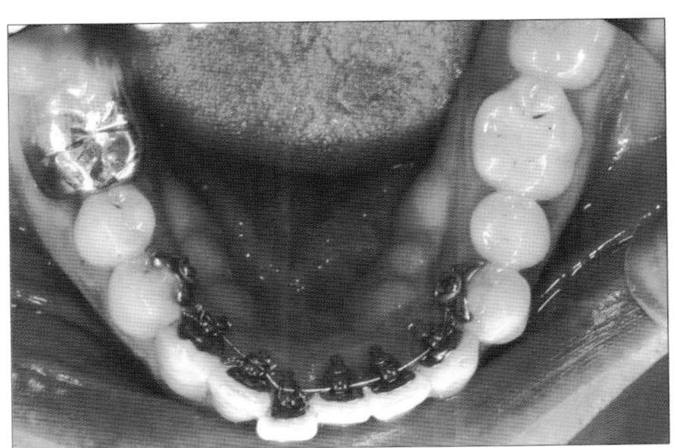
2014-10 下颌𬌗面像

上颌：0.016" × 0.022" 超弹性镍钛弓丝

下颌：0.014" 超弹性镍钛弓丝

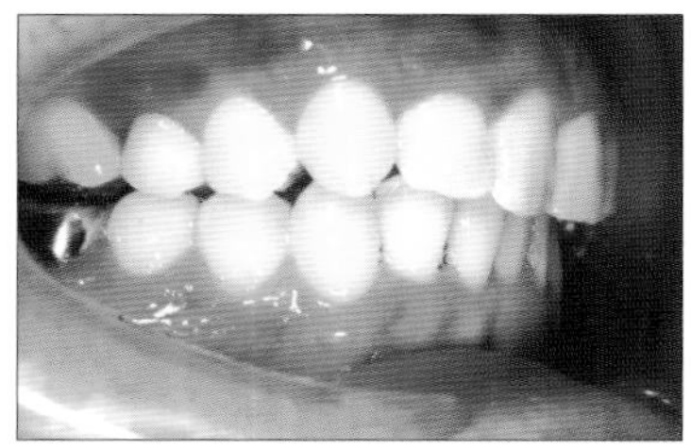
2014-11 右侧咬合像

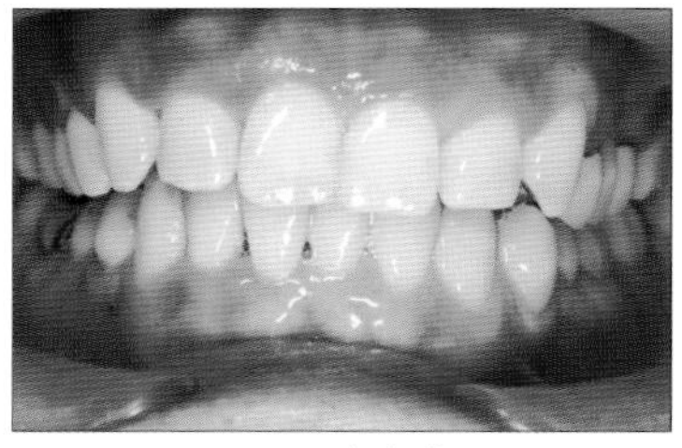
2014-11 正面咬合像

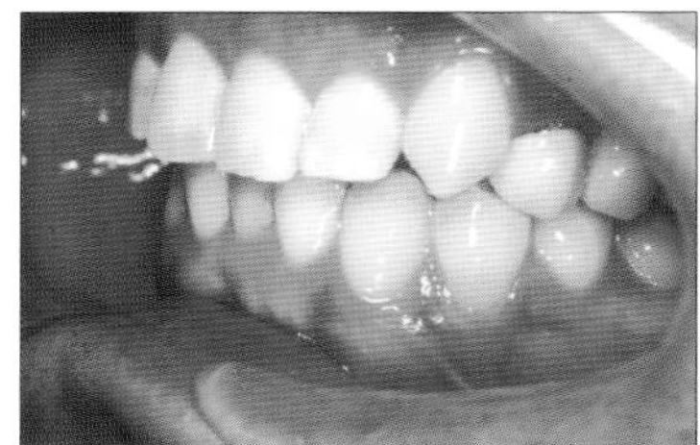
2014-11 左侧咬合像

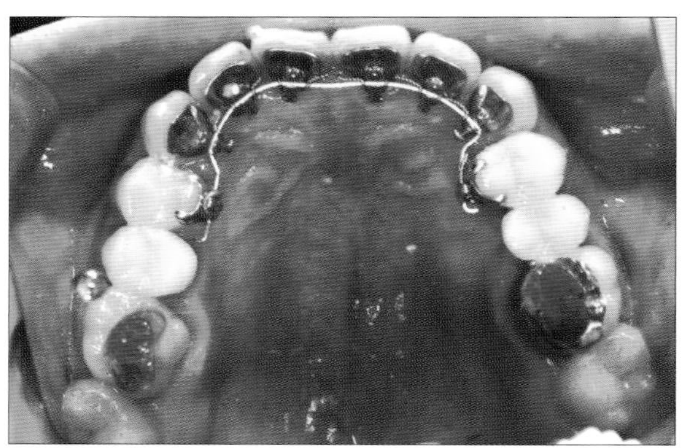
2014-11 上颌殆面像

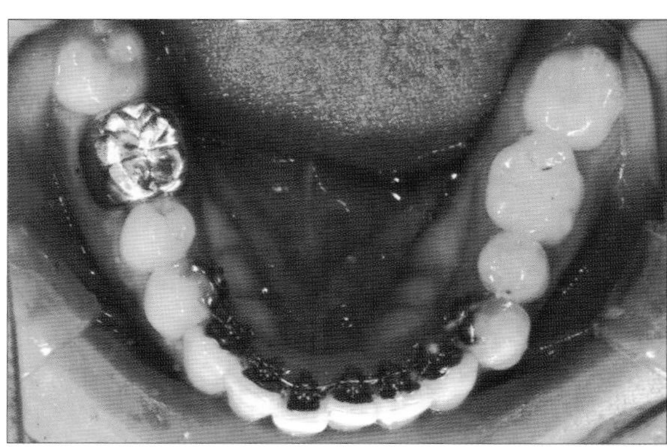
2014-11 下颌殆面像

上颌：0.016" × 0.022" 超弹性镍钛弓丝

下颌：0.016" × 0.022" 超弹性镍钛弓丝

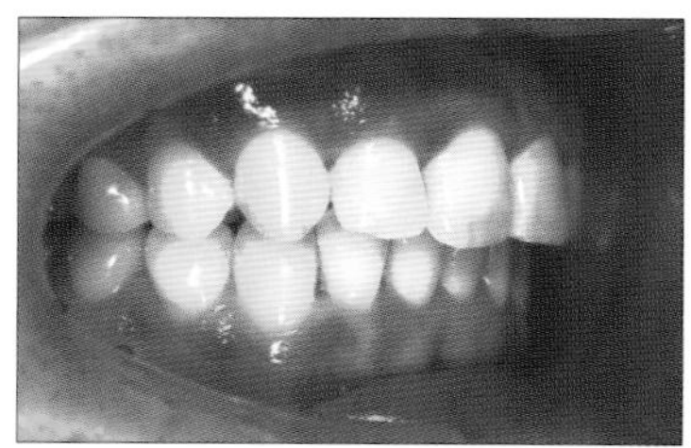
2014-12 右侧咬合像

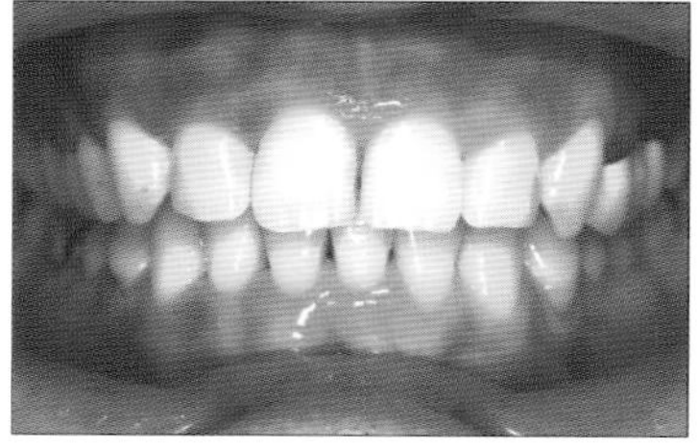
2014-12 正面咬合像

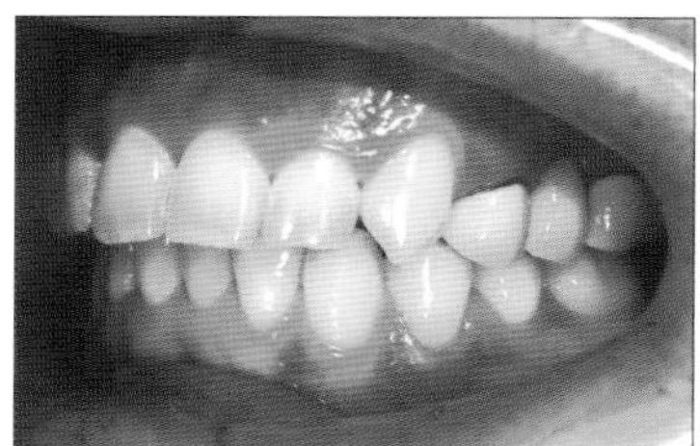
2014-12 左侧咬合像

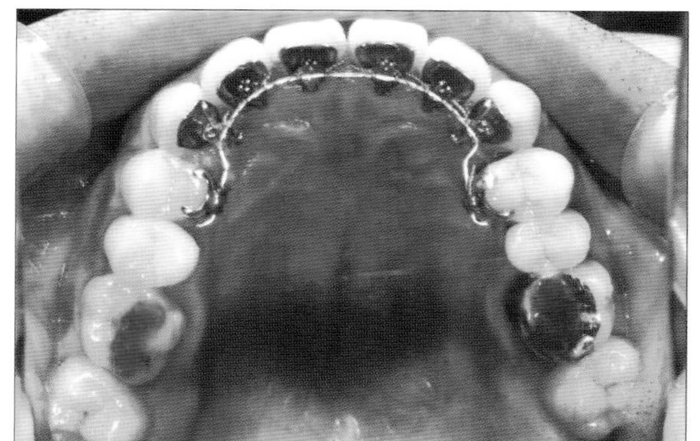
2014-12 上颌殆面像

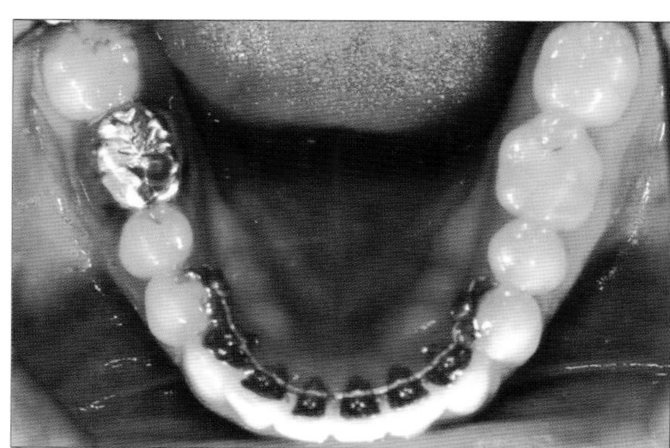
2014-12 下颌殆面像

治疗后

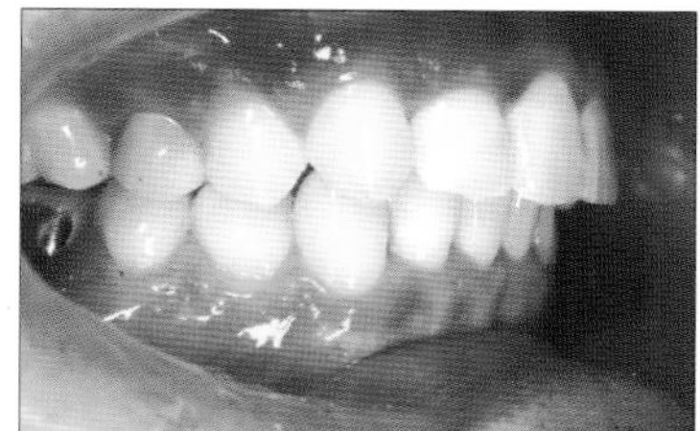
2015-02 右侧咬合像

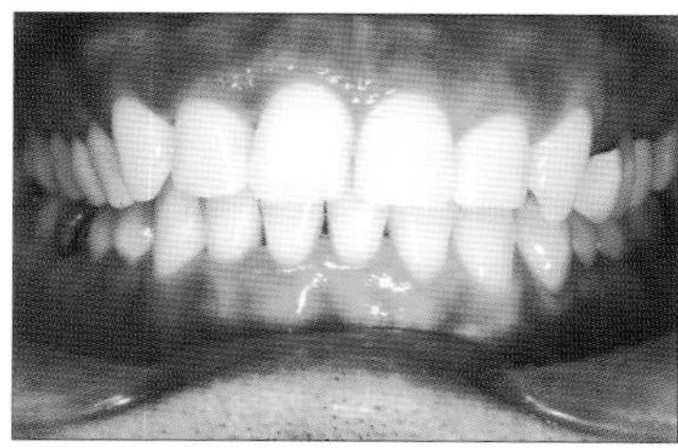
2015-02 正面咬合像

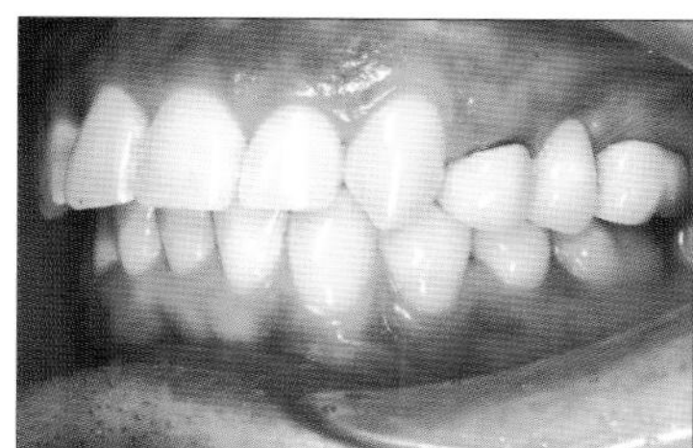
2015-02 左侧咬合像

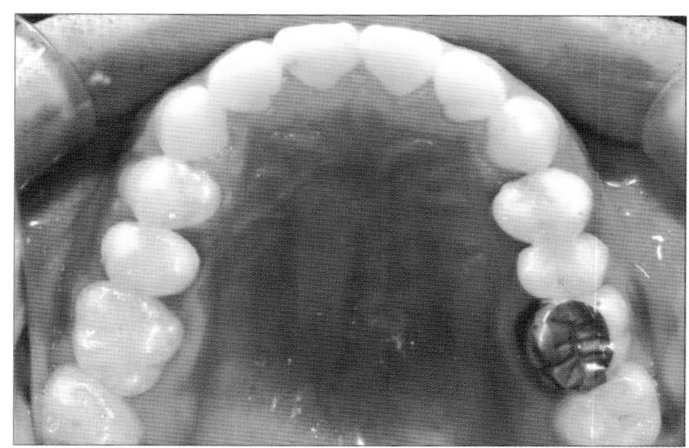
2015-02 上颌骀面像

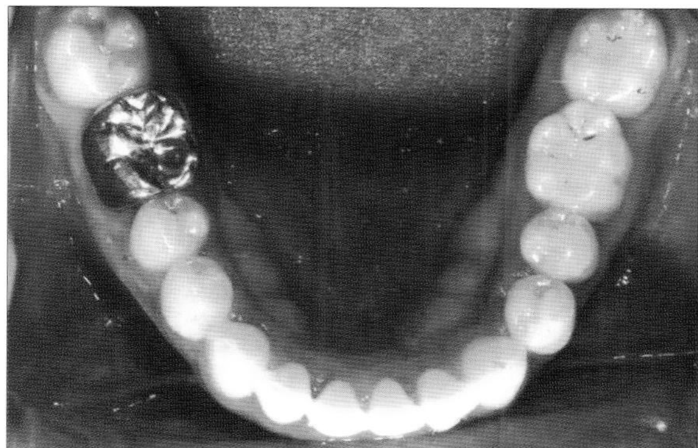
2015-02 下颌骀面像

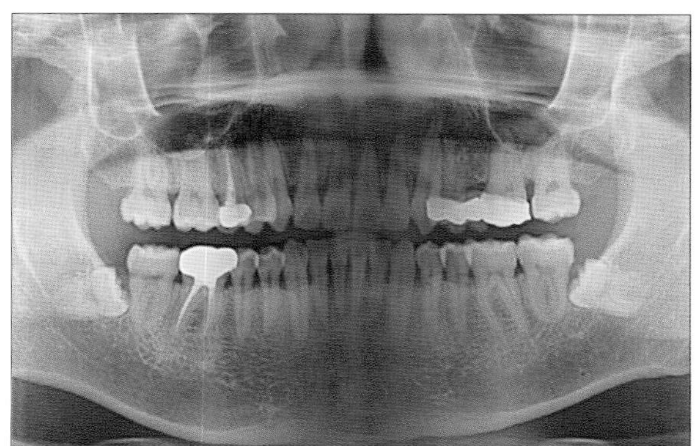
2015-02 曲面断层片

病例4（4-4治疗）

- 开始日期：2013-07
- 总疗程：12个月
- 治疗计划：
  -非拔牙矫治/邻面去釉
- 下牙列弓丝序列：
  -0.014" 超弹性镍钛弓丝
  -0.016"×0.022" 超弹性镍钛弓丝
- 上牙列弓丝序列：
  -0.014" 超弹性镍钛弓丝
  -0.016"×0.022" 超弹性镍钛弓丝

治疗前

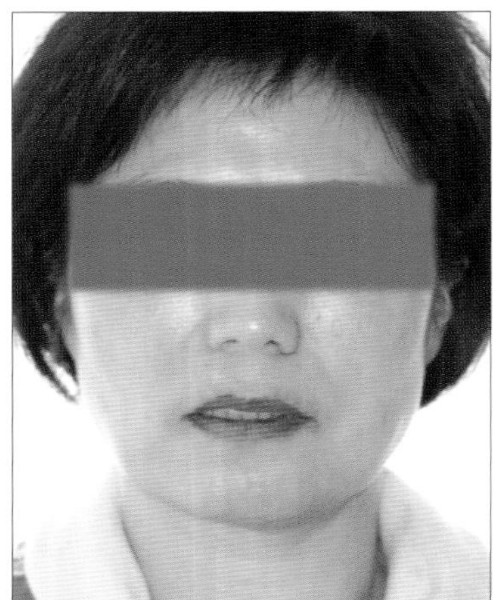
2013-07　正面像

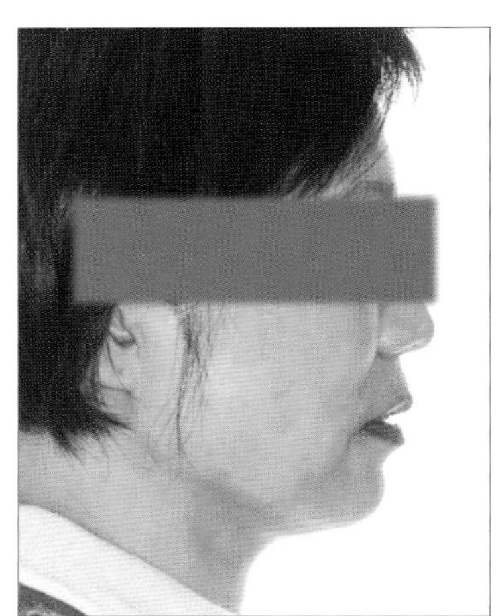
2013-07　侧面像

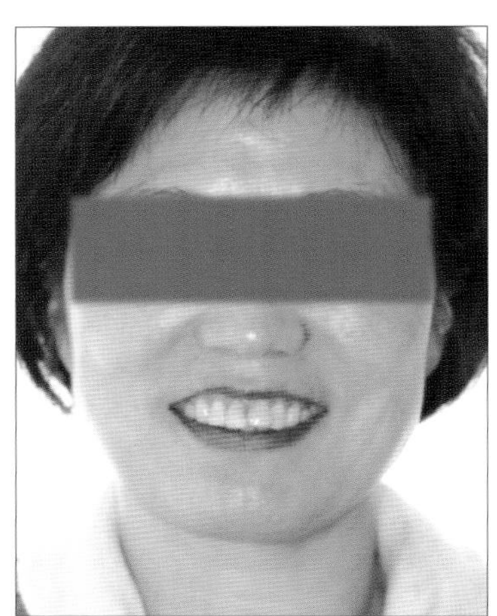
2013-07　正面微笑像

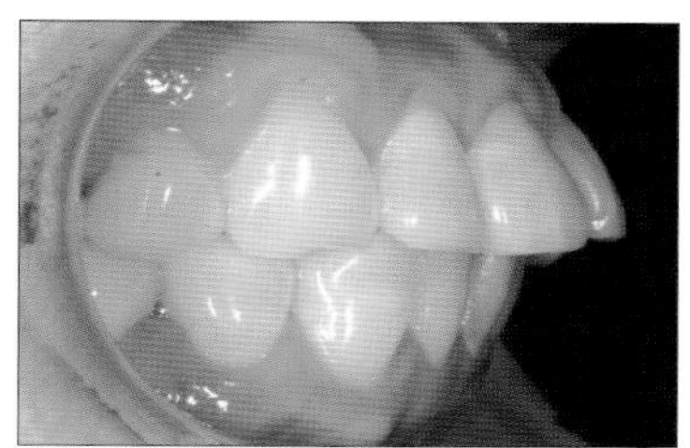
2013-07　右侧咬合像

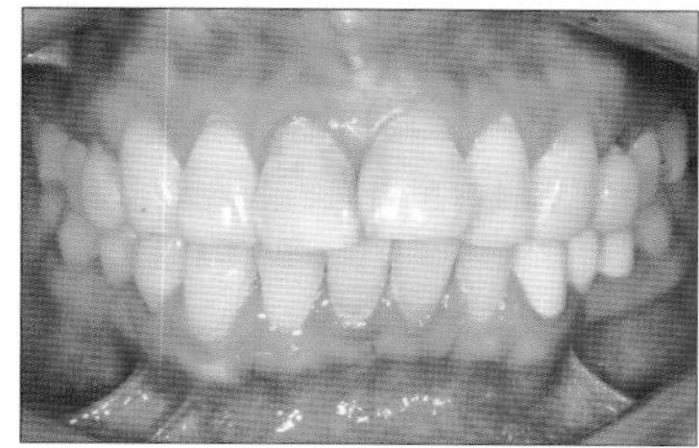
2013-07　正面咬合像

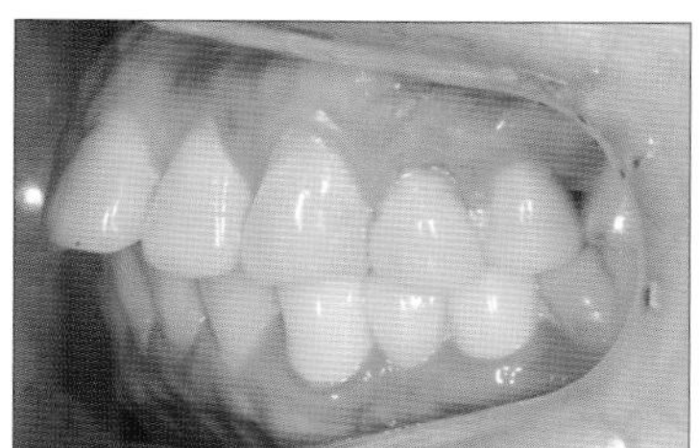
2013-07　左侧咬合像

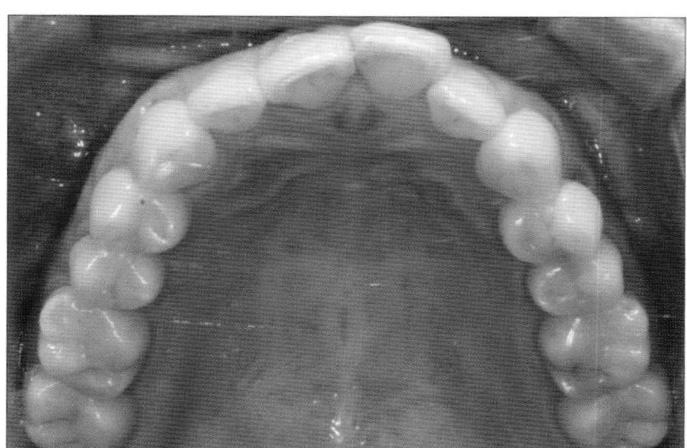
2013-07　上颌殆面像

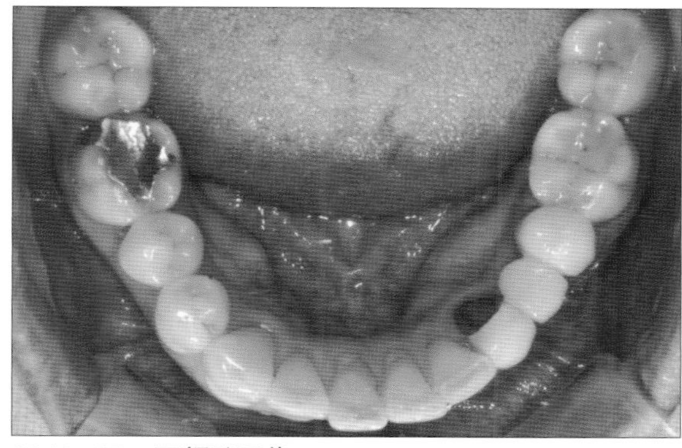
2013-07　下颌殆面像

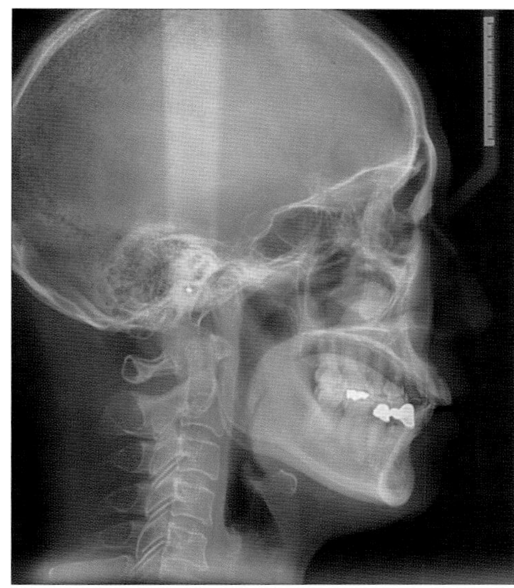
2013-07　头颅侧位片

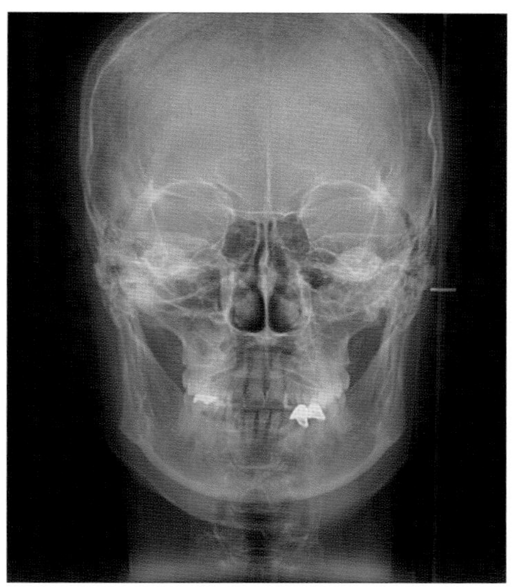
2013-07　头颅正位片

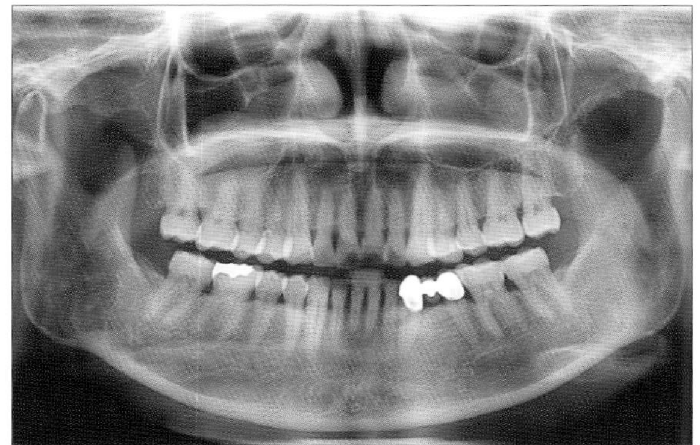
2013-07　曲面断层片

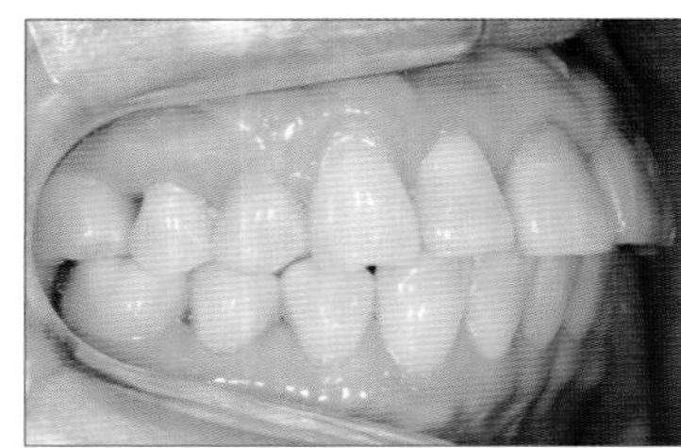
2013-09 右侧咬合像

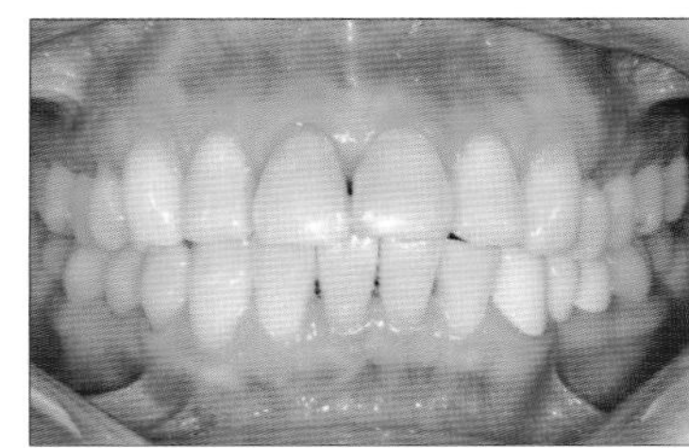
2013-09 正面咬合像

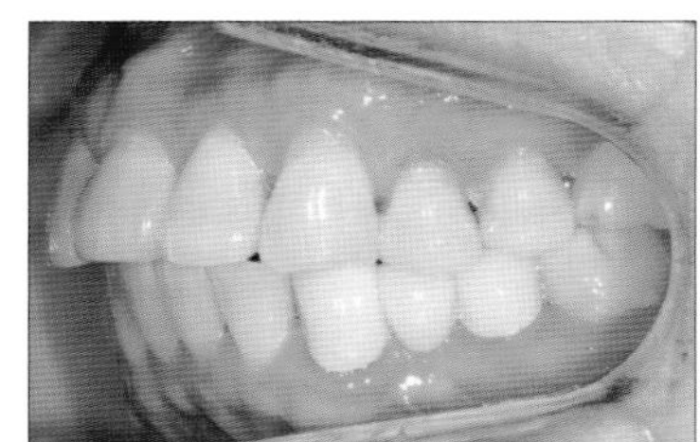
2013-09 左侧咬合像

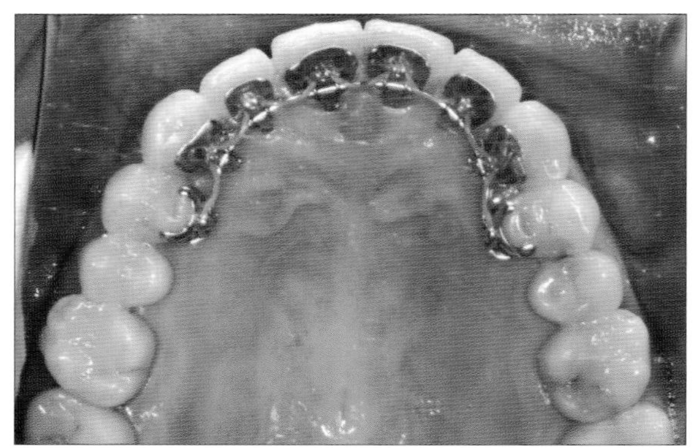
2013-09 上颌𬌗面像

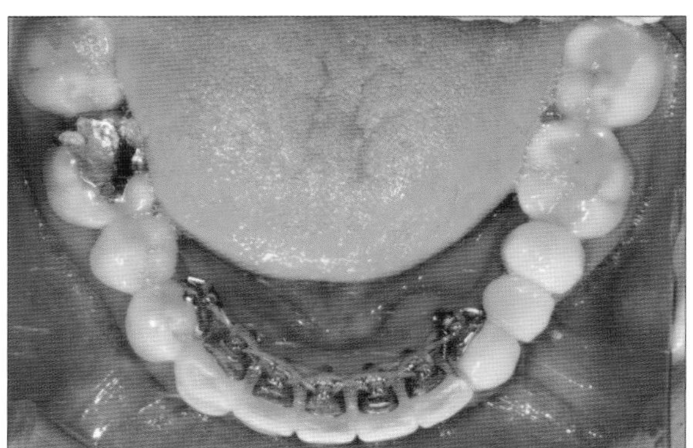
2013-09 下颌𬌗面像

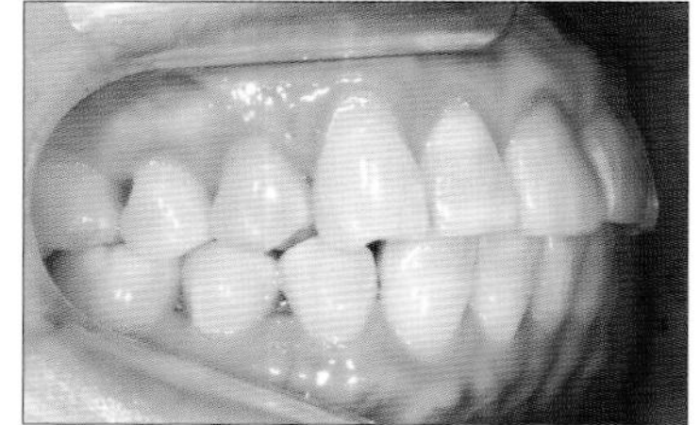
2014-01 右侧咬合像

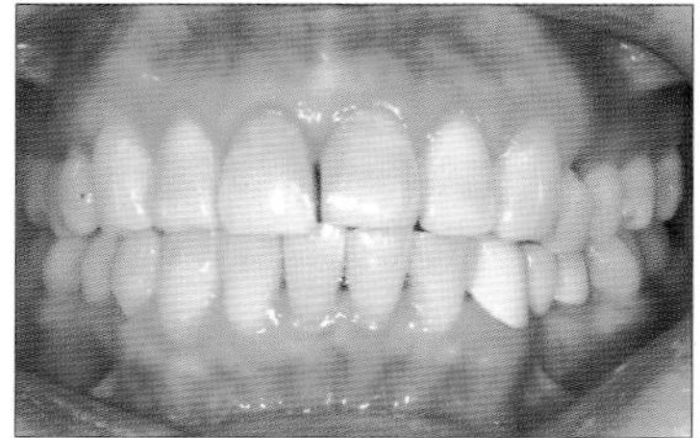
2014-01 正面咬合像

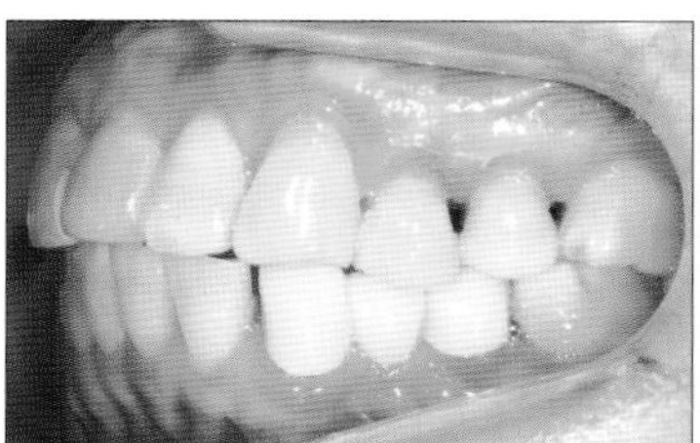
2014-01 左侧咬合像

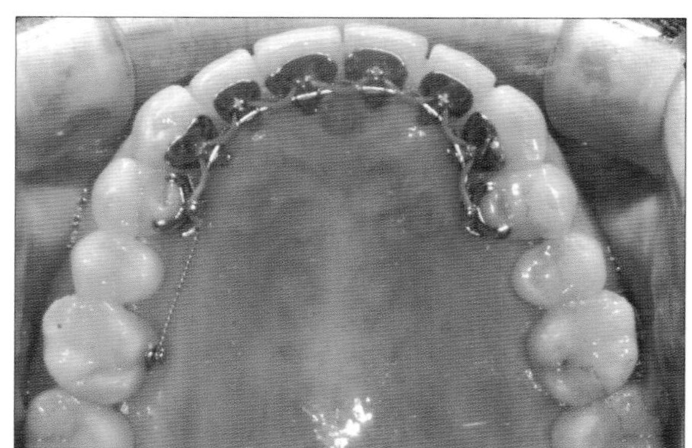
2014-01 上颌𬌗面像

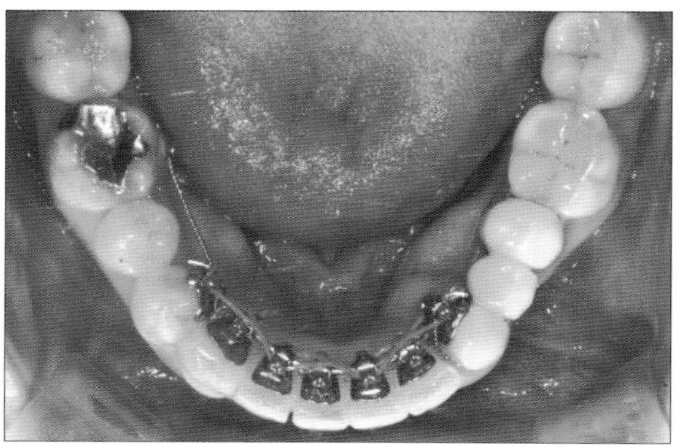
2014-01 下颌𬌗面像

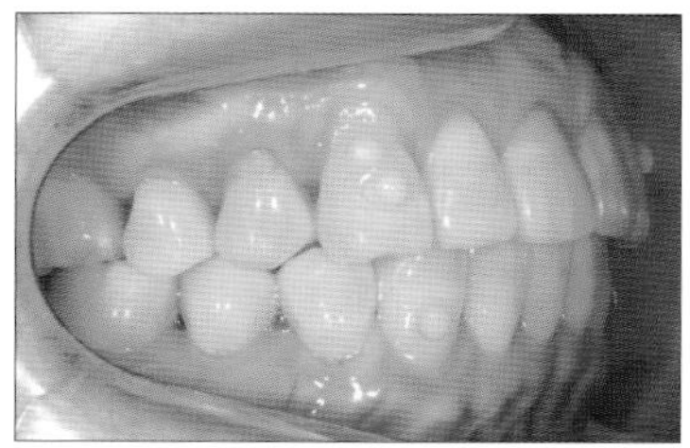
2014-04　右侧咬合像

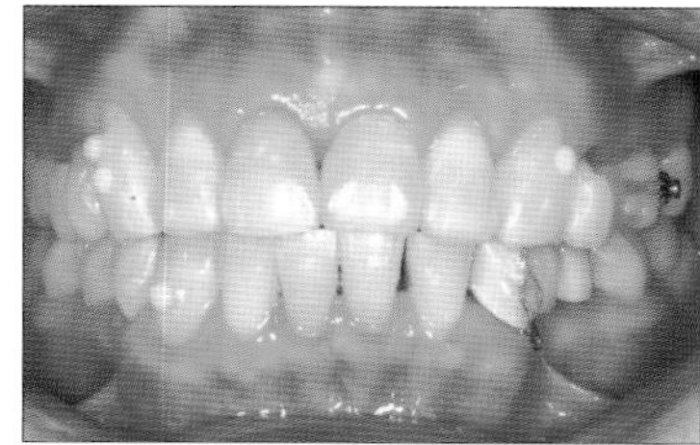
2014-04　正面咬合像

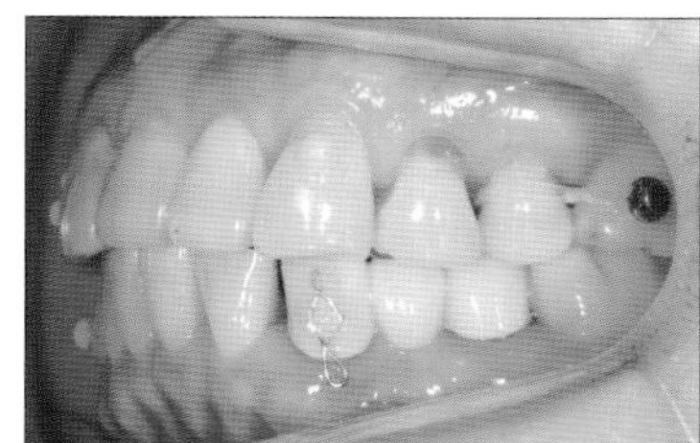
2014-04　左侧咬合像

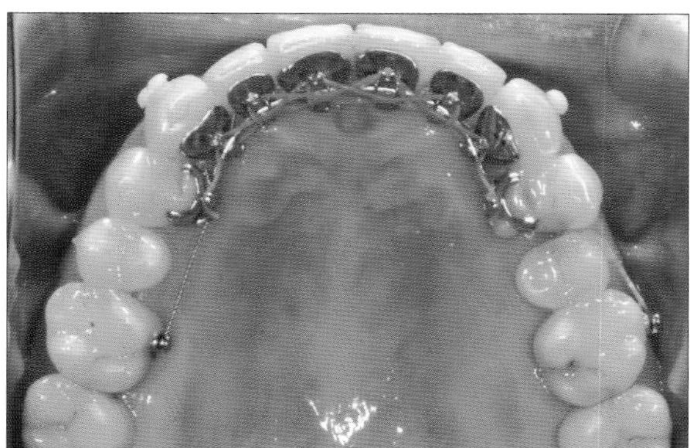
2014-04　上颌骀面像

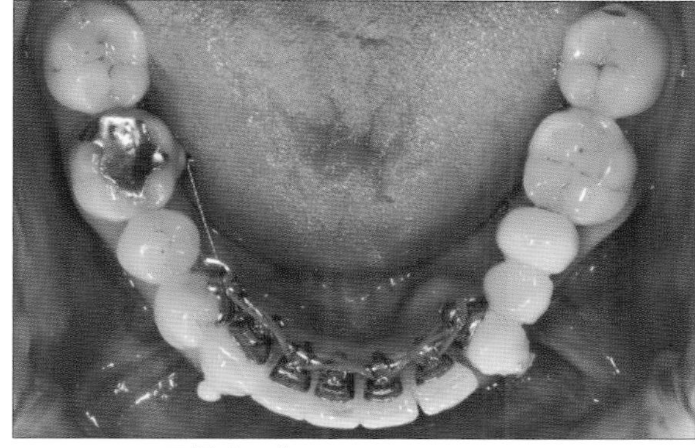
2014-04　下颌骀面像

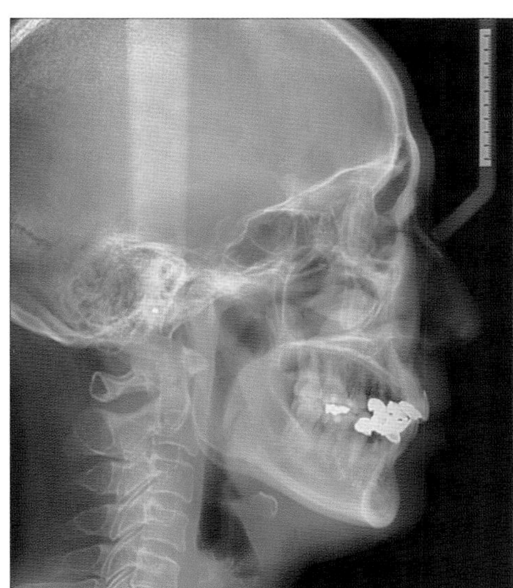
2014-04　头颅侧位片

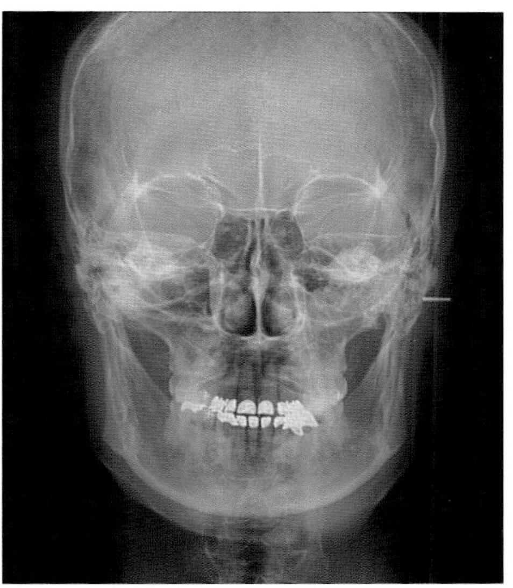
2014-04　头颅正位片

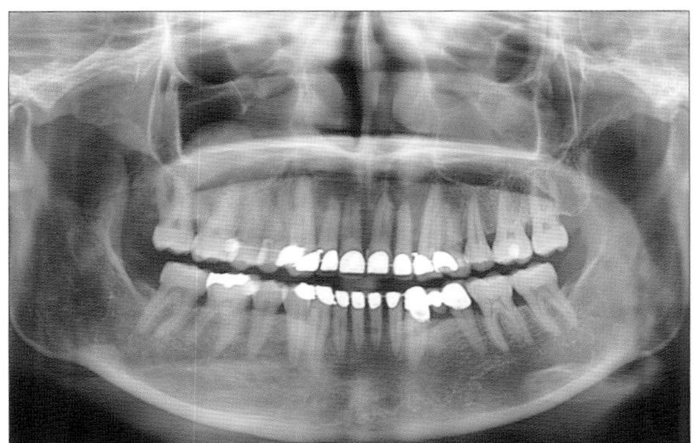
2014-04　曲面断层片

治疗后

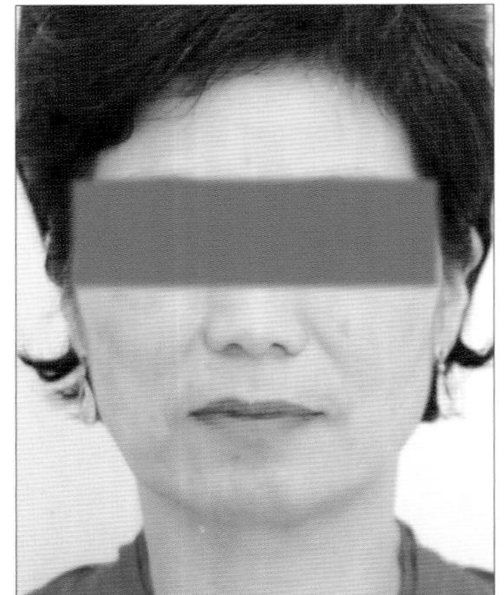
2014-07 正面像

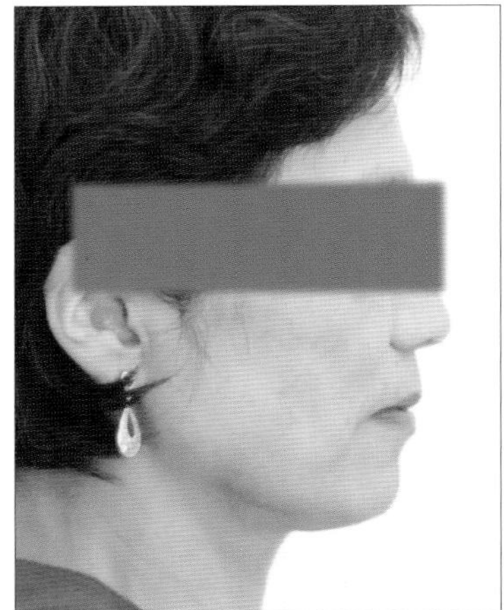
2014-07 侧面像

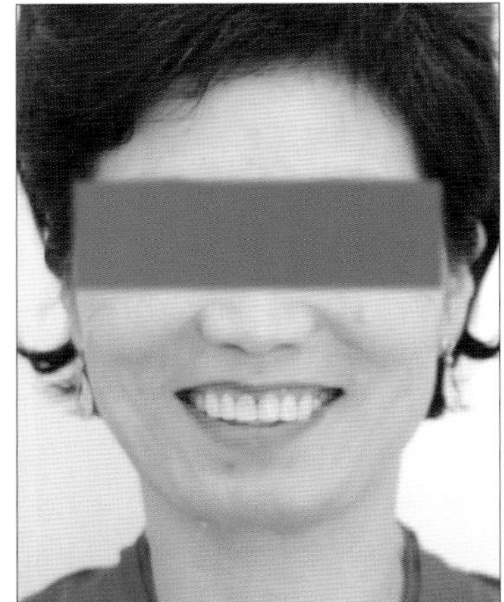
2014-07 正面微笑像

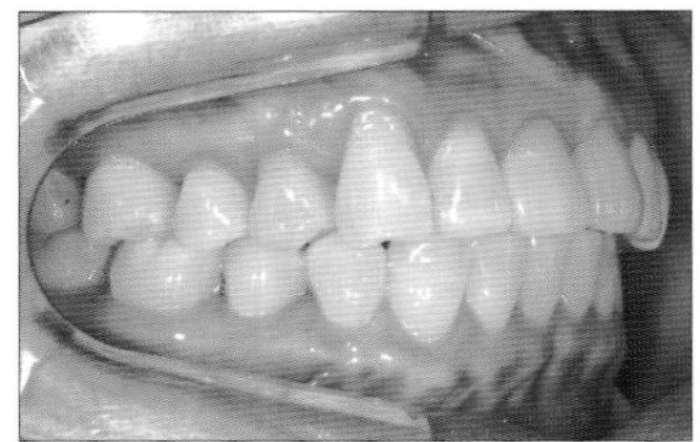
2014-07 右侧咬合像

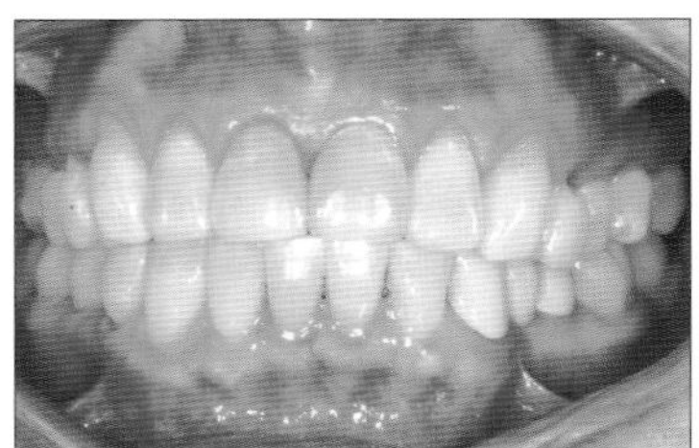
2014-07 正面咬合像

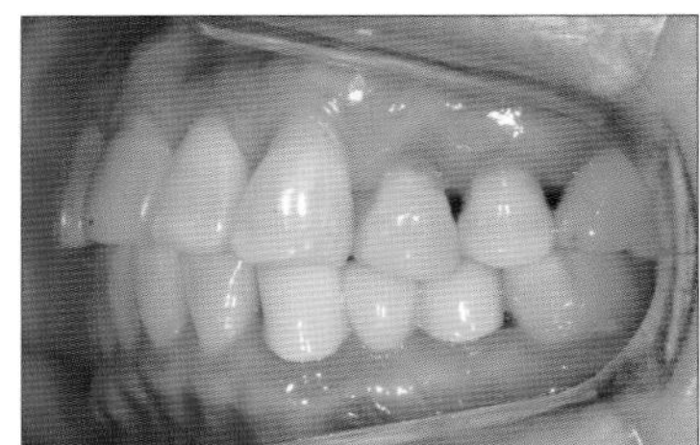
2014-07 左侧咬合像

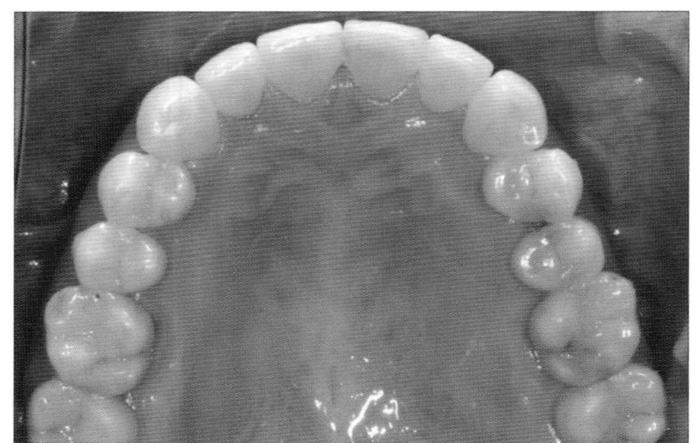
2014-07 上颌𬌗面像

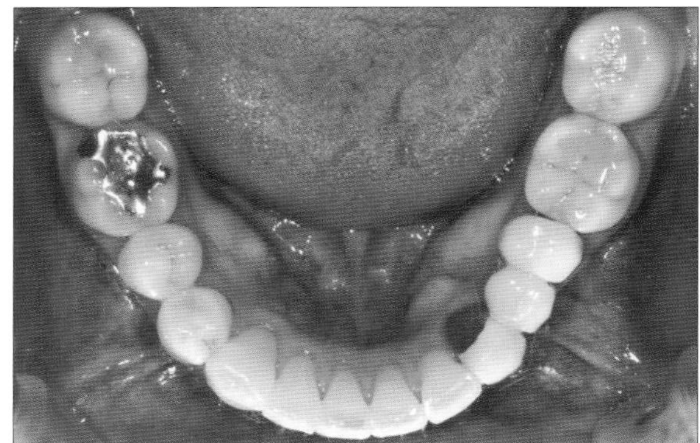
2014-07 下颌𬌗面像

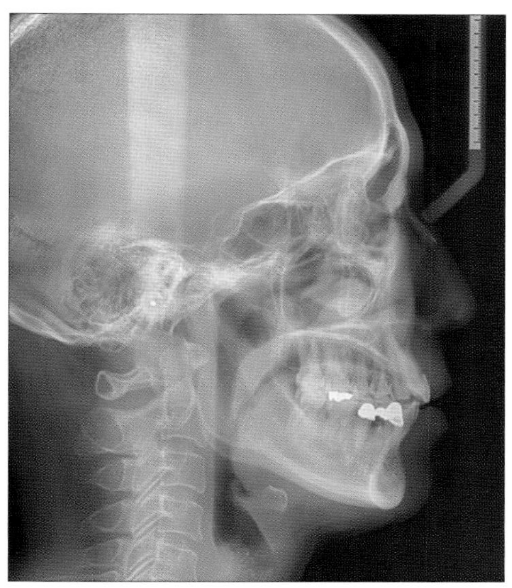
2014-07　头颅侧位片

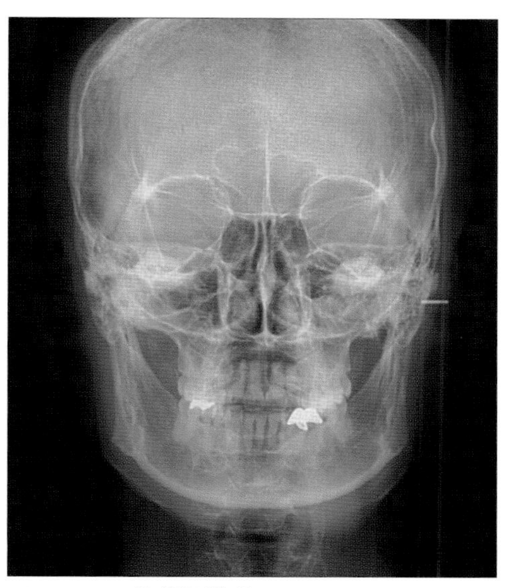
2014-07　头颅正位片

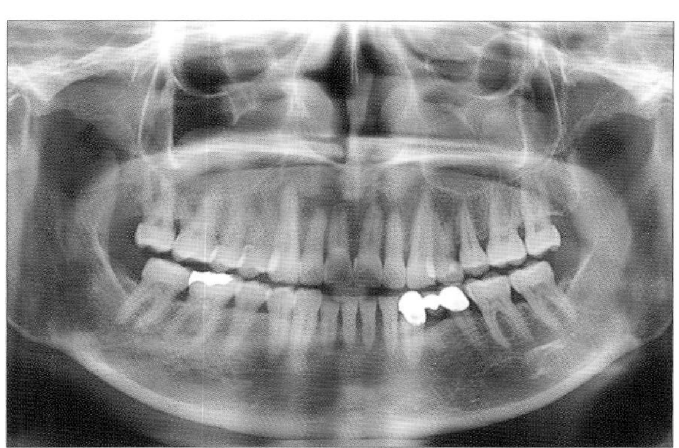
2014-07　曲面断层片

病例5（5-5治疗）

- 开始日期：2013-01
- 总疗程：14个月
- 治疗计划：
  -非拔牙矫治/邻面去釉
- 下牙列弓丝序列：
  -0.014" 超弹性镍钛弓丝
  -0.016"×0.022" 超弹性镍钛弓丝
  -0.016"×0.024" 不锈钢弓丝
- 上牙列弓丝序列：
  -0.014" 超弹性镍钛弓丝
  -0.016"×0.022" 超弹性镍钛弓丝
  -0.0182"×0.0182" TMA弓丝

治疗前

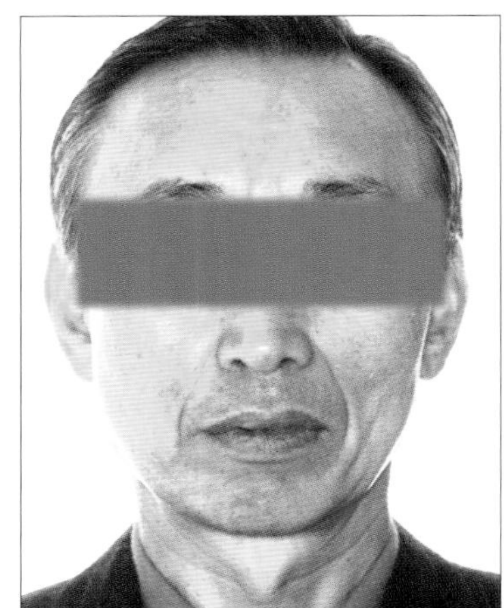
2013-01 正面像

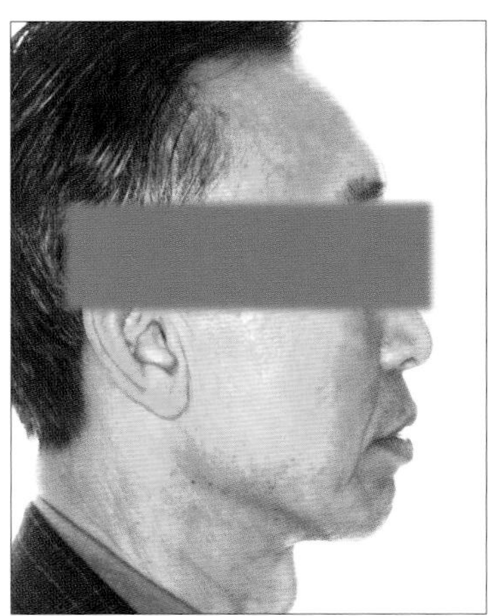
2013-01 侧面像

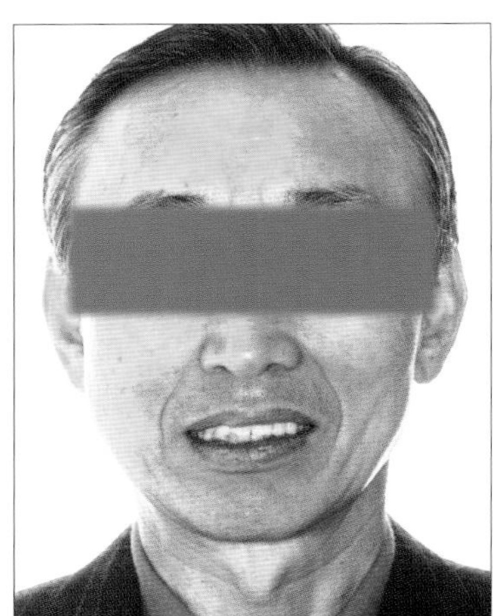
2013-01 正面微笑像

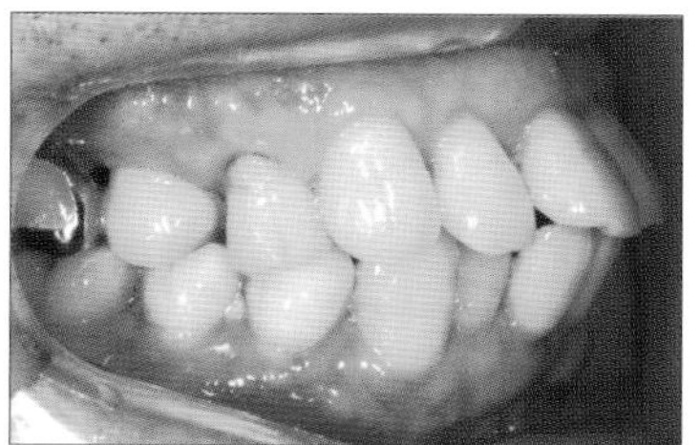
2013-01　右侧咬合像

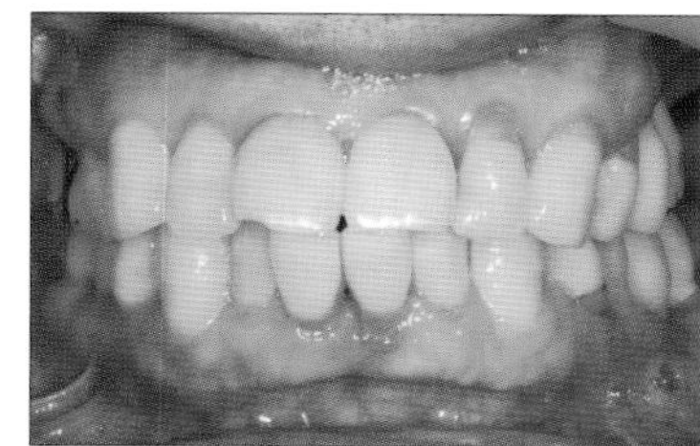
2013-01　正面咬合像

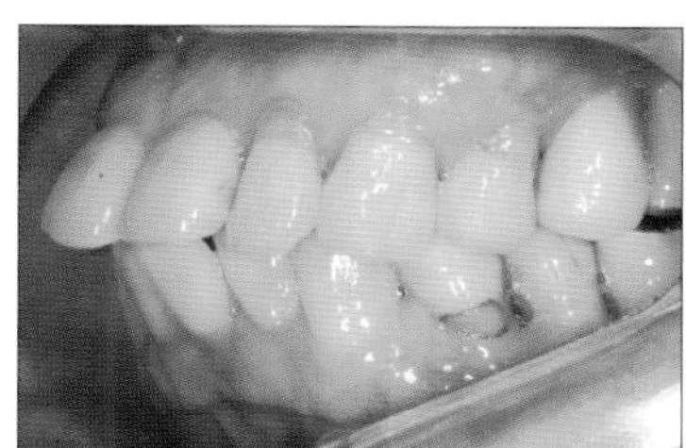
2013-01　左侧咬合像

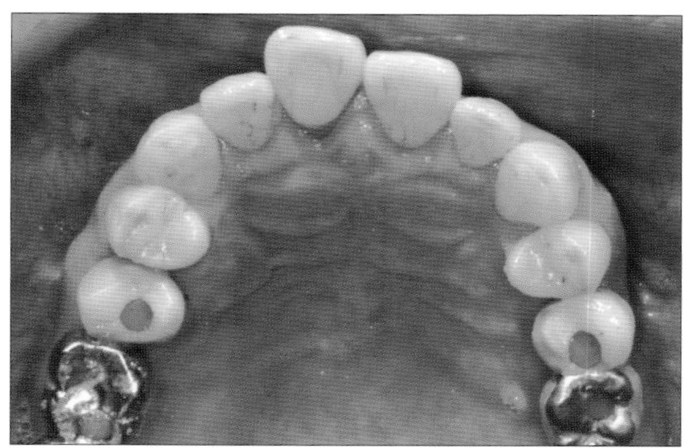
2013-01　上颌殆面像

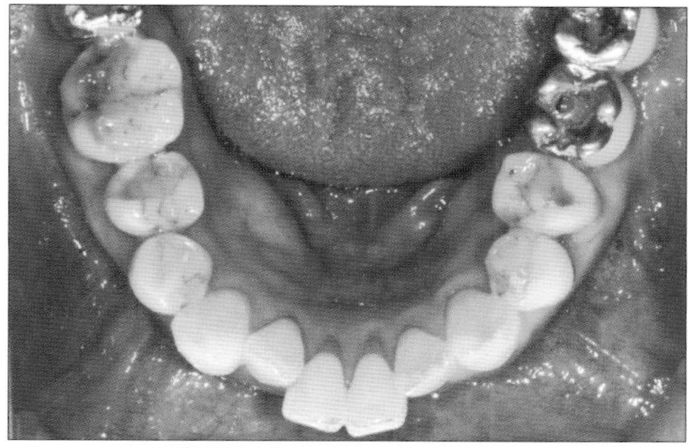
2013-01　下颌殆面像

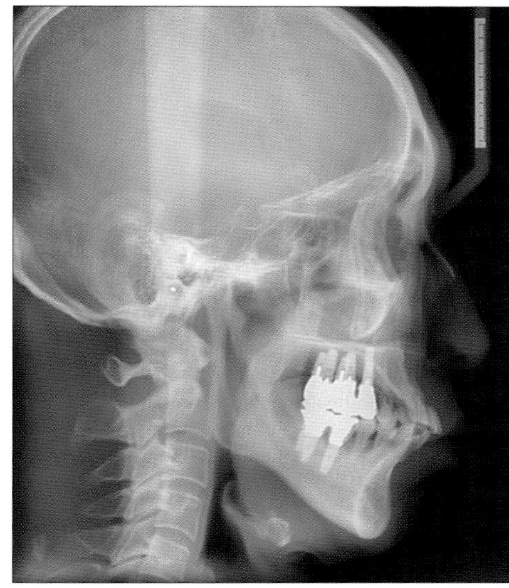
2013-01　头颅侧位片

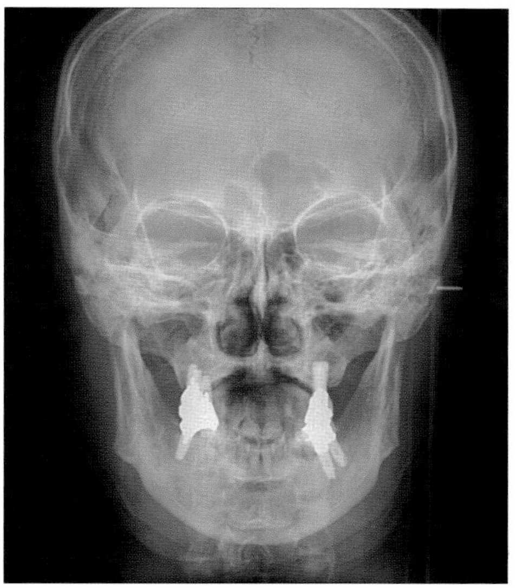
2013-01　头颅正位片

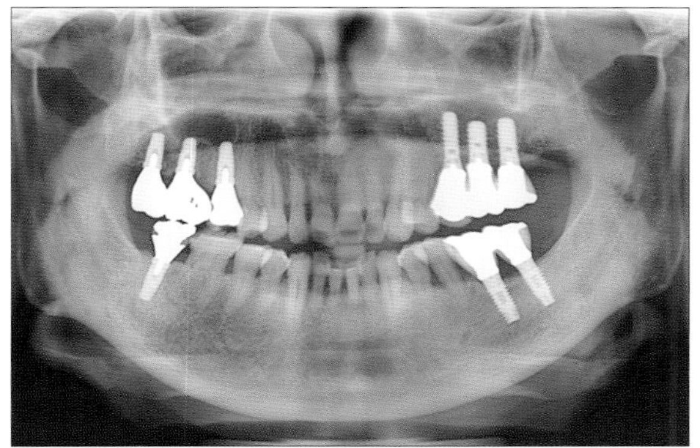
2013-01　曲面断层片

上颌：0.014" 超弹性镍钛弓丝

下颌：0.016" × 0.022" 超弹性镍钛弓丝

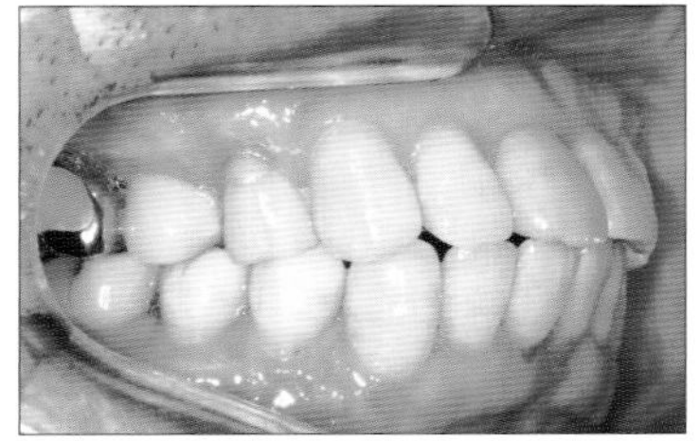
2013-04 右侧咬合像

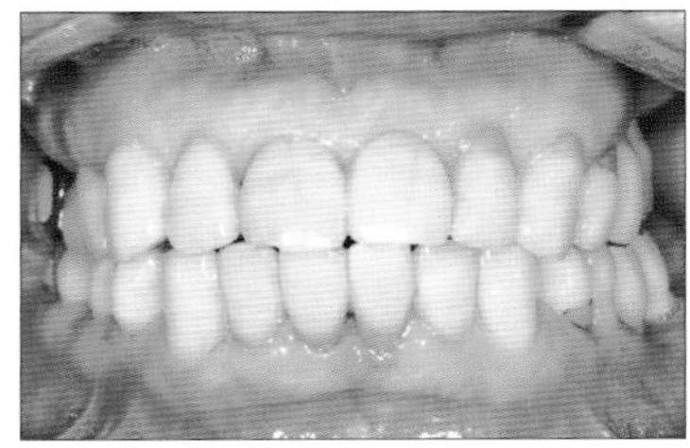
2013-04 正面咬合像

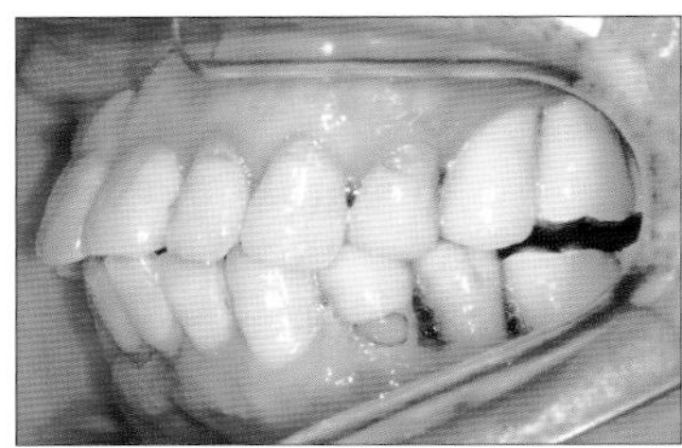
2013-04 左侧咬合像

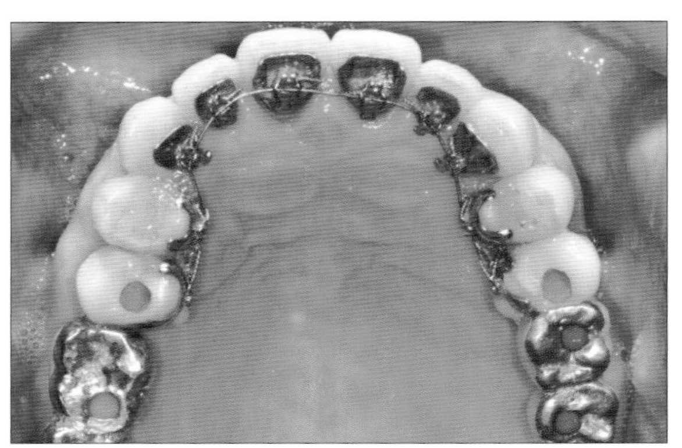
2013-04 上颌𬌗面像

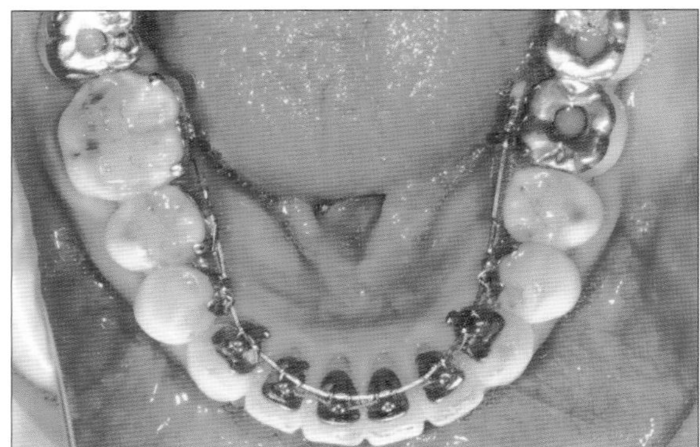
2013-04 下颌𬌗面像

上颌：0.016" × 0.022" 超弹性镍钛弓丝

下颌：0.016" × 0.024" 不锈钢弓丝

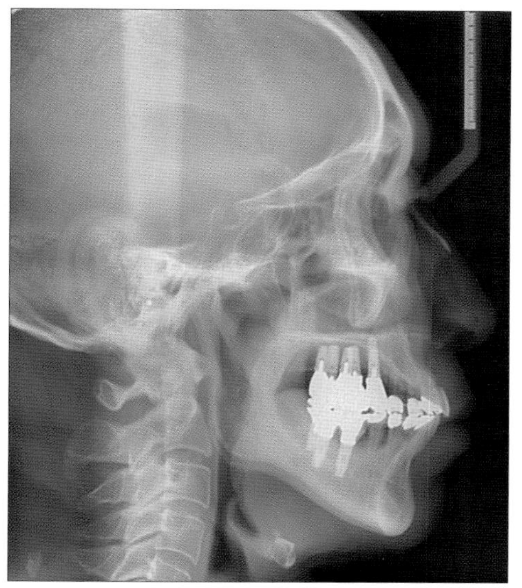

2013-11　头颅侧位片

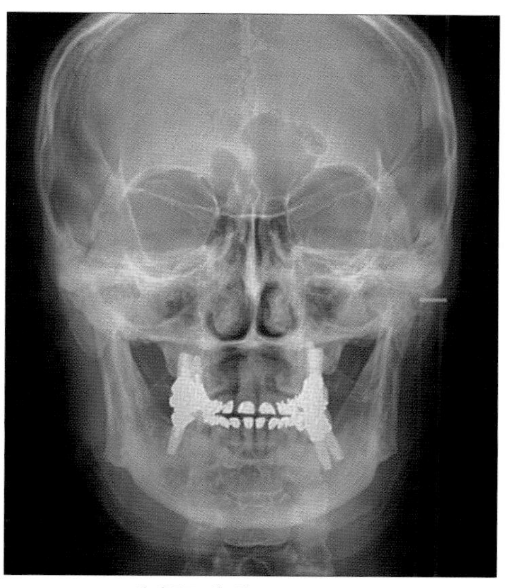

2013-11　头颅正位片

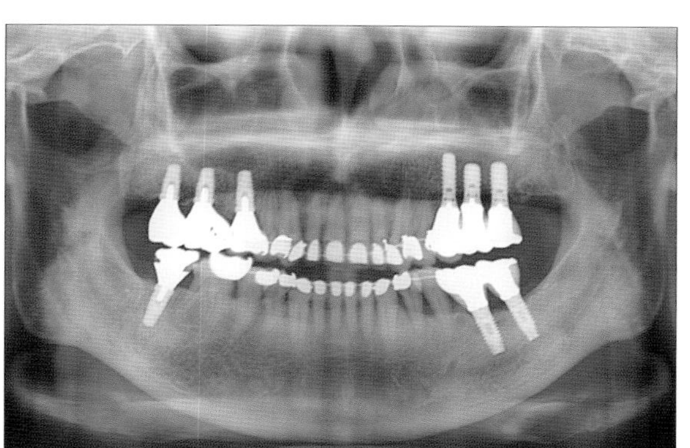

2013-11　曲面断层片

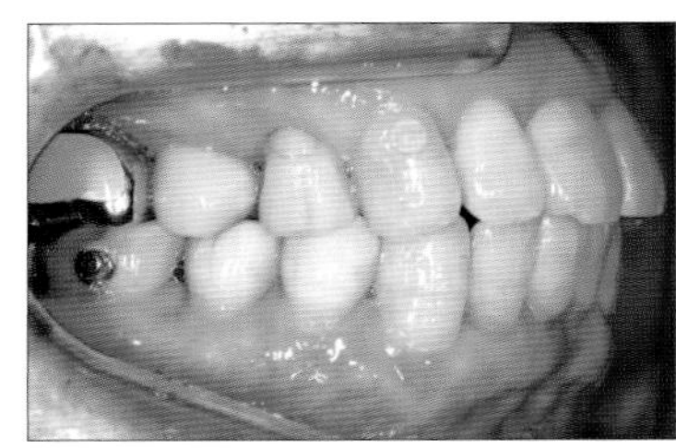
2013-12 右侧咬合像

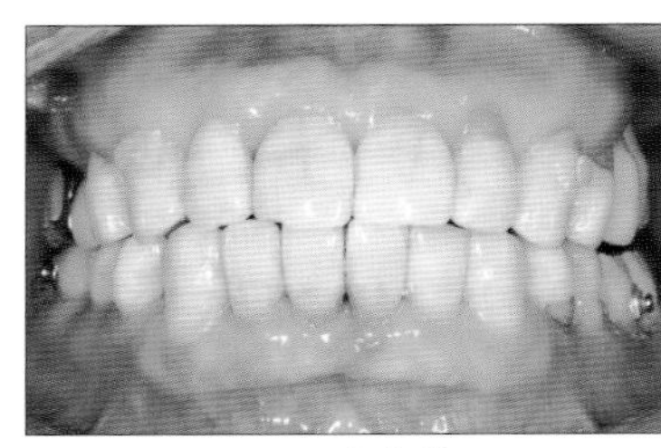
2013-12 正面咬合像

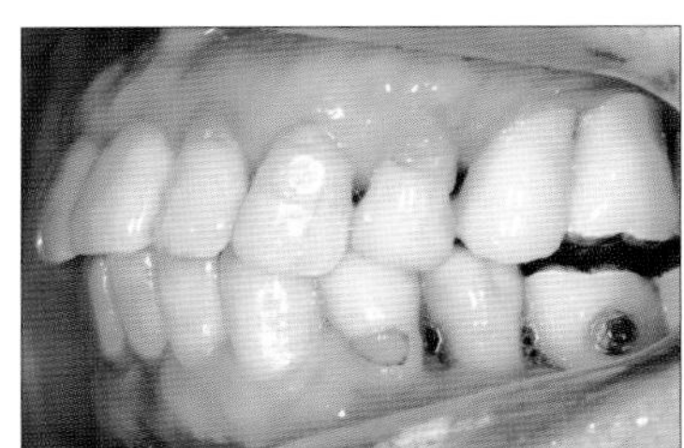
2013-12 左侧咬合像

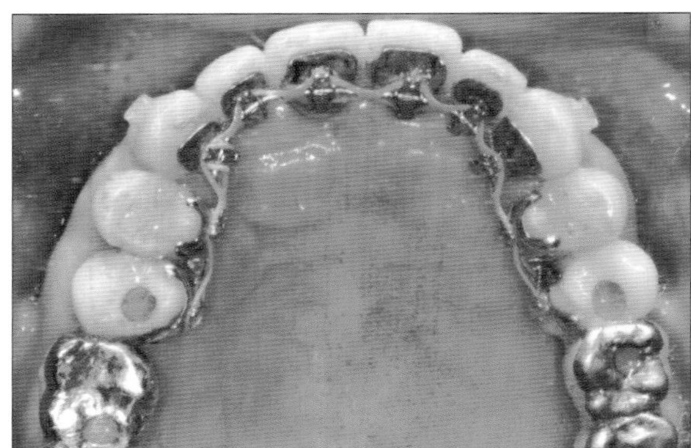
2013-12 上颌殆面像

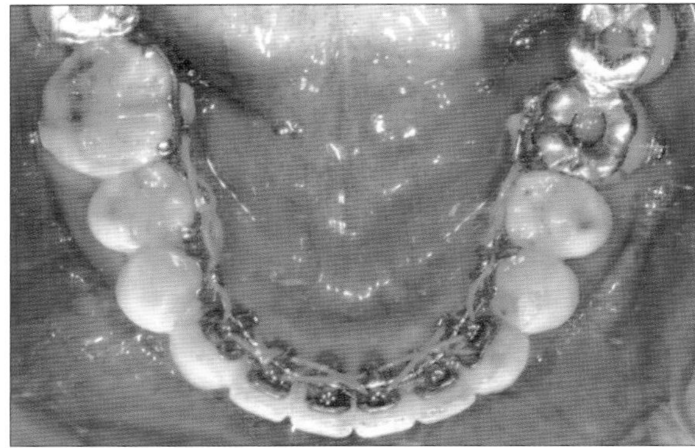
2013-12 下颌殆面像

治疗后

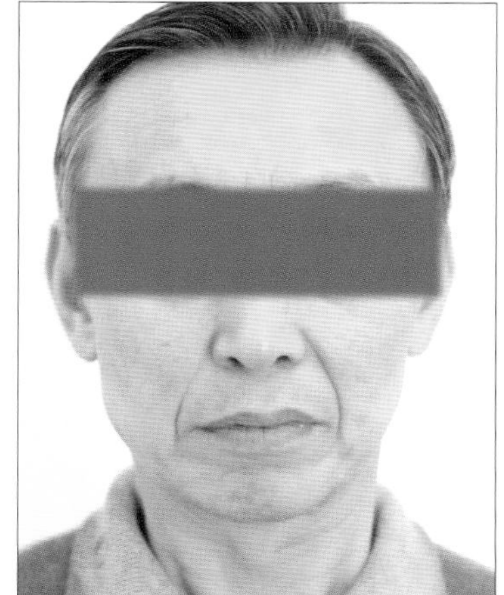
2014-03 正面像

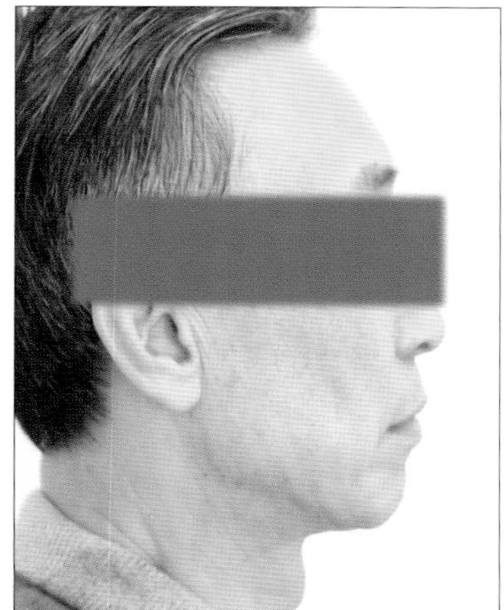
2014-03 侧面像

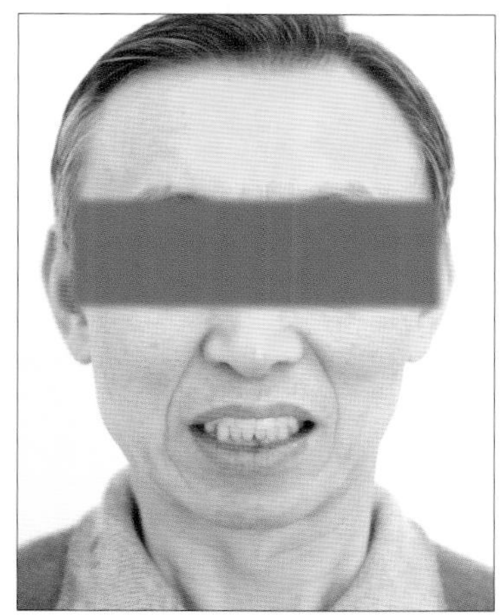
2014-03 正面微笑像

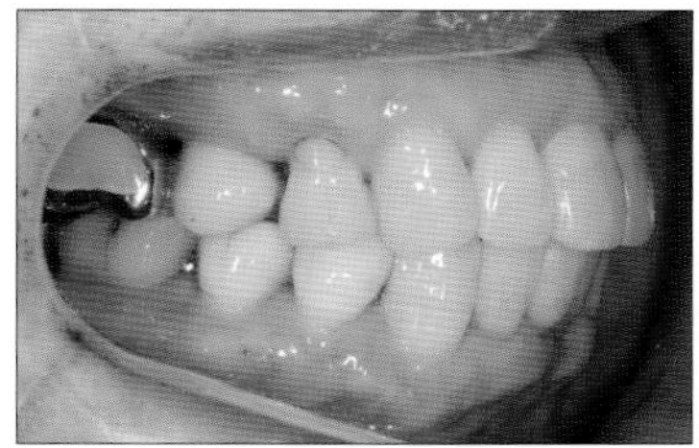
2014-03 右侧咬合像

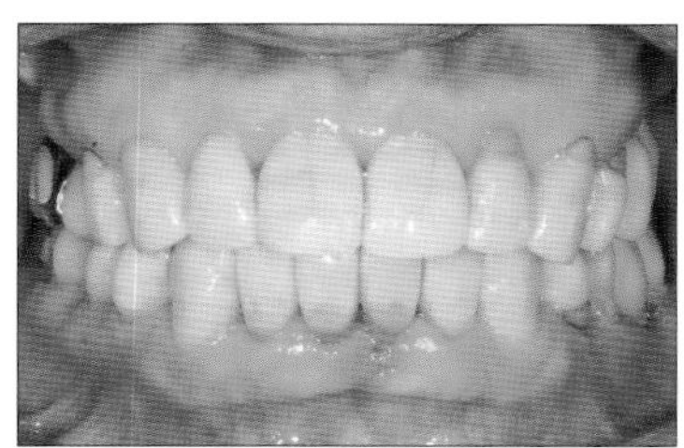
2014-03 正面咬合像

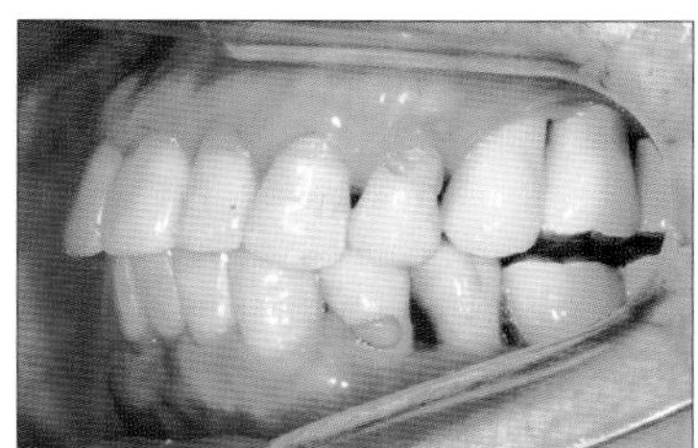
2014-03 左侧咬合像

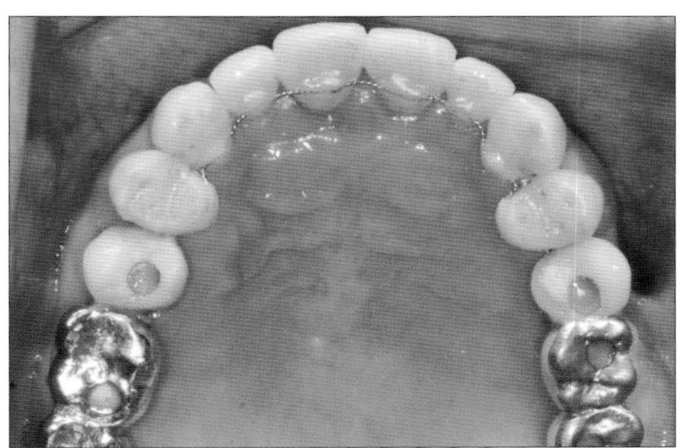
2014-03 上颌殆面像

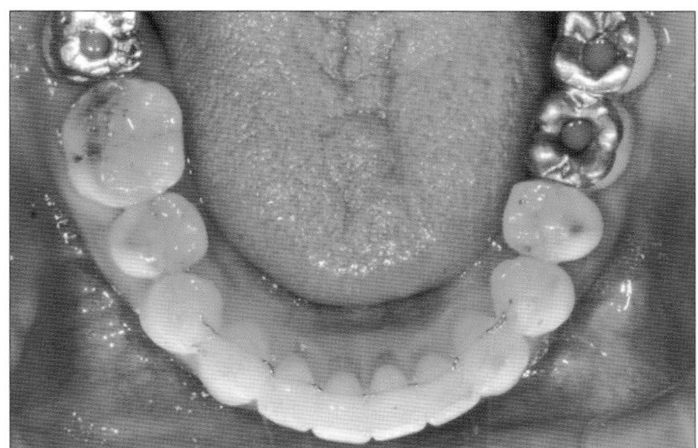
2014-03 下颌殆面像

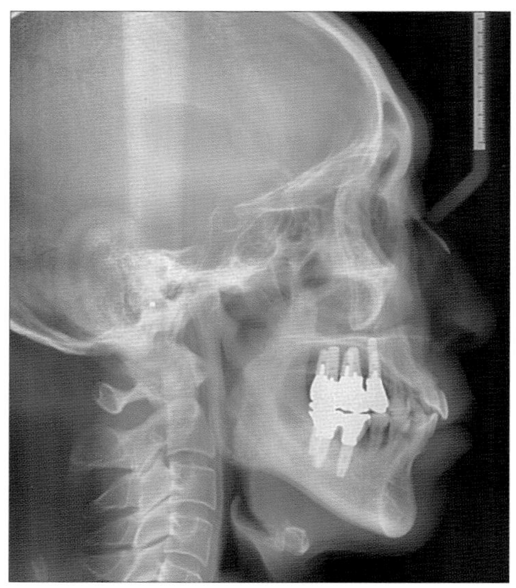
2014-03　头颅侧位片

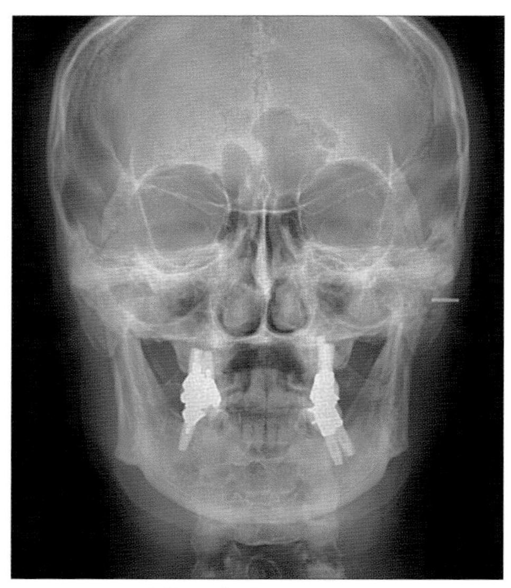
2014-03　头颅正位片

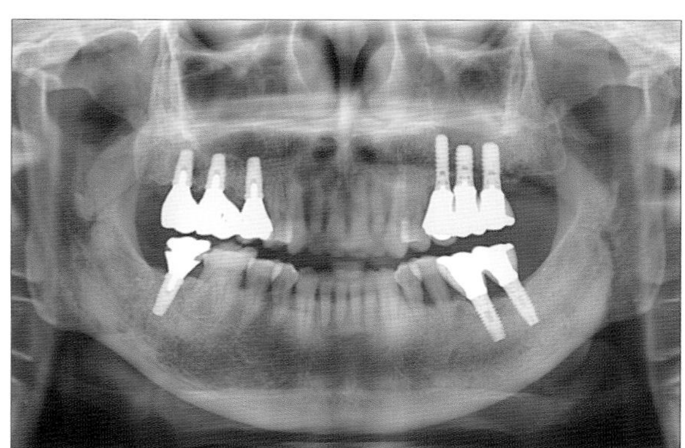
2014-03　曲面断层片

保持7个月后

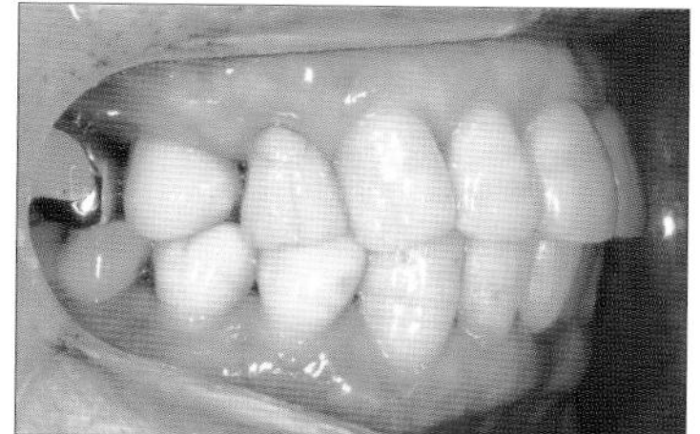
2014-10　右侧咬合像

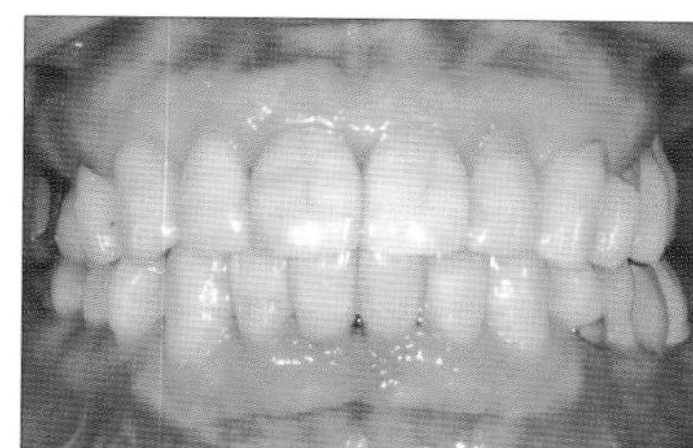
2014-10　正面咬合像

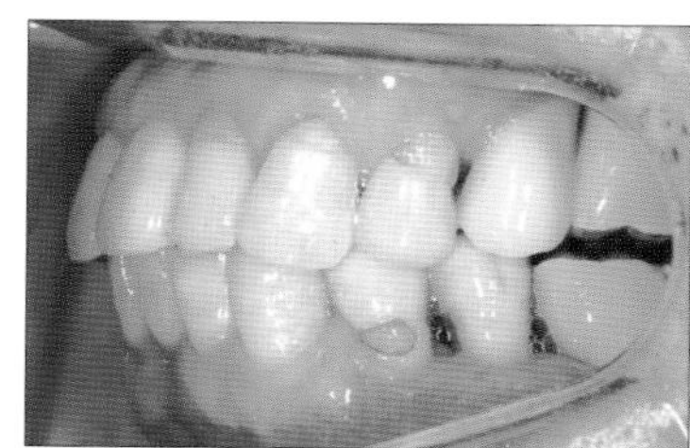
2014-10　左侧咬合像

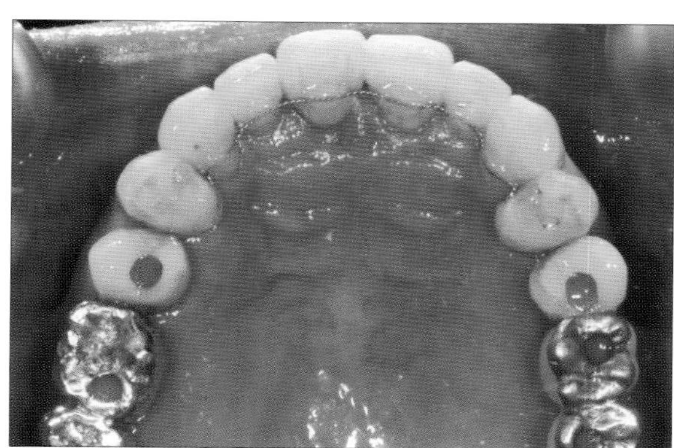
2014-10　上颌殆面像

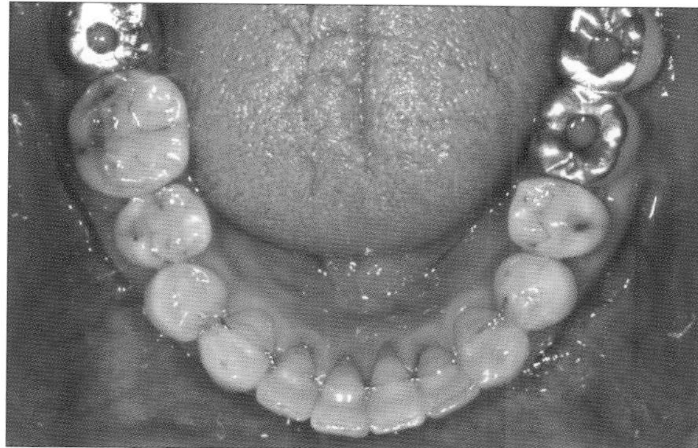
2014-10　下颌殆面像

病例6（5-5治疗）

- 开始日期：2011-11
- 总疗程：12个月
- 治疗计划：
  -非拔牙矫治/邻面去釉
- 下牙列弓丝序列：
  -0.012" 超弹性镍钛弓丝
  -0.016" 超弹性镍钛弓丝
  -0.018"×0.025" 超弹性镍钛弓丝
- 上牙列弓丝序列：
  -0.012" 超弹性镍钛弓丝
  -0.016" 超弹性镍钛弓丝
  -0.016"×0.022" 超弹性镍钛弓丝

治疗前

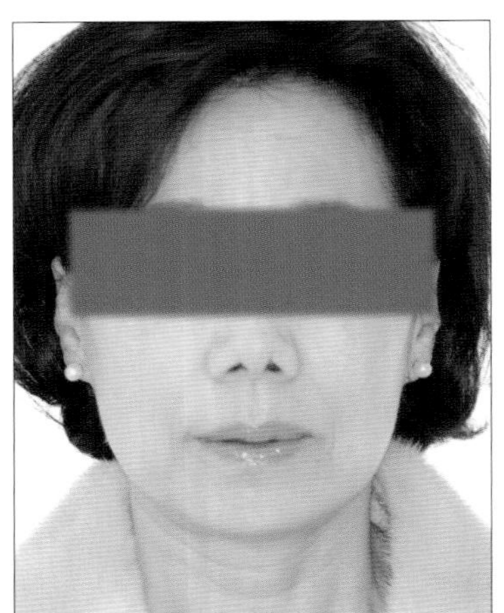
2011-11 正面像

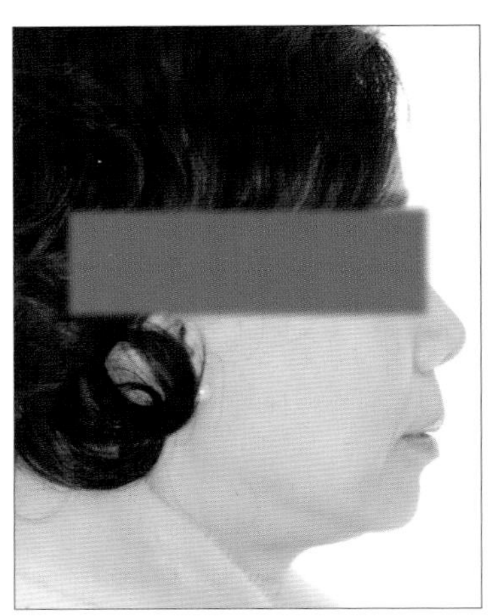
2011-11 侧面像

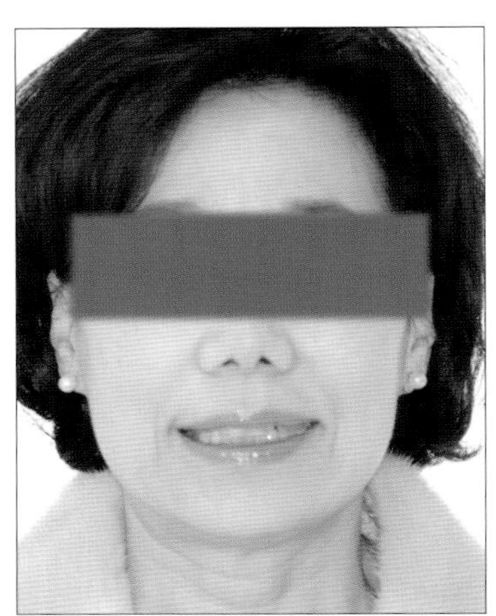
2011-11 正面微笑像

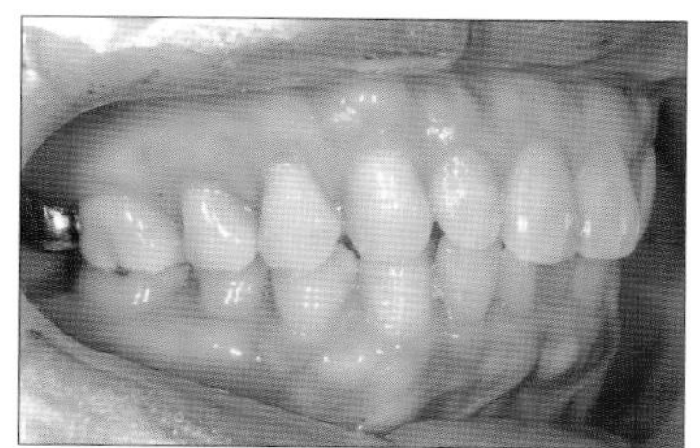
2011-11　右侧咬合像

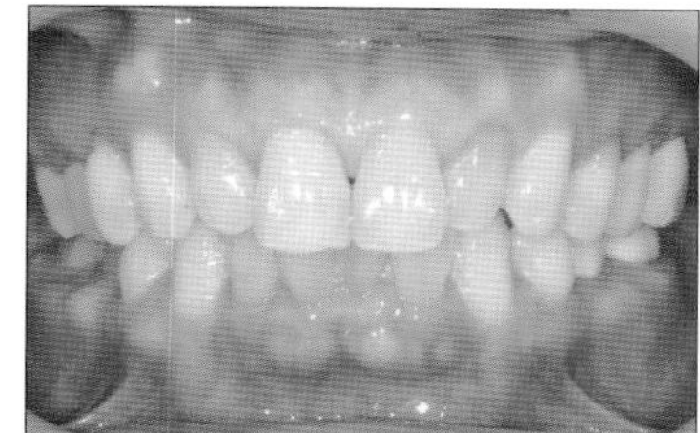
2011-11　正面咬合像

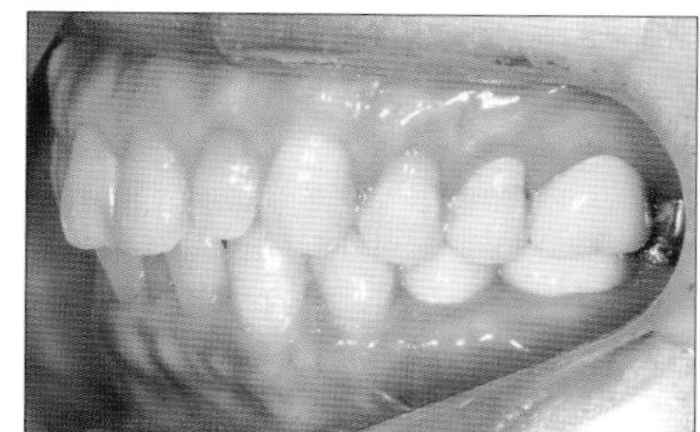
2011-11　左侧咬合像

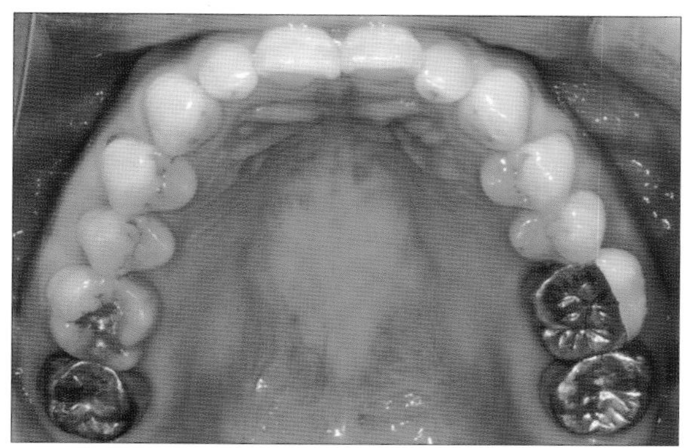
2011-11　上颌殆面像

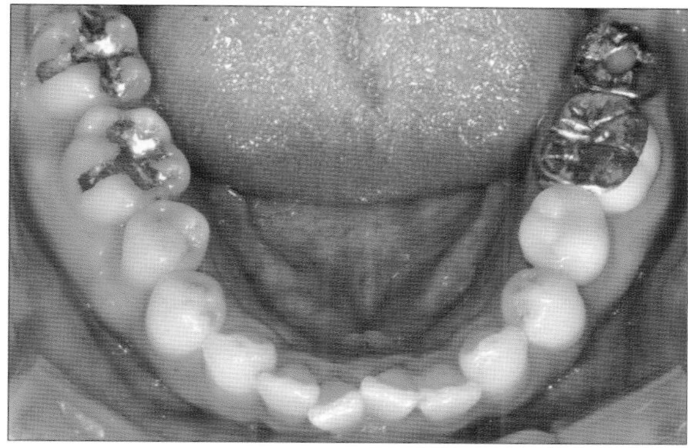
2011-11　下颌殆面像

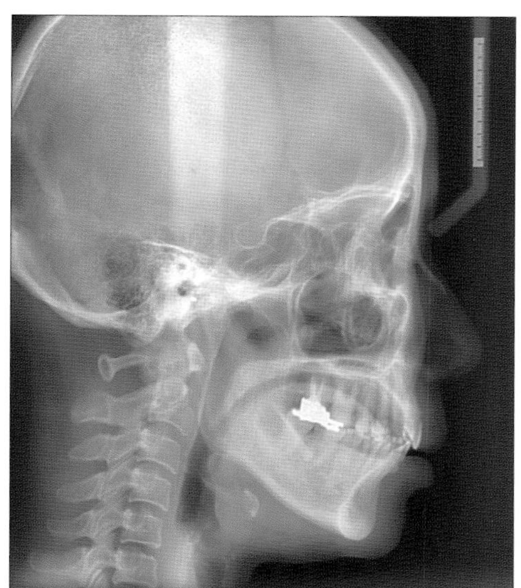
2011-11　头颅侧位片

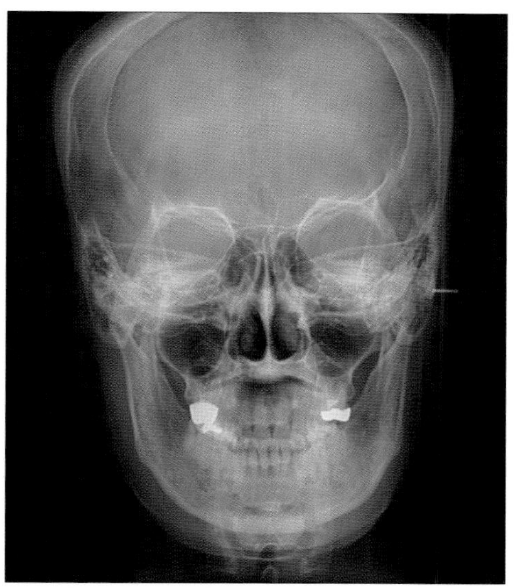
2011-11　头颅正位片

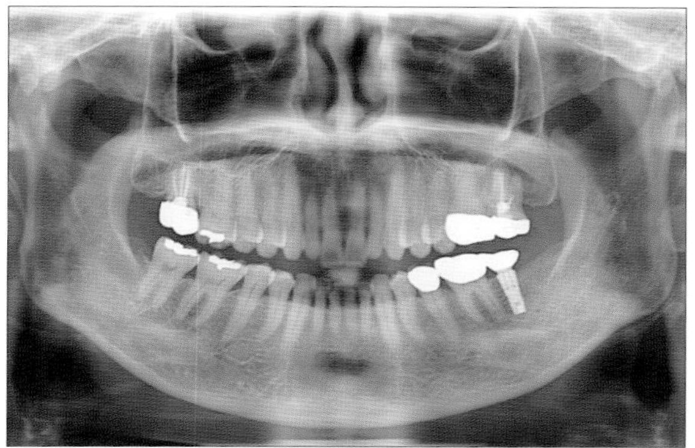
2011-11　曲面断层片

上颌：0.012" 超弹性镍钛弓丝

下颌：0.012" 超弹性镍钛弓丝

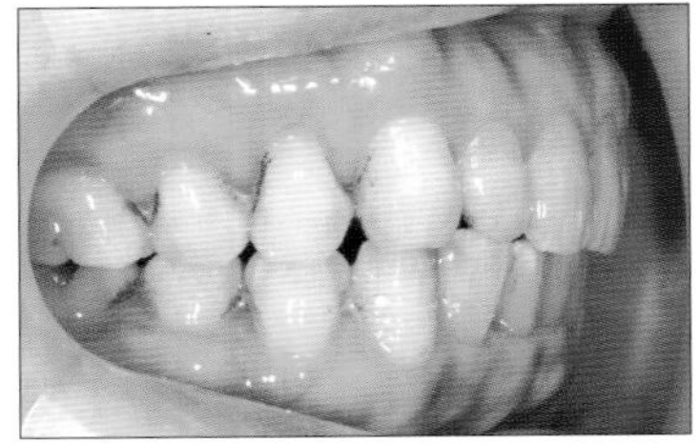
2012-04　右侧咬合像

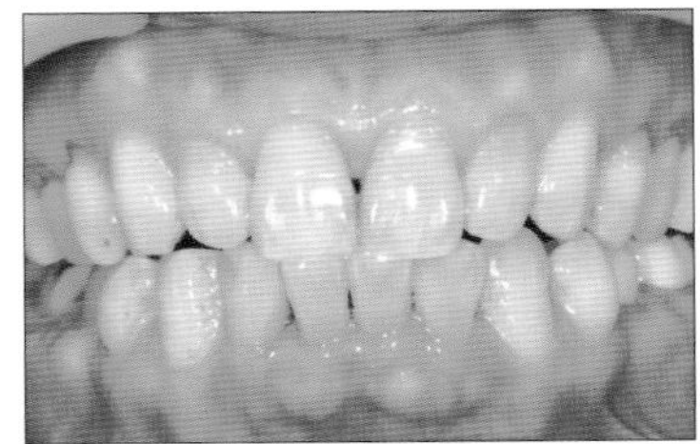
2012-04　正面咬合像

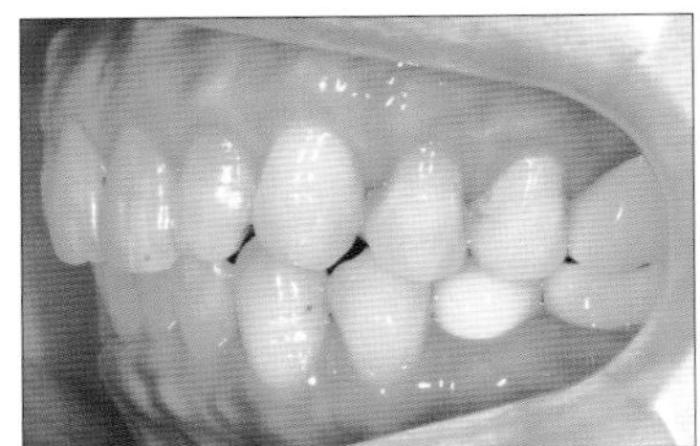
2012-04　左侧咬合像

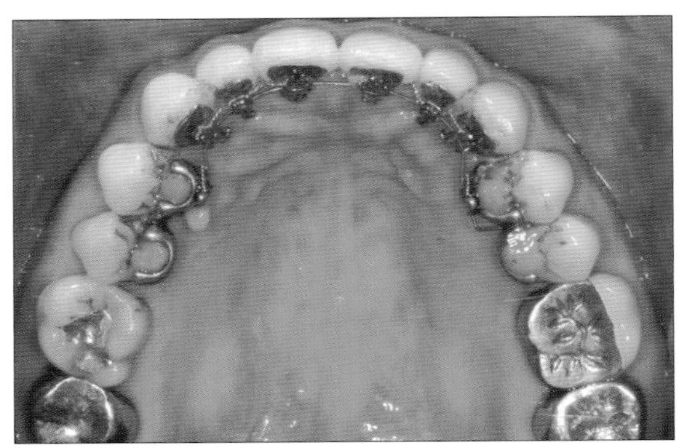
2012-04　上颌𬌗面像

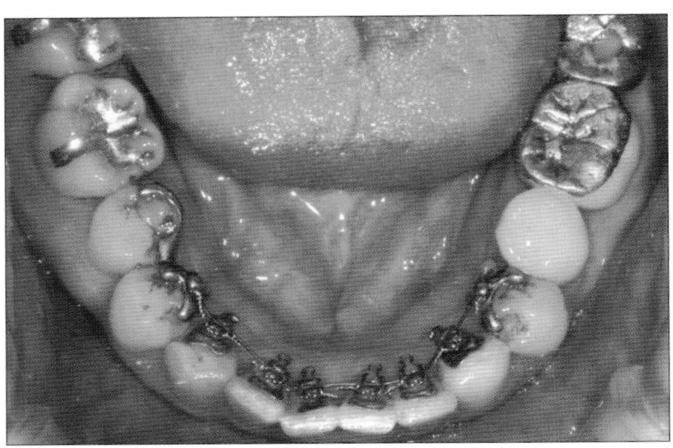
2012-04　下颌𬌗面像

上颌：0.016" × 0.022" 超弹性镍钛弓丝

下颌：0.018" × 0.025" 超弹性镍钛弓丝

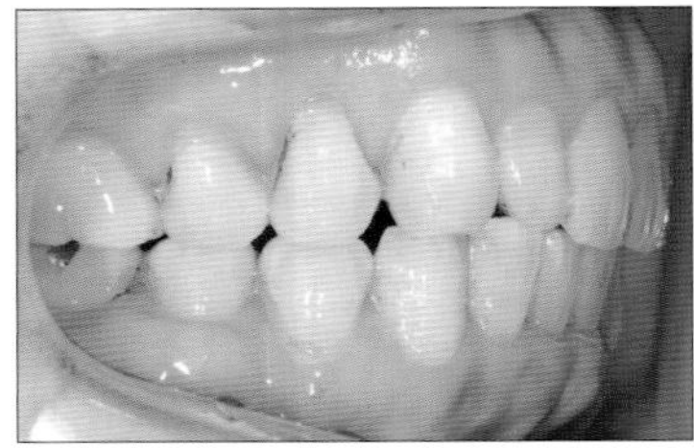
2012-07　右侧咬合像

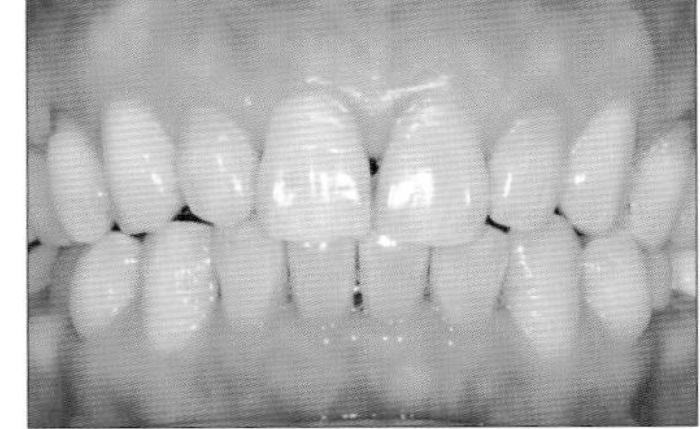
2012-07　正面咬合像

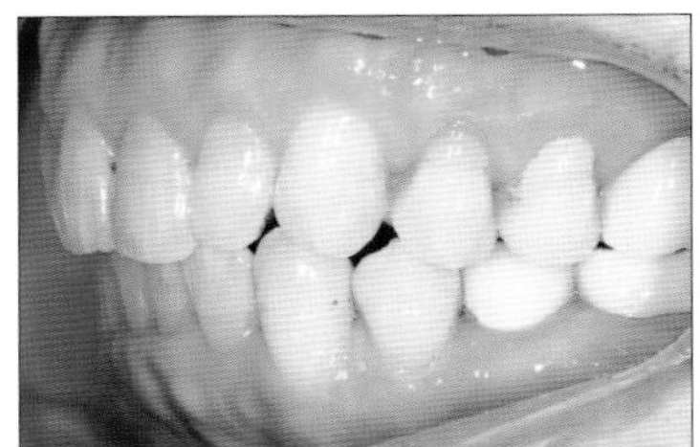
2012-07　左侧咬合像

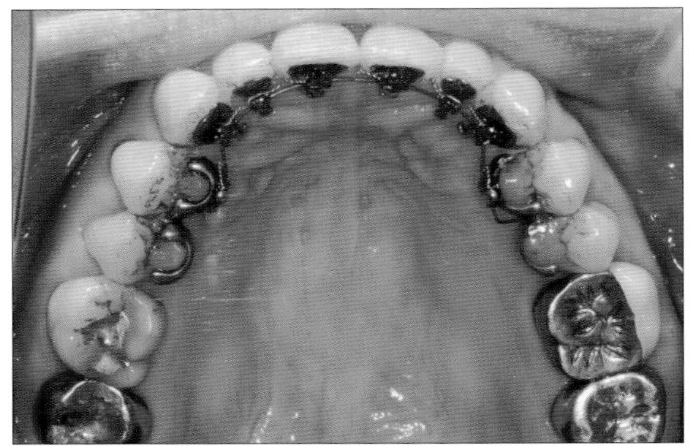
2012-07　上颌𬌗面像

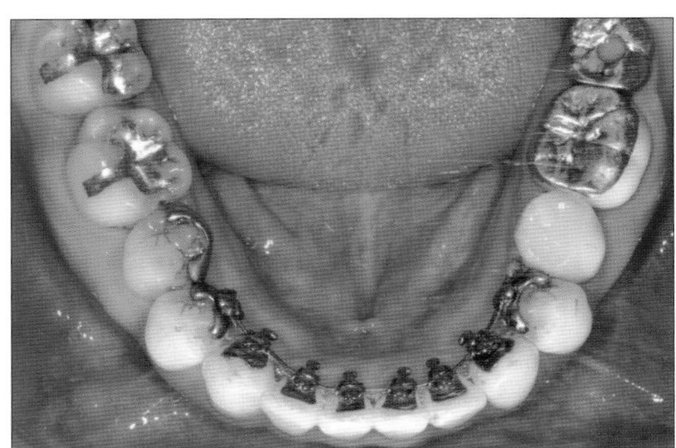
2012-07　下颌𬌗面像

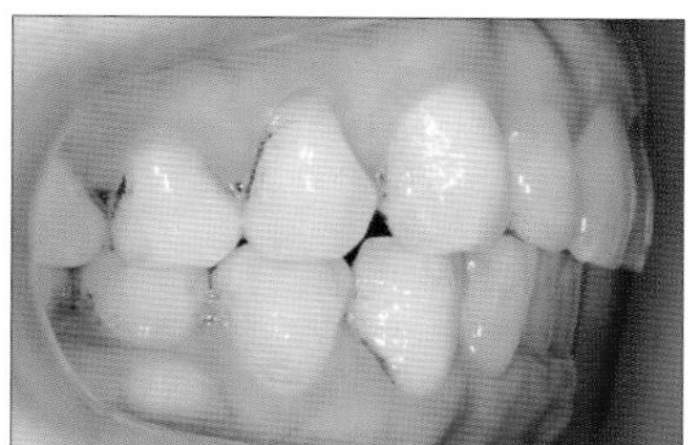
2012-12　右侧咬合像

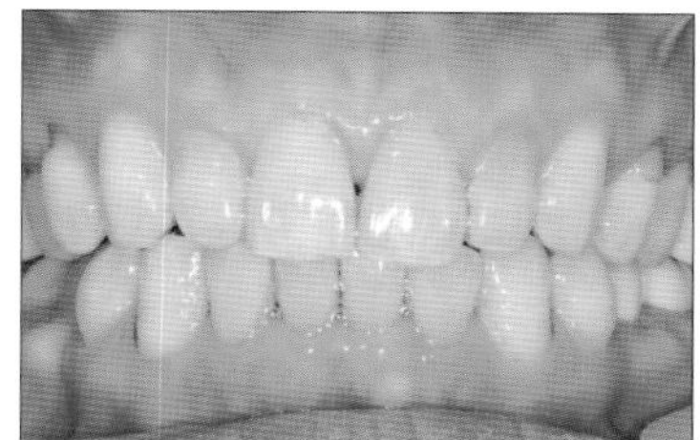
2012-12　正面咬合像

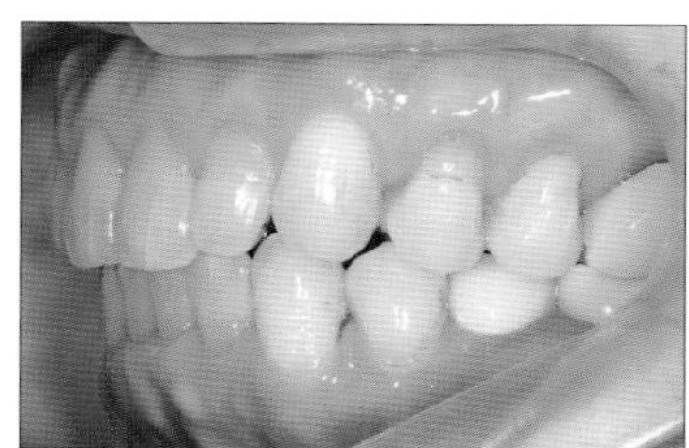
2012-12　左侧咬合像

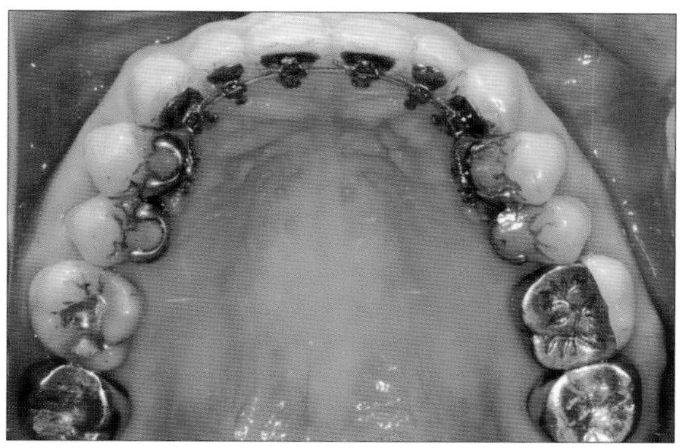
2012-12　上颌殆面像

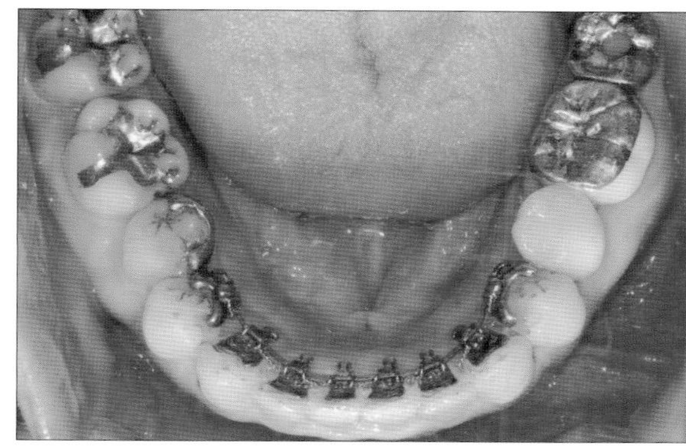
2012-12　下颌殆面像

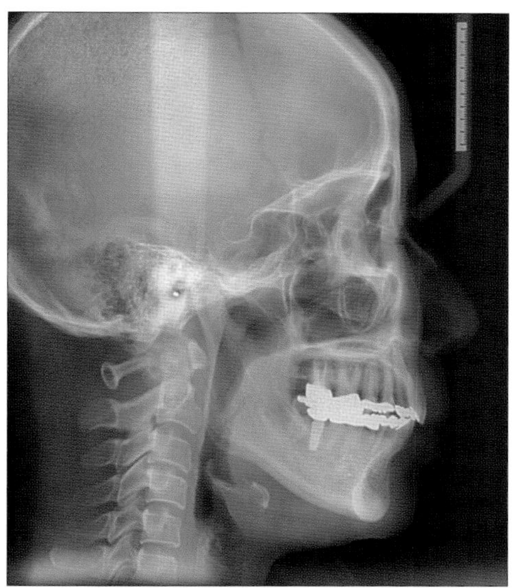
2013-02　头颅侧位片

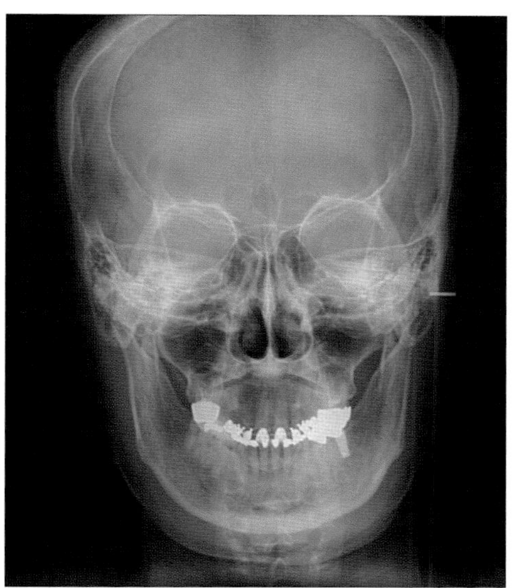
2013-02　头颅正位片

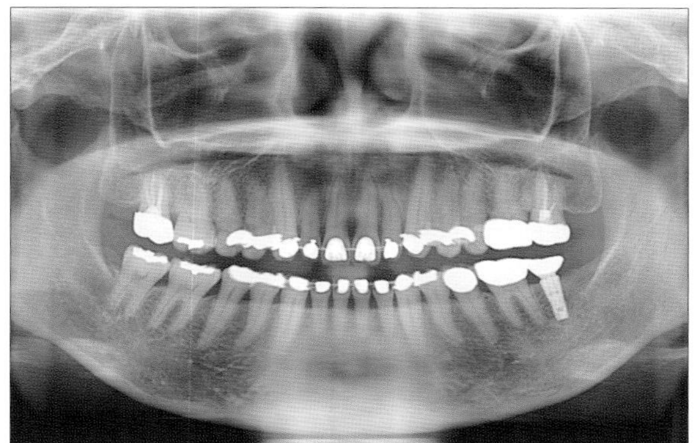
2013-02　曲面断层片

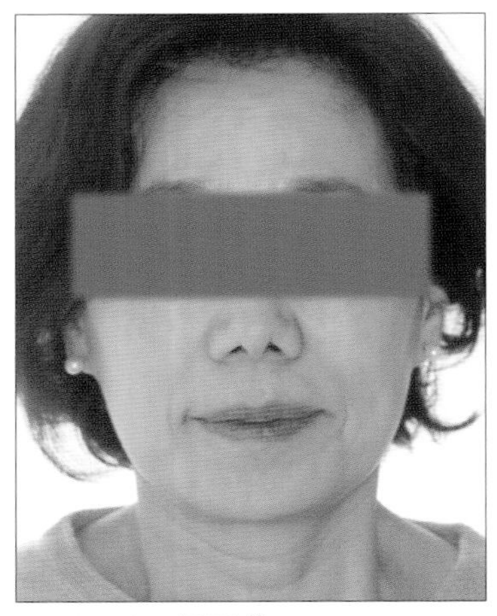
2013-03 正面像

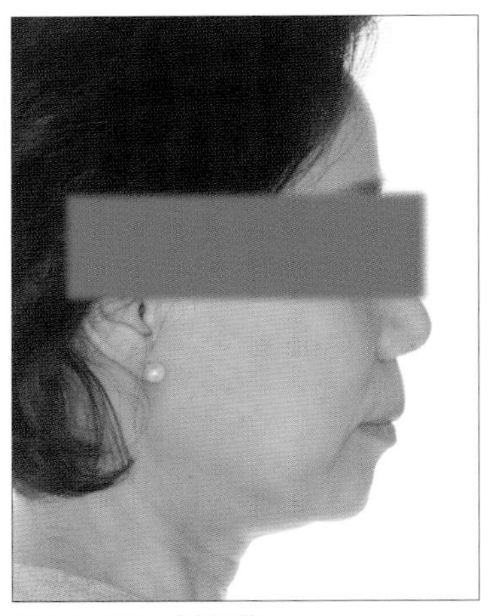
2013-03 侧面像

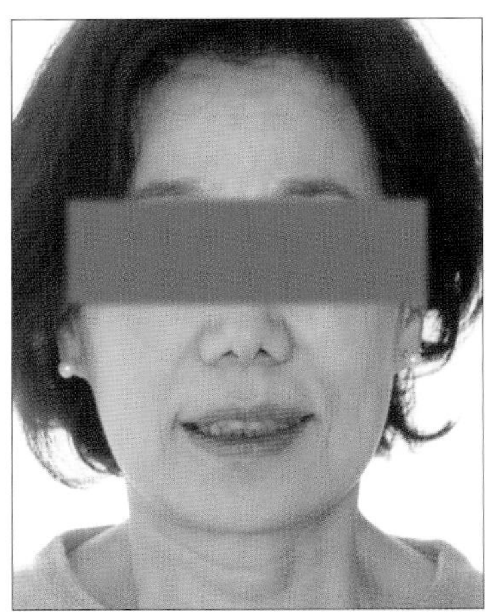
2013-03 正面微笑像

上颌：0.016" × 0.022" 超弹性镍钛弓丝

下颌：0.018" × 0.025" 超弹性镍钛弓丝

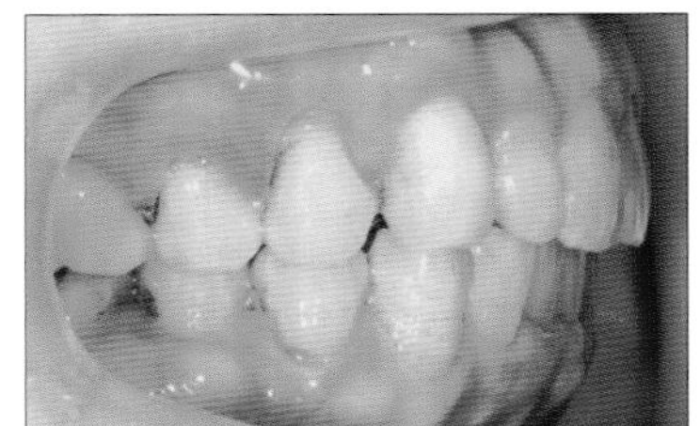
2013-03 右侧咬合像

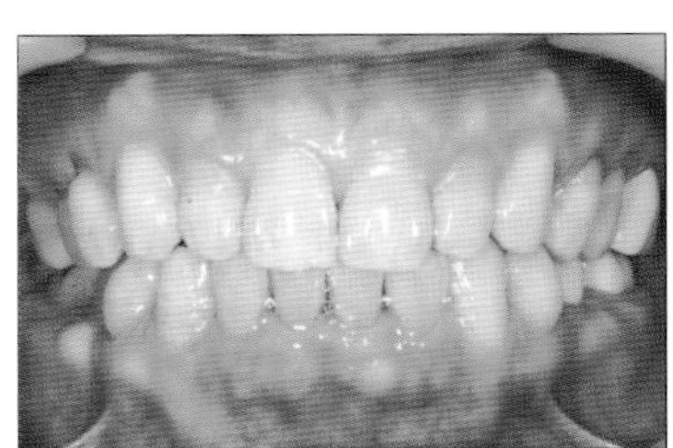
2013-03 正面咬合像

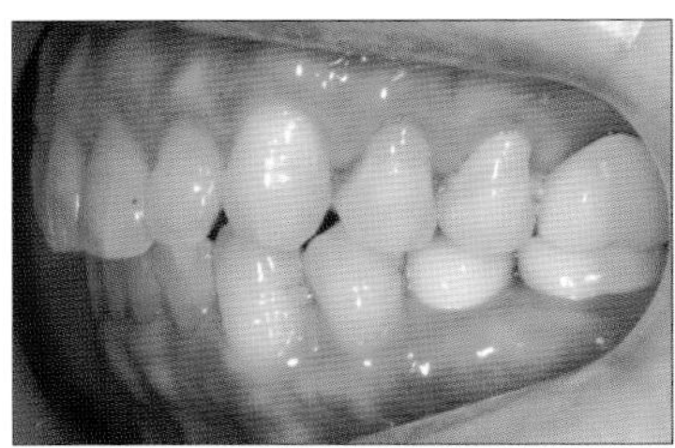
2013-03 左侧咬合像

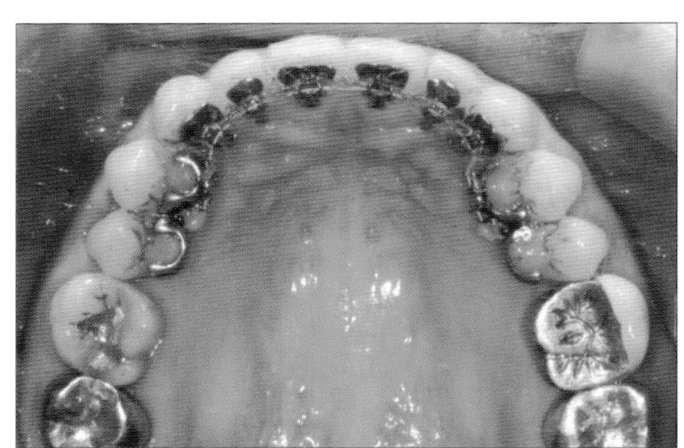
2013-03 上颌殆面像

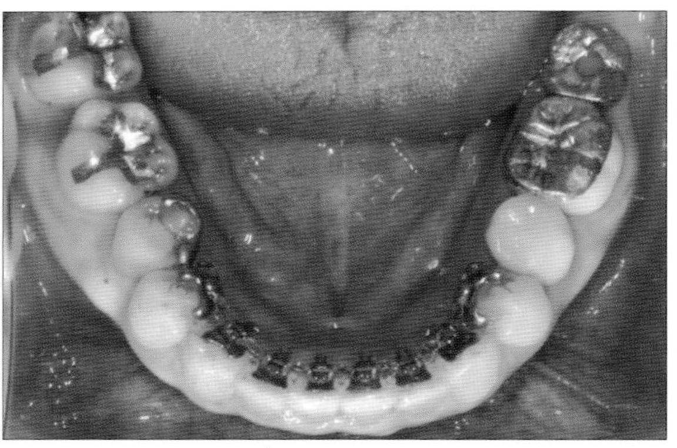
2013-03 下颌殆面像

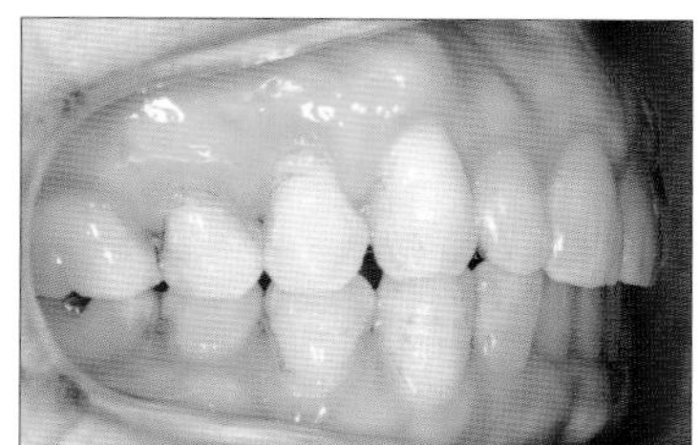
2013-10　右侧咬合像

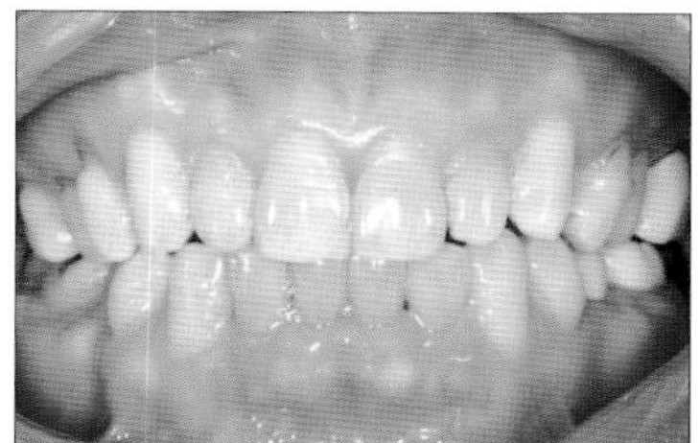
2013-10　正面咬合像

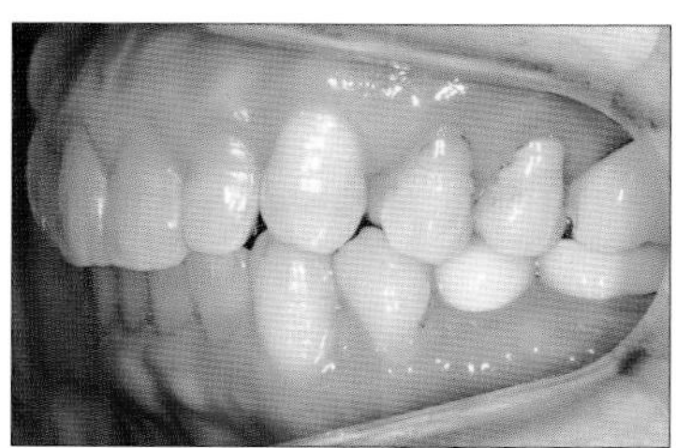
2013-10　左侧咬合像

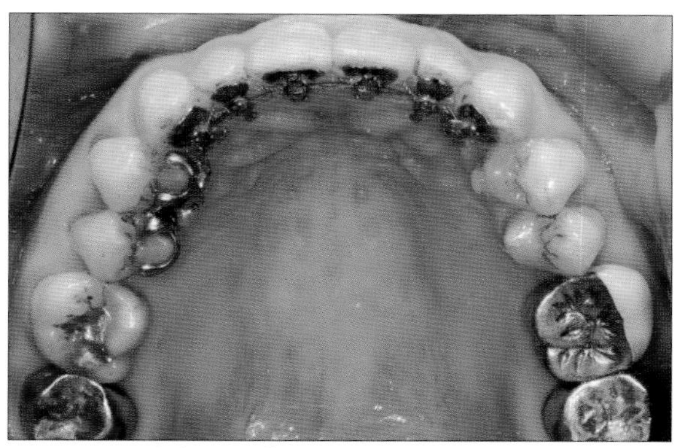
2013-10　上颌殆面像

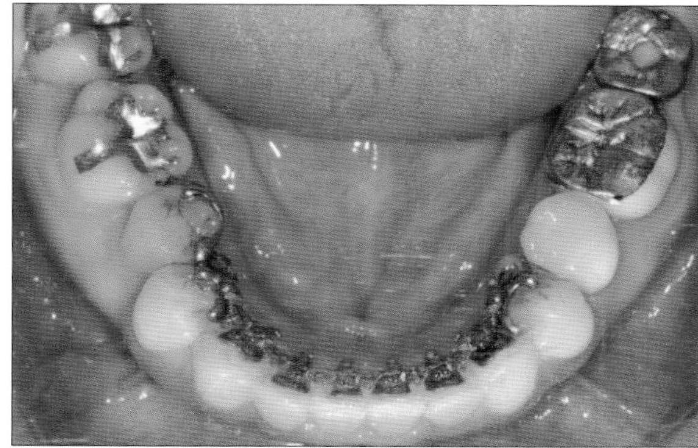
2013-10　下颌殆面像

治疗后

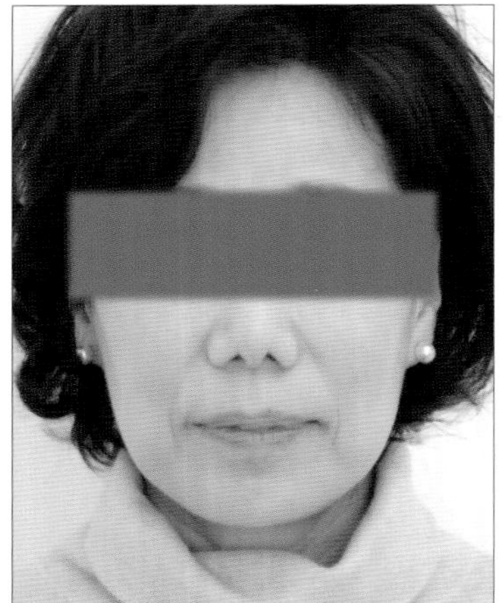
2013-12 正面像

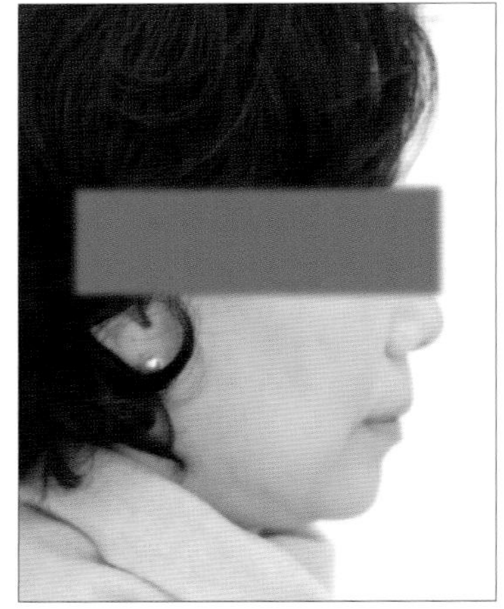
2013-12 侧面像

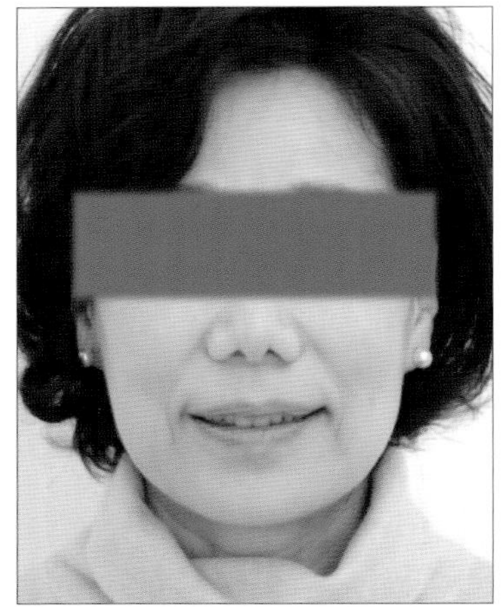
2013-12 正面微笑像

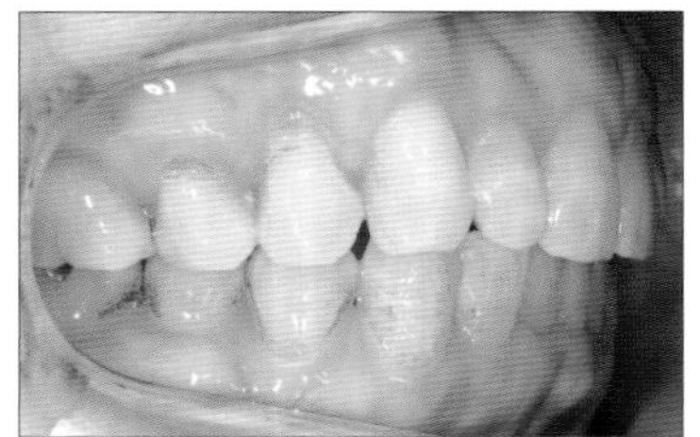
2013-12 右侧咬合像

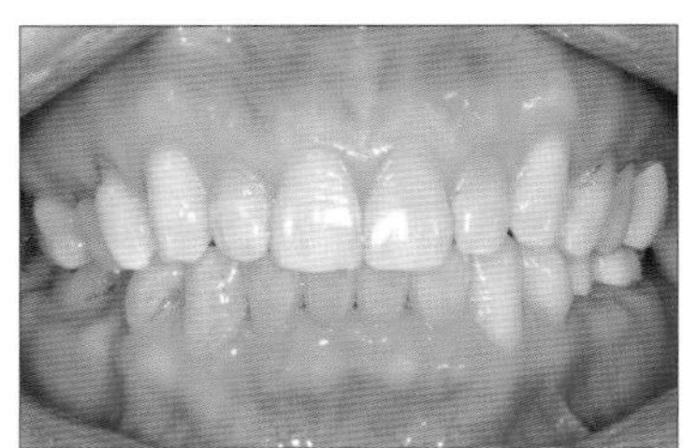
2013-12 正面咬合像

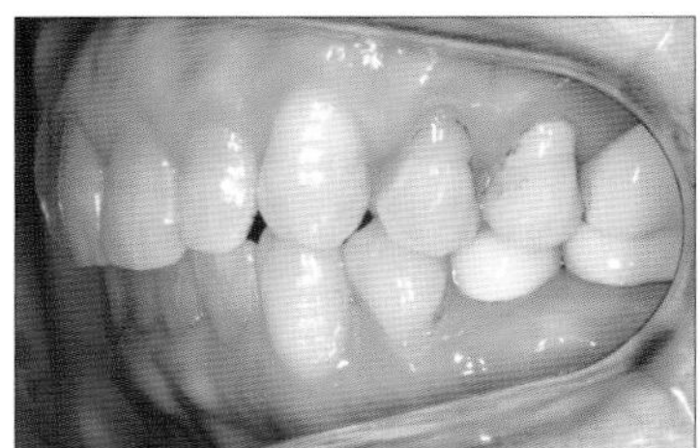
2013-12 左侧咬合像

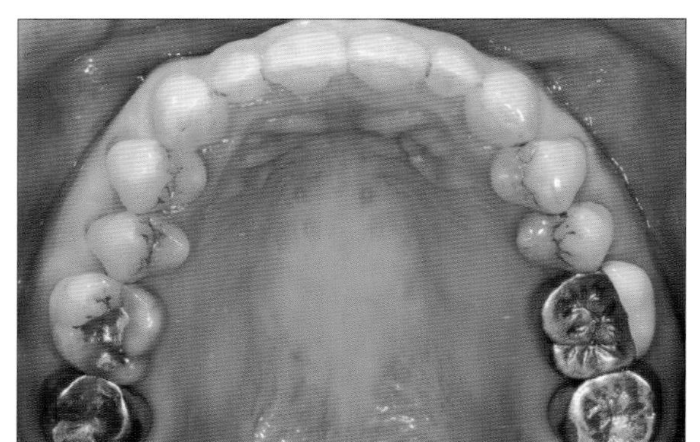
2013-12 上颌𬌗面像

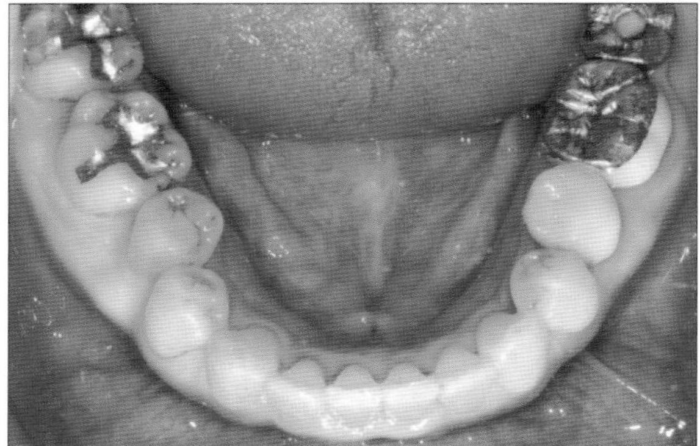
2013-12 下颌𬌗面像

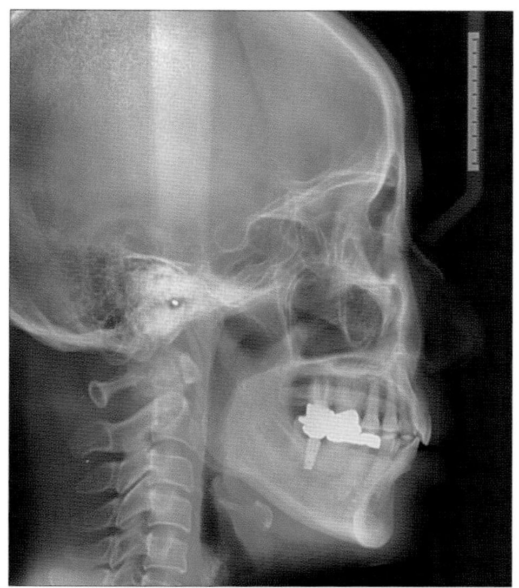
2013-12　头颅侧位片

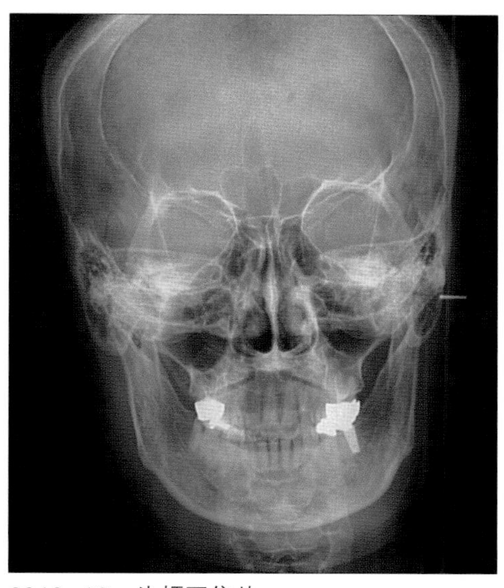
2013-12　头颅正位片

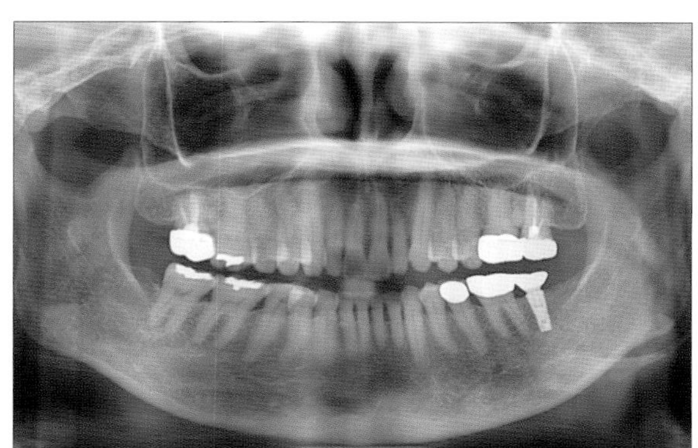
2013-12　曲面断层片

保持11个月后

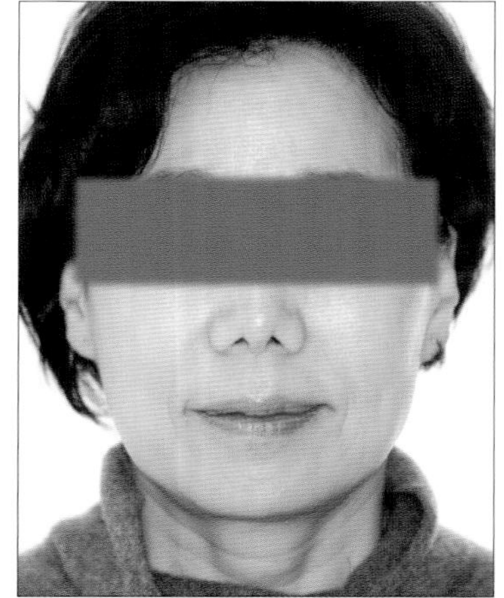
2014-11　正面像

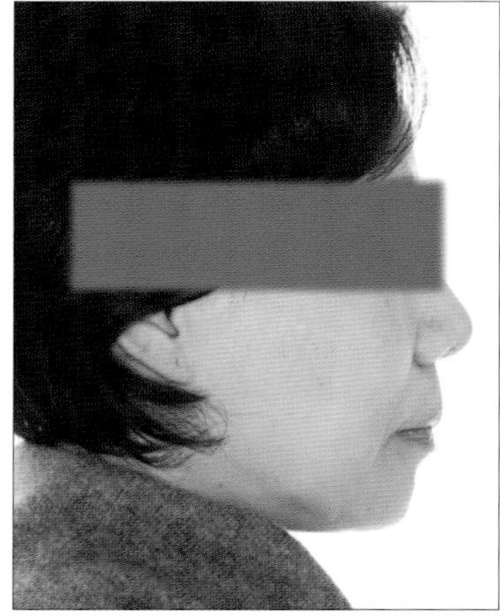
2014-11　侧面像

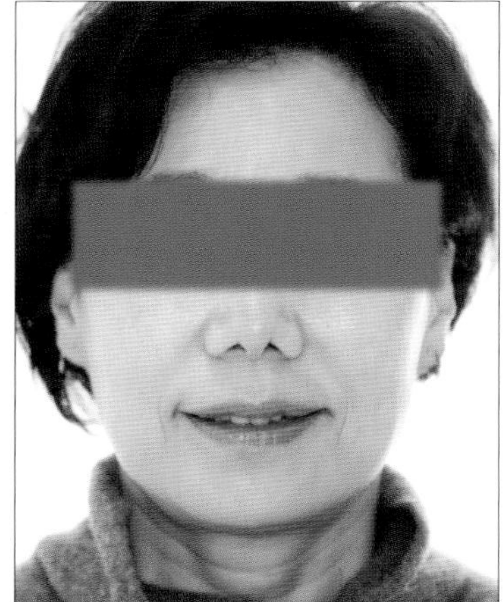
2014-11　正面微笑像

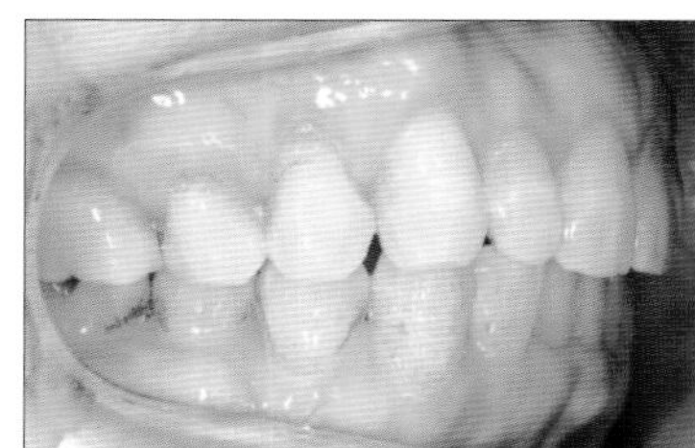
2014-11　右侧咬合像

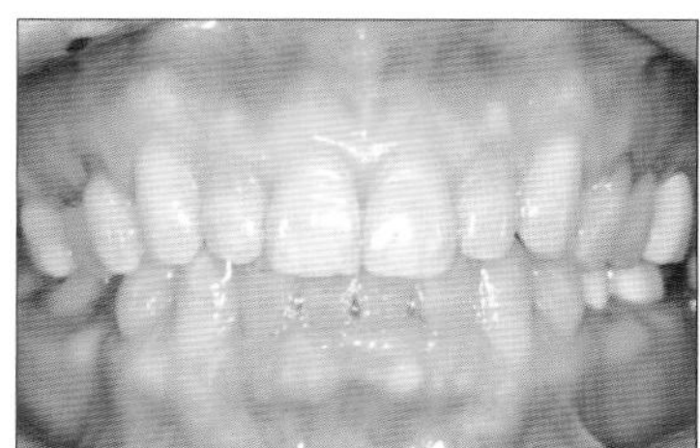
2014-11　正面咬合像

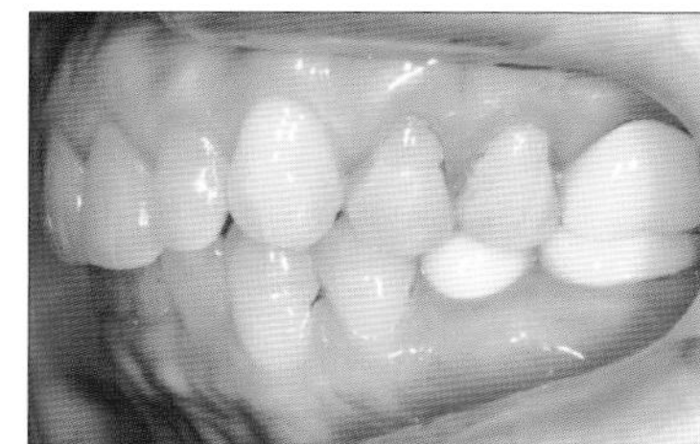
2014-11　左侧咬合像

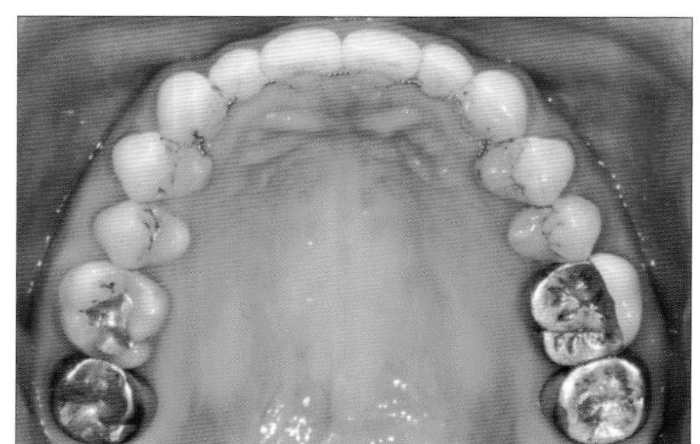
2014-11　上颌殆面像

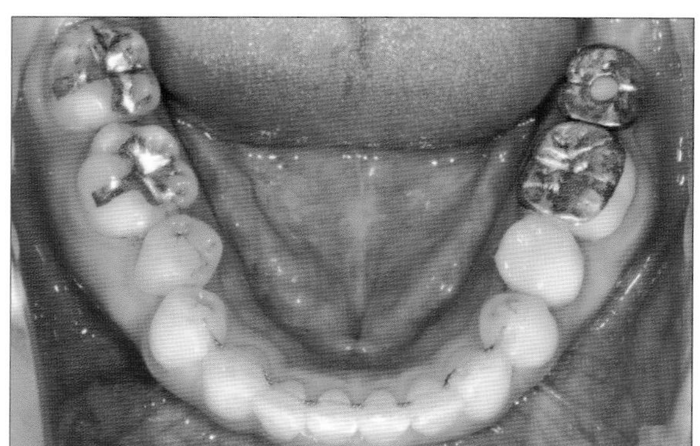
2014-11　下颌殆面像

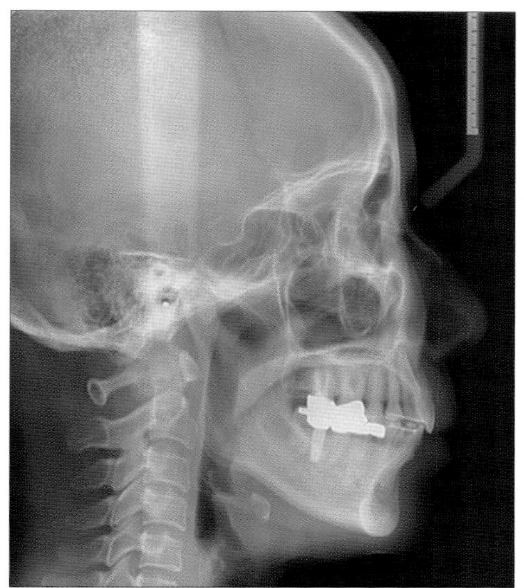
2014-11　头颅侧位片

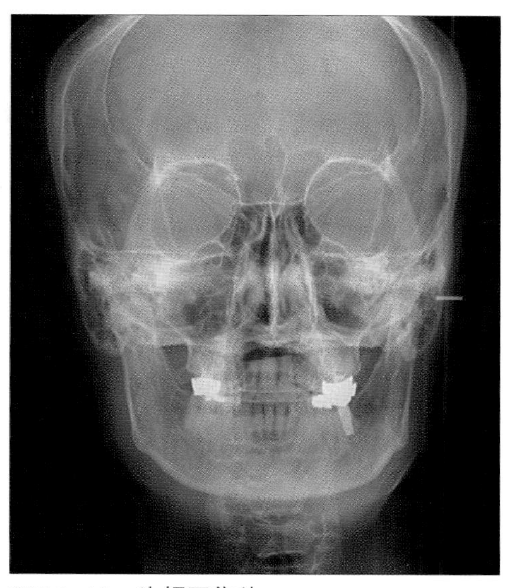
2014-11　头颅正位片

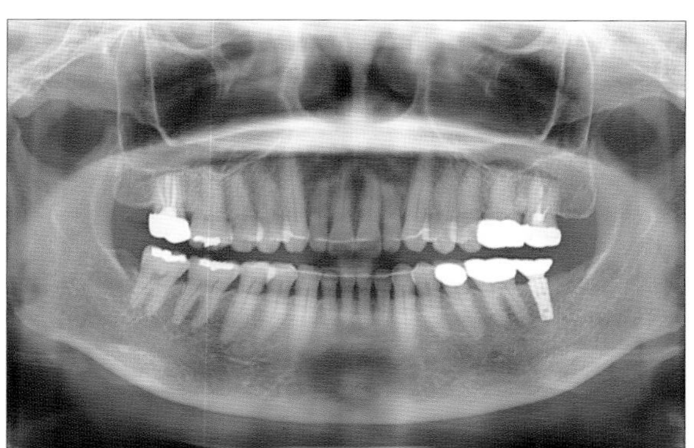
2014-11　曲面断层片

主编简介

许杰希博士（Dr. Jae-Sik Hur）

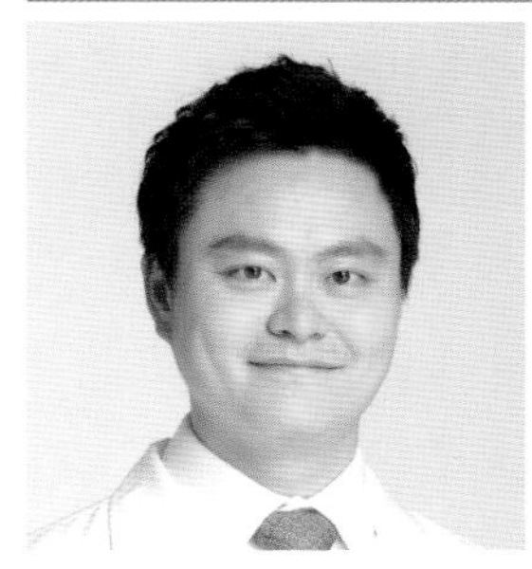

许杰希博士（出生于1972年7月6日），是美国S-PLANT牙科医院正畸科的主任，也是现今Incognito™全球培训中心的负责人。从Sunduck高中毕业后，开始在韩国首尔国立大学牙科学院的学习，此后继续他的正畸实习和住院医师实习期，完成了硕士学位。为了获得更多的知识和先进的经验，他留学美国太平洋大学，并且完成了住院医师实习和牙科硕士学位。

他在美国获得了牙科执照，并获得了美国矫正医师委员会（ABO）的认证，除此之外，还有在美国的Invisalign认证。

目前，他正在韩国首尔国立大学攻读牙科博士学位，最近回到韩国，作为韩国两位Incognito™全球讲师之一，被认证为世界各地牙医的教授讲师。

如今，他是韩国春光大学医学中心临床兼职教授，以及韩国首尔圣玛丽牙科医院的临床顾问，为新一代牙医的专业成长做出了贡献。他从塑造美丽的微笑中找到快乐的哲学，体现了他对患者的关爱。

2013年3月，他开设了亚洲第一个“Incognito™全球培训中心”。

朴永国教授（Prof. Young-Guk Park）

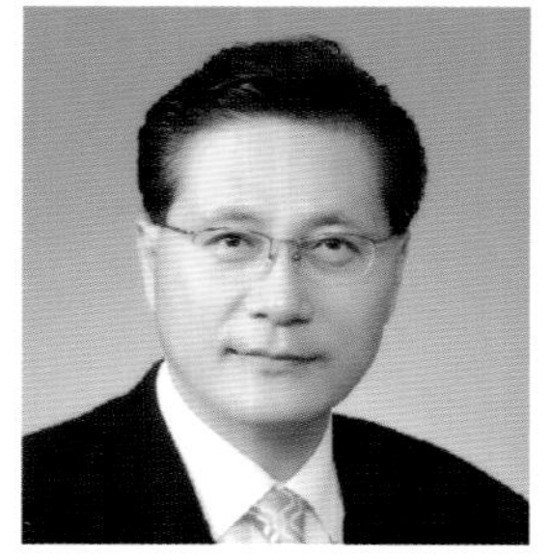

朴永国教授是世界著名的在临床牙齿矫正学和相关的基础科学领域研究人员、作家和演讲家。他是韩国首尔庆熙大学的正畸学教授，并担任牙科学院院长。他是韩国牙齿矫正医师协会（KAO）及其基金会的前任主席。

他的主要研究方向是个性化定制的舌侧矫治器Incognito™、加速牙齿运动的不翻瓣牙周微创手术，以及“LED的光加速矫正术”。他的演讲已经在以下全球场合产生了巨大的轰动，例如2010年，里斯本的欧洲矫正学会会议；2011年，萨克拉门托和洛杉矶的太平洋海岸牙齿矫正学会（PCSO）；2011年，悉尼国际牙齿矫正大会（IOC）；2011年，意大利国际奥委会矫正学会（SIDO）；2012年，法国牙齿矫正医师联合会；2012年，火奴鲁鲁美国牙齿矫正医师协会会议（AAO）；2013年，新加坡牙齿矫正医师协会；2014年，新加坡IDEM协会；2014年，亚太矫正大会（APOC）；2015年，旧金山美国牙齿矫正医师协会会议（AAO）；2015年，印尼牙齿矫正医师协会。

1981年，他从韩国首尔的庆熙大学获得了医学博士学位，并在此后不久就开始了他的牙齿正畸学术生涯。他拥有牙齿矫正科学硕士学位（1984），是口腔生物学博士（1990）、卫生健康管理硕士（2000）。

在Pubmed官网可以找到他相关作品的出版物。

赵尚媛博士（Dr. Sang-Hwan Joo）

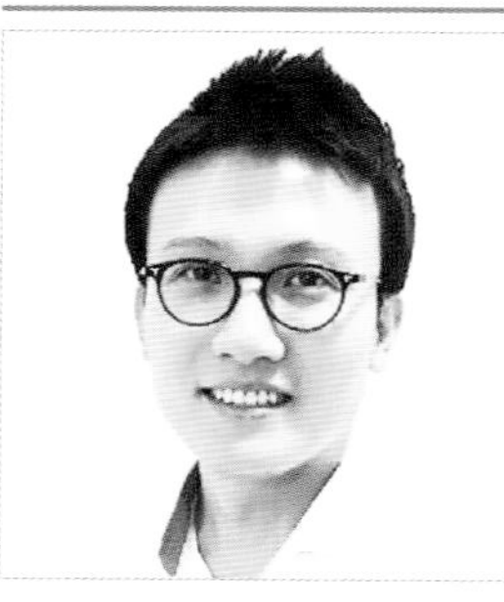

赵尚媛博士在韩国首尔开设了私人正畸诊所；自1995年以来，在韩国Ye-E-Rang牙齿矫正诊所，专注舌侧正畸和口腔与颌面矫正。

1995年，毕业于韩国庆熙大学，并获得了博士学位。韩国口腔与颌研究学会的创会成员，韩国舌侧正畸医师协会（KALO）和世界舌侧正畸学会（WSLO）的正式成员。

自2001年以来，一直是韩国BIS双齿矫正研究所的主席，并在许多会议和研讨会上做过关于舌侧矫治术和口腔与颌面矫形术的各种演讲。

朴启浩博士（Dr. Ki-Ho Park）

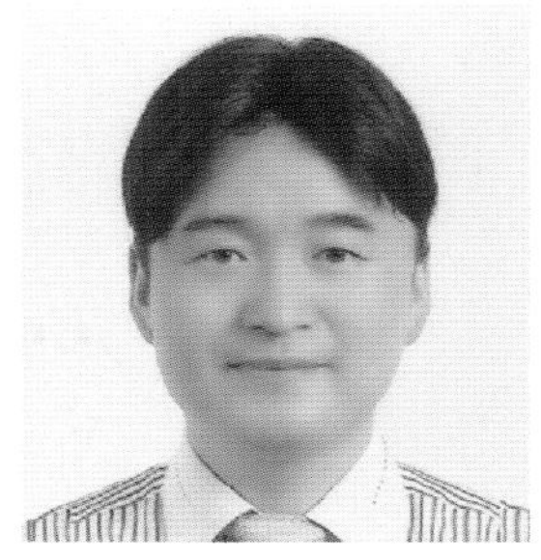

朴启浩博士是韩国庆熙大学牙科学院的副教授。2000年，毕业于韩国庆熙大学，于2009年在同一所大学完成牙齿正畸训练并获得博士学位。

在2011—2014年，担任韩国庆熙大学牙科学院正畸科的助理教授。自2013年起，担任同一所大学对外合作部主任。自2014年以来，他一直担任韩国牙齿矫正医师协会（KAO）的主任。

金道延博士（Dr. Do-Yoon Kim）

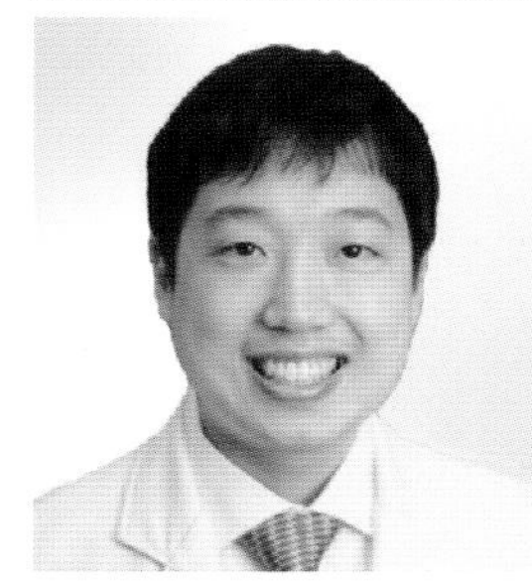

自2000年以来，金道延博士一直从事牙齿矫正和牙颌面矫形专科。2004年，在韩国首尔国立大学获得了牙齿矫正学硕士学位。

自2004年，即为韩国牙齿矫正医师协会（KAO）的一名被认可的活跃的成员。自2013年以来，担任Cha医学院SWAT正畸研究主任。

自2014年以来，他是韩国舌侧正畸医师协会（KALO）和世界舌侧正畸学会（WSLO）的积极成员，开设了在线研讨会（www.kyojungschool.com），教授牙医们SWA技术。

吕炳英博士（Dr. Byung-Young Yeo）

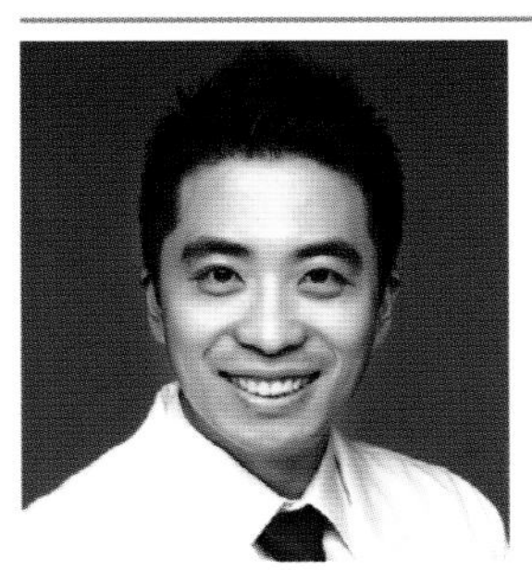

自2010年以来，吕炳英博士一直从事牙齿矫正和牙颌面矫形。他是韩国Luden牙科网络集团的首席执行官。在实践中，吕炳英博士为患者提供了最先进的技术，例如3D成像和制造技术，为患者提供舒适和最佳临床结果的正畸治疗。他目前在韩国首尔庆熙大学牙科学院的研究生院。他目前是韩国Cha医学院的临床教授，韩国Incognito™协会的财务总监。

金英俊博士（Dr. Young-Jun Kim）

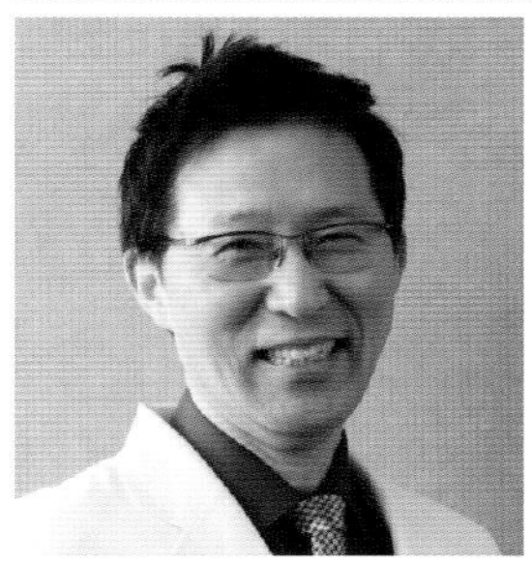

金英俊博士从韩国延世大学获得博士学位，现任韩国延世大学的副教授。

他是韩国牙齿矫正医师协会（KAO）的正式会员，在韩国拥有一个私人的牙齿矫正诊所。他专注于成人牙齿正畸的研究，尤其是舌侧正畸和外科与正畸联合治疗。

金京爱博士（Dr. Kyung-A Kim）

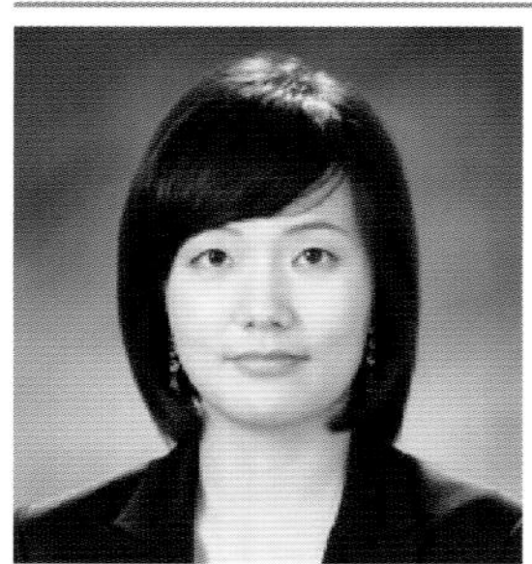

金京爱博士是韩国庆熙大学牙科学院的助理教授。2009年，毕业于韩国庆熙大学，于2014年接受了同一所大学的正畸训练并获得博士学位。自2014年以来，她一直是韩国牙齿矫正医师协会（KAO）的委员，也是韩国舌侧正畸协会（KALO）和世界舌侧正畸学会（WSLO）的正式会员。